FASCIA in MOTION

근막 필라테스

근막에 중점을 둔 필라테스 운동

보늄필라테스 옮김

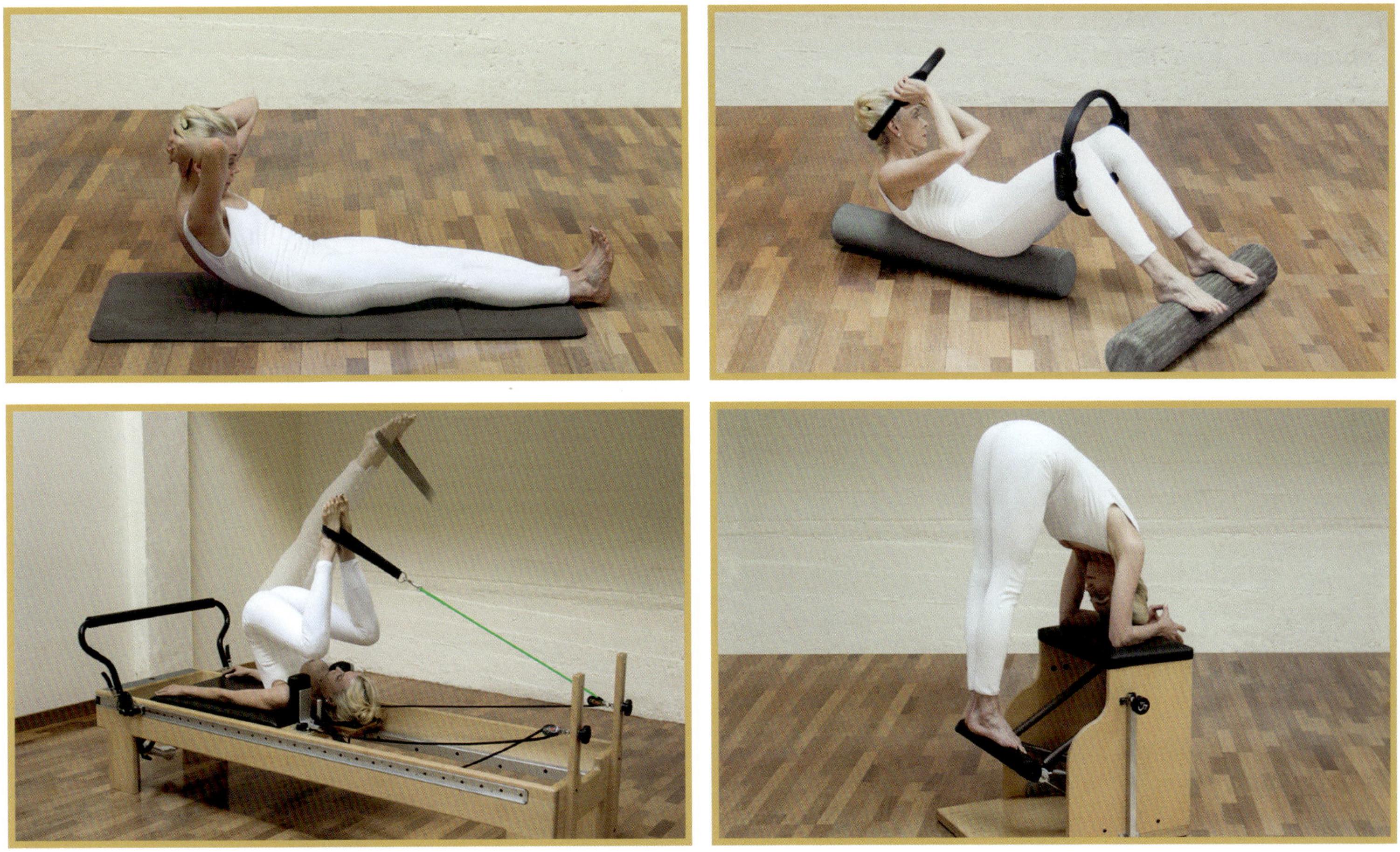

FASCIA in MOTION

Fascia-focused movement for Pilates

Elizabeth Larkam

Forewords by
Marie-José Blom
Robert Schleip
Carla Stecco
Thomas W Myers

영 문 출 판 사

■ 역자대표

최 종원
보늄필라테스 대표
한국근막이완치료학회 학회장

■ 역자

한수정 보늄 필라테스 부원장
엄평화 보늄 필라테스 수석강사
김예지 보늄 필라테스 수석강사
임소연 보늄 필라테스 수석강사
엄평강 보늄 필라테스 수석강사

Fascia in motion : Fascia-focused movement for pilates
by Elizabeth Larkam

The original English language work has been published by:
Handspring Publishing Limited
Pencaitland, EH34 5EY, United Kingdom.

출판사 주
출판사 및 저자는 이 책에서 포함하고 있는 내용의 어떠한 사용과도 연관된 또는 관련 없이 생기는 사람과 재산에 대한 손해 그리고 상해 또는 모든 손실에 대하여 그 어떠한 책임도 절대로 지지 않습니다. 환자를 위한 적용방법과 최선의 치료를 결정하는 것은 개인적으로 전문적인 기술과 지식에 의존해서 치료하고 있는 치료사의 책임입니다.

근막 필라테스

근막에 중점을 둔 필라테스 운동

2019년 12월 23일 초판인쇄
2019년 12월 31일 초판발행

지은이 : Elizabeth Larkam
옮긴이 : 보늄필라테스
발행인 : 박 병 조
발행처 : 도서출판 영문출판사
등 록 : 1987년 12월 21일 제2-419호
주 소 : 서울시 강남구 삼성동 69-1
전 화 : (02) 514-5590, 776-5590
팩 스 : (02) 756-8943
E-mail : yeongmunsa@empas.com
홈페이지 : www.ymsbook.net
정 가 : 45,000 원
ISBN 978-89-7224-446-2 93510

※ 파본은 교환해 드립니다.

목차

참고자료 / Resources

운동 프로그램을 시작하거나 건강관련 요법을 시작하기 전에 의사 또는 자격을 갖춘 건강 전문가에게 주의사항이나 조언을 구해야 합니다.

이 책의 내용은 정보를 제공하기 위한 것으로 자격을 갖춘 건강 관련 전문가의 주의사항과 조언을 대체하거나 처방하기 위한 것이 아닙니다.

헌정

이 책은 나의 자매인
다프네 스튜어트 라캄(Daphne Stewart Larkam)에게
애정을 담아 헌정되었으며,
그녀의 영감과 협력, 담대함 및 무조건적인 사랑에 대해
영원한 감사의 마음을 전합니다.

'다프네에 대한 경의'는
2013년 로스앤젤레스에서 개최된
밸런스드 바디 필라테스 투어에서 촬영되었습니다.
추모 행사는 필라테스 애니타임이 주최하는 JOE 회담의 일부분입니다.
이 5분간의 찬사를 여기에서 확인하실 수 있습니다.

마리-호세 블롬의 서문

엘리자베스 라캄이 쓴 ***Fascia in Motion: 근막에 중점을 둔 필라테스 운동***의 서문을 써 달라는 부탁은 내게 큰 영광이었다. 나는 2007년 첫 번째 국제 근막 연구 회의가 열린 후부터 관심을 가져왔던 근막이라는 주제를 다룬 중대한 작품의 도입부에 함께 기여하게 된 것이 대단한 특권처럼 느껴진다. 나는 필라테스 운동 전문가로서 단순한 운동을 넘어서 치료와 건강의 가치와 함께 근막 연구의 새로운 발전을 통하여 필라테스 운동의 표본을 입증하고 그것이 더 의미 있는 발판이라는 것을 증명하기 위해 나의 전문 영역을 넓힐 필요성을 느낀다. 엘리자베스는 Pilates Method Alliance® (www.pilatesmethodalliance.org/heroesinmotion/)에 기반한 국제적 프로그램인 Heroes in Motion® 프로그램을 이끌어왔다. 그녀는 이러한 신체 재활 프로그램을 통해 필라테스 운동의 가치와 잠재력에 대한 광범위한 실전 경험을 지니고 있다.

엘리자베스와 나는 같은 관심사를 공유해왔다. 그러나 엘리자베스는 근막 연구에 필라테스 운동을 적용시키기 보다는 근막 연구를 필라테스 운동방법에 접목시켰다. 이것은 근막, 건강, 웰니스(wellness) 사이에 빠져 있던 중요한 연결고리로 바로 이 특별한 책, ***Fascia in Motion*** 안에 나와 있다.

엘리자베스는 아주 집요하게 파고들어서 이 책이 모든 것이 시작된 곳에서 출발하게 만들었다. 그리고 조셉 필라테스가 직접 말했던 얘기들로 책의 내용을 풍부하게 엮었다. 그러므로 이 책은 새로운 세대의 필라테스 선생님들이 종종 빠뜨리는 필수적인 역사적 배경을 제공한다.

신체 재활을 위한 필라테스 운동의 힘과 그 가능성은 분명하다. 예를 들어, 덴마크의 상해 용사 프로젝트(Danish Wounded Warrior Project)는 엘리자베스가 자문해주는 기능 운동 프로그램으로, 손상 입은 부위가 몸 전체가 아니더라도 몸 전체를 이용한다. 이것은 필라테스가 학문적인 발전을 위해 필요한 결합의 문을 열고, 근막에 중점을 둔 운동에 대한 새로운 이해와 함께 다양한 움직임을 합친다.

이 진화의 일부는 일반적인 운동 개념에서 "코어능력" 그리고 호흡과 집중으로 해석되는 중심화에 초점을 맞추는 것이다. 엘리자베스는 건강(육체와 정신)의 두 가지 요소와 함께 근막이 이끄는 세계로 완벽하게 안내하면서 큐잉 방식과 체중의 부하는 물론 섬유질과 근막층에 따른 기능을 강조했다. 더 깊은 지식과 이해도의 풍부함이 요구되는 모든 상황에서는 그에 따른 움직임과 운동방식이 보충된다.

엘리자베스는 필라테스 운동 형태를 전신 건강과 연관된 근막과 연결시켰다. 변형된 매트 동작으로 시작해, 근막에 대한 구조적인 접근방법을 리포머, 체어, 트라페지 테이블과 여러 보조 기구에 접목시켰다. 각 카테고리에는 근막에 중점을 둔 동작 기준과 필라테스 운동 원리, 예를 들어, 움직임 목적, 움직임 특성, 운동 결과와 같은 것들이 연관되었으며 복잡한 티칭이 요구되는 상황에서도 그 내용은 생략되지 않았다. 이 책은 뼈의 건강, 무릎관절 치환술, 고관절 치환술, 그리고 보행에 대한 내용을 포함한다.

Fascia in Motion은 성별 또는 나이에 구애받지 않고, 간단한 운동에서부터 전신 건강에 이르는 운동까지 건강과 관련된 전체 모델의 형태를 바꾸자고 말한다. 이러한 웰니스에 대한 촉구는 좀 더 지식 있고 사회적 주도성을 지니면서 이제 나이 들어 노화에 관심이 있는 사람들에게서 영향을 받았다. 이 책에 "2030년에는 인구의 1/5이 65세 이상 노인일 것이다" 라고 명시되어 있듯, 아마 "노인"라는 단어는 다시 정의될 필요가 있을 것이다. 이 책은 또한 얼마나 건강하게 늙을 수 있는지는 폐 기능을 포함한 나이와 연관된 근막 변화에 달려있다고 설명한다. 이는 호흡과 폐 기능이 자세에 영향을 미친다는 것을 생각할 필요가 있으며 이 주제는 제 10장에 잘 나와 있다.

Fascia in Motion의 대부분 챕터에는 필라테스와 근막에 중점을 둔 운동 계획을 소개하는 적합한 사례들이 있다. 이 책은 링크된 비디오 클립 또한 풍부한 시각적 경험을 위해 마련되어 있어서 운동 방법에 대한 소개를 넘어 필라테스 운동 유형을 제대로 근막 세계로 이끌고 있다.

엘리자베스 라캄을 알게 된 30년이 넘는 영광스러운 시간 동안, 그녀는 우리의 전문영역을 넓혔고, 항상 이로운 지식을 가장 빠른 경로로 소개했다. 그 누구도 그녀만큼 필라테스의 새 영역을 개척하고 설립하는 것을 더 잘하거나 잘 해온 사람은 없었다. 나는 ***Fascia in Motion***이 인생 작품이라 여기며, 필라테스 운동 영역을 통해 탁월함과 새로운 통찰력을 구하려 노력하는 여러분 모두에게 이 책을 추천하고 싶다.

엘리자베스, 감사합니다.

마리-호세 블롬, PMA®-CPT
필라테스 마스터 강사, 운동교육가
강사 & 국제 발표자/컨설턴트
PMA® Gold를 취득한 크리에이터/The Smart Spine System의 교육가
SomaSom Inc.의 CEO
2017년 6월

토마스 W 마이어스의 서문

무언가에 통달한다는 것은 규정하기 힘든 개념이다. 마스터라는 타이틀을 받았다고 하는 많은 사람들 중에 사실 그 만한 능력을 가지지 않은 사람들이 많으며, 실제로 그 능력을 지닌 사람들은 종종 겸손하여 아직 배울 것이 많았다는 것에 오히려 좋아하고 감사해 한다. 엘리자베스 라캄은 내가 함께 일하면서 즐거웠던 사람들 중 그 누구보다도 그녀 자신만의 능력을 지니고 있는 사람이다. 이 버드나무 같은 여인을 얕보는 실수를 결코 하지 마라. 그녀는 초자연적으로 강하며, 분명하게 표현할 줄 알고, 이론과 실전 사이의 진정한 핵심을 찾을 때까지 멈추지 않을 것이다. 그리고 그 내용을 우리가 이해하기 쉽게 다시 만들어줄 것이다.

엘리자베스는 필라테스 ***동작*** 과 기구에 완전히 기반하지만 여기에 나와 있는 내용은 필라테스 세션에서 볼 수 있는 동작의 한계를 넘어선다. 요가, 춤, 근력운동, 고유수용성 감각훈련(proprioceptive conditioning), 그리고 Heroes in Motion® 프로그램(www.pilates methodalliance.org/heroesinmotion/)과 함께한 그녀의 작업들은 가장 주목할 만하면서 아주 친근하고 완벽한 형태를 위한 재활의 요소들이었다.

"근막"에 대한 이해와 결합을 시도해온 많은 사람들과 달리, 엘리자베스는 그녀가 이미 하고 있는 필라테스에 "근막"을 간단히 추가하거나 전혀 새로운 형태인 근막을 적용한 필라테스를 만들려는 작업을 하지 않았다. 그녀의 작업은 ***Fascia in Motion: 근막에 중점을 둔 필라테스 운동***의 각 챕터 끝에 나와 있는 주석에서 찾아볼 수 있다. 그리고 그녀는 "근막"의 개념이 인기가 많아지면서 생겨난 근거 없는 소문을 조심히 밝혀내려고 노력하고 있다. 엘리자베스는 그녀의 차트와 정확한 표현으로 "생체역학 자율조정(biomechanical auto-regulation)"에 대한 새로운 연구와 현대 운동 전문가들에게 정확히 어떤 근막 네트워크가 적절한지 정리했다.

물론 나는 몸 전체의 움직임을 고려하면서 생겨난 ***아나토미 트레인***과 근막 연관성을 명쾌하게 풀이한 근막 경선 지도가 그녀에게 유용하게 활용되었다는 것이 기쁘다. 이 책은 우리의 일반적인 해부학적 개념으로는 설명하기 힘든 부분을 이해시키기 위해 근막적 제한과 근육의 긴장에 대한 내용을 설명하고 있으며, 우리 몸의 구조들이 얼마나 연결되었는지 보여주기 위해 그 지도를 명석하고 사려 깊게 사용하는 방법을 보여준다.

실생활에 적용할 수 있을 만큼 효율적인 움직임이 잘 녹아 있는 엘리자베스의 작업은 앞으로 신체 트레이닝을 받으려는 사람들에게 신호등과 같다. 앞으로 몇 십 년간 우리는 신체적이든 가상공간에서든 우리의 신체 환경이 어떻게 변화되는지를 보게 될 것이다. "운동 부족 위기"라는 현재의 관점에서 봤을 때, 미래의 세대를 위해 건강한 움직임을 유지시키는 것은 탈 공업 시대에 들어서면서 중요한 논점이자 중대한 프로젝트가 될 것이다.

이 책 내용은 다양하게 시도되고 테스트되었기 때문에 지속적인 가치를 가지고 있으니 확신을 갖고 이 책을 집으로 가져가라.

축하합니다. 엘리자베스!

토마스 W 마이어스
아나토미 트레인(제 3판, 처칠 리빙스톤 출판, 2014)
Clarks Cove, Maine
2017년 6월

로버트 슐라입의 서문

1995년, 콜로라도 주의 볼더에 있는 롤퍼 인스티튜트에서 처음으로 가르치기 시작한 후 미국을 돌아다니는 동안, 나는 샌프란시스코에 있는 성 프란시스 메모리얼 병원의 스포츠 의학 센터에 방문하기로 했다. 댄스의학 분야의 필라테스 개인 레슨을 한 주 동안 받기 위해서였다. 댄스의학 필라테스 전문가로서, 엘리자베스 라캄은 나의 첫 필라테스 선생님이었다. 나는 이런 형태의 운동 연습과 복합적으로 이루어진 운동 환경이 흥미로웠다. 또한 엘리자베스의 넘치는 개성과 인체의 움직임에 대한 열정이 흥미로웠다. 내가 받은 첫 필라테스 레슨에서 얻은 과학과 예술의 상호작용은 이 책, ***Fascia in Motion***에 분명히 나와 있다.

수업을 받는 동안 엘리자베스도 나도, 심지어 토마스 마이어스, 길 헤들리, 칼라 스테코 그리고 장 클로드 김베르토 그 누구도 내가 거의 15년 후 그녀의 근막 선생님들 중 한 명이 될 줄 몰랐다. 엘리자베스는 우리의 책과 글들을 공부했다. 엘리자베스와 그녀의 국제 필라테스 동료들은 국제 근막 연구 의회, 1년에 두 번 이곳 독일에서 열리는 근막 연구 여름 학교, 영국 근막 학술 토론회 그리고 보스턴에 있는 하버드 의학대학에서 열리는 근막, 암, 침술에 대한 학회에 꾸준히 참여해왔다. 엘리자베스는 또한 캘리포니아에서 열린 나의 첫 근막 피트니스 수업에도 참여했다.

열정적이고 재능 있는 필라테스 선생님이자 학생인 엘리자베스는 근막 연구가 필라테스의 효과를 설명해줄 수 있을 거라는 것과 신경근막 시스템(neuromyofascial system)에 대한 이해가 필라테스 운동과 가르침에 있어서 훌륭한 정보를 주고 운동 형태를 개선할 수 있을 거라는 것을 깨달았다. 그녀는 조셉 필라테스의 작업으로부터 더 발달된 운동 시스템을 묘사하기 위해 "근막에 중점을 둔 필라테스(fasciafocused Pilates)"라는 단어를 만들었다. 이 움직임 형태는 정신력을 증진시키고 통합적인 감각과 신체의 안녕을 만들어서 나이가 들어도 건강을 유지할 수 있는 신체적 이득을 제공하기 위해 만들어졌다.

근막 트레이닝 이론(Schleip & Müller 2013)***에 대해 나와 디보 뮐러가 쓴 바디워크와 운동요법***이라는 글과 내가 공동편집한 Fascia in Sport and Movement(Schleip & Baker 2015)가 엘리자베스가 쓴 근막에 중점을 둔 필라테스 운동의 핵심 참조문헌이 되었다.

내가 필라테스 선생님들을 관찰한 바에 따르면, 그들은 특별할 만큼 열정적으로 배우는 것을 지속한다는 것이다. 이 생각은 필라테스 열성자, 임상가 그리고 전문가들을 위한 인터넷 웹사이트이자 엘리자베스와 내가 수업과 워크샵들을 촬영한 필라테스 애니타임(www.pilatesanytime.com)에 기반하여 얻은 결론이다. 이 책에는 엘리자베스의 글과 차트 그리고 수많은 사진들의 QR 코드가 있어서 필라테스 애니타임에 올라와 있는 방대한 양의 근막에 중점을 둔 영상을 독자들이 볼 수 있게 하여 그들의 이해를 심도 있게 돕고 있다.

Fascia in Motion에서, 엘리자베스는 30년이 넘는 필라테스 경험과 15년의 근막 연구를 섞어 일상생활에서 필요한 근막 움직임을 보여준다. 이 빠르게 진화하고 있는 영역에 대한 미래의 챕터는 국제 커뮤니티 운동 교육가들, 도수치료사들, 연구가들이 함께 쓸 예정이다. 그러나 여러분의 손에 쥐어 있는 이 책은 근막의 관점에서 바라본 필라테스 움직임을 처음으로 깊게 체험할 수 있도록 확실한 지표를 설정해 줄 것이다. 여러분이 필라테스 아마추어이거나 요가 선생님, 국제적으로 명성 높은 피트니스 강사, 아니면 단순히 운동을 좋아하는 사람들이라도 이 특별할 정도로 훌륭하게 집필된 책을 통해 엘리자베스가 공유하려는 지식과 경험의 방대함에 놀라고 말 것이다. 또한 이 책은 움직임의 관점에서 바라본 매력 넘치는 근막 영역을 여러분에게 매우 잘 소개할 것이다.

로버트 슐라입, Dr. biol.hum.
울름 대학교 근막 연구 그룹의 디렉터
유럽 롤핑 협회의 연구 디렉터
근막 피트니스의 공동 설립자
2017년 6월

References and Resources

Schleip, R. & Müller, D. G. (2013). Training principles for fascial connective tissues: Scientific foundation and suggested practical applications. J Bodyw Mov Ther 17(1), 103–115.

Schleip, R. & Baker, A. (Eds.) (2015). Fascia in sport and movement. Edinburgh: Handspring Publishing.

www.pilatesanytime.com/

칼라 스테코의 서문

엘리자베스 라캄이 집필한 ***Fascia in Motion: 근막에 중점을 둔 필라테스 운동***은 해부학과 생리학의 최신 연구의 방대한 이해력에 기반하여 인간의 움직임을 이해할 수 있게 만들어 주는 아주 드문 예이다. 이것은 운동 과학을 우리가 인체의 구조에 대해 알고 있는 것과 연관시켜서 건강과 인체의 움직임을 이해할 수 있게 돕는 이정표이다. 여기에 라캄은 몸을 새롭고 더 포괄적인 방법으로 훈련하는 방법과 근육의 힘과 저항에 대한 고전적인 개념을 넘어서는 방법을 소개한다. 근막 해부학의 연구가로서, 나는 인간 근막에 대한 내 연구가 운동을 통해 신체 건강과 웰빙(wellbeing)을 개선할 수 있는 이러한 확실한 적용법을 찾았다는 것이 기쁘다.

Fascia in Motion에서 추천한 동작들은 전반적으로 근육, 근막 그리고 결합조직의 해부학과 생리학에 대한 심도 있는 이해력에서 온 수년간의 임상 경험의 결과물이라는 것을 독자들은 알아야 한다. 이 책은 독자들이 운동 협응과 근막 유연성에 집중하면서 근막을 어떻게 훈련해야 하는지 개념적으로 명확히 이해할 수 있도록 추천된 운동 사진들과 컴퓨터 그래픽, 비디오가 가득 담겨 있다.

저자는 커다란 근육 그룹의 작용은 그들이 편입된 환경의 활동에 의한 것임을 설명한다— 주로 그 근육에 스며들어 감싸고 있는 근막 시스템에 의한 것이다. 이 운동 방법을 접하는 사람들은 근위부에서 원위부, 원위부에서 근위부로의 다양한 운동 시스템과 함께 각각의 세포까지 연결하는 근막이라는 틀 안에서 어떻게 힘의 방향을 따라 몸을 움직이는지 배운다.

균형 잡힌 코어의 고전적인 개념은 여기서 약간의 각도 변화가 만드는 다양한 범위의 움직임을 통해 특별히 강조되고, 새롭고 포괄적인 형태로 이해된다. 라캄은 세 개의 공간 면(three spatial planes)에서의 기능과 근막 네트워크의 3차원적 성격에 따라 이것이 어떻게 가능한지 충분히 이해하고 있다. 건강한 근막은 근막의 층과 층 사이와 근육 위에서 정확한 방향의 움직임과 미끄러짐을 가능하게 하고, 적절한 움직임을 뒷받침한다. 이러한 개념을 이용해 느리고 빠르게 변화를 주는 리드미컬한 동작과 다이나믹한 운동을 제공하는 것은 근막의 수화작용과 재생작용을 촉진하면서 기능적인 웰빙을 촉진한다. 플라이오매트릭 운동(plyometric movements)을 하는 동안 근막 조직이 보여주는 탄력은 탄성 반동에 대한 많은 관심을 갖게 해준다.

이 책에 설명되어 있는 운동형태는 근막의 운동적인 인지감각과 고유수용성 감각의 개선을 이끌어낼 수 있다. 근막은 이제 신체의 진정한 고유수용성 감각기관으로 여겨지고 있다.

사견을 달자면, 나는 엘리자베스 라캄이 그녀의 영역에서 내가 만나 본 가장 열성 넘치고 탐구적인 사람들 중 한 사람이라고 꼭 말해야겠다. 다른 사람들에게 영감을 주고 인내심 넘치는 그녀의 에너지와 능력은 굉장하다. 그녀는 놀랍도록 전문적인 직관과 그녀 스스로 과학에서의 최신 발견들을 통해 임상적인 가능성을 볼 수 있을 만큼 상자 바깥에서 생각할 줄 아는 능력을 지녔다. 그녀는 근막 해부학과 생리학의 최신 정보들과 자신이 아는 신체 트레이닝 지식을 손쉽게 통합한다.

이것이 ***Fascia in Motion***이 피트니스 학문의 전환점을 나타내고 인간 움직임을 이해하는 것에 있어서 중요한 사건이라고 내가 생각하는 이유이다.

칼라 스테코 박사
파두아 대학의 해부학 교수
인간 근막에 대한 첫 사진 지도인
Fuctional altas of the human fascial system
(처칠 리빙스톤 출판, 2015년)의 저자
Fascial Manipulation 협회와 근막 연구회의 설립자
2017년 6월

이 책은 모든 필라테스 강사와 운동 강사들이 반드시 읽어야 한다. 이것은 신체 움직임에 대한 이해력을 더욱 높고, 깊게 만들고, 더 효율적이고 지능적이면서, 기능적이고 건강한 관점으로 바라볼 수 있게 만든다. 엘리자베스는 근막에 관해 놀라운 양의 최신 정보, 즉 오늘날 전 세계의 운동 개념을 혁명화시키는 많고도 신선한 연구들을 모아 놓았다. 더 놀라운 것은 그녀가 이 굉장하면서도 복잡한 정보들을 쉽게 이해할 수 있는 언어로 우리의 일상 운동연습과 가르침에 실용적으로 적용할 수 있도록 설명해 놓았다는 것이다. 모든 운동 건강 전문가들에게 유용하게 쓰일 귀중한 정보에 접근할 수 있는 특권을 내가 가지게 되었다!

앨리스 베커
브라질 살바도르 Physio Piltes의 설립자

라캄은 몇 십 년의 연구가 담긴 획기적인 지식의 창고를 이용해 새로이 창조하고 필라테스 일상의 언어로 번역하는데 탁월했다. ***Fascia in Motion***은 몸의 가장 큰 기관인 근막의 신비한 경이로움을 이해할 수 있도록 필라테스 커뮤니티에서 다년간 논의되었던 논쟁에 종지부를 찍고 이제 당신이 직접 그 내용을 접목시킬 수 있도록 만들었다.

나는 끊임없이 진화하는 움직임이라는 영역에서 일하는 것이 두렵다고 생각했을 때, 라캄은 오히려 필라테스 세상 속 더 흥미롭고 깊은 이해력과 더 많은 가능성을 위해 깃발을 다시 들어올렸다!

조조 바우맨 PMA®-CPT, AMRSP
덴마크 상해 용사 프로젝트의
리더이자 공동 설립자
덴마크 코펜하겐
www.danishwoundedwarriorspolytraumapilatessociety.com

나는 근막에 중점을 둔 필라테스 운동에 관한 첫 책에 나의 열정을 표현할 수 있어서 영광이다. 다양한 운동을 위한 근막에 관련된 많은 책들이 집필되었다. 그러나 이 책은 그 내용에 충분한 지식과 풍부한 깊이감이 있어서 반드시 소장해야 할 책이다. 명확한 구조, 전문적인 내용, 아름다운 사진들이 책장을 넘기는 기쁨을 선사할 뿐만 아니라, 엘리자베스의 예술적 표현을 즐기는 것 또한 커다란 행복이다. 필라테스 세상이 기다려온 작품을 만들어줘서 엘리자베스에게 감사한다. 왜냐하면 필라테스 영역에선 움직이는 것과 가르치는 것은 근막의 지식 없이는 이제 더 이상 불가능하기 때문이다.

브리타 브레쳇펠드
PILATES Bodymotion의 오너이자 디렉터
공인 Rolfer™
독일, 쾰른
www.pilates-bodymotion.de

모든 필라테스 강사들에게 반드시 필요한 책! 엘리자베스의 창의성과 거대한 과학적 배경이 합쳐져 필라테스와 다른 운동 수련인들에게 새로운 세상을 열었다. 조셉 필라테스는 이 책을 사랑할 것이다!

컬스틴 브레드혼
Pilates Zentrum 오너
Pilates and Friends 설립자
2세대 필라테스 마스터 교사
Structural Bodyworker
근막 스트레칭 치료사
독일, 도르트문트
www.pilates-zentrum-dortmund.de
www.pilatesandfriends.info

필라테스의 발전과 미래에 관심 있는 사람에겐 필수 소장 책.
이 책은 필라테스 구조를 이해하고 근막과 어떻게 연관 지을 수 있는지 더 깊고, 더 효율적인 방법을 제시한다.

니키 크리스오스토무
Tranquility Studios 오너
발란스드 바디 필라테스 마스터 강사
GYROTONIC® 강사 and Cranial Sacral Therapist
영국 런던
www.tran-quility.co.uk

Fascia in Motion은 인간의 신체에 대한 당신의 이해력을 넓혀줄 것이다. 엘리자베스는 근막에 관련된 가장 중요한 지식과 연구를 그녀만의 작품으로 독특하게 창조하였다. 근막에 중점을 둔 필라테스 운동은 모두의 일상생활을 풍요롭게 하고, 당신이 필라테스 강사로서 트레이닝과 강습을 하는데 더 풍부한 사고를 갖게 할 것이다.

베아트리스 에기만
인증된 필라테스 강사
근막 스트레칭 치료사
스위스, 베른
www.pilates-bern.ch

나는 엘리자베스의 책이 근막을 바탕으로 한 필라테스 프로그램을 이해하는 부분에 있어 각 단계를 중요하게 정리해 놓은 아주 가치 있는 작품이라고 여긴다. 이것은 모든 필라테스 강사들에게 이 끊임없이 진화하는 중요한 영역에서 지식과 이해력을 넓힐 수 있도록 만드는 아주 유용한 도구가 될 것이다. 나는 외상성 손상을 가진 참전 용사들과 시민들을 위해 일하고, 전체적인 근막 망에서 트라우마(외상)가 가지는 영향을 이해하면서, 다발성 외상을 위한 훈련 프로그램을 만드는 동안 이 자료들이 매우 유용했다.

제시 리, PMA®-CPT
인증된 필라테스와 GYROTONIC® 강사
코펜하겐 필라테스 스튜디오의 설립자이자 디렉터
The Danish Wounded Warriors Project의 공동 설립자
Pioneer of Heros in Motion, an initiative of Pilates Method Allance®
로열 덴마크 발레단의 필라테스 교사
www.copenhagenpilatesstudio.dk
www.danishwoundedwarriorspolytraumapilatessociety.com

엘리자베스 라캄은 근막에 중점을 둔 필라테스와 그녀의 경험들을 이 책에 모두 엮었다. 그녀의 이론들은 필라테스 운동이 발전할 수 있는 새로운 방향을 제시한다. 당신이 필라테스 선생님이든 스포츠 전문가 또는 단순히 스포츠 열정적인 팬이든 간에 이 책은 분명히 읽을 가치가 있다. 이것은 새로운 많은 지식과 훌륭한 아이디어들을 얻을 수 있도록 당신을 도울 것이다.

지 한 리
스포츠 의학 외과의사
신체 치료사

Balanced Body Master Instructor®
Mind in Movement Training Center의 설립자
중국, 광저우

철저히 연구된 엘리자베스 라캄의 책은 필라테스 커뮤니티에게 근막 과학 관련 지식이 어떻게 움직임과 필라테스에 영향을 끼치는지 명확한 사고를 제공한다. 통찰력 있는 가이드라인과 시각적으로도 매우 훌륭한 이 책은 운동을 가르치는 마스터에겐 아주 고무적인 일이다.

앤 맥밀란, MS, PMA®-CPT
캐나다, 몬트리올
ampilates.com

엘리자베스 라캄은 필라테스 영역의 선구자로서 훌륭한 운동 전문가이다. 필라테스를 통해 수년간 전세계 운동 치료사들의 지식과 전문성에 수많은 공헌을 해왔다. 이것은 '근막과 움직임'에 관한 그저 그런 책이 아니다. 엘리자베스 라캄은 근막이라는 렌즈를 통한 움직임을 수년간 연구하고 탐험해왔다.

나는 이 책이 모든 움직임 관련 전문가들에게 상황 전개를 완전히 바꿀 만한 사건(game-changer)이라고 믿는다. 엘리자베스가 특정 움직임을 근막 이론에 적용하는 방식과 그녀가 정보를 제시하는 방식은 명확하고, 정확하면서 매우 애정있게 설정되었다.

케시 반 패튼
Romana Kryzanowska로부터 인증 Physical Mind,
Stott Pilates, Polestar and Power Pilates
GYROTONIC® Expansion System, GYYROKINESIS에서
모든 과정 수료
스페셜 기구 마스터 트레이너 20년 이상의 경력,
GYROTONIC® 수료 교육을 할 수 있는 자격
GYROTONIC® 힐즈버그, 캘리포니아

많은 개인들과 몇몇 단체들이 ***Fascia in Motion***을 만드는데 필수적인 지원과 경험을 아낌없이 제공해주었다. 그들에게 평생 감사한다.

켄 엔델맨과 Balanced Body Team은 1986년 이후 나의 안식처가 되어준, 필라테스 장비와 조직을 설립하였고, Balanced Body Education의 디렉터인 노라 세인트 존과 알 해리슨은 나에게 전문가로서의 성장을 위해 많은 기회들을 주었다. 켄은 너그럽게도 연구를 위해 그의 필라테스 정보를 제공했고 조셉 필라테스가 원조 필라테스 기구를 시연하는 사진을 이 책에 넣을 수 있게 허락했다. 1976년 이래 캘리포니아 새크라멘토에 본부를 두면서, Balanced Body는 다양성, 혁신, 그린 에너지, 미국의 독창성과 박애주의적 지역사회 지원을 받아들여왔다.

Balanced Body는 오늘날 미국을 훌륭하게 만드는 좋은 예이다.

나는 제임스 G. 개릭 의학 박사와 샌프란시스코에 있는 세인트 메모리얼 병원의 스포츠 의학 센터 팀에게 깊은 감사함을 전한다. 닥터 게릭은 1985년 그가 댄스의학 분과를 세우고 필라테스 강사로 훈련시킬 댄서들을 고용했을 때 필라테스를 처음으로 임상에 가져왔다. 댄스의학 필라테스 강사로서 일한 15년이라는 시간은 정말이지 가치 있는 경험이었다.

샌프란시스코 베이 클럽의 총지배인이자 Western 선수 클럽과 Nestor Ferandez의 설립자인 제임스 거버는 필라테스가 번창하도록 조직을 구성했다. 내가 Mind & Body 센터에서 심도 있는 최첨단의 필라테스 프로그램들을 만들 수 있도록 이 클럽으로부터 아낌없는 후원을 받은 것은 행운이었다.

필라테스 애니타임의 크리스티 쿠퍼와 왕성한 활동을 하는 그의 팀은 국제 포럼에서 열성 지지자들과 전문가들을 활발하게 연결해주며 필라테스의 모든 면모를 기념하였다. 이 책의 정보는 필라테스 애니타임 웹사이트에 올라와 있는 나의 근막에 중점을 둔 운동 비디오 클립을 통해 실생활에 적용할 수 있다. 각 장의 마지막에 있는 QR코드를 통해 캘리포니아 산타 바바라 해변에 있는 아름다운 스튜디오로도 이동할 수 있을 것이다.

쟝 클로드 웨스트는 탁월한 손재주와 함께 움직임을 날카롭게 분석하는 눈을 지닌 신체 운동학자이며, 움직임 코치이자 교육가이다.
30년 동안, 나는 나의 몸 구조를 위해 그에게 항상 도움을 요청해왔다. 쟝 클로드, 그의 아내 애나 그리고 그들의 딸 Yang은 소중한 친구들이다.

타고난 직관을 지닌 Academy of Intuition Medicine의 공동설립자 마이클 맥카티는 ***Fascia in Motion***을 집필하는 내내 나에게 전문적인 조언과 격려를 아끼지 않았다. 그러나 출판 다섯 달 전에 그가 눈을 감으면서 이 책을 보지 못한 것이 무척 안타깝다. 나는 매일 감사하는 마음으로 그가 내게 가르친 것을 연습한다.

내게 집필을 의뢰한 편집장 세레나 울파드와 핸즈스프링 출판의 헌신적인 전문가들은 고유수용성 감각 운동을 만드는 나를 위해 그들의 특별한 기술을 사용했다. 런던에서의 우리의 첫 만남에서부터 이 책이 소개된 2017년 필라테스 교육 회의까지 거의 7년 동안 세레나는 참을성 있고 지속적으로 배려하는 격려를 보여왔다. 내가 존경하는 핸드스프링 편집팀에는 모벤 딘, 수잔 스튜어트, 브루스 호가드, 스테파니 피커링과 힐러리 브라운이 있다.

크리스 바텔스는 근막에 중점을 둔 운동에 대한 나의 경험과 생각을 종이에 옮기는데 탁월한 능력이 있는 다재 다능한 사람이다.

나의 지도 아래 크리스는 사진을 찍고, 사진 합성을 마련하고 그래픽을 입혔다. 그는 내가 개념적인 명확성으로 복잡한 정보를 이끌어낼 수 있도록 표를 만들어 주었다. 크리스는 나의 첫 제안에서부터 마지막 결과물을 수정할 때까지 모든 개발 과정에서 성실하고 참을성 있게 일했다. 나는 ***Fascia in Motion***에 대한 그의 노력에 대해 평생 감사한다.

Fascia in Motion은 내가 내 고객들과 함께 30년이 넘는 시간 동안 일하면서 배운 것을 보여준다. 나의 고객들은 가장 최고의 역량을 지닌 공동 연구자이다. 그들은 각기 스튜디오 세션마다 열정과 호기심을 보여줬으며, 그들의 경험에 대해 분명하면서도 통찰력 있는 피드백을 주었다.

나의 어머니, 베벌리 맥코샴 라캄은 쉬지 않고 일했으며 그녀의 다섯 아이들에게 교육, 예술, 건강한 삶에 대해 사랑스럽고 애정을 담아 정신적으로 풍부한 경험을 줄 수 있도록 최선을 다했다. 나의 어머니는 헌신적인 전문가이자, 지역사회의 리더이며 나에게 영감을 주는 롤 모델이다.

이 책을 통해 나에게 삶을 준 그녀에게 감사함을 드린다.

텍사스의 오스틴에서 자라면서, 어린시절 내가 가장 좋아하던 놀이는 뒷마당에서 정성들여 장애물 코스를 만드는 것이었다. 그네에서 도약하고, 롤러스케이트를 타고 진입로를 달리고, 스쿠터 위에서 중심을 잡고 외 발 자전거를 타고 좁은 커브를 도는 것을 하다 보면 시간이 지나는 줄 몰랐다. 나의 아버지는 텍사스 대학의 연구 과학자였다. 나의 어머니는 사회복지 석사를 가진 클래식 피아니스트였다. 우리집은 음악으로 가득 차 있었다. 나의 세 명의 어린 남동생들은 모두 바이올린을 켰다. 나는 피아노 레슨을 받았다. 내가 7살에 발레 수업을 들으면서 댄스 스튜디오는 나의 가장 좋아하는 새로운 장소가 되었다. 이것을 통해 나는 음악 고유의 흐름과 신체의 움직임이 섞이면서 새로운 형태의 것이 만들어지는 연금술 같은 것을 경험하게 되었다.

나는 나에게 주어진 공부할 수 있는 환경을 존중했다(나의 외할머니와 친할아버지는 초등학교 교사였다). 피아노 레슨을 받았으며 발레와 바깥에서 노는 것을 사랑했다. 가장 특혜 받는 어린시절의 모든 기쁨들의 바탕을 이루는 것은 나의 여동생이 건강해지길 바라는 나의 열망이었다(헌정, '다프네에게 보내는 헌사' viii쪽 참고). 아마도 나는 어린 나이에 맹세를 했던 것 같다. 만약 내가 다프네를 치료하지 못한다면 나의 재능으로 운동을 가르침으로서 다른 사람들을 치료하는 데에 사용할 것이라고. 이 책의 준비와 출판은 운동의 예술과 과학을 통해 치료하는 나의 인생 목표에 밀접해 있다. ***Fascia in Motion***은 30년이 넘는 필라테스 훈련과 15년의 신경근막(neuromyofascial)구조 연구를 합친 것이다.

나의 첫 필라테스 경력은 샌프란시스코 성 프란시스 메모리얼 병원의 스포츠의학을 위한 댄스의학 부서에서 시작되었다. 1986년, 나는 열 다섯 살 때 축구를 하다가 심하게 다친 무릎 부상을 위해 자가운동을 하려고 병원에 방문하던 고객이었다. 이 필라테스 매트와 기구 세션은 혁신적이었다. 필라테스 기구는 신나는 각 양각색의 움직임, 조절력이 마치 내 어린시절 놀이터에서의 놀이를 지지하는 어른들을 위한 정글짐 같았다. 나는 과학적 지원을 받는 치료기술이 이루어진, 나의 움직임을 사랑할 수 있도록 만드는 홈그라운드를 찾은 것 같았다. 이 병원에서는 움직임 치료를 위해 댄서들이 환영받았다.

센터 디렉터이자 정형외과의사인 제임스 G. 게릭 박사는 처음 필라테스를 치료 임상으로 가져온 사람이었다. 그는 필라테스 운동이 전문가들로 이루어진 그의 학제연구팀이 이끄는 회복 훈련 프로그램을 보강할 수 있는 좋은 훈련이 될 것이라고 믿었다. 몇 달 안에 나는 이 병원에 고용되었다. 성 프란시스 병원의 댄스의학/필라테스 강사로서의 15년간의 경력은 필라테스에 대한 나의 이해력을 재활과 회복을 위한 막강한 도구로 키우게 되었다. 운동 예술이 과학과 신체 의학영역, 선수 훈련과 전문 도수 치료와 만날 때 고객들과 환자들은 좋은 결과를 보여주었다.

필라테스 전문가들의 실력이 향상되면서, 복잡한 증상을 보이는 환자들은 우리 센터로 찾아왔다. 기술과 운동과학 이라는 학제연구와 함께 나의 필라테스 교육을 발전시킬 방법을 찾으면서, 나는 4년짜리 Guild-certified Feldenkrais Practitioner Training을 수료했고, 그 다음 GYROTONIC®과 GYROKINESIS®를 공부했다. 과학에 기반된 운동이 임상 훈련에 좋은 기여를 해줄 것이라는 인식은 나와 브랜트 앤더슨, 켄 엔델만을 1992년 Polestar Pilates Education을 공동 창립하게 했다. 이것은 임상을 강조하고 모듈식 일정으로 한 첫 필라테스 교육 프로그램이었다.

2001년 샌프란시스코 베이 클럽의 The Mind & Body Center 팀과 일하는 동안, 한 고객이 토마스 마이어스의 책, ***아나토미 트레인 (Anatomy Trains: Myofascial meridians for manual and movement therapists)*** 제 1판을 내게 주었다. 나는 토마스의 책, 그의 DVD, 그의 수업들을 공부했다. 나는 아마도 근막 연구가 필라테스의 효과를 설명하고 신경근막 시스템 연구가 필라테스 훈련과 교습에 영향을 미치고 더욱 더 발전시킬지도 모른다고 생각했다. 근막 치료를 위한 지도를 필라테스 움직임 시퀀스에 적용하는 것은 내가 필라테스 기구를 사용하는 연속 움직임인 'Proximal Control of Gait'를 개발할 수 있게 했다. 'Proximal Control of Gait'는 절단수술을 통해 의수족을 사용하는 다발성 외상을 겪은 군인들에게 도움이 되어 왔었다(챕터 2장 참고).

비록 신경근막 시스템에 대한 연구가 빠르게 진화하고 있을지라도, 연구를 움직임에 적용하는 정보는 아주 부족했다. 소규모 그룹이었던 나와 내 동료들은 2012년을 시작으로 국제 근막 연구 협회, 독일에서 1년에 두 번 열리는 근막 연구 여름학교, 영국 근막 학술 토론회, 근막 운동 강의와 근막, 암 그리고 침술에 관한 학회에 참여하기 위해 세계적으로 돌아다녔다.

나는 ***Fascia in Sport and Movement*** (슐라입과 베이커 집필, 핸드스프링 2015년 출판)에서 '필라테스의 근막 집중 트레이닝'이라는 챕터를 쓸 수 있는 기회를 가졌다. 이 챕터로 인해 핸드스프링 출판에 집필 제안을 받게 되었다. 이 책의 연구는 그 챕터로부터 업데이트 된 나의 정보라는 결실을 낳았다.

나는 '근막에 중점을 둔 필라테스(Fascia-focused Pilates)'와 '근막에 중점을 둔 운동(Fascia-focused movement)'이라는 단어를 고유수용성 감각을 자극하고 통합하고 편안한 건강과 웰빙을 누리면서 주어진 수명 안에서 신체의 이점을 유지하는 새로운 움직임을 묘사하기 위해 만들었다. 나는 근막에 중점을 둔 운동을 위한 기준을 제대로 설명하기 위해 근막 트레이닝의 원칙을 설명하였다.

이 책의 구조는 운동 교육가들이 복잡한 정보를 손쉽게 접근할 수 있도록 만들기 위한 나의 노력에서 시작되었다. 컴퓨터 그래픽과 합성 사진들은 평평한 종이 위에 다차원의 움직임을 잘 전달하기 위해서이다. 각각의 도표는 의미 있는 관계 속 각기 다른 영역에서 온 정보들을 정리하기 위함이다. 많은 합성 사진들은 내가 Pilates Anytime을 위해 찍은 비디오 클립과 연결되어 있다. 이 비디오들은 움직임의 템포와 리듬은 물론 그것을 가능하게 하는 큐잉을 전달한다.

나는 또한 이 책의 단점을 잘 인지하고 있으며, 그것에 대한 책임 또한 갖는다. 하지만, 이러한 결점에도 불구하고 나는 여기에 소개된 자료들이 잘 활용하리라 믿는다. 운이 좋다면 당신의 경험과 발견을 당신 고객들의 것들과 공유할 수 있는 활발한 토론을 갖는 충분한 기회들이 있을 것이다. 이러한 교류는 발전된 이해와 추가적인 간행물과 치료들로 이어질 것이다.

이 책이 당신에게 도움이 되길.

이 책이 우리 영역의 발전에 도움이 되길.

엘리자베스 라캄
미국 캘리포니아 밀 벨리에서
2017년 7월 조셉 필라테스가 창안한 혁신적인 운동 방법은 이제 전세계에 다양한 분야의 전문가들에 의해 사용되어지고, 적용되며, 많은 운동들에 이미 녹아들어 있다고 해도 과언이 아니다. 통증과 관절문제에 대해 근막적 치료 접근 방법을 가르치는 사람으로서 근막의 회복을 위한 운동 방법을 찾고, 만들어 내는 것은 커다란 숙제였다. 하지만, 엘리자베스 라캄의 책 Fascia in Motion(근막 필라테스)을 보는 순간 나의 큰 고민거리는 사라졌다.

누구보다 풍부한 근막지식을 바탕으로 필라테스 동작의 이점을 극대화하고, 거의 모든 동작에 다양한 방향으로의 움직임을 제공하여 모든 것이 연결되어 있는 근막 구조에 적합한 운동방법을 제시하는 그녀의 천재적인 발상에 감탄을 할수 밖에 없었다.

Fascia in Motion(근막 필라테스)은 단순히 운동방법을 제시하는 단기간에 만들어진 책이 아니라, 모든 동작을 그녀가 만들어 내고, 오랜 기간에 걸쳐 최적화 시킨 그녀의 필라테스 인생이 담긴 작품이라고 할 만하다.

나는 독일 Ulm 대학의 로버트 슐라입 박사와 독일 DGMR학회, 영국 MFR UK 학회, 이탈리아 Fascial Manipulation학회와 함께 많은 강좌들을 진행해오며, 근막을 탐구하는 나의 지식에 많은 부분을 채워 왔지만, 치료와 운동을 병행할수 있는 지식이 비로써 그녀를 통해 완성되었다고 감히 말할 수 있다.

엘리자베스 라캄과 첫 워크샵을 진행한 이후부터 지금까지 나에게 많은 운동학적 영감과 다양성에 대한 지식을 채워줬던 것만큼, 이책을 읽는 독자들에게도 풍부한 근막적 지식을 바탕으로 건강한 근막을 위한 인체의 움직임과 운동 방법을 이해하는데 있어서 교과서 같은 역할을 할 것이라는 것을 믿어 의심치 않는다.

마지막으로, 이 책의 번역을 믿고 맡겨준 영문출판사의 박병조 대표님께 감사의 인사를 전한다.

역자대표 최 종원
보눔필라테스 대표
한국근막이완치료학회 학회장

이 책 사용법

이 책은 운동을 가르치는 사람, 운동을 좋아하는 사람 그리고 임상 전문가들을 위해 만들어졌다. 조셉 필라테스가 했던 말부터 최근 연구에 따른 필라테스 환경에서의 운동 방법까지 필라테스 매트와 기구를 이용한 근막에 중점을 둔 운동을 위한 포괄적인 가이드이다. 각 챕터는 컴퓨터 그래픽으로 보정된 사진들로 가득 차 있다. 많은 사진들은 이에 맞는 QR(Quick Reponse) 코드가 있다. QR 코드를 핸드폰으로 스캔하면 자세한 언어 설명과 함께 비디오를 볼 수 있다. 125개의 각 비디오의 출처는 엘리자베스 라캄이 2012년부터 2016까지 촬영한 필라테스 애니타임이다.

독자들의 깊은 이해를 돕기 위한 125개 비디오 클립과 닥터 장-클로드 김베르토의 승인을 받은 두 개의 비디오는 무료로 www.pilatesanytime.com/fascia에서 볼 수 있다.

상환 코드 FASCIA를 사용하라.

휴대폰으로 QR 코드를 읽기 위해선 알맞은 앱을 다운 받아야 한다. 네오리더(NeoReader)가 작동이 잘 된다.
다음 설명은 내장 카메라가 달린 아무 IOS, 안드로이드 또는 윈도우 장비에 해당된다.

- 핸드폰 앱 스토어를 연다.
- 앱 찾기를 이용해 NeoReader를 찾는다.
- NeoReader 앱을 다운받아 설치한다.
- 처음 시작할 때, NeoReader는 앱에 관한 정보를 보여준다. 실행하기를 누른 뒤, NeoReader는 핸드폰 카메라로부터 라이브 피드를 보여줄 것이다.
- 카메라를 이 책에 있는 QR코드 하나를 향해 놓고 가만히 있는다. 가장 좋은 결과를 얻기 위해선 카메라 안에 QR코드가 하나만 들어가도록 하라.
- NeoReader가 QR코드를 성공적으로 스캔하면, 원하는 비디오 클립으로 바로 연결될 것이다.

당신의 학습 스타일, 개인 목표와 전문 훈련 영역에 가장 잘 맞는 방법으로 이 책과 교류해보자.

1. 챕터를 훑어보면서 관심이 가는 챕터를 골라보자. 호기심이 당신을 인도해줄 것이다.
2. 당신의 개인적인 고민과 가장 알맞은 챕터를 고르자. 당신의 운동 연습에 운동 몇 가지를 적용해보자.
3. 당신의 전문적인 훈련, 당신 고객의 고민을 잘 나타내는 것과 가장 알맞은 챕터를 공부하라. 몇 가지 운동을 당신의 고객 프로그램에 적용해보자.
4. 챕터들을 처음부터 끝까지 공부하라. 추천되는 순서를 따라 운동을 연습하자.
5. 이 책의 자료 부분에 나와 있는 근막에 중점을 둔 필라테스 계획 가이드를 다운받거나 복사해보자. 고객 프로필과 당신을 위한 또는 당신의 고객을 위한 운동 선택 양식을 채워보자. 근막에 중점을 둔 운동을 따라 하면서 개인 훈련을 발전시켜보자.

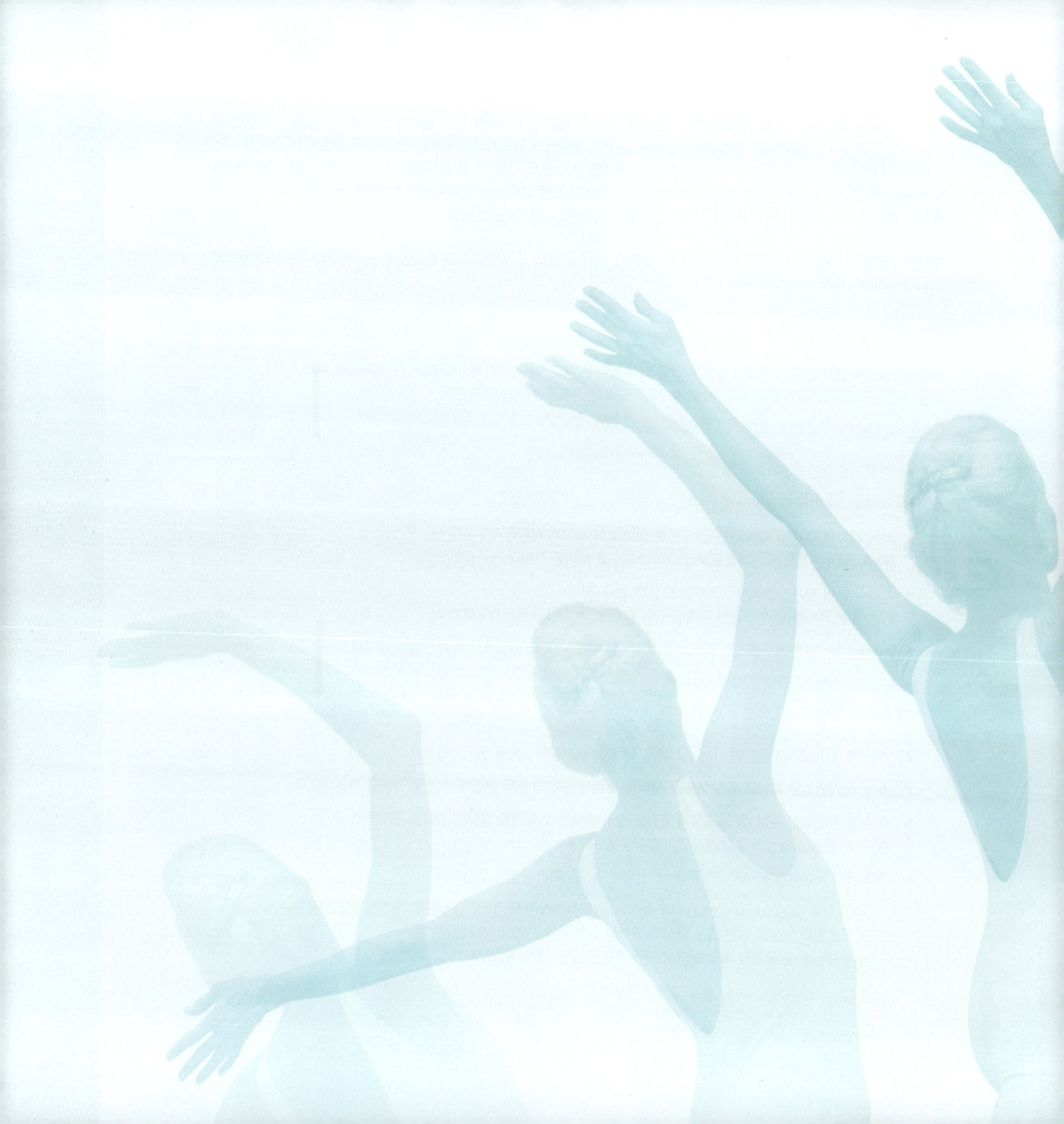

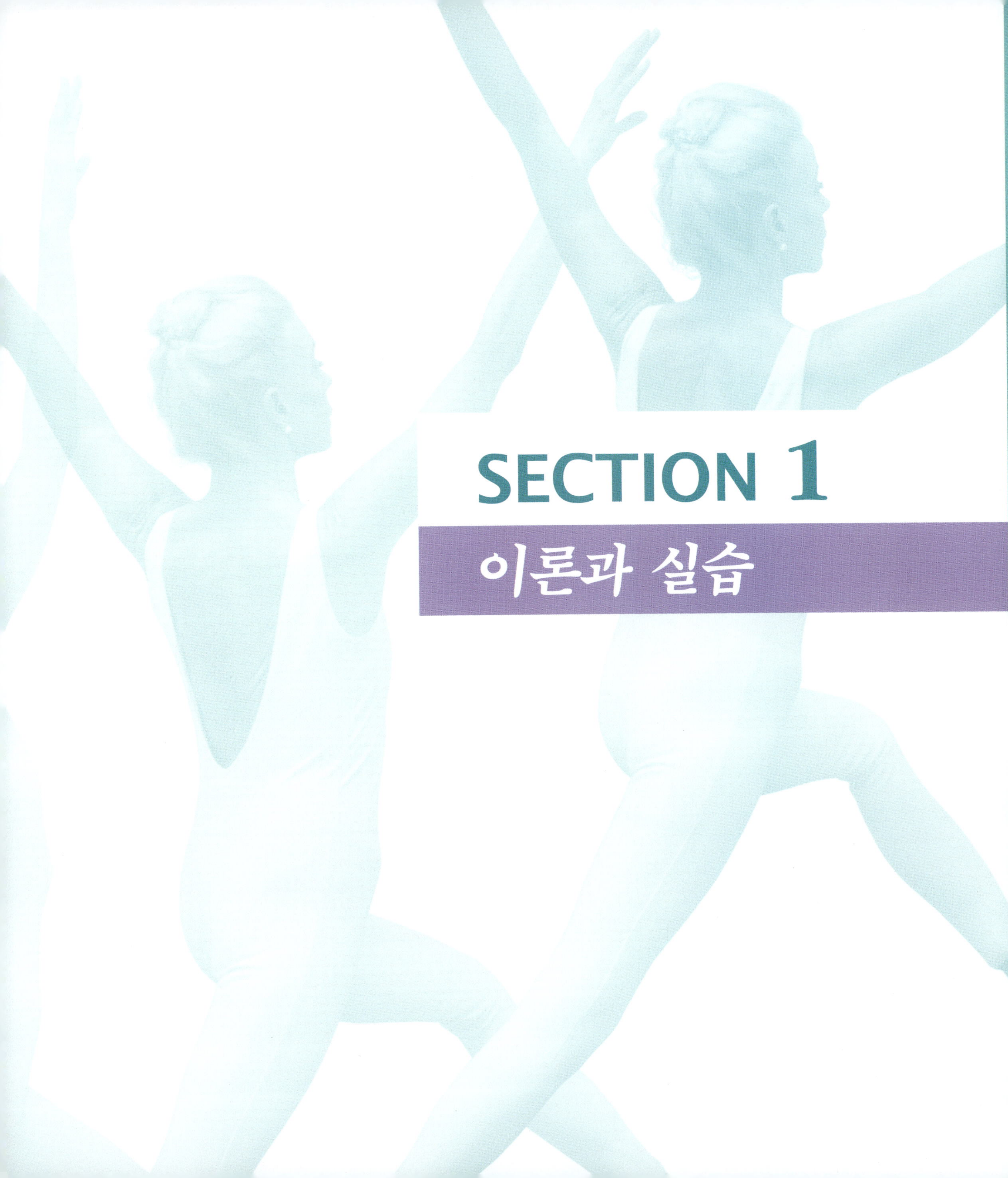

SECTION 1

이론과 실습

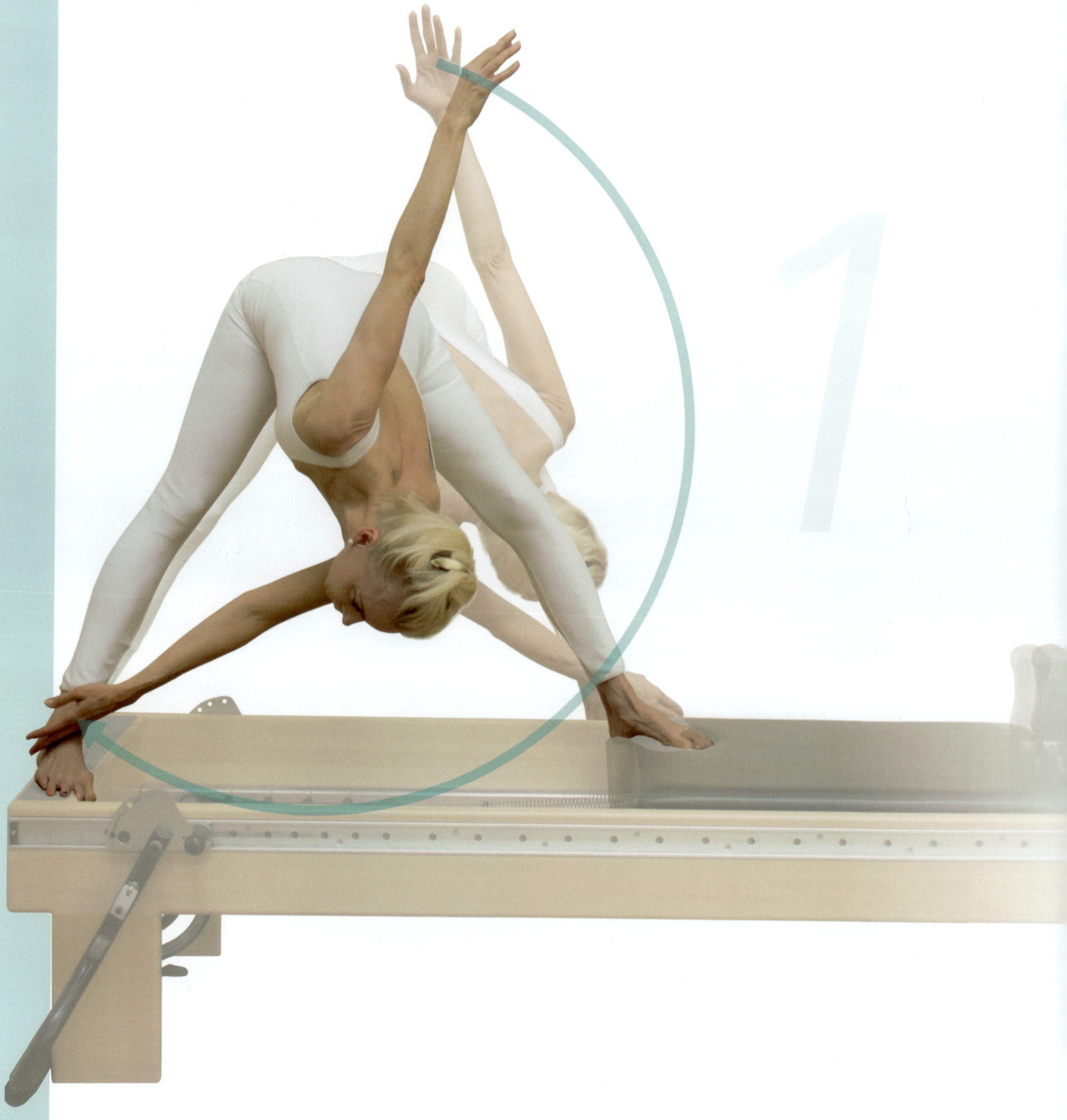
1

신체 전체와 소통하는 신경근막 시스템

The neuromyofascial system, a whole-body organ of communication

소개 (Introduction)

라틴어로 근막은 "묶음, 밴드, 끈, 통합 및 결합을 의미한다 (Oschman, 2016). "근막은 피부 표면에서부터 세포의 핵까지 연결되어 있는 탄력 있고, 연속적으로 섬유질화된 네트워크이다. 신체 전반에 걸쳐 연결된 이 네트워크는 동적이고, 적응성을 갖고 있으며, 기하학적인 형태가 반복되는 불규칙적인 상태로 인체의 기본 구조를 구성한다(Guimberteau & Armstrong, 2015). 근막은 심혈관계, 호흡계, 소화기계, 근골격계 및 신경계의 일부분이다. 하지만 얼마 전까지만 해도 근막이 다른 기관계통과 신체 전반적으로 통합을 이루는 부분과 그 기능에 대해서는 정확히 연구되지 않았었다.

표 1.1 신체 전체의 신경근막 시스템을 구성하는 근막의 형태

근막 형태	해부학	신경 속성	깊이(층)	하중전달
표층 근막	풍부한 탄력 섬유가 혼합된, 느슨하게 짜여진 콜라겐 섬유	파치니(Pacini)와 루피니소체(Ruffini corpuscles) 그리고 자유신경종말(free-ending nerves)	피부 바로 아래에서부터 진피층의 중간까지	낮은 영향
심층 근막	치밀하게 잘 조직화된 섬유층	파치니와 루피니소체 그리고 자유신경종말	근외막과 진피층 사이	높은 영향
건막성 근막	사지의 주된 축을 따라 세로 및 사선 방향으로 정렬된 콜라겐 섬유다발을 포함한다.	풍부하게 신경분포된 캡슐화된 자유신경종말 (Ruffini 와 Pacini 소체를 포함)	흉요근막에서 볼 수 있다.	힘줄과 같은 기능으로 사지를 따라 하중이 전달된다. 근육이 수축하는 동안 근육의 다양한 부피 변화에 적응한다.
근외막	Type 1, Type 2 콜라겐 섬유와 엘라스틴 섬유로 구성된 섬유질 층	근방추와 관계되어 있다.	다양한 섬유성 격막을 통해 아래에 있는 근육에 단단히 밀착되어 있다. 근외막과 그 아래에 있는 근육의 기능 및 특징을 분리하는 것은 불가능하다.	지지해주는 근육과 결합된 높은 영향

근막은 인체에 퍼져있는 결합조직으로 구성되어 있는 연부조직이다[표 1.1]. 이것은 근육, 뼈, 기관, 신경, 혈관 및 다른 구조물들을 연결하고 둘러싼다. 근막은 내부에서 외부로, 전방에서 후방으로, 머리에서 발끝까지 이어지는 연속적이고 3차원적인 망이다. 이는 구조적 통합을 유지하고 지지 및 보호를 제공한다. 이것은 또한 충격을 흡수하는 완충작용을 하기도 한다. 근막은 혈액순환 및 생화학적인 과정에 필수적인 역할을 하며, 세포간 연락을 가능하게 만드는 기반을 제공한다. 근막은 병원체 및 감염에 대해서 신체 방어기전의 첫 번째 역할을 하며, 부상을 당한 후 조직을 수리하기 위한 주변 환경을 만든다.

(Paoletti, 2006, cited in Oschman, 2016)

표 1.2A
근막의 특성

탄력성(springiness, resilience or give):

탄력성은 변형을 만드는 하중이 제거될 때 에너지의 손실 없이 즉시 원래의 모양을 복구할 수 있는 능력을 가진 재질을 말한다. 탄력성은 변형의 가역성을 의미한다. (Martin, 2016, p.52)

근막의 탄력성은 조직에 적용되는 기계적인 에너지의 일부를 저장할 수 있는데, 변형을 만드는 하중이 제거되면서 원래의 모양과 크기로 되돌아올 때 이러한 에너지를 활용할 수 있다. (Chaitow, 2014, p.8)

점탄성(Viscoelasticity):

건막성 근막에서 보여지는 특성으로, 조직 내부 섬유성분의 재배치와 시간에 따른 액체형태의 이동을 만드는 효과이다.

표 1.2B
근막의 특성

좋은 결과	나쁜 결과
1. 수화작용	탈수작용
2. 알카리성	산성
3. 표층 섬유아세포 및 콜라겐세포의 적절한 활동	고정 또는 노화로 인한 표층 섬유아세포 및 콜라겐세포의 활동 감소
4. 엘라스틴 생산	고정 또는 노화로 인한 엘라스틴 생성 감소
5. 콜라겐 섬유의 격자 배열	여러 방향으로 얽혀진 콜라겐 섬유
6. 격자주름 콜라겐 섬유의 미세 구조는 탄성 스프링을 연상시키는 물결모양을 나타낸다. (Schleip & Baker, 2015, p.7)	격자주름의 부족 적절한 자극 없는 고정, 노화는 근막섬유의 주름과 탄성을 잃게 만든다. 섬유의 규칙적이고 적절한 운동부하는 더 젊고 건강한 콜라겐 구조를 만든다. (Schleip & Baker, 2015, p.7)
7. 근막 시스템의 연속성	근막 시스템의 불연속성
8. 근막 층 사이, 근막 표면끼리의 상호 미끌어짐	유착은 근막의 부드러운 상호 미끌어짐을 방해한다.
9. 탄력성 여러 축에 나타나는 하중의 인장 강도	단단하고 탄성이 부족해진다.

수세기 동안 근막은 해부하는 과정에서 버려졌으며, 몸의 "포장 재료" 형태로 중요하지 않게 생각되어졌었다. 또한 적절한 측정 도구가 없어서 과학적으로 주목을 받지 못했었다. 예를 들어, 요추 근막의 두께는 일반적으로 2mm 미만으로 일반적인 영상 기술로는 볼 수 없을 정도로 얇다.

(Schleip & Baker 2015, p.3)

조직학뿐만 아니라, 초음파 측정 방식의 발전으로 근막 관련 연구는 크게 증가했다.

(Chaitow et al., 2012)

중력과 신체 움직임에 의해 제공되는 물리적 힘은 삶의 형태와 기능의 주요 조절장치이다. 나이가 든 사람들에게는 신체 장애나 자세로 인한 문제가 흔하게 발생되기 때문에 조직을 통한 힘의 전달이 자주 변형되어 나타난다.

불균형을 가진 조직의 장력은 기계적 변환(mechanotrans-duction)에 영향을 줄 수 있다. 노화뿐만 아니라 근막 문제를 일으키는 또 다른 요인은 자외선에 노출되는 것과 기계적인 마모와 찢어짐 그리고 염증이며, 이는 조직 섬유의 부피와 수 그리고 질을 감소시킨다. 일반적으로, 세포외기질은 기계 화학적 변화를 자극하는 장력의 아래에 존재한다. 인체 내 섬유아세포의 강성도가 감소되면 이것은 기계적 자극에 대한 세포의 반응에 영향을 줄 수 있는데, 섬유를 구성하고 있는 미세섬유가 장력에 대해 저항이 약해지게 되면서 긴장력이 감소되고 원래의 형태로 돌아가려는 동적인 성질을 잃게 된다. 이로 인해, 체액의 재 흡수 효과가 떨어지고 혈액 순환이 감소되어 세포의 영양공급을 감소시킨다. 염증에 대한 생리학은 연령과 관계된 질병의 발달에 기초를 두고 있는데, 염증은 병리적 조직 손상을 촉진하고 섬유아세포의 활성화를 촉진하여 만성 염증 반응이 지속되도록 만든다.

기계적 스트레스 또는 염증으로 인해 발생된 결합조직의 기능 장애는 근막의 관계, 근육의 균형, 고유수용성 감각 그리고 혈관과 림프 순환의 변화를 만든다(Guimberteau & Armstrong, 2015, p. 160; Scarr, 2014, p.14).

표 1.3 근막에 대한 근거 없는 믿음과 오해

근막에 대한 근거 없는 믿음 1

근막은 플라스틱 비닐 포장(폴리염화비닐)과 비슷한 생리적인 작용이 없는 포장재 형태이다.

최근 연구 결과에 따르면, 미세섬유 네트워크인 근막이라는 결합조직은 사실상 필수적인 구조물이다. 더 이상 근막은 신체의 주요 장기들 사이를 채우는 충전재 또는 결합시키는 단순한 구조물로 여겨지지 않는다. 왜냐하면 근막은 구조를 만드는 필수 구성조직이기 때문이다. 근막은 신체의 모든 구성요소가 발달하고, 존재하고, 위치하고 있는 기본 틀이다. (Guimberteau & Armstrong, 2015)

근막에 중점을 둔 운동의 효과

근막은 운동시스템을 조절하는데 있어서 상당 부분 관여한다. 근막은 관절과 격막(중격)을 지나 근육들을 서로 연결하는 다리 역할을 한다. 그리고 이러한 구조로 인해 근육들은 함께 움직이게 된다. 근육의 형태를 제공하고 움직임의 적절한 양을 허용하는 근막의 기능에 따라 근육은 서로 관계되어 움직이게 된다. (Stecco, 2015)

근막에 대한 근거 없는 믿음 2

근막은 신체 부위들을 연결하는 수동적 구조이다.

최근 연구 결과에 따르면, 근방추(muscle spindle)는 골격근의 가로무늬근 섬유에 평행하게 존재하는 방추형 구조물로 근육의 길이 변화를 주로 감지하는 수용체이다. 중격(격막)내 결합조직에는 상당 수의 근방추가 존재한다. 근외막성 근막(epimysial fascia)은 근방추를 자극시키는 근본적인 역할을 한다. 근주막(perimysium)에 탄성이 있고 적응력이 있어야 근방추의 길이가 짧아질 수 있다.

근막에 중점을 둔 운동의 효과

도수치료와 근막에 중점을 둔 운동의 통합적 접근방법은 신경근막 시스템의 구조에 있어서 기능적 변화와 운동 조절 개선 둘 다를 만들 수 있다.

계속

표 1.3 계속

근막에 대한 근거 없는 믿음 3

근막은 근육보다 고유수용성 감각의 민감도가 낮다.

최근 연구 결과에 따르면, 조직학적 특성상 지지대(retinacula)는 지각 기능을 제공하고, 힘줄과 인대는 기계적인 역할을 하도록 구성되어 있다. 지지대는 가장 고도로 신경분포된 근막 조직이다. 이것은 관절의 움직임을 더 잘 인지하기 위해 특수화된 고유수용성 감각 기관으로 단순히 수동적 안정성만 제공하는 구조가 아니다. (Stecco et al., 2016)

근막에 중점을 둔 운동의 효과

지지대(retinacula)와 그 안에 분포되어 있는 고유수용성 감각 수용기의 손상은 관절 움직임을 원활히 조절하지 못할 수 있다. 정상 근막 긴장도를 회복하는데 중점을 둔 치료 접근은 발목 염좌로 인해 발생되는 문제를 개선시킬 수 있다. (Stecco et al., 2016)

근막에 대한 근거 없는 믿음 4

근막은 힘의 전달을 위해 근육의 섬유 주행방향을 따른다.

최근 연구 결과에 따르면, 근외막 근막의 가장 큰 특징 중 하나는 근육의 안쪽면에서 기원하고 근육을 관통하는 여러 개의 섬유성 격막을 통해 그 아래에 놓여진 근육에 대해 단단한 밀착성을 나타낸다. 많은 저자들은 그들의 책에서 근육에 의해 생성된 힘의 30-40%가 힘줄을 따라 전달되는 것이 아니라 근육을 둘러싼 결합조직에 의해 어떻게 전달되는지를 보여주었다. 근육에 의해 발생된 힘은 해부학 구조뿐만 아니라 섬유가 근육 내 조직에 부착되어져 있는 각도에 따라 힘의 전달 방향이 달라진다. 근외막성 근막과 그 아래에 있는 근육의 기능과 특징을 서로 분리하는 것은 불가능하다. (Stecco et al., 2016)

근막에 중점을 둔 운동의 효과

각도를 조금씩 바꾸어 시행하는 다 방향 운동은 깊은층의 구조를 표층에 연결하고 표층의 구조를 깊은 층과 연결하여 신체 전체에 대한 연속성을 촉진할 수 있다.

근막에 대한 근거 없는 믿음 5

물을 많이 마실수록 근막에 수분이 더 많이 공급된다.

최근 연구 결과에 따르면, 근막의 3분의 2는 물이다. 기질 내에 존재하는 프로테오글라이칸(Proteoglycan)은 친수성 물질이어서 물을 끌어 당긴다. 기질 내에 수분의 양을 늘리기 위해 더 많은 양의 물을 마셔도 기질 내 수분의 양은 증가되지 않는데, 이것은 삼투압의 변화에 의해 근막층으로 끌어 당겨지기 때문이다. (Schleip, 2016)

근막에 중점을 둔 운동의 효과

스트레칭, 압박, 부하가 실린 운동은 신경근막 시스템의 스폰지 같은 결합조직으로부터 물을 짜낼 것이다. 이로 인해 주변 조직과 국소 혈관 네트워크에 존재하는 신선한 액체가 대사 산물을 가지고 빠져나간 이전의 액체를 대체하게 된다. 건강한 상태에서, 근막의 세포외액은 자유수(bulk water)가 아닌 결합수(bound water)로 존재한다. 결합수(bound water)가 유입된 상태에서 근막이 다시 한번 압박 받을 때 부분적인 수분 공급이 일어난다. (Schleip & Baker, 2015, p.209)

표 1.3 계속

근막에 대한 근거 없는 믿음 6

폼 롤러를 신체에 적용하면 근막이 늘어난다.

최근 연구 결과에 의하면,

장경인대 증후군(iliotibial band syndrome, ITBS)은 운동선수의 원위부 허벅지 통증의 일반적인 원인이 된다.
그래서 치료는 종종 ITB 스트레칭에 중점을 둔다. (Falvey et al., 2010)

ITB에 폼롤러를 적용하는 것은 사실상 대퇴근막장근과 ITB 복합체의 길이를 늘리는데 제한적이다.

ITB에 폼롤러를 적용하는 것은 지방 패드를 자극하거나 외측광근(vastus lateralis)을 압박시키게 된다.

ITB의 길이를 실제적으로 늘리기 위해선 근막에 직접적인 장력을 제공하는 대퇴근막장근과 중둔근에 초점을 맞추어야 한다.
(Franklyn-Miller, 2016)

또한, 대퇴사두근에 대한 자가 근막이완 방법의 적용은 근육 기능의 부작용 없이 무릎관절 운동 범위를 상당히 향상시키는 효과적인 치료방법이다. (MacDonald et al., 2013)

근막에 중점을 둔 운동의 효과

토마스 마이어스(Tom Myers, 2015)는 "감각운동 기억상실"이 발생한 부위에 폼롤러를 적용해 일상생활에서 사용하지 않는 부위에 감각을 불러 일으킬 수 있다고 주장했다.

> **우리 몸은 결합조직에 의해 연결된 기관들의 조합으로 구성되기 때문에 더 이상 기계와 같다고 생각되어져서는 안되며…. 결합조직은 실제로 몸을 구성하는 조직이다. 이것은 서로 다른 부분을 단순히 연결하는 것이 아니라 우리 몸을 구성하는 전체 틀이며, 이 안에서 모든 것이 발달하게 된다.**
>
> (Guimberteau & Armstrong, 2015, p171–173)

정골의학의 창시자인 앤드류 테일러 스틸(Andrew Taylor Still)은 1899년에 다음과 같이 기록했다. 근막을 다루는 것은 뇌의 일부분을 다루는 것과 같은 것이다(Sergueef & Nelson, 2014, p.15). 그는 또한 다음과 같이 얘기했다. "모든 질병은 사실 단순한 영향으로 발생되며, 그 원인은 신경이 생명의 체액을 적절하게 조절하는 부분적 또는 전체적 결함으로 인해 발생된다."(Sergueef & Nelson, 2014, p.17)

1930년대에 아이다 롤프(Ida Rolf)는 근막의 반응에 겔 투 졸(gel to sol)이라는 물리학적 개념인 요변성을 적용하여 Rolfing으로 알려진 치료 시스템을 개발하였다.

열 또는 기계적 압력과 같은 에너지의 적용은 고밀도 콜로이드 겔 상태에서부터 졸 상태로, 즉 보다 유체 상태로 기질(ground substance)을 변화시킬 수 있다(Sergueef & Nelson, 2014, p.16).

정골의학적 도수치료는 신경 기능, 혈류 및 림프 흐름을 최적의 상태로 만들어 인체 내에 유체의 흐름을 건강하게 하고, 이로 인해 결합조직의 젤과 같은 성질을 복원하는 데 기여하는 것으로 생각되어진다.

근막에 중점을 둔 필라테스 운동은 Model Of Movement, The Architecture Of Fascia, Fascia-Informed Manual Therapies And Fascia-Informed Movement Applications 등의 간행물에서 설명되어지고 소개되었다. (표 1.5 참고)

내장 근막 (Internal fasciae)

2016년 영국 근막 심포지엄(British Fascia Symposium)에서, 칼라 스테코(Carla Stecco)는 각 장기가 그것을 감싸는 얇은 근막을 가지고 있다고 설명했다(Stecco, 2016). 각 장기에는 다른 장기와 또는 신체의 근육 근막에 연결하는 또 다른 형태의 근막이 있다. 장기 조직은 그 역할을 수행하기 위해 수축하고(organ motility) 신체의 빈 공간으로 이동한다(organ mobility).

내장 근막은 내장기관의 운동성과 이동성을 조절한다. 내장기관의 기능장애가 발생되면, 유동성이 바뀌고 내장근막 또한 변형된다:

> 근막은 움직임과 안정성이 발생되는 상황에서 빠져 있던 요소이다. 근막의 가소성과 반응성을 이해하는 것은 지속적이고 실질적인 치료 변화에 있어서 중요한 열쇠이다.
>
> (Earls & Myers, 2010)

표 1.4
움직임에 영향을 미치는 근막에 기반한 개념

근막에 기반하지 않은 개념	근막에 기반한 개념
1. "단단한 몸"을 가지려고 노력하세요.	탄력성 있는 몸은 더 효율적이고 편안해질 수 있도록 구조화된다.
2. "강철 같은 복근"을 가지려고 노력하세요.	유연하고 반응이 빠른 복부 조직은 조화로운 움직임을 제공한다.
3. "강철 같은 엉덩이"를 가지려고 노력하세요.	탄력 있는 조직은 탄성 반동을 만들어 당신의 걸음에 스프링 같은 역할을 만들어 준다.
4. 지금 바로 힘을 키우세요.	인내는 미덕이다. 신경근막 시스템을 재 조직화하는데 적어도 7개월이 소요된다. (Schleip, 2016)
5. 통증이 없으면 얻는 것이 없다.	통증은 부드러운 움직임을 억제한다.
6. 강한 몸을 만들기 위해선 몸을 혹사시켜야 합니다.	당신이 취하는 모든 단계의 형태들은 몸 전체에 퍼져 있는 근막 시스템의 영향을 받는다.
7. 몸과 전쟁을 일으키세요.	빠른 반응을 가진 탄력 있는 몸을 키운다. 이것은 당신의 유일한 몸이다.
8. 운동은 어쩔 수 없이 해야 하는 것이다.	운동은 즐거운 경험이다.
9. 신체적 한계를 극복하기 위해 더 힘들게 밀어부친다.	반복적인 염좌의 대다수는 부하 운동 시 부적절하게 준비된 콜라겐 조직에서 발생된다.
10. 가능한 많은 반복을 수행하세요.	콜라겐 분해와 합성 시점을 중요하게 다루어야 한다. 운동 후 24시간은 콜라겐 합성이 2배 증가한다. 그러나 자극된 섬유아세포는 콜라겐 분해율 또한 증가시킨다. 처음 1-2일 동안은 콜라겐 분해가 합성보다 더 많이 발생된다. 이후, 이것은 서로 바뀌게 된다. (Schleip & Baker, 2015, p.9)

표 1.4 계속

11. 코어를 강화할 필요가 있다.	코어 훈련은 따로 필요하지 않다. (Tom Myers, oral communication, January 2015)
12. 이것은 코어에 관한 것이다.	이것은 전신 신경근막 시스템의 연속성에 관한 것이다.
13. 오늘은 상체운동, 내일은 하체운동.	매일 전신 운동을 연습한다. 전신 신경근막 시스템은 근위 및 원위 구조를 연결한다.
14. 나는 무엇을 느끼고 있어야 하는가?	고유수용성 감각과 내수용 감각에 익숙해지기 위해 감각에 대한 인식을 키워야 한다. 운동 조절과 신체 인식을 위한 자신의 근막 맵을 만들고 세분화한다.
15. 이 운동은 어떤 근육에 작용합니까?	근막 힘의 전달은 어떻게 구조물에 힘과 하중을 분산시키는가?
16. 나는 _______ 부위의 운동을 원합니다. (운동 부위 기재)	근막은 움직임이 발생될 때 연결하고 지지하는 전신 소통기관이다.
17. 나는 내 허벅지를 운동시키고 싶지 않다. 그것들은 이미 부피가 크다.	근육을 독립적인 단위로 연구하는 전통적인 접근 방식은 근막 기능의 더 큰 그림을 이해하는 데 장애가 되어 왔다. (Stecco, 2015)
18. 내가 열심히 운동하면 부상 당하기 전의 상태로 몸을 다시 만들 수 있다.	손상된 조직은 복구되지만, 항상 원래의 형태나 상태로 회복되지는 않는다. 흉터 조직은 다양한 변화를 만든다.

길게 연결되어 있는 근막 체인에 따라 신체 움직임을 만드는 근막적 움직임(Müller & Schleip, 2011)과 전신 운동을 만드는 원리에 입각한 필라테스 운동이 점점 조화를 이루고 있다. 근막 네트워크는 생후 2주가 되면 전체로 통합되면서 하나로 존재하게 되며, 태어나면서부터 죽을 때까지 신체의 모든 부분을 통합하고 소통하는 네트워크라는 사실을 기억해야 한다(Earls and Myers 2010).

근막의 특성과 기능에 대한 연구를 바탕으로 만들어진 근막에 중점을 둔 운동은 근육 훈련을 위한 운동 방법에 이의를 제기하며 심부 전방 근막 연속성의 이해를 바탕으로 코어 컨트롤의 내적 단위를 다시 재구성하는 것에 대한 새로운 제안을 이끌고 있다.

근막에 중점을 둔 동작 기준에 영향을 미치는 발표

2010년 필립 비치(Phillip Beach)는 ***근육과 경선***의 움직임 수축 모델을 제안했다.

> 더 진보된 개념으로, 인체의 움직임을 기능적 경로를 따르는 전체 조직의 수축형태로 보는 것은 우리에게 움직이는 신체에 대한 더 나은 평가와 치료를 할 수 있도록 새로운 접근법을 제공한다. ..... 습관적인 형태와 관련이 있는 수축성 패턴은 인간의 움직임을 이해하는 새로운 방법을 제안한다.
>
> (Beach, 2010)

표 1.5
근막에 중점을 둔 필라테스 운동을 소개하는 출판물

출판물(알파벳 순서)	학문 분야
1. 운동 모델	
Beach, Phillip, DO, DAc (2010). *Muscles and meridians: the manipulation of shape.* Edinburgh: Churchill Livingstone.	정골의학 전통적 중국 의학
Martin, Daniéle-Claude, PhD (2016). *Living biotensegrity: interplay of tension and compression in the body.* Munich: Keiner.	물리학 중국 운동 기술 전문가
Scarr, Graham, CBiol, FSB, FLS, DO (2014). *Biotensegrity: the structural basis of life.* Edinburgh: Handspring Publishing. Stephen Levin, MD introduced the term biotensegrity in 1975.	정골의학
2. 근막의 구조와 해부학	
Guimberteau, Jean-Claude, MD and Armstrong, Colin (2015). *Architecture of human living fascia: the extracellular matrix and cells revealed through endoscopy.* Edinburgh: Handspring Publishing.	일반의학(외과의사)
Stecco, Carla, MD (2015). *Functional atlas of the human fascial system.* Edinburgh: Churchill Livingstone.	일반의학(정형외과의사, 인체 해부학 교수)
Stecco, Antonio, MD, et al (2016). Fascial disorders: implications for treatment. *American Academy of Physical Medicine & Rehabilitation Journal* 8(2): 161–168	재활 및 일반의학
Van der Wal, Jaap, MD, PhD (2009). The architecture of the connective tissue in the musculoskeletal system – an often overlooked functional parameter as to proprioception in the locomotor apparatus. *International Journal of Therapeutic Massage & Bodywork* 2(4): 9–23.	의학적 근막 연구, 일반의학
3. 근막에 기반한 도수치료	
Chaitow, Leon, ND, DO (2014). *Fascial dysfunction: manual therapy approaches.* Edinburgh: Handspring Publishing.	정골의학
Myers, Thomas W., LMT, NCTMB (2014). *Anatomy Trains®: myofascial meridians for manual & movement therapists* (3rd ed.). Edinburgh: Churchill Livingstone.	구조 통합적 치료
Schwind, Peter, PhD, HP (2006). *Fascial and membrane technique.* Edinburgh: Churchill Livingstone. Schwind studied with Jean-Pierre Barral, DO, MRO(F), PT	롤핑®
Stecco, Luigi, PT and Stecco, Carla, MD (2014). *Fascial manipulation® for internal dysfunctions.* Stuttgart: Schattauer GmbH.	물리 치료학, 일반 의학 (인체 해부학 교수)
4. 근막기반 이론과 움직임 적용	
Avison, Joanne, Yoga: E-RYT500(2015). *Yoga: fascia, anatomy and movement.* Edinburgh: Handspring Publishing.	요가 구조통합
Schleip, Robert, PhD, MA, and Baker, A (2015). *Fascia in sport and movement.* Edinburgh: Handspring Publishing. Robert Schleip and Thomas W. Myers coined the term Fascial Fitness®	근막연구(Ulm 대학), 롤핑®

필라테스를 활용한 근막 트레이닝을 위한 운동은 2001년에 출간된 Anatomy Trains(Thomas W. Myers)의 근막 경선 해부학)에서 영감을 얻었다. 필라테스 선생님들은 여러 분야에 걸친 연구를 통해 토마스 마이어스가 설명한 근막 경선의 7가지 카테고리(그림 1.1에서 1.8)를 필라테스 매트 운동과 기구 운동에 적용하면서 "분리된 근육의 개념에서 세로로 연결된 해부학 개념"(Myers, 2014)으로 이동하기 시작했다.

Premuscular aponeurosis를
감싸는 진피층의 심층과 피하조직 사이의
섬유 연속성

http://www.pilatesanytime.com/u/fm126

이 미세섬유 구조는 피부 표면에서
골막, 뼈의 구조에 이르기까지
신체 구조 전체를 담당한다.
이것은 진정한 연속체이다.
이것은 단순한 결합조직이 아닌 그 이상이다.
– 이것이 바로 우리 신체의 구성 조직이다.

http://www.pilatesanytime.com/u/fm127

인간의 살아있는 근막의 구조에 대한 비디오 1.10 과 7.4: 내시경 검사를 통해 밝혀진 세포외기질과 세포의 모습
J.C. Guimberteau, C. Armstrong 및 *Handspring Publishing*에서 허락됨. © 2015 - Endovivo Productions.

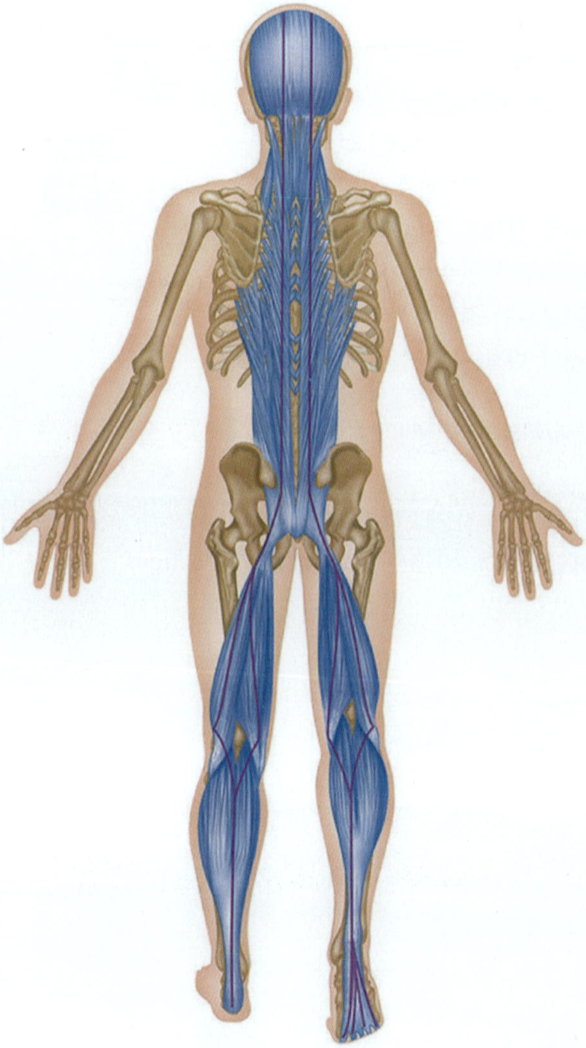

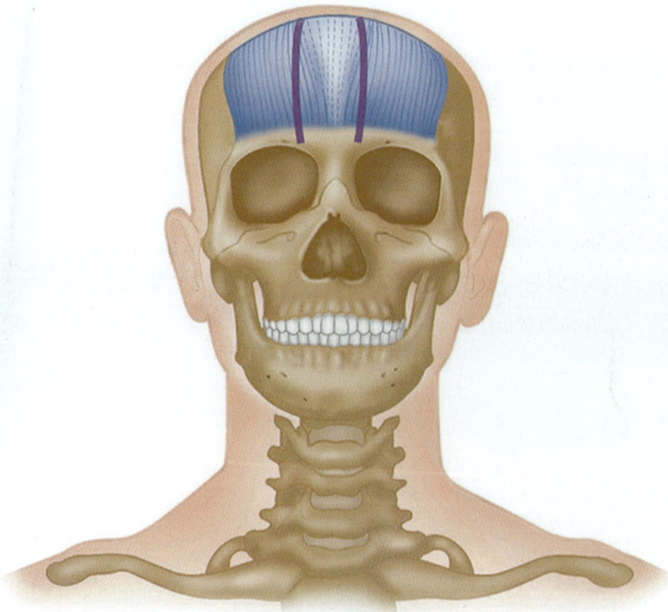

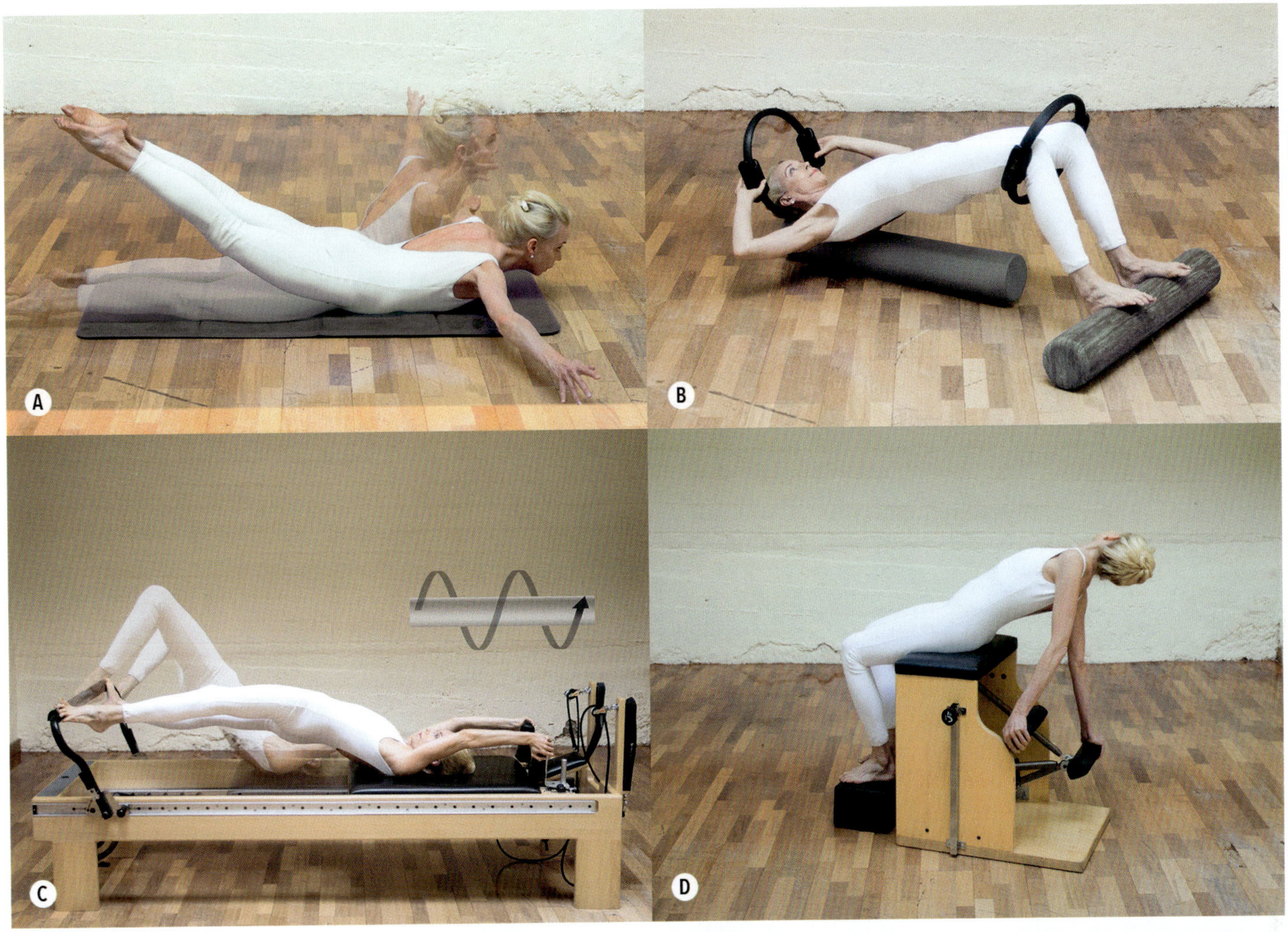

그림 1-1

표면 후방선은 발바닥에서 눈썹까지 몸의 뒷부분 전체 표면을 연결한다. -발가락에서 무릎까지, 그리고 무릎에서 눈썹까지.
무릎을 펴고 서 있을 때, 표면 후방선은 통합된 근막의 연속성을 가진 하나의 결합조직으로 기능한다.
표면 후방선은 신전과 과신전을 만든다.

A. 표면 후방선을 활성화시키는 동작으로 조셉 필라테스의 스완 다이브(**Swan Dive**)
B. 근막에 중점을 둔 운동으로 두 개의 롤러와 두 개의 링을 이용한 브릿지(**Bridge**)
C. 근막에 중점을 둔 리포머 운동으로 골반과 요추의 회전을 이용한 세미써클(**Semicircle**)
D. 근막에 중점을 둔 체어운동으로 콤보체어(**Combo Chair**)에 앉은 자세로 척추신전
(Fascia in Sport and Movement에서 얻은 표면 후방선의 그림, 챕터 6은 Lotus Publishing Ltd. 에서 허락됨.)

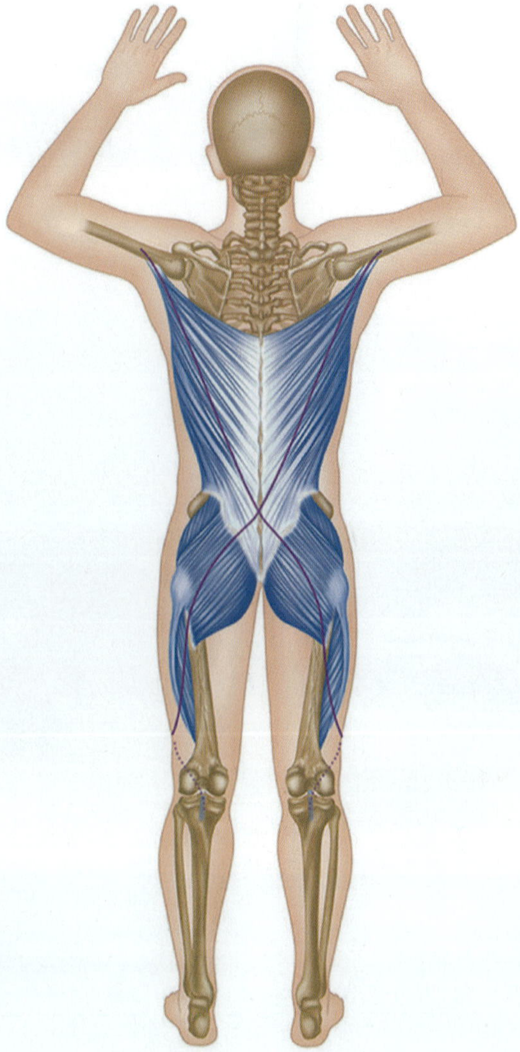

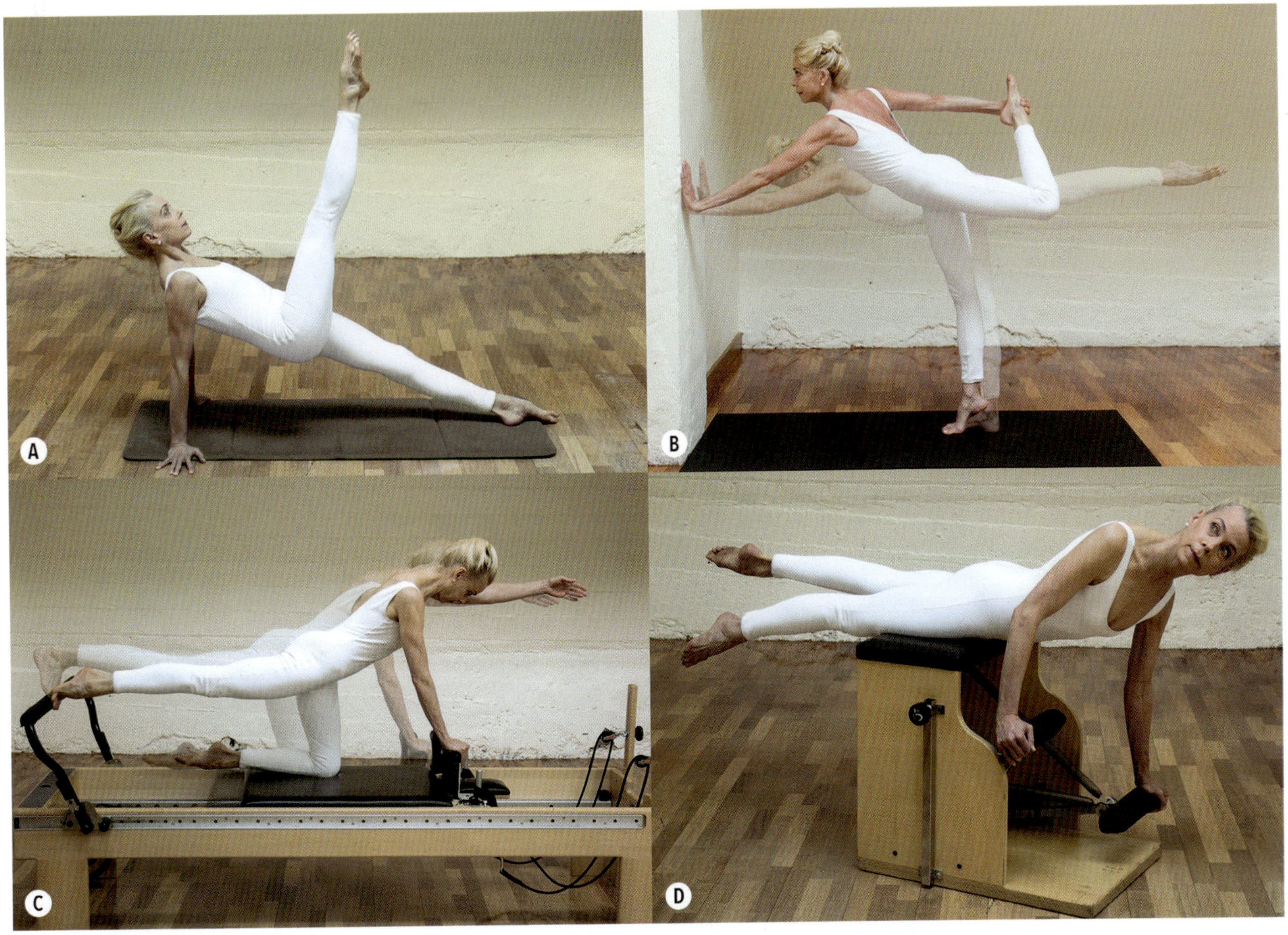

그림 1.2

후방 기능선은 편안하게 서 있는 자세가 아닌 동적인 상태에서 강한 자세 안정성 기능을 가지고 있다.

A. 후방 기능선을 활성화시키는 동작으로 조셉 필라테스의 레그-풀(**Leg-Pull**)

B. 근막에 중점을 둔 운동으로 "벽을 지지하고 선 자세에서 한쪽 손을 반대쪽 다리에 위치하기

C. 근막에 중점을 둔 리포머 운동으로 "네발기기 자세에서 고관절 신전"

D. 근막에 중점을 둔 체어 운동으로 "엎드린 자세에서 흉추와 경추 회전"

(참고: 네발기기 자세에서 고관절 신전은 다음에서 확인할 수 있다. https://www.youtube.com/watch?v=jeYV4CJHhjE)

(Fascia in Sport and Movement의 후방 기능선 그림과 챕터 6은 Lotus Pubishing Ltd.에서 허락됨.)

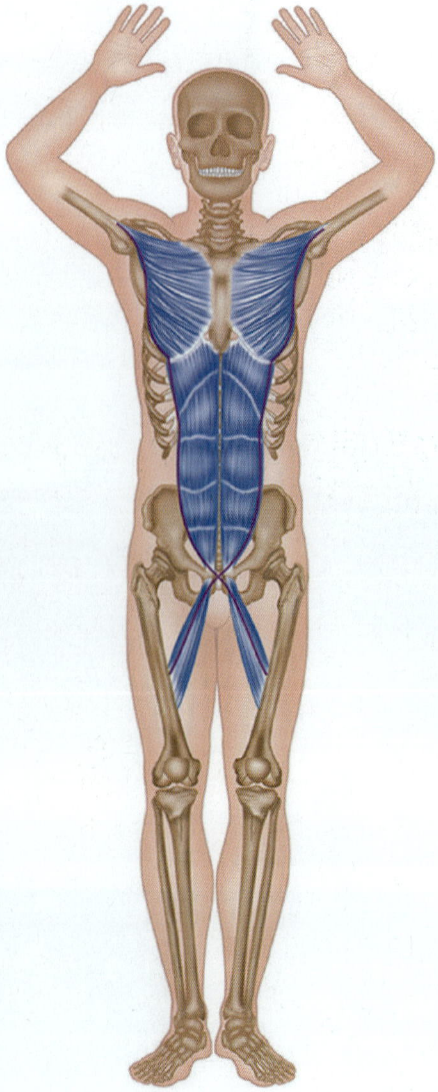

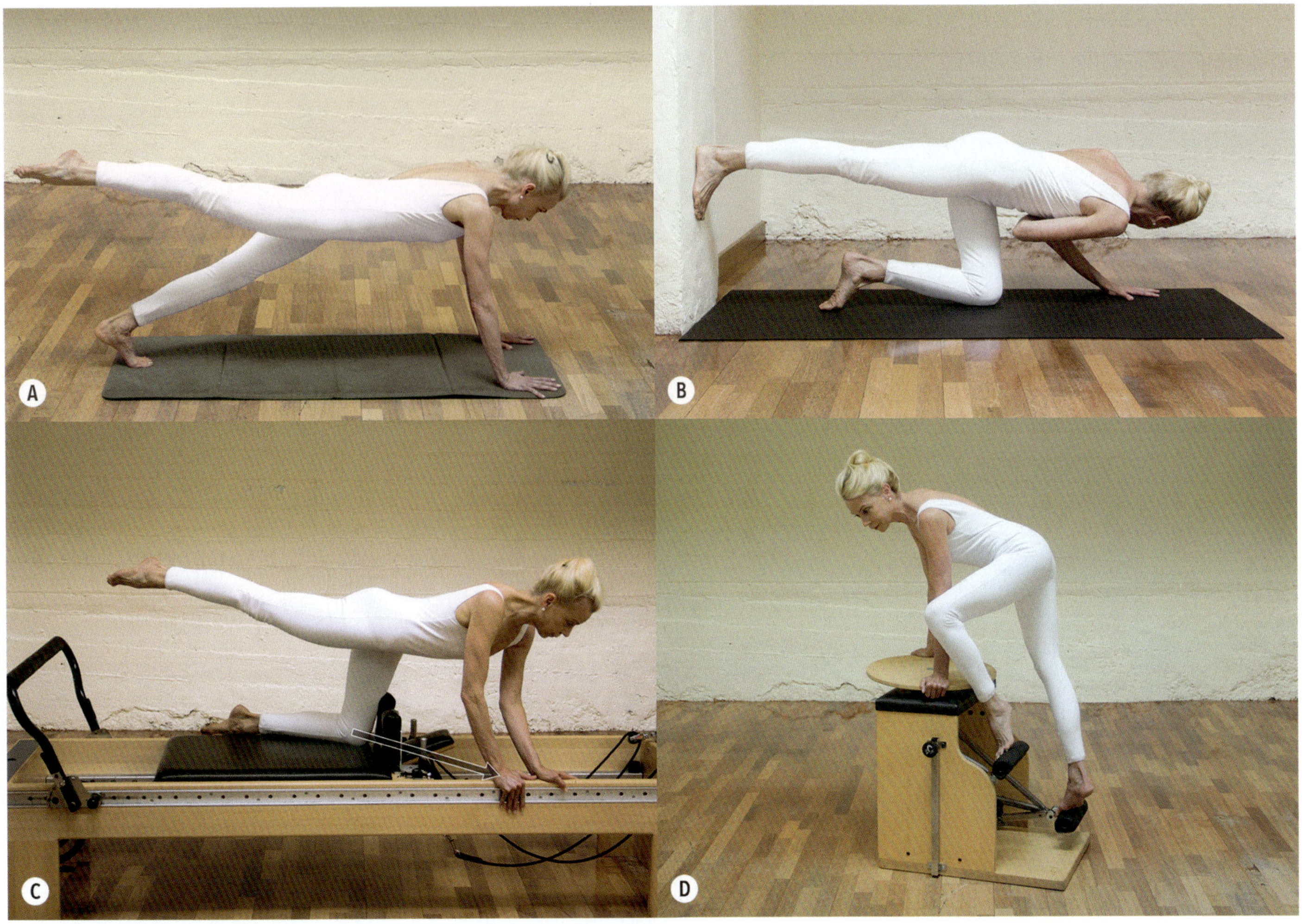

그림 1.3

전방 기능선은 편안하게 서 있는 자세가 아닌 동적인 상태에서 강한 자세 안정성 기능을 가지고 있다.

A. 전방 기능선을 활성화시키는 동작으로 조셉 필라테스의 레그-풀-프론트(**Leg-Pull Front**)

B. 근막에 중점을 둔 운동으로 "네발기기 자세에서 벽쪽으로 한쪽 다리 고관절 신전"

C. 근막에 중점을 둔 리포머 운동으로 "네발기기 자세에서 한쪽 고관절 굴곡"

D. 근막에 중점을 둔 체어 운동으로 "발란스 보드(**balance board**)를 이용한 풀-업(**Pull-up**)/햄스트링 3(**Hamstring 3**)"

(Fascia in Sport and Movement의 전방 기능선 그림과 챕터 6은 Lotus Publishing Ltd.에서 허락됨.)

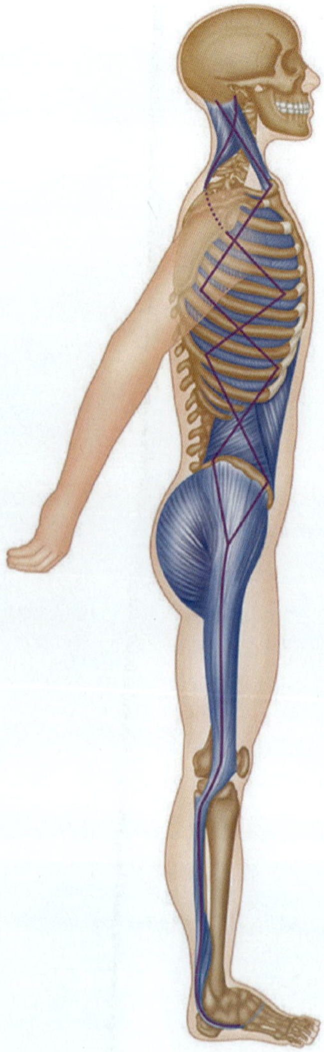

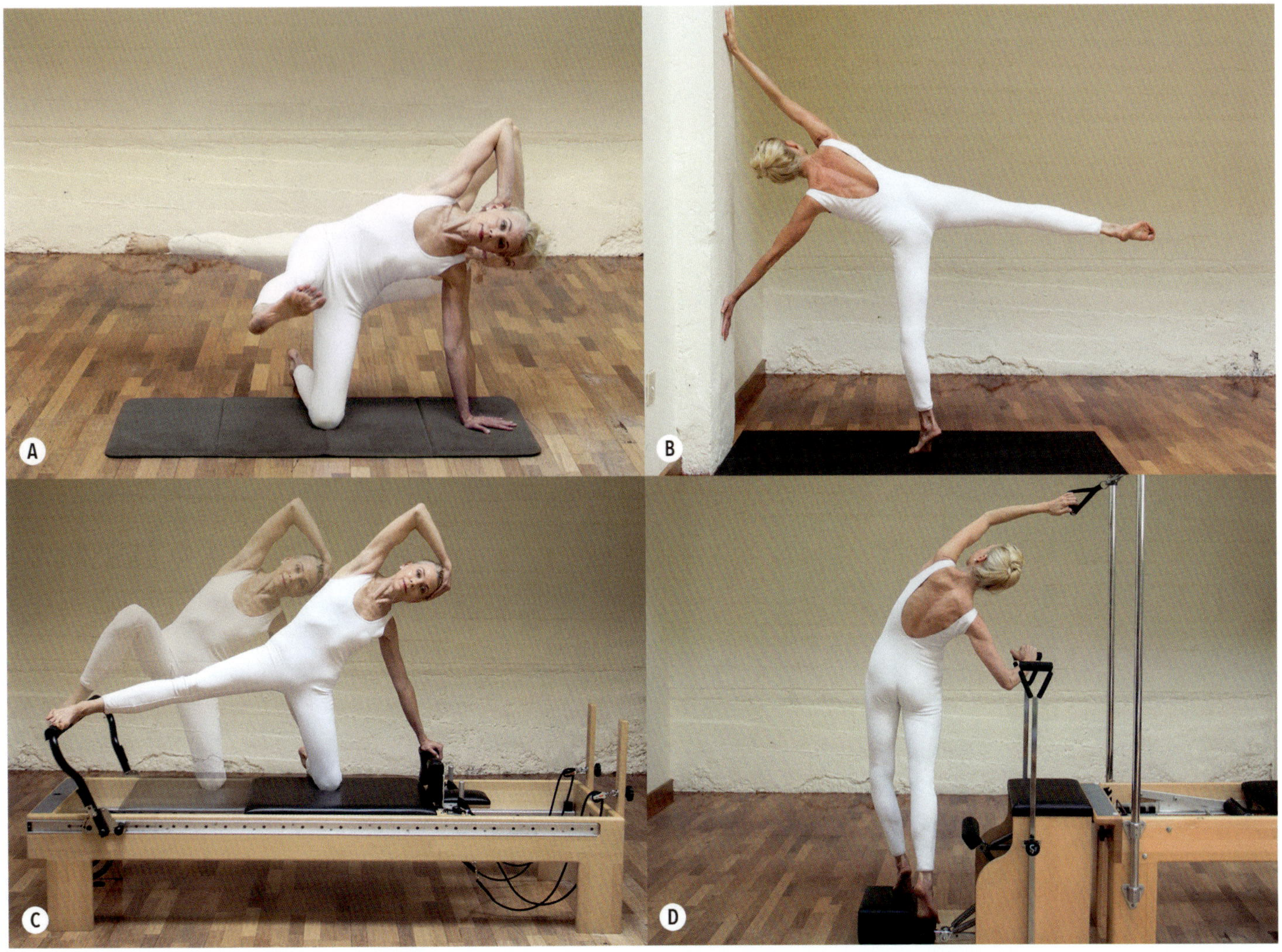

그림 1.4

외측선은 몸통의 측면 굴곡, 고관절의 외전 및 발의 외반을 만드는데 참여한다. 이것은 몸통의 외측 움직임과 회전 움직임을 조절하기 위한 브레이크 기능을 한다.

A. 외측선을 활성화시키는 동작으로 조셉 필라테스의 "사이드 킥 닐링(**Side Kick Kneeling**)"
B. 근막에 중점을 둔 운동으로 "벽에 선 자세에서 사이드 레그 킥(**Side Leg Kick**)"
C. 근막에 중점을 둔 운동으로 "사이드 킥 닐링(**Side Kick Kneeling**)"
D. 근막에 중점을 둔 운동으로 "선 자세에서 골반 기울이기/요추 외측 굴곡"

(참고: 근막에 중점을 둔 체어 운동은 다음에서 볼 수 있다. http://www.pilatesanytime.com/workshop-view/2258/video/Pilates-Fascia-in-Motion-by-Elizabeth-Larkam-and-Tom-Myers?chapter=6) (Fascia in Sport and Movement의 외측선 그림과 챕터 6은 Lotus Publishing Ltd.에서 허락됨.)

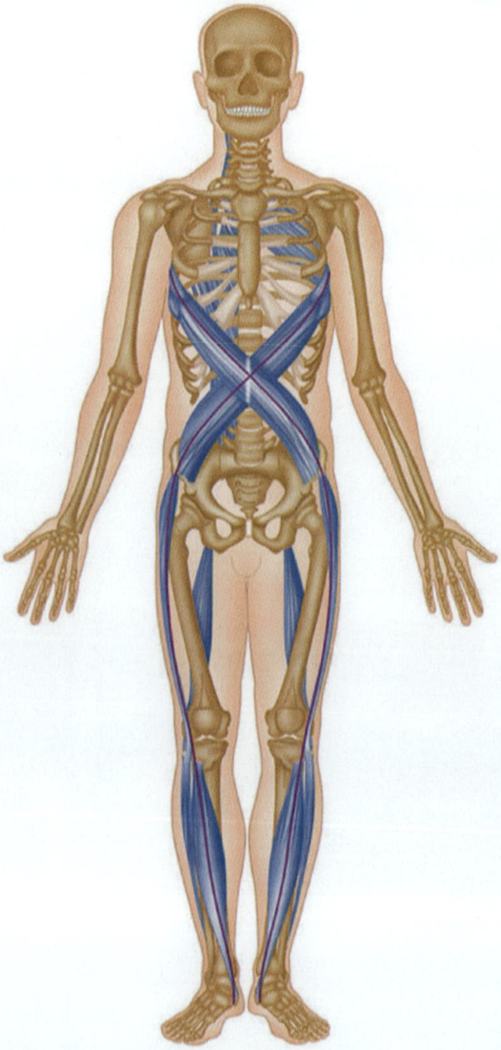

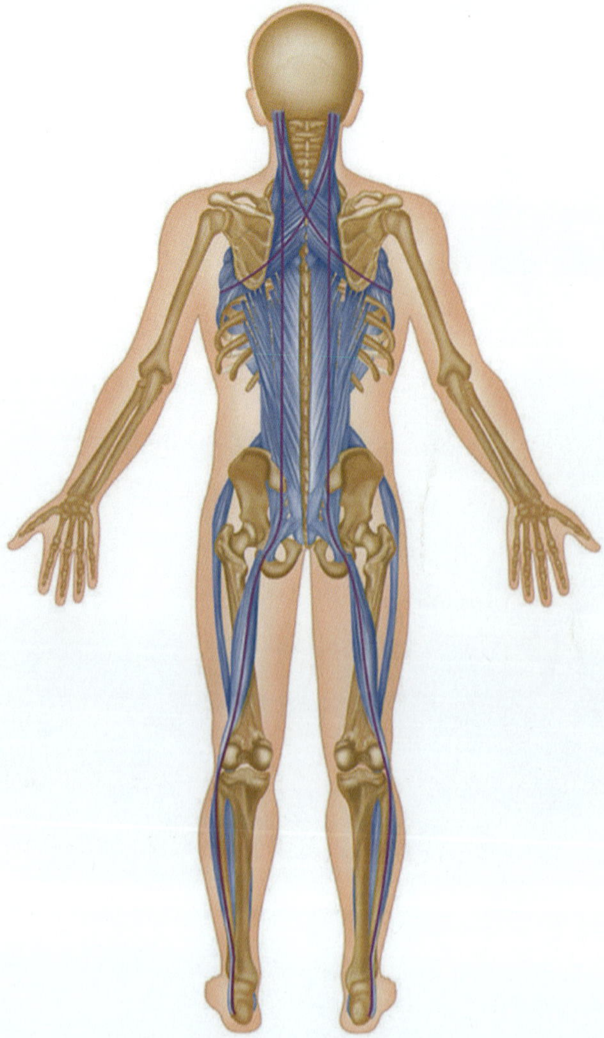

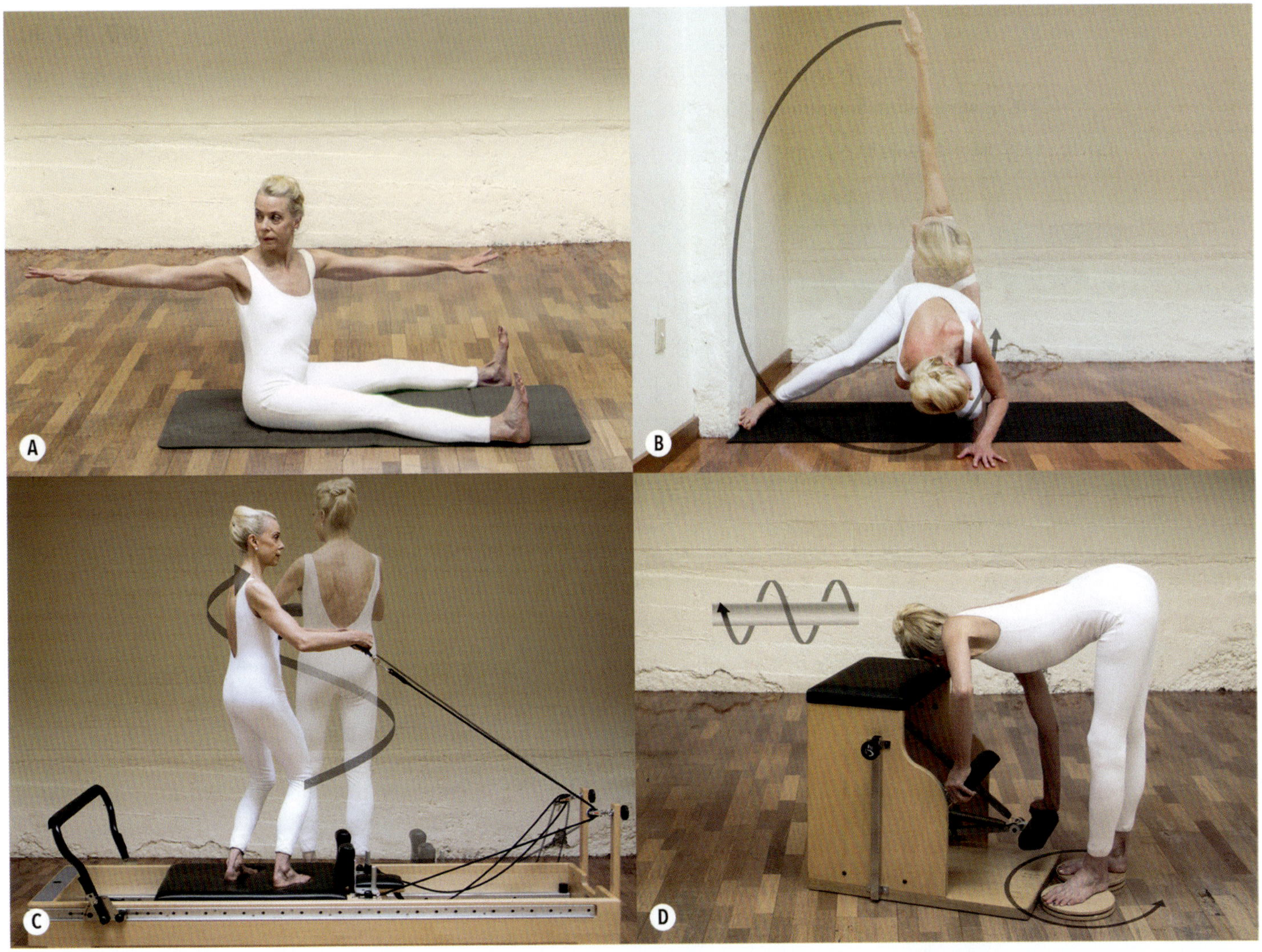

그림 1.5

나선선은 인체의 나선과 회전을 만들고 조절한다.

A. 나선선을 활성화시키는 동작으로 조셉 필라테스의 "스파인 트위스트(**Spine Twist**)"
B. 근막에 중점을 둔 운동으로 "네발기기 자세에서 한 팔로 푸쉬 업을 하며 몸통의 회전"
C. 근막에 중점을 둔 리포머 운동으로 "선 자세에서 축 회전"
D. 근막에 중점을 둔 체어운동으로 "햄스트링 1(**Hamstring 1**)"

(Fascia in Sport and Movement의 나선선 그림과 챕터 6은 Lotus Pulbishing Ltd.에서 허락됨.)

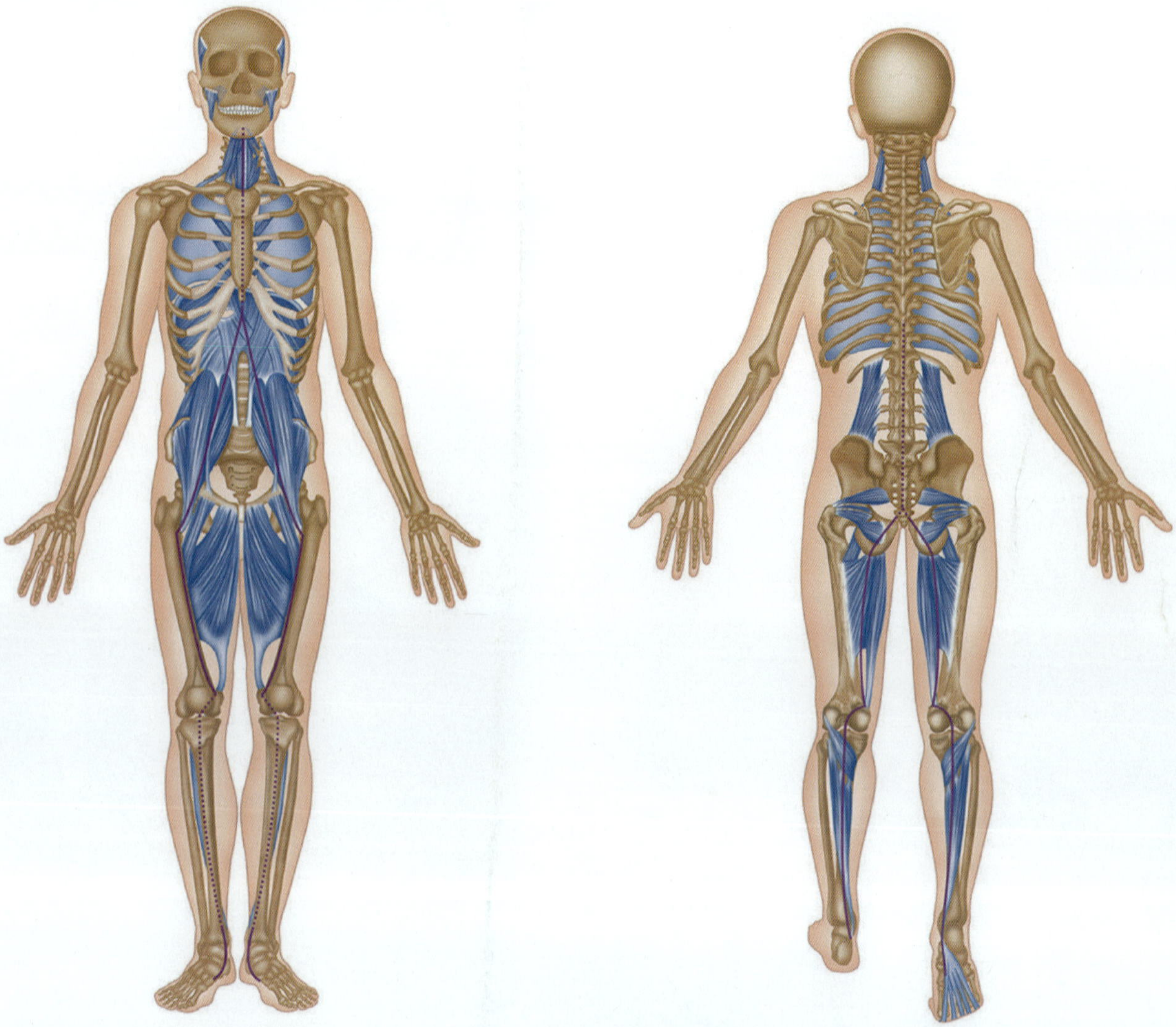

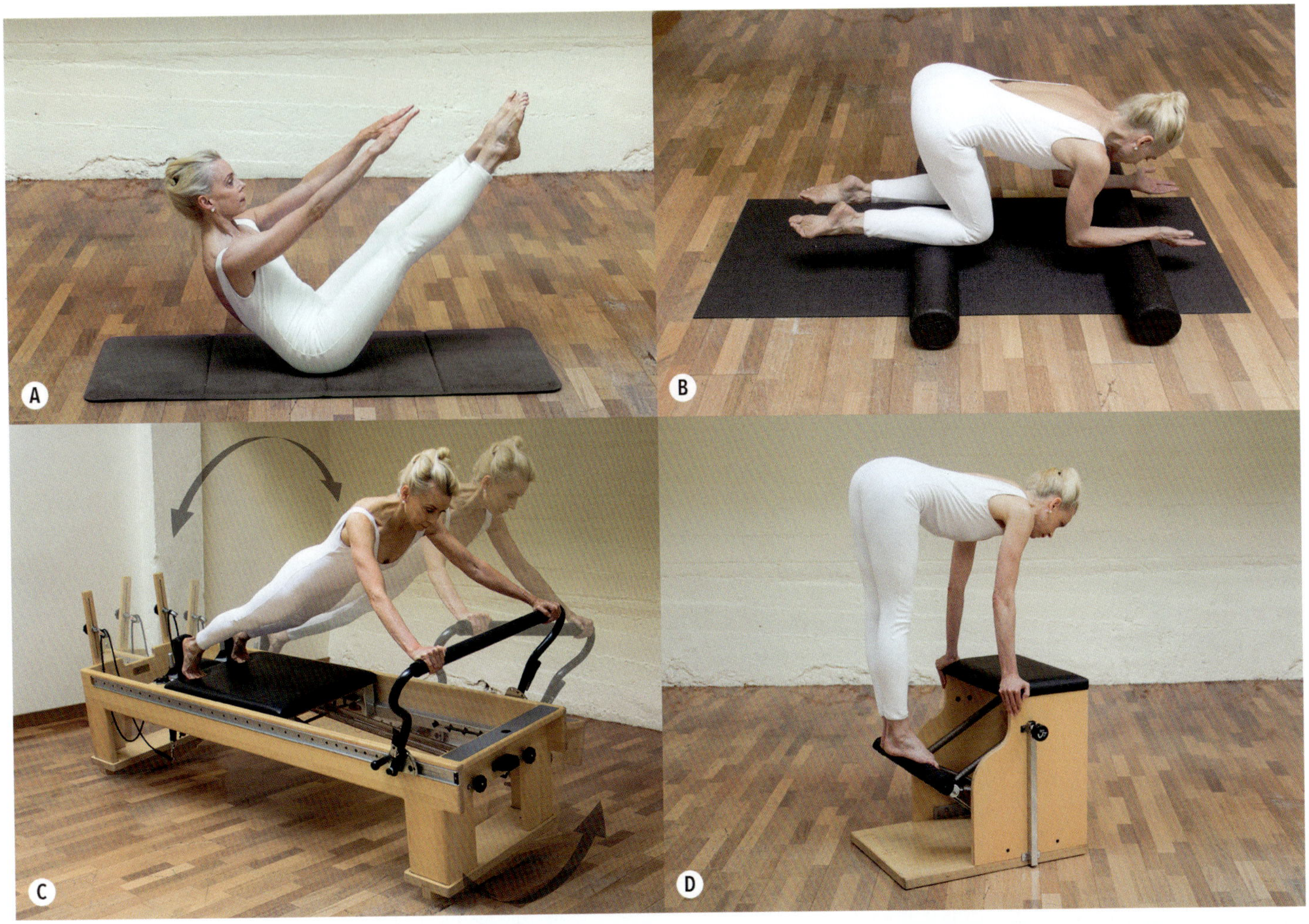

그림 1.6

심부 전방선은 인체의 근막 중심을 구성한다. 이것은 3차원적인 공간으로, 단순히 관상면상의 좌•우측 외측선 사이나 시상면에서의 표면 전방선, 후방선 사이 또는 나선선이나 기능선으로 둘러싸여 있지 않다.
심부 전방선은 호흡의 움직임을 보행과 연결시킨다.

A. 심부 전방선을 활성화시키는 동작으로 조셉 필라테스의 "티저(**Teaser**)"
B. 근막에 중점을 둔 운동으로 "두 개의 롤러에 네발기기 자세로 고관절과 견관절의 굴곡과 신전"
C. 근막에 중점을 둔 리포머(기울어지는 리포머) 운동으로 "롱-스트레치(**Long-Stretch** (**front**))"
D. 근막에 중점을 둔 체어 운동으로 "풀-업(**Pull-Up**)/햄스트링 3(**Hamstring 3**)"

(Fascia in Sport and Movement의 심부전방선과 Chapter 6은 Lotus Publishcing Ltd.에서 허락됨.)

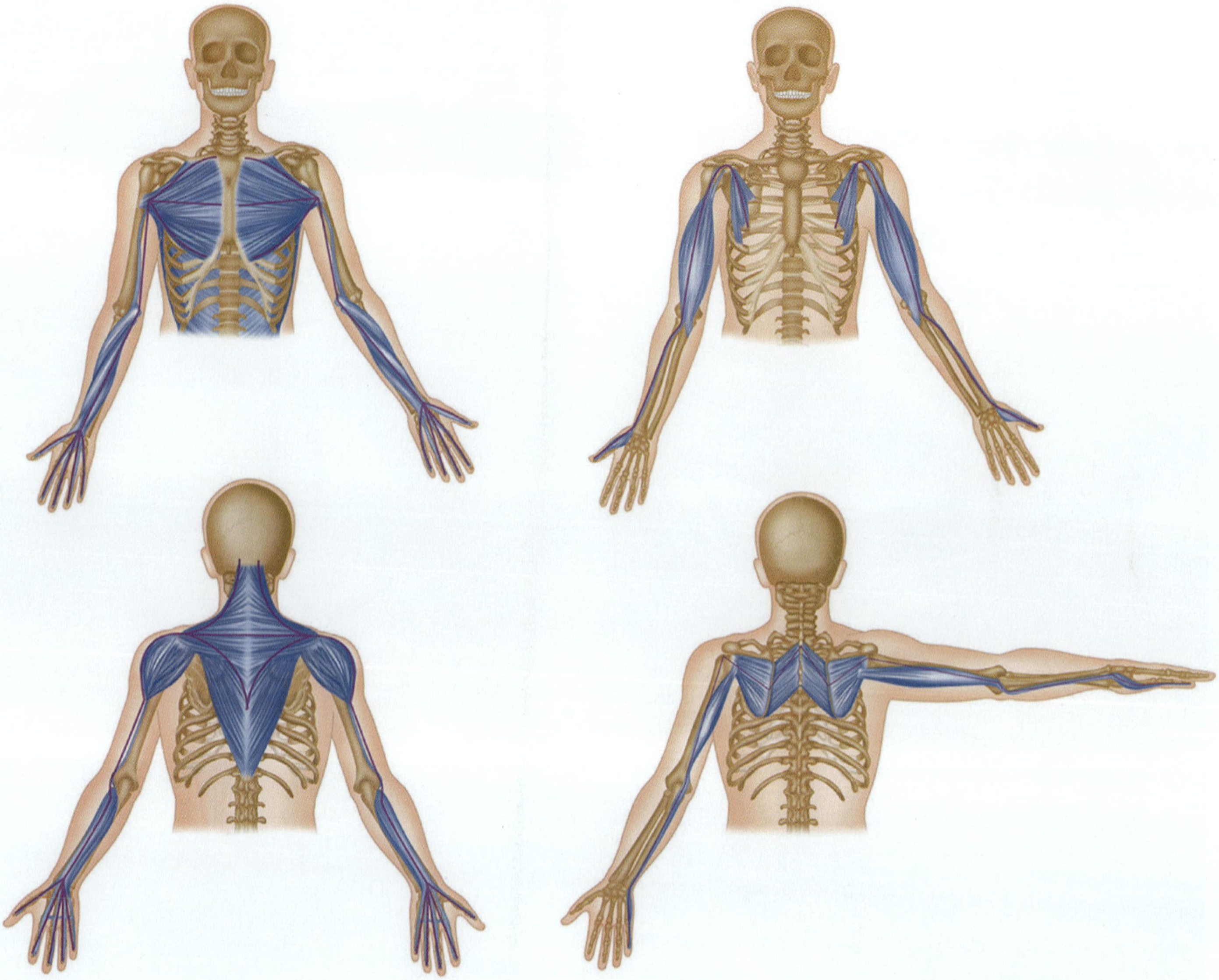

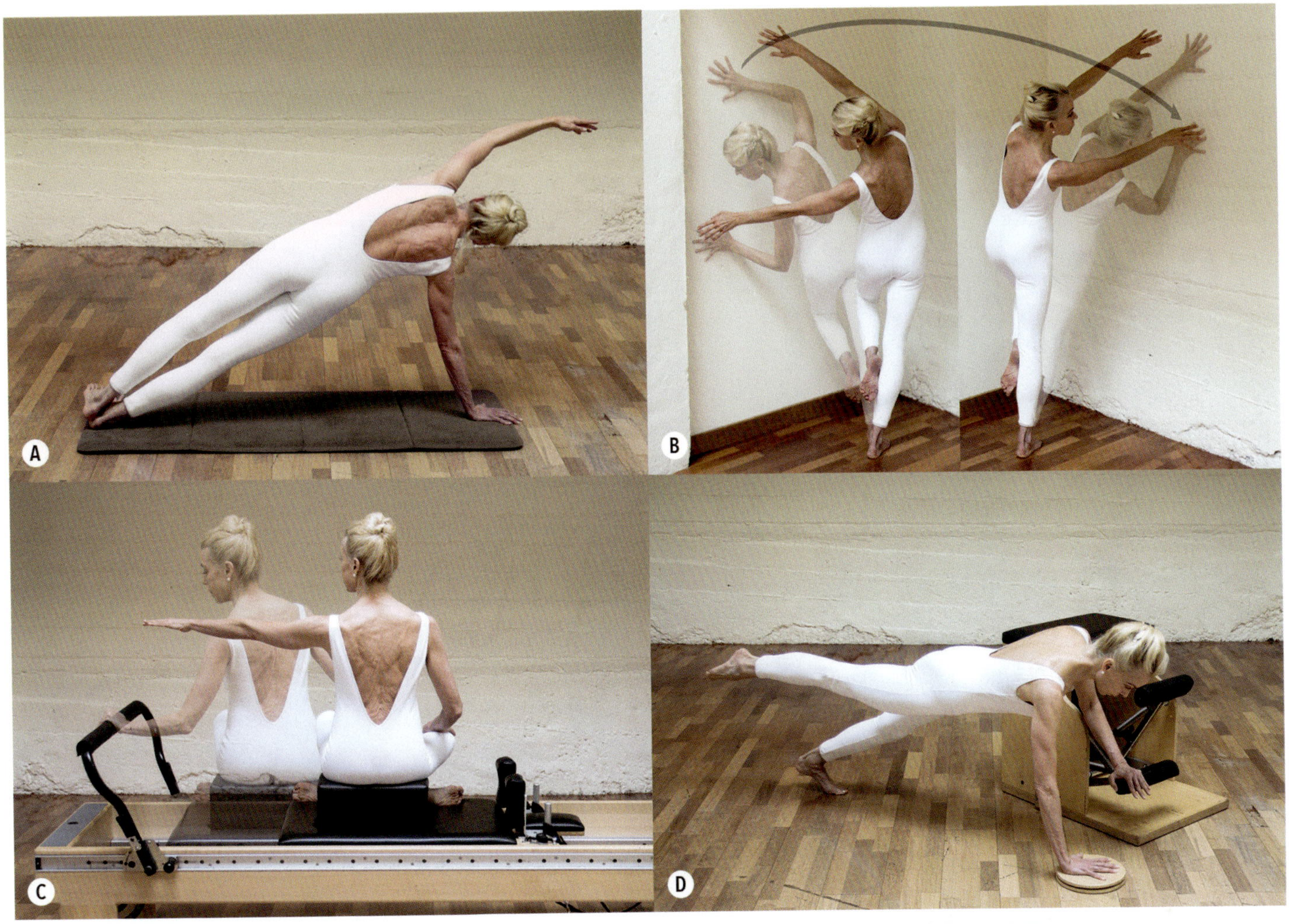

그림 1.7

상지선은 팔에 있는 10개의 관절을 통해 우리에게 물건을 가져오고, 멀리 밀고, 당기거나 몸을 안정화시킨다. 상지선은 외측선, 나선선, 기능선들과 연결되어진다.

A. 상지선을 활성화시키는 동작으로 조셉 필라테스의 "사이드 밴드(**Side Bend**)"
B. 근막에 중점을 둔 운동으로 "벽쪽에서 탄성 반동 운동"
C. 근막에 중점을 둔 리포머 운동으로 "탄성 반동 운동 - 암 점프(**arm jump**)"
D. 근막에 중점을 둔 체어운동 "한쪽 고관절 신전을 동반한 한쪽 암 푸쉬 업(**arm push-up**)"

(Fascia in Sport and Movement의 상지선 그림과 챕터 6은 Lotus Publishing Ltd.에서 허락됨.)

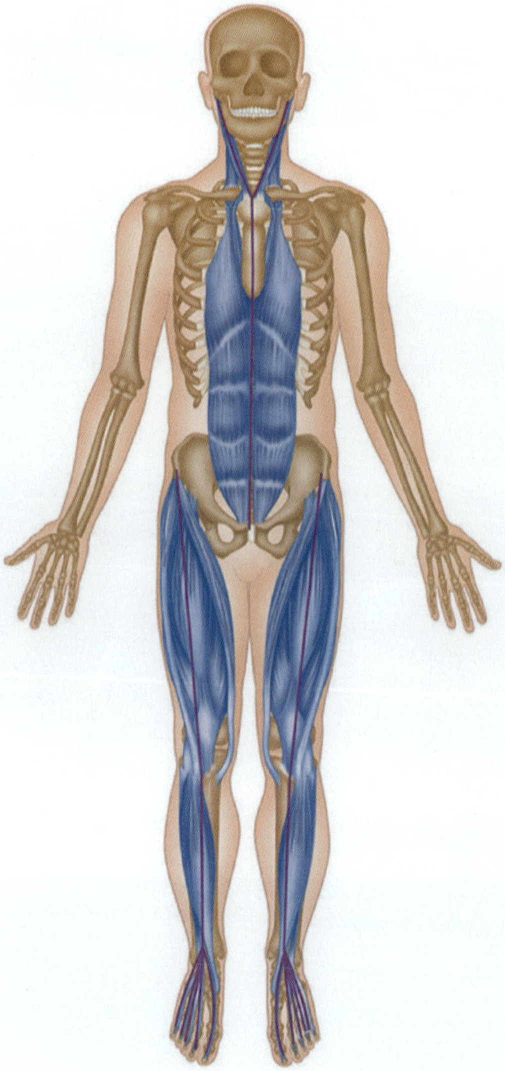

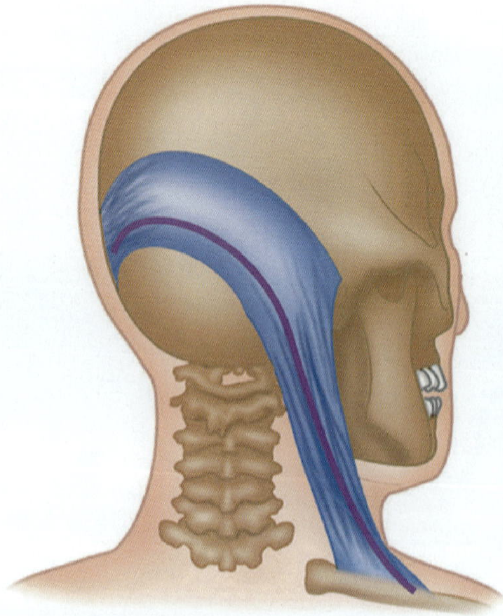

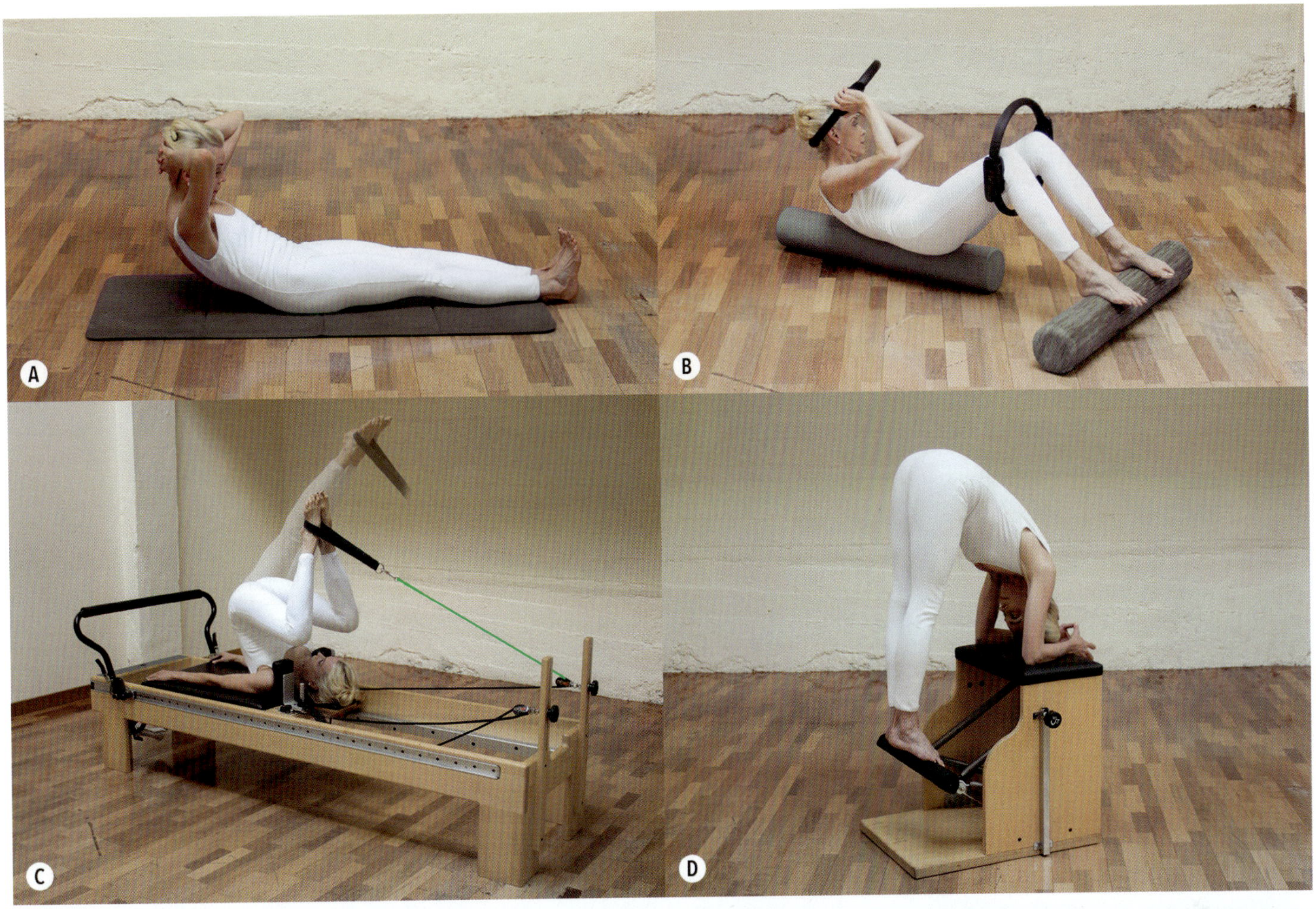

그림 1.8

표면 전방선은 발 위에서부터 두개골 측면까지 신체의 전방 표면을 두 부분(발에서 골반 그리고 골반에서 머리)으로 연결한다. 고관절을 펴고 선 상태는 근막을 하나로 통합시키는 연속적인 연결을 만든다.

A. 표면 전방선을 활성화시키는 동작으로 조셉 필라테스의 "넥 풀(**Neck Pull**)"
B. 근막에 중점을 둔 운동으로 "두 개의 링과 두 개의 롤러를 이용한 넥 풀(**Neck Pull**)"
C. 근막에 중점을 둔 리포머 운동으로 "하나의 케이블로 적용한 숏 스파인 마사지(**Short Spine Massage**)"
D. 근막에 중점을 둔 체어 운동으로 "체어 탑 부분에 전완을 지지하고 풀 업(**Pull up**)/햄스트링 3(**Hamstring 3**)"

(Fascia in Sport and Movement의 표면 전방선 그림과 챕터 6은 Lotus Publishing Ltd.에서 허락됨.)

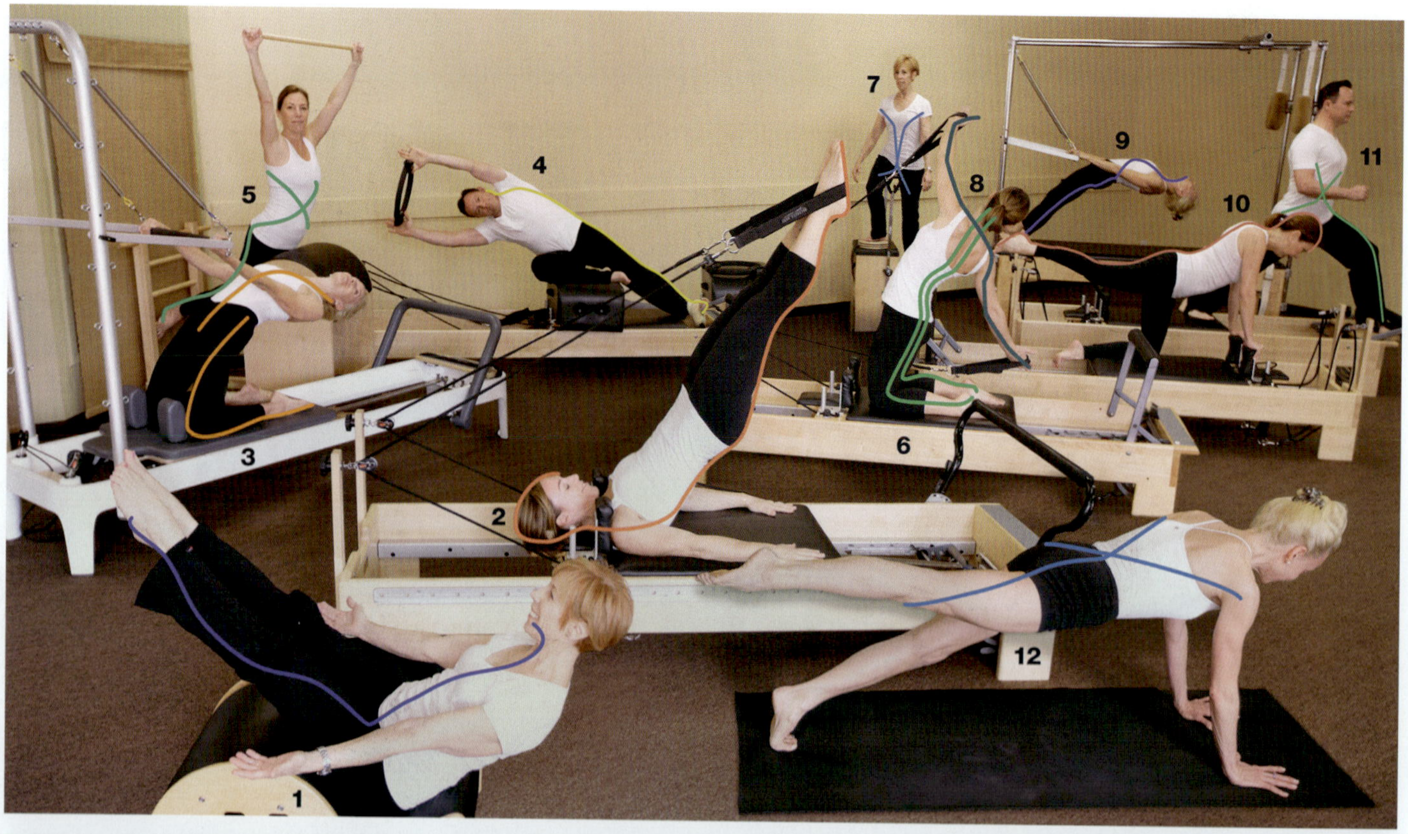

그림 1.9

매트 필라테스와 기구 필라테스 운동 위에 그려진 근막 연속성은 근막에 중점을 둔 운동을 위한 운동 시스템의 효율성을 보여준다. 표 1.6은 조셉 필라테스가 독창적으로 고안한 기본 동작들 위에 그려진 각 근막 연속성, 필라테스 운동 그리고 필라테스 기구이다.

표 1.6
그림 1.9 요소

필라테스 매트 및 기구 운동 위에 그려진 근막 연속성*	필라테스 운동	필라테스 기구
1. 심부 전방 근막 연속성	Teaser reverse	클라라 스텝 바렐
2. 표면 후방 근막 연속성	Long Spine Massage – 심화 동작	스트랩을 길게 적용한 리포머
3. 표면 전방 근막 연속성	*척추의 신전과 왼쪽 회전을 통한* Thigh-Stretch	타워의 푸쉬 스루바를 적용한 리포머
4. 외측 근막 연속성	Mermaid – 심화 동작	리포머와 숏박스
5. 나선 근막 연속성: 앞쪽 부위	Swan-Dive Rotation	레더 바렐과 다올
6. 나선 근막 연속성: 뒤쪽 부위	Thigh-Stretch – 척추 신전과 정확한 회전을 동반한 심화 동작	스트랩을 짧게 적용한 리포머
7. 전방 기능 근막 연속성	체중이동을 통한 Side lunge – 심화 동작	콤보 체어, 오른발 아래에 로테이터 디스크
8. 상지 근막 연속성 왼쪽 – 심부 전방 상지 근막 연속성 오른쪽 – 표면 후방 상지 근막 연속성	Kneeling arm work 와 thigh stretch – 척추 신전과 오른쪽 회전을 동반한 심화 동작	짧은 스트랩을 적용한 리포머
9. 심부 전방 근막 연속성	Bridging - 심화 동작	푸쉬 스루바를 적용한 트라페지 테이블
10. 표면 후방 근막 연속성	*네발기기 자세로 풋 플레이트에서* 점프	리포머의 풋 플레이트
11. 나선 근막 연속성: 앞쪽 부위	선 자세에서 대각선 방향으로 Side Splits	리포머의 스탠딩 플랫폼
12. 후방 기능 근막 연속성	Leg-Pull-Front	매트

*근막 연속성 이라는 용어는 Myers (2014)에 의해 사용된 용어 '경선(*myofascial meridian*)'의 동의어로 이 책에서 사용되어진다.

아나토미 트레인(*Anatomy Trains*®) 근막 체인 시스템의 체계적인 분석

근막을 다루는 많은 치료사들과 움직임을 가르치는 사람들은 그들 스스로 근막 체인 개념을 받아 들인다. 이 개념은 인체의 근육은 독립적인 단위로는 기능하지 않는다는 것을 바탕으로 하며, 구성 요소를 연결하는 역할을 하는 근막 구조, 인체 전반에 걸친 네트워크, 텐세그리티 모델 형태로 간주된다. 근막은 장력을 전달할 수 있고, 고유 감각과 통각 기능 또한 가지고 있기 때문에 근막의 문제는 해부학적으로 멀리 떨어져 있는 부위에 관절 장애와 통증을 일으킬 수 있다.

토마스 마이어스는 근육과 근막 조직을 통해 신체의 원위부와 연결되는 7가지의 근막 경선을 정의했다. 근막 경선 시스템은 텐세그리티(Tensegrity) 이론을 임상에 적용한 모델로 아주 유용한 방법이다.

근막 경선의 구성 요소를 선택하는데 가장 중심이 되었던 원칙은 두 근육 사이에 형성된 직접적인 연결이다. 근막 경선은 입증되지 않은 임상적 증거에 기반을 두고 있으며 아직 완전하게 검증되지는 않았다: 또한 운동치료와 정골의학에 널리 사용되어져 왔지만, 제안된 연결에 대한 과학적 근거는 여전히 논쟁의 여지가 있다. "근막 체인에 관한 증거 기반은 무엇인가?"라는 윌케의 보고서(Wilke et al. 2016)는 사체 해부 연구에 근거한 6개의 근막 경선에서 얻은 결과를 다음과 같이 제공했다.

표면 후방선, 후방 기능선, 전방 기능선 등 넓은 범위에 걸친 구조적 연속성은 확실하게 확인되었다. 하지만 나선선과 외측선에 대한 적절한 증거는 부족하며, 표면 전방선에 대한 증거는 많이 부족하다. 이 검토는 표면 전방선의 존재에 대한 의심을 키웠다. 왜냐하면 대퇴직근과 복직근 사이는 구조적으로 어떠한 연결도 존재하지 않기 때문이다.

이 검토는 인체 대부분의 골격근이 결합조직에 의해 직접 연결되어 있다고 제안했다. 62개의 검토에서 표면 후방선(3가지 전환 모두 검증 됨), 후방 기능선(3가지 전환 모두 검증 됨), 전방 기능선(2가지 전환 모두 검증 됨) 등 세 가지 근막 경선의 존재에 대해 강한 증거를 제시한다. 나선선(9개의 전환 중 5개 검증 됨), 외측선(5개의 전환 중 2개 검증 됨) 등에 대해선 보통–강한 범위의 증거를 제시했다. 표면 전방선에 대해선 증거가 없었다.(Wilke et al., 2016)

근막의 구조와 기능에 대한 새로운 이해로 필라테스 개념을 재구성

요추골반부의 안정성에 대한 개념과 균형 잡힌 근육 발달을 위한 필라테스 원리는 "긴장"과 "완전성"에서 파생된 텐세그리티(Tensegrity)의 이해에 의해 특징될 수 있다. 제임스 얼스와 토마스 마이어스(Earls and Myers, 2010)는 신체를 떠있는 뼈대를 가진 단일 긴장성 망 형태로 본다.

장력과 압박의 내적 균형은 신체가 내부적으로 완전성을 갖도록 하여 공간적인 방향에 관계없이 그 형태를 유지하도록 한다. 당겨짐과 눌려짐에 의해 발생되는 모든 변형은 몸 전체에 균등하게 분산된 당김을 만든다. 외상은 신체 전반에 당기는 압력 패턴을 빠르게 일으키기 때문에 신체 전반에 걸친 평가와 치료가 필요하다. 필라테스 지도자는 원활한 신경근막 시스템을 다루고 기능적 운동을 지원하는 운동 조절을 증진시키는 프로그램을 만들기 위해 전신을 텐세그리티 모델(Tensegrity model) 관점에서 바라볼 수 있어야 한다.

표 1.7
근막에 중점을 둔 동작의 기준

동작의 요구사항

1. 동작은 운동 조절의 개선과 콜라겐 재형성을 지속 가능하게 한다.

2. 동작은 바이오텐세그리티 모델(biotensegrity model)*의 인식과 구현을 촉진한다.

   * "텐세그리티(Tensegrity) 구조는 국소적인 기계적 스트레스에 대해 전체적인 반응을 제공한다. 그 결과로 중력으로부터 어느 정도 독립된 형태를 갖게 된다. 텐세그리티 모델이 없다면, 우리의 원섬유성의 구조는 중력으로 인해 붕괴된다. 텐세그리티 모델로 인해 우리의 구조는 주변 구조를 포함한 전체적인 네트워크를 통해 하중을 펼쳐냄으로써 압력을 흡수하고 분산시킨다." (Guimberteau & Armstrong, 2015)

   "텐세그리티 모델이 치료에 대한 특정 접근 방식으로 반드시 변경시키는 것은 아니지만, 기능 해부학에 대한 새로운 이해를 바탕으로 **신체의 역학을 시각화할 수 있는 더 나은 방법**을 제공한다." (Scarr, 2014)

3. 적합한 모든 근막 연속성을 고객의 상태에 따라 최적의 순서로 접근한다.

동작 목적

4. **내수용 감각** (Interoception)

   – 근막내 사이질 신경은 고유수용성 감각 또는 통각 대신에 내수용 감각을 제공한다. 이러한 자유신경종말의 자극은 생리적 필요와 관련하여 항상성을 찾기 위해 신체 상태에 대한 정보를 제공한다. 내수용 감각 신호는 온감, 메스꺼움, 배고픔, 아픔, 노력, 무거움 또는 가벼움 같은 느낌과 관련이 있다. 내부 체성 감각에 대한 인식은 감정, 느낌과 관련이 있다. (Schleip & Baker, 2015)

표 1.7 계속
5. **고유수용성 감각의 개선** – 고유수용성 감각은 자세, 힘줄 및 근육의 감각과 연결된다.
6. **운동감각의 명민함** – 운동감각(동적 고유수용감각), 팔다리와 몸통의 움직임과 위치에 대한 적절한 감각
움직임 특성
7. 신체는 신경근막 시스템(neuromyofascial system)의 많은 부분을 포함하여 동시적으로 움직인다.
8. **전신의 연속성** – 심층에서 표층으로, 표층에서 심층으로 연결하면서 몸통에서 팔다리로, 팔다리에서 몸통으로 연결한다.
9. **움직임 시작** – 근위부 구조물을 원위부 구조물에 연결하고, 원위부 구조물을 근위부 구조물에 연결한다.
10. 흐르는 듯 이어지는 동작의 연결
11. 약간의 각도 변화를 통한 다양한 방향으로의 움직임
12. **힘/부하의 이동** – 신경근막 시스템을 통해 힘/부하를 고르게 분포시키는 움직임
13. 준비를 위한 반대 움직임
14. **동적 스트레칭** – 느리고 빠른 템포의 변화
운동 결과
15. 조직에 수분공급을 촉진시킨다.
16. 3차원적 신경근막 시스템 내에서 조직의 미끄러짐(Glide)을 발달시킨다.
17. 콜라겐 섬유의 주름을 발달시키고 규칙적인 격자 모양을 만든다.
18. 탄성 반동을 발달시킨다.
19. 조직 재생을 촉진시킨다.
20. 조직의 탄력성을 발달시킨다.

구조적 균형을 위해 근막 이완 효과를 가진 근막에 중점을 둔 필라테스 동작의 증가

근막에 중점을 둔 필라테스 운동은 구조적 균형을 위해 도수치료 또는 근막이완치료와 병행될 수 있다. 만약 필라테스 지도자가 두 가지 방법 모두 가능하다면, 고객은 구조적 균형을 위해 근막이완치료와 함께 움직임의 조절과 움직임을 교육 받을 수 있는 가장 좋은 환경이 된다. 하지만 필라테스 지도자가 하나의 방법만 적용할 수 있다면 고객은 보완을 하기 위해 치료사에게 도움을 받을 수 있다. 근막을 훈련하기 위해서는 신체 전체의 움직임이 필요하지만, 효과적인 움직임을 촉진하기 위해서는 그것만으로 충분하지 않을 수도 있다. 인체는 텐세그리티(Tensegrity) 시스템으로서 모든 축 주변에서 나타나는 충격, 수축과 당겨짐 등에 반응한다(Earls & Myers, 2010). 구조적 균형을 위한 근막 이완이 한 차원에서 발생되면, 모든 차원에서 그 반응이 나타나는 것으로 보여진다.

2012년 근막 출간물: 인체의 긴장성 네트워크(Tensional network of the human body, Schleip et al., 2012)는 필라테스 강사들이 근막의 특성과 기능에 대한 여러 분야의 연구에 대해 깊은 이해를 하게 하고 그 결과를 움직임을 교육하는데 적용하도록 고무시켰다. Carla Stecco와 Antonio Stecco의 1.4장(어깨와 팔의 심층 근막)과 1.5장(하지의 심층 근막)은 움직임 순서의 정확성과 촉각 신호의 방향을 알려줄 수 있다. "뼈에 연결된 근육이 기계적 작용을 일으키는 동안, 그 부위의 근막은 고유수용성 감각에 주된 역할을 하여, 움직임의 지각에 기여한다"(Schleip et al., 2012).

필라테스 동작의 원리인 정확성, 조절력, 중심화, 흐름 및 전신운동 모두는 고유수용성 감각 개선과 운동감각의 명민함 등 근막에 중점을 둔 동작의 기준과 관련이 있다. 야프 반 더 왈(Jaap van der Wal)의 챕터 2.2(고유수용성 감각)는 움직임의 인식을 명확하게 얻으려는 필라테스 강사에게 도움을 줄 수 있다.

서로 연결하고, 힘을 전달하고, 고유수용성 감각의 역할을 하는 근막의 기계적, 기능적 특성을 이해하기 위해서는 정규 해부학 또는 국소 해부학을 배우는 것보다 근육과 결합조직의 구조를 아는 것이 더 중요하다.

(Schleip et al., 2012)

근막에 중점을 둔 필라테스 동작을 강화하기 위해 촉각 신호를 디자인한다.

Joseph Pilates가 그의 영화(Pilates, 1932-1945)에서 모델화한 촉각 신호는 때로는 원하는 범위까지 고객을 세게 미는 강한 접촉을 보여주었다. 근막에 중점을 둔 동작은 표층 근막의 전단, 미끌어짐 및 긴장에 대한 지각을 개선하도록 만든다(Müller & Schleip, 2011). 이것은 표층 근막이 내부에 있는 조직보다 기계적 감각수용신경종말이 더 많이 밀집되어 있다는 사실에서 착안되었다(Stecco & Stecco, 2014, Schleip & Baker, 2015에서 인용). 지각적 개선이 움직임의 관점에서 권장되지만, 근막에 중점을 둔 필라테스 동작을 위한 촉각 신호에 위의 사실을 적용하는 것 또한 필요하다. 표층 근막 깊이에 정확한 벡터를 적용하여 근막 연속성을 뼈의 랜드마크나 기관에 전달함으로써 공간에 대한 명확한 방향을 제공할 수 있다. 예를 들어, 그림 1.9에 있는 12번 동작에서는 흉추의 후만이 사라지기 쉽다. 강사는 네 손가락의 끝부분을 흉추 극돌기와 견갑골 사이에 위치시킴으로써 정확한 척추의 형태를 강화시킬 수 있다. 고객에게 흉골을 척추 방향으로 가져오도록 요구하여 극돌기를 천장 쪽으로 자연스러운 형태로 볼록하게 만들어 준다. 이 신호가 팔의 근막 연속성을 활성화하고 몸통의 지지하는 모든 근막 연속성과도 통합시킨다.

근막에 중점을 둔 동작과 조화를 이루는 촉각신호의 또 다른 예는 그림 1.9의 운동 No. 10에 포함되어 있다. 흉요추 접합부의 지지가 없어지게 되면, T11, T12, 그리고 L1 부위에 압박이 발생된다. 강사는 손 바닥을 늑골 하부의 앞쪽에 접촉하여 몸통 뒤쪽 방향으로 늑골의 이동을 자연스럽게 이끌어준다. 그리고 회원에게

표 1.8
근막에 중점을 둔 운동 계획서 - 고객 프로필

고객의 진단명 또는 의학적 상태: 스피로헤타 박테리아에 의한 라임병을 가진 50세 여자(Lyme borreliosis, 라임 보렐리아증). 20대 때 신전 운동으로 발생된 외상으로 흉추 중간부의 불안정성이 있어서 흉추 중립과 굴곡을 선호함.

단기 목표 (Short-term goals)	장기 목표 (Long-term goals)
1. 라임병의 증상인 염증으로 인해 발생되는 관절과 연부조직의 통증 관리(고객은 근막에 중점을 둔 필라테스 수업 동안 또는 수업 후에 통증의 감소를 나타낸다.)	1. 일주일에 4번, 30분에서 45분으로 집 근처 걷기 시간을 늘림
2. 효율적인 보행을 위해 고관절 신전 증진	2. 지구력을 향상시켜서 균형 발달을 위한 10분간의 전체 체중 부하 운동을 견딜 수 있는 지구력 증진
3. 효율적인 보행을 위해 중족관절의 배측굴곡을 증진	3. 실내용 자전거와 근막에 중점을 둔 매트 운동을 결합한 다양한 강도의 인터벌트레이닝 시행
4. 효율적인 호흡을 위해 흉추 가동성과 안정성을 증진	4. 그녀의 십대 딸과 테니스 치기

보행을 위한 근막에 중점을 둔 운동 계획 가이드	고객 프로필 - 고객 또는 담당 실무자가 작성
1. 근막 기능에 영향을 미치는 요인	
유전	확인된 유전 질환 없음
질병 관련	라임병과 5년간의 공동감염
투약	라임병으로 인해 3년 동안 항생제 치료
수술	38세에 제왕절개
● 흉터	38세에 제왕절개로 인한 흉터
● 유착	제왕절개로 인한 흉터의 유착은 골반기저 부위에 대한 통증과 하복부 통증에 기여할 수 있다.
전신 염증	라임병과 관계된 전신 염증은 움직일 때 통증을 일으킨다.
생활 관련	38세에 출산하기 전까지 아쉬탕가 요가와 필라테스 등을 매우 열심히 하였다.
● 영양	자연요법에서 추천 받은 식이 요법
● 보조제	의사가 처방한 보조제
● 흡연	비흡연
● 음주	가끔씩 와인 한잔
● 앉아있는 시간	만성피로로 인해 앉거나 누워 있어야 한다.
저 가동성	라임병으로 인한 움직임 저하
과 가동성	청소년기와 젊은 성인기에서의 과 가동성 병력
온도 및 습도의 선호도	21-22℃의 온도와 55-75%의 습도를 선호함

계속

표 1.8 계속

2. 근막 기능을 향상시키기 위한 셀프케어 도구: 볼, 폼롤러, 막대, 손으로 사용하는 도구

홈 프로그램	그녀는 집 근처를 걷기 전에, **그림 13**에 나와 있는 **Mat 1**과 **그림 11.2**에 나와 있는 공 운동을 통해 발과 발목의 고유수용성 감각을 자극한다.
스튜디오 프로그램	
프로그램 적용시간	하루에 10분

3. 근막 기능을 향상시키기 위한 치료: 침, 정골요법, 물리치료, 롤핑요법®, 구조통합치료 등

예약 스케줄	고객은 일주일에 한 번 정골의학적 도수치료를 받는다.
통합적 관리를 위한 소통	정골의학은 도수치료를 위해 운동을 권장한다.

4. 관절 가동 범위

부분적	2번-4번 중족골 골두의 부종은 체중지지 시 발목의 저측굴곡에 영향을 미친다.
전체	고관절 굴곡, 신전, 외전, 회전 그리고 원회전의 점진적인 증가는 건강과 움직임에 대한 의욕을 이끌어낸다.
금지	20대 때 신전 운동으로 발생된 외상으로 흉추 중간부의 불안정성이 있어서 흉추중립과 굴곡을 선호함.

5. 체중부하

비 체중부하	고객은 종종 누워 있거나 옆으로 누워 있는다.
부분 체중부하	운동 프로그램 시 누운 자세, 옆으로 누운 자세, 엎드린 자세, Bridge 자세, 네발기기 자세, 앉은 자세, 런지 자세 그리고 서 있는 자세에서 부분적인 체중부하를 통해 운동 프로그램을 진행시킨다.
전체 체중부하	운동 시, 슬링으로 보조하고 서 있는 동작을 시작으로 전체 체중부하로 이어지게 한다(**그림 14.2E - I**).

6. 운동사슬

열린 운동 사슬	고객은 열린 운동 사슬 운동을 할 때 '공간에서 잃어버린 느낌'을 표현한다. 그녀의 전신 염증이 고유수용감각을 감소시킬 수 있다.
닫힌 운동 사슬	고객은 발바닥과 손바닥 면이 안정된 표면 또는 스프링이나 줄에 연결된 스트랩과 접촉하는 것을 선호한다.

표 1.8 계속

7. 고객을 위한 최적의 보조 및 저항	
체중으로만 이용	전신의 근육 약화는 체중만 이용하는 운동을 할 때 정확한 정렬상태에 영향을 미친다.
밴드	밴드 사용은 관절 통증을 악화시킬 수 있다.
스프링	스프링 보조와 가벼운 정도에서 중간 정도의 스프링 저항을 선호한다. 이것은 라임병으로 약해진 림프의 흐름을 촉진시킨다.
프리웨이트	고객은 필라테스 기구 스프링과 케이블을 통해 제공되는 보조된 동작을 선호한다. 고객은 프리웨이트로 운동 시 다치기 쉬운 운동 범위에서 '조절되지 않는 느낌'을 표현한다.
8. 최대 효과와 최소 손상을 위한 최적의 강도	저강도에서 중간 강도의 인터벌 저항 운동 이후 휴식을 위해 약한 강도의 운동을 이어서 시행한다.
9. 위험하지 않으면서 새로운 것을 통해 신경계의 흥미를 유발시킬 운동	전신 약화와 통증으로 인한 피로는 새로운 움직임을 시도하려는 고객을 의욕적이지 못하게 한다. 불편감을 줄이기 위해 최소한으로 수행하는 정확한 동작을 시행함으로써 고객은 성공적 움직임을 통한 낙관적인 결과와 자부심을 얻게 된다.
10. 고객에게 적용 가능한 필라테스 동작 선택	
매트, 리포머, 체어, 트라페지 테이블, 바렐	고객은 전체 필라테스 기구를 사용한다.
추가 기구	고객은 타워형 리포머를 사용한다.
불안정한 표면: 폼롤러, 로테이터 디스크, 발란스 보드, 락커 보드	고객은 모든 불안정한 표면을 사용한다.
11. *Anatomy Train*에 묘사된 적절한 근막 연속성을 활성화시킨다: 도수치료사와 운동치료사를 위한 근막경선(Myers, 2014)	고객은 모든 근막 연속성을 따라 운동한다. 중간 흉추 부위의 신전은 보호하며 진행한다.
12. 근막의 탄성 반동 성질을 발달시키기 위한 훈련	
기간: 하루에 20–30분	하루 20분
빈도: 일주일에 2–3회	일주일에 2회
콜라겐 합성을 위한 회복 시간: 2일	
13. 탄성 반동에 중점을 두지 않는 근막에 중점을 둔 운동	
기간: 하루 30–60분	하루 60분
빈도: 일주일에 2–6회	일주일에 3회
최소 3주마다 프로그램 변경	프로그램은 증상에 따라 각 세션마다 변경된다.

계속

표 1.8 계속	
14. 고객이 선호하는 큐잉	
터치의 깊이	고객은 전신의 피부가 민감하기 때문에 고유수용성 감각의 정확성을 위한 자극으로 가벼운 접촉을 선호한다.
외수용 또는 내수용 감각 큐	고객은 호흡에 관련된 내수용감각 큐로 운동을 시작하는 것을 선호하며, 시간이 흐름에 따라 전신 움직임을 촉진하는 외수용감각 큐로 진행되는 것을 선호한다.
15. 리듬감 있는 움직임과 집중을 촉진시키기 위한 고객의 음악 선호도	고객은 보컬이 없는 클래식 음악을 선호한다.
16. 다른 형태의 훈련과 상호작용	고객은 그녀의 집에서 일주일에 두 번 12-20분 정도 트램폴린 위에서 DVD를 보며 운동을 따라한다.
다양한 강도의 인터벌트레이닝(VIIT)	
유산소 운동: 15-45분, 일주일에 3-4회	일주일에 4회 30분씩 그녀의 집주변을 걷는다.
근력운동: 15-30분, 일주일에 2회; 1-2일 휴식	현재 근력 운동은 하지 않음
의식적 운동(Mindful movement): 요가, 태극권, 기공체조, 자이로키네시스®, 자이로토닉®	일주일에 두 번 요가 클래스에 참여

하부 늑골을 천장방향으로 끌어당기라고 요구한다. 촉각 신호는 분별력 있게 사용되어져야 하는데, 강요하거나 움직임을 억제하기 보다는 알려주거나 격려하여야 한다. 근막에 중점을 둔 동작에서 회원은 강사의 행동을 수동적으로 받아들이는 것보다 움직임을 형성하는 책임감을 가진 능동적인 행위자이어야 한다.

근막에 중점을 둔 필라테스는 급속한 발전을 이루고 있는 분야이다.

근막에 중점을 둔 필라테스 운동은 2001년부터 국제적으로 시작되고 발전되었다. 근막에 중점을 둔 동작의 기준은 노화, 수술, 외상 또는 외상성 뇌손상으로 인한 근막 유착과 저 가동성을 가진 고객을 위해 최적의 움직임을 선택하는 필라테스 프로그램을 디자인하는 전체 요소인 모든 면에서의 움직임과 움직임의 연속성, 템포, 기간, 빈도, 저항의 선택, 음성 큐, 터치 큐 등에 영향을 미친다.

표 1.9
근막에 중점을 둔 필라테스 운동 계획서 - 운동 선택

고객의 진단명 또는 의학적 상태: 스피로헤타 박테리아로 인한 라임병(라임 보렐리아증)을 가진 50세 여자. 20대 때 신전 운동으로 발생된 손상으로 흉추 중간부의 불안정성이 흉추 중립이나 굴곡에 기여한다.

								운동 결과					
	근막에 중점을 둔 동작의 기준	매트	리포머	체어	트라페지 테이블	필라테스 아크®	추가적인 도구	조직의 수화를 촉진	근막시스템의 활주 발달	조직의 재생 촉진	조직 탄력성 발달	규칙적인 격자 주름 발달	탄성 반동 발달
운동은 강사에 의해 선택된다.	움직임 요소: 움직임은 운동 조절의 개선과 콜라겐 리모델링을 지속가능하게 한다. 움직임은 바이오텐세그리티 모델*의 인식을 촉진한다. 고객의 상태에 적합한 모든 근막 연속성에 대해 최적의 시퀀스로 접근한다.												
*"텐세그리티(Tensegrity) 구조는 국소적인 기계적 스트레스에 대해 전체적인 반응을 제공한다. 그 결과로 중력으로부터 어느 정도 독립된 형태를 갖게 된다. 텐세그리티 모델이 없다면, 우리의 원섬유성의 구조는 중력으로 인해 붕괴된다. 텐세그리티 모델로 인해 우리의 구조는 주변 구조를 포함한 전체적인 네트워크를 통해 하중을 펼쳐냄으로써 압력을 흡수하고 분산시킨다." (Guimberteau & Armstrong, 2015)													
	내수용 감각(Interoception) - 근막내 사이질 신경은 고유수용성 감각 또는 통각 대신에 내수용 감각을 제공한다. 이러한 자유신경종말의 자극은 생리적 필요와 관련하여 항상성을 찾기 위해 신체 상태에 대한 정보를 제공한다. 내수용 감각 신호는 온감, 메스꺼움, 배고픔, 아픔, 노력, 무거움 또는 가벼움 같은 느낌과 관련이 있다. 내부 체성 감각에 대한 인식은 감정, 느낌과 관련이 있다. (Schleip & Baker, 2015, p.35)												
Home 운동 프로그램													
근막에 중점을 둔 매트 운동													
옆으로 누운 자세에서 골반과 몸통의 반대 회전(롤러로 보조) **그림 4.9A**	준비를 위한 반대 움직임	●							●				
누운 자세에서 세로축 회전 **그림 4.1B,C**	**전신의 연속성** - 심층에서 표층으로, 표층에서 심층으로 연결하면서 몸통에서 팔다리로, 팔다리에서 몸통으로 연결한다.	●						●					
엎드린 자세에서 세로축 회전 **그림 4.1D,E**	**전신의 연속성** - 심층에서 표층으로, 표층에서 심층으로 연결하면서 몸통에서 팔다리로, 팔다리에서 몸통으로 연결한다.	●						●					

계속

표 1.9 계속

고객의 진단명 또는 의학적 상태: 스피로헤타 박테리아로 인한 라임병(라임 보렐리아증)을 가진 50세 여자. 20대 때 신전 운동으로 발생된 손상으로 흉추 중간부의 불안정성이 흉추 중립이나 굴곡에 기여한다.

운동은 강사에 의해 선택된다.	근막에 중점을 둔 동작의 기준 움직임 요소: 움직임은 운동 조절의 개선과 콜라겐 리모델링을 지속가능하게 한다. 움직임은 바이오텐세그리티 모델*의 인식을 촉진한다. 고객의 상태에 적합한 모든 근막 연속성에 대해 최적의 시퀀스로 접근한다.	매트	리포머	체어	트라페지 테이블	필라테스 아크®	추가적인 도구	운동 결과 조직의 수화를 촉진	근막시스템의 활주 발달	조직의 재생 촉진	조직 탄력성 발달	규칙적인 격자 주름 발달	탄성 반동 발달
엎드린 자세에서 머리, 목, 상부 흉추의 외측 이동 **그림 4.4A,B**	**고유수용성 감각의 개선** - 고유수용성 감각은 자세, 힘줄 및 근육의 감각과 연결된다.	●									●		
골반의 외측 회전을 동반한 Bridge **그림 4.2DH**	**운동감각의 명민함** - 운동감각 (동적 고유수용 감각), 팔다리와 몸통의 움직임과 위치에 대한 적절한 감각	●							●				
누운 자세에서 한쪽다리로 원 그리기 (골반 중립, 한쪽 발은 벽에 지지하여 고정) **그림 4.5A,B**	약간의 각도 변화를 통한 다양한 방향으로의 움직임	●							●				
네발기기 자세에서 흉추 회전 (벽 옆에 위치함) **그림 4.3A**	흐르는 듯 이어지는 동작의 연결	●						●					
조셉 필라테스 매트 운동													
The Side Kick **그림 3.5A,B**	**동적 스트레칭** - 느리고 빠른 템포의 변화	●							●				
The Spine Twist **그림 3.6C**	**움직임 시작** - 근위부 구조물을 원위부 구조물에 연결하고, 원위부 구조물을 근위부 구조물에 연결한다.	●						●					
The One Leg Circle **그림 3.6EH**	약간의 각도 변화를 통한 다양한 방향으로의 움직임	●							●				
The One Leg Stretch **그림 3.2C**	**운동감각의 명민함** - 운동감각 (동적 고유수용 감각), 팔다리와 몸통의 움직임과 위치에 대한 적절한 감각	●											

표 1.9 계속

고객의 진단명 또는 의학적 상태: 스피로헤타 박테리아로 인한 라임병(라임 보렐리아증)을 가진 50세 여자. 20대 때 신전 운동으로 발생된 손상으로 흉추 중간부의 불안정성이 흉추 중립이나 굴곡에 기여한다.

운동은 강사에 의해 선택된다.	근막에 중점을 둔 동작의 기준 움직임 요소: 움직임은 운동 조절의 개선과 콜라겐 리모델링을 지속가능하게 한다. 움직임은 바이오텐세그리티 모델*의 인식을 촉진한다. 고객의 상태에 적합한 모든 근막 연속성에 대해 최적의 시퀀스로 접근한다.	매트	리포머	체어	트라페지 테이블	필라테스 아크®	추가적인 도구	운동 결과: 조직의 수화를 촉진	근막시스템의 활주 발달	조직의 재생 촉진	조직 탄력성 발달	규칙적인 격자 주름 발달	탄성 반동 발달
스튜디오 프로그램													
근막에 중점을 둔 트라페지 테이블 운동													
누운 자세에서 옆으로 누운 자세로 보조된 몸통의 회전 **그림 8.6D** 누운 자세에서 보조된 척추굴곡 **그림 8.6E**	흐르는 듯 이어지는 동작의 연결				●				●				
조셉 필라테스 트라페지 테이블 운동													
푸쉬 스루바: 스프링을 위에 건다 **표 7.4, No. 1**	**동적 스트레칭** - 느리고 빠른 템포의 변화				●				●				
Roll Down **표 7.4, No. 25**	흐르는 듯 이어지는 동작의 연결				●				●				
Leg Springs: 누운 자세 **표 7.4, No. 3438**	약간의 각도 변화를 통한 다양한 방향으로의 움직임				●				●				
Leg Springs: 옆으로 누운 자세 **표 7.4, No. 39, 40**	**운동감각의 명민함** - 운동감각 (동적 고유수용감각), 팔다리와 몸통의 움직임과 위치에 대한 적절한 감각				●				●				
long Arm Springs: 바닥에 선 자세 **표 7.4, No. 1424**	신체는 신경근막 시스템의 많은 부분을 포함하여 동시적으로 움직인다.				●			●	●				

계속

표 1.9 계속

고객의 진단명 또는 의학적 상태: 스피로헤타 박테리아로 인한 라임병(라임 보렐리아증)을 가진 50세 여자. 20대 때 신전 운동으로 발생된 손상으로 흉추 중간부의 불안정성이 흉추 중립이나 굴곡에 기여한다.

운동은 강사에 의해 선택된다.	근막에 중점을 둔 동작의 기준 움직임 요소: 움직임은 운동 조절의 개선과 콜라겐 리모델링을 지속가능하게 한다. 움직임은 바이오텐세그리티 모델*의 인식을 촉진한다. 고객의 상태에 적합한 모든 근막 연속성에 대해 최적의 시퀀스로 접근한다.	매트	리포머	체어	트라페지 테이블	필라테스 아크®	추가적인 도구	운동 결과: 조직의 수화를 촉진	근막시스템의 활주 발달	조직의 재생 촉진	조직 탄력성 발달	규칙적인 격자 주름 발달	탄성 반동 발달
조셉 필라테스 리포머 운동													
Reformer Footwork (뒤꿈치로 지지, 누운 자세) **그림 5.1**	**고유수용성 감각의 개선** – 고유수용성 감각은 자세, 힘줄 및 근육의 감각과 연결된다.	●									●		
Reformer Footwork (발가락으로 지지, 누운 자세) **그림 5.1**		●									●		
Biceps **그림 5.3**	**운동감각의 명민함** – 운동감각 (동적 고유수용 감각), 팔다리와 몸통의 움직임과 위치에 대한 적절한 감각	●											
Rowing: Back **그림 5.4**	**움직임 시작** – 근위부 구조물을 원위부 구조물에 연결하고, 원위부 구조물을 근위부 구조물에 연결한다.	●							●				
Spine Massage **그림 5.12**	흐르는 듯 이어지는 동작의 연결	●						●					
Chest Expansion **그림 5.13**	**힘/부하의 이동** – 신경근막 시스템을 통해 힘/부하를 고르게 분포시키는 움직임	●											
Control Stretch: Bending **그림 5.16**	**동적 스트레칭** – 느리고 빠른 템포의 변화	●						●	●				
근막에 중점을 둔 리포머 운동													
누운 자세에서 몸통과 골반의 외측 이동 **그림 6.1A,B**	**고유수용성 감각의 개선** – 고유수용성 감각은 자세, 힘줄 및 근육의 감각과 연결된다.		●					●					

표 1.9 계속

고객의 진단명 또는 의학적 상태: 스피로헤타 박테리아로 인한 라임병(라임 보렐리아증)을 가진 50세 여자. 20대 때 신전 운동으로 발생된 손상으로 흉추 중간부의 불안정성이 흉추 중립이나 굴곡에 기여한다.

운동은 강사에 의해 선택된다.	근막에 중점을 둔 동작의 기준 움직임 요소: 움직임은 운동 조절의 개선과 콜라겐 리모델링을 지속가능하게 한다. 움직임은 바이오텐세그리티 모델*의 인식을 촉진한다. 고객의 상태에 적합한 모든 근막 연속성에 대해 최적의 시퀀스로 접근한다.	매트	리포머	체어	트라페지 테이블	필라테스 아크®	추가적인 도구	운동 결과 조직의 수화를 촉진	근막시스템의 활주 발달	조직의 재생 촉진	조직 탄력성 발달	규칙적인 격자 주름 발달	탄성 반동 발달
누운 자세에서 대퇴로 원 그리기(누운 자세에서 한쪽 다리 외전과 내전) **그림 6.2A-C**	약간의 각도 변화를 통한 다양한 방향으로의 움직임		●						●				
회전을 동반한 Bridge **그림 6.3A,B**	**전신의 연속성** - 심층에서 표층으로, 표층에서 심층으로 연결하면서 몸통에서 팔다리로, 팔다리에서 몸통으로 연결한다.		●					●					
옆으로 누운 자세에서 고관절과 무릎 굴곡과 신전 **그림 6.7A**	**운동감각의 명민함** - 운동감각 (동적 고유수용 감각), 팔다리와 몸통의 움직임과 위치에 대한 적절한 감각		●										
무릎서기 자세에서 분리된 척추의 회전 **그림 6.9A**	**움직임 시작** - 근위부 구조물을 원위부 구조물에 연결하고, 원위부 구조물을 근위부 구조물에 연결한다.		●					●					
선 자세에서 보조된 스쿼트 **그림 6.11A**	**힘/부하의 이동** - 신경근막 시스템을 통해 힘/부하를 고르게 분포시키는 움직임		●								●		
근막에 중점을 둔 체어 운동													
회전을 동반한 척추의 외측 회전 **그림 8.1A-C**	**동적 스트레칭** - 느리고 빠른 템포의 변화			●					●				
체어에 옆으로 앉은 자세로 한쪽 다리의 페달 운동 **그림 8.2E-H**	**고유수용성 감각의 개선** - 고유수용성 감각은 자세, 힘줄 및 근육의 감각과 연결된다.			●									
체어 앞에 선 자세에서 발목 저측굴곡/배측굴곡 **그림 8.3A-D**	**운동감각의 명민함** - 운동감각(동적 고유수용 감각), 팔다리와 몸통의 움직임과 위치에 대한 적절한 감각			●					●				

계속

표 1.9 계속

고객의 진단명 또는 의학적 상태: 스피로헤타 박테리아로 인한 라임병(라임 보렐리아증)을 가진 50세 여자. 20대 때 신전 운동으로 발생된 손상으로 흉추 중간부의 불안정성이 흉추 중립이나 굴곡에 기여한다.

								운동 결과					
운동은 강사에 의해 선택된다.	근막에 중점을 둔 동작의 기준 움직임 요소: 움직임은 운동 조절의 개선과 콜라겐 리모델링을 지속가능하게 한다. 움직임은 바이오텐세그리티 모델*의 인식을 촉진한다. 고객의 상태에 적합한 모든 근막 연속성에 대해 최적의 시퀀스로 접근한다.	매트	리포머	체어	트라페지 테이블	필라테스 아크®	추가적인 도구	조직의 수화를 촉진	근막시스템의 활주 발달	조직의 재생 촉진	조직 탄력성 발달	규칙적인 격자 주름 발달	탄성 반동 발달
조셉 필라테스 운다 체어 운동													
선 자세에서 레그 펌프 운동 **표 7.1, No. 46-48**	준비를 위한 반대 움직임			●							●		
근막에 중점을 둔 보조 기구 운동													
타워형 리포머에서 누운 자세로 고관절과 무릎의 굴곡과 신전을 만드는 열린 운동 사슬 **그림 13.3A-D**	신체는 신경근막 시스템의 많은 부분을 포함하여 동시적으로 움직인다.						●	●					

요약 (Summary)

필라테스 운동 원리가 근막에 중점을 둔 동작의 기준이 되는 일부분으로 간주될 수 있지만, 근막에 중점을 둔 필라테스 프로그램을 디자인할 때는 프로그램의 모든 요소에 대한 새로운 고려가 필요하다. 근막에 대한 연구는 움직임의 템포와 리듬 그리고 음성을 이용한 큐를 위한 언어의 선택, 운동 방법을 위한 새로운 기준을 제안하면서, 촉각을 이용한 큐에 대한 터치의 질과 방향을 명확하게 한다.

근막에 중점을 둔 필라테스 운동 영역을 발전시키고 있는 국제적인 필라테스 강사 공동체의 활동은 전 세계 필라테스 스튜디오에서 이루어지고 있다. 근막에 중점을 둔 동작 연구를 통해 필라테스 강사들은 학제간 탐구에 참여하고 고객과 협력하여 그들의 일상생활, 운동 및 공연활동 등에서 기능적이고 우아한 움직임을 촉진시킨다.

참고문헌 (References)

Publications

Avison, J. (2015). *Yoga: Fascia, anatomy and movement.* Edinburgh: Handspring Publishing.

Beach, P. (2010). *Muscles and meridians: The manipulation of shape.* Edinburgh: Churchill Livingstone.

Chaitow, L. (2014). *Fascial dysfunction: Manual therapy approaches.* Edinburgh: Handspring Publishing.

Chaitow, L., Findley, T. W., Schleip, R. (Eds.) (2012). *Fascia research III: Basic science and implications for conventional and complementary health care.* Munich: Kiener Press.

Earls, J. & Myers, T. (2010). *Fascial release for structural balance.* Chichester: Lotus Publishing.

Falvey, E. C., Clark, R. A., Franklyn-Miller, A., Bryant, A. L., Briggs, C., McCrory P. R. (2010). Iliotibial band syndrome: an examination of the evidence behind a number of treatment options. *Scand J Med Sci Sports*, (20)4, 580–587.

Guimberteau, J. C. & Armstrong, C. (2015). *Architecture of human living fascia: The extracellular matrix and cells revealed through endoscopy.* Edinburgh: Handspring Publishing.

MacDonald, G. Z., Penney, M. D., Mullaley, M. E., Cuconato A. L., Drake, C. D., Behm, D. G., Button, D. C. (2013). An acute bout of self-myofascial release increases range of motion without a subsequent decrease in muscle activation or force. *J Strength Cond Res*, (27)3, 812–821.

Martin, D-C. (2016). *Living biotensegrity: Interplay of tension and compression in the body.* Munich: Kiener.

Müller, M. G. & Schleip, R. (2011). *Fascial fitness: Fascia oriented training for bodywork and movement therapies.* IASI Yearbook 2011, 68–76.

Myers, T. W. (2014). *Anatomy Trains®: Myofascial meridians for manual and movement therapists* (3rd ed.). Edinburgh: Churchill Livingstone.

Oschman, J. L. (2016). *Energy medicine: The scientific basis* (2nd ed.). Edinburgh: Elsevier.

Paoletti, S. (2006). *The fasciae: Anatomy, dysfunction & treatment.* Seattle, WA: Eastland Press.

Scarr, G. (2014). *Biotensegrity: The structural basis of life.* Edinburgh: Handspring Publishing.

Schleip, R. & Baker, A. (Eds.) (2015). *Fascia in sport and movement.* Edinburgh: Handspring Publishing.

Schleip, R., Findley, T. W., Chaitow, L., Hujing, P.A. (2012). *Fascia: The tensional network of the human body.* Edinburgh: Churchill Livingstone.

Schwind, P. (2006). Examination of breathing function. *Fascial and membrane technique* (Y2K Translations Trans.) (pp.40–41). Edinburgh: Churchill Livingstone.

Sergueef, N. & Nelson, K. (2014). *Osteopathy for the over 50s.* Edinburgh: Handspring Publishing.

Stecco, C. (2015). *Functional atlas of the human fascial system.* Edinburgh: Churchill Livingstone.

Stecco, L. & Stecco, C. (2014). *Fascial manipulation for internal dysfunctions.* Stuttgart: Schattauer GmbH.

Stecco, A., Stern, R., Fantoni, I., De Caro, R., Stecco, C. (2016). Fascial disorders: Implications for treatment. *PM & R*, (8)2, 161–168.

van der Wal, J. (2009). The architecture of the connective tissue in the musculoskeletal system – An often overlooked functional parameter as to proprioception in the locomotor apparatus. *Int J Ther Massage Bodywork*, (2)4, 9–23.

Wilke, J., Krause, F., Vogt, L., Banzer, W. (2016). What is evidence-based about myofascial chains: A Systematic Review. *Arch Phys Med Rehabil*, (97)3, 454–461.

Websites and Media

Franklyn-Miller, A. (2016, February 2). *Ilio-tibial band: Please do not use a foam roller!* [Article]. Retrieved from https://www.linkedin.com/pulse/ilio-tibial-band-please-do-use-foam-roller-andrew-franklyn-miller

Myers, T. (2015, April 27). *Foam rolling and self-myofascial release* [Article]. Retrieved from https://www.anatomytrains.com/news/2015/04/27/foam-rolling-and-self-myofascial-release/

Schleip, R. (2016, May 13). *Fascia and Davis's Law* [Video]. Retrieved from http://www.pilatesanytime.com/workshop-view/2522/video/Pilates-Fascia-and-Davis-Law-by-Robert-Schleip-PhD

Stecco, C. (2016, June 26). Internal Fasciae. *British Fascia Symposium 2016.* Worcester, UK [Conference recording]. Retrieved from http://wholebeing-films.com/product/british-fascia-symposium-2016/

Pilates Anytime Classes

www.pilatesanytime.com

Note: Clips from these classes are available to those who purchase the book. Video clips are available free of charge at: www.pilatesanytime.com/fascia. Use redemption code FASCIA.

제 1 장 신체 전체와 소통하는 신경근막 시스템

그림 1.1A

Mat Workout (2014)

http://www.pilatesanytime.com/u/fm1

그림 1.1B

Mat Workout (2016)

http://www.pilatesanytime.com/u/fm2

그림 1.1C

Reformer Workout (2015)

http://www.pilatesanytime.com/u/fm3

그림 1.2

Mat Workout (2016)

http://www.pilatesanytime.com/u/fm4

그림 1.2C

Reformer Workout (2014)

http://www.pilatesanytime.com/u/fm5

그림 1.2D

Wunda Chair Workout (2015)

http://www.pilatesanytime.com/u/fm6

그림 1.3B

Mat Workout (2012)

http://www.pilatesanytime.com/u/fm7

그림 1.3C

Reformer Workout (2014)

http://www.pilatesanytime.com/u/fm8

그림 1.4

Mat Workout (2014)

http://www.pilatesanytime.com/u/fm9

그림 1.4

Mat Workout (2012)

http://www.pilatesanytime.com/u/fm10

제 1 장 신체 전체와 소통하는 신경근막 시스템 - 계속

그림 1.4C

Reformer Workout (2015)

http://www.pilatesanytime.com/u/fm11

그림 1.5

Mat Workout (2014)

http://www.pilatesanytime.com/u/fm12

그림 1.5

Mat Workout (2012)

http://www.pilatesanytime.com/u/fm13

그림 1.5

Wunda Chair Workout (2015)

http://www.pilatesanytime.com/u/fm14

그림 1.6

Mat Workout (2014)

http://www.pilatesanytime.com/u/fm15

그림 1.6

Mat Workout (2012)

http://www.pilatesanytime.com/u/fm16
http://www.pilatesanytime.com/u/fm17

그림 1.7A

Mat Workout (2014)

http://www.pilatesanytime.com/u/fm18

그림 1.7B

Mat Workout (2015)

http://www.pilatesanytime.com/u/fm19

그림 1.7C

Reformer Workout (2015)

http://www.pilatesanytime.com/u/fm20

그림 1.7D

Wunda Chair Workout (2015)

http://www.pilatesanytime.com/u/fm21

그림 1.8B

Mat Workout (2016)

http://www.pilatesanytime.com/u/fm22

그림 1.8D

Wunda Chair Workout (2015)

http://www.pilatesanytime.com/u/fm6

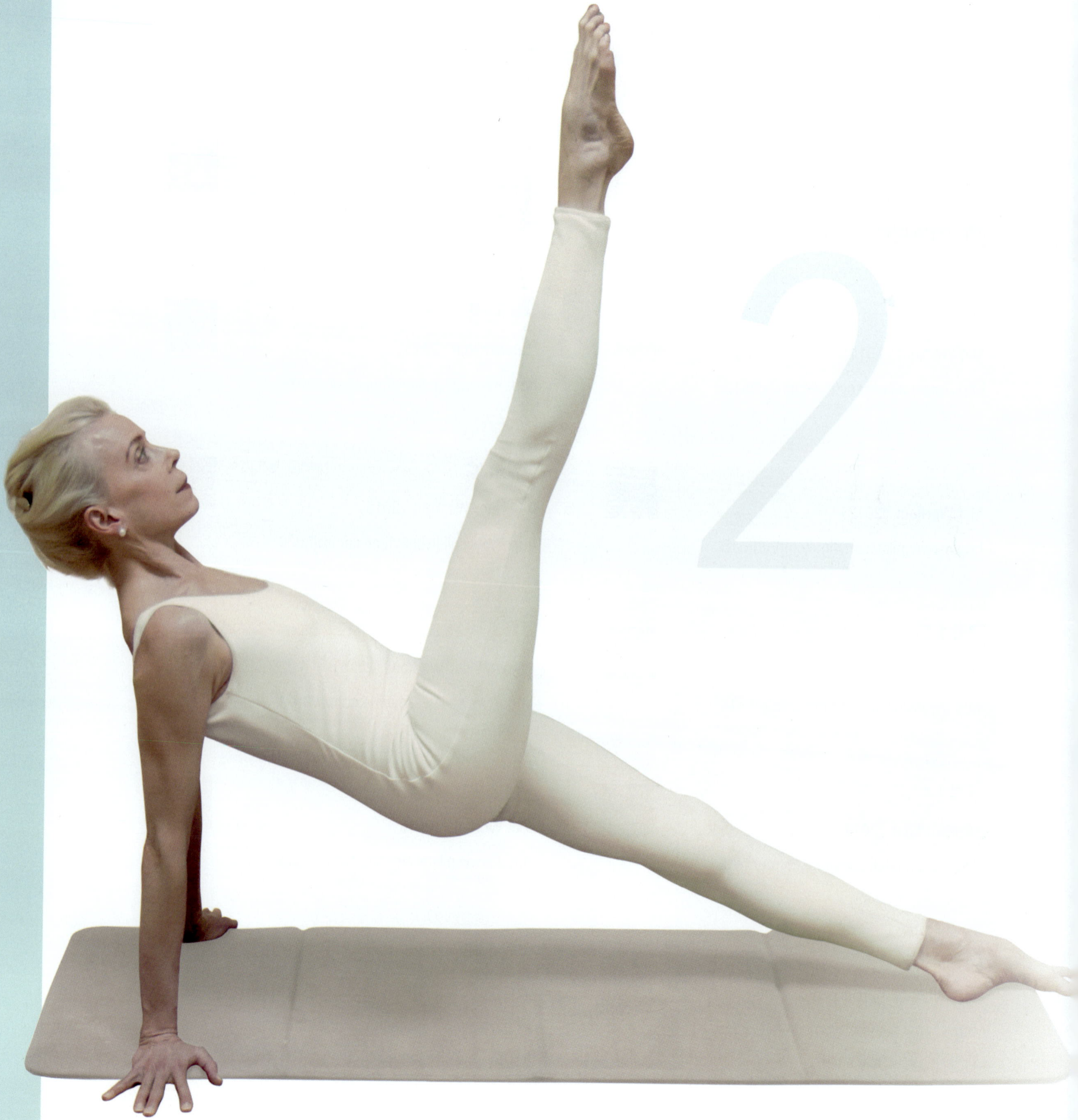

2

조셉 필라테스: 운동 창시자 및 운동 기구 개발자

Joseph H. Pilates: movement creator and inventor of exercise apparatus

조절학(Contrology)은 몸을 균형 있게 만들어주고, 안 좋은 자세를 바로잡아주며, 신체 활력을 회복시키고, 마음에 활기를 불어넣으며, 정신을 향상시킨다.

조셉 필라테스

필라테스 메소드(method)의 역사

필라테스 메소드(method)는 1926년 조셉 휴버터스 필라테스(1883–1967)와 개인적인 부분과 일적인 부분 모두에서 파트너였던 클라라와 독일에서 뉴욕으로 이주해온 이후 미국에서 지속적으로 발전되어졌다(그들은 결혼하지 않았다). 40년이 넘는 세월 동안, 조셉 필라테스는 그의 개인적인 신체 트레이닝과 그 시절 인체에 대한 시대상을 반영하는 포괄적인 신체 운동 시스템을 결합하여 자신만의 운동 방법을 구축하고 기록했다.

19세기 말부터 1차 세계대전 초까지는 낙관론과 새로운 과학기술과 의학의 발견으로 가득 차 있었다. 이 기간 동안 건강과 웰빙에 대한 문화 혁명이 특히 독일에서 발전되었다. 조셉 필라테스는 신체 훈련과 수련방법을 결합시키는 많은 유럽인들 중 한 명이었다. 엘사 긴들러(Elsa Gindler), 루돌프 라반(Rudolf Laban) 그리고 베스 맨센디이크(Bess Mensendieck) 또한 신체운동을 위한 새로운 윤리와 원리에 대해 작업 중이었다. 필라테스는 열성적으로 철학책을 많이 읽었다.

알프스 목초지를 따라 흐르는 물줄기를 그린 수채화가 그의 스튜디오에 걸려 있었는데(Gallagher & Kryzanowska, 2000), 이 그림에는 프레드릭 본 쉴러의 인용구 "Es ist der Geist/Der sich den Körper baut"(번역하면 "신체를 만드는 것은 정신이다"라는 뜻)라는 글이 적혀 있었다. 필라테스와 그의 파트너 클라라의 작업은 의식적인 부분을 가르치고 올바른 호흡, 척추정렬과 몸통 근육 강화하기에 집중했다. 발레 안무가 조지 밸런친(George Balanchine)과 현대 무용 안무가 마사 그레이엄(Martha Graham)은 학생들과 전문 댄서들에게 필라테스 수업을 받게 했다. 필라테스 메소드는 내면에서부터 움직임에 대한 인식을 촉진하고 내부에서부터의 움직임을 촉진한다(Vleeming, 2014).

젊은 시절, 필라테스는 구루병, 천식, 류마티스성 열과 같은 질병을 이겨내기 위해 다양한 식이요법을 행하였다. 그가 만들어낸 움직임의 형태는 보디빌딩, 체조, 스키, 다이빙, 무술과 복싱 같은 그의 젊은 시절 운동들에게서 영향을 받았다.
그는 다음과 같이 말했다:

조절학은 몸과 마음, 정신의 완벽한 조화이다. 조절학은 먼저 자신의 몸에 대해 완전한 조절을 할 수 있게 된 다음 운동의 적절한 반복을 통해 점진적으로 자연스러운 리듬과 협응능력을 강화하게 된다.

조셉 필라테스 (Gallagher & Kryzanowska, 2000)

필라테스에게 임상적이거나 의학적인 배경은 없었다(Pilates Method Alliance®, 2014). 그는 운동 경험, 관찰과 독서로 독학했다. 척추가 최적의 상태에 놓여진 척추정렬(필라테스, 1934/1998)에 대한 필라테스의 생각은 경추와 요추의 전만 그리고 흉추의 후만이 요구되는 현재의 개념과는 많이 달랐다. 사실, 필라테스는 척추 커브를 펴기 위해 전체적인 운동 구조를 디자인했는데, 이것은 다음과 같은 그의 신념을 반영한다:

> **정상적인 척추는 일반적인 자연의 법칙, 특히 중력의 법칙에 따라 성공적으로 작용하기 위해서는 펴져 있어야 한다. 제대로 된 척추는 복부 비만, 짧은 숨, 천식, 고혈압 • 저혈압과 다양한 심장병들을 예방한다. 여기 열거된 질병들은 척추의 커브가 똑바로 될 때까지 나아질 수 없다고 해도 무방하다.**
>
> 조셉 필라테스 (Pilates, 1934/1998)

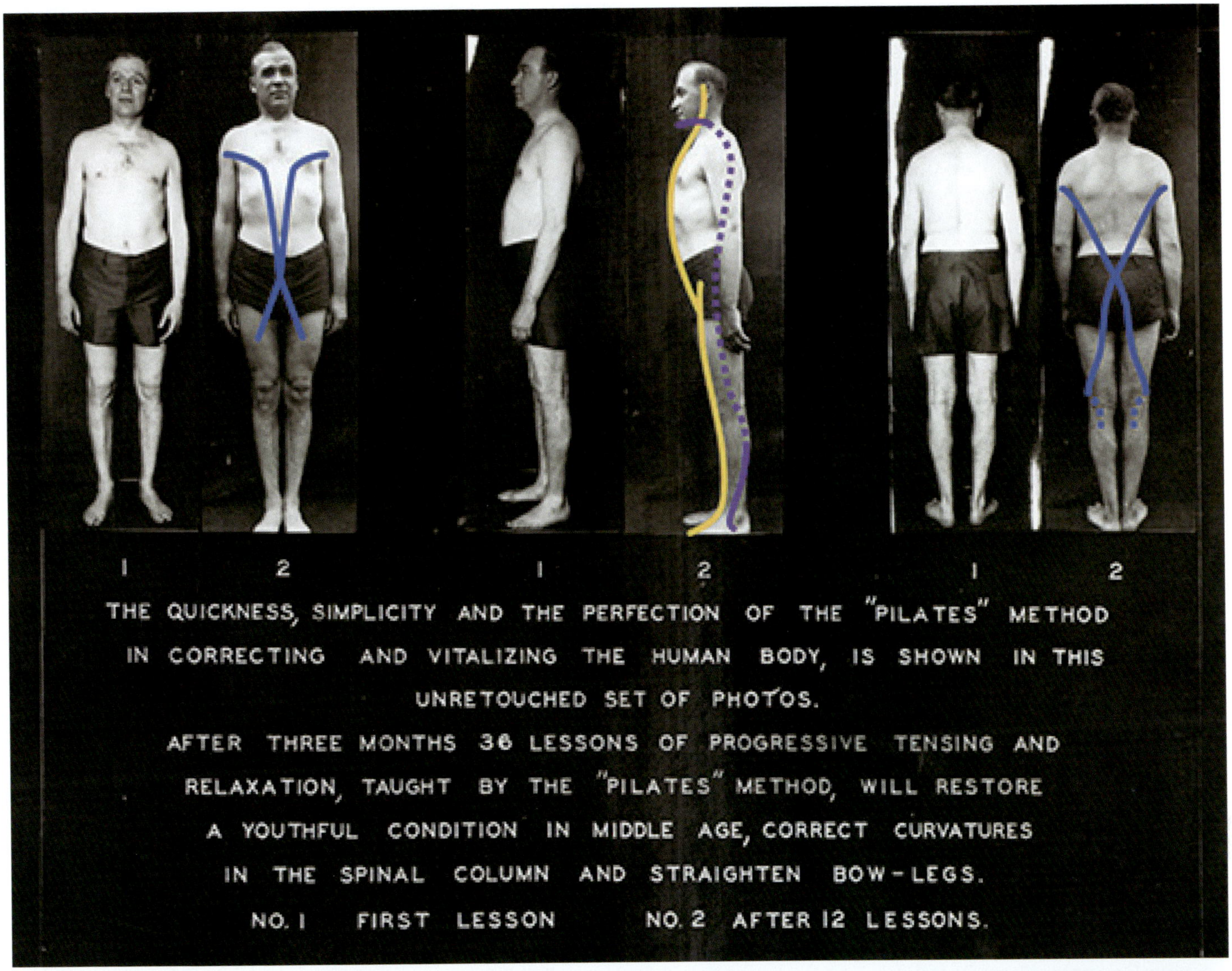

그림 2.1

조셉 필라테스는 이 비교되는 사진을 그의 운동 방법에 대한 효과를 보여주기 위해 만들었다. 이 고객들은 12번의 레슨 뒤 호전을 보였다. 근막에 중점을 둔 관점을 돋보이게 하기 위해 원본 사진 위에 근막 연속성을 겹쳐 놓았다(그림 1.1–1.8 참고).
(Balanced Body Inc, www.pilates.com의 허락을 받아 재현함)

> 체력은 행복으로 가는 첫 번째 수단이다. 자발적인 열정과 즐거움으로 다양한 일과들을 쉽고 만족스럽게 수행할 수 있는 것은 건강한 정신뿐만 아니라, 신체를 균형 있게 관리하고 유지한 결과이다.
>
> 조셉 필라테스 (Gallagher & Kryzanowska, 2000)

다양한 운동기구들의 발명가

표 2.1
조셉 필라테스에 의해 발명된 운동기구들

운동기구	사진들
Arm Chair	www.pilates.com
Bean Bag Wrist Curl	PMA Pilates Certification Exam Study Guide, p.99
Bench mat also used as sofa	Gallagher & Kryzanowska, 2000
The Devana™ combination of mat, Spine Corrector™, Barrel, Universal Reformer™, and Cadillac	Gallagher & Kryzanowska, 2000
Finger Corrector	PMA Pilates Certification Exam Study Guide, p.99
Foot Corrector	그림 9.1
High Back Chair	그림 7.1 and 10.1 (bottom row)
Home Reformer	Gallagher & Kryzanowska, 2000
Ladder Barrel	PMA Pilates Certification Exam Study Guide, p.96–98
Magic Circle	그림 4.9 and 4.10
Massage Table modified Cadillac	Gallagher & Kryzanowska, 2000
Ped-o-Pull/Pedi-Pole	그림 9.2 and 10.4C
Pilates Automatic Posture Correcting and Rejuvenating Bed™ - manufactured by Miracle Bed and Chair Company, 368 Alexander Avenue, New York, NY	Gallagher & Kryzanowska, 2000
Pinwheel Breath Control	PMA Pilates Certification Exam Study Guide, p.100
Raised exercise mat with ankle strap	www.pilates.com
Spine Corrector/Step Barrel	그림 7.3
Tens-O-Meter™ - early version of the Magic Circle	Gallagher & Kryzanowska, 2000
Toe Corrector	PMA Pilates Certification Exam Study Guide, p.99
Tower™ - a gym in a doorway	Gallagher & Kryzanowska, 2000
Trapeze Table/Cadillac	그림 2.2, 7.2, 8.6, 8.7, 10.1 (top), 12.1
Universal Reformer	그림 5.1-5.18
'V' Bed	Your Health by Joseph Hubertus Pilates (1934/1998)
Wheelchair apparatus designed for seated exercise	Gallagher & Kryzanowska, 2000
Wunda Chair	Combo chair: 그림 8.1-8.5

> 일상생활에서의 최대 이점과 정상적인 건강을 얻기 위해서는 적어도 가장 기초적이고 근본적인 신체의 운동과 휴식 그리고 수면의 메커니즘에 대한 원리를 이해해야 한다. 예를 들어, 골격 구조에서 지렛대의 원리, 적절한 근육의 긴장과 이완의 범위, 제한된 범위, 중력과 평형의 법칙, 그리고 가장 중요한 숨을 들이쉬고 내쉬는 호흡 방법(즉, 올바르고 정상적으로 호흡하는 방법)에 대한 지식은 우리가 모든 운동에서 이점을 얻기 위해 필수적인 것들이다.
>
> 조셉 필라테스 (Gallagher & Kryzanowska, 2000)

조셉 필라테스는 40년 동안 그의 체육관 "Universal"에서 매트 운동에서 요구되는 움직임 구조와 운동 전략을 위해 보조와 저항, 다양한 난이도를 제공하는 20개가 넘는 운동기구(표 2.1)를 개발하면서 그의 운동시스템을 지속적으로 발전시켰다. 기구의 프레임은 스프링 또는 스트랩이 부착될 수 있는 다양한 위치를 제공하고 이에 따라 다양한 벡터를 지원할 수 있는 운동 환경을 만들어 표 1.7에 나열된 모든 근막에 중점을 둔 동작 기준을 충족할 수 있었다. 필라테스는 자신이 발명한 각각의 운동기구에 독창적인 운동 레퍼토리를 만들었고, 의사들이 그의 운동방법에 관심을 가지길 바라며 그들에게 시범을 보이기도 했다.

> 체육은 그 중요성과 함께 대중의 존중을 받을 때까지 모든 분야에서 과학과 기술로서 육성되어야 한다.
>
> 조셉 필라테스 (Gallagher & Kryzanowska, 2000)

다음은 조셉 필라테스에게 수여된 인증서를 재연한 것이다:

This is to Certify that

Joseph Pilates

Is Awarded this

Appointment of Merit

In appreciation of his Valued Assistance

In the Presentation of the Post Graduate Course of the

Academy of Chiropractic, Inc.

By order of the Board of Governors

PRESIDENT

SECRETARY

Dated March 2nd 1958

(Gallagher & Kryzanowska, 2000)

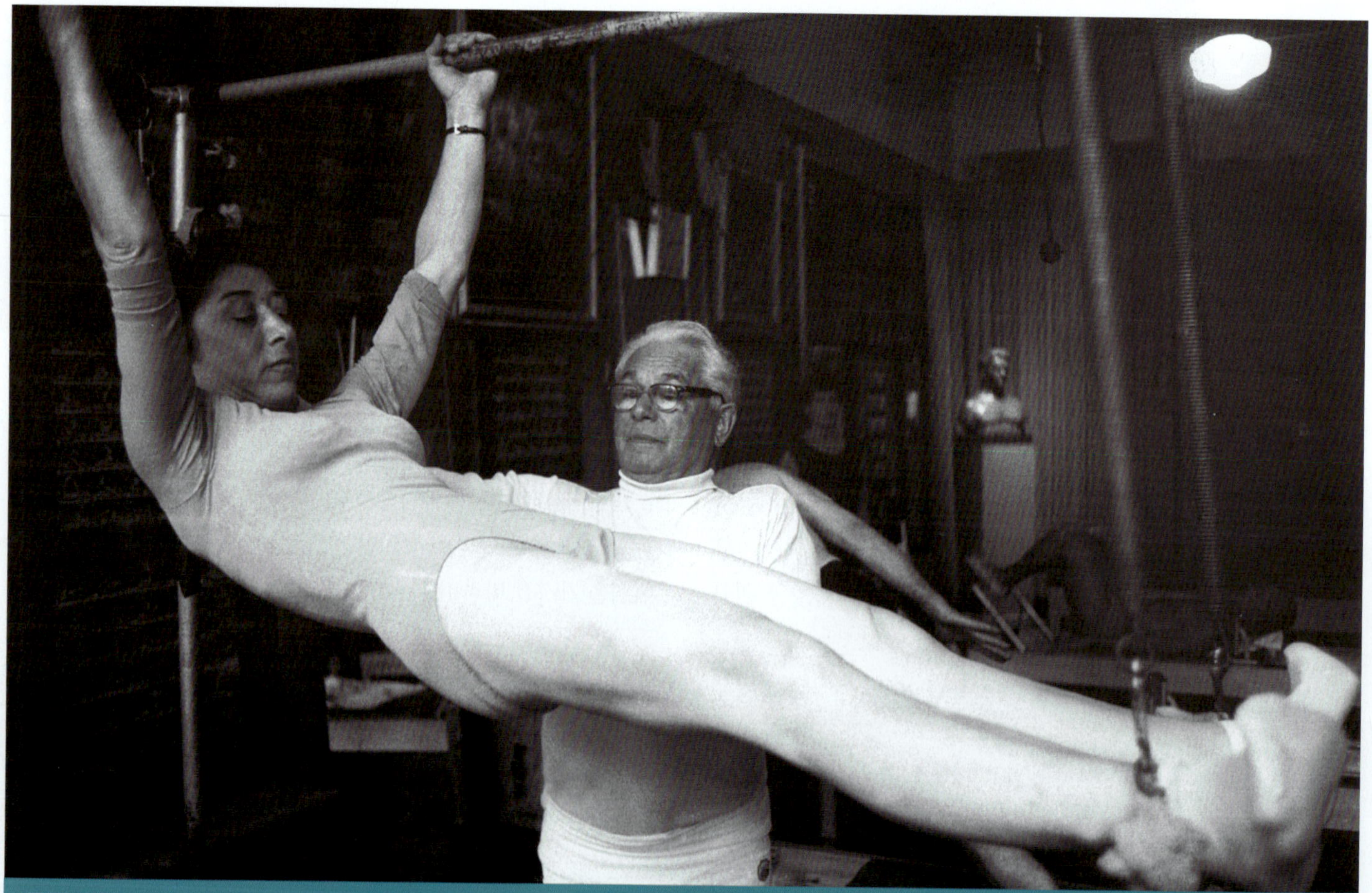

그림 2.2

1961년 10월 조셉 필라테스가 트라페지 테이블에서 고객에게 **Hanging Pull Up**을 가르치고 있다. 필라테스 유니버설 리포머가 배경에 보인다. *(I.C. Rapoport 판권)*

아래는 조셉 필라테스의 "universal" 체육관 문에 붙어 있던 사인이다. 회춘(rejuvenation)이 "rejuvination"이라고 쓰여있다.

Pilates "Universal" Gymnasium

Director: JOSEPH HUBERTUS PILATES
German Inventor and Creator of
The Pilates Universal Method of

Body-Building, Beautifying, Reducing, Developing & Correcting

The Rejuvination Method
25 years ahead of time

—

VAN DYCK STUDIOS
939 Eighth Ave., at 56th Street
New York

(Gallagher & Kryzanowska, 2000)

Patented Mar. 15, 1927. **1,621,477**

UNITED STATES PATENT OFFICE.

JOE PILATES, OF HAMBURG, GERMANY.

GYMNASTIC APPARATUS.

Application filed August 24, 1925, Serial No. 52,205, and in Germany August 27, 1924.

Gymnastic or remedial apparatus for physical exercise are well known and in general use. Such apparatus is often designed to enable the user to develop particular muscles or remedy particular defects by simulating the effects obtained by partaking in various sports such as rowing, cycling and the like. Apparatus, of this character however, is generally open to the objection that it is not well adapted for use in restricted space such as living rooms, since a considerable amount of space has to be set apart for the use of such apparatus. A further objection to such apparatus is that it is not generally adapted for use by those suffering from particular ailments or disabilities which necessitate their maintaining a recumbent position or which result in an enfeeblement of the legs, as for instance weak foot arches or flat feet, or those having only one leg or only one capable of being normally used.

The present invention is particularly designed to be usable by such sufferers as well as those in vigorous health and for that purpose the machine comprises a supporting member or carriage adapted to receive the user in a recumbent position. The apparatus is also fitted with an abutment or pressure bar which may be employed by those suffering from weakened arches. The apparatus may also be used by those having one sound leg only.

1,621,477

J. PILATES

GYMNASTIC APPARATUS

Filed Aug. 24, 1925

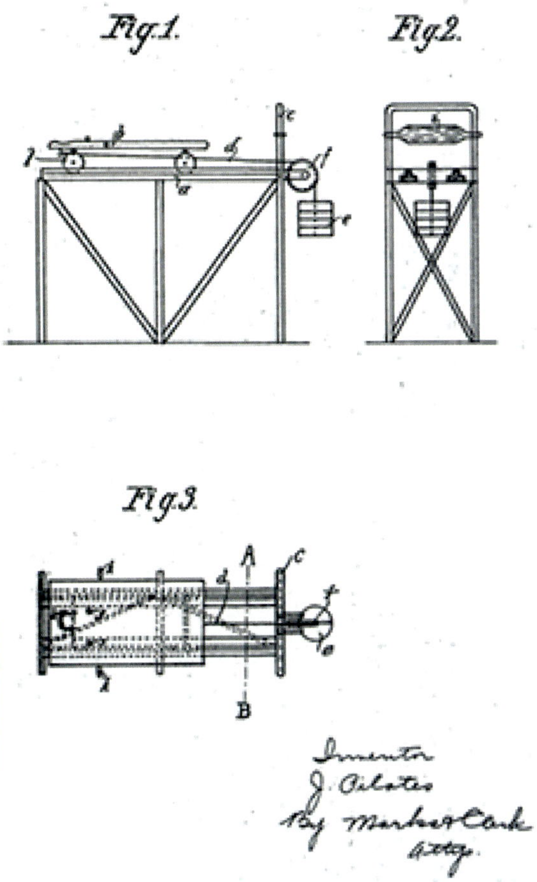

그림 2.3

위의 내용은 조셉 필라테스의 운동 기구가 받은 미국 특허 신청서이다. 이 기구는 유니버설 리포머(**Universal Reformer**)가 되었다. 1924년, 필라테스는 베를린에서 그의 기구에 대한 특허를 등록했다(Geweniger & Bohlander, 2014). 미국 특허 신청서에는 이렇게 쓰여 있다: "기구는 또한 한쪽 다리만 있거나 한쪽 다리만 정상적으로 움직일 수 있는 사람들을 위해 사용되어질 수도 있다." *(Balanced Body Inc, www.pilates.com으로부터 친절한 허락을 받아 재현함.)*

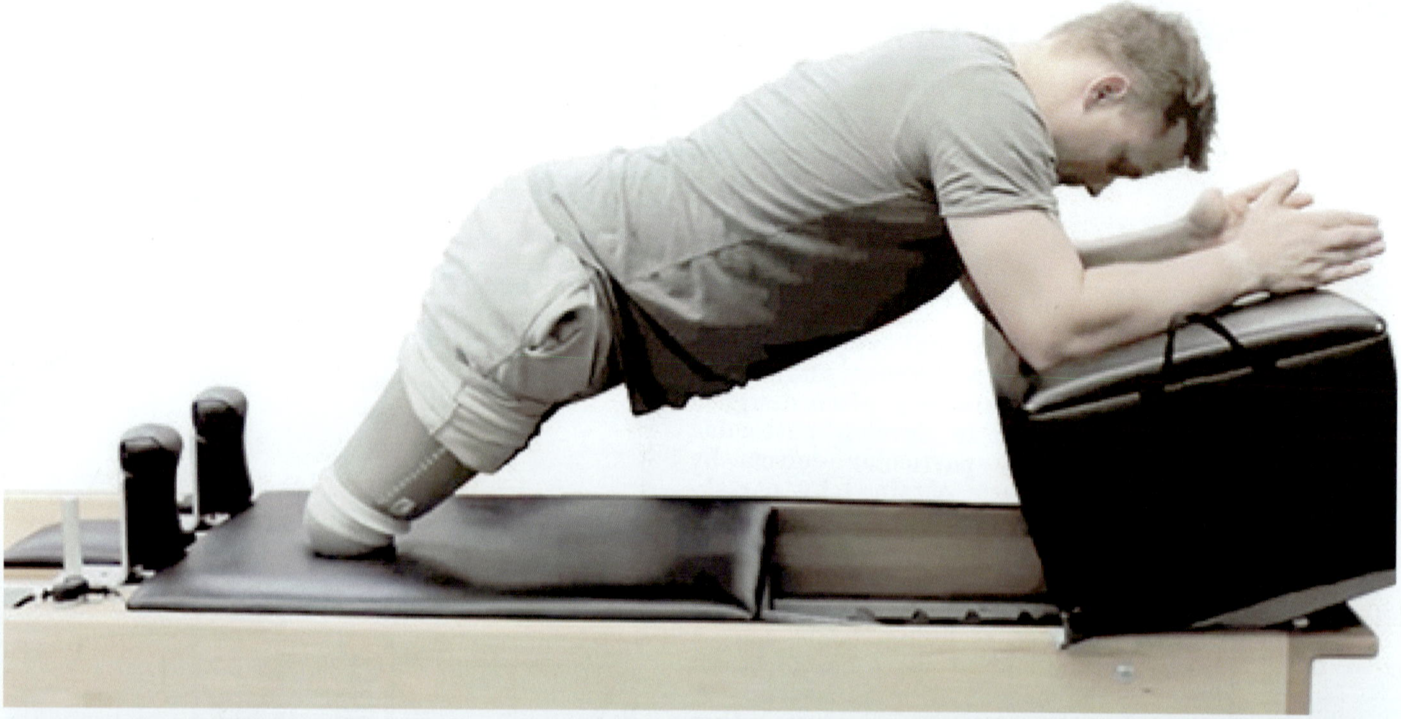

그림 2.4

두 다리가 절단된 덴마크 군인이 필라테스 리포머 위에서 전방 사선 슬링 시스템을 활성화하고 있다.
(덴마크 상해용사 프로젝트, www.danishwoundedwarriors.com.의 허락을 받아 재현됨).
그 밖에 신체 일부가 절단된 군인들이 필라테스 기구를 사용하는 추가 예시는 Heroes in Motion®(Larkam, 2013) 비디오에서 찾을 수 있다.

조셉 필라테스에 의해 만들어진 운동 시스템은 1914년에 발발한 세계 1차 대전 후 아파서 누워 있는 사람들에게 사용되어졌다. 그는 영국 랭캐스터(Lancaster)에 있는 재류중인 적국인을 위한 캠프에서 그의 운동을 가르쳤다. 필라테스는 침대에서 스프링을 뽑아 피억류자들을 위한 그의 초창기 재활 기구를 급히 만들었다(Pilates Method Alliance®, 2013a).

그림 7.1은 필라테스가 그의 개발품 트라페지 테이블에서 운동하고 있는 것을 보여주고 있다. 현재, 필라테스 프로그램은 근막에 중점을 둔 운동 방식에 의해 이라크 및 아프카니스탄에서 몸이 절단된 다발성 외상 환자들을 위해 기립 자세의 균형과 앉은 자세의 균형, 보행 조절을 개선한다(Moore, 2009). 근막에 중점을 둔 필라테스 운동은 또한 외상 후 스트레스 장애, 뇌 손상 그리고 전정 기능장애가 있는 사람들에게 도움이 된다(Larkam, 2013). Pilates Method Alliance(PMA) 홈페이지의 Heroes in Motion 페이지에는 덴마크, 이스라엘 그리고 미국에서 온 군인들에게 근막 경선의 구조화를 위한 근막에 중점을 둔 필라테스 운동 프로그램을 선보이는 내용이 있다.

뉴욕타임즈에 실린 조셉 필라테스 사망

조셉 필라테스는 1967년 10월 9일에 생을 마감했다. 1883년에 필라테스가 출생증명을 얻었다는 독일 필라테스 협회의 연구에 따르면 그는 83살이었다. 1929년, 조셉 필라테스는 뉴욕 스튜디오를 열었고, 그의 출생 연도를 1880년으로 바꾸었다(Geweniger & Bohlander, 2014). 여기 뉴욕타임즈에 1967년 10월 10일에 실린 사망기사가 있다(기사에선 클라라를 "미망인"과 "클레어"라고 언급하고 있다):

조셉 필라테스, 보디 빌더, 86세

조절학(Contrology)의 개발자 - 8번가에서 체육관 운영

"조절학"이라고 불렸던 신체 컨디셔닝 시스템을 개발시킨 조셉 필라테스가 어제 레녹스 병원에서 숨을 거뒀다. 그는 86세였으며, 그는 40년간 운영한 8번가 939번지에 있는 그의 체육관 또는 "스튜디오"에서 살았다.

숱많은 흰 머리카락, 강청색의 눈, 마호가니색의 피부를 지닌 남자, 필라테스는 80대라는 나이에도 십대처럼 유연한 몸을 유지했다.

최근 그의 인터뷰에 따르면, 조절학은 100개의 운동을 반복하면서 근육을 완벽히 컨트롤하는 것을 포함한다. 그는 많은 운동을 진행할 수 있는 기구를 발명했다.

"말을 보세요," 신체 컨디셔닝에 대해 얘기하며 그가 말했다. "만약 그 말로 경주를 한다면, 그 말을 최고의 상태로 유지할 거예요. 말을 운동시키겠죠. 하지만 왜 사람은 그렇게 하지 않을까요?"

"만약 제대로 이완하는 방법을 알고 싶다면, 근육을 어떻게 긴장하는지 배워야만 해요," 라고 그는 분명하게 말했다.

그의 지지자들 중에는 배우, 댄서, 음악가, 작가와 사회 명사들이 있었는데, 그 중에는 캐서린 햅번, 로렌스 올리버 경, 호세 페러, 조지 밸런친, 제롬 로빈스, 로베르타 피터스, 마리아 탈치프, 베라 조니아와 기안 카를로 메노티가 있다.

필라테스는 그리스계로 독일 뒤셀도르프 근처에서 태어났다. 그는 동물로부터 사람의 몸에 대해 배웠다고 했다. 그리고 그는 "어렸을 때, 나는 숲 속에서 나뭇잎 뒤에 숨어 몇 시간 동안 앉아 동물들이 어떻게 움직이는지 지켜봤어요. 어떤 엄마도 동물처럼 보살피지는 않아요."라고 말했다.

세계 1차 대전이 터졌을 때 필라테스는 형제들과 함께 그리스 석상 흉내를 내는 역할을 하며 독일 서커스 단원들과 함께 영국 순회 공연을 하고 있었다. 그는 캠프에 억류되면서 레슬링과 호신술을 캠프에서 가르쳤고, 서서히 그의 운동 시스템을 구축하기 시작했다.

살아남은 사람들은 그의 미망인 클레어 필라테스와 형인 프레드 그리고 여동생 헬렌 멘케였다.

장례식은 내일 오후 8시에 렉싱턴 가와 52번 거리에 있는 유니버셜 영안실에서 치뤄질 예정이다.

(Copyright New York Times, 1967)

뉴욕 타임스에 실린 클라라 필라테스 사망

조절학 운동의 선생님 클라라 필라테스의 사망 소식이 1977년 5월 14일 뉴욕 타임즈에 실렸다:

주연 영화배우, 댄서, 음악가들 사이에서 인기 있던 운동을 가르치던 클라라 필라테스가 어제 세인트 클레어스 병원에서 사망하였다. 그녀는 95세였다.

조절학의 필라테스 방법(Pilates method of Contrology)은 그녀의 남편 조셉 필라테스에 의해 설립되었다. 그는 간호사였던 아내와 1926년 미국으로 이주하였다. 그들은 함께 조셉 필라테스 유니버셜 체육관을 세웠다.

예후디 메뉴인, 바이올리니스트 로렌 바콜, 여배우 루스 세인트 데니스, 현대 무용 개척가와 그 밖에 다른 사람들이 그들의 고객이었다. 뉴욕시 발레단의 조지 밸런친과 제로미 로빈스 그리고 수잔 퍼렐과 같은 많은 댄서들이 필라테스 시스템을 따랐다.

4년 전, 스튜디오는 원래 장소였던 8번가 939번지에서 West 56번 거리 29번지로 옮겼다.

세인트 데니스는 조절학에 대해 이렇게 말했다. "몸이 젊어질 뿐만 아니라, 심적, 정신적 원기 회복은 이루 말할 수 없다."

필라테스 부인은 프리츠와 오토 조이너 두 형제와 여자 형제인 소니 프로이덴베르크 곁을 떠난다. 장례식은 매디슨 가 와 81번 거리에 있는 프랭크 E. 캠벨에서 월요일 11:30 A.M.에 열릴 것이다.

(Copyright New York Times, 1977)

필라테스 운동 시스템은 다양한 고객과 환자에게 적합하다

조셉 필라테스가 뉴욕시 복서 트레이닝 체육관에서 일하면서 다양한 고객들을 가르친 지 거의 90년이 지났다. 필라테스 테크닉에 대한 적용이 급증하면서 결과적으로 넓은 범위의 진단, 신체 상태 그리고 운동목표를 위한 방법들이 확대되었다. 그리고 근막의 구조와 특성 및 기능에 대한 연구는 근막에 중점을 둔 필라테스에 대한 관심에 영향을 끼쳤다.

필라테스 운동 시스템에 대한 현재 반응

2010년 3월에 발표된 스포츠용품 제조협회의 스포츠, 피트니스 그리고 레크레이션에 대한 통계에 따르면, 필라테스는 2009년 860만 명의 미국인이 참여했다는 기록으로 미국에서 가장 빠르게 성장한 운동이었다(스포츠용품 제조 협회, 2010). 참가자의 수는 2000년과 2009년 사이에 무려 456%가 증가했다(Rovell, 2010). 셀 수 없이 많은 몇 백만 명의 사람들이 필라테스 운동을 경험했다. 2015년 스타티스타(독일의 유명 통계 사이트, Statista)는 필라테스 운동에 참여하는 6세 이상의 미국인이 대략 860만 명이라고 발표했다(Statista, 2015).

2015년 미국 스포츠의학대학(ACSM)은 "시장을 움직이는 것은 무엇일까?"라는 세계적 피트니스 트렌드 조사를 선보였다. 비록 2010년 필라테스가 피트니스 트렌드에서 9위를 차지하긴 했지만, 그 후로는 20위에 든 적이 없다. 2015년도 설문 응답자 중 일부는 지속되는 경기침체가 이 조사에 영향을 주었으며, 비싼 기구를 사용하거나 운동 지도가 필요한 트레이닝 프로그램들은 비싸지는 비용으로 점점 지지되지 않는다고 주장했다(Thompson, 2014).

ACSM 조사 트랜드와 평행선을 이루는 필라테스 운동

현재 필라테스에 대한 반응은 2015년 20위였던 기록을 유지하고 있다. 이것은 필라테스 원리와 훈련이 다양한 피트니스 분야에서 사용되어지고 있다는 것을 말한다. 필라테스는 새로운 독립된 유형의 운동이라기 보다는 다른 운동들에 스며들어 있는 운동이다.

- "바디 웨이트 트레이닝(Body-weight training)"은 2015년 ACSM 조사에서 1위를 차지했다. 조셉 필라테스는 34개의 바디 웨이트 트레이닝을 체계화했다(Pilates & Miller, 1945/2010). 전형적인 바디 웨이트 트레이닝 프로그램들은 효과적으로 운동하기 위한 아주 값싼 최소한의 기구만을 사용한다. 대부분의 사람들은 푸쉬업과 풀업 정도로만 생각하지만, 실제로 그것보다 많다. 필라테스 매트 운동은 푸쉬업과 플랭크와 코어 운동에 대해 공간적 위치와 척추 배열을 다양하게 적용시킨다.(챕터 3, 조셉 필라테스 매트운동, 그림 3.1-3.7 참고)
- "교육받고, 인정받고 경험 있는 피트니스 전문가들(educated, certified, and experienced fitness Professionals)"이 ACSM 조사에서 3위를 기록했다. 노동 통계(미국 노동청)는 "…운동 트레이너와 강사의 채용은 2010년에서 2020년까지 24% 성장할 것으로 기대된다"라고 예상했다. 제3자에 의해 인정되는 전문 수료증은 어떤 전문직이든 필수적이다. PMA 자격 프로그램은 필라테스 영역에서 측정되어 인정되는 제3자 수료증 시험이다. 필라테스 영역에서 강사 자격을 얻기 위해서 지원자들은 반드시 필수 요구사항을 채워야 하고 150 문항의 시험을 통과해야 한다. 공인된 필라테스 강사가 되는 시험은 모든 기구와 모든 레벨의 매트 운동에서 최소 450 시간의 훈련을 필요로 하며 기술과 지식 수준을 측정한다. 추가적인 조건은 감독하에 교육받은 시간과 강의 출석을 포함한다. 최근에는, NCCA(National Commission for Certifying Agencies-accredited exercise) 자격증을 제공하는 기관들이 CREP(not-for-profit Coalition for the Registration of Exercise Professionals)를 만들었다. CREP는 국제적으로 인정받는 USREPS(U.S. Registry of Exercise Professionals)의 자격을 유지한다. PMA 자격을 받은 필라테스 강사들은 이곳에 등록된다.
- "노인을 위한 피트니스 프로그램(Fitness programs for older adults)"은 ACSM 조사에서 8위를 차지했다. 더 활동적인 노인은 특화된 필라테스 운동 프로그램에 참여할 수 있다. 기력이 약한 노인들은 필라테스 운동이 제공하는 환경에서 적당히 기능적인 운동을 하게 되면서 일상생활 활동을 하는 데에 필요한 균형과 근력을 향상시킬 수 있다(챕터 11, 건강하게 나이 들기 참고).

- "기능적인 피트니스(Functional fitness)"가 ACSM 조사에서 9위를 차지했다. 실생활에서 쓰여지는 신체 기능들을 활용하는 기능적인 피트니스는 균형, 협응력, 힘 그리고 지구력을 개선하고 일상생활 활동들을 수행하는 능력을 강화하기 위해 근력 운동을 하는 것으로 정의된다. 기능적 피트니스는 또한 집에서 하는 활동들을 위해 임상 프로그램을 적용한다(챕터 13, 무릎과 고관절의 표면 치환술 및 전 치환술; 그림 13.1과 13.7 참고). 조셉 필라테스는 의자와 침대를 포함한 실내 가구를 기반으로 한 운동을 개발했다. 높은 의자에서 하는 그의 운동은 홈트레이닝을 하는 사람들을 위해 기능적 운동들을 소개한다(그림 7.1, circa 1945 참고). 필라테스 선생들은 이제 조셉 필라테스가 발명한 운동 기구를 이용해 다양한 분야의 고객들을 위해 기능적 운동을 위한 동작을 원하는 대로 바꾼다.

- "소그룹 운동(Group personal training)"이 ACSM 조사에서 10위를 차지했다. 개인 트레이너는 고객들이 바라는 개인 서비스를 제공할 수 있으나, 보통 2-4명으로 구성된 작은 그룹에선 각각의 멤버에게 비용적인 할인을 크게 제공할 수 있다. 조셉 필라테스와 그의 파트너 클라라는 뉴욕 스튜디오에서 개인 수업을 제공했다. 필라테스는 1939년과 1951년 사이 메사추세츠에 있는 버크샤이어 마운티스(Berkshire Mountains)에서 제이콥스 필로우에 있는 댄서들을 위해 여름 매트 클래스를 가르쳤다(Geweniger & Bohlander, 2014). 1990년대 후반 이후로 필라테스 선생님들은 소도구 매트, 리포머, 체어와 바렐 운동을 소그룹으로 가르치고 있다.

- "순환 운동(Circuit training)"은 ACSM에서 14위를 차지했다. 순환운동은 고강도 인터벌 트레이닝과 비슷하지만 아주 적은 강도로 할 수 있다. 이것은 6-10개 운동을 차례대로 미리 정해진 순서로 하는 것을 의미한다. 각 운동은 짧게 휴식을 취하고 다음 운동으로 넘어가기 전 특정 반복횟수, 또는 정해진 시간 동안 행해진다. 조셉 필라테스는 뉴욕 8번가 스튜디오인 그의 체육관에서 순환 운동을 적용했다. 그는 유니버셜 리포머, 트라페지 테이블, 스파인 코렉터, 레더 바렐, Ped-o-Pull, 하이 체어, 운다 체어, 풋 코렉터, 그리고 다른 기구들을 이용하여 고객 운동 세션을 구성했다. 필라테스 선생님들은 이제 개인 고객과 소그룹에게 순환운동을 가르친다.

- "코어 트레이닝"이 ACSM 조사에서 15위에 올랐다. 코어 트레이닝은 복부, 몸통, 허리의 힘과 구조적인 안정성을 강조한다. 이 운동은 일반적으로 엉덩이, 허리 및 복부 운동을 포함하여 모든 척추와 몸통을 지지하는 힘을 만들어 준다. 코어 구조를 운동하는 것은 전체적인 몸통의 균형을 개선하고 사지에 힘을 잘 전달하도록 해주어 개인이 일상생활 활동에 필요한 것을 얻고 힘, 스피드, 민첩함을 요구하는 스포츠를 할 수 있게 해준다. 조셉 필라테스는 골반의 윗부분과 흉곽의 아랫부분 사이의 원통모양 부분의 힘을 설명하기 위해 "파워하우스(power house)"라는 단어를 사용했다. 그는 이 부분을 활성화시킨 다음 모든 필라테스 운동을 시작하도록 권장한다.

1990년대 중반에 시작한, 필라테스 강사 교육은 호주 퀸슬랜드 대학교의 물리치료학과에서 진행된 연구에서 영감을 받았다. 복횡근의 기능은 척추의 균형, 보호 그리고 요추 기능장애에 중요한 것으로 나타났다. 필라테스 강사는 이제 코어 트레이닝에 집중하는 매트 수업, 리포머 수업, 체어와 바렐 수업을 진행한다. 그들은 조셉 필라테스의 파워하우스 개념을 업데이트 된 코어 균형 구조에 대한 내용으로 보강하고, 복횡근, 골반기저부, 다열근, 횡격막, 대요근의 전방 섬유, 요방형근의 활성화를 촉진시킨다. 이러한 구조들은 무언가를 들어올리거나, 구부리거나, 앉거나, 꼬거나, 걷거나, 뛰거나, 점프할 때 골반과 요추의 안정성을 위해 함께 움직인다. 전방 사선 슬링 시스템, 후방 사선 슬링 시스템, 심부 세로 시스템과 외측 시스템 등을 포함하는 근막 슬링 시스템 또한 요추와 골반의 안정성을 촉진시키는데 기여한다(챕터 1, 그림 1.1-1.8 참고). 코어 조절에 관여하는 안쪽 바깥쪽 요소들 모두 모든 필라테스 운동과 기능적 움직임에서 같은 역할을 한다(St. John, 2013).

요추골반부의 안정성과 천장관절의 힘 폐쇄

조셉 필라테스 매트와 기구 운동은 요추 전만의 평평함(과굴곡 또는 imprinted spine)을 장려한다. 현재 생물학적 연구에 따르면, 코어 조절의 "내부 요소"는 골반이 중립된 자세로 있을 때 척추 안정장치로서 완벽히 일을 수행한다. ASIS(anterior superior iliac spine)와 치골의 연결선이 서 있거나 앉아 있을 때에는 땅에서 수직형태를 띄고, 반듯이 누울 때는 바닥과 수평이 되어야 골반이 중립자세를 갖게 된다(St. John, 2013). 요추 전만의 정점은 세 번째 요추뼈이다. 세 번째 요추뼈의 뒤쪽 극돌기(posterior spinous process)는 배꼽 바로 뒤에 있다.

척추 중립은 몸의 굴곡과 신전 동작을 원할하게 하는 기본 환경 설정이다. 요추뼈의 웨지 형태(Wedge Shape)는 요추 전만을 만든다. 요추의 전방 인대는 앞쪽으로의 미끄러짐을 방지하기 위해 척추의 전방에 위치하고 있으며 매우 강하다. 후방 인대는 형태가 더 작으며 굴곡 시 발생되는 연속된 하중을 견딜 수 없다. 요추의 중립 위치는 움직임의 변화를 위해서 이상적이다. 요추의 과도한 굴곡과 신전은 다른 방향으로의 움직임이 불가능하도록 움직임을 고정시킨다. 굴곡을 하면 요추의 후부 인대가 길어져 수동적 장력을 통해 안정성을 만들 수 있지만, 과굴곡으로 인해 너무 늘어나게 되면 통증을 일으킬 수 있다. 신전을 하면 후관절(facet joint)에 압박을 만들어 관절의 수동적인 안정성을 만들 수 있지만 과신전 시 관절에 압박을 증가시킬 수 있다. 압박은 관절을 약화시켜서 관절염, 골절 및 척추 전방 전위증을 일으킬 수 있다.

이러한 상태는 통증 또한 유발할 수 있다. 천골에 연결되어 있는 인대는 천골을 앞으로 기울일 때 팽팽해지거나 적절하게 장력이 가해져서 L4-L5-S1에서 요추의 신전을 촉진시킨다. 불안정한 천장관절을 가진 사람들은 평평한 요추를 갖고 있으며 천골이 뒤쪽으로 기울어져 있다(counternutated). 짧거나 길어진 근육은 척추 분절을 제어하는 정상적인 힘을 만들 수 없다. 정상적인 근육 조절이 없으면 정상적인 안정성이나 척추 움직임은 없다. 과굴곡과 과신전은 척추 운동의 정상적인 능동 제어를 감소시킨다.

등 근육은 척추에 가까워서 척추 위치에 크게 영향을 받는다. 과굴곡은 등 근육을 신장시키고, 과신전은 단축시킨다. 요추 위치는 또한 척추 앞쪽 표면과 심부의 모든 근육에 영향을 미친다. 과굴곡은 앞쪽 근육을 단축시키고, 과신전은 앞쪽 근육을 신장시킨다. 복부는 등 근육보다 척추에서 더 멀리 있기 때문에 복부 근육의 길이를 변화시키지 않고도 척추 분절을 움직일 수 있다(West & Hagins, 2015).

흉요근막은 요추 안정성과 천장관절의 힘 폐쇄(Force Closure)에 있어서 필수적이다.

흉요근막(TLF)은 복벽 후방 근육으로부터 척추주위 근육을 구분짓는 근막층과 여러 개의 건막층으로 구성되는 3차원적으로 연결되어 있는 구조이다. 몇몇 근육은 TLF와 PSIS(posterior superior iliac spine)와 천결절인대(sacrotuberous ligament)에 붙어있다. 흉요근막은 하부 요추와 천장관절의 통합을 유지하는데 도움이 된다. 광배근, 대둔근, 복근, 특히 복횡근은 TLF에 붙어있다. 이 근육들로 인해 생긴 압력은 TLF를 지나서 요추를 단단하고 안정감 있게 만들며, 천장관절의 힘 폐쇄를 증진시킨다. 척추의 굴곡은 TLF를 신장시켜 외측 면적을 줄이게 되는데, 만약, 복부근육의 긴장으로 외측부위가 TLF에 저항성을 갖게 되면, 요추를 굴곡할 때 이 부위의 조직은 단단해지고 저항이 증가할 것이다. 척추주위 근육의 수축은 구획 내 압력을 증가시켜 요추를 지지하는 수압 증폭 효과에 기여한다. 요추 다열근(lumbar multifidus muscle)은 두 개의 PSIS 사이에 있는 흉요근막 하부에 의해 생성된 압력을 증가시킨다. 이렇게 증가된 압력은 천장관절의 힘 폐쇄를 일으키고 골반을 안정화시킨다(Willard et al., 2012).

필라테스 강사들이 여러 학문 분야의 교육을 통합하고 운동학습, 뇌과학, 근막에 중점을 둔 운동들에서 발견된 새로운 정보들을 토대로 필라테스 운동 원리와 훈련을 발전시키면서 조셉 필라테스가 만든 운동이 전 세계적으로 더 많은 관심을 끌고 있다.

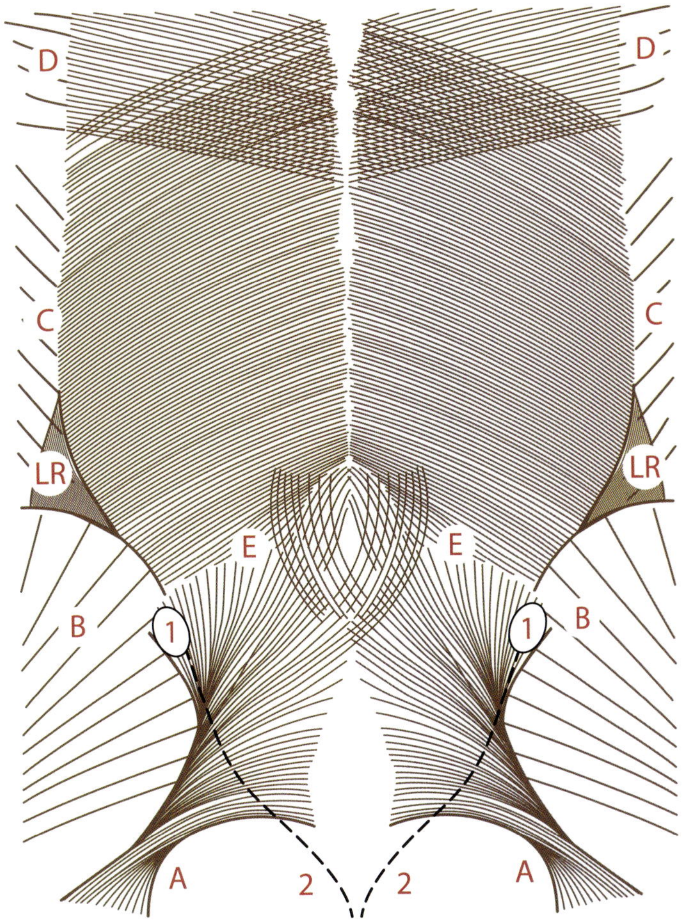

그림 2.5

흉요근막의 심층부위와 그것에 부착되는 각기 다른 방향의 섬유:

(**A**) 슬괵근(**Hamstring**)에 연결되는 천결절 인대(**Sacrotuberous Ligament**)
(**B**) 중둔근(**gluteus medius**)의 근막
(**C**) 내복사근(**internal oblique**)의 근막
(**D**) 하후거근(**serratus posterior inferior**)의 근막
(**E**) 척추기립근(**errector spinae muscles**)
(**1**) PSIS(**posterior superior iliac spine**)
(**2**) 천골(**sacrum**), (LR) 외측 봉합선(**lateral raphe**)

(Schleip, R.& Baker, [Edsa][2015]. Fascia in Sport and Movement. © Handspring Publishing의 허락 하에 재구성됨.)

근막에 중점을 둔 동작 기준은 필라테스 운동 원리와 관련이 있다.

필라테스 운동 원리는 The PMA Pilates Certification Exam Study Guide에 설명되어 있는데, 이것에 따르면 다음과 같다:

> 몸은 움직이기 위해 **센터링**에 의해 구조화된다. **균형잡힌 근육발달**은 효율적인 움직임과 올바른 관절 역학을 허용한다. 신체를 잘 발달시키기 위해서는 **지속적인** 정신 집중이 필요하다. **정확하고**, 정밀하며, 분명하고, 구체적이면서, 의도적인 움직임은 신체의 올바른 형태를 위한 필수조건이다. 각 운동은 적은 수의 운동 반복이 적절하다. 이것은 필요한 근육과 각 움직임을 위한 노력을 이용한 최대의 **조절**만이 각 반복을 수행할 수 있기 때문이다. **호흡**은 자연적인 움직임과 율동적인 움직임을 촉진시키고 더 좋은 활동을 할 수 있게 근육을 자극한다. 필라테스 운동은 항상 **신체 전체**를 사용하는 것이 강조된다.
>
> (Pilates Method Alliance®, 2014)

근막 피트니스 이론(Müller & Schleip, 2011)과 근막에 중점을 둔 동작 기준은 필라테스 메소드의 8가지 운동 원리와 연관이 있다. 2013년 나는 챕터 13에 있는 스포츠와 운동에 있어서 근막 트레이닝 원리와 필라테스 운동 원리가 서로 연관 있다는 것을 보여주기 위해 표 2.2를 만들었다. 선택된 매트 운동과 리포머 운동은 이론적으로 관련된 예시를 제공한다.

표 2.2
근막 트레이닝 원리와 필라테스 원리는 비슷하다.

근막 트레이닝 원리	필라테스 원리	필라테스 매트 운동	리포머 운동
1. 준비를 위한 반대 움직임	리듬	One-Leg Stretch (무릎을 편 상태) (Pilates Anytime Mat Workout [2016] No.2507)	점핑보드를 이용한 탄성 반동 훈련 (**그림 6.14A - D와 6.15A - E**)
2. 흐르는 듯 이어지는 동작의 연결	호흡	Roll Up (**그림 3.2B**)	Side Splits (선 자세) (**그림 6.10A, B**)
3a. 동적 스트레칭	리듬	The Saw (**그림 3.6B**)	Knee Stretch (선 자세, 무릎서기 자세) (**그림 5.5**)
3b. 템포의 변화 느리고 빠른 동적 스트레칭	리듬	빠르게: One Leg Kick (**그림 3.4B**) 느리게: Roll Over With Legs Spread (양쪽으로) (**그림 3.3A,B**)	빠르게: Stomach Massage (**그림 5.12**) 느리게: Side Stretch (**그림 5.17**)
3c. 신체는 신경근막 시스템의 많은 부분을 포함하여 동시적으로 움직인다.	전신운동	Side Bend Twist (Pilates Anytime Mat Workout [2014] No.1498)	Long Stretch (**그림 5.9**)

표 2.2 계속

3d. 약간의 각도 변화를 통한 다양한 방향으로의 움직임	균형 있는 근육 발달 (최적의 신경근막 시스템의 활성화)	Cork–Screw (**그림 3.6A**)	Feet in Straps (**그림 5.12**)
3e. 움직임 시작	중심화	Teaser (**그림 3.2F**)	Short box advanced abdominals (**그림 5.14**)
4a. 고유수용성 감각의 개선	집중력 조절력	Leg–Pull (**그림 3.7B**)	Control Back (천장을 향한 상태) (**그림 5.11**)
4b. 운동감각의 명민함	정확성	Hip Twist (팔을 편 상태) (**그림 3.6D**)	Front splits – hands up (PMA Study Guide, p.74)
5a. 조직에 수분 공급	특정 필라테스 동작은 이 근막 트레이닝 원리와 연관이 없다. 그러나 근막에 중점을 둔 필라테스 운동은 이러한 장점을 얻을 수 있다.	Spine Stretch (**그림 3.2E**)	Spine Massage (**그림 5.12**)
5b. 조직 재생		Spine Twist (**그림 3.6C**)	Cleopatra (PMA Study Guide, p.70)
6. 콜라겐 재형성을 지속		7개월에서 2년 동안 매트 연습은 20분씩 일주일에 2번	7개월에서 2년 사이에 리포머 연습은 20분씩 일주일에 2번

"Contrology 운동을 규칙적으로 일주일에 네 번씩 Return to Life에 나와 있는 대로 3개월만 신념을 갖고 진행한다면, 새로워진 정신활력과 정신력 증대에 따라 몸이 좋아질 것이다." 조셉 필라테스 (Pilates & Miller, 1945/2010)

각 매트 운동은 챕터 3에 나와 있다. 각 리포머 운동은 챕터 5에 나와 있다. 이 운동들은 참고자료에 나와 있는 *Pilates Instructor Training Manuals*에 자세하게 설명되어 있다.

2015년, 나는 근막에 중점을 둔 동작의 기준(표 1.7에 나와 있는)을 만들기 위해 근막에 중점을 둔 트레이닝 원리 목록을 확장했다.

표 2.3은 근막에 중점을 둔 동작의 기준이 필라테스 원리와 어떻게 연관되어 있는지 보여준다. 조셉 필라테스에 의해 만들어진 운동 시스템은 근막에 중점을 둔 동작의 기준 중 많은 부분을 만족시킨다. 그의 독창적인 운동 방법과 그가 만든 기구는 근막에 중점을 둔 동작이 개개인의 요구를 맞출 수 있는 기반을 제공한다.

조셉 필라테스의 매트 운동을 근막에 중점을 둔 리포머 운동으로 바꾸기

조셉 필라테스 매트 운동, Leg Pull Front(그림 1.9, 운동 12)은 근막에 중점을 둔 운동의 모든 기준을 만족시키는 그림 6.14의 왼쪽 아래에 나와 있는 탄성 반동 리포머 운동 "quadruped single leg jumps(고관절 굴곡 상태에서)"의 기반을 제공한다.

근육 기능을 중시하는 조셉 필라테스 매트 운동을 근막에 중점을 둔 동작의 기준을 만족시키는 근막을 활성화시키는 필라테스 리포머 운동으로 변환할 수 있다. 조셉 필라테스 매트 운동은 모든 근막 경선의 통합을 필요로 한다(그림 1.1–1.8 참고) (Myers, 2014). 그러나 Leg Pull Front는 근막에 중점을 둔 동작의 기준을 충족시키지 못한다(표 1.7 참고).

표 2.3
필라테스 원리는 근막에 중점을 둔 동작의 기준과 연관 있다.

필라테스 원리	근막에 중점을 둔 동작의 기준
전신운동(Whole-body movement)	신체는 신경근막 시스템의 많은 부분을 포함하여 동시적으로 움직인다. **전신의 연속성** – 몸통에서 사지로, 사지에서 몸통으로 전신의 연속적인 연결 – 심층에서 표층으로, 표층에서 심층으로 전신의 연속적인 연결
중심화(Centering)	**움직임 시작** – 근위부 구조물을 원위부 구조물에 연결하고, 원위부 구조물을 근위부 구조물에 연결한다.
정확성(Precision)	**운동감각의 명민함** – 운동감각(동적 고유수용감각), 팔다리와 몸통의 움직임과 위치에 대한 적절한 감각
중심화(Control)	**고유수용성 감각의 개선** – 고유수용성 감각은 자세, 힘줄 및 근육의 감각과 연결된다.
집중력(Concentration)	**내수용 감각**(Interoception) – 근막내 사이질 신경은 고유수용성 감각 또는 통각 대신에 내수용 감각을 제공한다. 이러한 자유신경종말의 자극은 생리적 필요와 관련하여 항상성을 찾기 위해 신체 상태에 대한 정보를 제공한다. 내수용 감각 신호는 온감, 메스꺼움, 배고픔, 아픔, 노력, 무거움 또는 가벼움 같은 느낌과 관련이 있다. 내부 체성 감각에 대한 인식은 감정, 느낌과 관련이 있다(Schleip & Baker, 2015).
호흡(Breathing)	흐르는 듯 이어지는 동작의 연결
균형 잡힌 근육 발달 (최적의 신경근막 시스템 활성화)	약간의 각도 변화를 통한 다양한 방향으로의 움직임
리듬(Rhythm)	준비를 위한 반대 움직임
이러한 근막에 중점을 둔 동작 기준은 특정 필라테스 원리와는 연관이 없다. 그러나 근막에 중점을 둔 필라테스 운동은 이것들을 포함할 수도 있다.	
3차원적 신경근막 시스템 내에서 조직의 미끄러짐(Glide)을 발달시킨다.	
힘/부하의 이동 – 신경근막 시스템을 통해 힘/부하를 분포시키는 움직임	
조직에 수분공급을 촉진시킨다.	
콜라겐 섬유의 주름을 발달시켜 규칙적인 격자 모양을 발달시킨다.	
탄성 반동을 발달시킨다.	

표 2.3 계속

조직 재생을 촉진시킨다.
조직의 탄력성을 발달시킨다.
동작은 운동조절의 개선과 콜라겐 재형성을 지속가능하게 한다.
모든 적절한 근막의 연속성은 고객의 상태에 따라 최적의 순서로 접근한다.
동작은 바이오텐세그리티 모델(Biotensegrity model)*의 인식과 구현을 촉진한다.

매트 운동은 조직에 수분을 공급하고 재생을 촉진시키는 형태에 있어서 약간의 각도 변화와 함께 준비를 위한 반대 움직임, 흐르는 듯 이어지는 동작의 연결, 템포의 변화 및 다방향 운동에 대해 제한된 형태를 제공한다. Leg Pull Front는 탄성 반동을 포함하지 않는다. Leg Pull Front를 근막에 중점을 둔 필라테스 리포머 운동인 "네발기기 자세에서 한쪽 다리점프(고관절 신전)"와 대조해 보라. 이 운동은 Leg Pull Front에 쓰이는 모든 근막경선의 통합이 필요하다. 하나의 파란색 스프링을 리포머 캐리지에 연결한다. 이 운동은 근막 경선의 활성화를 충족시키는 것 외에도 근막에 중점을 둔 동작 기준의 대부분을 충족시킨다. 발레에서 드미 쁠리에(demi–plié) 또는 무릎 구부리기 동작은 각 점프마다 요구되는 발목의 저측굴곡과 무릎 신전을 준비하는 반대움직임이다. 점프 동작 후 착지 시 발과 하지에서부터 시작된 움직임의 패턴이 골반대, 척추, 흉곽, 견갑대, 그리고 팔과 손으로 연결되는 긴 근막 체인을 강화하기도 하면서 움직임의 스피드를 조절하는 감속 또한 만들어 낸다. 이러한 움직임은 흐르는 듯 이어지는 동작의 연결을 만든다. 점프는 짧고 빠르게 하거나 길고 느리게 할 수 있다. 이것을 템포의 변화(Tempo Variation)라고 한다.

점프하는 다리는 고관절의 중립, 외회전, 내회전된 상태로 진행할 수 있는데 이것은 약간의 각도 변화를 통해 다방향으로의 움직임을 이끈다. 네발기기 자세에서 리포머를 이용한 탄성 반동 운동은 고유수용성 감각의 개선과 운동감각의 명민함을 더 요구한다. "네발기기 자세에서 한쪽 다리점프(고관절 신전)"와 그림 6.14와 6.15에 나와 있는 탄성 반동 리포머 운동은 조직에 수화를 촉진하고 조직의 재생을 일으킨다.

참고문헌 (References)

Publications

Gallagher, S. P. & Kryzanowska, R. (2000). *The Joseph H. Pilates archive collection*. Philadelphia, PA: Trans-Atlantic Publications Inc.

Geweniger, V. & Bohlander, A. (2014). *Pilates–a teachers' manual: Exercises with mats and equipment for prevention and rehabilitation*. Berlin: Springer.

Moore, J. (2009). Lower extremity amputation: Early management considerations. Workshop July 28–30, Naval Medical Center, San Diego.

Military Amputees Advanced Skills Training (MAAST) conference. San Diego, CA: Comprehensive Combat and Complex Casualty Care Naval Medical Center.

Müller, M. G. & Schleip, R. (2011). Fascial fitness: Fascia oriented training for bodywork and movement therapies. *IASI Yearbook 2011*, 68–76.

Myers, T. W. (2014). *Anatomy Trains®: Myofascial meridians for manual and movement therapists* (3rd ed.). Edinburgh: Churchill Livingstone.

Pilates, J. H. (1998). *Your health*. Incline, NV: Presentation Dynamics Inc. (Reprinted from *Your health*, 1934, Joseph H. Pilates.)

Pilates, J. H. & Miller W. R. (2010). *Return to life through contrology*. Miami, FL: Pilates Method Alliance Inc. (Reprinted from *Return to life through contrology*, 1945, Joseph H. Pilates.)

Pilates Method Alliance® (2014). *The PMA® Pilates certification exam study guide* (3rd ed.) Lessen, D., editor. Miami, FL: Pilates Method Alliance Inc.

Schleip, R. & Baker, A. (Eds.) (2015). *Fascia in sport and movement*. Edinburgh: Handspring Publishing.

Sporting Goods Manufacturers Association (2010). *Single sport report – 2010 Pilates*.

St. John, N. (2013). *Pilates instructor training manual: Barrels*. Cherry Hill, NJ: Balanced Body University.

Thompson, W. R. (2014). Worldwide survey of fitness trends for 2015: What's driving the market. *ACSM's Health & Fitness Journal*, (18)6, 8–17.

Vleeming, A. (2014). Foreword. In Geweniger, V. & Bohlander, A. (Eds.). *Pilates–a teachers' manual: Exercises with mats and equipment for prevention and rehabilitation* (pp.v–vii). Berlin: Springer.

West, J. C. & Hagins, M. (2015). *How to see the spine: Finding asymmetry and providing corrections* (pp.47–49). Publisher: Author.

Willard, F. H., Vleeming, A., Schuenke, M. D., Danneels, L., Schleip, R. (2012). The thoracolumbar fascia: anatomy, function and clinical considerations. *J Anat*, 221, 507–563.

Websites and Media

Clara Pilates, Teacher of Contrology Exercise, obituary, New York Times, 14 May 1977; online index and digital image, *TimesMachine* (http://timesmachine.nytimes.com: accessed 25 February 2017), Newspaper Archives, 1851-2002.

Joseph H. Pilates, Body Builder, 86, obituary, New York Times, 10 October 1967; online index and digital image, *TimesMachine* (http://timesmachine.nytimes.com: accessed 25 February 2017), Newspaper Archives, 1851-2002.

Larkam, E. (2013). *Heroes in Motion®* [Video]. Retrieved from https://www.youtube.com/watch?v=YdsTMB61dBo

Pilates Method Alliance® (2013a). *An Exercise in Balance: The Pilates Phenomenon* [Website]. Retrieved from https://www.pilatesmethodalliance.org/i4a/pages/index.cfm?pageid=3277

Pilates Method Alliance® (2013b). *Heroes In Motion® – Pilates Method Alliance* [Website]. Retrieved from http://www.pilatesmethodalliance.org/i4a/pages/index.cfm?pageid=3401

Rovell, D. (2010, March 30). *Survey: Pilates exploding, darts & billiards plummeting* [Article]. Retrieved from http://www.cnbc.com/id/36103179

Statista (2015). *Number of participants in Pilates training in the United States from 2006 to 2015 (in millions)* [Article]. Retrieved from http://www.statista.com/statistics/191616/participants-in-pilates-training-in-the-us-since-2006/

3

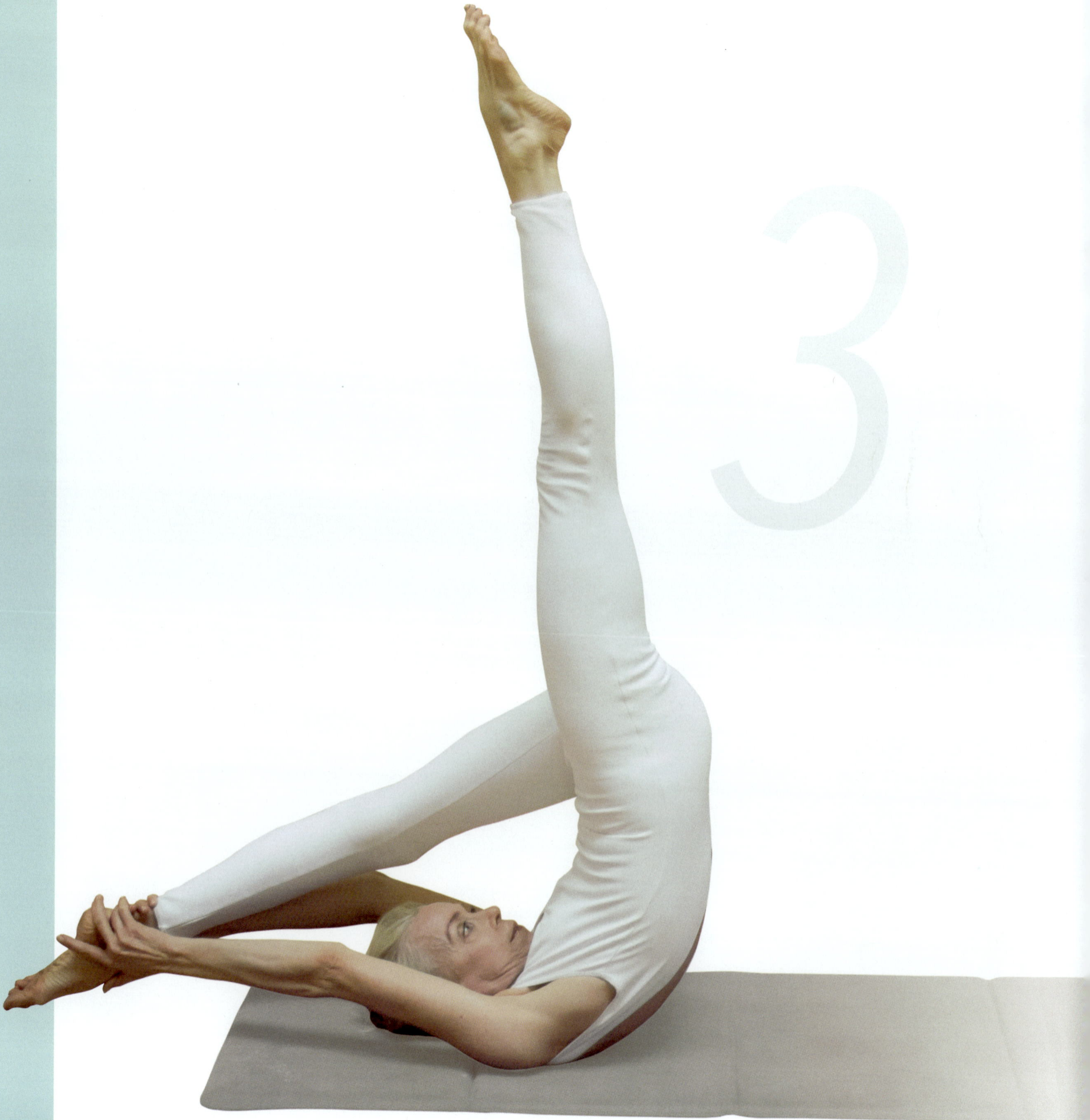

조셉 필라테스 매트 운동, 근막에 중점을 둔 동작의 관점

J. H. Pilates mat exercises, a fascia-focused movement perspective

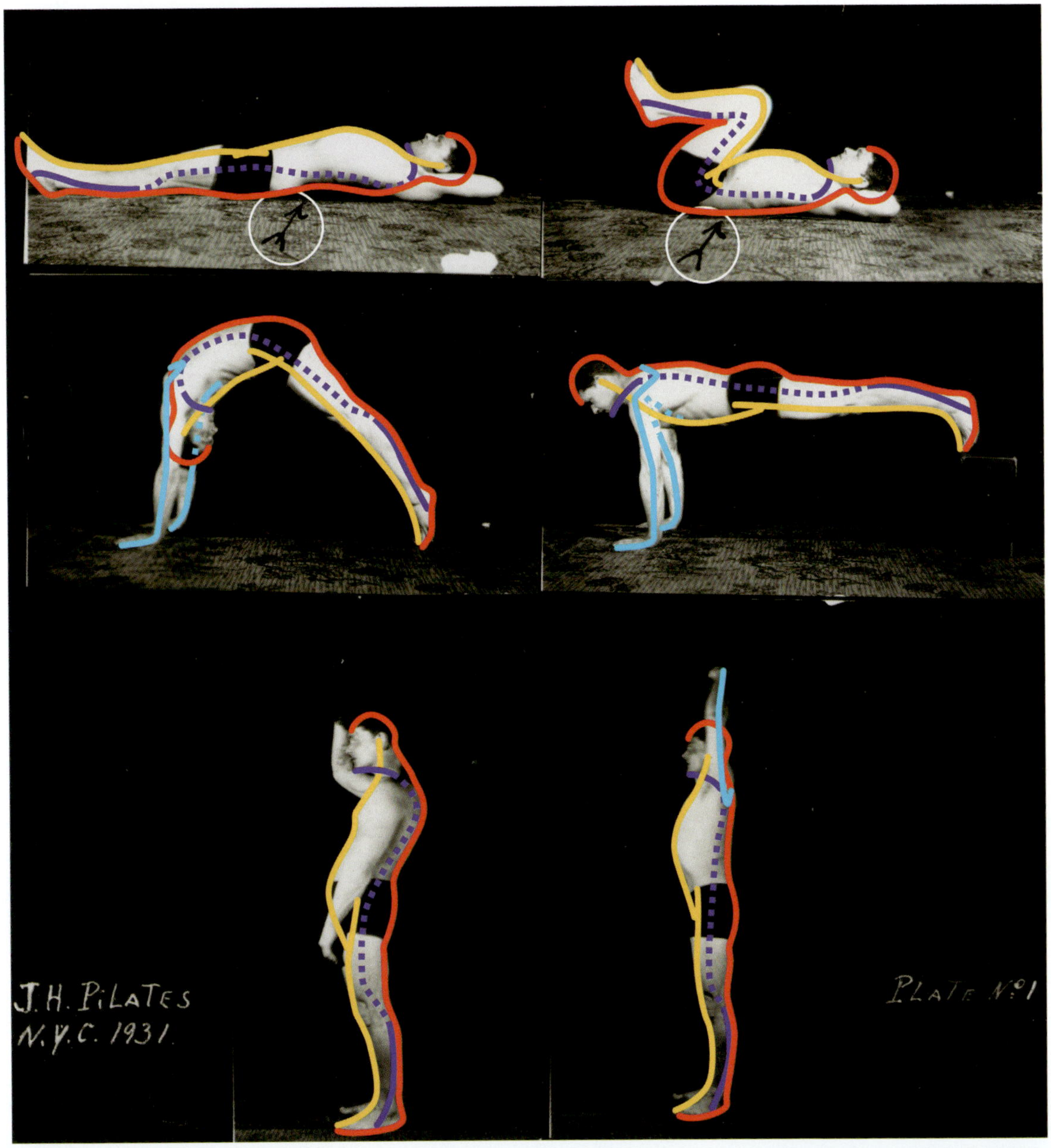

그림 3.1

조셉 필라테스는 그의 매트 운동 효과를 설명하기 위해 이 사진들을 만들었다. 근막에 중점을 둔 동작의 관점을 강조하기 위해 원래의 사진에 색상이 있는 근막 연속성이 겹쳐졌다. (출처: *Balanced Body Inc., www.pilates.com*)

조절학은 커다란 근육을 만들도록 설계된 운동시스템이 아닙니다. 그 반대로, 혈류의 순환을 개선시키기 위해 인체의 모든 근육을 적절하고 과학적으로 운동시키려는 목적으로 만들어지고 검토되었습니다. 이 운동 방법을 통해 혈류가 인체의 모든 섬유와 조직에 더 많은 혈액을 운반할 수 있게 됩니다.

당신의 혈액은 당신이 열심히 수행한 조절학의 결과로 인해 다시 활기를 띠게 될 것이고, 심장이 지속적으로 강하게 펌프질 되도록 유도할 것입니다. 결과적으로 풍부해진 혈류를 통해 피로로 인해 생겨난 잔해들을 운반하고 배출하게 됩니다.

Joseph H. Pilates (Gallagher & Kryzanowska, 2000)

표 3.1
조셉 필라테스 매트 운동의 기본적인 척추 움직임

필라테스의 Return to Life Through Contrology
by Joseph H. Pilates and William John Miller, 1945/2010
Original Copyright 1945, Joseph H. Pilates

			기본적인 척추 움직임				
			시상면 굴곡	시상면 신전	회전	관상면 외측굴곡	회전과 굴곡
매트 운동 순서		그림 (전체)	(18)	(10)	(2)	(3)	(2)
1.	Hundred	3.2A	●				
2.	Roll Up	3.2B	●				
3.	Roll Over with Legs Spread (양쪽으로)	3.3A	●				
4.	One Leg Circle (양쪽으로)	3.6E-H	●				
5.	Rolling Back	3.3E	●				
6.	One Leg Stretch	3.2C	●				
7.	Double Leg Stretch	3.2D	●				
8.	Spine Stretch	3.2E	●				
9.	Rocker with open legs	3.3B	●				
10.	Cork-Screw	3.6A			●		
11.	Saw	3.6B					●
12.	Swan-Dive	3.4A		●			
13.	One Leg Kick	3.4B		●			
14.	Double Kick	3.4C		●			
15.	Neck Pull	3.2G,H	●				

표 3.1 계속

필라테스의 Return to Life Through Contrology
by Joseph H. Pilates and William John Miller, 1945/2010
Original Copyright 1945, Joseph H. Pilates

매트 운동 순서		그림	기본적인 척추 움직임				
			시상면 굴곡	시상면 신전	회전	관상면 외측굴곡	회전과 굴곡
16.	Scissors	3.4D		●			
17.	Bicycle	3.4E		●			
18.	Shoulder Bridge	3.4F		●			
19.	Spine Twist	3.6C			●		
20.	Jack–Knife	3.3C	●				
21.	Side Kick	3.5 A,B				●	
22.	Teaser	3.2F	●				
23.	Hip Twist with stretched arms	3.6D					●
24.	Swimming	3.4G		●			
25.	Leg Pull–Front	3.7A	●	●			
26.	Leg Pull	3.7B		●			
27.	Side Kick–Kneeling	3.5C				●	
28.	Side Bend	3.7C				●	
29.	Boomerang	3.3F	●				
30.	Seal	3.3G	●				
31.	Crab	3.3H	●				
32.	Rocking	3.4H		●			
33.	Control Balance	3.3D	●				
34.	Push Up	3.7D	●				

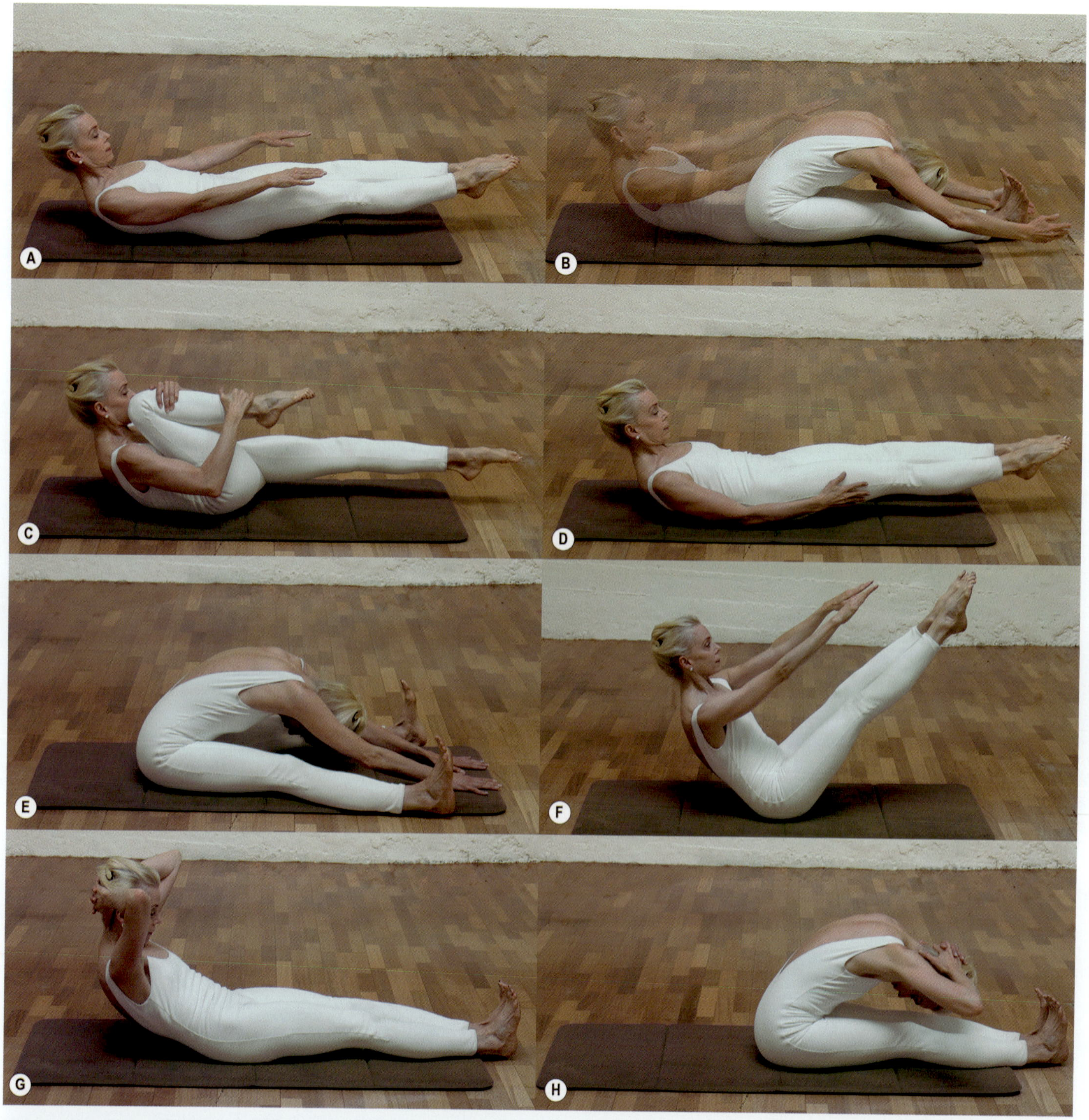

그림 3.2

7개의 필라테스 매트 운동은 척추의 굴곡을 보여준다. 이러한 움직임은 심부 전방(**Deep Front**)(그림 1.6)과 표면 전방(**Superficial Front**) 근막 연속성의 활성화를 강조한다(그림 1.8).

A. Hundred, B. Roll-Up, C. One Leg Stretch, D. Double Leg Stretch, E. Spine Stretch, F. Teaser, G&H Neck Pull.

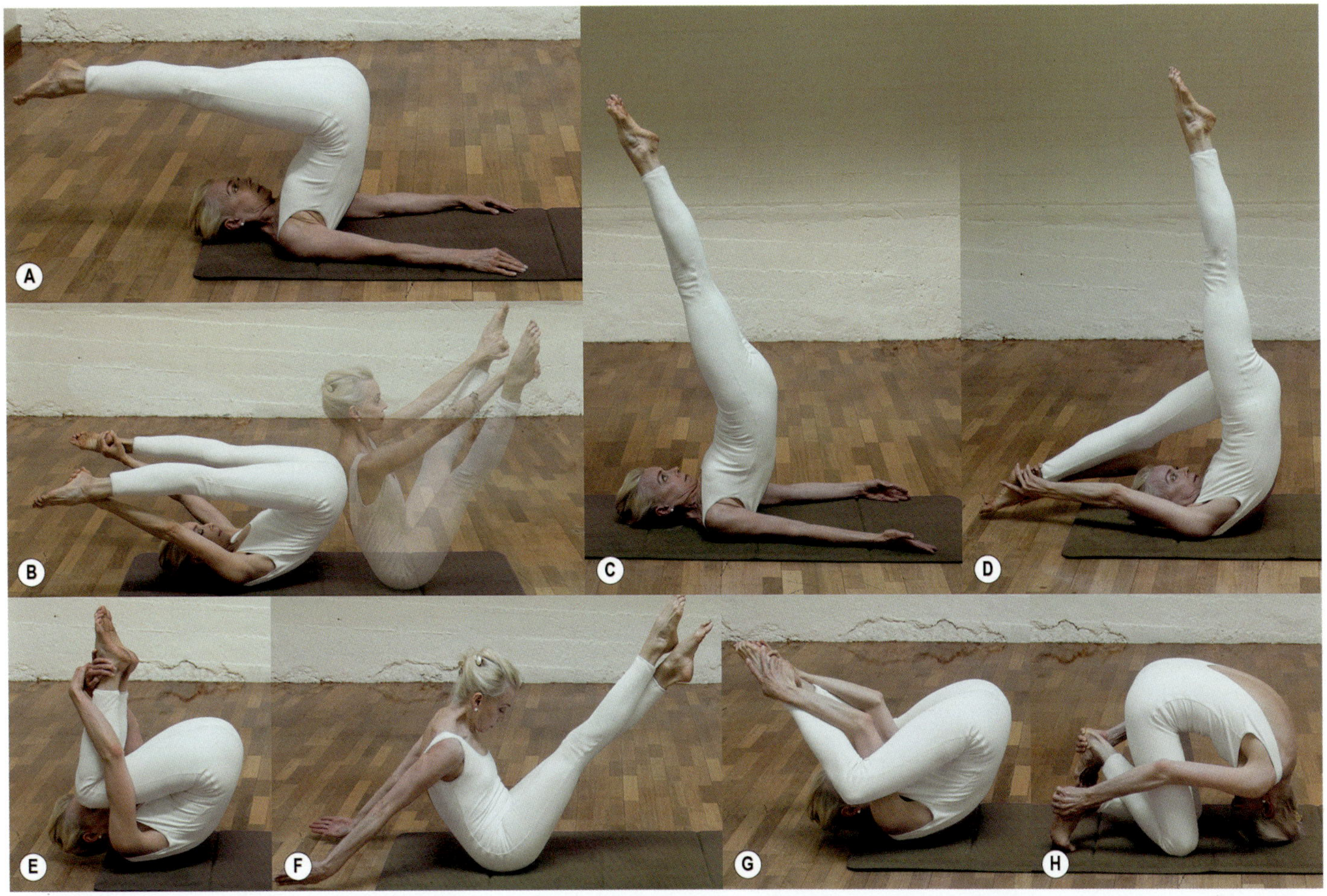

그림 3.3

8개의 필라테스 매트 운동은 흉부 상부에 체중이 가해지는 척추 굴곡을 보여준다. 이러한 움직임은 표면 전방(**Superficial Front**)(그림 1.8)과 표면 후방(**Superficial Back**)(그림 1.1) 근막 연속성의 협력 효과를 강조한다.

A. Roll Over, **B. Rocker with open legs**, **C. Jack-Knife**, **D. Control Balance**, **E. Rolling Back**, **F. Boomerang**, **G. Seal**, **H. The Crab**.

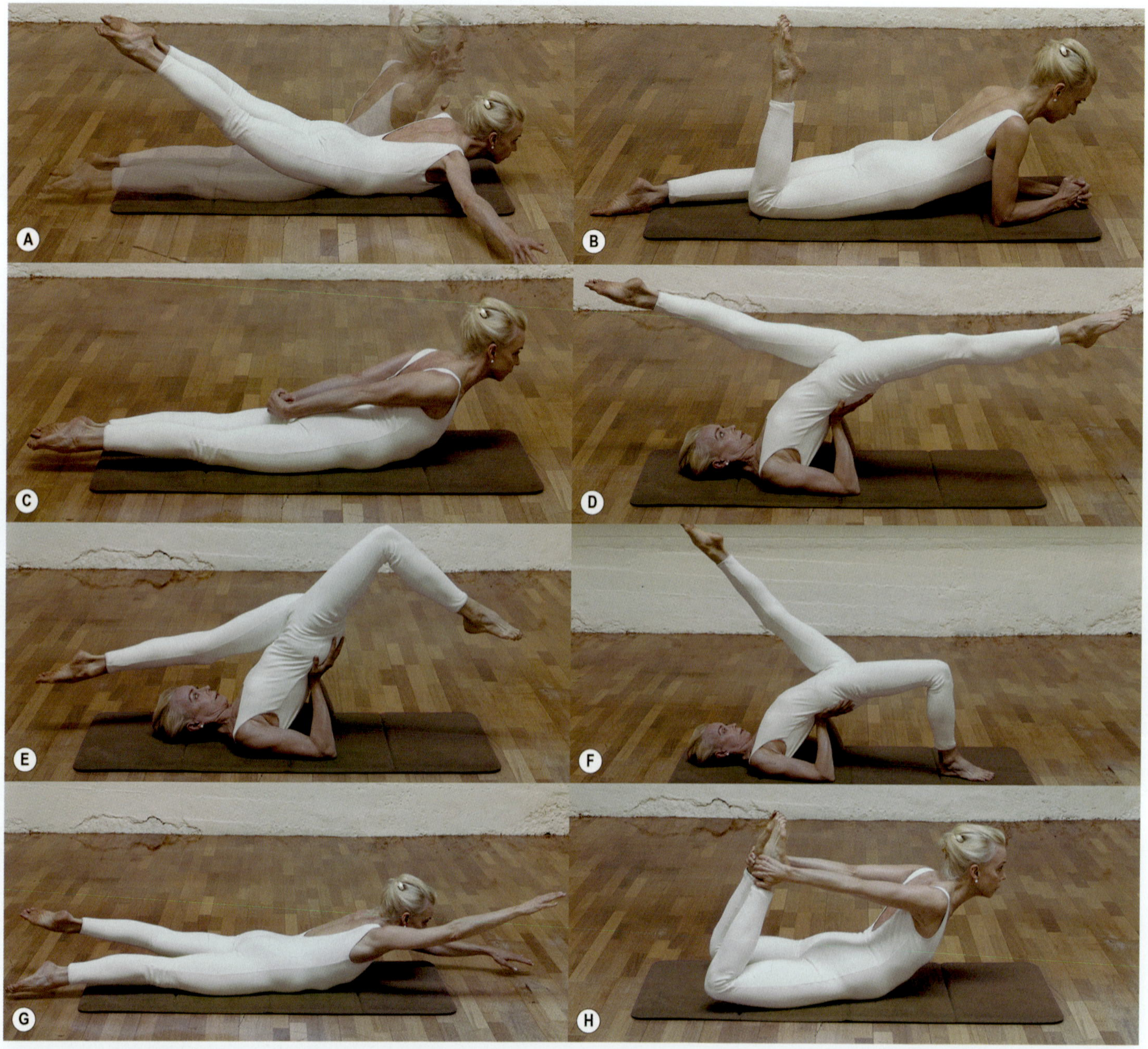

그림 3.4

8개의 필라테스 매트 운동은 척추의 신전을 보여준다. 이 동작은 표면 후방(**Superficial Back line**, 그림 1.1)과 함께 심부 전방(**Deep Front line**, 그림 1.6) 근막 연속성의 협력 효과를 강조한다.

A. Swan-Dive, **B. One Leg Kick**, **C. Double Kick**, **D. Scissors**, **E. Bicycle**, **F. Shoulder Bridge**, **G. Swimming**, **H. Rocking**.

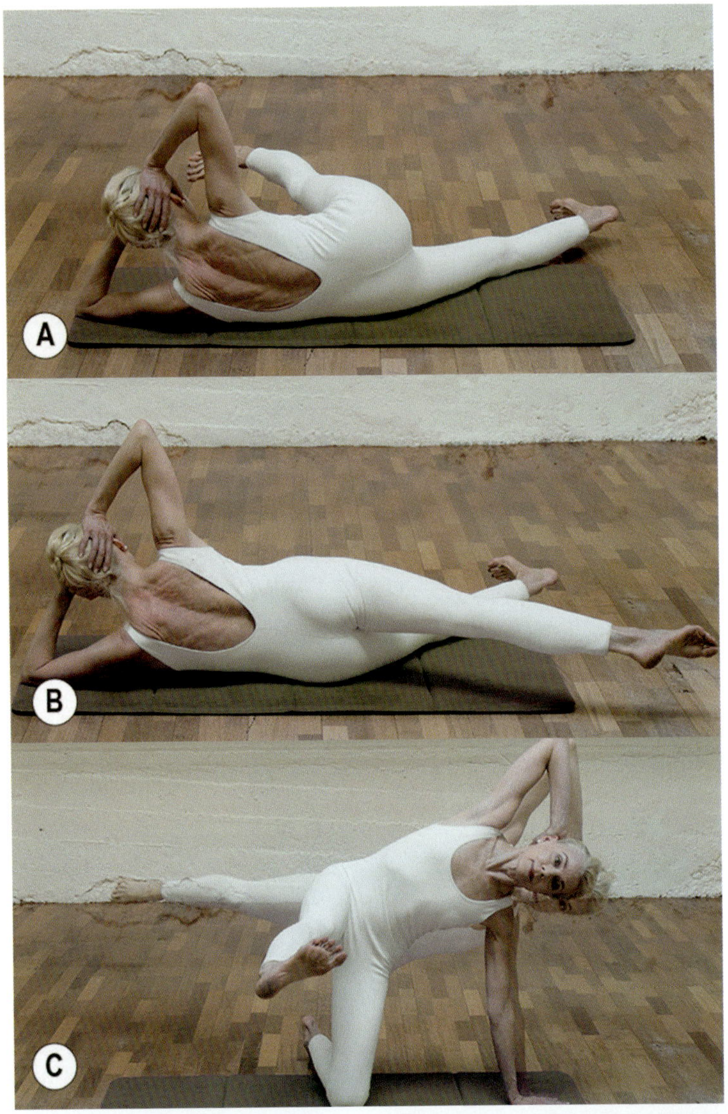

그림 3.5

2개 필라테스 매트 운동은 척추의 외측 굴곡을 보여준다. 이러한 움직임은 외측 근막 연속성의 활성화를 강조한다(그림 1.4).

A&B Side Kick.

C. Side Kick Kneeling.

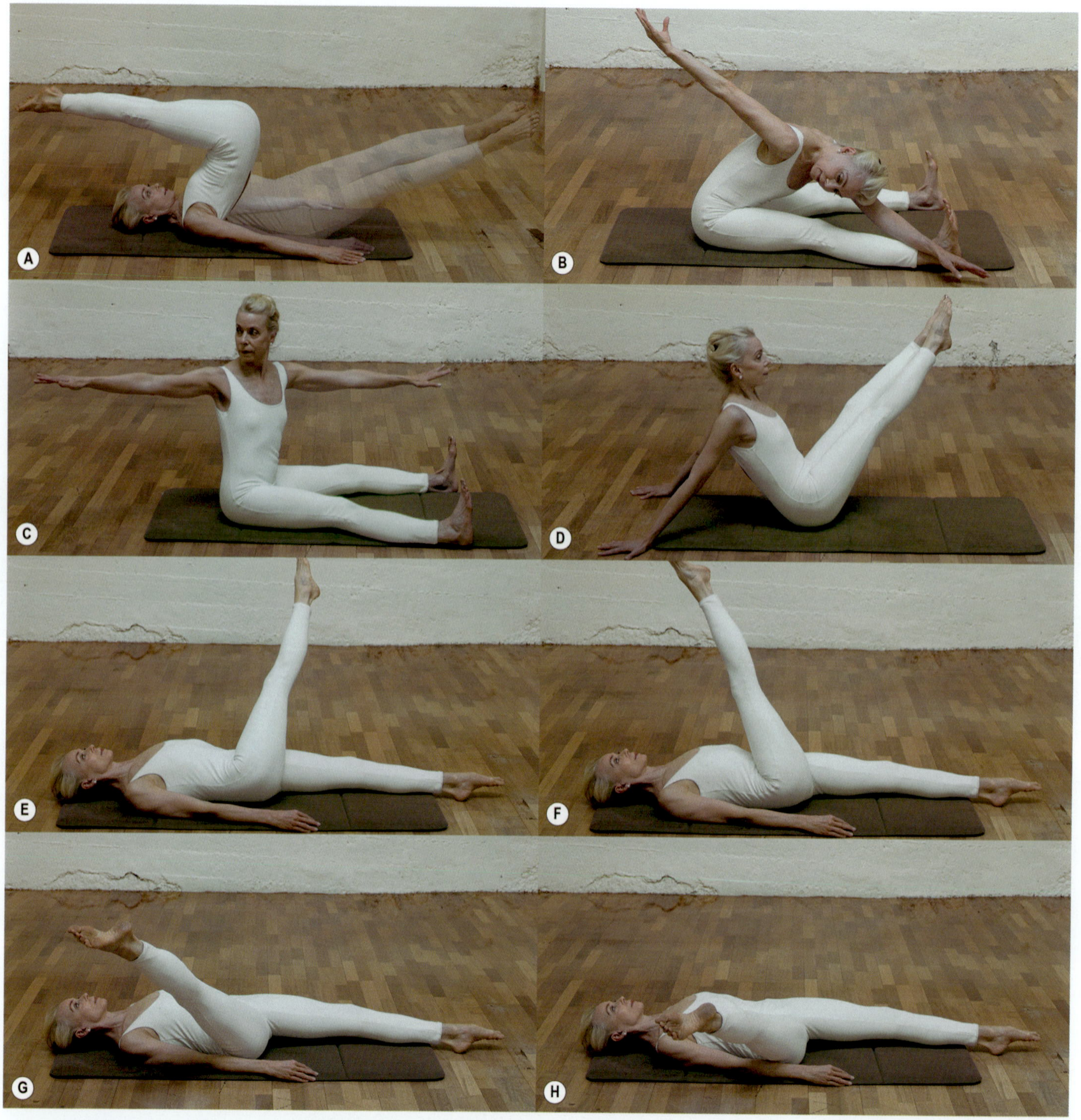

그림 3.6

5개 필라테스 매트 운동은 척추 회전을 보여준다. 이러한 움직임은 나선 근막 연속성의 활성화를 강조한다(그림 1.5).

A. Cork-Screw, B. Saw, C. Spine Twist, D. Hip Twist with Stretched Arms, E-H One Leg Circle(두 가지 방법).

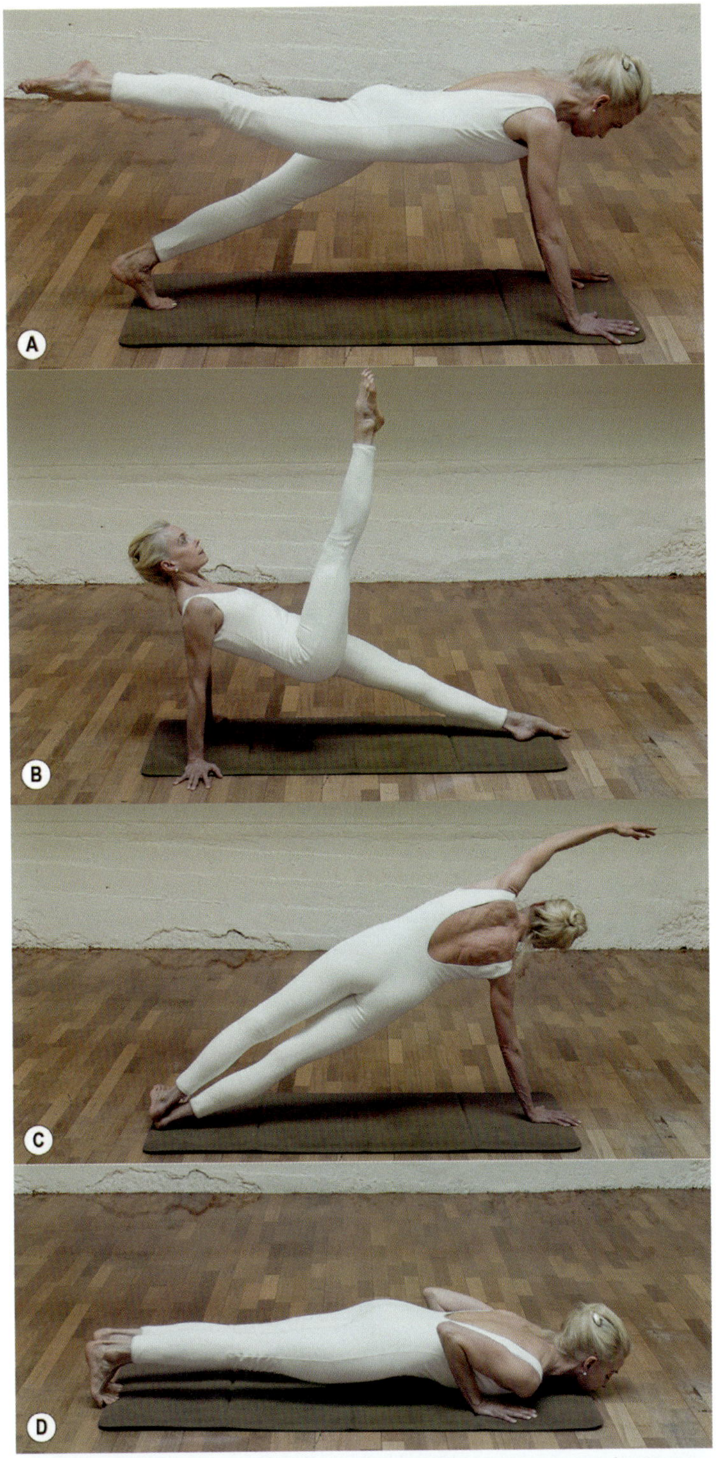

그림 3.7

4개의 필라테스 매트 운동은 손과 발이 매트에 닿은 닫힌 운동 사슬(**closed kinetic chain**)을 보여준다. 이러한 움직임은 전체 신경근막 시스템을 활성화시킨다(그림 1.1–1.8).

A. Leg Pull – Front, **B. Leg Pull**, **C. Side Bend**, **D. Push Up**.

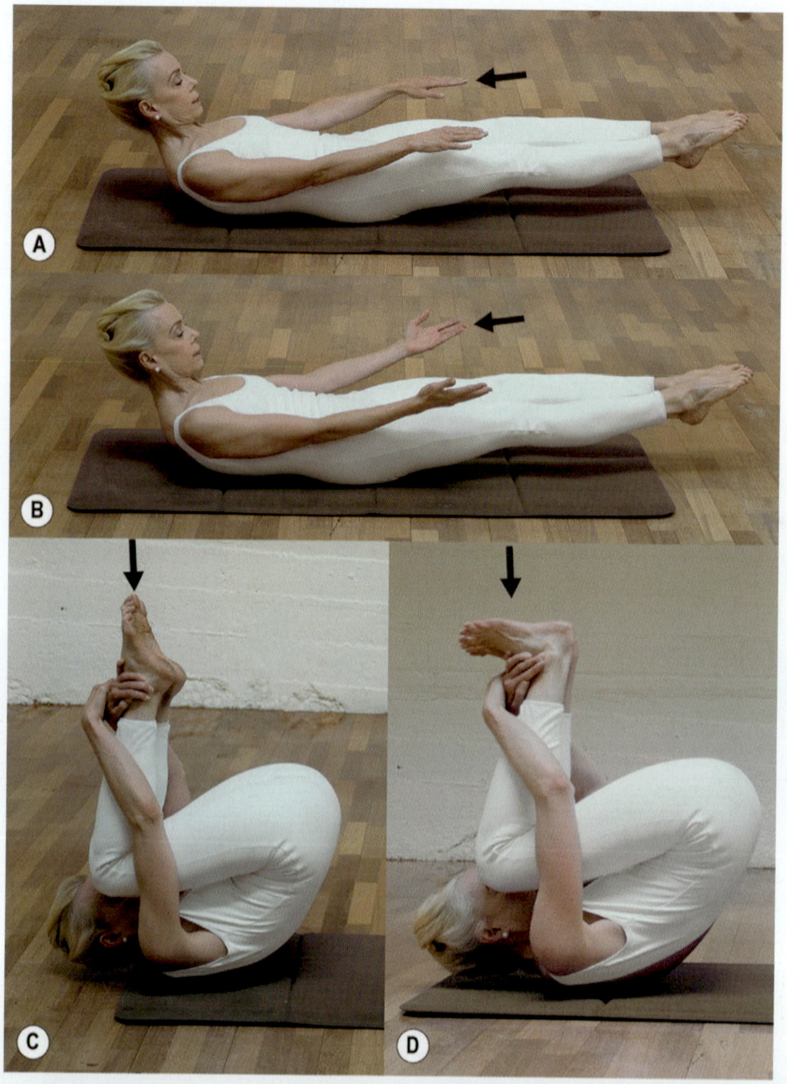

그림 3.8

필라테스 **Hundred**(**A&B**)를 변형한 근막에 중점을 둔 운동은 견갑골을 하강시켜 어깨관절의 외회전을 보여준다.

필라테스 **Rolling Back**(**C&D**)을 변형한 근막에 중점을 둔 운동은 심부 전방(**Deep Front**) 근막 연속성의 활성화를 촉진하기 위해 발목의 배측굴곡을 보여준다(그림 1.6).

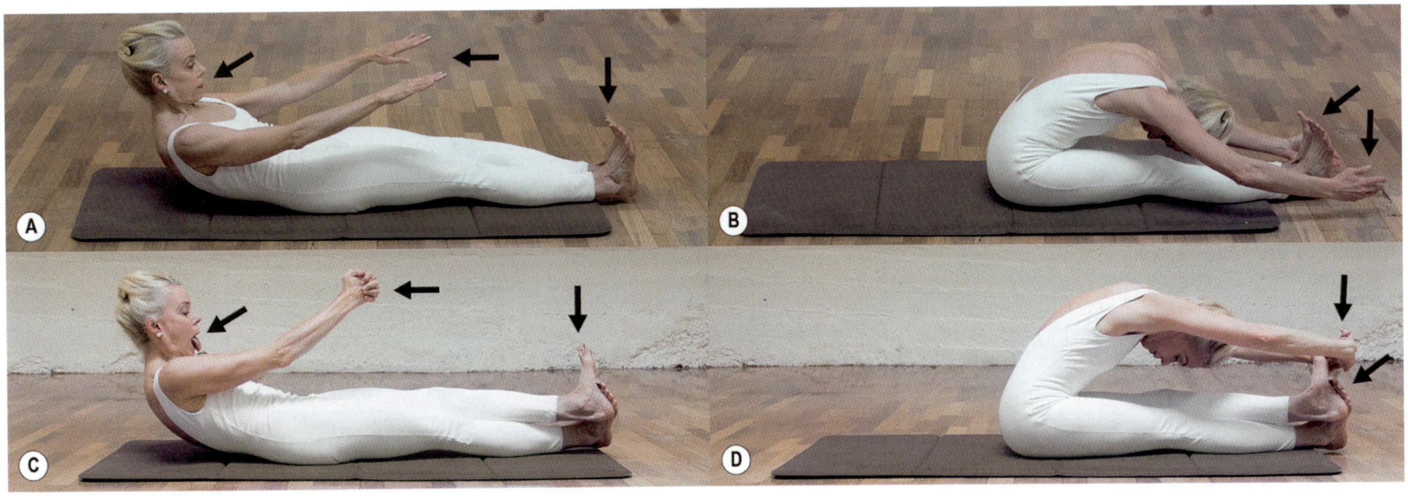

그림 3.9
근막에 중점을 둔 필라테스 **Roll up**(**A-D**)을 변형한 근막에 중점을 둔 필라테스 운동으로 혀 내밀기, 닫힌 운동 사슬로 손바닥을 마주잡고 발목 당기기를 통해 심층 근막 연속성의 활성화를 강조한다(그림 1.6).

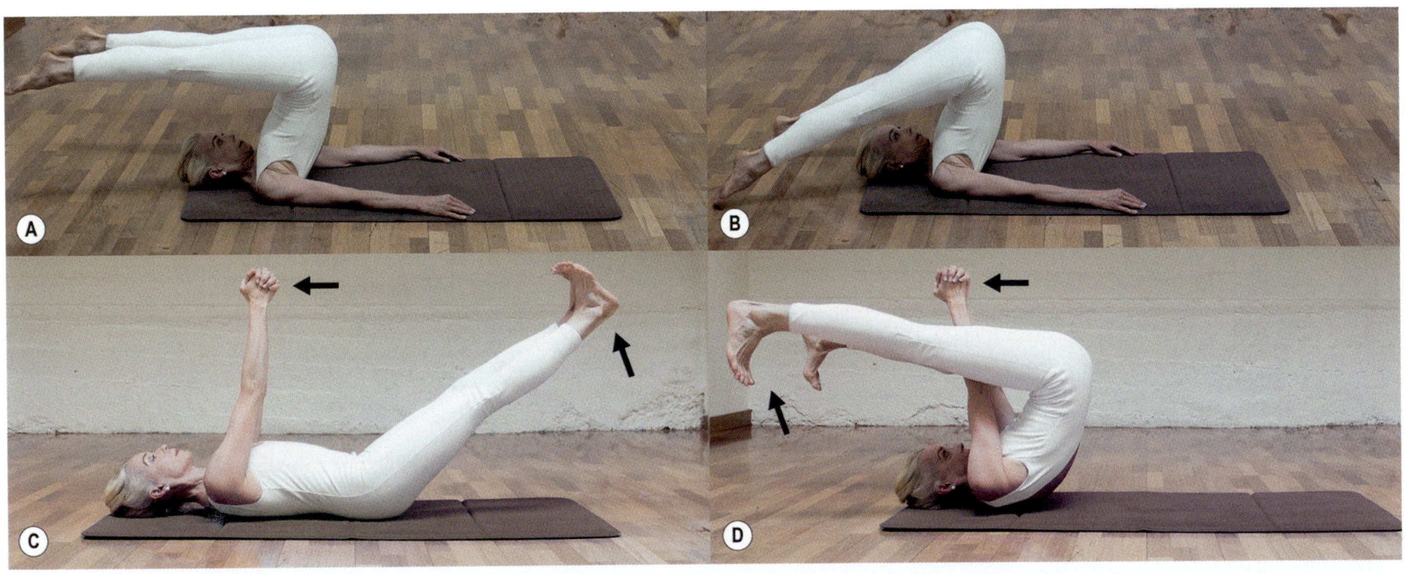

그림 3.10
Roll Over(**A-D**)를 변형한 근막에 중점을 둔 필라테스 운동은 다리를 펴고, 손을 마주 잡고, 발목의 배측굴곡을 통해 심층 근막 연속성을 활성화시킨다(그림 1.6).

표 3.2
근막에 중점을 둔 동작의 기준과 조셉 필라테스 운동의 예시

근막에 중점을 둔 동작의 기준		
동작의 요구사항	**바이오텐세그리티 모델(Biotensegrity model)**	
1. 동작은 운동조절의 개선과 콜라겐 재형성을 지속가능하게 한다. 2. 동작은 바이오텐세그리티 모델*의 인식과 구현을 촉진한다.	*"텐세그리티(Tensegrity) 구조는 국소적인 기계적 스트레스에 대해 전체적인 반응을 제공한다. 그 결과는 중력으로부터 어느 정도 독립된 형태를 갖게 된다. 텐세그리티 모델이 없다면, 우리의 원섬유성의 구조는 중력으로 인해 붕괴된다. 텐세그리티 모델로 인해 우리의 구조는 주변 구조를 포함한 전체적인 네트워크를 통해 하중을 펼쳐냄으로써 압력을 흡수하고 분산시킨다." (Guimberteau & Armstrong, 2015) "텐세그리티 모델이 치료에 대한 특정 접근 방식을 반드시 변경시키는 것은 아니지만, 기능 해부학에 대한 새로운 이해를 바탕으로 **신체의 역학을 시각화할 수 있는 더 나은 방법**을 제공한다." (Scarr, 2014)	
	필라테스 원리	**조셉 필라테스 매트 운동 예시**
3. 적합한 모든 근막 연속성을 고객의 상태에 따라 최적의 순서로 접근한다.	전신 움직임	Push Up (**그림 3.7D**)
동작 목적		
4. **내수용 감각**(Interoception) – 근막내 사이질 신경은 고유수용성 감각 또는 통각 대신에 내수용 감각을 제공한다. 이러한 자유신경종말의 자극은 생리적 필요와 관련하여 항상성을 찾기 위해 신체 상태에 대한 정보를 제공한다. 내수용 감각 신호는 온감, 메스꺼움, 배고픔, 아픔, 노력, 무거움 또는 가벼움 같은 느낌과 관련이 있다. 내부 체성 감각에 대한 인식은 감정, 느낌과 관련이 있다(Schleip & Baker, 2015).	호흡	*내수용 감각은 개인마다 다르다.*
5. **고유수용성 감각의 개선** – 고유수용성 감각은 자세, 힘줄 및 근육의 감각과 연결된다.	집중력 조절력	Leg Pull (**그림 3.7B**)
6. **운동감각의 명민함** – 운동감각(동적 고유수용감각), 팔다리와 몸통의 움직임과 위치에 대한 적절한 감각	정확성	Hip Twist with stretched arms (**그림 3.6D**)
움직임 특성		
7. 신체는 신경근막 시스템의 많은 부분을 포함하여 동시적으로 움직인다.	전신 움직임 호흡	Side Band (**그림 3.7C**)

표 3.2 계속

8. **전신의 연속성** – 심층에서 표층으로, 표층에서 심층으로 연결하면서 몸통에서 팔다리로, 팔다리에서 몸통으로 연결한다.	전신 움직임	Swan – Dive (**그림 3.4A**)
9. **움직임 시작** – 근위부 구조물을 원위부 구조물에 연결하고, 원위부 구조물을 근위부 구조물에 연결한다.	중심화 호흡	Rocking (**그림 3.4H**)
10. 흐르는 듯 이어지는 동작의 연결	호흡	Boomerang (**그림 3.3F**)
11. 약간의 각도 변화를 통한 다양한 방향으로의 움직임	균형 잡힌 근육 발달 (최적의 신경근막 시스템의 활성화)	Cork–Screw (**그림 3.6A**)
12. **힘/부하의 이동** – 신경근막 시스템을 통해 힘/부하를 고르게 분포시키는 움직임		Rocker with open legs (**그림 3.3B**) Leg Pull – Front (**그림 3.7A**)
13. 준비를 위한 반대 움직임	리듬	Double Kick (**그림 3.4C**)
14. **동적 스트레칭** – 느리고 빠른 템포의 변화	리듬	One Leg Circle (양쪽으로) (**그림 3.6E-H**)
운동 결과		
15. 조직에 수분공급을 촉진시킨다.		
16. 3차원적 신경근막 시스템 내에서 조직의 미끄러짐(Glide)을 발달시킨다.		
17. 콜라겐 섬유의 주름을 발달시키고 규칙적인 격자 모양을 만든다.		
18. 탄성 반동을 발달시킨다.		
19. 조직 재생을 촉진시킨다.		
20. 조직의 탄력성을 발달시킨다.		

표 3.3
근막에 중점을 둔 근막경선[a] 과 조셉 필라테스 매트

근막에 중점을 둔 동작의 기준

동작의 요구사항	바이오텐세그리티 모델(Biotensegrity model)
1. 동작은 운동조절의 개선과 콜라겐 재형성을 지속 가능하게 한다.	[b] "텐세그리티(Tensegrity) 구조는 국소적인 기계적 스트레스에 대해 전체적인 반응을 제공한다. 그 결과로 중력으로부터 어느 정도 독립된 형태를 갖게 된다. 텐세그리티 모델이 없다면, 우리의 원섬유성의 구조는 중력으로 인해 붕괴된다. 텐세그리티 모델로 인해 우리의 구조는 주변 구조를 포함한 전체적인 네트워크를 통해 하중을 펼쳐냄으로써 압력을 흡수하고 분산시킨다." (Guimberteau & Armstrong, 2015)
2. 동작은 바이오텐세그리티 모델[b]의 인식과 구현을 촉진한다.	"텐세그리티 모델이 치료에 대한 특정 접근 방식을 반드시 변경시키는 것은 아니지만, 기능 해부학에 대한 새로운 이해를 바탕으로 **신체의 역학을 시각화할 수 있는 더 나은 방법을** 제공한다." (Scarr, 2014)

	근막경선[a]						
	표면 후방선	기능선	외측선	나선선	심부 전방선	상지선	표면 전방선
3. 적합한 모든 근막 연속성을 고객의 상태에 따라 최적의 순서로 접근한다.	Swan–Dive **(그림 3.4A)**	Rocker with open legs **(그림 3.3B)**	Side Bend **(그림 3.7C)**	Spine Twist **(그림 3.6C)**	Rolling Back **(그림 3.3E)**	Leg–Pull **(그림 3.7B)**	Bicycle **(그림 3.4E)**

동작 목적

4. **내수용 감각**(Interoception) – 근막내 사이질 신경은 고유수용성 감각 또는 통각 대신에 내수용 감각을 제공한다. 이러한 자유신경종말의 자극은 생리적 필요와 관련하여 항상성을 찾기 위해 신체 상태에 대한 정보를 제공한다. 내수용 감각 신호는 온감, 메스꺼움, 배고픔, 아픔, 노력, 무거움 또는 가벼움 같은 느낌과 관련이 있다. 내부 체성 감각에 대한 인식은 감정, 느낌과 관련이 있다(Schleip & Baker, 2015).

	표면 후방선	기능선	외측선	나선선	심부 전방선	상지선	표면 전방선
5. **고유수용성 감각의 개선** – 고유수용성 감각은 자세, 힘줄 및 근육의 감각과 연결된다.	Leg Pull **(그림 3.7B)**	Jack–Knife **(그림 3.3C)**	Rocker with open legs **(그림 3.3B)**	Cork–Screw **(그림 3.6A)**	Teaser **(그림 3.2F)**	Leg Pull – Front **(그림 3.7A)**	Roll Up **(그림 3.2B)**
6. **운동감각의 명민함** – 운동감각(동적 고유수용감각), 팔다리와 몸통의 움직임과 위치에 대한 적절한 감각	Swimming **(그림 3.4G)**	Rolling Back **(그림 3.3E)**	Side Kick Kneeling **(그림 3.5C)**	Hip Twist with stretched arms **(그림 3.6D)**	Double Leg Stretch **(그림 3.2D)**	Side Bend **(그림 3.7C)**	One Leg Stretch **(그림 3.2C)**

표 3.3 계속

	근막경선[a]						
	표면 후방선	기능선	외측선	나선선	심부 전방선	상지선	표면 전방선
움직임 특성							
7. 신체는 신경근막 시스템의 많은 부분을 포함하여 동시적으로 움직인다.	Shoulder Bridge (그림 3.4F)	One Leg Kick (그림 3.4B)	Side Bend (그림 3.7C)	Cork–Screw (그림 3.6A)	Neck Pull (그림 3.2G,H)	Push Up (그림 3.7D)	Crab (그림 3.3H)
8. **전신의 연속성** – 심층에서 표층으로, 표층에서 심층으로 연결하면서 몸통에서 팔다리로, 팔다리에서 몸통으로 연결한다.	Swimming (그림 3.4G)	Leg Pull (그림 3.7B)	Side Kick (그림 3.5A,B)	Hip Twist with stretched arms (그림 3.6D)	Scissors (그림 3.4D)	Side Bend (그림 3.7C)	Double Leg Stretch (그림 3.2D)
9. **움직임의 시작** – 근위부 구조물을 원위부 구조물에 연결하고, 원위부 구조물을 근위부 구조물에 연결한다.	Rocking (그림 3.4H)	Swimming (그림 3.4G)	Side Kick (그림 3.5A,B)	Cork–Screw (그림 3.6A)	Rocker with open legs (그림 3.3B)	Boomerang (그림 3.3F)	Seal (그림 3.3G)
10. 흐르는 듯 이어지는 동작의 연결	Swan–Dive (그림 3.4A)	Leg Pull – Front (그림 3.7A)	Side Kick Kneeling (그림 3.5C)	Saw (그림 3.6B)	Jack–Knife (그림 3.3C)	Swimming (그림 3.4G)	Rolling Back (그림 3.3E)
11. 약간의 각도 변화를 통한 다양한 방향으로의 움직임	Bicycle (그림 3.4E)	One Leg Circle (양쪽으로) (그림 3.6E – H)	Hip Twist with stretched arms (그림 3.6D)	Cork–Screw (그림 3.6A)	Hip Twist wth stretched arms (그림 3.6D)	Hip Twist with stretched arms (그림 3.6D)	One Leg Circle (양쪽으로) (그림 3.6E–H)

계속

표 3.3 계속

	근막경선[a]						
	표면 후방선	기능선	외측선	나선선	심부 전방선	상지선	표면 전방선
12. **힘/부하의 이동** – 신경근막 시스템을 통해 힘/부하를 고르게 분포시키는 움직임	Rocking **(그림 3.4H)**	Rocking **(그림 3.4H)**	Side Kick **(그림 3.5A,B)**	Hip Twist with stretched arms **(그림 3.6D)**	Seal **(그림 3.3G)**	Side Bend **(그림 3.7C)**	Seal **(그림 3.3G)**
	Swan–Dive **(그림 3.4A)**	Leg Pull –Front **(그림 3.7A)**	Rocker with open legs **(그림 3.3B)**	Cork–Screw **(그림 3.6A)**	Push Up **(그림 3.7D)**	Push Up **(그림 3.7D)**	Crab **(그림 3.3H)**
13. 준비를 위한 반대 움직임	Double Kick **(그림 3.4C)**	Side Kick Kneeling **(그림 3.5C)**	Side Kick **(그림 3.5A,B)**	Spine Twist **(그림 3.6C)**	Shoulder Bridge **(그림 3.4F)**	Spine Twist **(그림 3.6C)**	Bicycle **(그림 3.4E)**
14. **동적 스트레칭** – 느리고 빠른 템포의 변화	One Leg Kick **(그림 3.4B)**	Side Kick **(그림 3.5A,B)**	Side Kick Kneeling **(그림 3.5C)**	Saw **(그림 3.6B)**	Saw **(그림 3.6B)**	Side Kick Kneeling **(그림 3.5C)**	Spine Stretch **(그림 3.2E)**

운동 결과	
15. 조직에 수분공급을 촉진시킨다.	근막조직의 약 3분의 2는 수분으로 구성되어 있다. 스트레칭 또는 국소부위 압박을 통해 기계적 부하가 적용되는 동안 상당한 양의 수분이 스트레스를 많이 받는 영역에서 밀려나온다. 근막조직에 대한 외부적인 부하의 적용은 점도가 높아진 조직의 상태를 개선하고 신선한 수화작용(hydration)을 일으킬 수 있다. (Schleip & Baker, 2015, p.8)
16. 3차원적 신경근막 시스템 내에서 조직의 미끄러짐(glide)을 발달시킨다.	정상적으로 서로 미끄러져서 움직이는 콜라겐 층은 소성 결합조직에 다양한 부산물이 축적되면서 방해받을 수 있다. 소성 결합조직에서 조직의 미끄러짐이 부족해지는 현상은 과사용 증후군, 외상 및 수술의 경우에 흔하게 발생한다. 국소부의 온도 증가는 근막의 미끄러짐(fascial gliding)을 증가시킨다. 국소부의 온도가 섭씨 40° 이상으로 올라가면 히알루론산(hyaluronan)의 3차원적인 사슬 구조는 점차 파괴된다. 이것은 깊은 근막과 근육 내에 존재하는 느슨한 결합조직의 히알루론산 점도를 감소시킨다. 국소부 온도의 일시적인 증가는 마사지, 움직임 또는 따뜻한 샤워를 통해 발생될 수 있다. 잠자는 동안 움직임이 줄어들게 되면 히알루론산의 점성을 증가시켜서 결과적으로 깊은 근막과 근육의 경직 및 뻣뻣함을 유발할 수 있다. (Stecco, 2015, pp.60, 64)

표 3.3 계속

17. 콜라겐 섬유의 주름을 발달시키고 규칙적인 격자 모양을 만든다.	콜라겐 섬유의 미세 구조는 크림프(crimp)라고 불리는 물결모양을 보여주는데, 이는 탄성 스프링(elastic springs)을 연상시킨다. 사람이 나이가 들거나 근섬유가 잘 움직이지 않을 때, 섬유의 구조는 주름(물결모양)과 탄력성을 잃게 된다. 규칙적인 근섬유의 적절한 운동 부하는 더 건강한 콜라겐 섬유 구조를 유발하고 물결모양의 섬유 형태를 만들어 탄성 저장 능력을 더 증가시킬 수 있다. (Schleip & Baker, 2015, p.7)
18. 탄성 반동을 발달시킨다.	
19. 조직 재생을 촉진시킨다.	신체에서 근막 네트워크가 재생되는 속도는 매우 느리다. 며칠이나 몇 주가 아니라 몇 개월에서 몇 년 사이에 반감기를 보인다. 적절한 운동을 한 후 처음 3시간 동안에는 콜라겐 합성이 증가한다. 그러나, 콜라겐 분해 또한 증가한다. 운동 후 하루 반 동안에는 콜라겐 분해가 콜라겐 합성을 능가한다. 운동 후 48시간이 지나야 콜라겐 생성의 순 합성은 양성이 된다. (Schleip & Baker, 2015, pp.8–9) 이동성과, 적응성을 가진 교차성 섬유형태인 원섬유성 네트워크는 역학적인 조화로움을 발달시키지만, 조직의 손상으로 인해 이 기능을 잃어버릴 수 있다. 신체가 회복되는 과정에서 손상된 부위의 원섬유성 네트워크는 원래 상태로 회복되지 못한다. 손상된 부위에 새로이 대체된 조직의 질은 좋지 않게 되며, 도수 치료(manual therapy)로 초기에 조직 움직임을 제공하여 손상된 조직의 유연성을 높임으로써 이를 개선할 수 있다. (Guimberteau & Armstrong, 2015, p.162)
20. 조직의 탄력성을 발달시킨다.	"바이오텐세그리티(biotensegrity)" 모델에 따르면, 신경근막 시스템은 움직임에 대해 자동적인 조절을 제공한다. 근막경선은 골격을 끌어당기는 외부 장력 네트워크를 형성하는 결합조직의 지도를 만든다. '각각의 근육을 분리된 형태로 보는 이론'은 회복을 위해 필수적인 신체 전반에 대한 접근에 있어서 우리의 인식을 제한해 왔다. (Myers, p.46, Ch. 6 in Schleip & Baker, 2015).

a 토마스 마이어스(2014)의 아나토미 트레인은 근막경선이라는 용어를 제시한다.

표 3.4
조셉 필라테스 매트 운동 계획서 - 고객 프로필

고객의 진단명 또는 의학적 상태 : 수영선수, 오른쪽 고관절 부위 통증, 흉요추 접합부 통증 및 장누수 증후군을 가진 15세 소녀.

단기 목표 (Short-term goals)	장기 목표 (Long-term goals)
1. 자유형 킥(flutter kick)의 대칭성을 향상시키기 2. 개인 혼영 수영시간을 향상시키기 3. 보컬 능력을 향상시키기 위해 몸통조절력 개선시키기 4. 하이힐을 신고 밴드와 공연할 수 있는 능력 만들기	1. 고등학교 수구팀에 참가하기 2. 밴드와 함께 노래 부를 수 있도록 허리 위쪽 자세를 개선시키기 3. 체중 감량을 돕기 위해 자전거 운동에 다양한 강도의 인터벌 훈련을 추가시키기 4. 서핑대회에 참가하기

조셉 필라테스 매트를 위한 계획 가이드	고객 프로필 - 고객 또는 담당 실무자가 작성
1. 근막 기능에 영향을 미치는 요인	
유전	Nine Point Beighton Scale(Schleip et al., 2012)의 5개 이상 평가 항목에서 과 가동성 관절을 가지고 있는 것으로 평가되기 때문에 과 운동성에 대한 유전적 경향을 가지고 있는 것으로 판단됨.
질병 관련	소아과 의사는 생의학적 불균형을 발견했다.
투약	처방된 약 없음
수술	수술 없음
● 흉터	수술 흉터 없음
● 유착	수술로 인한 유착 없음. 비효율적인 수영 연습으로 인해 근막의 치밀화가 발생될 수 있다.
전신 염증	생의학적 불균형으로 나빠질 수 있음
생활 관련	5세부터 수영선수 생활
● 영양	소아과 의사는 동종 요법의 보조제와 생의학적 영양공급을 권한다.
● 보조제	
● 흡연	비흡연
● 음주	비음주(미성년자)
● 앉아있는 시간	학교에서 공부할 때, 소셜미디어를 할 때 주로 앉아 있음
저 가동성	가동성 저하에 대한 유전적 경향이 확실치 않음
과 가동성	Nine Point Beighton Scale(Schleip et al., 2012)의 5개 이상 평가 항목에서 과 가동성 관절을 가지고 있는 것으로 평가되기 때문에 과운동성에 대한 유전적 경향을 가지고 있는 것으로 판단됨.
온도 및 습도 선호도	쉽게 더위를 느끼기 때문에 시원하고 건조한 날씨를 선호한다.

표 3.4 계속

2. 근막 기능을 향상시키기 위한 셀프케어 도구: **볼, 폼롤러, 막대, 손으로 사용하는 도구**	
홈 프로그램	평영 발차기 동작에서 무릎의 운동 범위를 향상시키기 위해 허벅지 앞쪽면에 폼롤러를 대고 굴린다. (MacDonald et al., 2013)
스튜디오 프로그램	
프로그램 적용시간	하루에 10분
3. 근막 기능을 향상시키기 위한 치료: **침, 정골요법, 물리치료, 롤핑요법, 구조통합치료 등**	
예약 스케줄	가끔 정골 요법 치료를 받는다.
통합적 관리를 위한 소통	수영코치는 다른 훈련을 병행하는 것을 원하지 않는다.
4. 관절 가동 범위	
부분적	오른쪽 고관절 굴곡 제한됨
전체	
금지	흉요추 접합부의 과신전 금지
5. 체중부하	
비 체중부하	아주 적은 고유수용성 감각 개선 효과
부분 체중부하	약간의 고유수용성 감각 개선 효과
전체 체중부하	많은 고유수용성 감각 개선 효과
6. 운동사슬	
열린 운동 사슬	수영법은 열린 운동 사슬
닫힌 운동 사슬	매트 운동은 다양한 닫힌 운동 사슬을 포함할 때 더 효과적이다.
7. 고객을 위한 최적의 보조 및 저항	매트 운동을 위해 체중만 이용
체중으로만 이용 밴드 스프링 프리웨이트	
8. 최대 효과와 최소 손상을 위한 최적의 강도	수영 연습을 보완하기 위한 적당한 강도
9. 위험하지 않으면서 새로운 것을 통해 신경계의 흥미를 유발시킬 운동	오른쪽 앞 고관절 통증과 흉요추부 통증을 악화시키지 않는 새로운 운동을 선호한다.

계속

표 3.4 계속

10. 고객에게 적용 가능한 필라테스 동작 선택	
조셉 필라테스 매트 동작	*매트 운동(홈 프로그램)*
추가 기구	*필라테스 매직 서클*
불안정한 표면: 폼롤러, 우브, 로테이터 디스크, 발란스 보드, 락커 보드	*폼롤러*
11. *Anatomy Train*에 묘사된 모든 적합한 근막 연속성을 활성화시킨다: 도수치료사와 운동치료사를 위한 근막경선(Myers, 2014)	*근막 연속성을 갖는 모든 움직임을 수용한다. 흉요추부에서 과신전되는 경향. 오른쪽과 왼쪽의 비대칭적인 외측 근막 연속성은 오른쪽 고관절 굴곡에 영향을 미칠 수 있다. 오른쪽과 왼쪽의 비대칭적인 나선 근막 연속성은 골반 비틀림과 오른쪽 고관절 굴곡에 영향을 줄 수 있다.*
12. 근막의 탄성 반동 성질을 발달시키기 위한 훈련	
기간: 하루에 20–30분	*하루 20분*
빈도: 일주일에 2–3회	*일주일에 2회*
콜라겐 합성을 위한 회복 시간: 2일	*훈련 사이 기간 2–3일*
13. 탄성 반동에 중점을 두지 않는 근막에 중점을 둔 운동	
기간: 하루에 30–60분	*하루 30분*
빈도: 일주일에 2–6회	*일주일에 3회*
최소 3주마다 프로그램을 변경	*프로그램 수정을 위해 3주마다 강사와 미팅*
14. 고객이 선호하는 큐잉	
터치의 깊이	*확실한 터치를 선호한다.*
외수용 또는 내수용 감각 큐	*외수용감각 큐를 선호한다.*
15. 리듬감 있는 움직임과 집중을 촉진하기 위한 고객의 음악 선호도	*팝 음악을 좋아한다.*
16. 다른 형태의 훈련과 상호작용	
다양한 강도의 인터벌트레이닝 (VIIT)	*수영 코치는 크로스 핏 트레이닝을 권장하지 않는다.*
유산소 운동: 15–45분, 일주일에 3–4회	*수영을 위한 훈련은 일주일에 5번하고 주말에는 수영을 한다.*
근력운동: 15–30분, 일주일에 2회; 1–2일 휴식	*별도의 체력 훈련 없음*
의식적 운동(Mindful movement): 요가, 태극권, 기공체조, 자이로키네시스®, 자이로토닉®	*자이로토닉 운동 일주일에 1회*

표 3.5
조셉 필라테스 매트 운동 계획서 - 운동 선택

고객의 진단명 또는 의학적 상태 : 수영선수, 오른쪽 고관절 부위 통증, 흉요추 접합부 통증 및 장누수 증후군을 가진 15세 소녀.

		운동 결과					
		조직의 수화를 촉진	근막시스템의 활주 발달	조직의 재생 촉진	조직 탄력성 발달	규칙적인 격자 주름 발달	탄성 반동 발달
매트 운동은 강사에 의해 **표 3.1**에서 선택된다.	근막에 중점을 둔 동작의 기준 움직임 요소: 움직임은 운동 조절의 개선과 콜라겐 리모델링을 지속가능하게 한다. 움직임은 바이오텐세그리티 모델*의 인식을 촉진한다. 고객의 상태에 적합한 모든 근막 연속성에 대해 최적의 시퀀스로 접근한다.						
*"텐세그리티(Tensegrity) 구조는 국소적인 기계적 스트레스에 대해 전체적인 반응을 제공한다. 그 결과로 중력으로부터 어느 정도 독립된 형태를 갖게 된다. 텐세그리티 모델이 없다면, 우리의 원섬유성의 구조는 중력으로 인해 붕괴된다. 텐세그리티 모델로 인해 우리의 구조는 주변 구조를 포함한 전체적인 네트워크를 통해 하중을 펼쳐냄으로써 압력을 흡수하고 분산시킨다." (Guimberteau & Armstrong, 2015)							
	내수용 감각(Interoception) - 근막내 사이질 신경은 고유수용성 감각 또는 통각 대신에 내수용 감각을 제공한다. 이러한 자유신경종말의 자극은 생리적 필요와 관련하여 항상성을 찾기 위해 신체 상태에 대한 정보를 제공한다. 내수용 감각 신호는 온감, 메스꺼움, 배고픔, 아픔, 노력, 무거움 또는 가벼움 같은 느낌과 관련이 있다. 내부 체성 감각에 대한 인식은 감정, 느낌과 관련이 있다 (Schleip & Baker, 2015).						
Swimming **그림 3.4G**	**고유수용성 감각의 개선** - 고유수용성 감각은 자세, 힘줄 및 근육의 감각과 연결된다.		●		●		
One Leg Kick **그림 3.4B**	**운동감각의 명민함** - 운동감각 (동적 고유수용감각), 팔다리와 몸통의 움직임과 위치에 대한 적절한 감각	●	●	●	●		
One Leg Circle (양쪽으로) **그림 3.6E - H**	약간의 각도 변화를 통한 다양한 방향으로의 움직임	●	●	●	●		
Hip Twist with stretched arms **그림 3.6D**	신체는 신경근막 시스템의 많은 부분을 포함하여 동시적으로 움직인다.	●	●	●	●		
Double Kick **그림 3.4C**	**전신의 연속성** - 심층에서 표층으로, 표층에서 심층으로 연결하면서 몸통에서 팔다리로, 팔다리에서 몸통으로 연결한다.	●	●	●	●		

계속

표 3.5 계속

고객의 진단명 또는 의학적 상태 : 수영선수, 오른쪽 고관절 부위 통증, 흉요추 접합부 통증 및 장누수 증후군을 가진 15세 소녀.

매트 운동은 강사에 의해 **표 3.1**에서 선택된다.	근막에 중점을 둔 동작의 기준 움직임 요소: 움직임은 운동 조절의 개선과 콜라겐 리모델링을 지속가능하게 한다. 움직임은 바이오텐세그리티 모델*의 인식을 촉진한다. 고객의 상태에 적합한 모든 근막 연속성에 대해 최적의 시퀀스로 접근한다.	운동 결과: 조직의 수화를 촉진	근막시스템의 활주 발달	조직의 재생 촉진	조직 탄력성 발달	규칙적인 격자 주름 발달	탄성 반동 발달
Side Kick Kneeling **그림 3.5C**	**움직임 시작** – 근위부 구조물을 원위부 구조물에 연결하고, 원위부 구조물을 근위부 구조물에 연결한다.		•	•	•		
Push Up **그림 3.7D**	흐르는 듯 이어지는 동작의 연결				•		
Side Bend **그림 3.7C**	약간의 각도 변화를 통한 다양한 방향으로의 움직임	•	•	•	•		
Leg Pull – Front **그림 3.7A**	**힘/부하의 이동** – 신경근막 시스템을 통해 힘/부하를 고르게 분포시키는 움직임		•	•	•		
Swan–Dive **그림 3.4A**	준비를 위한 반대 움직임		•	•	•		•
Leg Pull **그림 3.7B**	**동적 스트레칭** – 느리고 빠른 템포의 변화		•	•	•		

참고문헌 (References)

Publications

Gallagher, S. P. & Kryzanowska, R. (2000). *The Joseph H. Pilates archive collection.* Philadelphia, PA: Trans-Atlantic Publications Inc.

Guimberteau, J. C. & Armstrong, C. (2015). *Architecture of human living fascia: The extracellular matrix and cells revealed through endoscopy.* Edinburgh: Handspring Publishing.

MacDonald, G. Z., Penney, M. D., Mullaley, M. E., Cuconato A. L., Drake, C. D., Behm, D. G., Button, D. C. (2013). An acute bout of self-myofascial release increases range of motion without a subsequent decrease in muscle activation or force. *J Strength Cond Res*, (27)3, 812–821.

Myers, T. W. (2014). *Anatomy Trains®: Myofascial meridians for manual and movement therapists* (3rd ed.). Edinburgh: Churchill Livingstone.

Pilates, J. H. & Miller W. R. (2010). *Return to life through contrology.* Miami, FL: Pilates Method Alliance Inc. (Reprinted from *Return to life through contrology*, 1945, Joseph H. Pilates.)

Scarr, G. (2014). *Biotensegrity: The structural basis of life.* Edinburgh: Handspring Publishing.

Schleip, R. & Baker, A. (Eds.) (2015). *Fascia in sport and movement.* Edinburgh: Handspring Publishing.

Schleip, R., Findley, T. W., Chaitow, L., Hujing, P.A. (2012). *Fascia: The tensional network of the human body.* Edinburgh: Churchill Livingstone.

Stecco, C. (2015). *Functional atlas of the human fascial system.* Edinburgh: Churchill Livingstone.

Pilates Anytime Classes

www.pilatesanytime.com

Note: Clips from these classes are available to those who purchase the book. Video clips are available free of charge at: www.pilatesanytime.com/fascia. Use redemption code FASCIA.

제 3 장 조셉 필라테스 매트 운동, 근막에 중점을 둔 동작의 관점

그림 3.4B

Mat Workout (2016)

http://www.pilatesanytime.com/u/fm23

그림 3.4F

Mat Workout (2014)

http://www.pilatesanytime.com/u/fm24

그림 3.4C

Mat Workout (2014)

http://www.pilatesanytime.com/u/fm25

그림 3.4H

Mat Workout (2014)

http://www.pilatesanytime.com/u/fm26

그림 3.4A

Mat Workout (2014)

http://www.pilatesanytime.com/u/fm1

그림 3.6C

Mat Workout (2014)

http://www.pilatesanytime.com/u/fm9

그림 3.7A

Mat Workout (2014)

http://www.pilatesanytime.com/u/fm15

그림 3.7B

Mat Workout (2014)

http://www.pilatesanytime.com/u/fm12

그림 3.7C

Mat Workout (2014)

http://www.pilatesanytime.com/u/fm18

그림 3.9

Mat Workout (2016)

http://www.pilatesanytime.com/u/fm27

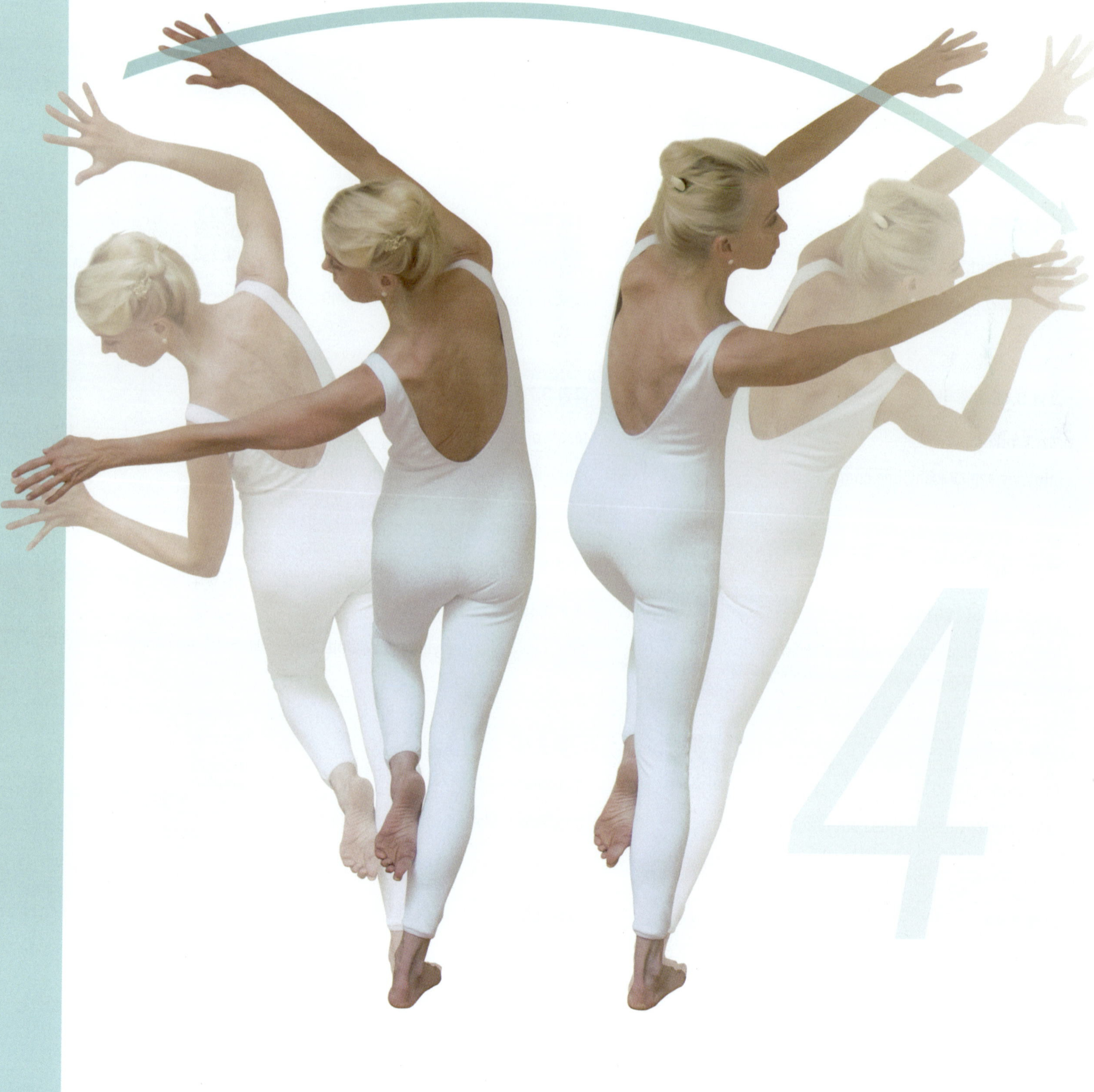

4

근막에 중점을 둔 매트 운동

Fascia-focused mat exercises

표 4.1
척추 움직임을 지향하는 근막에 중점을 둔 매트 운동

		기본적인 척추 움직임						
		시상면 굴곡	시상면 신전	회전	관상면 외측굴곡	회전과 굴곡	외측이동	척추 중립
근막에 중점을 둔 매트 운동 순서	**그림 (전체)**	(1)	(12)	(13)	(8)	(1)	(2)	(5)
1. 회전을 동반한 Bridge	4.1A			●				
2. 누운 자세에서 세로축 회전	4.1B,C			●				
3. 엎드린 자세에서 세로축 회전	4.1D,E			●				
4. 골반의 회전을 동반한 한쪽 다리로 Bridge	4.2A - C			●				
5. 골반의 외측 이동을 동반한 Bridge	4.2D - H						●	
6. 네발기기 자세에서 벽쪽으로 흉추 회전	4.3A - C			●				
7. 네발기기 자세에서 발을 엉덩이 높이의 벽에 지지하고 흉추 회전	4.3D - F			●				
양손 위에 이마를 위치								
8. 엎드린 자세에서 상부 흉추와 경추의 외측 이동	4.4A,B						●	
9. 엎드린 자세에서 흉추와 경추의 신전	4.4C		●					
10. 엎드린 자세에서 흉추와 경추의 신전과 외측 굴곡	4.4D		●		●			
11. 엎드린 자세에서 흉추와 경추의 신전과 회전	4.4E		●	●				
정수리에 손가락을 접촉								
12. 엎드린 자세에서 흉추와 경추의 신전	4.4F - H		●					
13. 엎드린 자세에서 흉추와 경추의 신전과 외측 굴곡	4.4I		●		●			
14. 엎드린 자세에서 흉추와 경추의 신전과 회전	4.4J		●	●				
15. 척추 중립을 유지하고 고정하는 발은 벽을 지지한 상태로 누운 자세에서 한쪽 다리로 원을 그린다.	4.5A,B							●
16. 네발기기 자세에서 흉추와 경추를 신전하고 한 손은 벽을 지지한 채로 다른 손은 반대쪽 발을 잡고 고관절 신전	4.5C		●					

계속

표 4.1 계속

근막에 중점을 둔 매트 운동 순서	그림	기본적인 척추 움직임: 시상면 굴곡	시상면 신전	회전	관상면 외측굴곡	회전과 굴곡	외측이동	척추 중립
17. 서 있는 자세에서 흉추와 경추를 신전하고 한손은 벽을 지지한 채로 다른 손은 반대쪽 발을 잡고 고관절 신전	4.5D		●					
18. 무릎서기 자세에서 양손은 벽을 지지하고 다리는 측면으로 뻗은 상태로 무릎을 구부려 원을 그린다.	4.6A				●			
19. 무릎서기 자세에서 양손은 벽을 지지하고 다리는 측면으로 뻗은 상태로 무릎을 펴고 원을 그린다.	4.6B				●			
20. 서 있는 자세에서 양손은 벽을 지지하고 발목은 저측굴곡하여 발차기를 한다.	4.6C,D				●			
21. 탄성 반동 팔 점프를 위한 준비	4.7A - F							●
22. 두 발로 서서 한쪽 벽을 민 다음, 다시 착지한다.	4.8A			●				
23. 한 발로 서서 왼쪽 벽을 밀어 오른쪽 벽으로 착지한다.	4.8B,C			●	●			
24. 한 발로 서서 오른쪽 벽을 밀어 왼쪽 벽으로 착지한다.	4.8D,E			●	●			
25. 옆으로 누운 자세에서 롤러의 보조를 통해 흉곽과 골반의 반대 회전	4.9A			●				
26. 네발기기 자세에서 롤러의 보조를 통해 팔을 교차시켜서 척추의 굴곡과 신전	4.9B,C	●	●					
27. 네발기기 자세에서 롤러의 보조를 통해 흉추의 회전과 외측 굴곡	4.9D			●	●			
28. 두 개의 롤러 위에 누운 자세에서 무릎 쪽 매직 서클은 외측 골반 안정화 역할로, 머리 뒤 매직 서클은 올바른 견갑대를 구성하게 하고 흉추와 경추의 굴곡과 회전을 동반한 Bridge	4.9 E,F					●		
29. 두 개의 롤러 위에 플랭크(plank) 자세를 유지하며 고관절과 무릎관절의 굴곡과 신전	4.9G,H							●
30. 엎드린 자세에서 롤러의 보조를 통해 척추 신전	4.9I		●					
31. 롤러 위에 선 자세로 스쿼트	4.10A							●
32. 발목을 저측굴곡하여 균형을 유지하면서 다리의 링은 고관절 내전을, 손의 링은 견갑골의 하강과 외전을 자극한다.	4.10B							●

표 4.2
근막에 중점을 둔 동작의 기준과 매트 운동의 예시

근막에 중점을 둔 동작의 기준			
동작의 요구사항	**바이오텐세그리티 모델(Biotensegrity model)**		
1. 동작은 운동조절의 개선과 콜라겐 재형성을 지속가능하게 한다. 2. 동작은 바이오텐세그리티 모델*의 인식과 구현을 촉진한다.	*"텐세그리티(Tensegrity) 구조는 국소적인 기계적 스트레스에 대해 전체적인 반응을 제공한다. 그 결과로 중력으로부터 어느 정도 독립된 형태를 갖게 된다. 텐세그리티 모델이 없다면, 우리의 원섬유성의 구조는 중력으로 인해 붕괴된다. 텐세그리티 모델로 인해 우리의 구조는 주변 구조를 포함한 전체적인 네트워크를 통해 하중을 펼쳐냄으로써 압력을 흡수하고 분산시킨다." (Guimberteau & Armstrong, 2015) "텐세그리티 모델이 치료에 대한 특정 접근 방식을 반드시 변경시키는 것은 아니지만, 기능 해부학에 대한 새로운 이해를 바탕으로 **신체의 역학을 시각화할 수 있는 더 나은 방법**을 제공한다." (Scarr, 2014)		
	필라테스 원리	**조셉 필라테스 매트 운동 예시**	**근막에 중점을 둔 매트 운동 예시**
3. 적합한 모든 근막 연속성을 고객의 상태에 따라 최적의 순서로 접근한다.	전신운동	Push Up **(그림 3.7D)**	회전을 동반한 Bridge **(그림 4.1A)**
동작 목적			
4. **내수용 감각**(Interoception) – 근막내 사이질 신경은 고유수용성 감각 또는 통각 대신에 내수용 감각을 제공한다. 이러한 자유신경종말의 자극은 생리적 필요와 관련하여 항상성을 찾기 위해 신체 상태에 대한 정보를 제공한다. 내수용 감각 신호는 온감, 메스꺼움, 배고픔, 아픔, 노력, 무거움 또는 가벼움 같은 느낌과 관련이 있다. 내부 체성 감각에 대한 인식은 감정, 느낌과 관련이 있다(Schleip & Baker, 2015).	호흡	*내수용 감각은 개인마다 다르다.*	
5. **고유수용성 감각의 개선** – 고유수용성 감각은 자세, 힘줄 및 근육의 감각과 연결된다.	집중력	Leg Pull **(그림 3.7B)**	엎드린 자세에서 흉추와 경추의 신전과 외측 굴곡 **(그림 4.4D)**
6. **운동감각의 명민함** – 운동감각(동적 고유수용감각), 팔다리와 몸통의 움직임과 위치에 대한 적절한 감각	정확성	Hip Twist with stretched arms **(그림 3.6D)**	골반의 회전을 동반한 한쪽 다리로 Bridge **(그림 4.2A-C)**

계속

표 4.2 계속

움직임 특성			
7. 신체는 신경근막 시스템의 많은 부분을 포함하여 동시적으로 움직인다.	전신 움직임 호흡	Side Bend **(그림 3.7C)**	서 있는 자세에서 양손은 벽을 지지하고 발목은 저측굴곡하여 발차기를 한다. **(그림 4.6C,D)**
8. **전신의 연속성** – 심층에서 표층으로, 표층에서 심층으로 연결하면서 몸통에서 팔다리로, 팔다리에서 몸통으로 연결한다.	전신 움직임	Swan – Dive **(그림 3.4A)**	네발기기 자세에서 발을 엉덩이 높이의 벽에 지지하고 흉추 회전 **(그림 4.3D–F)**
9. **움직임의 시작** – 근위부 구조물을 원위부 구조물에 연결하고, 원위부 구조물을 근위부 구조물에 연결한다.	중심화 호흡	Rocking **(그림 3.4H)**	네발기기 자세에서 벽쪽으로 흉추 회전 **(그림 4.3A–C)**
10. 흐르는 듯 이어지는 동작의 연결	호흡	Boomerang **(그림 3.3F)**	무릎서기 자세에서 양손은 벽을 지지하고 다리는 외측으로 뻗은 상태로 무릎을 펴고 원을 그린다. **(그림 4.6B)**
11. 약간의 각도 변화를 통한 다양한 방향으로의 움직임	균형 잡힌 근육 발달 (최적의 신경근막 시스템 활성화)	Cork – Screw **(그림 3.6A)**	척추 중립을 유지하고 고정하는 발은 벽을 지지한 상태로 누운 자세에서 한쪽 다리로 원을 그린다. **(그림 4.5A,B)**
12. **힘/부하의 이동** – 신경근막 시스템을 통해 힘/부하를 고르게 분포시키는 움직임		Rocker with open legs **(그림 3.3B)** Leg Pull – Front **(그림 3.7A)**	탄성 반동 팔 점프를 위한 준비 **(그림 4.7A–F)** 두 개의 롤러 위에 플랭크(plank) 자세를 유지하며 고관절과 무릎관절의 굴곡과 신전 **(그림 4.9G,H)**
13. 준비를 위한 반대 움직임	리듬	Double Kick **(그림 3.4C)**	한 발로 서서 왼쪽 벽을 밀어 오른쪽 벽으로 착지한다. **(그림 4.8B,C)**
14. **동적 스트레칭** – 느리고 빠른 템포의 변화	리듬	One Leg Circle (양쪽으로) **(그림 3.6E–H)**	네발기기 자세에서 롤러의 보조를 통해 흉추의 회전과 외측 굴곡 **(그림 4.9D)**

표 4.2 계속

운동 결과	
15. 조직에 수분공급을 촉진시킨다.	
16. 3차원적 신경근막 시스템 내에서 조직의 미끄러짐(Glide)을 발달시킨다.	
17. 콜라겐 섬유의 주름을 발달시키고 규칙적인 격자 모양을 만든다.	
18. 탄성 반동을 발달시킨다.	한 발로 서서 오른쪽 벽을 밀어 왼쪽 벽으로 착지한다. ***(그림 4.8D,E)***
19. 조직 재생을 촉진시킨다.	
20. 조직의 탄력성을 발달시킨다.	

표 4.3
근막경선[a]과 근막에 중점을 둔 매트운동

근막에 중점을 둔 동작의 기준

동작의 요구사항	바이오텐세그리티 모델(Biotensegrity model)
1. 동작은 운동조절의 개선과 콜라겐 재형성을 지속가능하게 한다.	[b]"텐세그리티(Tensegrity) 구조는 국소적인 기계적 스트레스에 대해 전체적인 반응을 제공한다. 그 결과로 중력으로부터 어느 정도 독립된 형태를 갖게 된다. 텐세그리티 모델이 없다면, 우리의 원섬유성의 구조는 중력으로 인해 붕괴된다. 텐세그리티 모델로 인해 우리의 구조는 주변 구조를 포함한 전체적인 네트워크를 통해 하중을 펼쳐냄으로써 압력을 흡수하고 분산시킨다." (Guimberteau & Armstrong, 2015)
2. 동작은 바이오텐세그리티 모델[b]의 인식과 구현을 촉진한다.	"텐세그리티 모델이 치료에 대한 특정 접근 방식을 반드시 변경시키는 것은 아니지만, 기능 해부학에 대한 새로운 이해를 바탕으로 **신체의 역학을 시각화할 수 있는 더 나은 방법**을 제공한다." (Scarr, 2014)

	근막경선[a]						
	표면 후방선	**기능선**	**외측선**	**나선선**	**심부 전방선**	**상지선**	**표면 전방선**
3. 적합한 모든 근막 연속성을 고객의 상태에 따라 최적의 순서로 접근한다.	엎드린 자세에서 양손 위에 이마를 위치하고 흉추와 경추의 신전 (**그림 4.4C**)	회전을 동반한 Bridge (**그림 4.1A**)	네발기기 자세에서 발을 엉덩이 높이의 벽에 지지하고 흉추 회전 (**그림 4.3 D-F**)	누운 자세에서 세로축 회전 (**그림 4.1B,C**)	엎드린 자세에서 세로축 회전 (**그림 4.1D,E**)	엎드린 자세에서 정수리에 손가락을 접촉하고 흉추 경추의 신전 (**그림 4.4 H**)	선 자세에서 흉추와 경추를 신전하고 한손은 벽을 지지한 채로 다른 손은 반대쪽 발을 잡고 고관절 신전 (**그림 4.5D**)
동작 목적							
4. **내수용 감각**(Interoception) - 근막내 사이질 신경은 고유수용성 감각 또는 통각 대신에 내수용 감각을 제공한다. 이러한 자유신경종말의 자극은 생리적 필요와 관련하여 항상성을 찾기 위해 신체 상태에 대한 정보를 제공한다. 내수용 감각 신호는 온감, 메스꺼움, 배고픔, 아픔, 노력, 무거움 또는 가벼움 같은 느낌과 관련이 있다. 내부 체성 감각에 대한 인식은 감정, 느낌과 관련이 있다(Schleip & Baker, 2015).							
5. **고유수용성 감각의 개선** - 고유수용성 감각은 자세, 힘줄 및 근육의 감각과 연결된다.	엎드린 자세에서 정수리에 손가락을 접촉하고 흉추와 경추의 신전과 외측 굴곡 (**그림 4.4 I**)	누운 자세에서 세로축 회전 (**그림 4.1B,C**)	골반의 외측 이동을 동반한 Bridge (**그림 4.2D-H**)	엎드린 자세에서 세로축 회전 (**그림 4.1D,E**)	네발기기 자세에서 발을 엉덩이 높이의 벽에 지지하고 흉추 회전 (**그림 4.3D-F**)	네발기기 자세에서 벽쪽으로 흉추 회전 (**그림 4.3A-C**)	네발기기 자세에서 흉추와 경추를 신전하고 한손은 벽을 지지한 채로 다른 손은 반대쪽 발을 잡고 고관절 신전 (**그림 4.5C**)

표 4.3 계속

	근막경선[a]						
	표면 후방선	기능선	외측선	나선선	심부 전방선	상지선	표면 전방선
6. **운동감각의 명민함** – 운동감각(동적 고유수용감각), 팔다리와 몸통의 움직임과 위치에 대한 적절한 감각	서 있는 자세에서 흉추와 경추를 신전하고 한손은 벽을 지지한 채로 다른 손은 반대쪽 발을 잡고 고관절 신전 **(그림 4.5D)**	엎드린 자세에서 세로축 회전 **(그림 4.1D,E)**	골반의 회전을 동반한 한쪽 다리로 Bridge **(그림 4.2A – C)**	회전을 동반한 Bridge **(그림 4.1A)**	골반의 외측 이동을 동반한 Bridge **(그림 4.2D – H)**	네발기기 자세에서 롤러의 보조를 통해 팔을 교차시켜서 척추의 굴곡과 신전 **(그림 4.9 B,C)**	두 개의 롤러 위에 누운 자세에서 무릎 쪽 매직 서클은 외측 골반 안정화 역할로, 머리 뒤 매직 서클은 올바른 견갑대를 구성하게 하고 흉추와 경추의 굴곡과 회전을 동반한 Bridge **(그림 4.9E,F)**
움직임 특성							
7. 신체는 신경근막 시스템의 많은 부분을 포함하여 동시적으로 움직인다.	엎드린 자세에서 롤러의 보조를 통해 척추 신전 **(그림 4.9 I)**	네발기기 자세에서 발을 엉덩이 높이의 벽에 지지하고 흉추 회전 **(그림 4.3D – F)**	서 있는 자세에서 양손은 벽을 지지하고 발목은 저측굴곡하여 발차기를 한다. **(그림 4.6C,D)**	네발기기 자세에서 벽쪽으로 흉추 회전 **(그림 4.3A – C)**	서 있는 자세에서 흉추와 경추를 신전하고 한손은 벽을 지지한 채로 다른 손은 반대쪽 발을 잡고 고관절 신전 **(그림 4.5D)**	탄성 반동 팔 점프를 위한 준비 **(그림 4.7A – F)**	무릎서기 자세에서 양손은 벽을 지지하고 다리는 측면으로 뻗은 상태로 무릎을 구부려 원을 그린다. **(그림 4.6A)**
8. 전신의 연속성 – 심층에서 표층으로, 표층에서 심층으로 연결하면서 몸통에서 팔다리로, 팔다리에서 몸통으로 연결한다.	네발기기 자세에서 흉추와 경추를 신전하고 한 손은 벽을 지지한 채로 다른 손은 반대쪽 발을 잡고 고관절 신전 **(그림 4.5C)**	서 있는 자세에서 흉추와 경추를 신전하고 한 손은 벽을 지지한 채로 다른 손은 반대쪽 발을 잡고 고관절 신전 **(그림 4.5D)**	무릎서기 자세에서 양손은 벽을 지지하고 다리는 측면으로 뻗은 상태로 무릎을 구부려 원을 그린다. **(그림 4.6A)**	골반의 회전을 동반한 한쪽 다리로 Bridge **(4.2A – C)**	누운 자세에서 세로축 회전 **(그림 4.1B,C)**	발목은 저측굴곡하며 균형감을 유지하고 다리의 링은 고관절 내전을 자극하고 손의 링은 견갑골의 하강과 내전 **(그림 4.10B)**	두 개의 롤러 위에 플랭크(plank) 자세를 유지하며 고관절과 무릎관절의 굴곡과 신전 **(그림 4.9G,H)**

계속

표 4.3 계속

	근막경선[a]						
	표면 후방선	기능선	외측선	나선선	심부 전방선	상지선	표면 전방선
9. 움직임 시작 – 근위부 구조물을 원위부 구조물에 연결하고, 원위부 구조물을 근위부 구조물에 연결한다.	탄성 반동 팔 점프를 위한 준비 **(그림 4.7A – F)**	엎드린 자세에서 양손 위에 이마를 위치하고 상부 흉추와 경추를 외측 이동 **(그림 4.4A,B)**	서 있는 자세에서 양손은 벽을 지지하고 발목은 저측굴곡하여 발차기를 한다. **(그림 4.6C,D)**	네발기기 자세에서 발을 엉덩이 높이의 벽에 지지하고 흉추 회전 **(그림 4.3D – F)**	두 개의 롤러 위에 누운 자세에서 무릎 쪽 매직 서클은 외측 골반 안정화 역할로, 머리 뒤 매직 서클은 올바른 견갑대를 구성하게 하고 흉추와 경추의 굴곡과 회전을 동반한 Bridge **(그림 4.9 E,F)**	한 발로 서서 왼쪽 벽을 밀어 오른쪽 벽으로 착지한다. **(그림 4.8 B,C)**	두 개의 롤러 위에 누운 자세에서 무릎 쪽 매직 서클은 외측 골반 안정화 역할로, 머리 뒤 매직 서클은 올바른 견갑대를 구성하게 하고 흉추와 경추의 굴곡과 회전을 동반한 Bridge **(그림 4.9 E,F)**
10. 흐르는 듯 이어지는 동작의 연결	엎드린 자세에서 정수리에 손가락을 접촉하고 흉추와 경추의 신전과 회전 **(그림 4.4J)**	옆으로 누운 자세에서 롤러의 보조를 통해 흉곽과 골반의 반대 회전 **(그림 4.9A)**	옆으로 누운 자세에서 롤러의 보조를 통해 흉곽과 골반의 반대 회전 **(그림 4.9A)**	한 발로 서서 오른쪽 벽을 밀어 왼쪽 벽으로 착지한다. **(그림 4.8D,E)**	네발기기 자세에서 롤러의 보조를 통해 팔을 교차시켜서 척추의 굴곡과 신전 **(그림 4.9B,C)**	네발기기 자세에서 롤러의 보조를 통해 팔을 교차시켜서 척추의 굴곡과 신전 **(그림 4.9B,C)**	회전을 동반한 Bridge **(그림 4.1A)**
11. 약간의 각도 변화를 통한 다양한 방향으로의 움직임	엎드린 자세에서 흉추와 경추의 신전과 외측 굴곡 **(그림 4.4I)**	무릎서기 자세에서 양손은 벽을 지지하고 다리는 측면으로 뻗은 상태로 무릎을 구부려 원을 그린다. **(그림 4.6A)**	한 발로 서서 왼쪽 벽을 밀어 오른쪽 벽으로 착지한다. **(그림 4.8B,C)**	척추 중립을 유지하고 고정하는 발은 벽을 지지한 상태로 누운 자세에서 한쪽 다리로 원을 그린다. **(그림 4.5A,B)**	척추 중립을 유지하고 고정하는 발은 벽을 지지한 상태로 누운 자세에서 한쪽 다리로 원을 그린다. **(그림 4.5A,B)**	탄성 반동 팔 점프를 위한 준비 **(그림 4.7A – F)**	무릎서기 자세에서 양손은 벽을 지지하고 다리는 측면으로 뻗은 상태로 무릎을 구부려 원을 그린다. **(그림 4.6A)**

표 4.3 계속

	근막경선[a]						
	표면 후방선	기능선	외측선	나선선	심부 전방선	상지선	표면 전방선
12. 힘/부하의 이동 - 신경근막 시스템을 통해 힘/부하를 고르게 분포시키는 움직임	네발기기 자세에서 발을 엉덩이 높이의 벽에 지지하고 흉추 회전 **(그림 4.3D - F)**	탄성 반동 팔 점프를 위한 준비 (머리 위로 팔이 서로 엇갈린 자세) **(그림 4.7A - F)**	네발기기 자세에서 발을 엉덩이 높이의 벽에 지지하고 흉추 회전 **(그림 4.3D - F)**	회전을 동반한 Bridge **(그림 4.1A)**	자세에서 흉추와 경추를 신전하고 네발기기 자세에서 흉추와 경추를 신전하고 한 손은 벽을 지지한 채로 다른 손은 반대쪽 발을 잡고 고관절 신전 **(그림 4.5C)**	옆으로 누운 자세에서 롤러의 보조를 통해 흉곽과 골반의 반대 회전 **(그림 4.9A)**	골반의 회전을 동반한 한쪽다리로 Bridge **(그림 4.2A-C)**
	선 자세에서 흉추와 경추를 신전하고 한손은 벽을 지지한채로 다른 손은 반대쪽 발을 잡고 고관절 신전 **(그림 4.5D)**	롤러 위에 선 자세로 스쿼트 **(그림 4.10A)**	엎드린 자세에서 양손 위에 이마를 위치하고 상부 흉추와 경추를 외측 이동 **(그림 4.4B)**	한 발로 서서 오른쪽 벽을 밀어 왼쪽 벽으로 착지한다. **(그림 4.8D,E)**	롤러 위에 선 자세로 스쿼트 **(그림 4.10A)**	두 개의 롤러 위에 플랭크(plank) 자세를 유지하며 고관절과 무릎관절의 굴곡과 신전 **(그림 4.9G,H)**	골반의 외측 이동을 동반한 Bridge **(그림 4.2D - H)**
13. 준비를 위한 반대 움직임	네발기기 자세에서 롤러의 보조를 통해 팔을 교차시켜서 척추의 굴곡과 신전 **(그림 4.9B,C)**	척추 중립을 유지하고 고정하는 발은 벽을 지지한 상태로 누운 자세에서 한쪽 다리로 원을 그린다. **(그림 4.5A,B)**	서 있는 자세에서 양손은 벽을 지지하고 발목은 저측굴곡하여 발차기를 한다. **(그림 4.6C,D)**	네발기기 자세에서 롤러의 보조를 통해 흉추의 회전과 외측 굴곡 **(그림 4.9D)**	두 발로 서서 한쪽 벽을 민 다음 다시 착지한다. **(그림 4.8A)**	네발기기 자세에서 벽쪽으로 흉추 회전 **(그림 4.3A-C)**	무릎서기 자세에서 양손은 벽을 지지하고 다리는 측면으로 뻗은 상태로 무릎을 구부려 원을 그린다. **(그림 4.6A)**
14. 동적 스트레칭 - 느리고 빠른 템포의 변화	탄성 반동 팔 점프를 위한 준비 (머리 위로 팔이 서로 엇갈린 자세) **(그림 4.7A - F)**	네발기기 자세에서 벽쪽으로 흉추 회전 **(그림 4.3A - C)**	옆으로 누운 자세에서 롤러의 보조를 통해 흉곽과 골반의 반대 회전 **(그림 4.9A)**	네발기기 자세에서 벽쪽으로 흉추 회전 **(그림 4.3A - C)**	회전을 동반한 Bridge **(그림 4.1A)**	두 발로 서서 한쪽 벽을 민 다음 다시 착지한다. **(그림 4.8A)**	네발기기 자세에서 롤러의 보조를 통해 팔을 교차시켜서 척추의 굴곡과 신전 **(그림 4.9B,C)**

계속

표 4.3 계속

운동 결과	
15. 조직에 수분공급을 촉진시킨다.	근막조직의 약 3분의 2는 수분으로 구성되어 있다. 스트레칭 또는 국소부위 압박을 통해 기계적 부하가 적용되는 동안 상당한 양의 수분이 스트레스를 많이 받는 영역에서 밀려나온다. 근막조직에 대한 외부적인 부하의 적용은 점도가 높아진 조직의 상태를 개선하고 신선한 수화작용을 일으킬 수 있다. (Schleip & Baker, 2015, p.8)
16. 3차원적 신경근막 시스템 내에서 조직의 미끄러짐(Glide)을 발달시킨다.	정상적으로 서로 미끄러져서 움직이는 콜라겐 층은 소성 결합조직에 다양한 부산물이 축적되면서 방해받을 수 있다. 소성 결합조직에서 조직의 미끄러짐이 부족해지는 현상은 과사용 증후군, 외상 및 수술의 경우에 흔하게 발생한다. 국소부의 온도 증가는 근막의 미끄러짐(fascial gliding)을 증가시킨다. 국소부의 온도가 섭씨 40° 이상으로 올라가면 히알루론산(hyaluronan)의 3차원적인 사슬 구조는 점차 파괴된다. 이것은 깊은 근막과 근육 내에 존재하는 느슨한 결합조직의 히알루론산 점도를 감소시킨다. 국소부 온도의 일시적인 증가는 마사지, 움직임 또는 따뜻한 샤워를 통해 발생될 수 있다. 잠자는 동안 움직임이 줄어들게 되면 히알루론산의 점성을 증가시켜서 결과적으로 깊은 근막과 근육의 경직 및 뻣뻣함을 유발할 수 있다. (Stecco, 2015, pp.60, 64)
17. 콜라겐 섬유의 주름을 발달시키고 규칙적인 격자 모양을 만든다.	콜라겐 섬유의 미세 구조는 크림프(crimp)라고 불리는 물결모양을 보여주는데, 이는 탄성 스프링(elastic springs)을 연상시킨다. 사람이 나이가 들거나 근섬유가 잘 움직이지 않을 때, 섬유의 구조는 주름(물결모양)과 탄력성을 잃게 된다. 규칙적인 근섬유의 적절한 운동 부하는 더 건강한 콜라겐 섬유 구조를 유발하고 물결모양의 섬유 형태를 만들어 탄성 저장 능력을 더 증가시킬 수 있다. (Schleip & Baker, 2015, p.7)

	근막경선[a]						
	표면 후방선	기능선	외측선	나선선	심부 전방선	상지선	표면 전방선
18. 탄성 반동을 발달시킨다.	한 발로 서서 왼쪽 벽을 밀어 오른쪽 벽으로 착지한다. (**그림 4.8B,C**)	한 발로 서서 오른쪽 벽을 밀어 왼쪽 벽으로 착지한다. (**그림 4.8D,E**)	한 발로 서서 왼쪽 벽을 밀어 오른쪽 벽으로 착지한다. (**그림 4.8B,C**)	한 발로 서서 오른쪽 벽을 밀어 왼쪽 벽으로 착지한다. (**그림 4.8D,E**)	한 발로 서서 오른쪽 벽을 밀어 왼쪽 벽으로 착지한다. (**그림 4.8D,E**)	한 발로 서서 오른쪽 벽을 밀어 왼쪽 벽으로 착지한다. (**그림 4.8D,E**)	한 발로 서서 왼쪽 벽을 밀어 오른쪽 벽으로 착지한다. (**그림 4.8B,C**)

19. 조직 재생을 촉진시킨다.	신체에서 근막 네트워크가 재생되는 속도는 매우 느리다. 며칠이나 몇 주가 아니라 몇 개월에서 몇 년 사이에 반감기를 보인다. 적절한 운동을 한 후 처음 3시간 동안에는 콜라겐 합성이 증가한다. 그러나, 콜라겐 분해 또한 증가한다. 운동 후 하루 반 동안에는 콜라겐 분해가 콜라겐 합성을 능가한다. 운동 후 48시간이 지나야 콜라겐 생성의 순 합성은 양성이 된다. (Schleip & Baker, 2015, pp.8 – 9) 이동성과, 적응성을 가진 교차성 섬유형태인 원섬유성 네트워크는 역학적인 조화로움을 발달시키지만, 조직의 손상으로 인해 이 기능을 잃어버릴 수 있다. 신체가 회복되는 과정에서 손상된 부위의 원섬유성 네트워크는 원래 상태로 회복되지 못한다. 손상된 부위에 새로이 대체된 조직의 질은 좋지 않게 되며, 도수 치료(manual therapy)로 초기에 조직 움직임을 제공하여 손상된 조직의 유연성을 높임으로써 이를 개선할 수 있다. (Guimberteau & Armstrong, 2015, p.162)

표 4.3 계속

20. 조직의 탄력성을 발달시킨다.	"바이오텐세그리티(biotensegrity)" 모델에 따르면, 신경근막 시스템은 움직임에 대해 자동적인 조절을 제공한다. 근막경선은 골격을 끌어당기는 외부 장력 네트워크를 형성하는 결합조직의 지도를 만든다. '각각의 근육을 분리된 형태로 보는 이론'은 회복을 위해 필수적인 신체 전반에 대한 접근에 있어서 우리의 인식을 제한해 왔다. (Myers, p.46, Ch. 6 in Schleip & Baker, 2015).

[a] 토마스 마이어스의 *아나토미 트레인*은 근막경선이라는 용어를 제시한다.

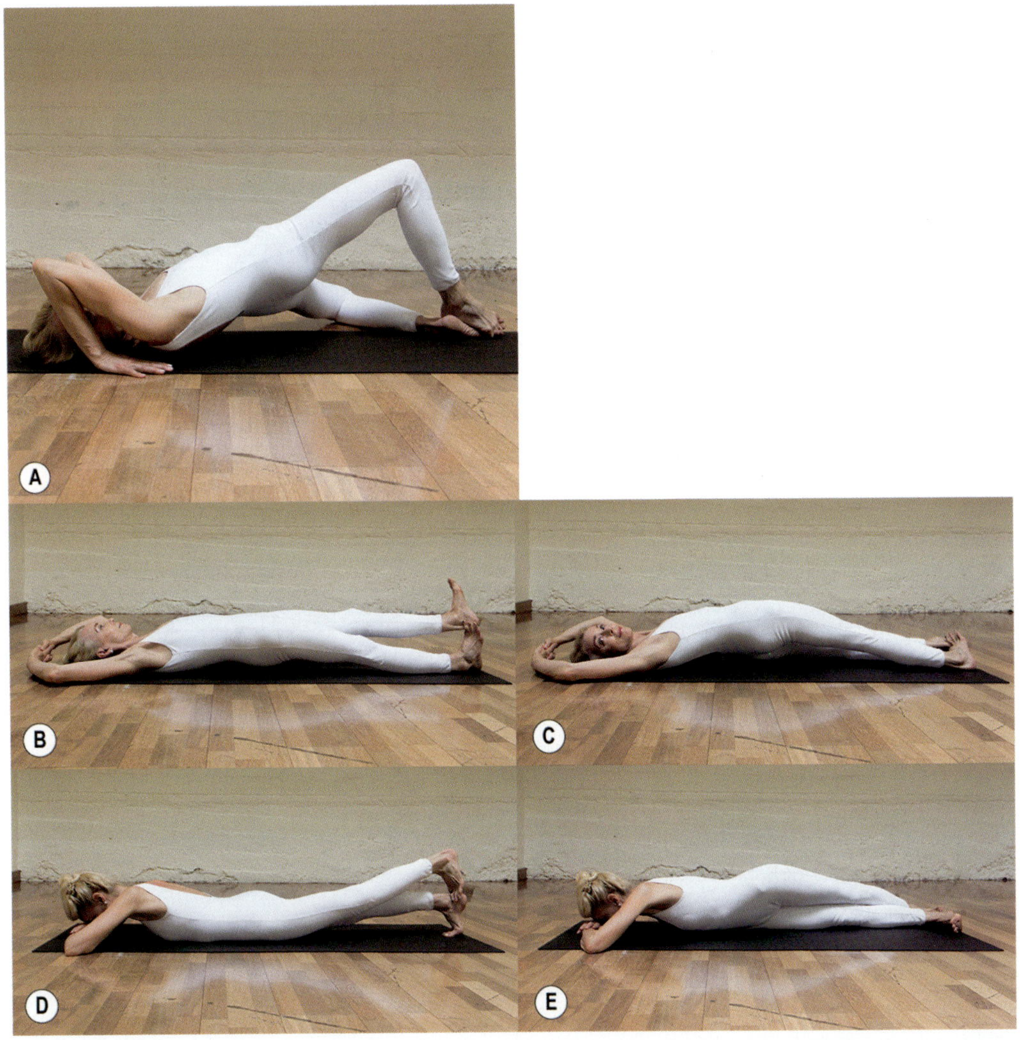

그림 4.1

누운 자세, 엎드린 자세 그리고 **Bridge** 자세에서 나선 근막 연속성에 대한 운동은 흐르는 듯 이어지는 동작의 연결을 통해 수행된다.

A 회전을 동반한 **Bridge**.

B&C 누운 자세에서 세로축 회전.

D&E 엎드린 자세에서 세로축 회전.

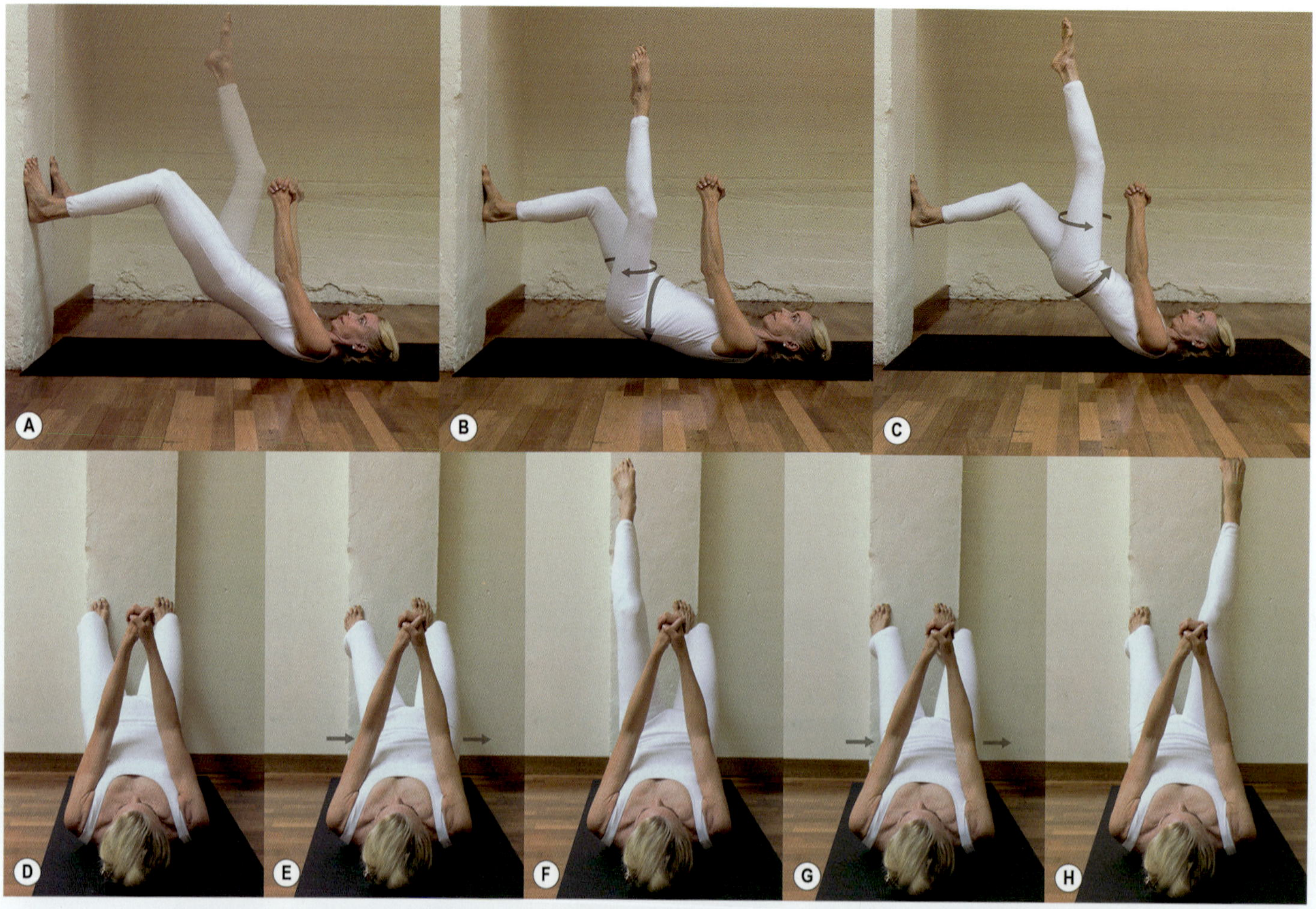

그림 4.2

다양한 형태의 **Bridge**는 나선과 외측 근막 연속성을 활성화시킨다. 고유수용성 감각의 개선은 시상면에서 골반과 요추의 중립을 필요로 한다.

A-C 골반의 회전을 동반한 한쪽다리로 **Bridge**.

D-H 골반의 외측 이동을 동반한 **Bridge**.

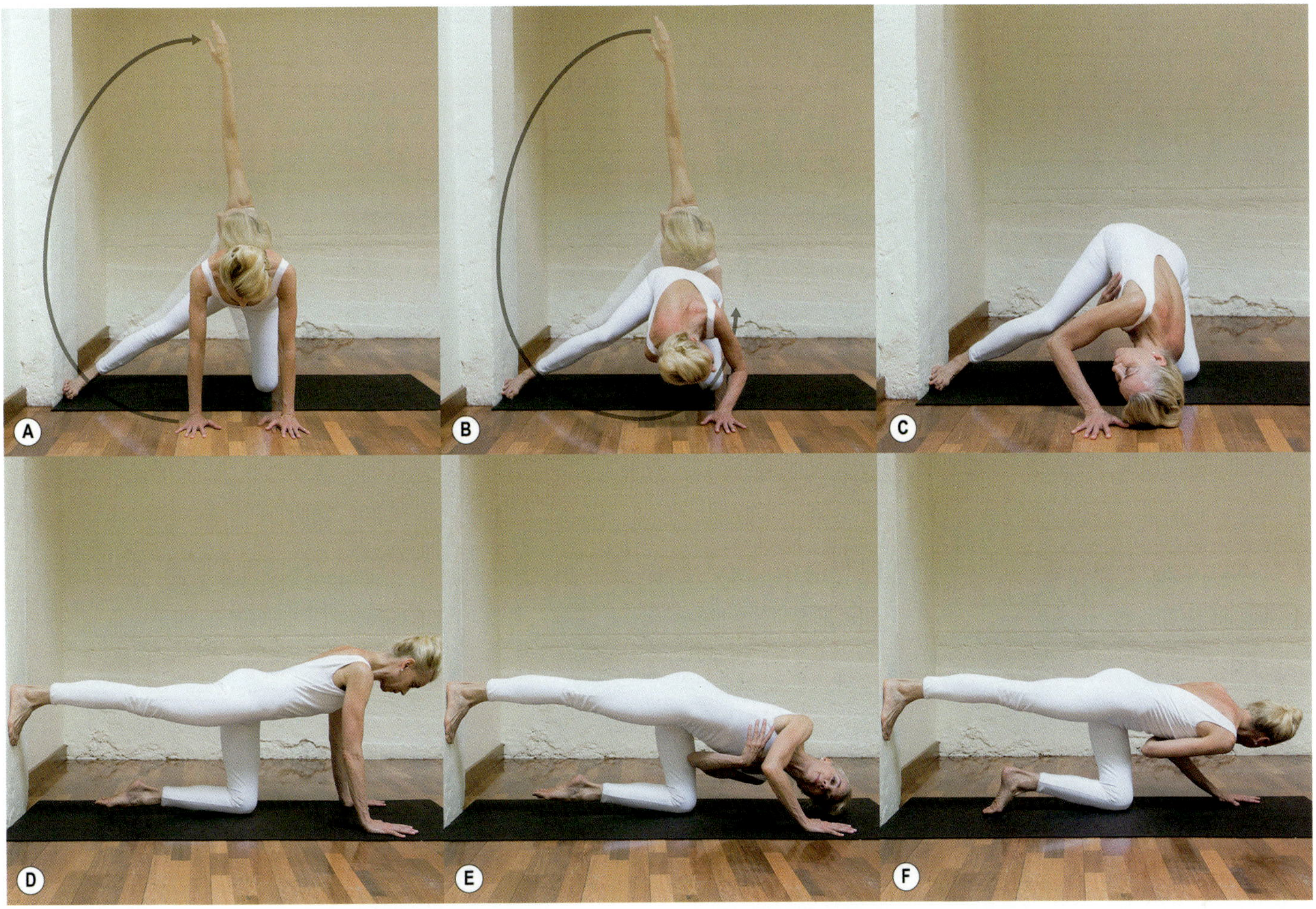

그림 4.3

네발기기 자세에서 흉추와 경추의 회전은 전방 사선방향, 후방 사선방향의 근막슬링 시스템과 외측 및 나선 근막 연속성을 활성화한다.

이러한 운동은 몸통에서 사지, 사지에서 몸통으로의 근막적 연결을 발달시킨다.

A-C 네발기기 자세에서 벽쪽으로 흉추 회전,

D-F 네발기기 자세에서 발을 엉덩이 높이의 벽에 지지하고 흉추 회전.

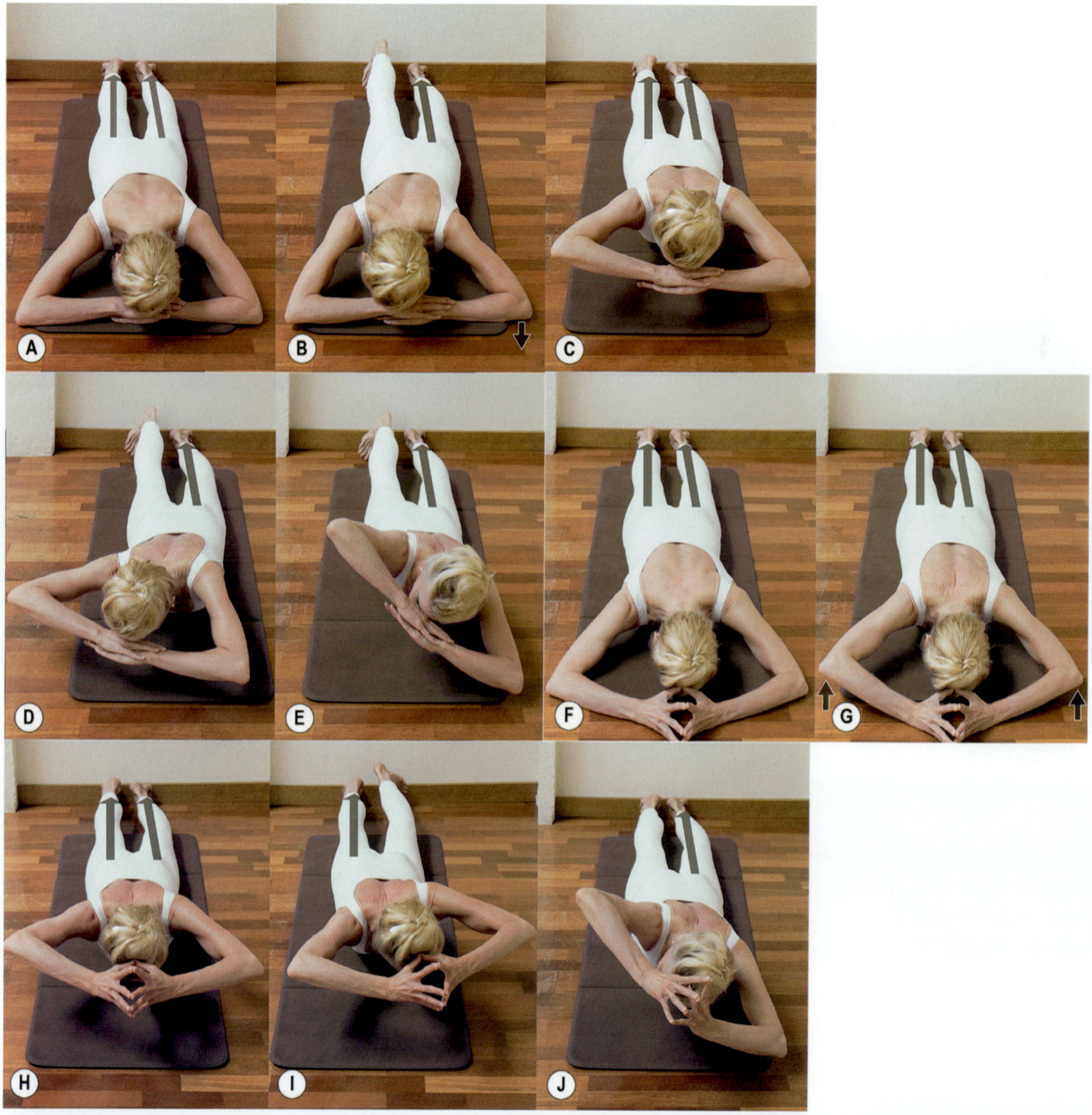

그림 4.4

엎드린 자세에서 상부 흉추와 경추의 신전, 외측 이동과 회전은 운동감각의 명민함을 발달시킨다.
발로 벽을 미는 것은 표면 후방선 근막 연속성을 활성화시키고 신경근막 시스템을 통해 흉추의 신전 힘을 분배시킨다.
A–E. 양손 위에 이마를 위치: **A** 준비, **B** 외측이동, **C** 신전, **D** 신전과 외측 굴곡, **E** 신전과 회전.
F–J. 정수리에 손가락을 접촉: **F** 준비, **G** 팔꿈치 올리기, **H** 신전, **I** 신전과 외측 굴곡, **J** 신전과 회전.

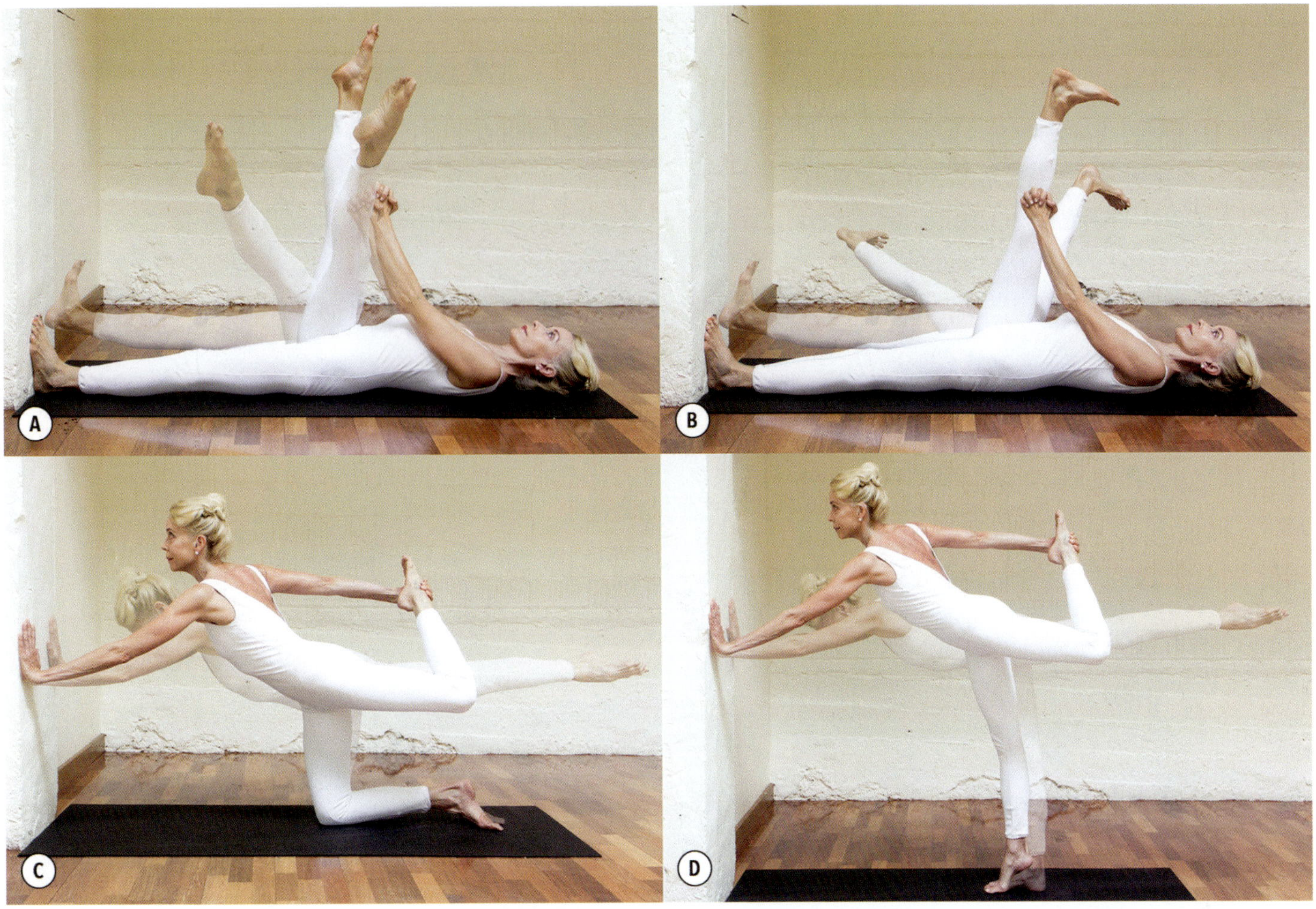

그림 4.5

약간의 각도 변화가 있는 다방향 운동은 벽면에 손을 댄 상태에서 고관절의 회선과 고관절 신전을 보여준다.

A&B 척추 중립을 유지하고 고정하는 발은 벽을 지지한 상태로 누운 자세에서 한쪽 다리로 원을 그린다.

C 네발기기 자세에서 흉추와 경추를 신전하고 한 손은 벽을 지지한 채로 다른 손은 반대쪽 발을 잡고 고관절 신전.

D 서 있는 자세에서 흉추와 경추를 신전하고 한 손은 벽을 지지한 채로 다른 손은 반대쪽 발을 잡고 고관절 신전.

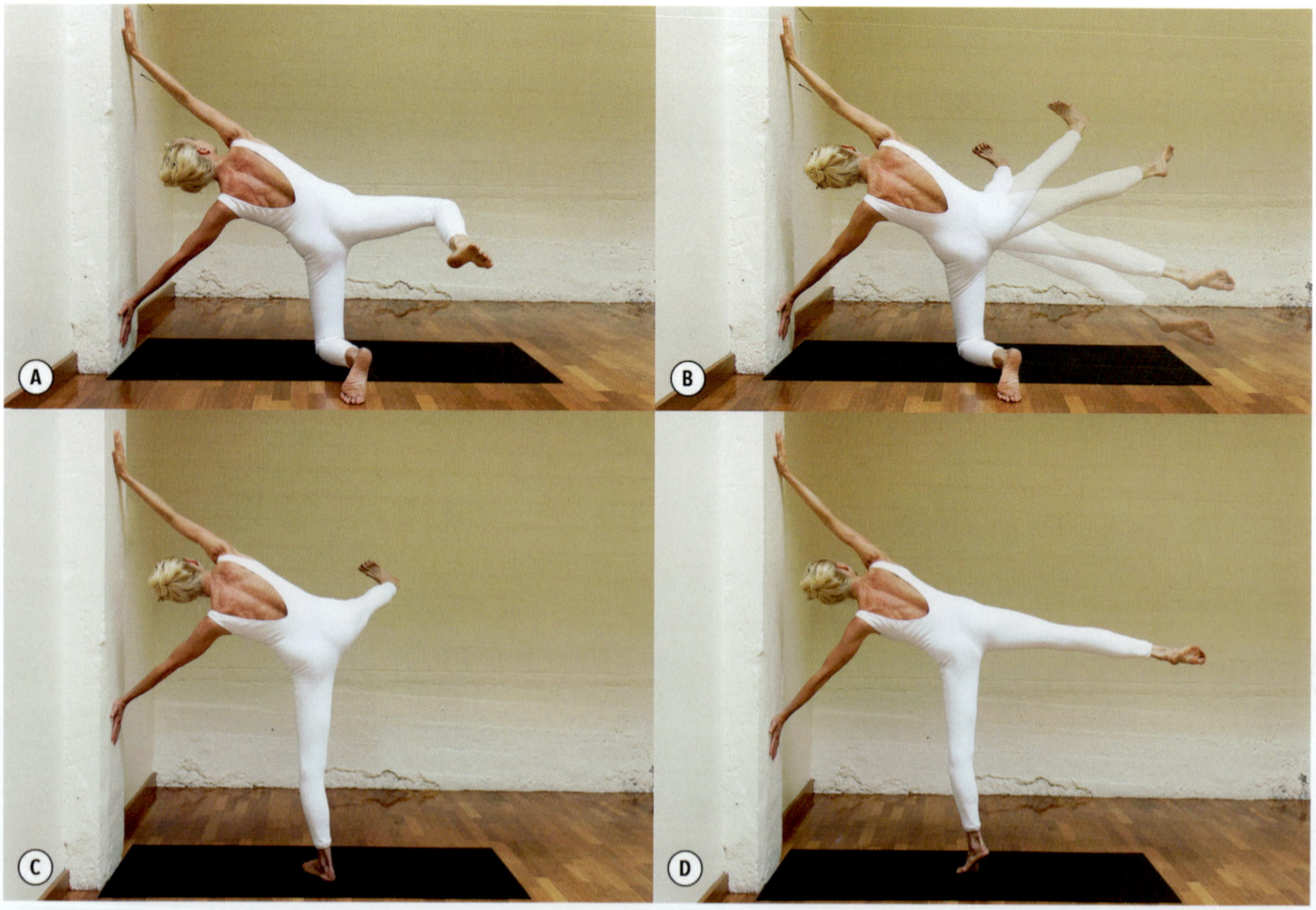

그림 4.6

Biotensegrity로 인해서 무릎서기와 선 자세의 **Side Leg Circle**에서 압박과 감압에 대한 균형이 나타난다.

A 무릎서기 자세에서 양손은 벽을 지지하고 다리는 측면으로 뻗은 상태로 무릎을 구부려 원을 그린다.

B 무릎서기 자세에서 양손은 벽을 지지하고 다리는 측면으로 뻗은 상태로 무릎을 펴고 원을 그린다.

C&D 서 있는 자세에서 양손은 벽을 지지하고 발목은 저측굴곡하여 발차기를 한다.

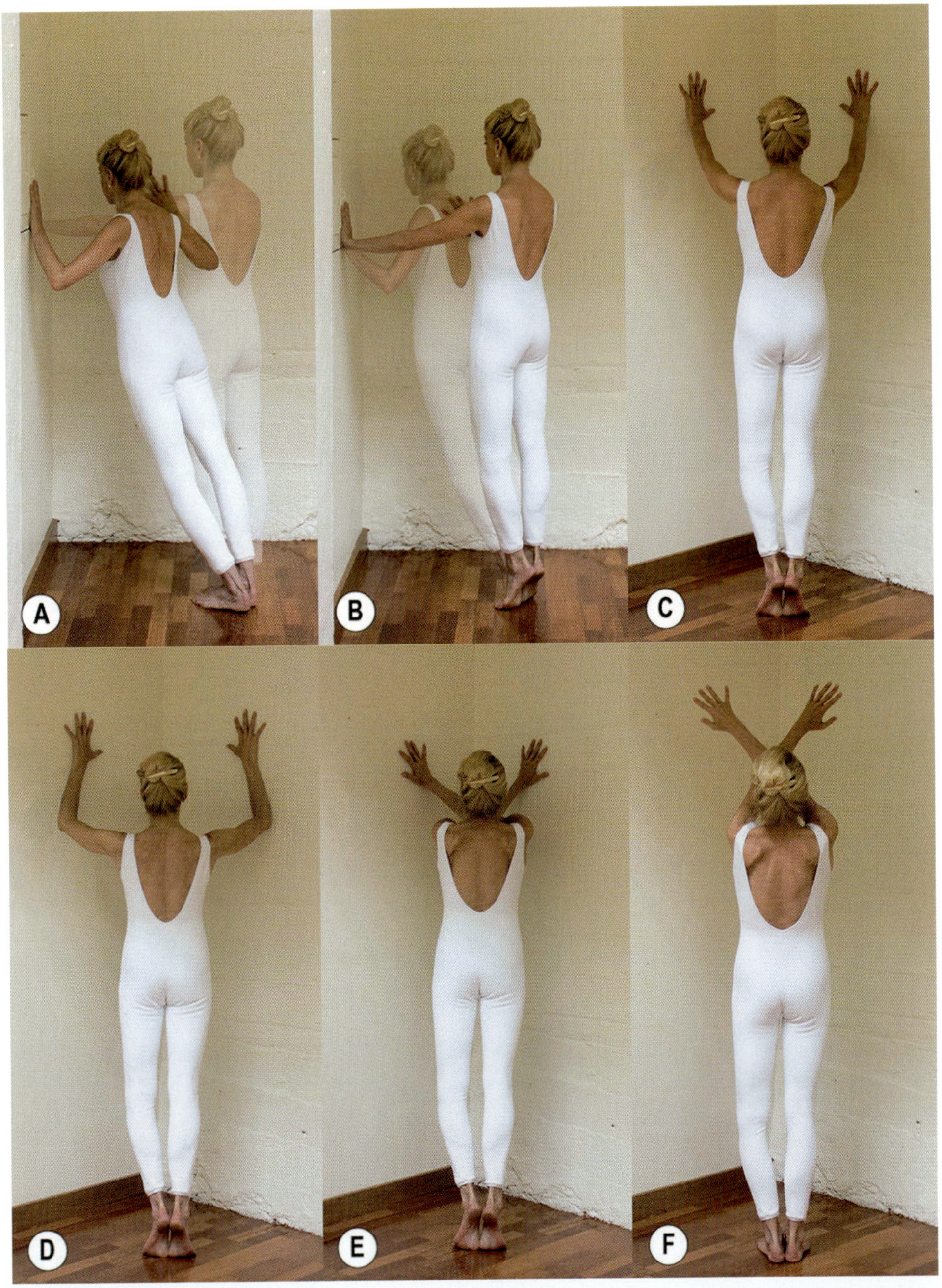

그림 4.7

탄성 반동 팔 점프 준비는 효율적인 힘 / 하중 분포를 위한 구조적 안정성을 생성하기 위해 전체 신경근막 시스템이 필요하다.

A&B 팔을 어깨 높이의 벽에 위치하고 팔꿈치 굴곡과 신전

C&D 발목을 저측굴곡하여 균형을 잡고, 손은 머리 위 벽에 위치하여 팔꿈치 굴곡과 신전

E&F 팔을 교차해서, 손바닥을 머리 높이의 벽에 위치하고, 벽을 밀어낸 후 벽에 착지한다.

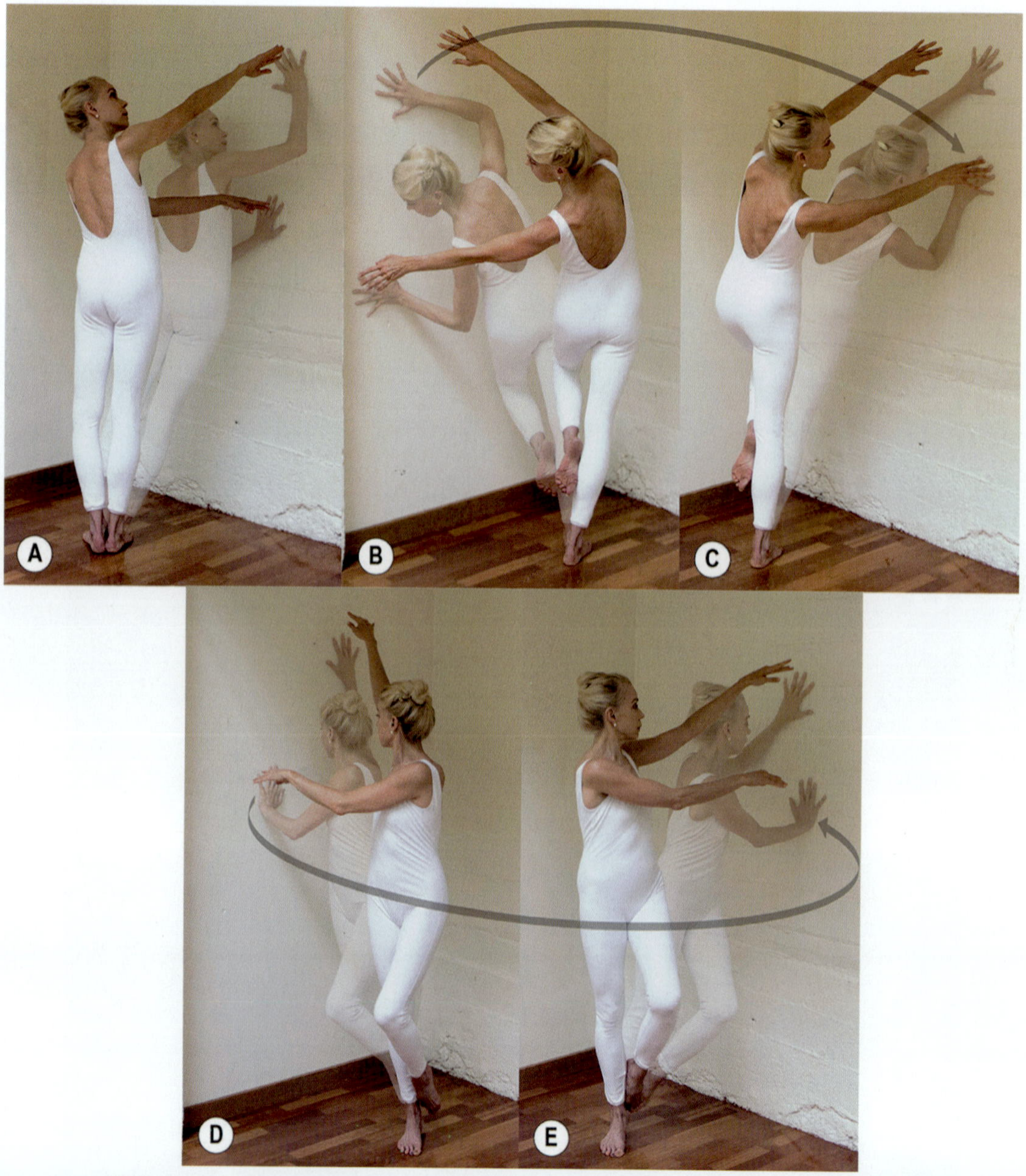

그림 4.8

예비 반동을 이용한 탄성 반동 훈련은 모퉁이에 서서 한쪽 벽에서 반대쪽 벽으로의 다양한 팔 점프 운동이 포함된다.

A 두 발로 서서 한쪽 벽을 민 다음 다시 착지한다.

B&C 한 발로 서서 왼쪽 벽을 밀어 오른쪽 벽으로 착지한다.

D&E 한 발로 서서 오른쪽 벽을 밀어 왼쪽 벽으로 착지한다.

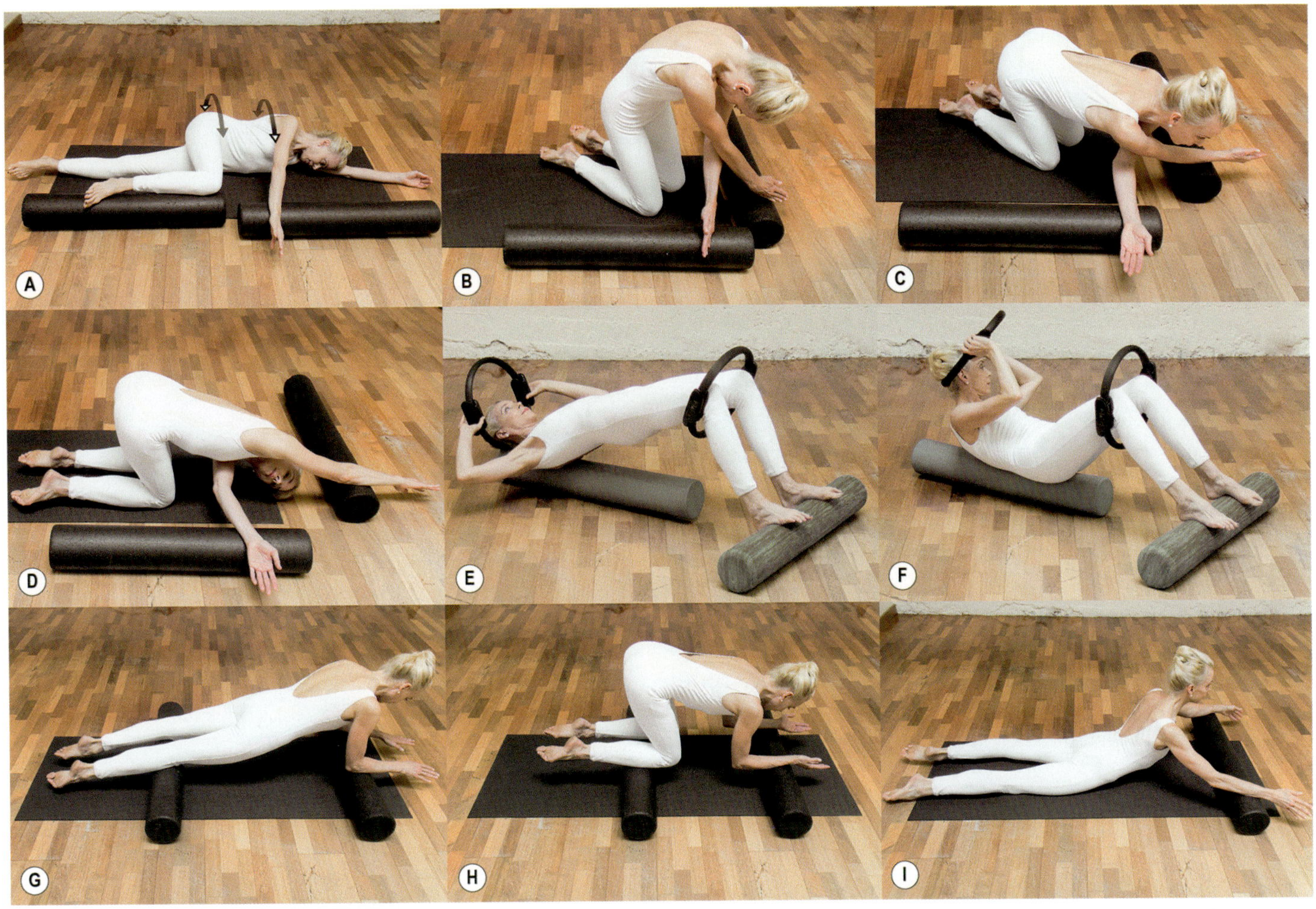

그림 4.9

폼롤러는 근막에 중점을 둔 매트 운동에서 근막 연속성에 대한 인식을 향상시킨다. 필라테스 링은 근위부 구조와 원위부 구조를 연결하여 움직임의 시작에 대한 인식을 향상시킨다.

A 옆으로 누운 자세에서 롤러의 보조를 통해 흉곽과 골반의 반대 회전.

B&C 네발기기 자세에서 롤러의 보조를 통해 팔을 교차시켜서 척추의 굴곡과 신전.

D 네발기기 자세에서 롤러의 보조를 통해 흉추의 회전과 외측 굴곡.

E&F 두 개의 롤러 위에 누운 자세에서 무릎쪽 매직 서클은 외측 골반 안정화 역할로, 머리 뒤 매직 서클은 올바른 견갑대를 구성하게 하고 흉추와 경추의 굴곡과 회전을 동반한 **Bridge** 분절 운동.

G&H 두 개의 롤러 위에 플랭크(**plank**)자세를 유지하며 고관절과 무릎관절의 굴곡과 신전.

I 엎드린 자세에서 롤러의 보조를 통해 척추 신전.

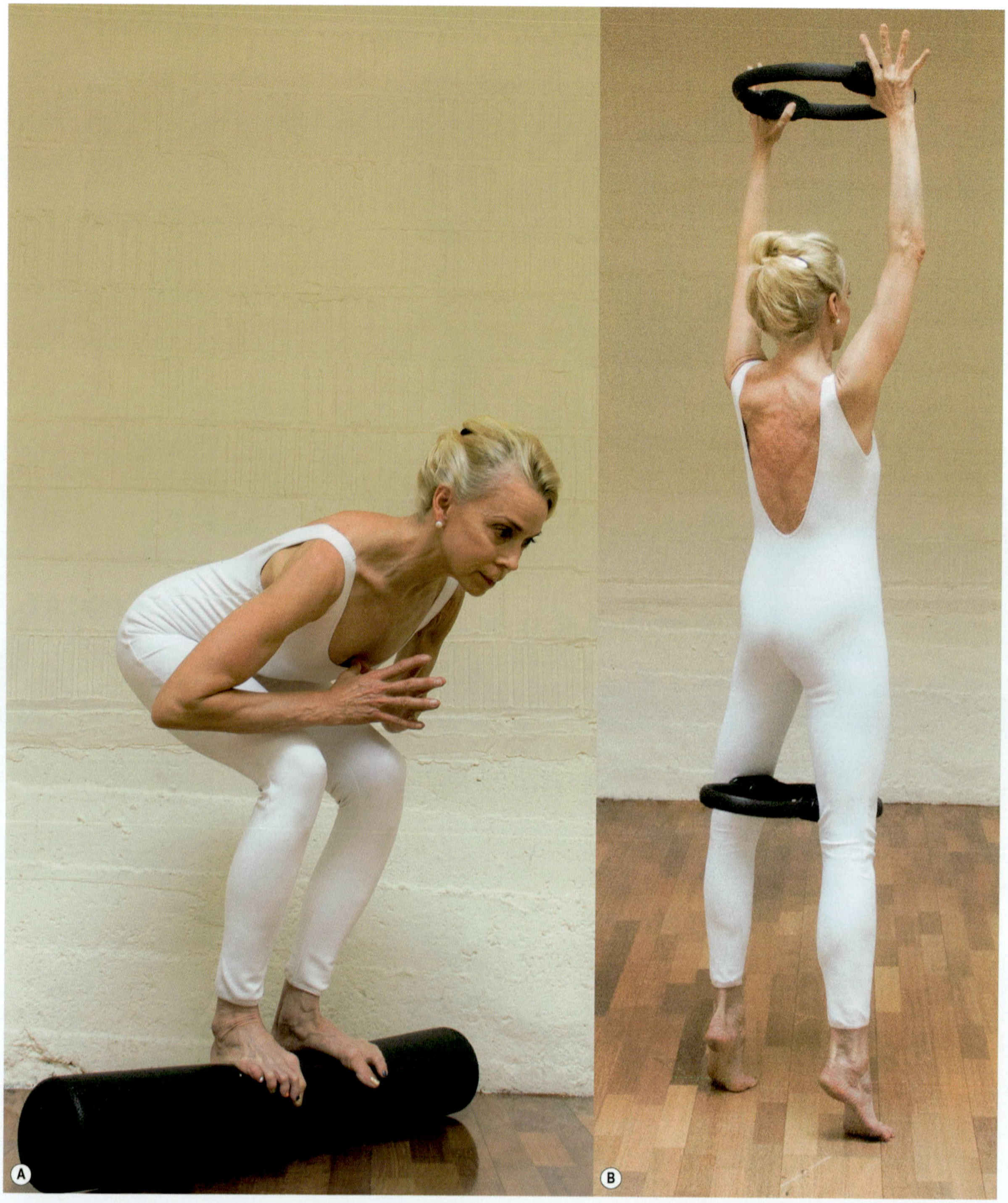

그림 4.10

폼롤러와 매직 서클은 선 자세에서 균형을 위한 운동감각의 명민함을 자극한다.

A 롤러 위에 선 자세로 스쿼트.

B 발목을 저측굴곡하여 균형을 유지하면서 다리의 링은 고관절 내전을, 손의 링은 견갑골의 하강과 외전을 자극한다.

표 4.4
근막에 중점을 둔 매트 운동 계획서 - 고객 프로필

고객의 진단명 또는 의학적 상태 : 45세의 오른손잡이 구강외과 의사는 선 자세와 앉는 자세를 개선하려고 한다.

단기 목표 (Short-term goals)	장기 목표 (Long-term goals)
1. 서 있는 자세를 개선하여 구부정한 형태를 줄이기 2. 앉는 자세를 개선하여 오른쪽으로 기울어지는 것을 줄이기 3. 업무 스트레스 해소를 위해 홈 프로그램으로 매트 운동을 배운다. 4. 직장에서 동료들과 연습할 수 있는 3가지 교정 운동법을 배운다.	1. 체중 조절을 돕기 위해 다양한 강도의 인터벌 트레이닝 훈련을 개발한다. 2. 그의 10대 아들과 테니스를 친다. 3. 65세에 은퇴할 때까지 20년간 매일 운동 프로그램을 지속적으로 시행한다.

근막에 중점을 둔 매트 운동 계획 가이드	고객 프로필 - 고객 또는 담당 실무자가 작성
1. 근막 기능에 영향을 미치는 요인	
유전	근막 기능에 영향을 미치는 확인된 유전적 요인 없음
질병 관련	고혈압
투약	혈압 조절을 위한 약물
수술	왼쪽 무릎 전방십자인대 수술
• 흉터	왼쪽 무릎 흉터에 제대로 된 도수 치료를 받지 못했음
• 유착	흉터 유착은 왼쪽 무릎 굴곡의 운동 범위 감소에 기여할 수 있다.
전신 염증	뻣뻣함을 호소하나 이 증상은 전신 염증으로 인한 증상은 아니다.
생활 관련	고등학교, 대학교 때의 운동 습관과 직업적인 부분, 가족을 부양해야 하는 것 등으로 운동을 하는데 충분한 시간을 갖지 못한다.
• 영양	특정한 영양 프로그램 없음
• 보조제	특정한 보조제 프로그램 없음
• 흡연	비흡연
• 음주	저녁식사와 함께 간단한 와인
• 앉아있는 시간	하루 8시간 이상
저 가동성	Viking-type test(Schleip 2016) 점수로 미루어 보아 저 가동성을 갖고 있는 것 같음.
과 가동성	과 가동성의 양상은 없음
온도 및 습도의 선호도	10-15℃ 정도의 온도와 건조함을 선호한다.
2. 근막 기능을 향상시키기 위한 셀프케어 도구: 볼, 폼롤러, 막대, 손으로 사용하는 도구	고객은 앉은 자세로 5분 동안 4" 지름의 볼을 좌골에 대고 마사지 한 후에 엉덩이 근육의 유연성이 향상되고 허리 통증이 감소되었다고 말한다.
홈 프로그램	고객은 그림 11.2에 표시된 볼 마사지 운동을 통해 자세가 개선되었다고 말한다.
스튜디오 프로그램	앉아서 기다리는 동안 볼 위에 앉아서 좌골 주변을 볼로 마사지한다.
프로그램 적용시간	시간당 5분

계속

표 4.4 계속

3. 근막 기능을 향상시키기 위한 치료: 침, 정골요법, 물리치료, 롤핑요법®, 구조통합치료 등	
예약 스케줄	고객은 가끔씩 스포츠 마사지를 받는다.
통합적 관리를 위한 소통	적용하지 않음
4. 관절 가동 범위	
부분적	왼쪽에 있는 흉곽 변형이 오른쪽 흉곽의 변형보다 쉽게 접근할 수 있다. 흉추 회전 및 신전 제한
전체	고관절 굴곡이 고관절 신전보다 쉽다.
금지	제한되는 움직임 없음
5. 체중부하	
비 체중부하	고객은 비 체중부하 운동을 좋아하지 않는다.
부분 체중부하	부분 체중부하 운동을 선호한다.
전체 체중부하	서 있는 자세를 개선하기 위해 벽에 기댄 상태로 완전한 체중부하 운동을 선호한다.
6. 운동사슬	
열린 운동 사슬	열린 운동 사슬을 선호하지 않음
닫힌 운동 사슬	고객은 닫힌 운동 사슬이 고관절 관절 가동 범위와 올바른 정렬을 향상시키는 것 같다고 말한다.
7. 고객을 위한 최적의 보조 및 저항	
체중으로만 이용	체중을 이용한 매트 운동
밴드	
스프링	
프리웨이트	
8. 최대 효과와 최소 손상을 위한 최적의 강도	처음엔 동작을 천천히 하다가 시간이 지나면 적당한 템포로 진행
9. 위험을 감소시키고 새로운 것을 통해 신경계의 흥미를 유발시킬 운동의 균형	고객은 낮은 강도의 새로운 운동을 선호하고 정렬의 정확성에 집중하는 것을 선호한다.
10. 고객에게 적용 가능한 필라테스 동작 선택	
조셉 필라테스 매트 동작	
추가 기구	
불안정한 표면: 폼롤러, 우브, 로테이터 디스크, 발란스 보드, 락커 보드	집에 있는 2개의 폼롤러 이용 회사에서는 4개의 ball을 이용해 각 발에 하나씩, 각 좌골에 하나씩 적용한다.

표 4.4 계속	
11. *Anatomy Train*에 묘사된 모든 적합한 근막 연속성을 활성화시킨다: 도수치료사와 운동치료사를 위한 근막경선(Myers, 2014)	*표면 후방과 심부 전방 근막 연속성의 협력적 효과를 강조한다.* *외측 및 나선형 근막 연속성의 균형을 활성화*
12. 근막의 탄성 반동 성질을 발달시키기 위한 훈련	*직장에서 상체를 위한 벽 점프 운동*
기간: 하루에 20–30분	*하루 20분*
빈도: 일주일에 2–3회	*일주일에 2회*
콜라겐 합성을 위한 회복 시간: 2일	*훈련 사이 기간 2–3일*
13. 탄성 반동에 중점을 두지 않는 근막에 중점을 둔 운동	
기간: 하루 30–60분	*하루 30분*
빈도: 일주일에 2–6회	*일주일에 3회*
최소 3주마다 프로그램 변경	*프로그램을 수정하기 위해 3주마다 강사와 미팅*
14. 고객이 선호하는 큐잉	
터치의 깊이	*확실한 터치를 선호한다.*
외수용 또는 내수용 감각 큐	*외수용감각 큐를 선호한다.*
15. 리듬감 있는 움직임과 집중을 촉진하기 위한 고객의 음악 선호도	*뉴스를 보면서 운동하기를 좋아한다.*
16. 다른 형태의 훈련과 상호작용	
다양한 강도의 인터벌트레이닝 (VIIT)	
유산소 운동: 15–45분, 일주일에 3–4회	*걷는 것을 권장한다.*
근력운동: 15–30분, 일주일에 2회; 1–2일 휴식	*고객은 근력운동을 통해 서 있는 자세나 앉아있는 자세가 개선되지 않았다고 말한다.*
의식적 운동(Mindful movement): 요가, 태극권, 기공체조, 자이로키네시스®, 자이로토닉®	*일주일에 한 번씩 아내와 요가 수업에 참석한다.*

표 4.5
근막에 중점을 둔 매트 운동 계획서 - 운동 선택

고객의 진단명 또는 의학적 상태: 45세의 오른손잡이 구강외과 의사는 선 자세와 앉는 자세를 개선하려고 한다.

매트 운동은 강사에 의해 **그림 4.1-4.6** 에서 선택된다.	근막에 중점을 둔 동작의 기준 움직임 요소: 움직임은 운동 조절의 개선과 콜라겐 리모델링을 지속가능하게 한다. 움직임은 바이오텐세그리티 모델*의 인식을 촉진한다. 고객의 상태에 적합한 모든 근막 연속성에 대해 최적의 시퀀스로 접근한다.	운동 결과 조직의 수화를 촉진	근막시스템의 활주 발달	조직의 재생 촉진	조직 탄력성 발달	규칙적인 격자 주름 발달	탄성 반동 발달
	내수용 감각(Interoception) – 근막내 사이질 신경은 고유수용성 감각 또는 통각 대신에 내수용 감각을 제공한다. 이러한 자유신경종말의 자극은 생리적 필요와 관련하여 항상성을 찾기 위해 신체 상태에 대한 정보를 제공한다. 내수용 감각 신호는 온감, 메스꺼움, 배고픔, 아픔, 노력, 무거움 또는 가벼움 같은 느낌과 관련이 있다. 내부 체성 감각에 대한 인식은 감정, 느낌과 관련이 있다 (Schleip & Baker, 2015).						
누운 자세에서 세로축 회전 (**그림 4.1*B,C***)	**고유수용성 감각의 개선** – 고유수용성 감각은 자세, 힘줄 및 근육의 감각과 연결된다.	●	●	●			
엎드린 자세에서 세로축 회전 (**그림 4.1*D,E***)		●	●	●			
옆으로 누운 자세에서 롤러의 보조를 통해 흉곽과 골반의 반대 회전 (**그림 4.9*A***)	**운동감각의 명민함** – 운동감각(동적 고유수용감각), 팔다리와 몸통의 움직임과 위치에 대한 적절한 감각	●	●	●	●		
네발기기 자세에서 롤러의 보조를 통해 팔을 교차시켜서 척추의 굴곡과 신전 (**그림 4.9*B,C***)		●	●	●	●		

*"텐세그리티(Tensegrity) 구조는 국소적인 기계적 스트레스에 대해 전체적인 반응을 제공한다. 그 결과로 중력으로부터 어느 정도 독립된 형태를 갖게 된다. 텐세그리티 모델이 없다면, 우리의 원섬유성의 구조는 중력으로 인해 붕괴된다. 텐세그리티 모델로 인해 우리의 구조는 주변 구조를 포함한 전체적인 네트워크를 통해 하중을 펼쳐냄으로써 압력을 흡수하고 분산시킨다."
(Guimberteau & Armstrong, 2015)

표 4.5 계속

고객의 진단명 또는 의학적 상태: 45세의 오른손잡이 구강외과 의사는 선 자세와 앉는 자세를 개선하려고 한다.

매트 운동은 강사에 의해 **그림 4.1-4.6** 에서 선택된다.	근막에 중점을 둔 동작의 기준 움직임 요소: 움직임은 운동 조절의 개선과 콜라겐 리모델링을 지속가능하게 한다. 움직임은 바이오텐세그리티 모델*의 인식을 촉진한다. 고객의 상태에 적합한 모든 근막 연속성에 대해 최적의 시퀀스로 접근한다.	운동 결과 조직의 수화를 촉진	근막시스템의 활주 발달	조직의 재생 촉진	조직 탄력성 발달	규칙적인 격자 주름 발달	탄성 반동 발달
골반의 외측 이동을 동반한 Bridge (**그림 4.2D-H**)	**움직임 시작** – 근위부 구조물을 원위부 구조물에 연결하고, 원위부 구조물을 근위부 구조물에 연결한다.		●		●		
골반의 회전을 동반한 한쪽 다리로 Bridge (**그림 4.2A-C**)			●		●		
네발기기 자세에서 발을 엉덩이 높이의 벽에 지지하고 흉추 회전 (**그림 4.3D-F**)	신체는 신경근막 시스템의 많은 부분을 포함하여 동시적으로 움직인다.		●		●		
두 개의 롤러 위에 플랭크(plank) 자세를 유지하며 고관절과 무릎관절의 굴곡과 신전 (**그림 4.9G,H**)	**전신의 연속성** – 심층에서 표층으로, 표층에서 심층으로 연결하면서 몸통에서 팔다리로, 팔다리에서 몸통으로 연결한다.				●		
네발기기 자세에서 벽쪽으로 흉추 회전 (**그림 4.3A-C**)	**움직임 시작** – 근위부 구조물을 원위부 구조물에 연결하고, 원위부 구조물을 근위부 구조물에 연결한다.	●	●	●	●		
두 발로 서서 한쪽 벽을 민 다음 다시 착지한다. (**그림 4.8A**)	흐르는 듯 이어지는 동작의 연결				●	●	●
척추 중립을 유지하고 고정하는 발은 벽을 지지한 상태로 누운 자세에서 한쪽 다리로 원을 그린다. (**그림 4.5A,B**)	약간의 각도 변화를 통한 다양한 방향으로의 움직임	●	●	●	●		

계속

표 4.5 계속

고객의 진단명 또는 의학적 상태: 45세의 오른손잡이 구강외과 의사는 선 자세와 앉는 자세를 개선하려고 한다.		**운동 결과**					
매트 운동은 강사에 의해 **그림 4.1-4.6** 에서 선택된다.	근막에 중점을 둔 동작의 기준 움직임 요소: 움직임은 운동 조절의 개선과 콜라겐 리모델링을 지속가능하게 한다. 움직임은 바이오텐세그리티 모델*의 인식을 촉진한다. 고객의 상태에 적합한 모든 근막 연속성에 대해 최적의 시퀀스로 접근한다.	조직의 수화를 촉진	근막시스템의 활주 발달	조직의 재생 촉진	조직 탄력성 발달	규칙적인 격자 주름 발달	탄성 반동 발달
무릎서기 자세에서 양손은 벽을 지지하고 다리는 측면으로 뻗은 상태로 무릎을 구부려 원을 그린다. (**그림 4.6A**)	**힘/부하의 이동** – 신경근막 시스템을 통해 힘/부하를 고르게 분포시키는 움직임		●		●		
탄성 반동 팔 점프를 위한 준비 (**그림 4.7A–F**)	준비를 위한 반대 움직임				●	●	●
서 있는 자세에서 양손은 벽을 지지하고 발목은 저측굴곡하여 발차기를 한다. (**그림 4.6C,D**)	**동적 스트레칭** – 느리고 빠른 템포의 변화		●		●	●	●

참고문헌 (References)

Publications

Guimberteau, J. C. & Armstrong, C. (2015). *Architecture of human living fascia: The extracellular matrix and cells revealed through endoscopy.* Edinburgh: Handspring Publishing.

Myers, T. W. (2014). *Anatomy Trains®: Myofascial meridians for manual and movement therapists* (3rd ed.). Edinburgh: Churchill Livingstone.

Scarr, G. (2014). *Biotensegrity: The structural basis of life.* Edinburgh: Handspring Publishing.

Schleip, R. & Baker, A. (Eds.) (2015). *Fascia in sport and movement.* Edinburgh: Handspring Publishing.

Stecco, C. (2015). *Functional atlas of the human fascial system.* Edinburgh: Churchill Livingstone.

Websites and Media

Schleip, R. (2016, May 13). *Fascia and Davis's Law* [Video]. Retrieved from http://www.pilatesanytime.com/workshop-view/2522/video/Pilates-Fascia-and-Davis-Law-by-Robert-Schleip-PhD

Pilates Anytime Classes

www.pilatesanytime.com

Note: Clips from these classes are available to those who purchase the book. Video clips are available free of charge at: www.pilatesanytime.com/fascia. Use redemption code FASCIA.

제 4 장 근막에 중점을 둔 매트 운동

그림 4.1B

Mat Workout (2016)

http://www.pilatesanytime.com/u/fm28

그림 4.1A

Mat Workout (2016)

http://www.pilatesanytime.com/u/fm29

그림 4.1D & E

Mat Workout (2016)

http://www.pilatesanytime.com/u/fm30

그림 4.2A-C

Mat Workout (2016)

http://www.pilatesanytime.com/u/fm31

그림 4.2D-H

Mat Workout (2016)

http://www.pilatesanytime.com/u/fm32

그림 4.2D-H

Mat Workout (2012)

http://www.pilatesanytime.com/u/fm33

그림 4.2A-C

Mat Workout (2012)

http://www.pilatesanytime.com/u/fm34

그림 4.3A-C

Mat Workout (2012)

http://www.pilatesanytime.com/u/fm10

그림 4.3D-F

Mat Workout (2012)

http://www.pilatesanytime.com/u/fm16

그림 4.3D-F

Mat Workout (2012)

http://www.pilatesanytime.com/u/fm17

제 4 장 근막에 중점을 둔 매트 운동 - 계속

그림 4.4A&B

Mat Workout (2012)

http://www.pilatesanytime.com/u/fm35

그림 4.4C-E

Mat Workout (2012)

http://www.pilatesanytime.com/u/fm36

그림 4.4H-J

Mat Workout (2012)

http://www.pilatesanytime.com/u/fm37

그림 4.4F-J

Mat Workout (2014)

http://www.pilatesanytime.com/u/fm38

그림 4.5C

Mat Workout (2016)

http://www.pilatesanytime.com/u/fm39

그림 4.5A&B

Mat Workout (2012)

http://www.pilatesanytime.com/u/fm40

그림 4.5C

Mat Workout (2012)

http://www.pilatesanytime.com/u/fm41

그림 4.5D

Mat Workout (2012)

http://www.pilatesanytime.com/u/fm13

그림 4.6A

Mat Workout (2016)

http://www.pilatesanytime.com/u/fm42

그림 4.6C&D

Mat Workout (2012)

http://www.pilatesanytime.com/u/fm7

그림 4.7 & 4.8

Mat Workout (2015)

http://www.pilatesanytime.com/u/fm19

그림 4.9A

Mat Workout (2016)

http://www.pilatesanytime.com/u/fm43

제 4 장 근막에 중점을 둔 매트 운동 - 계속

그림 4.9I

Mat Workout (2016)

http://www.pilatesanytime.com/u/fm44

그림 4.9G&H

Mat Workout (2016)

http://www.pilatesanytime.com/u/fm4

그림 4.9E&F

Mat Workout (2016)

http://www.pilatesanytime.com/u/fm45

그림 4.9E&F

Mat Workout (2016)

http://www.pilatesanytime.com/u/fm2

그림 4.9E&F

Mat Workout (2016)

http://www.pilatesanytime.com/u/fm46

그림 4.9E&F

Mat Workout (2016)

http://www.pilatesanytime.com/u/fm22

그림 4.10B

Mat Workout (2016)

http://www.pilatesanytime.com/u/fm47

그림 4.10B

Mat Workout (2016)

http://www.pilatesanytime.com/u/fm48

그림 4.10B

Mat Workout (2016)

http://www.pilatesanytime.com/u/fm49

그림 4.10A

Mat Workout (2016)

http://www.pilatesanytime.com/u/fm50

5

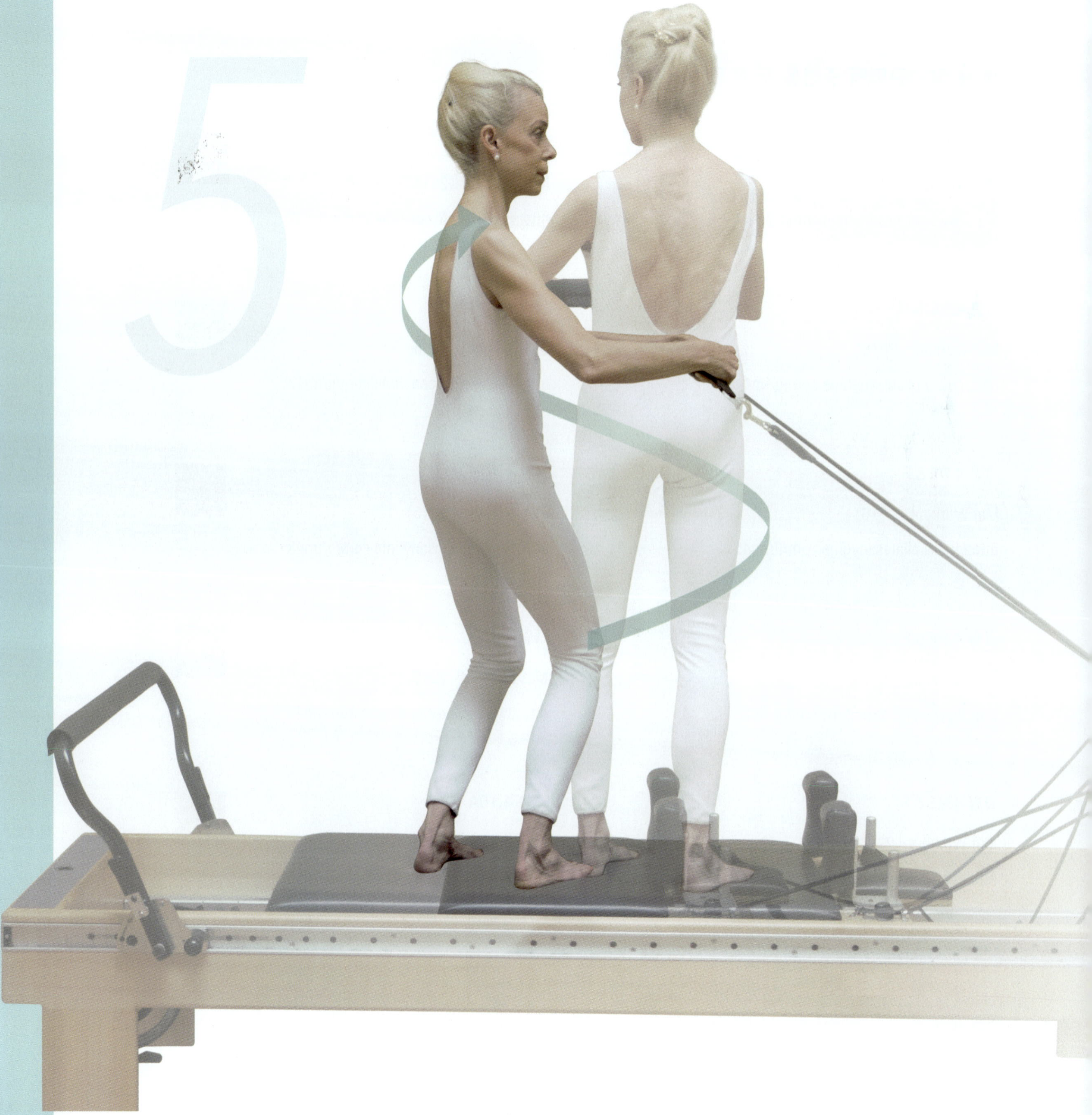

조셉 필라테스 리포머 운동, 근막에 중점을 둔 동작의 관점

J. H. Pilates Reformer exercises, a fascia-focused movement perspective

표 5.1
조셉 필라테스 리포머 운동의 기본적인 척추 움직임 방향

조셉 필라테스의 리포머 운동 사진에 붙여진 이름은 Balanced Body Inc.로부터 허락됨. www.pilates.com (그림 5.1–5.18은 서로 다른 근막에 중점을 둔 사진을 보여준다.)	그림	자세	기본적인 척추 움직임 시상면 굴곡	시상면 신전	회전	관상면 외측굴곡	회전과 굴곡	편평등(요추 굴곡과 흉추 신전)
Footwork		전체	36	12	2	2	2	13
1. Feet & Knees	5.1	누운 자세	●					
2. Arches	5.1	누운 자세	●					
3. Heels	5.1	누운 자세	●					
4. Toes	5.1	누운 자세	●					
5. Stretch – Pull	5.2	누운 자세	●					
6. Overhead	5.2	누운 자세	●					
7. Coordination	5.2	누운 자세	●					
8. Rowing – Front	5.3	앉은 자세	●					
9. Rowing – Back	5.4	앉은 자세	●					
10. Rowing – Back with bending down	5.4	앉은 자세						●
11. Biceps	5.3	앉은 자세	●					●
12. Triceps	5.3	앉은 자세	●					●
13. Lifting	5.4	앉은 자세	●					●
14. Swan – Dive	5.6	롱박스 위에 엎드린 자세						●
15. Swimming – Backstroke	5.7	롱박스 위에 누운 자세		●				
16. Control – Stretch	5.7	롱박스 위에 누운 자세	●					
17. Breaststroke	5.6	롱박스 위에 엎드린자세	●					
18. Horseback 1	5.8	롱박스 위에 앉은 자세		●				
19. Horseback 2	5.8	롱박스 위에 앉은 자세	●					
20. Horseback 3	5.8	롱박스 위에 앉은 자세	●					

계속

표 5.1 계속

조셉 필라테스의 리포머 운동 사진에 붙여진 이름은 Balanced Body Inc.로부터 허락됨. www.pilates.com (그림 5.1–5.18은 서로 다른 근막에 중점을 둔 사진을 보여준다.)		그림	자세	기본적인 척추 움직임					
				시상면 굴곡	시상면 신전	회전	관상면 외측굴곡	회전과 굴곡	편평등(요추 굴곡과 흉추 신전)
21.	Long – Stretch	5.9	풋바를 잡고 플랭크 자세	●					●
22.	Down – Stretch	5.5	풋바를 잡고 무릎꿇은 자세		●				
23.	Up – Stretch	5.9	풋바를 잡고 플랭크 자세	●					
24.	Long – Backstretch	5.10	얼굴이 천장을 향한 후 양손은 풋바를 잡고 플랭크 자세	●					●
25.	Stomach Massage	5.12	앉은 자세	●					
26.	Tendon – Stretch	5.10	풋바 위에 양손을 두고 양쪽 다리를 캐리지에 놓은 자세	●					●
27.	Spine Massage	5.12	누운 자세	●					
28.	(Head – Front)*								
29.	(Head – Front 2 – Without Hand Support)*								
30.	(Head – Back)*								
31.	Semicircles Up & Down	5.11	누운 자세 & Bridge 자세	●	●				
32.	Rocking	5.13	롱박스 위에 엎드린자세		●				
33.	Rocking & Pull	5.13	롱박스 위에 엎드린자세		●				
34.	Swimming	5.13	롱박스 위에 엎드린자세		●				
35.	Back – Bending 1	5.14	롱박스 위에 누운 자세		●				
36.	Back – Bending 2	5.14	롱박스 위에 앉은 자세	●					
37.	Back – Bending 3	5.14	숏박스 위에 앉은 자세	●	●				
38.	Long Spine Stretch	5.12	누운 자세	●					
39.	Chest – Expansion	5.13	무릎꿇은 자세	●					●
40.	Thigh – Stretch	5.13	무릎꿇은 자세		●				●
41.	Twist	5.17	풋바 위에 발을 두고 양손은 캐리지에 놓은 자세					●	

표 5.1 계속

조셉 필라테스의 리포머 운동 사진에 붙여진 이름은 Balanced Body Inc.로부터 허락됨. www.pilates.com (그림 5.1–5.18은 서로 다른 근막에 중점을 둔 사진을 보여준다.)		그림	자세	기본적인 척추 움직임					
				시상면 굴곡	시상면 신전	회전	관상면 외측굴곡	회전과 굴곡	편평등(요추 굴곡과 흉추 신전)
42.	Cork – Screw	5.15	누운 자세	●		●			
43.	Control Stretch	5.15	누운 자세	●					
44.	Side Stretch & control stretch	5.17	옆으로 플랭크 자세			●	●	●	●
45.	Control Stretch – Lifting	5.16	무릎꿇은 자세						●
46.	Control Stretch – Bending	5.16	무릎꿇은 자세				●		
47.	Balance – Control 1	5.11	양손은 숄더레스트를 잡고 양발은 풋바에 올린 후 플랭크 자세	●	●				
48.	Balance – Control 2	5.11	양손은 숄더레스트를 잡고 양발은 풋바에 올린 후 플랭크 자세 얼굴이 천장을 향하게	●					
49.	Balance – Control 3	5.11	양손은 숄더레스트를 잡고 양발은 풋바에 올린 후 플랭크 자세 얼굴이 천장을 향하게	●					
50.	Balance – Control 4	5.18	서 있는 자세에서 스쿼트	●					●
51.	Russian – Stretch 1	5.18	서 있는 자세에서 한 다리로 스쿼트	●					
52.	Russian – Stretch 2	5.18	서 있는 자세에서 한 다리로 스쿼트	●					
53.	Tiger – Stretch	5.5	양손으로 풋바를 잡고 무릎꿇은 자세	●	●				

* 이 세 가지 운동은 그림에 포함되어 있지 않다.

표 5.2
근막에 중점을 둔 동작의 기준과 조셉 필라테스 리포머의 예시

근막에 중점을 둔 동작의 기준		
동작의 요구사항	**바이오텐세그리티 모델(Biotensegrity model)**	
1. 동작은 운동조절의 개선과 콜라겐 재형성을 지속가능하게 한다. 2. 동작은 바이오텐세그리티 모델*의 인식과 구현을 촉진한다.	*"텐세그리티(Tensegrity) 구조는 국소적인 기계적 스트레스에 대해 전체적인 반응을 제공한다. 그 결과로 중력으로부터 어느 정도 독립된 형태를 갖게 된다. 텐세그리티 모델이 없다면, 우리의 원섬유성의 구조는 중력으로 인해 붕괴된다. 텐세그리티 모델로 인해 우리의 구조는 주변 구조를 포함한 전체적인 네트워크를 통해 하중을 펼쳐냄으로써 압력을 흡수하고 분산시킨다." (Guimberteau & Armstrong, 2015) "텐세그리티 모델이 치료에 대한 특정 접근 방식을 반드시 변경시키는 것은 아니지만, 기능 해부학에 대한 새로운 이해를 바탕으로 **신체의 역학을 시각화할 수 있는 더 나은 방법**을 제공한다." (Scarr, 2014)	
	필라테스 원리	**조셉 필라테스 리포머 예시**
3. 적합한 모든 근막 연속성을 고객의 상태에 따라 최적의 순서로 접근한다.	전신운동	Up-Stretch **(그림 5.9)**
동작 목적		
4. **내수용 감각**(Interoception) - 근막내 사이질 신경은 고유수용성 감각 또는 통각 대신에 내수용 감각을 제공한다. 이러한 자유신경종말의 자극은 생리적 필요와 관련하여 항상성을 찾기 위해 신체 상태에 대한 정보를 제공한다. 내수용 감각 신호는 온감, 메스꺼움, 배고픔, 아픔, 노력, 무거움 또는 가벼움 같은 느낌과 관련이 있다. 내부 체성 감각에 대한 인식은 감정, 느낌과 관련이 있다 (Schleip & Baker, 2015).	호흡	*내수용 감각은 개인마다 다르다.*
5. **고유수용성 감각의 개선** - 고유수용성 감각은 자세, 힘줄 및 근육의 감각과 연결된다.	집중력 조절력	Tendon-Stretch **(그림 5.10)**
6. **운동감각의 명민함** - 운동감각 (동적 고유수용감각), 팔다리와 몸통의 움직임과 위치에 대한 적절한 감각	정확성	Balance-Control 2 ***(그림 5.11)***
움직임 특성		
7. 신체는 신경근막 시스템의 많은 부분을 포함하여 동시적으로 움직인다.	전신 움직임 호흡	Twist **(그림 5.17)**

표 5.2 계속

8. **전신의 연속성** - 심층에서 표층으로, 표층에서 심층으로 연결하면서 몸통에서 팔다리로, 팔다리에서 몸통으로 연결한다.	전신 움직임	Semicircles Up & Down **(그림 5.11)**
9. **움직임 시작** - 근위부 구조물을 원위부 구조물에 연결하고, 원위부 구조물을 근위부 구조물에 연결한다.	중심화 호흡	Balance-Control 1 **(그림 5.11)**
10. 흐르는 듯 이어지는 동작의 연결	호흡	Side Stretch & Control Stretch **(그림 5.17)**
11. 약간의 각도 변화를 통한 다양한 방향으로의 움직임	균형 잡힌 근육 발달 (최적의 신경근막 시스템 활성화)	Cork-Screw **(그림 5.15)**
12. **힘/부하의 이동** - 신경근막 시스템을 통해 힘/부하를 고르게 분포시키는 움직임		Control Stretch **(그림 5.15)** Long-Backstretch **(그림 5.10)**
13. 준비를 위한 반대 움직임	리듬	Tiger-Stretch **(그림 5.5)**
14. **동적 스트레칭** - 느리고 빠른 템포의 변화	리듬	Down-Stretch **(그림 5.5)**
운동 결과		
15. 조직에 수분공급을 촉진시킨다.		
16. 3차원적 신경근막 시스템 내에서 조직의 미끄러짐(Glide)을 발달시킨다.		
17. 콜라겐 섬유의 주름을 발달시키고 규칙적인 격자 모양을 만든다.		
18. 탄성 반동을 발달시킨다.		
19. 조직 재생을 촉진시킨다.		
20. 조직에 탄력성을 발달시킨다.		

<table>
<tr><th colspan="8">표 5.3
근막경선[a]과 조셉 필라테스 리포머</th></tr>
<tr><th colspan="8">근막에 중점을 둔 동작의 기준</th></tr>
<tr><th>동작의 요구사항</th><th colspan="7">바이오텐세그리티 모델(Biotensegrity model)</th></tr>
<tr><td>1. 동작은 운동조절의 개선과 콜라겐 재형성을 지속 가능하게 한다.</td><td colspan="7">[b] "텐세그리티(Tensegrity) 구조는 국소적인 기계적 스트레스에 대해 전체적인 반응을 제공한다. 그 결과로 중력으로부터 어느 정도 독립된 형태를 갖게 된다. 텐세그리티 모델이 없다면, 우리의 원섬유성의 구조는 중력으로 인해 붕괴된다. 텐세그리티 모델로 인해 우리의 구조는 주변 구조를 포함한 전체적인 네트워크를 통해 하중을 펼쳐냄으로써 압력을 흡수하고 분산시킨다." (Guimberteau & Armstrong, 2015)</td></tr>
<tr><td>2. 동작은 바이오텐세그리티 모델[b]의 인식과 구현을 촉진한다.</td><td colspan="7">"텐세그리티 모델이 치료에 대한 특정 접근 방식을 반드시 변경시키는 것은 아니지만, 기능 해부학에 대한 새로운 이해를 바탕으로 신체의 역학을 시각화할 수 있는 더 나은 방법을 제공한다." (Scarr, 2014)</td></tr>
<tr><td></td><th colspan="7">근막경선[a]</th></tr>
<tr><td></td><th>표면 후방선</th><th>기능선</th><th>외측선</th><th>나선선</th><th>심부 전방선</th><th>상지선</th><th>표면 전방선</th></tr>
<tr><td>3. 적합한 모든 근막 연속성을 고객의 상태에 따라 최적의 순서로 접근한다.</td><td>Thigh-Stretch (그림 5.13)</td><td>Balance-Control 3 (그림 5.11)</td><td>Swimming Backstroke (그림 5.7)</td><td>Horseback 2 (그림 5.8)</td><td>Control Stretch (그림 5.15)</td><td>Long-Stretch (그림 5.9)</td><td>Balance-Control 4 (그림 5.18)</td></tr>
<tr><th colspan="8">동작 목적</th></tr>
<tr><td colspan="8">4. 내수용 감각(Interoception) - 근막내 사이질 신경은 고유수용성 감각 또는 통각 대신에 내수용 감각을 제공한다. 이러한 자유신경종말의 자극은 생리적 필요와 관련하여 항상성을 찾기 위해 신체 상태에 대한 정보를 제공한다. 내수용 감각 신호는 온감, 메스꺼움, 배고픔, 아픔, 노력, 무거움 또는 가벼움 같은 느낌과 관련이 있다. 내부 체성 감각에 대한 인식은 감정, 느낌과 관련이 있다 (Schleip & Baker, 2015).</td></tr>
<tr><td>5. 고유수용성 감각의 개선 - 고유수용성 감각은 자세, 힘줄 및 근육의 감각과 연결된다.</td><td>Breaststroke (그림 5.6)</td><td>Horseback 1 (그림 5.8)</td><td>Control Stretch Lifting (그림 5.16)</td><td>Horseback 1 (그림 5.8)</td><td>Long-Stretch (그림 5.9)</td><td>Rowing Back (그림 5.4)</td><td>Spine Massage (그림 5.12)</td></tr>
<tr><td>6. 운동감각의 명민함 - 운동감각 (동적 고유수용감각), 팔다리와 몸통의 움직임과 위치에 대한 적절한 감각</td><td>Long-Back-stretch (그림 5.10)</td><td>Balance-Control 3 (그림 5.11)</td><td>Control Stretch Bending (그림 5.16)</td><td>Chest-Expansion (그림 5.13)</td><td>Horseback 2 & 3 (그림 5.8)</td><td>Rowing Front (그림 5.3)</td><td>Semicircles Up & Down (그림 5.11)</td></tr>
</table>

표 5.3 계속

	근막경선[a]						
	표면후방	기능선	외측선	나선선	심부 전방선	상지선	표면 전방선
움직임의 특성							
7. 신체는 신경근막 시스템의 많은 부분을 포함하여 동시적으로 움직인다.	Swan–Dive **(그림 5.6)**	Russian–Stretch 2 **(그림 5.18)**	Side Stretch & Control Stretch **(그림 5.17)**	Twist **(그림 5.17)**	Twist **(그림 5.17)**	Long–Backstretch **(그림 5.10)**	Russian–Stretch 1 **(그림 5.18)**
8. **전신의 연속성** – 심층에서 표층으로, 표층에서 심층으로 연결하면서 몸통에서 팔다리로, 팔다리에서 몸통으로 연결한다.	Rocking **(그림 5.13)**	Russian–Stretch 1 **(그림 5.18)**	Long Spine Stretch **(그림 5.12)**	Cork–Screw **(그림 5.15)**	Back–Bending 2 **(그림 5.14)**	Tendon–Stretch **(그림 5.10)**	Swimming Backstroke **(그림 5.7)**
9. **움직임 시작** – 근위부 구조물을 원위부 구조물에 연결하고, 원위부 구조물을 근위부 구조물에 연결한다.	Rocking & Pull **(그림 5.13)**	Balance–Control 1 **(그림 5.11)**	Side Stretch & Control Stretch **(그림 5.17)**	Chest–Expansion **(그림 5.13)**	Stomach Massage **(그림 5.12)**	Balance–Control 1 **(그림 5.11)**	Rowing Front **(그림 5.3)**
10. 흐르는 듯 이어지는 동작의 연결	Back–Bending 1 **(그림 5.14)**	Russian–Stretch 1 & 2 **(그림 5.18)**	Swimming Backstroke **(그림 5.7)**	Twist **(그림 5.17)**	Back–Bending 3 **(그림 5.14)**	Triceps **(그림 5.3)**	Triceps **(그림 5.3)**
11. 약간의 각도 변화를 통한 다양한 방향으로의 움직임	Swimming **(그림 5.13)**	Cork–Screw **(그림 5.15)**	Side Stretch & Control Stretch **(그림 5.17)**	Cork–Screw **(그림 5.15)**	Cork–Screw **(그림 5.15)**	Twist **(그림 5.17)**	Cork–Screw **(그림 5.15)**
12. **힘/부하의 이동** – 신경근막 시스템을 통해 힘/부하를 고르게 분포시키는 움직임	Lifting **(그림 5.4)**	Balance–Control 1 **(그림 5.11)**	Long Spine Stretch **(그림 5.12)**	Horseback 3 **(그림 5.8)**	Overhead **(그림 5.2)**	Side Stretch & Control Stretch **(그림 5.17)**	Arches (Footwork) **(그림 5.1)**
	Down–Stretch **(그림 5.5)**	Twist **(그림 5.17)**	Side Stretch & Control Stretch **(그림 5.17)**	Russian–Stretch 2 **(그림 5.18)**	Tendon–Stretch **(그림 5.10)**	Balance–Control 3 **(그림 5.11)**	Spine Massage **(그림 5.12)**

계속

표 5.3 계속

	근막경선[a]						
	표면후방	기능선	외측선	나선선	심부 전방선	상지선	표면 전방선
13. 준비를 위한 반대 움직임	Swan–Dive **(그림 5.6)**	Swimming **(그림 5.13)**	Control Stretch Bending **(그림 5.16)**	Horseback 2 **(그림 5.8)**	Feet & Knees (Footwork) **(그림 5.1)**	Swan–Dive **(그림 5.6)**	Tiger–Stretch **(그림 5.5)**
14. 동적 스트레칭 – 느리고 빠른 템포의 변화	Down–Stretch **(그림 5.5)**	Side Stretch & Control Stretch **(그림 5.17)**	Side Stretch & Control Stretch **(그림 5.17)**	Cork–Screw **(그림 5.15)**	Tiger–Stretch **(그림 5.5)**	Horseback 3 **(그림 5.8)**	Semicircles Up & Down **(그림 5.11)**

운동 결과	
15. 조직에 수분공급을 촉진시킨다.	근막조직의 약 3분의 2는 수분으로 구성되어 있다. 스트레칭 또는 국소부위 압박을 통해 기계적 부하가 적용되는 동안 상당한 양의 수분이 스트레스를 많이 받는 영역에서 밀려나온다. 근막조직에 대한 외부적인 부하의 적용은 점도가 높아진 조직의 상태를 개선하고 신선한 수화작용을 일으킬 수 있다. (Schleip & Baker, 2015, p.8)
16. 3차원적 신경근막 시스템 내에서 조직의 미끄러짐(Glide)을 발달시킨다.	정상적으로 서로 미끄러져서 움직이는 콜라겐 층은 소성 결합조직에 다양한 부산물이 축적되면서 방해받을 수 있다. 소성 결합조직에서 조직의 미끄러짐이 부족해지는 현상은 과사용 증후군, 외상 및 수술의 경우에 흔하게 발생한다. 국소부의 온도 증가는 근막의 미끄러짐(fascial gliding)을 증가시킨다. 국소부의 온도가 섭씨 40° 이상으로 올라가면 히알루론산(hyaluronan)의 3차원적인 사슬 구조는 점차 파괴된다. 이것은 깊은 근막과 근육 내에 존재하는 느슨한 결합조직의 히알루론산 점도를 감소시킨다. 국소부 온도의 일시적인 증가는 마사지, 움직임 또는 따뜻한 샤워를 통해 발생될 수 있다. 잠자는 동안 움직임이 줄어들게 되면 히알루론산의 점성을 증가시켜서 결과적으로 깊은 근막과 근육의 경직 및 뻣뻣함을 유발할 수 있다. (Stecco, 2015, pp.60, 64)
17. 콜라겐 섬유의 주름을 발달시키고 규칙적인 격자 모양을 만든다.	콜라겐 섬유의 미세 구조는 크림프(crimp)라고 불리는 물결모양을 보여주는데, 이는 탄성 스프링(elastic springs)을 연상시킨다. 사람이 나이가 들거나 근섬유가 잘 움직이지 않을 때, 섬유의 구조는 주름(물결모양)과 탄력성을 잃게 된다. 규칙적인 근섬유의 적절한 운동 부하는 더 건강한 콜라겐 섬유 구조를 유발하고 물결모양의 섬유 형태를 만들어 탄성 저장 능력을 더 증가시킬 수 있다. (Schleip & Baker, 2015, p.7)
18. 탄성 반동을 발달시킨다.	

표 5.3 계속

19. 조직 재생을 촉진시킨다.	신체에서 근막 네트워크가 재생되는 속도는 매우 느리다. 며칠이나 몇 주가 아니라 몇 개월에서 몇 년 사이에 반감기를 보인다. 적절한 운동을 한 후 처음 3시간 동안에는 콜라겐 합성이 증가한다. 그러나, 콜라겐 분해 또한 증가한다. 운동 후 하루 반 동안에는 콜라겐 분해가 콜라겐 합성을 능가한다. 운동 후 48시간이 지나야 콜라겐 생성의 순 합성은 양성이 된다. (Schleip & Baker, 2015, pp.8 – 9) 이동성과, 적응성을 가진 교차성 섬유형태인 원섬유성 네트워크는 역학적인 조화로움을 발달시키지만, 조직의 손상으로 인해 이 기능을 잃어버릴 수 있다. 신체가 회복되는 과정에서 손상된 부위의 원섬유성 네트워크는 원래 상태로 회복되지 못한다. 손상된 부위에 새로이 대체된 조직의 질은 좋지 않게 되며, 도수 치료(manual therapy)로 초기에 조직 움직임을 제공하여 손상된 조직의 유연성을 높임으로써 이를 개선할 수 있다. (Guimberteau & Armstrong, 2015, p.162)
20. 조직의 탄력성을 발달시킨다.	"바이오텐세그리티(biotensegrity)" 모델에 따르면, 신경근막 시스템은 움직임에 대해 자동적인 조절을 제공한다. 근막경선은 골격을 끌어당기는 외부 장력 네트워크를 형성하는 결합조직의 지도를 만든다. '각각의 근육을 분리된 형태로 보는 이론'은 회복을 위해 필수적인 신체 전반에 대한 접근에 있어서 우리의 인식을 제한해 왔다. (Myers, p.46, Ch. 6 in Schleip & Baker, 2015).

[a] 토마스 마이어스의 *아나토미 트레인*은 근막경선이라는 용어를 제시한다.

두꺼운 근육보다 유연한 근육을 발달시켜야 한다는 사실을 지속적으로 명심하십시오. 지나치게 발달한 근육은 그렇지 않은 근육의 발달을 방해하기 때문에 근육이 두꺼워지면 유연성을 얻을 수 없습니다. 모든 근육이 균일하게 발달된 경우에만 진정한 유연성을 얻을 수 있습니다.

조셉 H. 필라테스 (Gallagher & Kryzanowska, 2000)

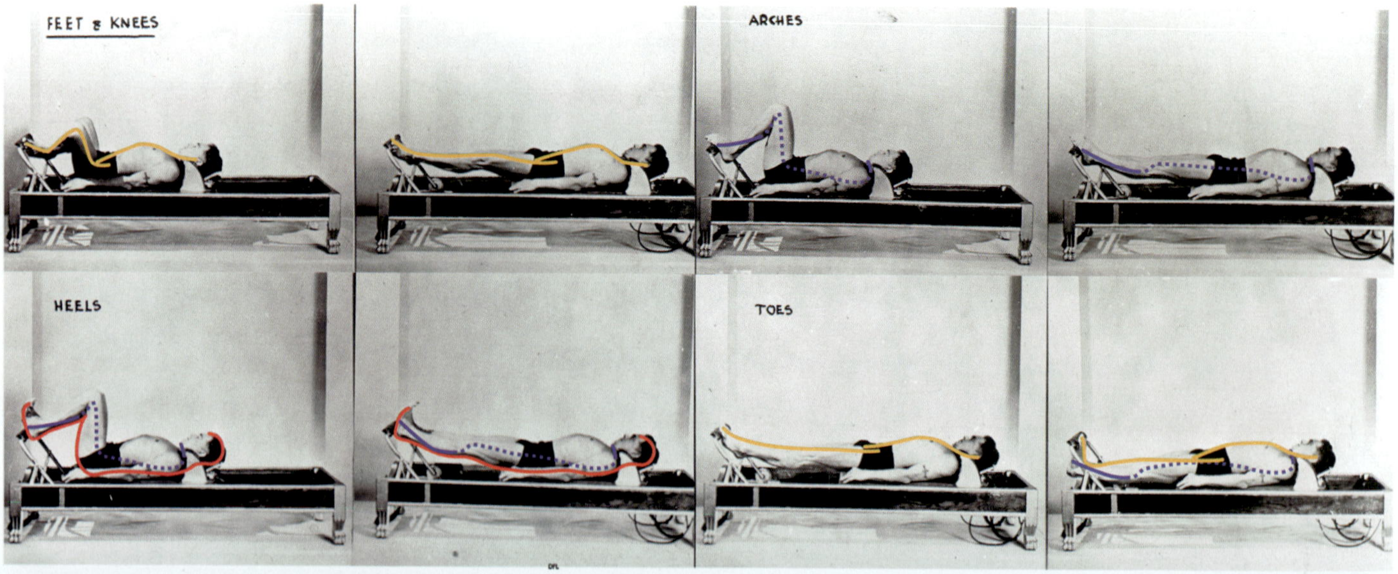

그림 5.1

사진의 순서는 왼쪽 상단에서 오른쪽 하단으로(각 동작은 두 장의 사진으로 구성): **Feet & Knees, Arches, Heels, Toes.**

누운 자세에서 엉덩이, 무릎, 발목, 그리고 발 관절의 닫힌 운동 사슬.

근막에 중점을 둔 동작의 기준: 움직임 시작 - 근위부 구조물을 원위부 구조물에 연결하고, 원위부 구조물을 근위부 구조물에 연결한다. *(Balanced Body 에서 허락됨. www.pilates.com)*

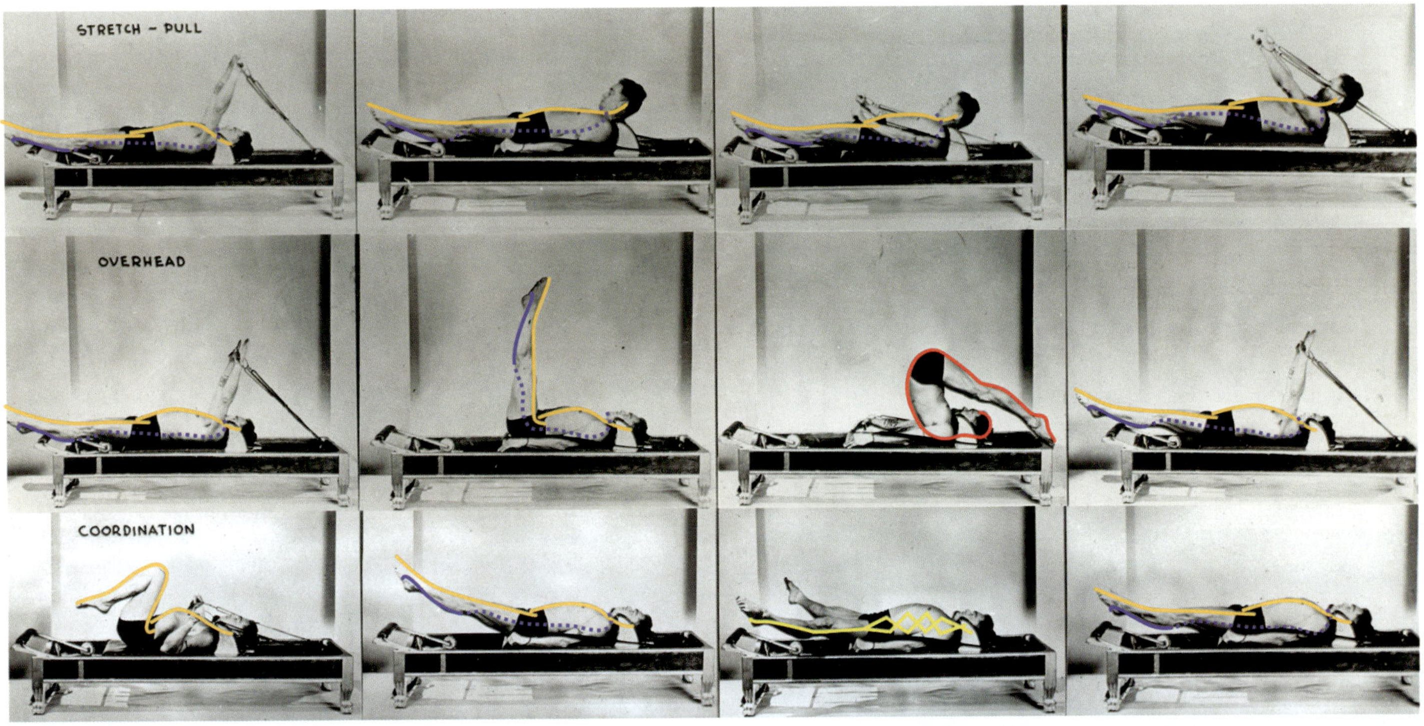

그림 5.2

사진의 순서는 위에서 아래로: **Stretch-Pull**, **Overhead**, **Coordination**. 누운 자세에서 심부 전방선의 활성화.

근막에 중점을 둔 동작의 기준: 전신의 연속성 – 심층에서 표층으로, 표층에서 심층으로 연결하면서 몸통에서 팔다리로, 팔다리에서 몸통으로 연결한다. (*Balanced Body* 에서 허락됨, *www.pilates. com*)

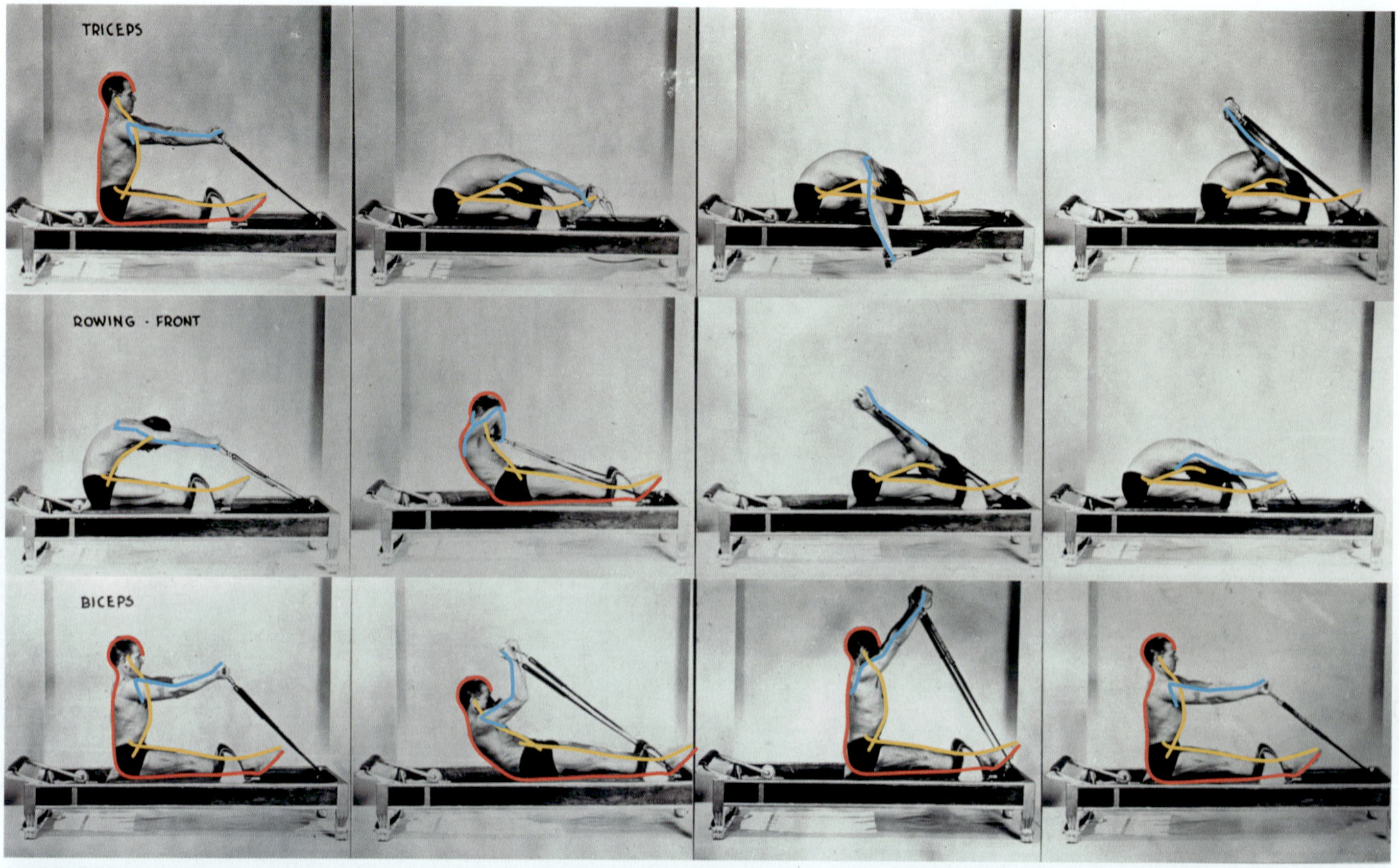

그림 5.3

사진의 순서는 위에서 아래로 : **Triceps**, **Rowing–Front**, **Biceps**. 앉은 자세에서 몸통과 팔의 분절 움직임.

근막에 중점을 둔 동작의 기준: 흐르는 듯 이어지는 동작의 연결. *(Balanced Body 에서 허락됨, www.pilates.com)*

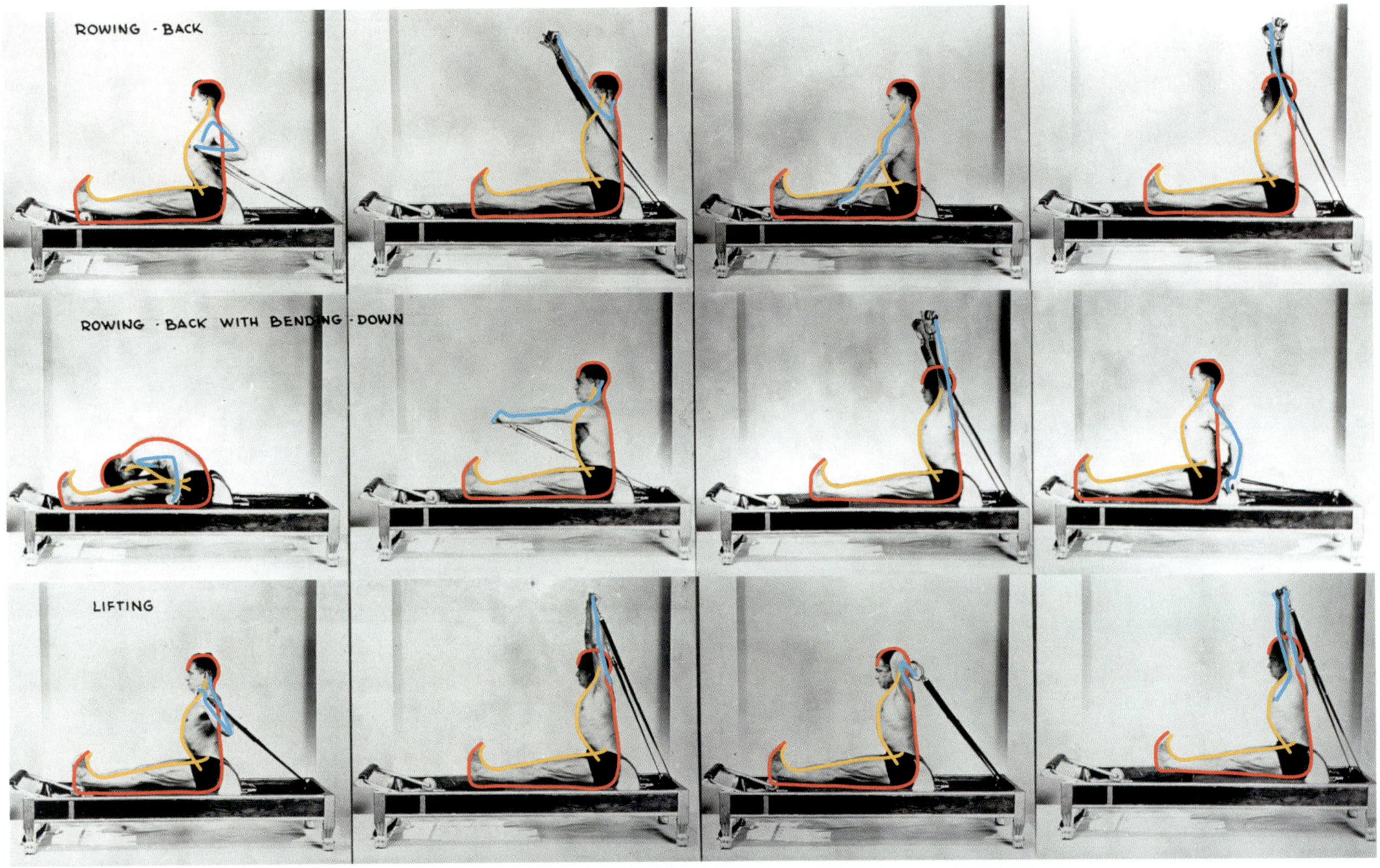

그림 5.4

사진의 순서는 위에서 아래로 : **Rowing–Back, Rowing–Back with Bending–Down, Lifting**. 앉은 자세에서 어깨와 팔의 분절 움직임.

근막에 중점을 둔 동작의 기준: 전신의 연속성 – 심층에서 표층으로, 표층에서 심층으로 연결하면서 몸통에서 팔다리로, 팔다리에서 몸통으로 연결한다. *(Balanced Body 에서 허락됨. www.pilates.com)*

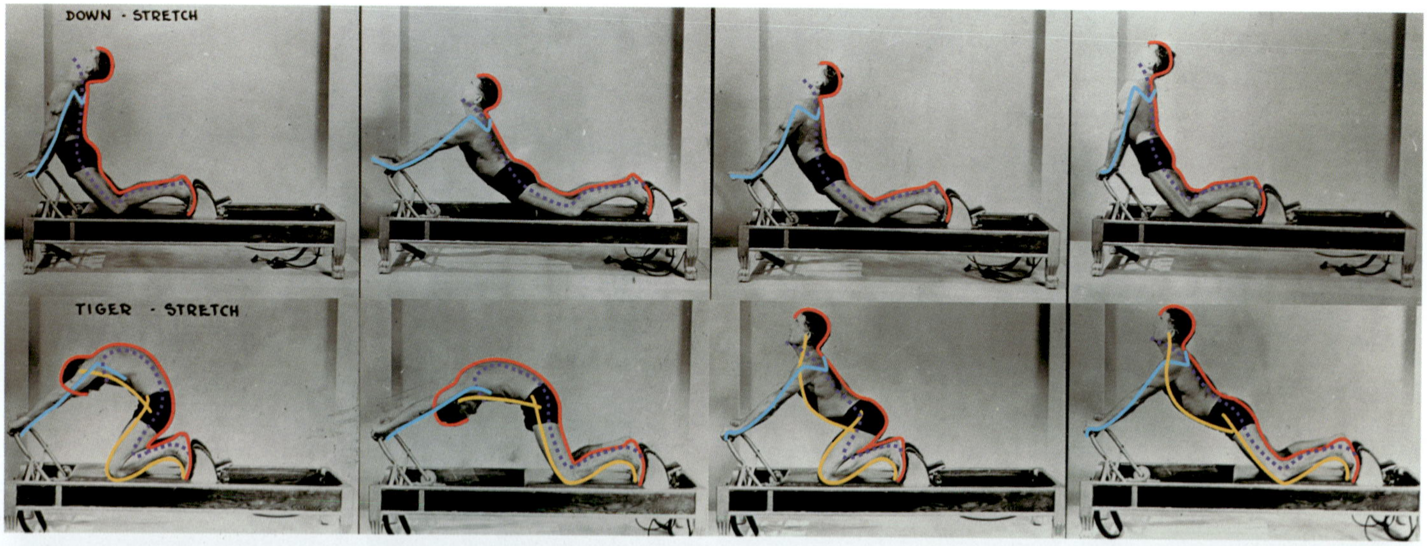

그림 5.5

사진의 순서는 위에서 아래로 : **Down-Stretch, Tiger-Stretch**. 네발기기 자세에서 몸통의 분절 움직임.

근막에 중점을 둔 동작의 기준: 동적 스트레칭 - 느리고 빠른 템포의 변화. *(Balanced Body 에서 허락됨, www.pilates.com)*

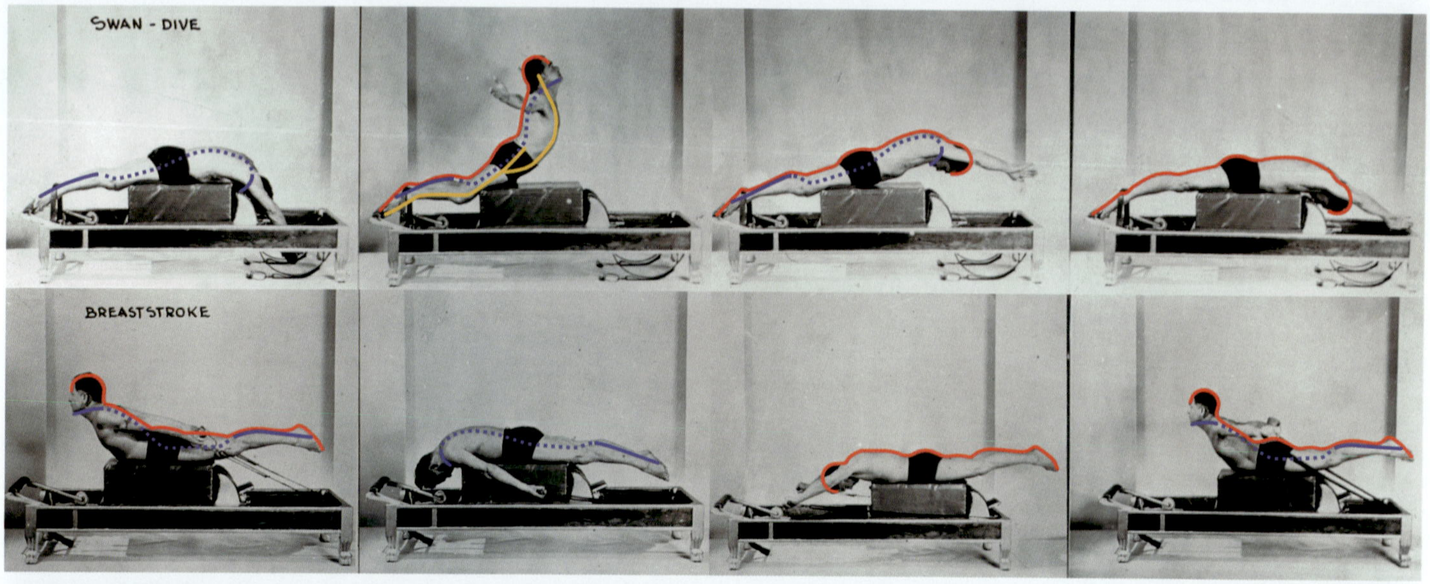

그림 5.6

사진의 순서는 위에서 아래로 : **Swan-Dive, Breaststroke**. 롱박스 위에 엎드린 자세. 표면 후방 근막의 연속적인 분절 움직임.

근막에 중점을 둔 동작의 기준: 운동감각의 명민함 - 운동감각(동적 고유수용감각), 팔다리와 몸통의 움직임과 위치에 대한 적절한 감각. *(Balanced Body 에서 허락됨, www.pilates.com)*

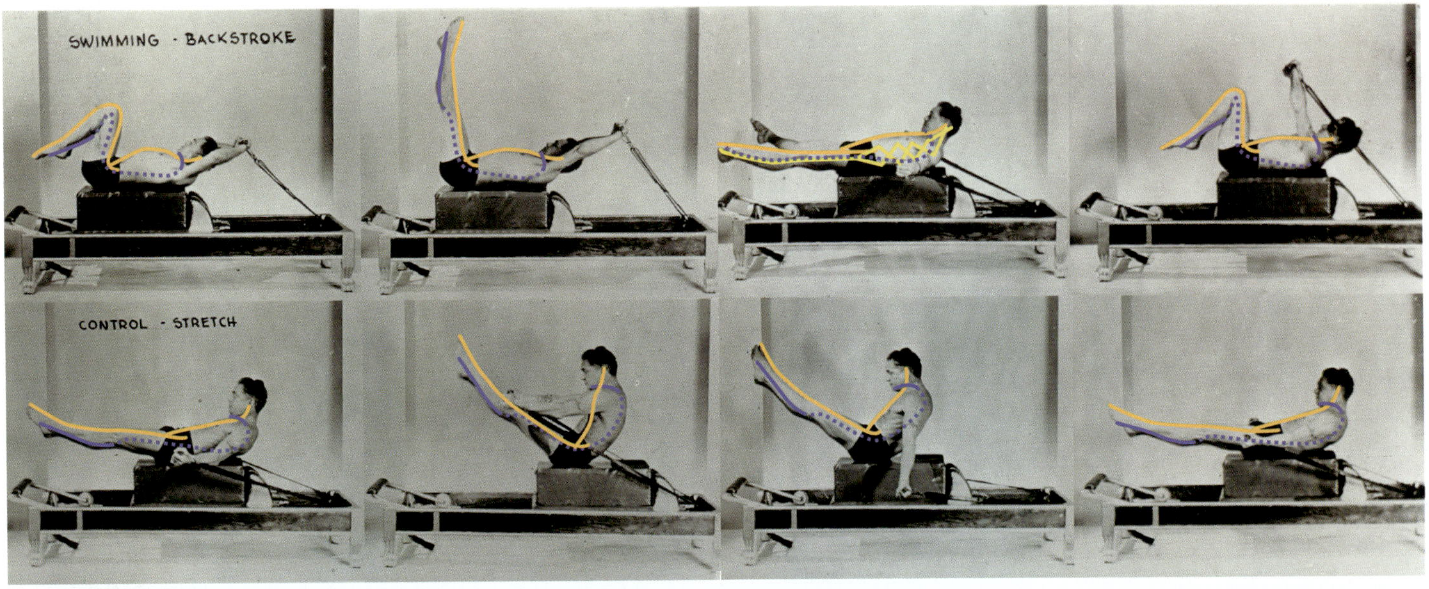

그림 5.7

사진의 순서는 위에서 아래로: **Swimming – Backstroke**, **Control–Stretch**. 롱박스 위에 누운 자세. 심부 전방과 표면 전방 근막의 연속적인 분절 움직임.

근막에 중점을 둔 동작의 기준: 고유수용성 감각의 개선 – 고유수용성 감각은 자세, 힘줄 및 근육의 감각과 연결된다. (*Balanced Body* 에서 허락됨, *www.pilates.com*)

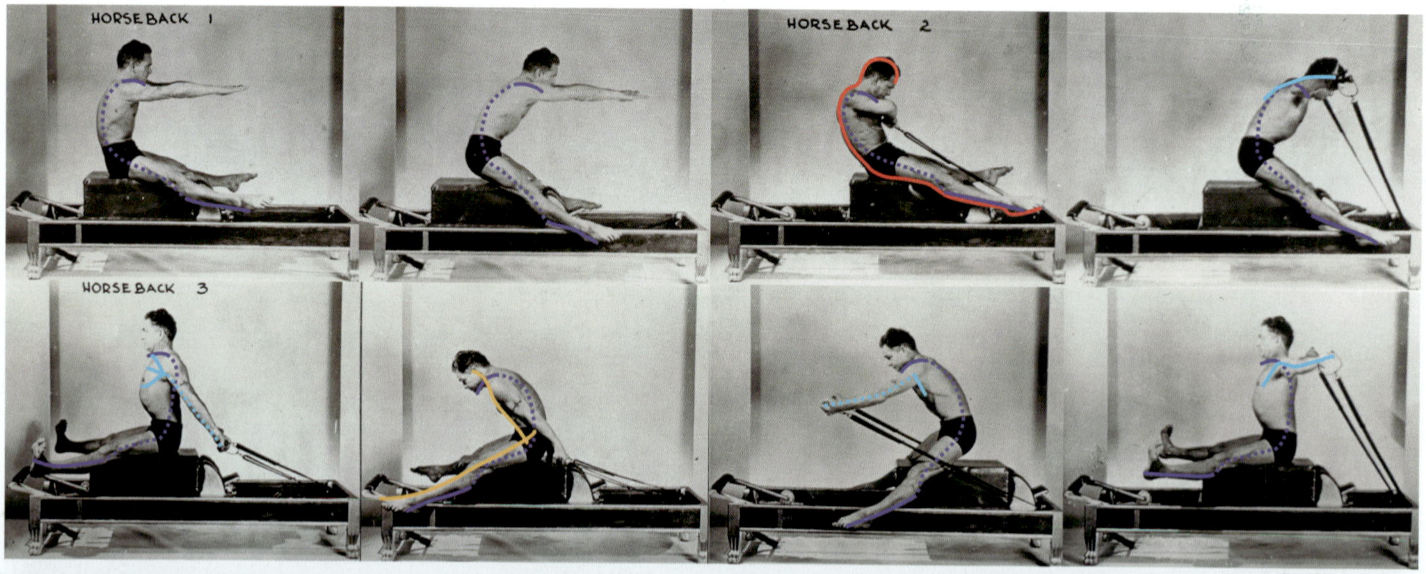

그림 5.8

상단 열 (각 동작은 두 장의 사진으로 구성): **Horseback 1**, **Horseback 2**.

하단 열: **Horseback 3**. **Seated on long box**.

상지 근막의 연속성을 통해 힘과 부하의 이동으로 심부 전방 근막의 연속성을 활성화.

근막에 중점을 둔 동작의 기준: 힘/부하의 이동 – 신경근막 시스템을 통해 힘/부하를 고르게 분포시키는 움직임. *(Balanced Body 에서 허락됨, www.pilates.com)*

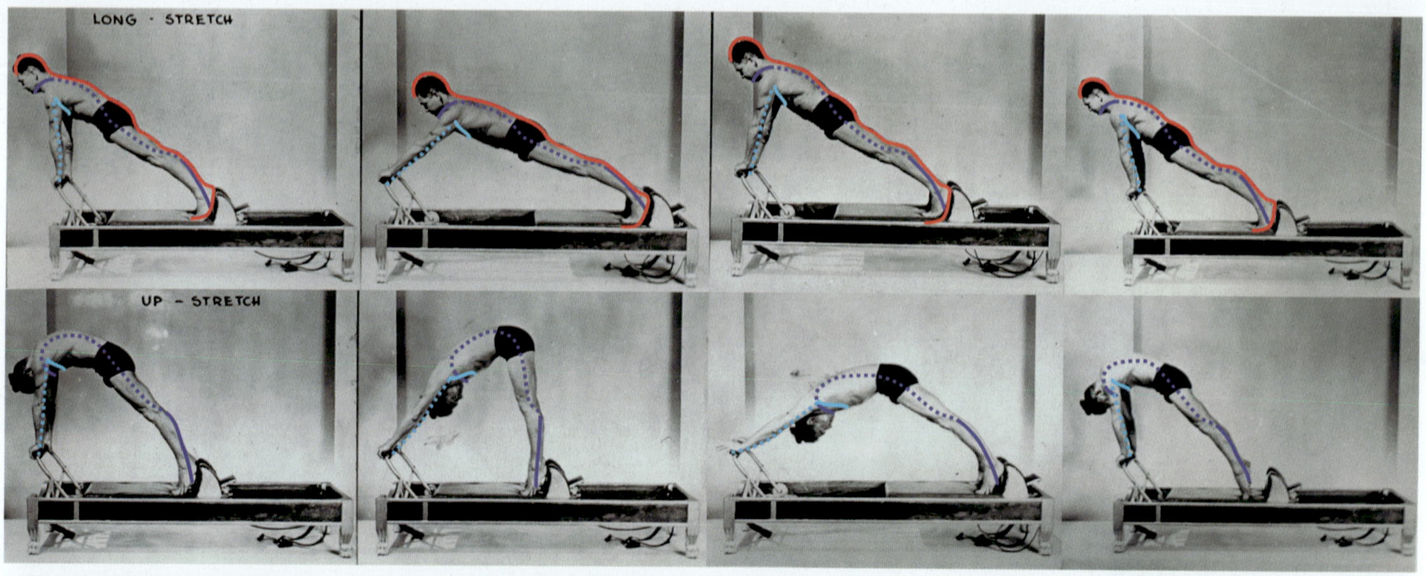

그림 5.9

사진의 순서는 위에서 아래로: **Long-Stretch**, **Up-Stretch**. 플랭크 자세로 심부 전방 근막의 연속적인 분절 움직임.

근막에 중점을 둔 동작의 기준: 힘의 이동. *(Balanced Body 에서 허락됨, www.pilates.com)*

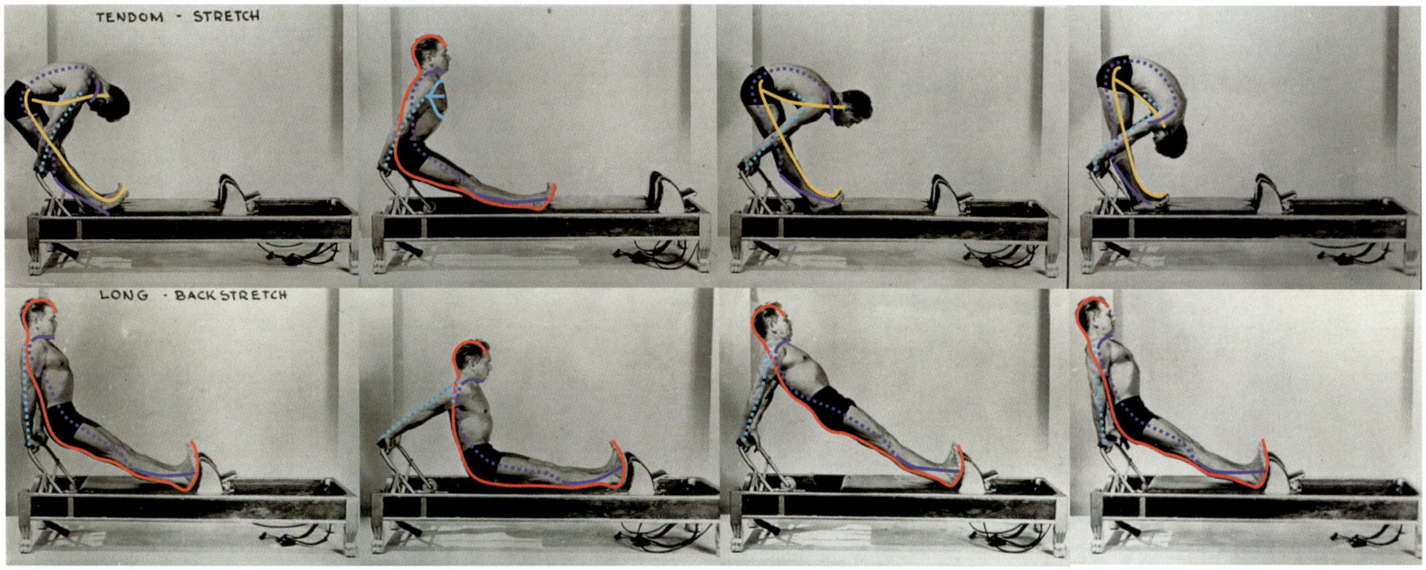

그림 5.10

사진의 순서는 위에서 아래로: **Tendon-Stretch**, **Long-Backstretch**. 심부 전방, 표면 전방, 표면 후방, 그리고 상지 근막의 협력된 활성화. **근막에 중점을 둔 동작의 기준:** 전신의 연속성 - 심층에서 표층으로, 표층에서 심층으로 연결하면서 몸통에서 팔다리로, 팔다리에서 몸통으로 연결한다. *(Balanced Body 에서 허락됨, www.pilates.com)*

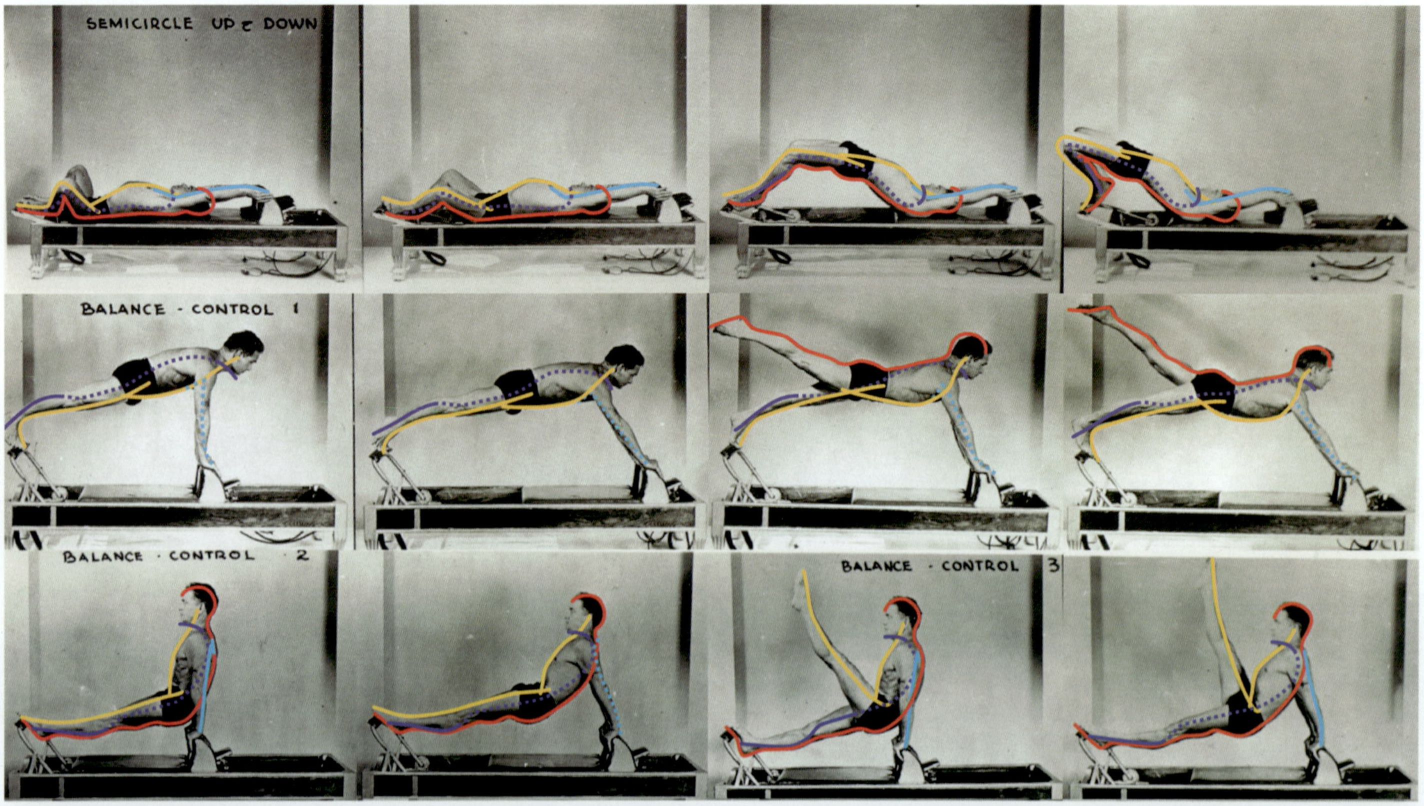

그림 5.11

상단 열: **Semicircle Up & Down**.

중간 열: **Balance-Control 1**.

하단 열(두 장의 사진으로 구성): **Balance-Control 2**, **Balance-Control 3**. 동적인 **Bridge**와 플랭크(**Dynamic Bridge and Plank**).

근막에 중점을 둔 동작의 기준: 움직임 시작 - 근위부 구조물을 원위부 구조물에 연결하고, 원위부 구조물을 근위부 구조물에 연결한다.*(Balanced Body 에서 허락됨, www.pilates.com)*

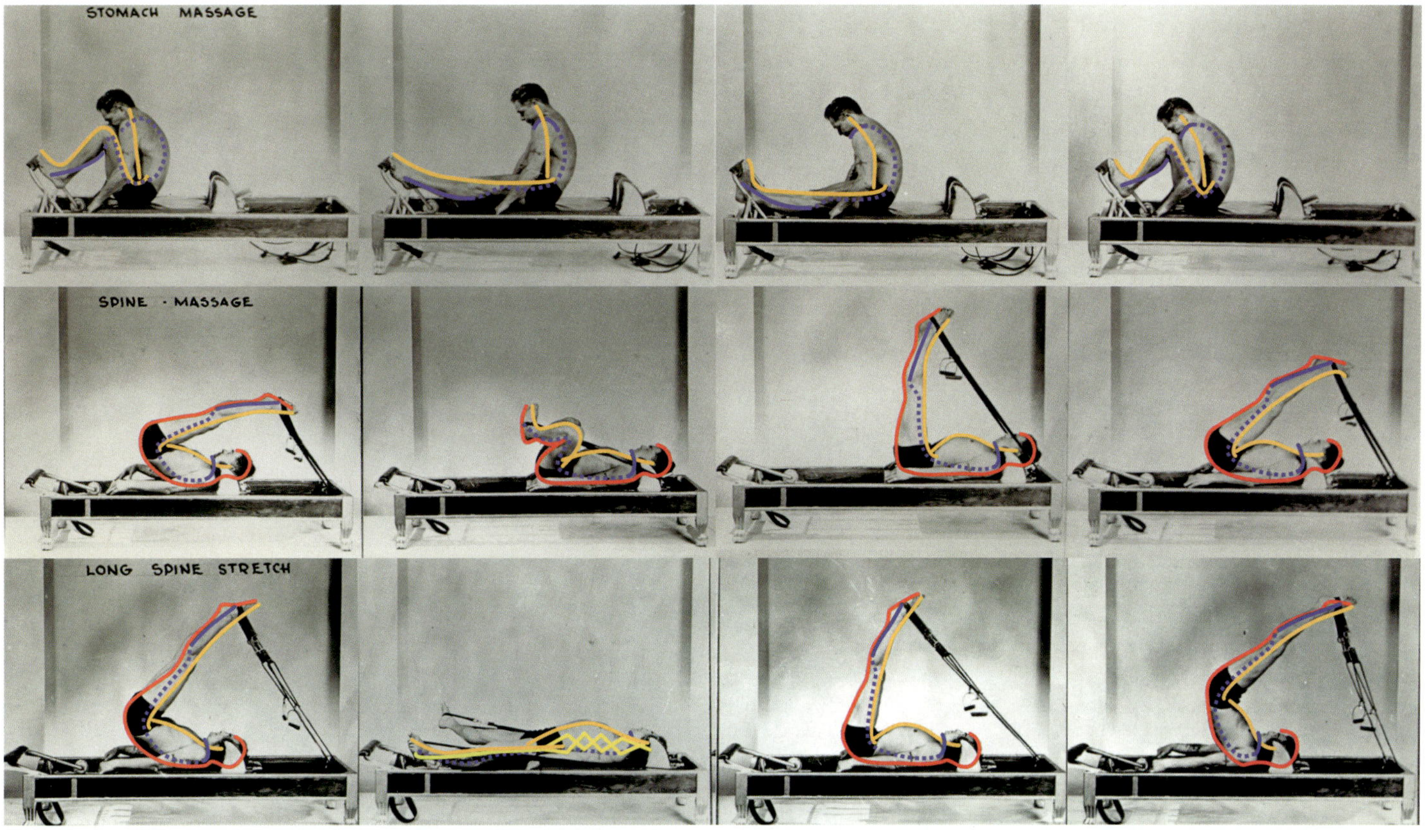

그림 5.12

사진의 순서는 위에서 아래로: **Stomach Massage**, **Spine Massage**, **Long Spine Stretch**. 표면 후방 근막 연속성의 동적 활성화.

근막에 중점을 둔 동작의 기준: 동적 스트레칭 – 느리고 빠른 템포의 변화. *(Balanced Body 에서 허락됨, www.pilates.com)*

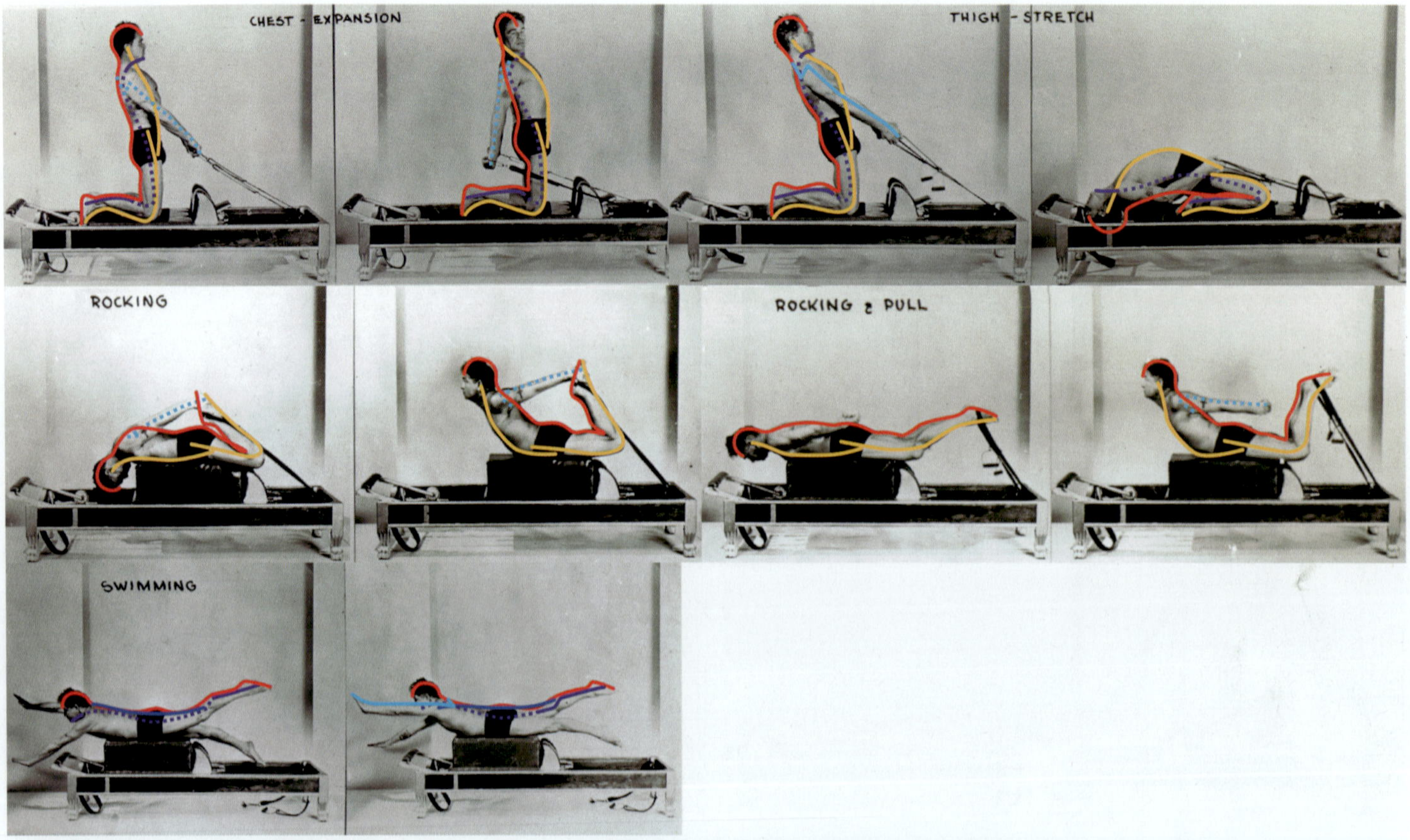

그림 5.13

사진의 순서는 위에서 아래로(두 장의 사진으로 구성): **Chest-Expansion**, **Thigh-Stretch**, **Rocking**, **Rocking & Pull**, **Swimming**.

표면 후방과 표면 전방 근막의 협력된 활성화.

근막에 중점을 둔 동작의 기준: 고유수용성 감각의 개선 - 고유수용성 감각은 자세, 힘줄 및 근육의 감각과 연결된다. (*Balanced Body 에서 허락됨, www.pilates.com*)

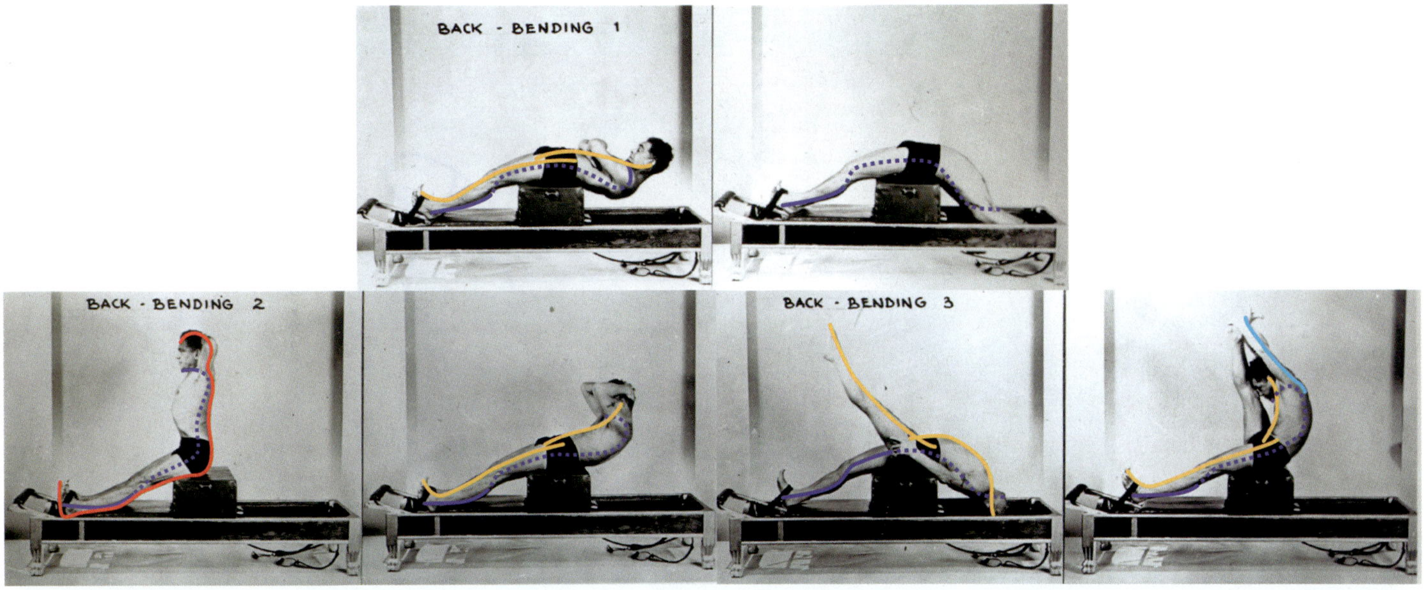

그림 5.14

사진의 순서는 위에서 아래로(두 장의 사진으로 구성): **Back-Bending 1. Back-Bending, 2. Back-Bending, 3. Seated on short box**, 표면 후방, 표면 전방, 심부 전방 근막의 협력된 활성화.

근막에 중점을 둔 동작의 기준: 적합한 모든 근막 연속성을 고객의 상태에 따라 최적의 순서로 접근한다. (*Balanced Body* 에서 허락됨, *www.pilates.com*)

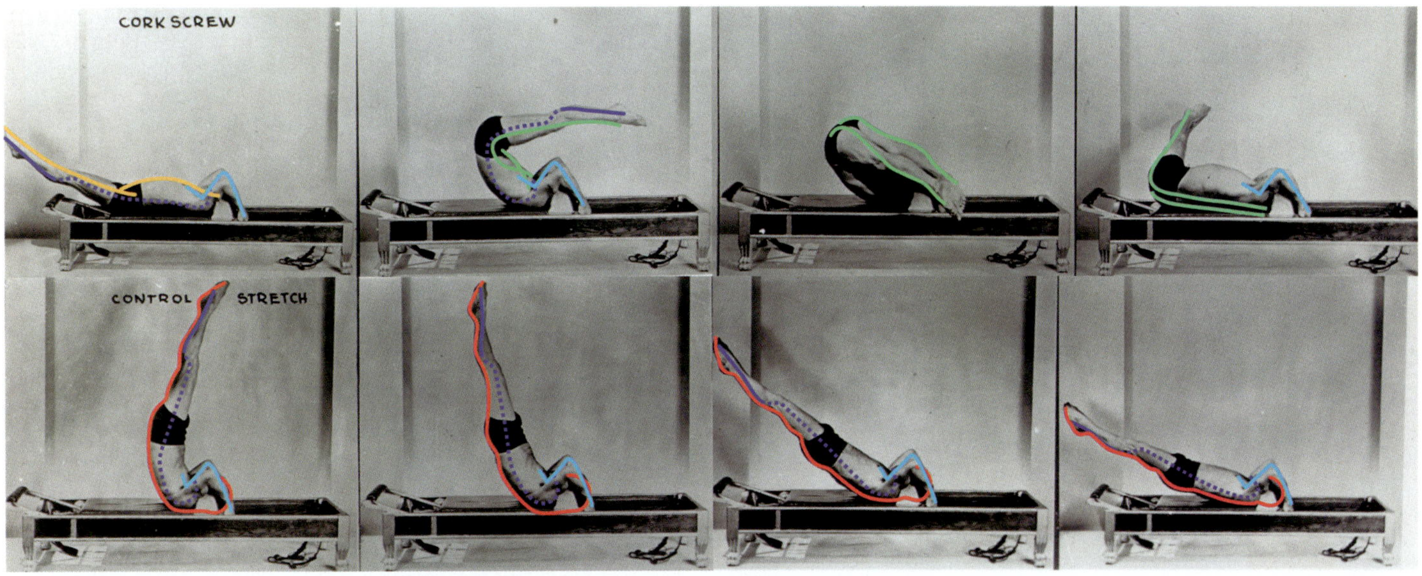

그림 5.15

사진의 순서는 위에서 아래로: **Cork-Screw, Control Stretch.**

근막에 중점을 둔 동작의 기준: 약간의 각도 변화를 통한 다양한 방향으로의 움직임 (*Balanced Body* 에서 허락됨, *www.pilates.com*)

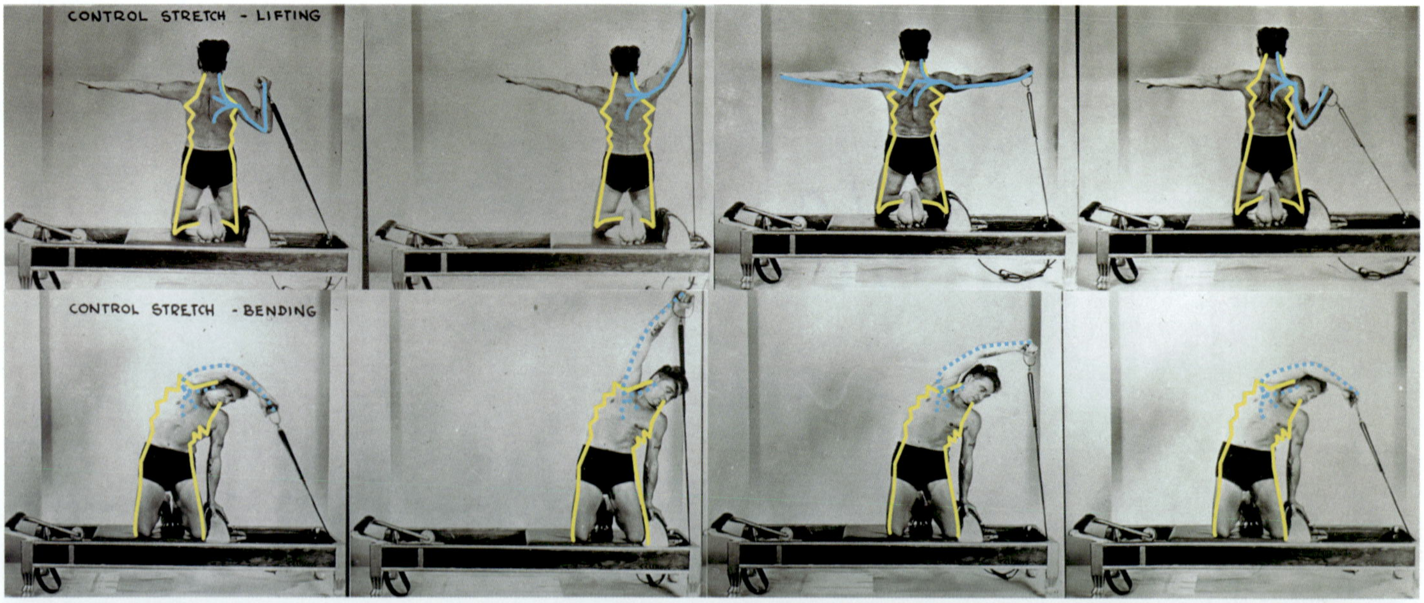

그림 5.16

사진의 순서는 위에서 아래로: **Control Stretch – Lifting, Control Stretch – Bending**. 무릎꿇은 자세에서 팔과 몸통의 분절 움직임.

근막에 중점을 둔 동작의 기준: 힘/부하의 이동 – 신경근막 시스템을 통해 힘/부하를 고르게 분포시키는 움직임. (*Balanced Body 에서 허락됨, www.pilates.com*)

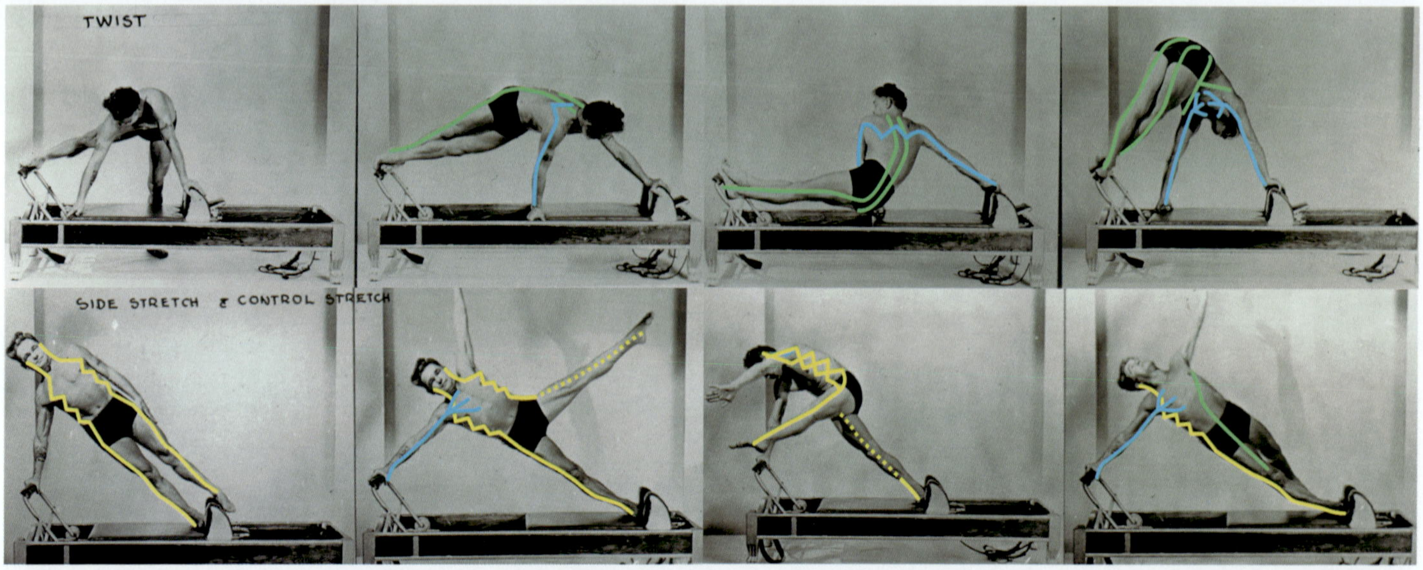

그림 5.17

사진의 순서는 위에서 아래로: **Twist, Side Stretch & Control Stretch**. 외측과 나선 근막 연속성 강조.

근막에 중점을 둔 동작의 기준: 힘/부하의 이동. (*Balanced Body 에서 허락됨, www.pilates.com*)

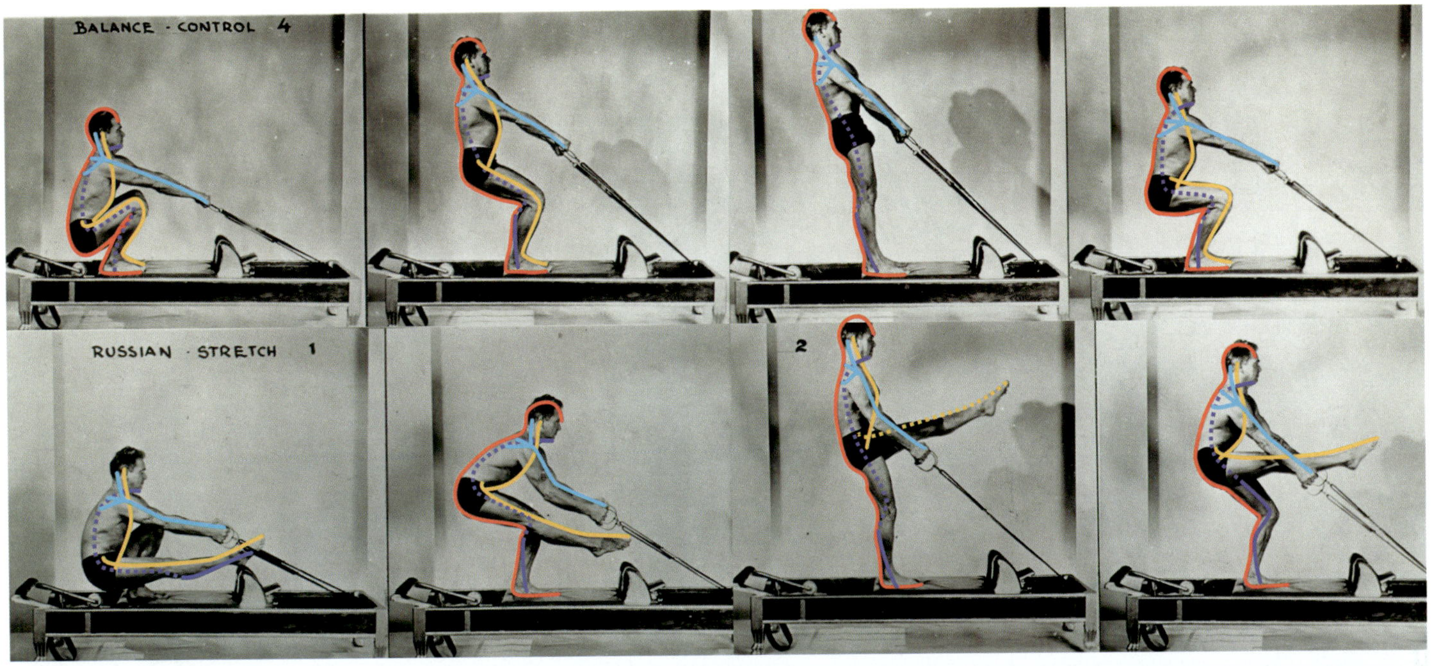

그림 5.18

상단 열 : **Balance-Control 4**.

하단 열 (두 장의 사진으로 구성): **Russian-Stretch 1**, **Russian-Stretch 2**. 서 있는 자세에서 전체 체중부하.

근막에 중점을 둔 동작의 기준: 신체는 신경근막 시스템의 많은 부분을 포함하여 동시적으로 움직인다. *(Balanced Body 에서 허락됨, www.pilates.com)*

표 5.4
조셉 필라테스 리포머 운동 계획서 - 고객 프로필

고객의 진단명 또는 의학적 상태: 57세 테니스 열성 팬으로 오른쪽 무릎에 인공관절 수술을 했음

단기 목표	장기 목표
1. 오른쪽 고관절 내회전 향상	1. 일주일에 2번 테니스 시합에 참가
2. 오른쪽 골반 외측 안정성 강화	2. 왼쪽 무릎에 인공관절 수술을 하지 않도록 관리를 위한 운동 시행
3. 오른쪽 다리 균형력 향상	3. 맹장수술로 인한 복부 불균형을 개선하기 위한 운동 시행
4. 보조를 통한 스쿼트 수행(무릎 140° 굴곡)	

조셉 필라테스 리포머 운동 계획 가이드	고객 프로필 - 고객 또는 담당 실무자가 작성
1. 근막 기능에 영향을 미치는 요인	
유전	근막 기능에 영향을 미치는 확인된 유전적 요인 없음
질병 관련	천식
투약	천식 조절을 위한 약물
수술	맹장수술, 오른쪽 무릎 인공관절 수술
• 흉터	흉터조직에 대해 도수 치료를 받지 않았음
• 유착	맹장 수술로 인한 흉터 유착은 몸통의 비대칭적인 움직임에 기여할 수 있음
전신 염증	영양사는 편식이 염증에 기여할 수 있다고 제안함
생활 관련	고등학생 때부터 테니스를 격하게 했음
• 영양	특정한 영양 프로그램 없음
• 보조	특정한 보조제 프로그램 없음
• 흡연	15년 전 금연
• 음주	저녁식사와 함께 간단한 와인
• 앉아있는 시간	하루 3시간 미만, 그녀는 마케팅 분석가로 서서 근무할 수 있는 책상이 있다.
저 가동성	저 가동성의 양상 없음
과 가동성	과 가동성의 양상 없음
온도 및 습도의 선호도	온도 20-22℃, 습도 50-60%를 선호한다.
2. 근막 기능을 향상시키기 위한 셀프케어 도구: 볼, 폼롤러, 막대, 손으로 사용하는 도구	
홈 프로그램	고객은 발과 발목의 고유수용 감각을 증진시키기 위해 중간보다 작은 크기의 공을 사용하여 운동한다. (그림 11.2) 폼롤러를 적용한 자가근막이완방법(SMR)은 대퇴사두근의 동시 수축 없이 무릎 관절범위를 증가시키기 것에 영향을 미친다. (MacDonald et al., 2013)
스튜디오 프로그램	
프로그램 적용시간	하루에 20분

표 5.4 계속

3. 근막 기능을 향상시키기 위한 치료: **침, 정골요법, 물리치료, 롤핑요법®, 구조통합치료 등**	
예약 스케줄	고객은 일주일에 2회 물리치료를 받는다.
통합적 관리를 위한 소통	물리치료사는 조셉 필라테스 리포머 운동에서 채우지 못하는 부족한 부분이 있는지 확인한다.
4. 관절 가동 범위	
부분적	오른쪽 무릎 140° 굴곡 가능
전체	오른쪽 무릎 전체 신전 가능
금지	오른쪽 무릎 140° 이상 굴곡 금지
5. 체중부하	
비 체중부하	
부분 체중부하	고객의 오른쪽 무릎 흉터는 네발기기 자세와 무릎서기 자세에서 민감해진다.
전체 체중부하	고객은 전체 체중 부하를 견딜 수 있다; 그러나 아직 오른쪽 다리는 불안정하다.
6. 운동사슬	
열린 운동 사슬	
닫힌 운동 사슬	닫힌 운동 사슬을 선호함
7. 고객을 위한 최적의 보조 및 저항	
체중으로만 이용	
밴드	
스프링	리포머 스프링
프리웨이트	
8. 최대 효과와 최소 손상을 위한 최적의 강도	고객은 중등도의 강도를 선호하고 동작의 정확함을 유지하면서 강도를 증가시키는 것을 좋아한다.
9. 위험하지 않으면서 새로운 것을 통해 신경계의 흥미를 유발시킬 운동	고객은 새로운 움직임을 선호하지 않고 익숙한 움직임을 좋아한다. 조셉 필라테스 리포머 운동을 21일마다 변경한다.
10. 고객에게 적용 가능한 필라테스 동작 선택	
조셉 필라테스 리포머	
추가 기구	리포머 박스
불안정한 표면: 폼롤러, 우브, 로테이터 디스크, 발란스 보드, 락커 보드	직경 4인치 볼 2개와 폼롤러
11. Anatomy Train에 묘사된 모든 적합한 근막 연속성을 활성화시킨다: 도수치료사와 운동치료사를 위한 근막경선(Myers, 2014)	오른쪽, 왼쪽 외측 근막 연속성의 균형을 강조한다.

계속

표 5.4 계속

12. 근막의 탄성 반동 성질을 발달시키기 위한 훈련	
기간: 하루에 20–30분	*하루 20분 (상체만)*
빈도: 일주일에 2–3회	*강사의 감독하에 일주일에 1회*
콜라겐 합성을 위한 회복 시간: 2일	
13. 탄성 반동에 중점을 두지 않는 근막에 중점을 둔 운동	
기간: 하루 30–60분	*하루 60분*
빈도: 일주일에 2–6회	*일주일에 3회*
최소 3주마다 프로그램 변경	*프로그램을 수정하기 위해 3주마다 강사와 미팅*
14. 고객이 선호하는 큐잉	
터치의 깊이	*고유수용성 감각을 개선하기 위해 확실한 터치를 선호한다.*
외수용 또는 내수용 감각 큐	*외수용감각 큐를 선호한다.*
15. 리듬감 있는 움직임과 집중을 촉진시키기 위한 고객의 음악 선호도	*집중할 수 있는 조용한 곳에서 리포머 운동하는 것을 좋아한다.*
16. 다른 형태의 훈련과 상호작용	
다양한 강도의 인터벌트레이닝 (VIIT)	*물리치료사의 승인하에 VIIT 운동을 다시 시작한다.*
유산소 운동: 15–45분, 일주일에 3–4회	*일주일에 4번, 30분씩 자전거 운동*
근력운동: 15–30분, 일주일에 2회; 1–2일 휴식	*추가 근력운동 없음*
의식적 운동(Mindful movement): 요가, 태극권, 기공체조, 자이로키네시스®, 자이로토닉®	

표 5.5
조셉 필라테스 리포머 운동 계획서 - 운동 선택

고객의 진단명 또는 의학적 상태: 57세 테니스 열성 팬으로 오른쪽 무릎에 인공관절 수술을 했음.

		운동 결과					
		조직의 수화를 촉진	근막시스템의 활주 발달	조직의 재생 촉진	조직 탄력성 발달	규칙적인 격자 주름 발달	탄성 반동 발달
리포머 운동은 강사에 의해 **그림 5.1-5.18** 에서 선택된다.	근막에 중점을 둔 동작의 기준 움직임 요소: 움직임은 운동 조절의 개선과 콜라겐 리모델링을 지속가능하게 한다. 움직임은 바이오텐세그리티 모델*의 인식을 촉진한다. 고객의 상태에 적합한 모든 근막 연속성에 대해 최적의 시퀀스로 접근한다.						

*"텐세그리티(Tensegrity) 구조는 국소적인 기계적 스트레스에 대해 전체적인 반응을 제공한다. 그 결과로 중력으로부터 어느 정도 독립된 형태를 갖게 된다. 텐세그리티 모델이 없다면, 우리의 원섬유성의 구조는 중력으로 인해 붕괴된다. 텐세그리티 모델로 인해 우리의 구조는 주변 구조를 포함한 전체적인 네트워크를 통해 하중을 펼쳐냄으로써 압력을 흡수하고 분산시킨다." (Guimberteau & Armstrong, 2015)

		조직의 수화를 촉진	근막시스템의 활주 발달	조직의 재생 촉진	조직 탄력성 발달	규칙적인 격자 주름 발달	탄성 반동 발달
	내수용 감각(Interoception) – 근막내 사이질 신경은 고유수용성 감각 또는 통각 대신에 내수용 감각을 제공한다. 이러한 자유신경종말의 자극은 생리적 필요와 관련하여 항상성을 찾기 위해 신체 상태에 대한 정보를 제공한다. 내수용 감각 신호는 온감, 메스꺼움, 배고픔, 아픔, 노력, 무거움 또는 가벼움 같은 느낌과 관련이 있다. 내부 체성 감각에 대한 인식은 감정, 느낌과 관련이 있다 (Schleip & Baker, 2015).						
Footwork: Feet & Knees, Arches, Heels, Toes **그림 5.1** 고객은 요추 굴곡이 나타나지 않게 중립을 유지하며 Footwork을 연습한다. 고객의 오른쪽 무릎은 140° 굴곡이 가능하다.	**고유수용성 감각의 개선** – 고유수용성 감각은 자세, 힘줄 및 근육의 감각과 연결된다.	•	•	•	•		
Stomach Massage **그림 5.12** 고객은 척추 굴곡, 척추 중립, 척추 신전 자세에서 Stomach Massage를 연습한다.	**운동감각의 명민함** – 운동감각(동적 고유수용감각), 팔다리와 몸통의 움직임과 위치에 대한 적절한 감각	•	•	•	•		

계속

표 5.5 계속

고객의 진단명 또는 의학적 상태: 57세 테니스 열성 팬으로 오른쪽 무릎에 인공관절 수술을 했음.		**운동 결과**					
리포머 운동은 강사에 의해 **그림 5.1-5.18** 에서 선택된다.	근막에 중점을 둔 동작의 기준 움직임 요소: 움직임은 운동 조절의 개선과 콜라겐 리모델링을 지속가능하게 한다. 움직임은 바이오텐세그리티 모델*의 인식을 촉진한다. 고객의 상태에 적합한 모든 근막 연속성에 대해 최적의 시퀀스로 접근한다.	조직의 수화를 촉진	근막시스템의 활주 발달	조직의 재생 촉진	조직 탄력성 발달	규칙적인 격자 주름 발달	탄성 반동 발달
Triceps, Rowing – Front, Biceps **그림 5.3** Rowing – Back, Rowing – Back with Bending – Down, Lifting **그림 5.4** 고객은 테니스를 매우 좋아한다.	흐르는 듯 이어지는 동작의 연결	●	●	●	●		
Spine Massage **그림 5.12**	신체는 신경근막 시스템의 많은 부분을 포함하여 동시적으로 움직인다.	●	●	●	●		
Cork–Screw **그림 5.15** 테니스를 다시 즐기려는 고객의 장기적인 목표는 열린 운동 사슬인 Cork–Screw를 가능하게 하는 것이다. 고객은 인공관절 수술로 인해 닫힌 운동 사슬에서 비틀림을 허용하지 못한다.	**전신의 연속성** – 심층에서 표층으로, 표층에서 심층으로 연결하면서 몸통에서 팔다리로, 팔다리에서 몸통으로 연결한다.	●	●	●	●		
Horseback 3 **그림 5.8**	**움직임 시작** – 근위부 구조물을 원위부 구조물에 연결하고, 원위부 구조물을 근위부 구조물에 연결한다.			●	●		
Long Spine Stretch **그림 5.12**	흐르는 듯 이어지는 동작의 연결	●	●	●	●		
Side Stretch **그림 5.17**	약간의 각도 변화를 통한 다양한 방향으로의 움직임			●	●		

표 5.5 계속

고객의 진단명 또는 의학적 상태: 57세 테니스 열성 팬으로 오른쪽 무릎에 인공관절 수술을 했음.		**운동 결과**					
리포머 운동은 강사에 의해 **그림 5.1-5.18** 에서 선택된다.	근막에 중점을 둔 동작의 기준 움직임 요소: 움직임은 운동 조절의 개선과 콜라겐 리모델링을 지속가능하게 한다. 움직임은 바이오텐세그리티 모델*의 인식을 촉진한다. 고객의 상태에 적합한 모든 근막 연속성에 대해 최적의 시퀀스로 접근한다.	조직의 수화를 촉진	근막시스템의 활주 발달	조직의 재생 촉진	조직 탄력성 발달	규칙적인 격자 주름 발달	탄성 반동 발달
Balance–Control 4 **그림 5.18** 고객의 오른쪽 무릎은 140° 의 굴곡이 가능	**힘/부하의 이동** – 신경근막 시스템을 통해 힘/부하를 고르게 분포시키는 움직임	•	•	•	•		
Balance–Control 1 **그림 5.11**	준비를 위한 반대 움직임			•	•		
Tiger–Stretch **그림 5.5** 고객은 네발기기 자세 시 오른쪽 무릎 흉터로 인하여 무릎이 민감하기 때문에 네발기기 자세를 취할 때 무릎 보호대를 사용한다.	**동적 스트레칭** – 느리고 빠른 템포의 변화	•	•	•	•		

참고문헌 (References)

Publications

Gallagher, S. P. & Kryzanowska, R. (2000). *The Joseph H. Pilates archive collection*. Philadelphia, PA: Trans-Atlantic Publications Inc.

Guimberteau, J. C. & Armstrong, C. (2015). *Architecture of human living fascia: The extracellular matrix and cells revealed through endoscopy*. Edinburgh: Handspring Publishing.

MacDonald, G. Z., Penney, M. D., Mullaley, M. E., Cuconato A. L., Drake, C. D., Behm, D. G., Button, D. C. (2013). An acute bout of self-myofascial release increases range of motion without a subsequent decrease in muscle activation or force. *J Strength Cond Res*, (27)3, 812–821.

Myers, T. W. (2014). *Anatomy Trains®: Myofascial meridians for manual and movement therapists* (3rd ed.). Edinburgh: Churchill Livingstone.

Scarr, G. (2014). *Biotensegrity: The structural basis of life*. Edinburgh: Handspring Publishing.

Schleip, R. & Baker, A. (Eds.) (2015). *Fascia in sport and movement*. Edinburgh: Handspring Publishing.

Stecco, C. (2015). *Functional atlas of the human fascial system*. Edinburgh: Churchill Livingstone.

6

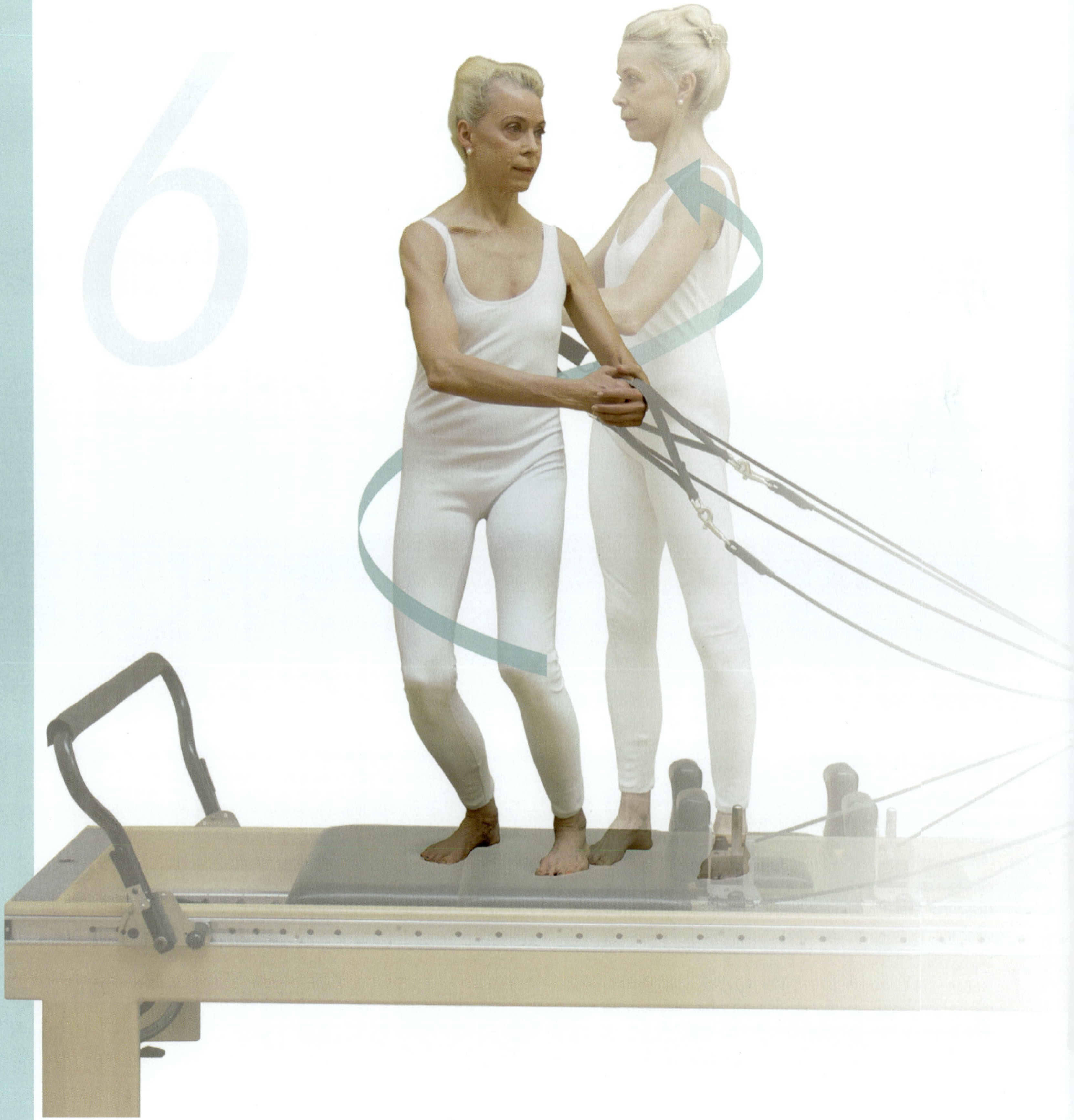

근막에 중점을 둔 리포머 운동

Fascia-focused Reformer exercises

표 6.1
근막에 중점을 둔 리포머 운동의 기본적인 척추 움직임 방향

그림 6.1-15는 근막에 중점을 둔 리포머 운동을 보여준다.		그림 (전체)	기본적인 척추 움직임: 외측이동 (6)	관상면 외측굴곡 (4)	회전 (19)	시상면 척추 중립 (22)	시상면 신전 (3)	시상면 굴곡 (3)
	누운 자세에서 외측 이동							
1.	골반에 대한 흉추 움직임	6.1A	●			●		
2.	흉추에 대한 골반 움직임	6.1B	●			●		
3.	흉추와 골반의 교대적 움직임	6.1C	●			●		
4.	네발기기 자세에서 외측이동	6.1D,E	●			●		
	고관절 가동성							
5.	누운 자세에서 대퇴로 원 그리기	6.2A,B				●		
6.	누운 자세에서 다리 모음/벌림	6.2C				●		
7.	선 자세에서 런지(고관절 외회전, 내회전)	6.2D					●	
8.	선 자세에서 고관절 내측 미끄러짐	6.2E				●		
9.	회전을 동반한 Bridge	6.3A,B			●			
	외측 이동을 동반한 흉추 회전, 양손은 숄더레스트							
10.	네발기기	6.3CE			●			
11.	서기	6.3F			●			
12.	앉은자세에서 흉추 외측 굴곡 및 회전(Advanced Mermaid)	6.4A,B		●	●			
13.	Spine Massage(한쪽 줄을 반대쪽 발로)	6.4C,D						●
	네발기기 자세에서 고관절 굴곡							
14.	앞쪽 사선 슬링 시스템 강조	6.5A				●		
15.	외측 근막 연속성 강조	6.5B				●		

계속

표 6.1 계속

그림 *6.1-15*는 근막에 중점을 둔 리포머 운동을 보여준다.		그림 (전체)	기본적인 척추 움직임: 외측이동	관상면 외측굴곡	회전	시상면 척추 중립	시상면 신전	시상면 굴곡
	네발기기 자세에서 고관절 신전							
16.	골반과 요추의 회전을 동반	*6.5C*			●			
17.	락커 리포머 위에서 외측 이동	*6.5D*	●					
18.	락커 리포머 위에서 외측 이동을 동반한 Long Stretch	*6.5E*	●					
19.	Long Box에 엎드린 자세에서 흉추 신전을 동반한 고관절 및 무릎관절 신전	*6.6A*				●		
	네발기기 자세에서 양 발을 풋바 위에 올려놓은 상태에서 고관절 신전							
20.	앞쪽 사선 슬링 시스템 강조	*6.6B*				●		
21.	외측 근막 연속성 강조	*6.6C*				●		
22.	스프링에 대한 몸통의 대각선 축	*6.6D*			●			
23.	옆으로 누운 자세에서 고관절 및 무릎관절 굴곡 및 신전	*6.7A*				●		
	발을 풋바 위에 올려놓고 무릎으로 선 상태에서 Side Kick							
24.	고관절 굴곡	*6.7B*		●				
25.	흉추 회전을 동반한 고관절 굴곡	*6.7C*		●	●			
26.	흉추 회전을 동반한 고관절 신전	*6.7D*			●			
	위쪽 아래쪽으로 Semicircle							
27.	골반과 요추의 회전을 동반	*6.8AD*			●		●	●
28.	고관절 내회전 및 외회전 동반	Not shown			●		●	●
	분리된 척추회전							
29.	무릎서기 자세에서 매직 서클을 잡고 얼굴을 풋바 반대쪽으로 향하는 나선축 움직임	*6.9A*			●			
30.	선 자세에서 매직 서클을 잡고 얼굴을 풋바 반대쪽으로 향하는 나선축 움직임	*6.9B,C*			●			

표 6.1 계속

그림 6.1-15는 근막에 중점을 둔 리포머 운동을 보여준다.		그림 (전체)	기본적인 척추 움직임: 외측이동	관상면 외측굴곡	회전	시상면 척추 중립	시상면 신전	시상면 굴곡
31.	선 자세에서 매직 서클 없이 얼굴을 풋바 쪽으로 향하는 나선축 움직임	*6.9D*						
	선 자세에서 스프링에 사선방향으로 Side Splits							
32.	플랫폼 쪽 발은 앞에, 캐리지 쪽 발은 뒤에 놓고 무릎을 편 상태로 흉추 회전	*6.10A*			●			
33.	캐리지 쪽 발은 앞에, 플랫폼 쪽 발은 뒤에 놓고 무릎을 편 상태로 흉추 회전	*6.10B*			●			
34.	플랫폼 쪽 발은 앞에, 캐리지 쪽 발은 뒤에 놓고 무릎을 구부린 상태로 흉추 회전	*6.10C*			●			
35.	캐리지 쪽 발은 앞에, 플랫폼 쪽 발은 뒤에 놓고 무릎을 구부린 상태로 흉추 회전	*6.10D*			●			
36.	흉추 외측 굴곡	*6.10E*		●				
	선 자세에서 보조를 이용한 스쿼트							
37.	바닥에 선 상태로 스프링에 대한 사선축 움직임	*6.11A*				●		
38.	바닥에 선 상태로 스프링에 대한 사선축 움직임과 흉추회전	*6.11B*			●			
39.	캐리지 위에 선 상태로 스프링에 대한 사선축 움직임과 흉추와 경추 회전	*6.11C,D*			●			
	탄성 반동 팔 점프							
40.	네발기기 자세에서	*6.12AD*				●		
41.	앉은 자세에서 한쪽 팔로	*6.13A,B*				●		
42.	앉은 자세에서 몸통 회전	*6.13C,D*			●			
	탄성 반동 다리 점프							
43.	네발기기 자세에서 다리 점프	*6.14A*				●		
44.	옆으로 누운 자세에서 한쪽 다리 점프	*6.14B,D*				●		
45.	네발기기 자세에서 한쪽 다리 점프(고관절 신전)	*6.14C*				●		

계속

표 6.1 계속

*그림 6.1-15*는 **근막에 중점을 둔 리포머 운동을 보여준다.**		그림(전체)	기본적인 척추 움직임: 외측이동	관상면 외측굴곡	회전	시상면 척추 중립	시상면 신전	시상면 굴곡
	탄성의 반동으로 다리 점프 - *계속*							
46.	누운 자세에서 무릎을 편 상태로 발목 점프	***6.15A,C***				●		
47.	누운 자세에서 고관절 무릎관절 굴곡과 신전을 동반한 점프	***6.15B,E***				●		
48.	누운 자세에서 외회전, 내회전을 동반한 점프	***6.15D***				●		

표 6.2
근막에 중점을 둔 동작의 기준과 조셉 필라테스 리포머 예시

근막에 중점을 둔 동작의 기준

동작의 요구사항	바이오텐세그리티 모델(Biotensegrity model)
1. 동작은 운동조절의 개선과 콜라겐 재형성을 대해 지속가능하게 한다. 2. 동작은 바이오텐세그리티 모델*의 인식과 구현을 촉진한다.	*"텐세그리티(Tensegrity) 구조는 국소적인 기계적 스트레스에 대해 전체적인 반응을 제공한다. 그 결과로 중력으로부터 어느 정도 독립된 형태를 갖게 된다. 텐세그리티 모델이 없다면, 우리의 원섬유성의 구조는 중력으로 인해 붕괴된다. 텐세그리티 모델로 인해 우리의 구조는 주변 구조를 포함한 전체적인 네트워크를 통해 하중을 펼쳐냄으로써 압력을 흡수하고 분산시킨다." (Guimberteau & Armstrong, 2015) "텐세그리티 모델이 치료에 대한 특정 접근 방식을 반드시 변경시키는 것은 아니지만, 기능 해부학에 대한 새로운 이해를 바탕으로 **신체의 역학을 시각화할 수 있는 더 나은 방법**을 제공한다." (Scarr, 2014)

	필라테스 원리	조셉 필라테스 리포머 예시	근막에 중점을 둔 리포머 예시
3. 적합한 모든 근막 연속성을 고객의 상태에 따라 최적의 순서로 접근한다.	전신운동	Up-Stretch ***(그림 5.9)***	서 있는 자세와 네발기기 자세에서 외측이동을 동반한 흉추회전 ***(그림 6.3C-F)***

표 6.2 계속

동작 목적			
4. **내수용 감각**(Interoception) – 근막내 사이질 신경은 고유수용성 감각 또는 통각 대신에 내수용 감각을 제공한다. 이러한 자유신경종말의 자극은 생리적 필요와 관련하여 항상성을 찾기 위해 신체 상태에 대한 정보를 제공한다. 내수용 감각 신호는 온감, 메스꺼움, 배고픔, 아픔, 노력, 무거움 또는 가벼움 같은 느낌과 관련이 있다. 내부 체성 감각에 대한 인식은 감정, 느낌과 관련이 있다(Schleip & Baker, 2015).	호흡	*내수용 감각은 개인마다 다르다.*	
5. **고유수용성 감각의 개선** – 고유수용성 감각은 자세, 힘줄 및 근육의 감각과 연결된다.	집중력 조절력	Tendon–Stretch **(그림 5.10)**	고관절 가동성 **(그림 6.2A – E)**
6. **운동감각의 명민함** – 운동감각(동적 고유수용감각), 팔다리와 몸통의 움직임과 위치에 대한 적절한 감각	정확성	Balance–Control 2 **(그림 5.11)**	회전을 동반한 Bridge **(그림 6.3A,B)**
움직임 특성			
7. 신체는 신경근막 시스템의 많은 부분을 포함하여 동시적으로 움직인다.	전신 움직임 호흡	Twist **(그림 5.17)**	선 자세에서 보조된 스쿼트 **(그림 6.11A – D)**
8. **전신의 연속성** – 심층에서 표층으로, 표층에서 심층으로 연결하면서 몸통에서 팔다리로, 팔다리에서 몸통으로 연결한다.	전신 움직임	Semicircles Up & Down **(그림 5.11)**	네발기기 자세에서 고관절 굴곡 **(그림 6.5A,B)**
9. **움직임 시작** – 근위부 구조물을 원위부 구조물에 연결하고, 원위부 구조물을 근위부 구조물에 연결한다.	중심화 호흡	Balance–Control 1 **(그림 5.11)**	네발기기 자세에서 발을 풋바에 올리고 고관절 신전 **(그림 6.6B – D)**
10. 흐르는 듯 이어지는 동작의 연결	호흡	Side Stretch & Control Stretch **(그림 5.17)**	분리된 척추회전 **(그림 6.9A – D)**
11. 약간의 각도 변화를 통한 다양한 방향으로의 움직임	균형 잡힌 근육 발달 (최적의 신경근막 시스템 활성화)	Cork–Screw **(그림 5.15)**	위, 아래로의 Semicircles **(그림 6.8A – D)**
12. **힘/부하의 이동** – 신경근막 시스템을 통해 힘/부하를 고르게 분포시키는 움직임		Control Stretch **(그림 5.15)**	네발기기 자세에서 다리의 탄성 반동 다리 점프 **(그림 6.14A)**
		Long–Backstretch **(그림 5.10)**	네발기기 자세에서 고관절 신전을 동반한 한쪽 다리 점프 **(그림 6.14C)**

계속

표 6.2 계속			
13. 준비를 위한 반대 움직임	리듬	Tiger–Stretch **(그림 5.5)**	락커 리포머 위에서 외측 이동을 동반한 Long–stretch **(그림 6.5E)**
14. **동적 스트레칭** - 느리고 빠른 템포의 변화	리듬	Down–Stretch **(그림 5.5)**	스프링에 대해 사선으로 선 자세로 Side Splits **(그림 6.10A - E)**
운동 결과			
15. 조직에 수분공급을 촉진시킨다.			
16. 3차원적 신경근막 시스템 내에서 조직의 미끄러짐(Glide)을 발달시킨다.			
17. 콜라겐 섬유의 주름을 발달시키고 규칙적인 격자 모양을 만든다.			
18. 탄성 반동을 발달시킨다.			탄성 반동 팔 점프 **(그림 6.12 & 6.13)**
19. 조직 재생을 촉진시킨다.			
20. 조직의 탄력성을 발달시킨다.			

표 6.3
근막경선[a]과 근막에 중점을 둔 리포머 운동

근막에 중점을 둔 동작의 기준

동작의 요구사항	바이오텐세그리티 모델(Biotensegrity model)
1. 동작은 운동조절의 개선과 콜라겐 재형성을 지속 가능하게 한다.	b "텐세그리티(Tensegrity) 구조는 국소적인 기계적 스트레스에 대해 전체적인 반응을 제공한다. 그 결과로 중력으로부터 어느 정도 독립된 형태를 갖게 된다. 텐세그리티 모델이 없다면, 우리의 원섬유성의 구조는 중력으로 인해 붕괴된다. 텐세그리티 모델로 인해 우리의 구조는 주변 구조를 포함한 전체적인 네트워크를 통해 하중을 펼쳐냄으로써 압력을 흡수하고 분산시킨다." (Guimberteau & Armstrong, 2015)
2. 동작은 바이오텐세그리티 모델[b]의 인식과 구현을 촉진한다.	"텐세그리티 모델이 치료에 대한 특정 접근 방식을 반드시 변경시키는 것은 아니지만, 기능 해부학에 대한 새로운 이해를 바탕으로 **신체의 역학을 시각화할 수 있는 더 나은 방법**을 제공한다." (Scarr, 2014)

	근막경선[a]						
	표면 후방선	기능선	외측선	나선선	심부 전방선	상지선	표면 전방선
3. 적합한 모든 근막 연속성을 고객의 상태에 따라 최적의 순서로 접근한다.	고관절 외회전과 내회전을 동반한 위, 아래로의 Semicircle **(그림 6.8A-D)**	고관절 가동성, 누운 자세에서 다리의 외전/내전 **(그림 6.2C)**	앉은 자세에서 흉추 외측 굴곡과 회전 (Advanced Mermaid) **(그림 6.4 A,B)**	고관절 가동성, 선 자세에서 고관절 외회전, 내회전을 동반한 Lunge **(그림 6.2D)**	네발기기 자세에서 고관절 굴곡, 앞쪽 나선선 시스템을 강조 **(그림 6.5A)**	앉은 자세에서 흉추 외측 굴곡과 회전 (Advanced Mermaid) **(그림 6.4 A,B)**	락커 리포머 위에 네발기기 자세로 외측 이동을 동반한 고관절 신전 **(그림 6.5D)**

동작 목적

4. **내수용 감각**(Interoception) – 근막내 사이질 신경은 고유수용성 감각 또는 통각 대신에 내수용 감각을 제공한다. 이러한 자유신경종말의 자극은 생리적 필요와 관련하여 항상성을 찾기 위해 신체 상태에 대한 정보를 제공한다. 내수용 감각 신호는 온감, 메스꺼움, 배고픔, 아픔, 노력, 무거움 또는 가벼움 같은 느낌과 관련이 있다. 내부 체성 감각에 대한 인식은 감정, 느낌과 관련이 있다(Schleip & Baker, 2015).

	표면 후방선	기능선	외측선	나선선	심부 전방선	상지선	표면 전방선
5. **고유수용성 감각의 개선** – 고유수용성 감각은 자세, 힘줄 및 근육의 감각과 연결된다.	선 자세에서 양손을 숄더 레스트에 위치하고 외측 이동을 동반한 몸통의 회전 **(그림 6.3F)**	누운 자세에서 외측 이동 (세 가지 형태 모두 적용) **(그림 6.1A-C)**	네발기기 자세에서 외측 이동 **(그림 6.1D,E)**	회전을 동반한 Bridge **(그림 6.3A,B)**	락커 리포머 위에서 외측 이동을 동반한 Long-Stretch **(그림 6.5E)**	네발기기, 선 자세에서 양손을 숄더 레스트에 위치하고 외측 이동을 동반한 몸통의 회전 **(그림 6.3 C-F)**	누운 자세에서 대퇴로 원을 그리면서 고관절 운동 **(그림 6.2A,B)**

계속

표 6.3 계속

	근막경선[a]						
	표면 후방선	기능선	외측선	나선선	심부 전방선	상지선	표면 전방선
6. **운동감각의 명민함** – 운동감각(동적 고유수용감각), 팔다리와 몸통의 움직임과 위치에 대한 적절한 감각	네발기기 자세에서 발을 풋바에 위치하고 고관절 신전, 전방 나선선 시스템을 강조한다. **(그림 6.6B)**	네발기기 자세에서 외측 이동 **(그림 6.1D,E)**	네발기기, 선 자세에서 양손을 숄더 레스트에 위치하고 외측 이동을 동반한 몸통의 회전 **(그림 6.3C-F)**	앉은 자세에서 흉추 외측 굴곡과 회전 (Advanced Mermaid) **(그림 6.4A,B)**	네발기기 자세에서 탄성 반동 팔 점프 **(그림 6.12 A-D)**	네발기기 자세에서 탄성 반동 팔 점프 **(그림 6.12A-D)**	고관절 가동성, 선 자세에서 고관절 내측 움직임 **(그림 6.2E)**
움직임 특성							
7. 신체는 신경근막 시스템의 많은 부분을 포함하여 동시적으로 움직인다.	스프링에 대해 대각선 축으로 캐리지 위에 선 자세로 보조된 스쿼트 (몸통과 목 회전) **(그림 6.11C,D)**	고관절 외회전과 내회전을 동반한 위, 아래로의 Semicircle **(그림 6.2E)**	무릎꿇기 자세에서 발을 풋바에 위치시키고 Side Kick **(그림 6.7B)**	스프링에 대해 대각선 축으로 캐리지 위에 선 자세로 보조된 스쿼트 (몸통 회전) **(그림 6.11B)**	탄성 반동 다리 점프, 네발기기 자세에서 고관절 신전을 동반한 한쪽 다리 점프 **(그림 6.14C)**	골반의 회전과 요추 및 고관절 외회전, 내회전을 동반한 위, 아래로 Semicircle **(그림 6.8A-D)**	한쪽 줄을 반대쪽 발로 당기며 Spine Massage **(그림 6.4C,D)**
8. **전신의 연속성** – 심층에서 표층으로, 표층에서 심층으로 연결하면서 몸통에서 팔다리로, 팔다리에서 몸통으로 연결한다.	롤박스 위에 엎드린 자세로 발은 풋바에 위치하고 흉추 신전을 동반한 고관절과 무릎 신전 **(그림 6.6A)**	골반의 회전과 요추 및 고관절 외회전, 내회전을 동반한 위, 아래로 Semicircle **(그림 6.8A-D)**	스프링에 대해 사선으로 선 자세에서 Side Splits, 몸통 외측 굴곡 **(그림 6.10E)**	선 자세에서 매직서클을 잡고 풋바 반대쪽 대각선 방향으로 향하면서 분리된 척추회전 **(그림 6.9 B,C)**	탄성 반동 다리점프, 누운 자세에서 무릎 신전을 동반한 발목 점프 **(그림 6.15A,C)**	스프링에 대해 대각선 축으로 캐리지 위에 선 자세로 보조된 스쿼트 (몸통과 목 회전) **(그림 6.11C,D)**	네발기기 자세에서 외측 이동 **(그림 6.1D,E)**
9. **움직임 시작** – 근위부 구조물을 원위부 구조물에 연결하고, 원위부 구조물을 근위부 구조물에 연결한다.	탄성 반동 다리 점프, 네발기기 자세에서 고관절 신전을 동반한 한쪽 다리 점프 **(그림 6.14C)**	누운 자세에서 외측 이동 (세 가지 형태 모두 적용) **(그림 6.1 D,E)**	앉은 자세에서 한쪽 팔로 탄성 반동 팔 점프 **(그림 6.13 A, B)**	회전을 동반한 Bridge **(그림 6.3 A,B)**	고관절 신전 가동성, 누운 자세에서 대퇴로 원 그리기 **(그림 6.2 A,B)**	네발기기 자세에서 탄성 반동 팔 점프 **(그림 6.12 A-D)**	탄성 반동 다리 점프, 네발기기 자세에서 다리 점프 **(그림 6.14A)**

표 6.3 계속

	근막경선[a]						
	표면 후방선	기능선	외측선	나선선	심부 전방선	상지선	표면 전방선
10. 흐르는 듯 이어지는 동작의 연결	회전을 동반한 Bridge **(그림 6.3A,B)**	락커 리포머 위에서 외측 이동을 동반한 Long-Stretch **(그림 6.5E)**	무릎꿇기 자세에서 풋바에 발을 위치하고 고관절 신전과 몸통 회전을 동반한 Side Kick **(그림 6.7 D)**	골반과 요추의 회전을 동반한 위, 아래로 Semicircle **(그림 6.8 A-D)**	고관절 외회전, 내회전을 동반한 위, 아래로 Semicircle **(그림 6.8 A-D)**	앉은 자세에서 흉추 외측굴곡과 회전 (Advanced Mermaid) **(그림 6.4 A,B)**	한쪽 줄을 반대쪽 발로 당기며 Spine Massage **(그림 6.4C,D)**
11. 약간의 각도 변화를 통한 다양한 방향으로의 움직임	탄성 반동 다리 점프, 네발기기 자세에서 고관절 신전을 동반한 한쪽 다리 점프 (다양한 착지) **(그림 6.14C)**	네발기기 자세에서 풋바에 발을 위치하고 고관절 신전 (다양한 착지) **(그림 6.6B-D)**	탄성 반동 다리 점프, 옆으로 누운 자세에서 한쪽 다리 점프 (다양한 착지) **(그림 6,14 B,D)**	무릎꿇기 자세에서 풋바에 발을 위치하고 고관절 신전과 몸통 회전을 동반한 Side Kick **(그림 6.7D)**	탄성 반동 다리점프, 누운 자세에서 무릎 신전을 동반한 발목 점프 **(그림 6.15A,C)**	네발기기 자세에서 탄성 반동 팔 점프 **(그림 6.12A-D)**	락커 리포머 위에 네발기기 자세로 외측 이동을 동반한 고관절 신전 **(그림 6.5D)**
12. **힘/부하의 이동** - 신경근막 시스템을 통해 힘/부하를 고르게 분포시키는 움직임	스프링에 대해 대각선 축으로 바닥에 선 자세에서 보조된 스쿼트 **(그림 6.11A)**	무릎꿇기 자세에서 발을 풋바에 위치시키고 Side Kick (모든 동작) **(그림 6.7B-D)**	앉은 자세에서 한쪽 팔로 탄성 반동 팔 점프 **(그림 6.13A,B)**	네발기기, 선 자세에서 양손을 숄더 레스트에 위치하고 외측 이동을 동반한 몸통의 회전 **(그림 6.3C-F)**	탄성 반동 다리 점프, 네발기기 자세에서 고관절 신전을 동반한 한쪽 다리 점프 **(그림 6.14C)**	선 자세에서 매직서클 없이 풋바 반대쪽 대각선 방향으로 향하면서 분리된 척추회전 **(그림 6.9D)**	한쪽 줄을 반대쪽 발로 당기며 Spine Massage **(그림 6.4C,D)**
	네발기기 자세에서 탄성 반동 팔 점프 **(그림 6.12 A-D)**	스프링에 대해 대각선 축으로 캐리지 위에 선 자세로 보조된 스쿼트 (몸통과 목 회전) **(그림 6.11C,D)**	선 자세에서 양손을 숄더 레스트에 위치하고 외측 이동을 동반한 몸통의 회전 **(그림 6.3F)**	스프링에 대해 대각선 축으로 캐리지 위에 선 자세로 보조된 스쿼트 (몸통과 목 회전) **(그림 6.11C,D)**	한쪽 줄을 반대쪽 발로 당기며 Spine Massage **(그림 6.4C,D)**	앉은 자세에서 한쪽 팔로 탄성 반동 팔 점프 **(그림 6.13A,B)**	탄성 반동 다리 점프, 네발기기 자세에서 다리 점프 **(그림 6.14A)**

계속

표 6.3 계속

	근막경선[a]						
	표면 후방선	기능선	외측선	나선선	심부 전방선	상지선	표면 전방선
13. 준비를 위한 반대 움직임	한쪽 줄을 반대쪽 발로 당기며 Spine Massage **(그림 6.4C,D)**	탄성 반동 다리 점프, 네발기기 자세에서 고관절 신전을 동반한 한쪽 다리 점프 **(그림 6.14C)**	탄성 반동 다리 점프, 옆으로 누운 자세에서 한쪽 다리 점프 (다양한 착지) **(그림 6.14B,D)**	앉은 자세에서 몸통 회전을 동반한 탄성 팔 점프 **(그림 6.13C,D)**	네발기기 자세에서 탄성 반동 팔 점프 **(그림 6.12A-D)**	앉은 자세에서 몸통 회전을 동반한 탄성 팔 점프 **(그림 6.13C,D)**	탄성 반동 다리 점프, 누운 자세에서 무릎 신전을 동반한 발목 점프 **(그림 6.15A,C)**
14. 동적 스트레칭 - 느리고 빠른 템포의 변화	스프링에 대해 사선으로 선 자세에서 Side Splits **(그림 6.10A-E)**	스프링에 대해 사선으로 선 자세에서 Side Splits, 몸통 회전 **(그림 6.10A-D)**	스프링에 대해 사선으로 선 자세에서 Side Splits **(그림 6.10A-E)**	스프링에 대해 사선으로 선 자세에서 Side Splits **(그림 6.10A-E)**	고관절 가동성, 선 자세에서 고관절 외회전, 내회전을 동반한 Lunge **(그림 6.2D)**	앉은 자세에서 흉추 외측굴곡과 회전 (Advanced Mermaid) **(그림 6.4A,B)**	고관절 가동성, 선 자세에서 고관절 외회전, 내회전을 동반한 Lunge **(그림 6.2D)**
운동 결과							
15. 조직에 수분공급을 촉진시킨다.	근막조직의 약 3분의 2는 수분으로 구성되어 있다. 스트레칭 또는 국소부위 압박을 통해 기계적 부하가 적용되는 동안 상당한 양의 수분이 스트레스를 많이 받는 영역에서 밀려나온다. 근막조직에 대한 외부적인 부하의 적용은 점도가 높아진 조직의 상태를 개선하고 신선한 수화작용을 일으킬 수 있다. (Schleip & Baker, 2015, p.8)						
16. 3차원적 신경근막 시스템 내에서 조직의 미끄러짐 (Glide)을 발달시킨다.	정상적으로 서로 미끄러져서 움직이는 콜라겐 층은 소성 결합조직에 다양한 부산물이 축적되면서 방해받을 수 있다. 소성 결합조직에서 조직의 미끄러짐이 부족해지는 현상은 과사용 증후군, 외상 및 수술의 경우에 흔하게 발생한다. 국소부의 온도 증가는 근막의 미끄러짐(fascial gliding)을 증가시킨다. 국소부의 온도가 섭씨 40° 이상으로 올라가면 히알루론산(hyaluronan)의 3차원적인 사슬 구조는 점차 파괴된다. 이것은 깊은 근막과 근육 내에 존재하는 느슨한 결합조직의 히알루론산 점도를 감소시킨다. 국소부 온도의 일시적인 증가는 마사지, 움직임 또는 따뜻한 샤워를 통해 발생될 수 있다. 잠자는 동안 움직임이 줄어들게 되면 히알루론산의 점성을 증가시켜서 결과적으로 깊은 근막과 근육의 경직 및 뻣뻣함을 유발할 수 있다. (Stecco, 2015, pp.60, 64)						
17. 콜라겐 섬유의 주름을 발달시키고 규칙적인 격자 모양을 만든다.	콜라겐 섬유의 미세 구조는 크림프(crimp)라고 불리는 물결모양을 보여주는데, 이는 탄성 스프링(elastic springs)을 연상시킨다. 사람이 나이가 들거나 근섬유가 잘 움직이지 않을 때, 섬유의 구조는 주름(물결모양)과 탄력성을 잃게 된다. 규칙적인 근섬유의 적절한 운동 부하는 더 건강한 콜라겐 섬유 구조를 유발하고 물결모양의 섬유 형태를 만들어 탄성 저장 능력을 더 증가시킬 수 있다. (Schleip & Baker, 2015, p.7)						

표 6.3 계속

	근막경선[a]						
	표면 후방선	기능선	외측선	나선선	심부 전방선	상지선	표면 전방선
18. 탄성 반동을 발달시킨다.	탄성 반동 다리 점프, 네발기기 자세에서 다리 점프 **(그림 6.14A)**	네발기기 자세에서 탄성 반동 팔 점프 **(그림 6.12A-D)**	무릎꿇기 자세에서 발을 풋바에 위치시키고 Side Kick **(그림 6.7B)**	앉은 자세에서 몸통 회전을 동반한 탄성 팔 점프 **(그림 6.13C,D)**	탄성 반동 다리 점프, 누운 자세에서 무릎 신전을 동반한 발목 점프 **(그림 6.15A,C)**	네발기기 자세에서 탄성 반동 팔 점프 **(그림 6.12A-D)**	탄성 반동 다리 점프, 네발기기 자세에서 다리 점프 **(그림 6.14A)**
19. 조직 재생을 촉진시킨다.	신체에서 근막 네트워크가 재생되는 속도는 매우 느리다. 며칠이나 몇 주가 아니라 몇 개월에서 몇 년 사이에 반감기를 보인다. 적절한 운동을 한 후 처음 3시간 동안에는 콜라겐 합성이 증가한다. 그러나, 콜라겐 분해 또한 증가한다. 운동 후 하루 반 동안에는 콜라겐 분해가 콜라겐 합성을 능가한다. 운동 후 48시간이 지나야 콜라겐 생성의 순 합성은 양성이 된다. (Schleip & Baker, 2015, pp.8–9) 이동성과, 적응성을 가진 교차성 섬유형태인 원섬유성 네트워크는 역학적인 조화로움을 발달시키지만, 조직의 손상으로 인해 이 기능을 잃어버릴 수 있다. 신체가 회복되는 과정에서 손상된 부위의 원섬유성 네트워크는 원래 상태로 회복되지 못한다. 손상된 부위에 새로이 대체된 조직의 질은 좋지 않게 되며, 도수 치료(manual therapy)로 초기에 조직 움직임을 제공하여 손상된 조직의 유연성을 높임으로써 이를 개선할 수 있다. (Guimberteau & Armstrong, 2015, p.162)						
20. 조직의 탄력성을 발달시킨다.	"바이오텐세그리티(biotensegrity)" 모델에 따르면, 신경근막 시스템은 움직임에 대해 자동적인 조절을 제공한다. 근막경선은 골격을 끌어당기는 외부 장력 네트워크를 형성하는 결합조직의 지도를 만든다. '각각의 근육을 분리된 형태로 보는 이론'은 회복을 위해 필수적인 신체 전반에 대한 접근에 있어서 우리의 인식을 제한해 왔다. (Myers, p.46, Ch. 6 in Schleip & Baker, 2015)						

a 토마스 마이어스(2014)의 *아나토미 트레인*은 근막경선이라는 용어를 제시한다.

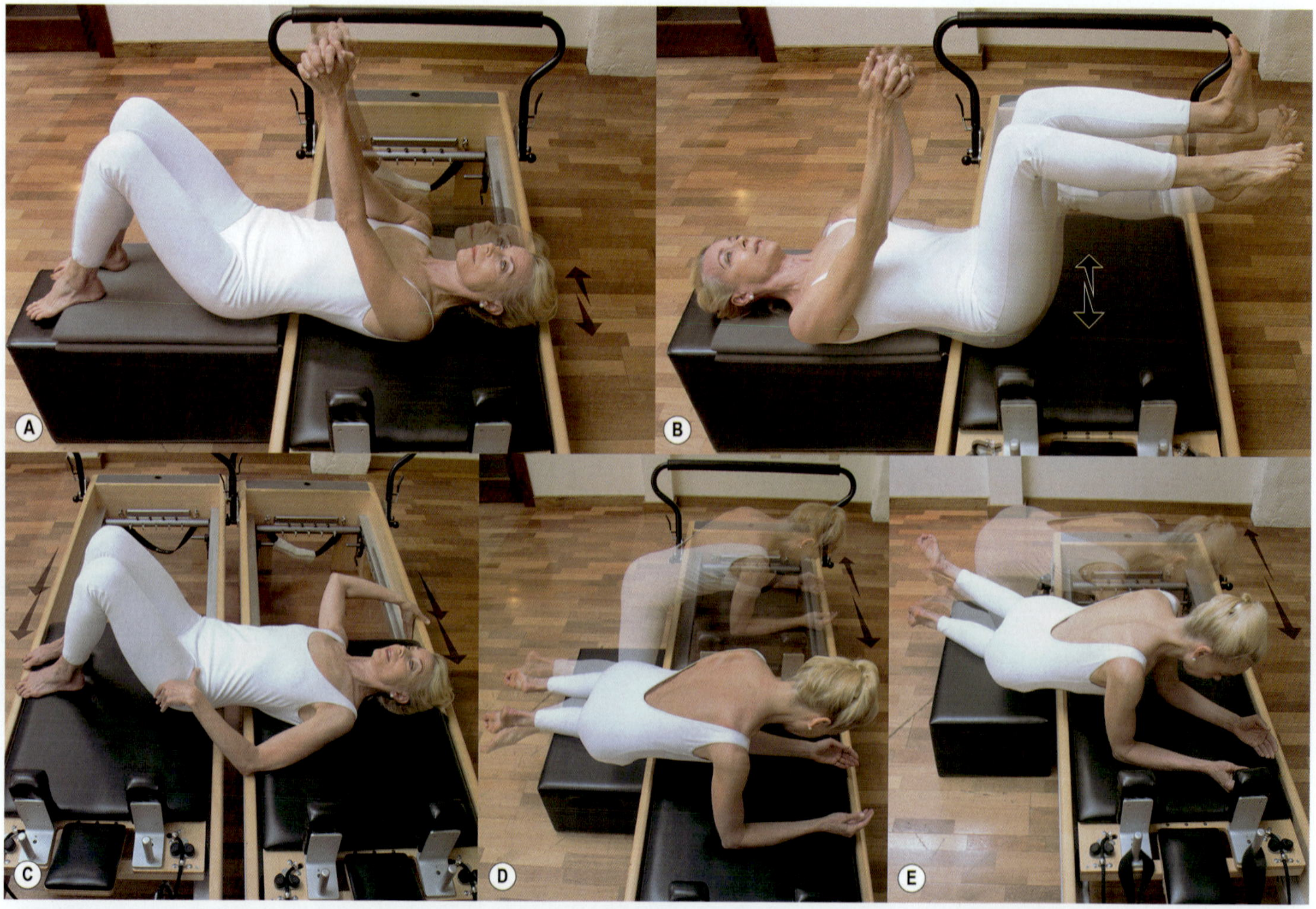

그림 6.1

누운 자세와 네발기기 자세에서 흉부의 외측 이동은 전방과 후방 사선 근막 슬링 시스템을 활성화시킨다.

A. 누운 자세에서 골반에 대한 흉부의 외측 이동

B. 누운 자세에서 흉부에 대한 골반의 외측 이동

C. 누운 자세에서 흉부와 골반의 교대적인 외측 이동

D. 네발기기 자세에서 무릎과 척추(캐리지에 직각)에 대한 몸통의 외측 이동 *캐리지(**carriage**): 움직이는 장치

E. 네발기기에서 무릎에 대한 몸통의 사선 이동, 캐리지에 대한 척추의 사선 이동.

근막에 중점을 둔 동작의 기준: 고유수용성 감각의 개선 – 고유수용성 감각은 자세, 힘줄 및 근육의 감각과 연결된다.

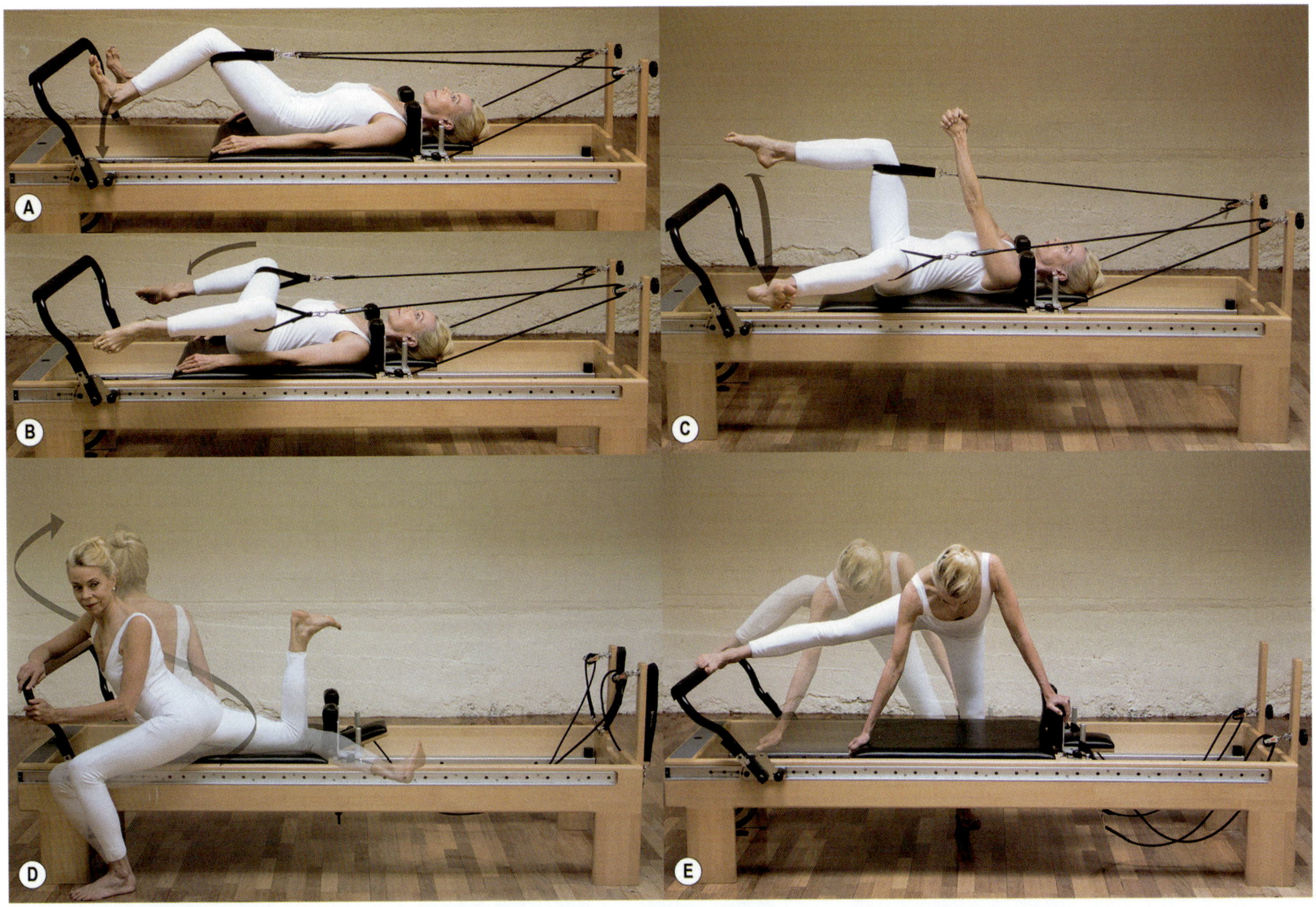

그림 6.2

누운 자세에서, 런지, 서 있는 자세에서 고관절 운동은 다리와 몸통을 연결하는 근막의 활주를 촉진한다.

A&B. 누운 자세에서 고관절이 원을 그리며 교대로 고관절 내회전과 외회전을 일으킨다.

C. 누운 자세에서 한 다리의 외전과 내전

D. 서 있는 자세 런지에서 흉부 회전을 동반하는 고관절의 외/내회전

E. 서 있는 자세에서 고관절 내측 활주

근막에 중점을 둔 동작의 기준: 운동감각의 명민함 – 운동감각(동적 고유수용감각), 팔다리와 몸통의 움직임과 위치에 대한 적절한 감각.

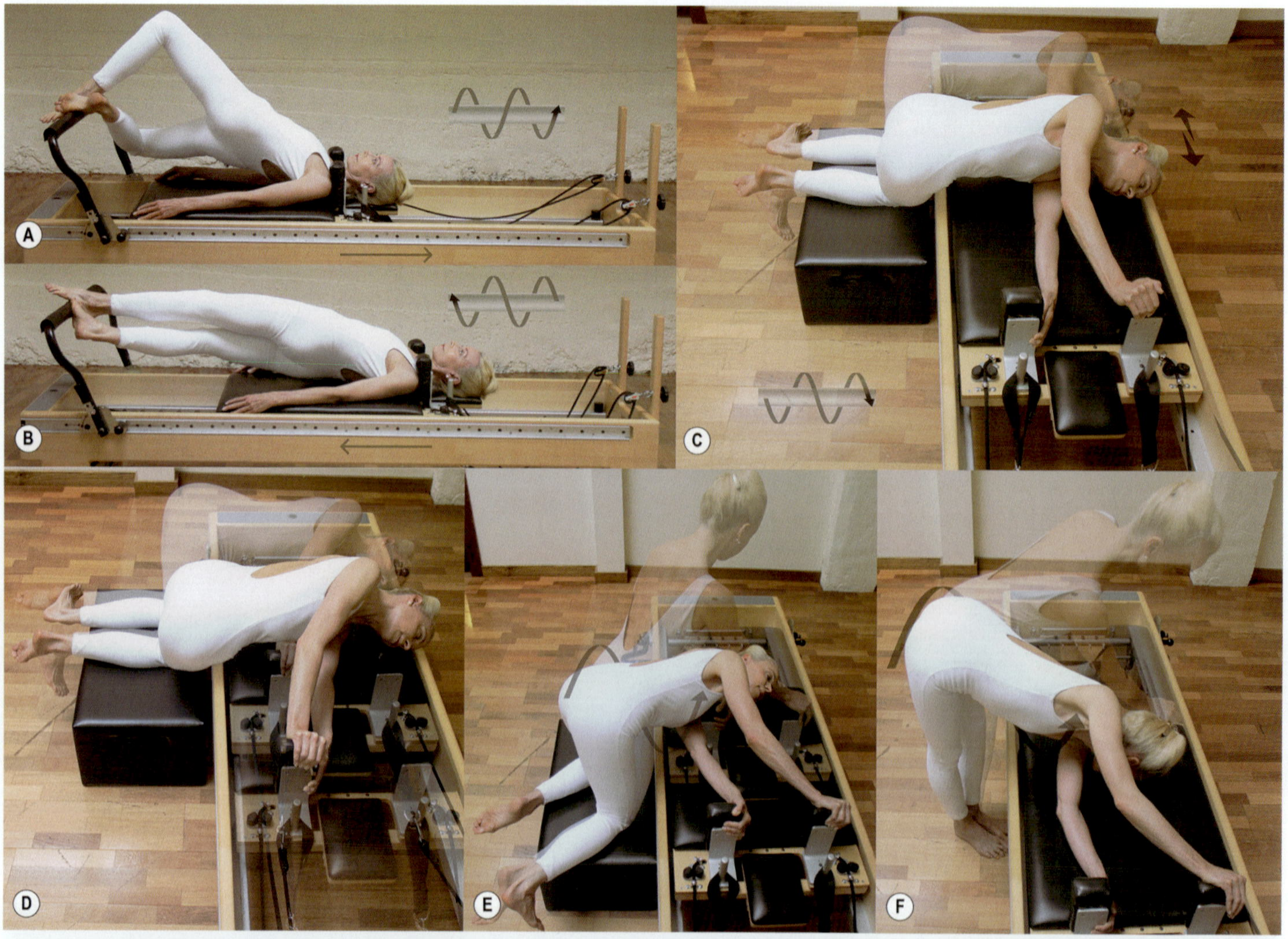

그림 6.3

나선 근막 연속성의 활성화.

A&B. 회전을 동반한 **Bridge**

C. 네발기기 자세에서 외측 이동을 동반한 흉부회전, 각각의 손은 숄더레스트에 위치

D. 네발기기 자세에서 가쪽 옮김을 동반한 흉부회전, 양손은 하나의 숄더레스트에 위치

E. 무릎꿇은 자세에서 흉부회전, 각각의 손은 숄더레스트에 위치

F. 서 있는 자세에서 흉부회전, 각각의 손은 숄더레스트에 위치, 척추는 **foot bar**에서 사선으로 멀어진다.

근막에 중점을 둔 동작의 기준: 적합한 모든 근막 연속성을 고객의 상태에 따라 최적의 순서로 접근한다.

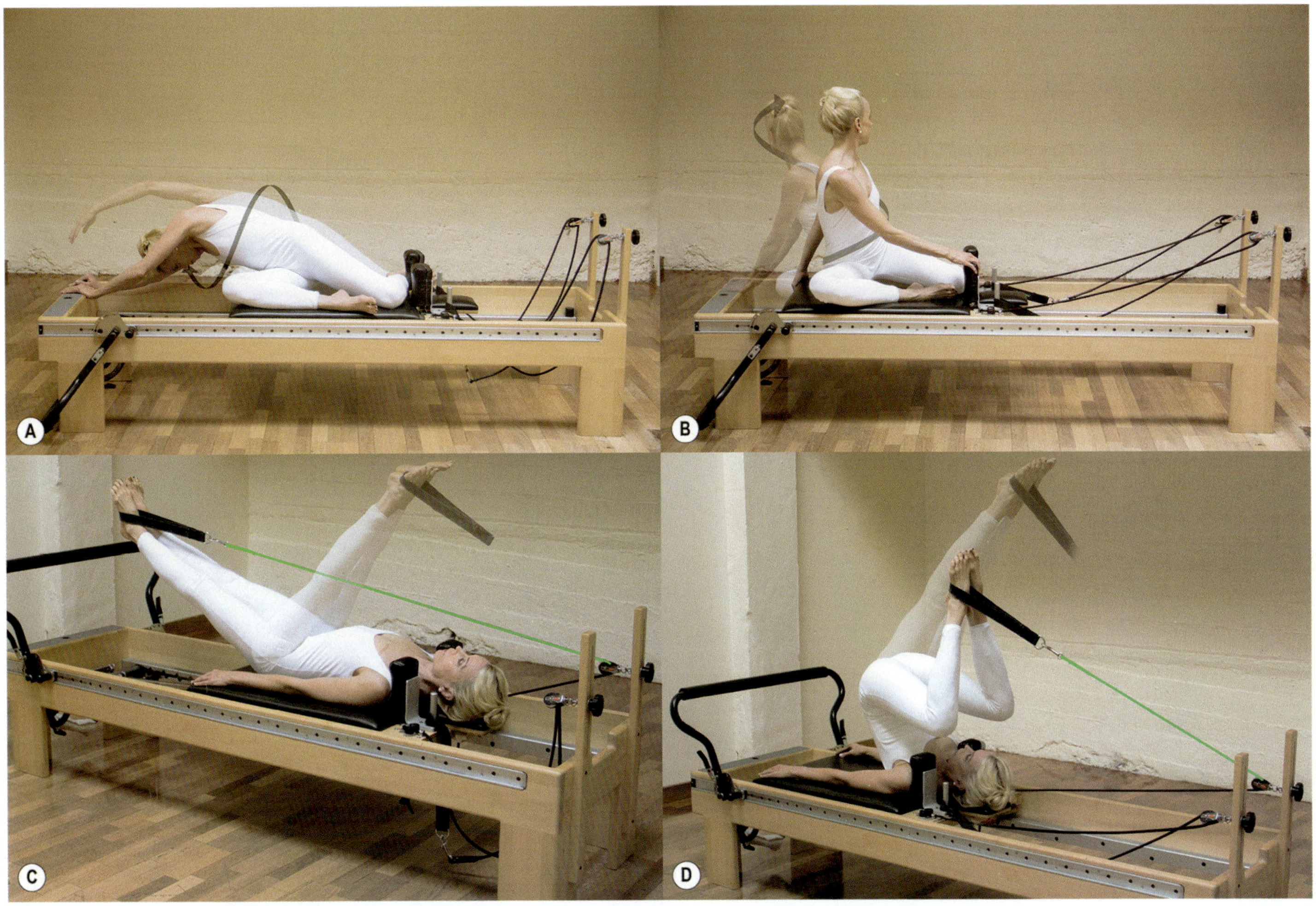

그림 6.4

나선 근막 연속성의 활성화.

A. 앉은 자세에서 흉부 외측굴곡과 회전

B. 앉은 자세에 골반, 흉부와 경부 회전

C. 하나의 스트랩에 반대쪽 발을 걸어 고관절 굴곡을 이용한 **Spine Massage**

D. 하나의 스트랩에 반대쪽 발을 걸어 척추, 고관절과 무릎 굴곡을 이용한 **Spine Massage**

근막에 중점을 둔 동작의 기준: 전신의 연속성 – 심층에서 표층으로, 표층에서 심층으로 연결하면서 몸통에서 팔다리로, 팔다리에서 몸통으로 연결한다.

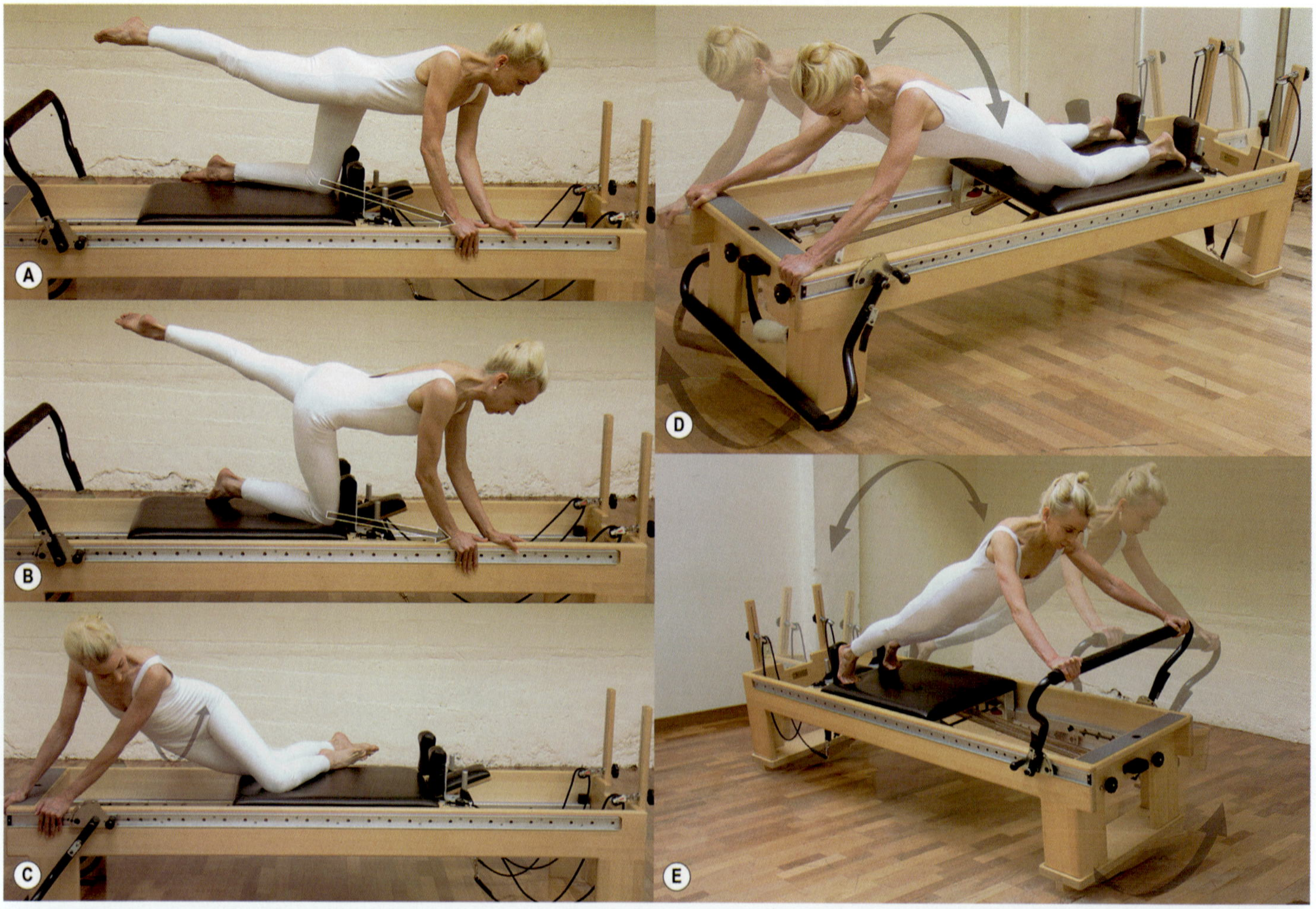

그림 6.5

네발기기 자세에서 근막 연속성을 통합.

A. 네발기기 자세에서 고관절 굴곡, 전방 사선 근막 시스템을 강조한다.

B. 네발기기 자세에서 고관절 굴곡, 외측 근막 연속성을 강조한다.

C. 네발기기 자세에서 골반과 요추 회전과 결합된 고관절 신전

D. 네발기기 자세에서 락커 리포머 위 외측 이동과 결합된 고관절 신전

E. 락커 리포머 위에서 외측 이동과 결합된 **Long-Stretch**

근막에 중점을 둔 동작의 기준: 신체는 신경근막 시스템의 많은 부분을 포함하여 동시적으로 움직인다.

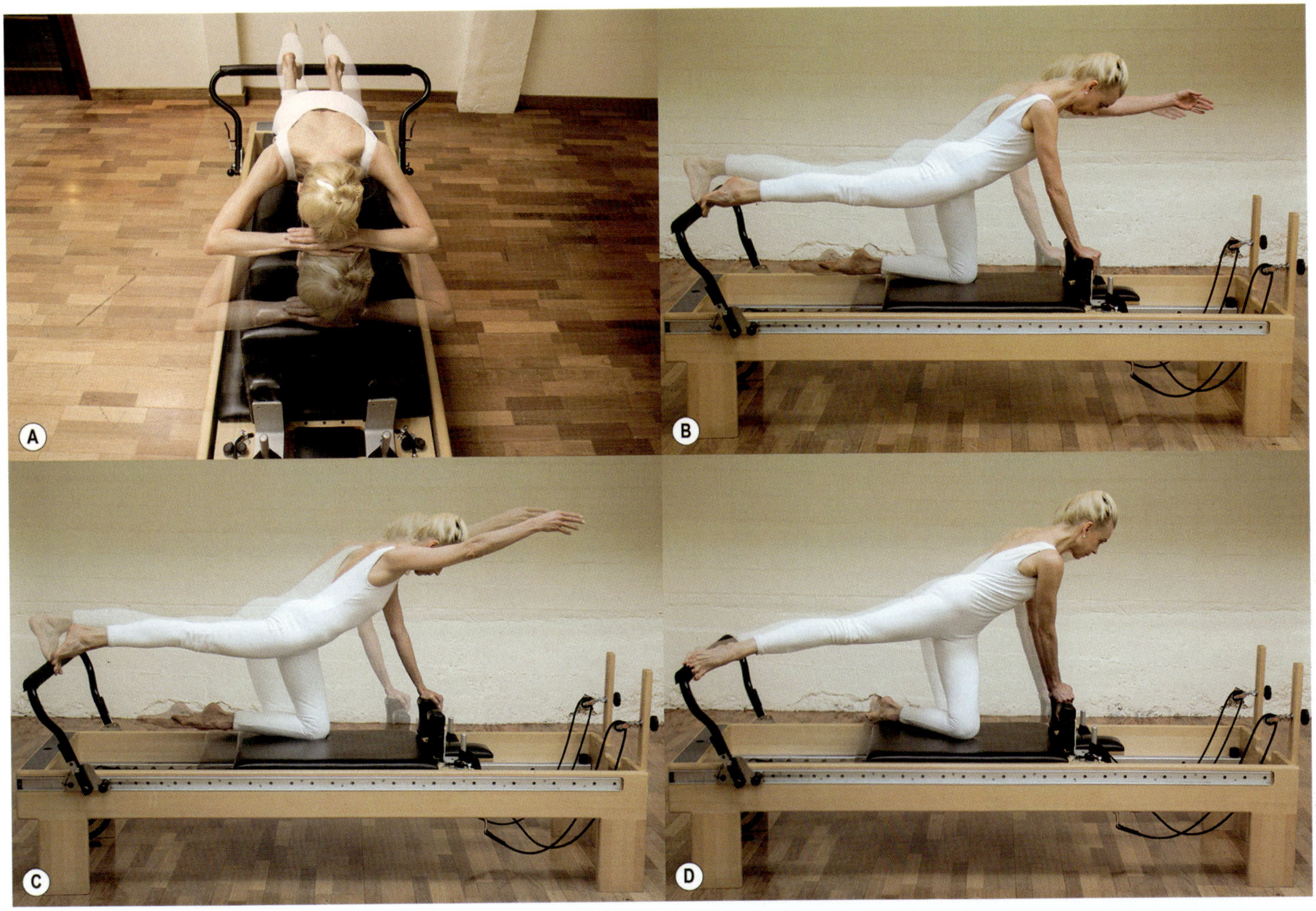

그림 6.6

박스에 엎드린 상태에서 고관절과 무릎관절의 신전은 표면 후방 근막 연속성을 활성화시킨다.

A. 롱박스에 엎드린 자세, 발은 풋바에 위치, 몸통 신전을 동반한 고관절과 무릎관절의 신전

B. 네발기기 자세에서 발은 풋바에 두고 고관절 신전, 전방 사선 슬링시스템을 강조한다.

C. 네발기기 자세에서 발은 풋바에 두고 고관절 신전, 외측 근막 연속성을 강조한다.

D. 네발기기 자세에서 발은 풋바에 두고 고관절 신전, 몸통은 스프링에 대해 대각선 방향.

근막에 중점을 둔 동작의 기준: 움직임 시작 – 근위부 구조물을 원위부 구조물에 연결하고, 원위부 구조물을 근위부 구조물에 연결한다.

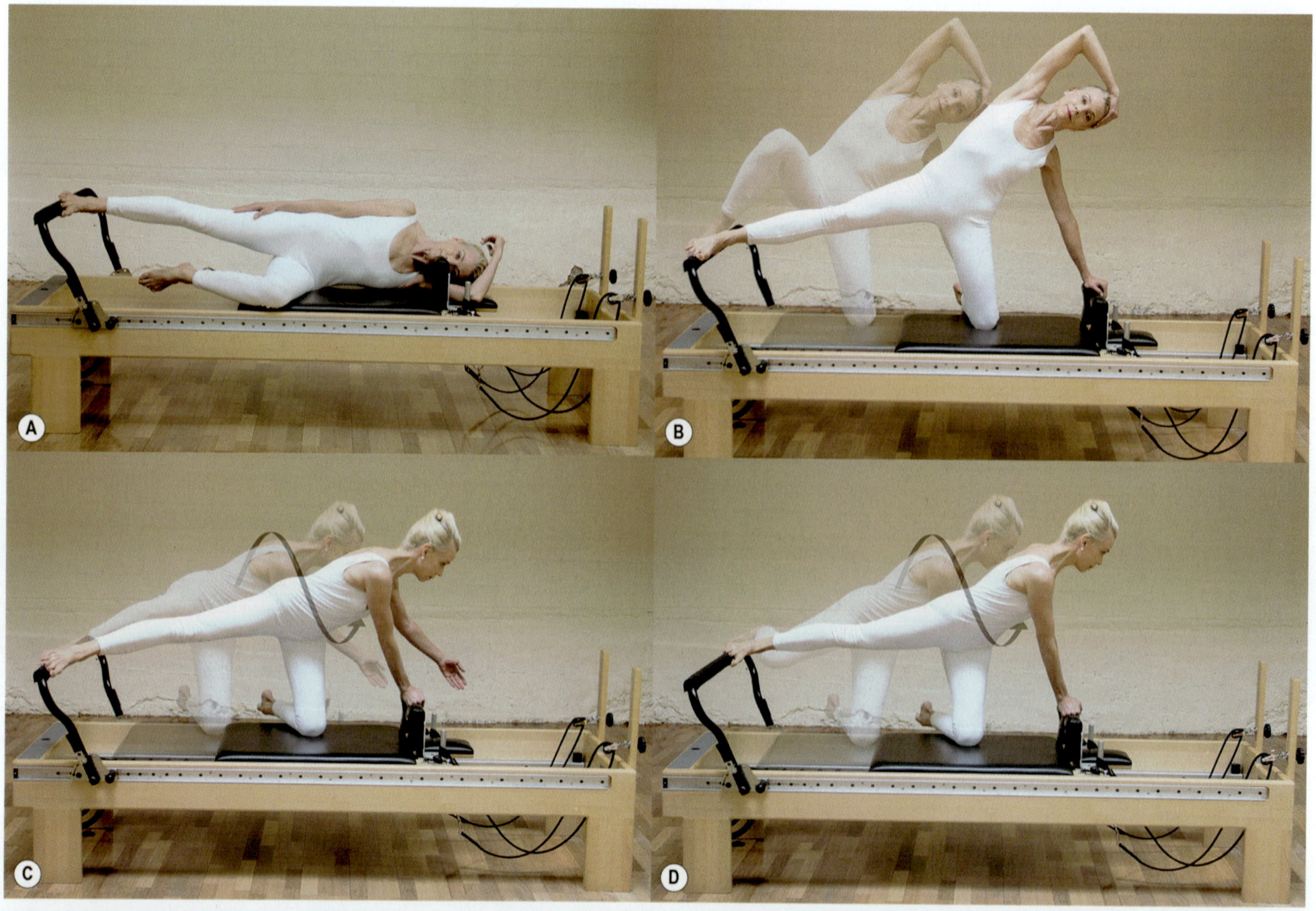

그림 6.7

옆으로 누운 자세와 무릎서기 자세에서 고관절과 무릎관절의 신전은 외측 근막 연속성을 활성화시킨다.

A. 옆으로 누운 자세에서 고관절과 무릎관절의 굴곡과 신전

B. 무릎서기 자세에서 한 발은 풋바에 두고 고관절은 굴곡한 상태로 **Side kick**

C. 무릎서기 자세에서 한 발은 풋바에 두고 고관절 굴곡과 몸통 회전을 동반한 **Side kick**

D. 무릎서기 자세에서 한 발은 풋바에 두고 고관절 신전과 몸통 회전을 동반한 **Side Kick**

근막에 중점을 둔 동작의 기준: 약간의 각도 변화를 통한 다양한 방향으로의 움직임.

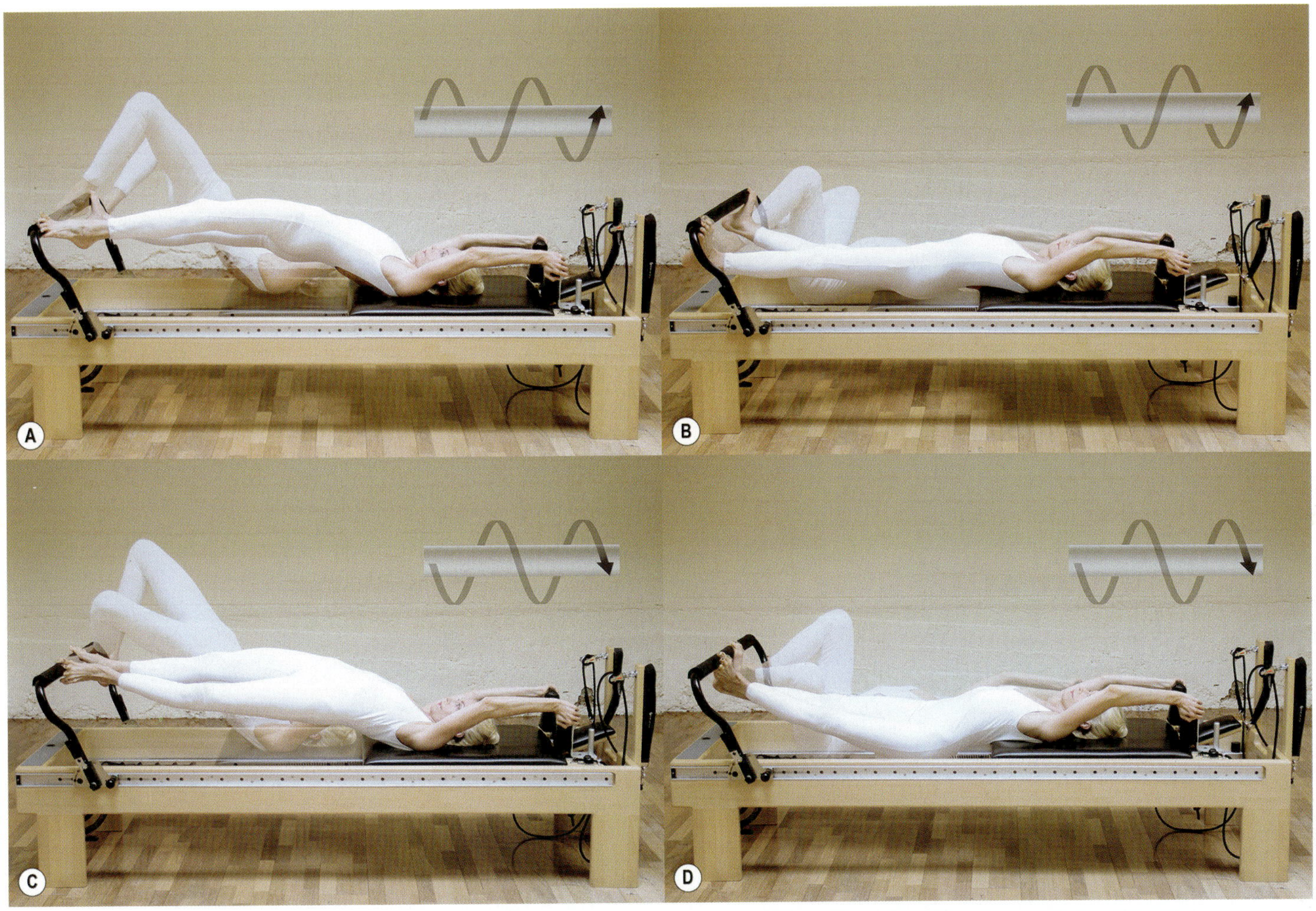

그림 6.8

어깨에 대한 골반과 요추의 회전을 동반하는 **Semicircle**은 **Biotensegrity**를 구현하는 기회를 제공한다. 각 사진에는 압박과 감압 사이에 균형이 존재한다.

A–D는 골반과 요추, 하부 흉추의 회전을 동반한 **Semicircle up & down**의 다른 단계를 보여준다.

근막에 중점을 둔 동작의 기준: 흐르는 듯 이어지는 동작의 연결.

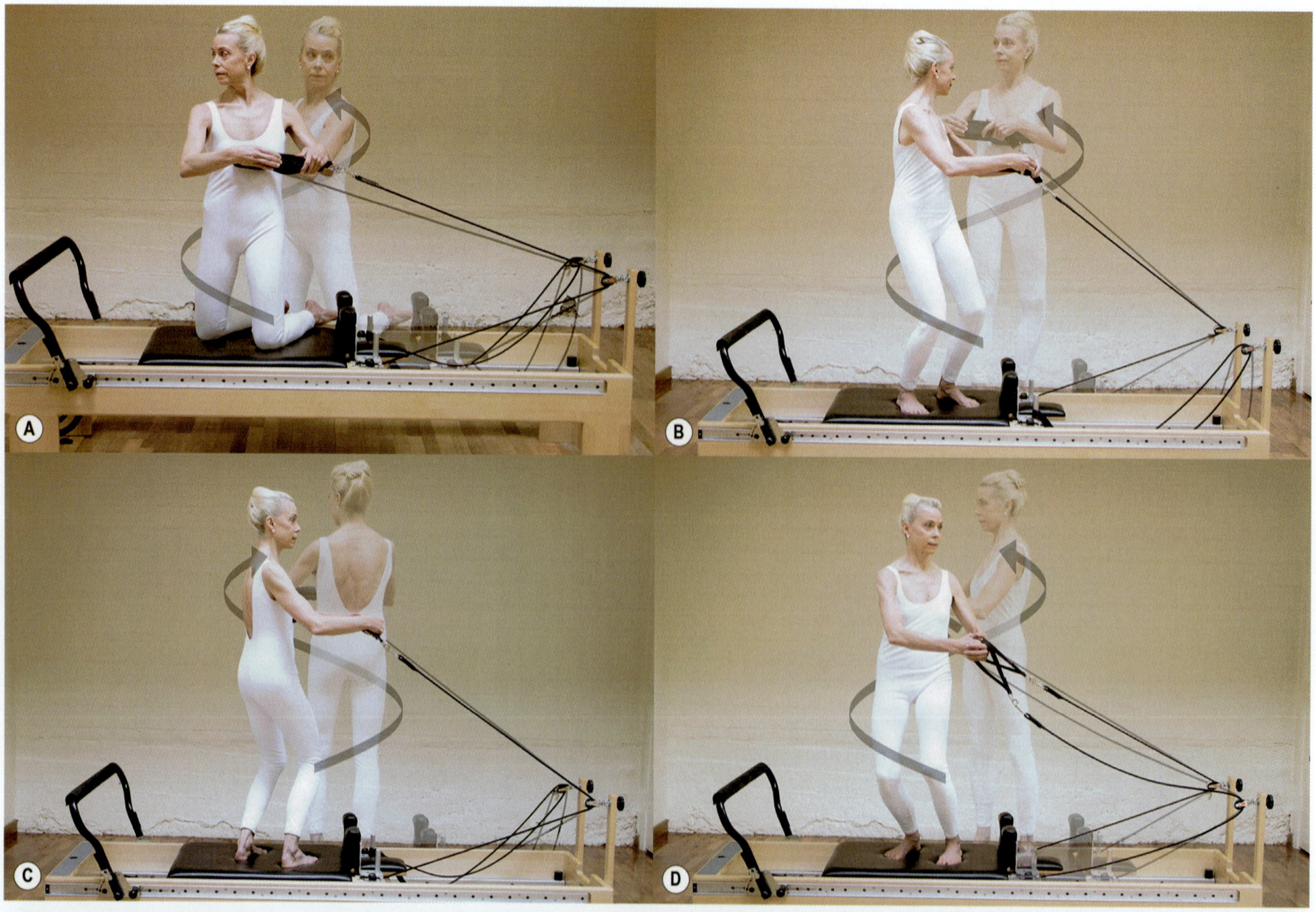

그림 6.9

무릎서기와 선 자세에서 회전동작들은 오른쪽과 왼쪽 나선 근막 연속성의 균형을 맞춘다. 전체 신경근막 시스템은 발바닥에서 눈까지 이어지는 곳에서 발생되는 정보로 자극을 받는다.

A. 대각선 방향으로 풋바를 바라보는 무릎서기 자세에서 필라테스 링을 잡고 분리된 척추회전

B. 대각선 방향으로 풋바를 반대를 바라보는 서기 자세에서 필라테스 링을 잡고 분리된 척추회전

C. **B**의 반대쪽 움직임

D. 대각선 방향으로 풋바를 바라보는 서기 자세에서 필라테스 링 없이 분리된 척추회전

근막에 중점을 둔 동작의 기준: 움직임 시작 – 근위부 구조물을 원위부 구조물에 연결하고, 원위부 구조물을 근위부 구조물에 연결한다.

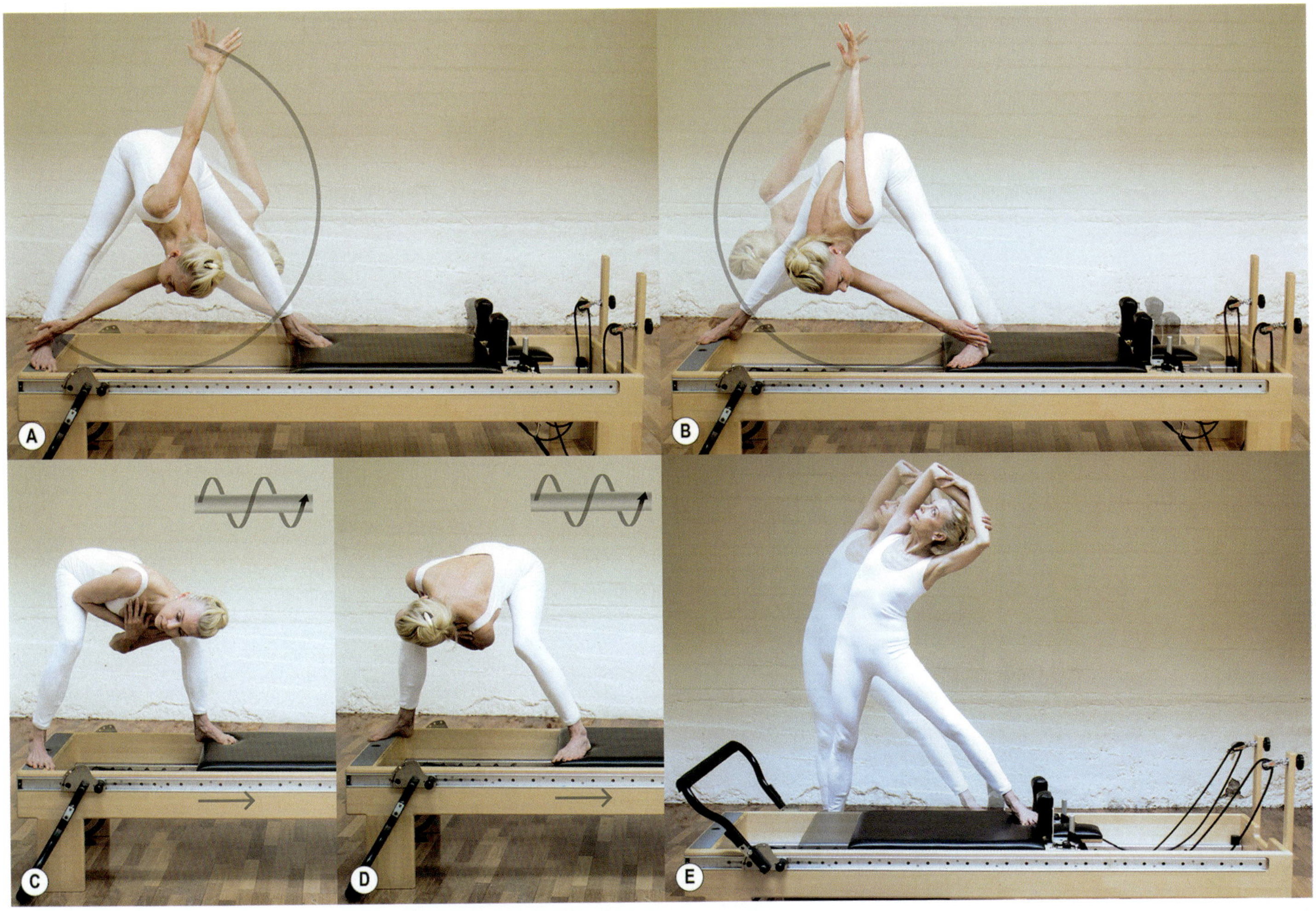

그림 6.10

A. 스프링에 대해 대각선으로 선 자세에서 **Side Splits**, 플랫폼 위의 발은 앞에, 캐리지 위의 발은 뒤에 위치시키고 무릎은 편 상태로 몸통의 회전

B. 스프링에 대해 대각선으로 선 자세에서 **Side Splits**, 캐리지 위의 발은 앞에, 플랫폼 위의 발은 뒤에 위치시키고 무릎은 편 상태로 몸통의 회전

C. 스프링에 대해 대각선으로 선 자세에서 **Side Splits**, 플랫폼 위의 발은 앞에, 캐리지 위의 발은 뒤에 위치시키고 무릎은 구부린 상태로 몸통의 회전

D. 스프링에 대해 대각선으로 선 자세에서 **Side Splits**, 캐리지 위의 발은 앞에, 플랫폼 위의 발은 뒤에 위치시키고 무릎은 구부린 상태로 몸통의 회전

E. 스프링에 대해 대각선으로 선 자세에서 **Side Splits**, 몸통의 외측 굴곡

근막에 중점을 둔 동작의 기준: 동적 스트레칭 – 느리고 빠른 템포의 변화.

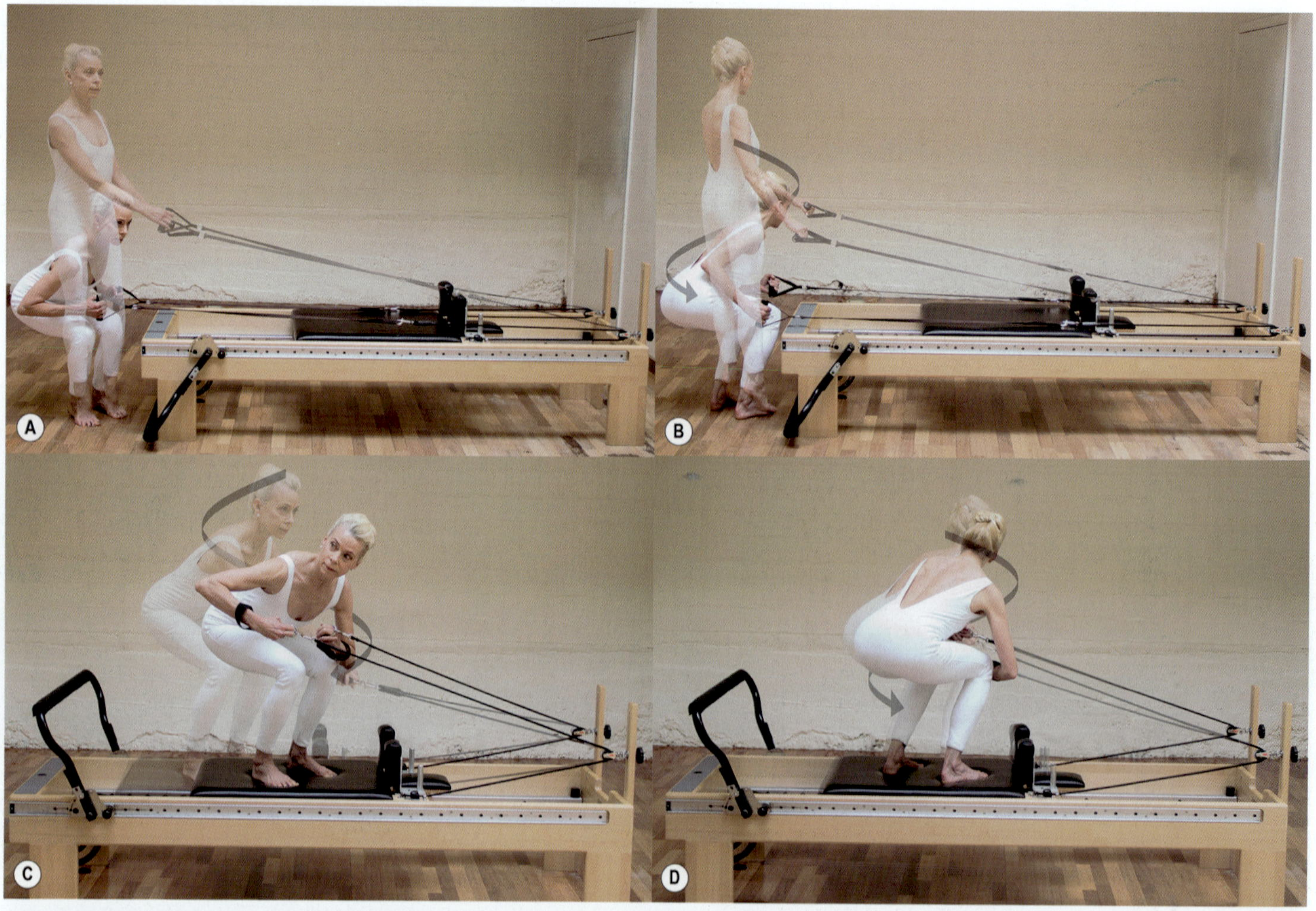

그림 6.11

바닥과 리포머 캐리지 위에 선 자세에서 보조된 스쿼트, 스프링과 캐리지의 움직임에 대한 각도에 맞춘다.

A. 스프링에 대해 대각선으로 바닥에 선 자세에서 보조된 스쿼트

B. 스프링에 대해 대각선으로 바닥에 선 자세에서 몸통 회전을 동반한 보조된 스쿼트

C. 스프링에 대해 대각선으로 캐리지 위에 선 자세에서 몸통과 목 회전을 동반한 보조된 스쿼트

D. **C**의 반대쪽 움직임

근막에 중점을 둔 동작의 기준: 힘/부하의 이동 – 신경근막 시스템을 통해 힘/부하를 고르게 분포시키는 움직임.

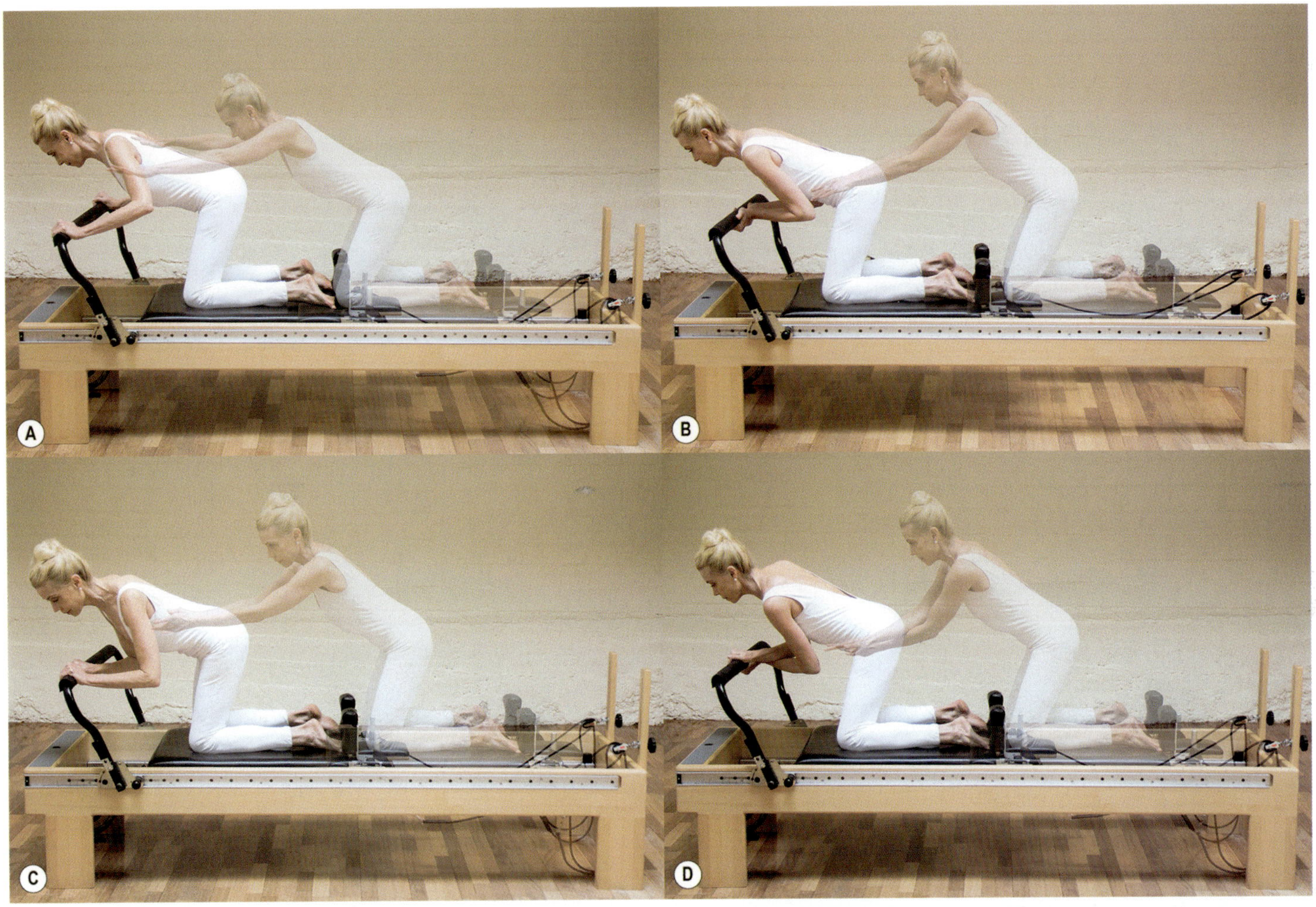

그림 6.12

네발기기에서 상체의 탄성 반동 훈련은 신경근막 시스템의 탄력성을 향상시킨다. 손과 팔의 각기 다른 착지자세는 사지와 몸통 사이의 다양한 연결을 자극시킨다.

A. 손을 넓게 벌려 착지한다. 손바닥은 아래쪽을 향하게 한다.

B. 손을 중앙에 가깝게 모아 착지한다. 손바닥은 위쪽을 향하게 한다.

C. 양손을 바의 한쪽 부분에 가깝게 모아 착지한다. 손바닥은 아래쪽을 향하게 한다.

D. 손을 서로 교차한 상태로 착지, 한쪽 손은 위쪽, 반대 손은 아래쪽을 향하게 한다.

근막에 중점을 둔 동작의 기준: 준비를 위한 반대 움직임.

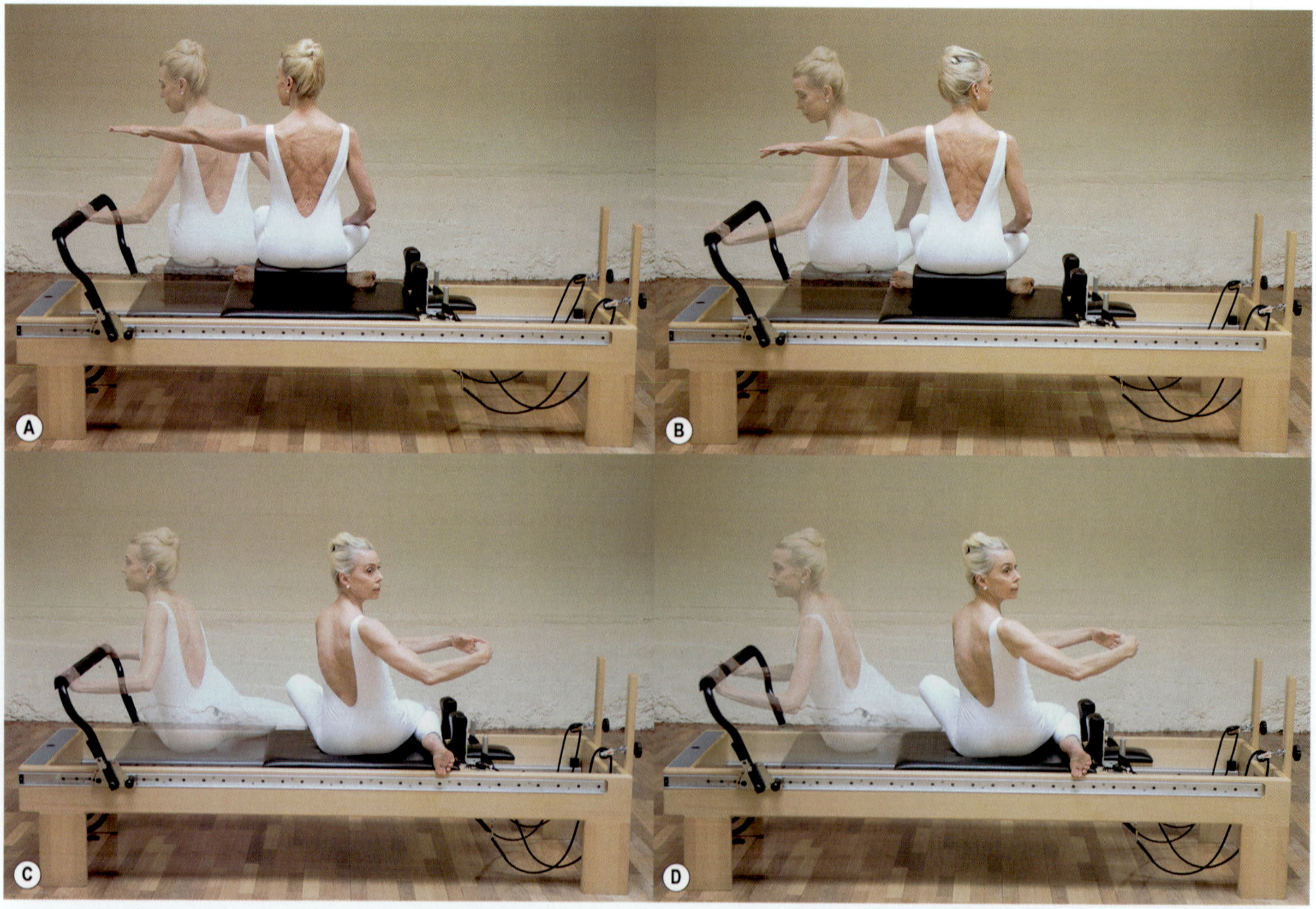

그림 6.13

앉은 자세에서 몸통 회전을 동반한 상체의 탄성 반동 트레이닝은 외측 근막 연속성의 안정성과 나선 근막 연속성의 탄력성을 향상시킨다.

A. 앉은 자세에서 한쪽 팔로 점프, 손은 스캡션(**Scaption**, ***shoulder girdle**이 안정적인 상태에서 **Rotator cuffs**를 효과적으로 참여시키는 **Plane**) 면에서 착지한다.

B. 앉은 자세에서 한쪽 팔로 점프, 손은 스캡션면 뒤쪽으로 착지한다.

C. 앉은 자세에서 몸통의 회전을 동반하여 양쪽 팔로 점프. 손을 넓게 벌려 착지한다. 이때 손바닥은 아래쪽을 향하게 한다.

D. 앉은 자세에서 몸통의 회전을 동반하여 양쪽 팔로 점프, 손을 좁게 벌려 착지한다. 이때 손바닥은 아래쪽을 향하게 한다.

근막에 중점을 둔 동작의 기준: 준비를 위한 반대 움직임.

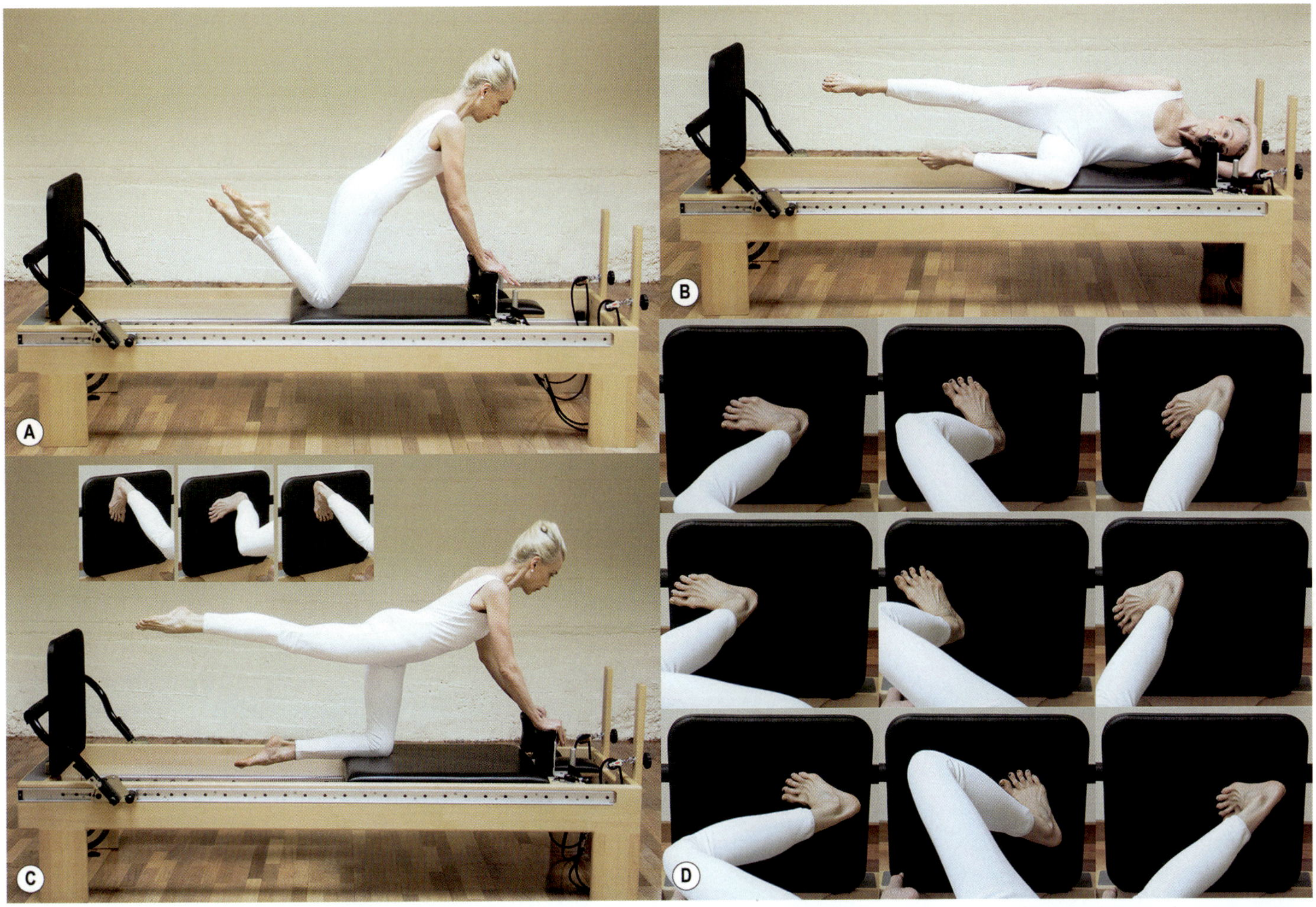

그림 6.14

네발기기 자세와 옆으로 누운 자세에서 탄성 반동 트레이닝은 하지와 몸통 사이의 다양한 근막 연결을 자극시킨다.

A. 네발기기 자세에서 하퇴를 이용한 점프

B. 옆으로 누운 자세에서 한쪽 다리 점프

C. 네발기기 자세에서 고관절 신전을 통한 점프, 고관절의 중립, 외회전, 내회전을 동반한 다양한 착지를 적용한다.

D. 점프 **B**에서 변화된 착지

- 점프보드 중앙에서 고관절 중립, 외회전, 내회전을 동반한 착지
- 점프보드 앞쪽에서 고관절 중립, 외회전, 내회전을 동반한 착지
- 점프보드 뒤쪽에서 고관절 중립, 외회전, 내회전을 동반한 착지

근막에 중점을 둔 동작의 기준: 힘/부하의 이동 – 신경근막 시스템을 통해 힘/부하를 고르게 분포시키는 움직임.

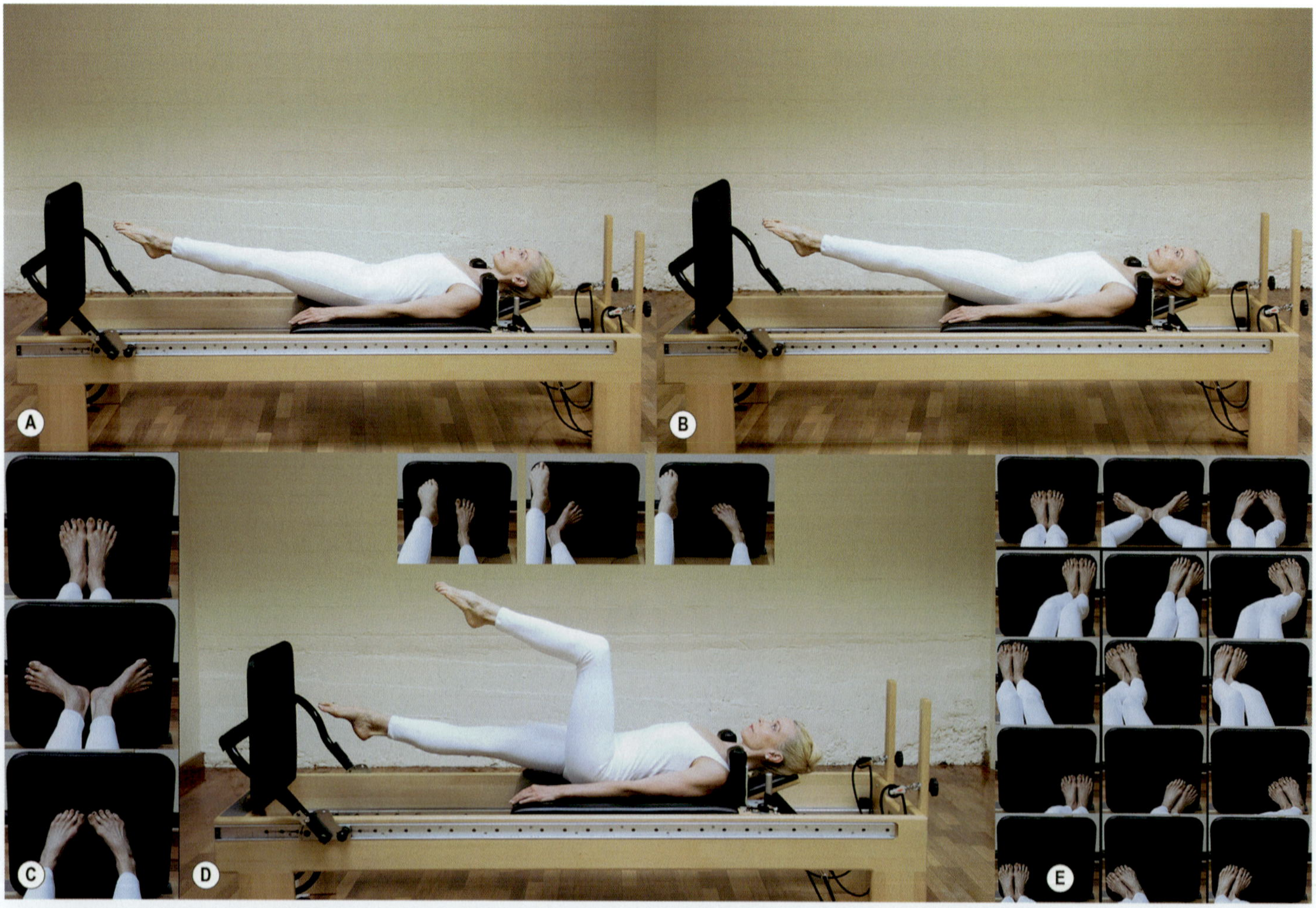

그림 6.15

누운 자세에서 탄성 반동 트레이닝은 하지와 몸통 사이의 다양한 근막 연결을 자극시킨다.

A. 누운 자세에서 무릎을 신전하여 발목 점프

B. 누운 자세에서 고관절과 무릎관절 굴곡, 신전을 동반한 점프

C. **A** 점프에서 변화된 착지 – 고관절 중립, 외회전, 내회전

D. **A**와 **B** 운동은 오직 한쪽 다리 점프로 훈련되어야 한다.

E. **B** 점프에서 변화된 착지 – 점프보드의 각 네 모서리로 착지, 고관절 중립, 외회전, 내회전, 양쪽발이 오른쪽, 왼쪽을 같이 향하게 하면서 적용시킴.

근막에 중점을 둔 동작의 기준: 약간의 각도 변화를 통한 다양한 방향으로의 움직임.

표 6.4
근막에 중점을 둔 리포머 운동 계획서 - 고객 프로필

고객의 진단명 또는 의학적 상태: 62세 여성으로 15세 때 왼쪽 무릎에 연골절제술을 시행 후 왼쪽 다리 약화를 가지고 있음.

단기 목표	장기 목표
1. 교정운동을 통해 왼쪽 무릎 통증 관리 2. 교정운동을 통해 보행 불균형 관리 3. 왼쪽 몸통 회전 개선 4. 왼쪽 어깨 안정성 개선	1. 핸드레일에 의존하지 않고 계단 내려오기 2. 무릎 인공관절 수술을 하지 않고 통증을 관리하고 기능을 유지하기 위해 일일 운동 프로그램 실시 3. 실내용 자전거로 다양한 강도의 인터벌 트레이닝 실시 4. 몸통의 가동성, 뼈 건강 그리고 올바른 자세를 위한 지속가능한 일일 운동 프로그램 실시

근막에 중점을 둔 리포머 운동 계획 가이드	고객 프로필 - 고객 또는 담당 실무자가 작성
1. 근막 기능에 영향을 미치는 요인	
유전	없음
질병 관련	골 감소증
투약	없음
수술	15세 때 축구 부상 후 왼쪽 무릎 연골 절제술 위쪽 입술을 개에게 물린 뒤 수술
• 흉터	흉터 전문 도수치료사에게 왼쪽 무릎 흉터 치료받음
• 유착	왼쪽 무릎 굴곡의 감소는 무릎 수술과 보행 시 보상작용에 의한 결과라고 볼 수 있다.
전신 염증	음식 과민증의 결과로 염증이 발생될 수 있다.
생활 관련	어린시절부터 활동적이었음
• 영양	케톤체 생성성 식단
• 보조제	영양사가 추천하는 보조제
• 흡연	비흡연
• 음주	비음주
• 앉아있는 시간	하루 3시간 미만
저 가동성	저 가동성의 양상 없음
과 가동성	유연성 검사 시 댄서타입이지만, 과 가동성 양상은 없음
온도 및 습도의 선호도	23℃ 온도와 높은 습도를 선호함
2. 근막 기능을 향상시키기 위한 셀프케어 도구: 볼, 폼롤러, 막대, 손으로 사용하는 도구	
홈 프로그램	볼과 롤러를 사용하여 신체 전체의 근막 미끌어짐을 촉진할 수 있다.
스튜디오 프로그램	
프로그램 적용시간	하루에 30분

계속

표 6.4 계속

3. 근막 기능을 향상시키기 위한 치료: 침, 정골요법, 물리치료, 롤핑요법®, 구조통합치료 등	
예약 스케줄	월 1회 도수치료사와 만난다.
통합적 관리를 위한 소통	도수치료사는 운동 프로그램에서 주의가 필요한 부분을 확인한다.
4. 관절 가동 범위	
부분적	왼쪽 무릎에 제한된 굴곡과 신전, 왼쪽 고관절 내회전 감소, 왼쪽 몸통 회전이 오른쪽보다 작음
전체	
금지	없음
5. 체중부하	고객은 비 체중부하에서부터 부분, 전체 체중부하까지 전 범위에서 가능함
비 체중부하	고객은 왼쪽 다리로 스쿼트 시행 시 도움이 필요하다.
부분 체중부하	
전체 체중부하	
6. 운동사슬	
열린 운동 사슬	열린 운동 사슬 시 왼쪽 무릎이 덜 안정적이다.
닫힌 운동 사슬	닫힌 운동 사슬을 선호한다.
7. 고객을 위한 최적의 보조 및 저항	
체중으로만 이용	조셉 필라테스 매트운동과 근막에 중점을 둔 운동
밴드	
스프링	리포머 스프링
프리웨이트	
8. 최대 효과와 최소 손상을 위한 최적의 강도	고객은 왼쪽 무릎의 불안정성으로 인해 중등도의 강도를 넘지 못한다.
9. 위험하지 않으면서 새로운 것을 통해 신경계의 흥미를 유발시킬 운동	고객은 새로운 것을 매우 선호하며, 위험성이 적은 운동을 필요로 한다.
10. 고객에게 적용 가능한 필라테스 동작 선택	
근막에 중점을 둔 리포머	
추가 기구	리포머 박스, 락커 리포머 (**그림 6.5D,E**), Jump board
불안정한 표면: 폼롤러, 우브, 로테이터 디스크, 발란스 보드, 락커 보드	챕터 6의 리포머 프로그램을 위해서 불안정한 지지면은 필요치 않음

표 6.4 계속

11. *Anatomy Train*에 묘사된 모든 적합한 근막 연속성을 활성화시킨다: 도수치료사와 운동치료사를 위한 근막경선(Myers, 2014)	오른쪽, 왼쪽의 외측과 나선 근막 연속성의 균형을 강조하면서 모든 근막 연속성을 활성화시킨다.
12. 근막의 탄성 반동 성질을 발달시키기 위한 훈련	
기간: 하루에 20–30분	하루 30분
빈도: 일주일에 2–3회	일주일에 2회
콜라겐 합성을 위한 회복 시간: 2일	훈련 사이 기간 2–3일
13. 탄성 반동에 중점을 두지 않는 근막에 중점을 둔 운동	
기간: 하루 30–60분	하루 60분
빈도: 일주일에 2–6회	일주일에 6회
최소 3주마다 프로그램 변경	증상에 따라 운동프로그램을 매일 수정한다.
14. 고객이 선호하는 큐잉	
터치의 깊이	감각 개선을 위해 가벼운 터치를 선호한다.
외수용 또는 내수용 감각 큐	내수용 감각 큐를 선호한다.
15. 리듬감 있는 움직임과 집중을 촉진하기 위한 고객의 음악 선호도	집중력을 높이기 위해 가사가 없는 클래식 음악을 선호한다.
16. 다른 형태의 훈련과 상호작용	필요한 체력 구성 요소를 추가하기 위해 시간 관리 개선
다양한 강도의 인터벌트레이닝(VIIT)	
유산소 운동: 15–45분, 일주일에 3–4회	
근력운동: 15–30분, 일주일에 2회; 1–2일 휴식	
의식적 운동(Mindful movement): 요가, 태극권, 기공체조, 자이로키네시스®, 자이로토닉®	매일 자이로토닉 운동

표 6.5
근막에 중점을 둔 리포머 운동 계획서 - 운동 선택

고객의 진단명 또는 의학적 상태: 62세 여성으로 15세 때 왼쪽 무릎에 연골절제술을 시행 후 왼쪽 다리 약화를 가지고 있음.

리포머 운동은 강사에 의해 **표 6.1 - 6.15**에서 선택된다.	근막에 중점을 둔 동작의 기준 움직임 요소: 움직임은 운동 조절의 개선과 콜라겐 리모델링을 지속가능하게 한다. 움직임은 바이오텐세그리티 모델*의 인식을 촉진한다. 고객의 상태에 적합한 모든 근막 연속성에 대해 최적의 시퀀스로 접근한다.	운동 결과 조직의 수화를 촉진	근막시스템의 활주 발달	조직의 재생 촉진	조직 탄력성 발달	규칙적인 격자 주름 발달	탄성 반동 발달
*"텐세그리티(Tensegrity) 구조는 국소적인 기계적 스트레스에 대해 전체적인 반응을 제공한다. 그 결과로 중력으로부터 어느 정도 독립된 형태를 갖게 된다. 텐세그리티 모델이 없다면, 우리의 원섬유성의 구조는 중력으로 인해 붕괴된다. 텐세그리티 모델로 인해 우리의 구조는 주변 구조를 포함한 전체적인 네트워크를 통해 하중을 펼쳐냄으로써 압력을 흡수하고 분산시킨다." (Guimberteau & Armstrong, 2015)							
	내수용 감각(Interoception) - 근막내 사이질 신경은 고유수용성 감각 또는 통각 대신에 내수용 감각을 제공한다. 이러한 자유신경종말의 자극은 생리적 필요와 관련하여 항상성을 찾기 위해 신체 상태에 대한 정보를 제공한다. 내수용 감각 신호는 온감, 메스꺼움, 배고픔, 아픔, 노력, 무거움 또는 가벼움 같은 느낌과 관련이 있다. 내부 체성 감각에 대한 인식은 감정, 느낌과 관련이 있다(Schleip & Baker, 2015).						
누운 자세에서 외측 이동 **그림 6.1 A-C**	**고유수용성 감각의 개선** - 고유수용성 감각은 자세, 힘줄 및 근육의 감각과 연결된다.	●	●		●		
네발기기 자세에서 외측 이동 **그림 6.1D,E**	**운동감각의 명민함** - 운동감각 (동적 고유수용 감각), 팔다리와 몸통의 움직임과 위치에 대한 적절한 감각	●	●		●		
네발기기, 선 자세에서 양손을 숄더 레스트에 위치하고 외측 이동을 동반한 몸통의 회전 **그림 6.3 C-E**	약간의 각도 변화를 통한 다양한 방향으로의 움직임	●	●	●	●		
선 자세에서 양손을 숄더 레스트에 위치하고 외측 이동을 동반한 몸통의 회전 **그림 6.3F**		●	●	●	●		

표 6.5 계속

고객의 진단명 또는 의학적 상태: 62세 여성으로 15세 때 왼쪽 무릎에 연골절제술을 시행 후 왼쪽 다리 약화를 가지고 있음.

리포머 운동은 강사에 의해 **표 6.1 - 6.15**에서 선택된다.	근막에 중점을 둔 동작의 기준 움직임 요소: 움직임은 운동 조절의 개선과 콜라겐 리모델링을 지속가능하게 한다. 움직임은 바이오텐세그리티 모델*의 인식을 촉진한다. 고객의 상태에 적합한 모든 근막 연속성에 대해 최적의 시퀀스로 접근한다.	운동 결과 조직의 수화를 촉진	근막시스템의 활주 발달	조직의 재생 촉진	조직 탄력성 발달	규칙적인 격자 주름 발달	탄성 반동 발달
회전을 동반한 Bridge **그림 6.3 A,B**	신체는 신경근막 시스템의 많은 부분을 포함하여 동시적으로 움직인다.	•	•	•	•		
네발기기 자세에서 풋바에 발을 위치하고 고관절 신전 **그림 6.6 B - D**	**전신의 연속성** - 심층에서 표층으로, 표층에서 심층으로 연결하면서 몸통에서 팔다리로, 팔다리에서 몸통으로 연결한다.	•	•	•	•		
무릎꿇기 자세에서 발을 풋바에 위치시키고 Side Kick **그림 6.7B - D**	**움직임 시작** - 근위부 구조물을 원위부 구조물에 연결하고, 원위부 구조물을 근위부 구조물에 연결한다.	•	•	•	•		
고관절 외회전, 내회전을 동반한 위, 아래로의 Semicircle **그림 6.8A - D**	흐르는 듯 이어지는 동작의 연결	•	•	•	•		
선 자세에서 보조된 스쿼트 **그림 6.11 B - D**	약간의 각도 변화를 통한 다양한 방향으로의 움직임	•	•	•	•		
분리된 척추회전 **그림 6.9A - D**	**힘/부하의 이동** - 신경근막 시스템을 통해 힘/부하를 고르게 분포시키는 움직임	•	•	•	•		
네발기기 자세에서 탄성 반동 팔 점프 **그림 6.13 A - D**	준비를 위한 반대 움직임			•	•	•	•

계속

표 6.5 계속

고객의 진단명 또는 의학적 상태: 62세 여성으로 15세 때 왼쪽 무릎에 연골절제술을 시행 후 왼쪽 다리 약화를 가지고 있음.		운동 결과					
리포머 운동은 강사에 의해 **표 6.1 – 6.15**에서 선택된다.	근막에 중점을 둔 동작의 기준 움직임 요소: 움직임은 운동 조절의 개선과 콜라겐 리모델링을 지속가능하게 한다. 움직임은 바이오텐세그리티 모델*의 인식을 촉진한다. 고객의 상태에 적합한 모든 근막 연속성에 대해 최적의 시퀀스로 접근한다.	조직의 수화를 촉진	근막시스템의 활주 발달	조직의 재생 촉진	조직 탄력성 발달	규칙적인 격자 주름 발달	탄성 반동 발달
네발기기 자세에서 탄성 반동 훈련 **그림 6.14A-D**				●	●	●	●
누운 자세에서 탄성 반동 훈련 **그림 6.15A-E**				●	●	●	●
스프링에 대해 사선으로 선 자세에서 Side Splits, **그림 6.10A-D**	**동적 스트레칭** – 느리고 빠른 템포의 변화	●	●	●	●		

참고문헌 (References)

Publications

Guimberteau, J. C. & Armstrong, C. (2015). *Architecture of human living fascia: The extracellular matrix and cells revealed through endoscopy.* Edinburgh: Handspring Publishing.

Myers, T. W. (2014). *Anatomy Trains®: Myofascial meridians for manual and movement therapists* (3rd ed.). Edinburgh: Churchill Livingstone.

Scarr, G. (2014). *Biotensegrity: The structural basis of life.* Edinburgh: Handspring Publishing.

Schleip, R. & Baker, A. (Eds.) (2015). *Fascia in sport and movement.* Edinburgh: Handspring Publishing.

Stecco, C. (2015). *Functional atlas of the human fascial system.* Edinburgh: Churchill Livingstone.

Pilates Anytime Classes

www.pilatesanytime.com

Note: Clips from these classes are available to those who purchase the book. Video clips are available free of charge at: www.pilatesanytime.com/fascia. Use redemption code FASCIA.

제 6 장 근막에 중점을 둔 리포머 운동

그림 6.1A&B

Reformer Workout (2013)

http://www.pilatesanytime.com/u/fm51

그림 6.2A&B

Reformer Workout (2015)

http://www.pilatesanytime.com/u/fm52

그림 6.2C

Reformer Workout (2015)

http://www.pilatesanytime.com/u/fm53

그림 6.2D

Reformer Workout (2015)

http://www.pilatesanytime.com/u/fm54

그림 6.2D

Reformer Workout (2016)

http://www.pilatesanytime.com/u/fm55

그림 6.2E

Reformer Workout (2016)

http://www.pilatesanytime.com/u/fm56

그림 6.3A&B

Reformer Workout (2015)

http://www.pilatesanytime.com/u/fm57

그림 6.3C-E

Reformer Workout (2015)

http://www.pilatesanytime.com/u/fm58

그림 6.3F

Reformer Workout (2016)

http://www.pilatesanytime.com/u/fm59

그림 6.4A&B

Reformer Workout (2014)

http://www.pilatesanytime.com/u/fm60

제 6 장 근막에 중점을 둔 리포머 운동 - 계속

그림 6.6A

Reformer Workout (2015)

http://www.pilatesanytime.com/u/fm61

그림 6.7A

Reformer Workout (2014)

http://www.pilatesanytime.com/u/fm62

그림 6.7B-D

Reformer Workout (2014)

http://www.pilatesanytime.com/u/fm8

그림 6.8

Reformer Workout (2015)

http://www.pilatesanytime.com/u/fm3

그림 6.9A

Reformer Workout (2015)

http://www.pilatesanytime.com/u/fm63

그림 6.9B&C

Reformer Workout (2015)

http://www.pilatesanytime.com/u/fm11

그림 6.9D

Reformer Workout (2016)

http://www.pilatesanytime.com/u/fm64

그림 6.10E

Reformer Workout (2014)

http://www.pilatesanytime.com/u/fm65

그림 6.10A-C

Reformer Workout (2016)

http://www.pilatesanytime.com/u/fm66

그림 6.11A

Reformer Workout (2016)

http://www.pilatesanytime.com/u/fm67

그림 6.11C&D

Reformer Workout (2016)

http://www.pilatesanytime.com/u/fm68

그림 6.12

Reformer Workout (2015)

http://www.pilatesanytime.com/u/fm69

제 6 장 근막에 중점을 둔 리포머 운동 - 계속

그림 6.13C&D

Reformer Workout (2015)

http://www.pilatesanytime.com/u/fm20

그림 6.14A

Reformer Workout (2015)

http://www.pilatesanytime.com/u/fm70

그림 6.14B

Reformer Workout (2015)

http://www.pilatesanytime.com/u/fm71

그림 6.14C

Reformer Workout (2015)

http://www.pilatesanytime.com/u/fm72

그림 6.15A,C,D

Reformer Workout (2015)

http://www.pilatesanytime.com/u/fm73

그림 6.15B&E

Reformer Workout (2015)

http://www.pilatesanytime.com/u/fm74

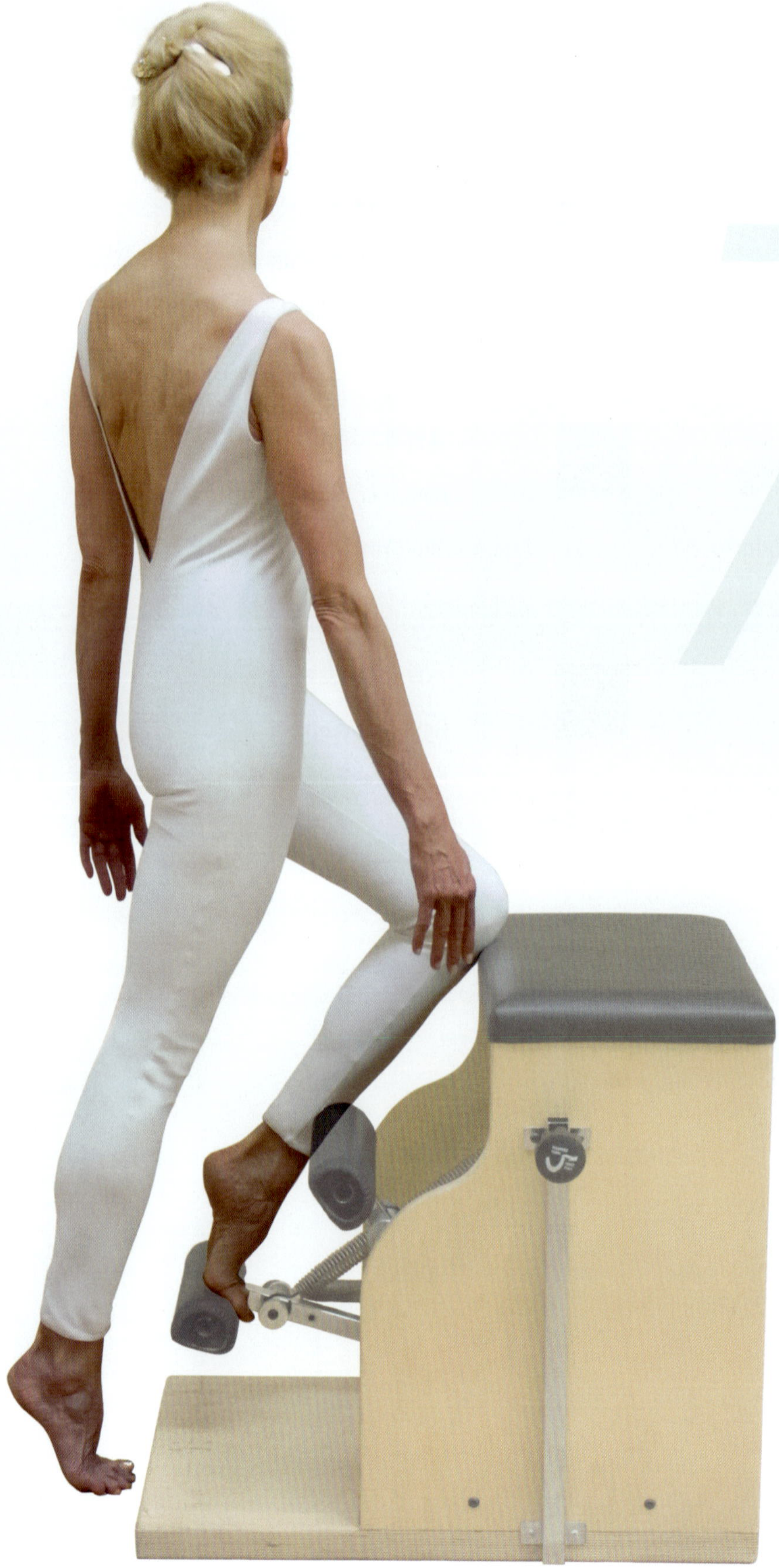

7

조셉 필라테스 체어, 트라페지 테이블과 바렐 운동, 근막에 중점을 둔 움직임의 관점

J. H. Pilates Chair, Trapeze Table and Barrel exercises, a fascia-focused movement perspective

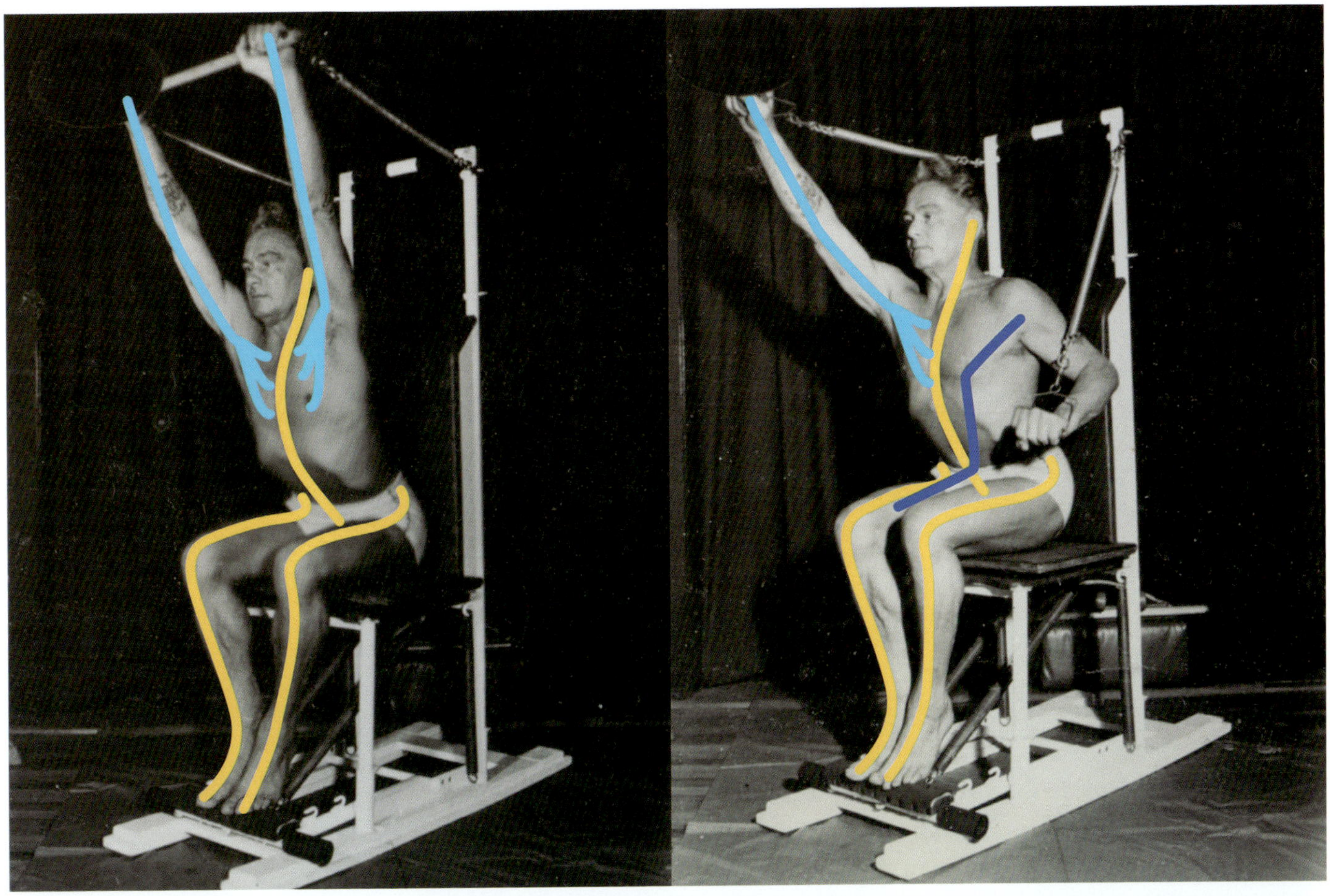

그림 7.1

왼쪽: **High Back Chair**의 초기 버전. 조셉 필라테스는 그의 운동 "**Double leg Pumps in V Position**"의 다양한 동작을 보여준다. 이 운동은 표면 전방 근막의 연속성과 함께 전방, 후방 팔 근막의 연속성을 강조한다(photograph circa 1945).

근막에 중점을 둔 동작의 기준: 움직임 시작 – 근위부 구조물을 원위부 구조물에 연결하고, 원위부 구조물을 근위부 구조물에 연결한다. *(Balanced Body에서 허락됨. www.pilates.com)*

오른쪽: **High Back Chair**의 초기 버전. 조셉 필라테스는 그의 운동 "**Double leg Pumps in Parallel**"의 다양한 동작을 보여준다. 이 운동은 표면 전방 근막의 연속성과 함께 전방, 후방 팔 근막의 연속성을 강조한다(photograph circa 1945). 더불어, 전방, 후방 기능적 근막 연속성이 활성화된다.

근막에 중점을 둔 동작의 기준: 힘/부하의 이동 – 신경근막 시스템을 통해 힘/부하를 고르게 분포시키는 움직임. *(Balanced Body에서 허락됨. www.pilates.com)*

PILATES WUNDA CHAIR!™

WHAT IS THE PILATES WUNDA CHAIR?™

It's the only 100% solid Comfort Chair. It's the Only Chair of its kind.
It's The Most simple and Scientifically Constructed chair invention of modern times.
It's The Only Chair purposefully designed to Pleasantly "Correct" your present Deplorable Physical Condition.
It's the Silent Artist – Sculptor – Moulding, Forming and Correcting every Part of the Human Body – as you will it.
It Corrects Bow-Legs, Knock-Knees, Flat Feet, Curvature of the Spine, Dropping Shoulders and Flat Chests.
It Develops and Reduces every part of the Body in the shortest possible time.
It Positively assures Symmetrical Correct Proportional Development of the Body – something that No Other Existing System or Apparatus Accomplishes.
It Works Perfectly without the aid of an instructor.
It Can Be Used alike by the Weakest and Strongest Man, Woman or Child.
It Will Benefit Grandma in her Wheelchair as well as the Athletic Champion.
It Will Charm you to Improve your Physique because of your instant Realization of its Benefits.
It Needs No Artificial Stimulant in the form of Expensive Advertising – it Advertises Itself!
It Is Inexpensive and within the Reach of All.
It Is The Result of over 23 years of Research Work and was Invented among many other things for the Purpose of Helping the Unfortunate Victims of Infantile Paralysis.
It Will Accomplish more good in a few months than all Other Systems Combined can accomplish.
It Is Really worth while Investigating.
It Will Give you the Surprise of your Life and make you "Wunda" when you witness an exhibition covering 100 Different Exercises performed in an Original Manner in a Few Minutes of your time

(Gallagher & Kryzanowska, 2000)

J. H. Pilates advertisement for his invention, the Pilates Wunda Chair™. Atlas Athletic Equipment Co. in St. Louis, Missouri was the exclusive manufacturer and distributor of the Wunda Chair™ as well as the Pilates Home Reformer.

표 7.1
조셉 필라테스 하이백 체어와 운다 체어 운동의 기본적인 척추 움직임 방향

운동 이름들은 PMA 필라테스 인증 시험 스터디 가이드를 참고한다. (© 2005 - 2014) **조셉 필라테스 하이백 체어와 운다 체어 운동들**		기본적인 척추 움직임 시상면 굴곡	시상면 신전	관상면 외측굴곡	신전과 회전	회전과 굴곡	편평등(요추 굴곡과 흉추 신전)
앉은자세	전체	(19)	(5)	(4)	(1)	(2)	(22)
1. Double Leg Pumps V Position							●
2. Double Leg Pumps Parallel							●
3. Double Leg Pump Heels							●
4. Single Leg Pumps Toes							●
5. Single Leg Pumps Heels							●
6. Washer woman (선 자세)		●					
7. Swan Front/Chest Press (체어 위에 엎드린 자세)			●				
8. Reverse Swan/Torso Press Sit (체어 위에 누운 자세)			●				
9. Seated Mermaid / Side Arm Sit				●			
10. Chest Expansion/Triceps Press Sit (체어 앞쪽 바닥에 앉은 자세)							●
11. Piano Lesson Front (체어를 바라보며 외회전을 동반한 스쿼트)							●
12. Piano Lesson Back (체어를 등지고 외회전을 동반한 스쿼트)							●
13. Kneeling Mermaid				●			
14. Horseback		●					
One Arm Push-Ups							
15. 한 손은 체어 위에, 한 손은 페달 위에 위치							●
16. 체어 위에 엎드린 자세 (스프링에 척추를 수직으로 위치)							●
17. 체어 옆에 서기		●					
18. 한 손은 바닥, 한 손은 페달 위에 위치							●
19. Side Arm Twist (체어에 앉은 자세)					●		
20. Pike/Teaser on Floor (체어 앞쪽 바닥에 앉은 자세)		●					

계속

표 7.1 계속

운동 이름들은 PMA 필라테스 인증 시험 스터디 가이드를 참고한다. (©2005–2014) **조셉 필라테스 하이백 체어와 운다 체어 운동들**	기본적인 척추 움직임					
	시상면 굴곡	시상면 신전	관상면 외측굴곡	신전과 회전	회전과 굴곡	편평등(요추굴곡과 흉추신전)
21. Forward Step Down/Russian (체어 위 스쿼트)	●					
22. Sideward Step Down/Side Russian					●	
23. Backward Step Down/Running Start	●					
24. Triceps Sit (페달에 앉아 양손은 체어 위에 위치)					●	
25. Cat (체어 위에 무릎꿇은 자세)	●					
26. Jack–knife from Floor and Corkscrew	●				●	
27. Swan from Floor (체어 앞쪽 바닥에 엎드린 자세)		●				
28. Frog Lying Flat (바닥에 누운 자세로 고관절 외회전)						●
29. Single Leg Pump Lying Flat (체어 앞쪽 바닥에 누운 자세로 고관절 중립)						●
30. Scissor Leg Side (옆으로 누운 자세)			●			
31. Handstand (한 손은 바닥, 한 손은 페달)	●					
32. Standing Leg and Foot Press (체어 앞에 선 자세)	●					
33. Washer Woman Over the Chair (체어 뒤에 선 자세)	●					
34. Washer Woman Over the Chair/One Arm	●					
35. Forward Lunge/Straight Stand						●
36. Side Lunge/Side Stand						●
37. Side Body Twist (체어에 옆으로 누운 자세에서 양 손은 페달에 위치)					●	
38. Tendon Stretch	●					
39. Tendon Stretch One Leg	●					
40. Pull–Up (체어를 바라보고 한 손은 체어 위, 양 발은 페달에 위치)	●					
41. Pull–Up on Arm (체어를 바라보고 한 손은 체어 위, 양 발은 페달에 위치)	●					

표 7.1 계속

운동 이름들은 PMA 필라테스 인증 시험 스터디 가이드를 참고한다. (©2005 - 2014) **조셉 필라테스 하이백 체어와 운다 체어 운동들**	기본적인 척추 움직임 시상면 굴곡	시상면 신전	관상면 외측굴곡	신전과 회전	회전과 굴곡	편평등(추요굴곡과 흉추신전)
42. Side Pull-Up/Side Leg Extension (양 손은 체어 위, 한 발은 페달에 위치)	●		●			
43. Spine Stretch Forward/Sitting Arm Push Down	●					
44. Frog Front (양 손은 체어 위, 양 발은 페달 위에 위치)						●
45. Frog Back (양 손은 체어 위, 양 발은 페달 위에 위치)						●
Standing Leg Pump						
46. Front						●
47. Side						●
48. Crossover						●
49. Achilles Stretch	●					
Press-up with Handles						
50. Facing Out		●				
51. Facing In		●				

표 7.2
근막에 중점을 둔 동작의 기준 및 조셉 필라테스 하이백 체어와 운다 체어 예시

근막에 중점을 둔 동작의 기준		
동작의 요구사항	**바이오텐세그리티 모델(Biotensegrity model)**	
1. 동작은 운동조절의 개선과 콜라겐 재형성을 지속 가능하게 한다. 2. 동작은 바이오텐세그리티 모델*의 인식과 구현을 촉진한다.	*"텐세그리티(Tensegrity) 구조는 국소적인 기계적 스트레스에 대해 전체적인 반응을 제공한다. 그 결과로 중력으로부터 어느 정도 독립된 형태를 갖게 된다. 텐세그리티 모델이 없다면 우리의 원섬유성의 구조는 중력으로 인해 붕괴된다. 텐세그리티 모델로 인해 우리의 구조는 주변 구조를 포함한 전체적인 네트워크를 통해 하중을 펼쳐냄으로써 압력을 흡수하고 분산시킨다." (Guimberteau & Armstrong, 2015) "텐세그리티 모델이 치료에 대한 특정 접근 방식을 반드시 변경시키는 것은 아니지만, 기능 해부학에 대한 새로운 이해를 바탕으로 **신체의 역학을 시각화할 수 있는 더 나은 방법**을 제공한다." (Scarr, 2014)	
	필라테스 원리	**조셉 필라테스 하이백 체어와 운다 체어 예시**
3. 적합한 모든 근막 연속성을 고객의 상태에 따라 최적의 순서로 접근한다.	전신운동	Reverse Swan / Torso Press Sit (체어 위에 누운 자세)
동작 목적		
4. **내수용 감각**(Interoception) – 근막내 사이질 신경은 고유수용성 감각 또는 통각 대신에 내수용 감각을 제공한다. 이러한 자유신경종말의 자극은 생리적 필요와 관련하여 항상성을 찾기 위해 신체 상태에 대한 정보를 제공한다. 내수용 감각 신호는 온감, 메스꺼움, 배고픔, 아픔, 노력, 무거움 또는 가벼움 같은 느낌과 관련이 있다. 내부 체성 감각에 대한 인식은 감정, 느낌과 관련이 있다(Schleip & Baker, 2015).	호흡	*내수용 감각은 개인마다 다르다.*
5. **고유수용성 감각의 개선** – 고유수용성 감각은 자세, 힘줄 및 근육의 감각과 연결된다.	집중력 조절력	Seated Leg Pumps
6. **운동감각의 명민함** – 운동감각(동적 고유수용감각), 팔다리와 몸통의 움직임과 위치에 대한 적절한 감각	정확성	Piano Lesson Back (체어를 등지고 외회전을 동반한 스쿼트)
움직임 특성		
7. 신체는 신경근막 시스템의 많은 부분을 포함하여 동시적으로 움직인다.	전신 움직임 호흡	Side Arm Twist (체어에 앉은 자세)

표 7.2 계속

8. **전신의 연속성** - 심층에서 표층으로, 표층에서 심층으로 연결하면서 몸통에서 팔다리로, 팔다리에서 몸통으로 연결한다.	전신 움직임	Cat (체어 위에 무릎꿇은 자세)
9. **움직임 시작** - 근위부 구조물을 원위부 구조물에 연결하고, 원위부 구조물을 근위부 구조물에 연결한다.	중심화 호흡	Pike / Teaser on Floor (체어 앞쪽 바닥에 앉은 자세)
10. 흐르는 듯 이어지는 동작의 연결	호흡	Tendon Stretch One Leg
11. 약간의 각도 변화를 통한 다양한 방향으로의 움직임	균형 잡힌 근육 발달 (최적의 신경근막 시스템 활성화)	Jack-Knife from Floor and Cork-Screw
12. **힘/부하의 이동** - 신경근막 시스템(neuromyofascial system)을 통해 힘/부하를 고르게 분포시키는 움직임		Washer Woman Over the Chair (체어 뒤에 선 자세) Press Up with Handles Facing In
13. 준비를 위한 반대 움직임	리듬	Swan Front / Chest Press (체어 위에 엎드린 자세)
14. 동적 스트레칭 - 느리고 빠른 템포의 변화	리듬	Seated Mermaid / Side Arm Sit
운동 결과		
15. 조직에 수분공급을 촉진시킨다.		
16. 3차원적 신경근막 시스템 내에서 조직의 미끄러짐(Glide)을 발달시킨다.		
17. 콜라겐 섬유의 주름을 발달시키고 규칙적인 격자 모양을 만든다.		
18. 탄성 반동을 발달시킨다.	조셉 필라테스의 하이백 체어와 운다 체어 운동은 신경근막 시스템의 탄성 반동을 발달시키지 않는다.	
19. 조직 재생을 촉진시킨다.		
20. 조직의 탄력성을 발달시킨다.		

표 7.3
근막경선[a]과 조셉 필라테스 하이백 체어와 운다 체어 운동

근막에 중점을 둔 동작의 기준

동작의 요구사항	바이오텐세그리티 모델(Biotensegrity model)
1. 동작은 운동조절의 개선과 콜라겐 재형성을 지속 가능하게 한다.	[b] "텐세그리티(Tensegrity) 구조는 국소적인 기계적 스트레스에 대해 전체적인 반응을 제공한다. 그 결과로 중력으로부터 어느 정도 독립된 형태를 갖게 된다. 텐세그리티 모델이 없다면, 우리의 원섬유성의 구조는 중력으로 인해 붕괴된다. 텐세그리티 모델로 인해 우리의 구조는 주변 구조를 포함한 전체적인 네트워크를 통해 하중을 펼쳐냄으로써 압력을 흡수하고 분산시킨다."(Guimberteau & Armstrong, 2015)
2. 동작은 바이오텐세그리티 모델[b]의 인식과 구현을 촉진한다.	"텐세그리티 모델이 치료에 대한 특정 접근 방식을 반드시 변경시키는 것은 아니지만, 기능 해부학에 대한 새로운 이해를 바탕으로 **신체의 역학을 시각화할 수 있는 더 나은 방법을** 제공한다." (Scarr, 2014)

	근막경선[a]						
	표면 후방선	기능선	외측선	나선선	심부 전방선	상지선	표면 전방선
3. 적합한 모든 근막 연속성을 고객의 상태에 따라 최적의 순서로 접근한다.	Swan from Floor	Forward Step Down/ Russian	Sideward Step Down/ Side Russian	Standing Leg Pump Crossover	Tendon Stretch	Handstand	Achilles Stretch
동작 목적							
4. **내수용 감각**(Interoception) – 근막내 사이질 신경은 고유수용성 감각 또는 통각 대신에 내수용 감각을 제공한다. 이러한 자유신경종말의 자극은 생리적 필요와 관련하여 항상성을 찾기 위해 신체 상태에 대한 정보를 제공한다. 내수용 감각 신호는 온감, 메스꺼움, 배고픔, 아픔, 노력, 무거움 또는 가벼움 같은 느낌과 관련이 있다. 내부 체성 감각에 대한 인식은 감정, 느낌과 관련이 있다(Schleip & Baker, 2015).							
5. **고유수용성 감각의 개선** – 고유수용성 감각은 자세, 힘줄 및 근육의 감각과 연결된다.	Swan Front/ Chest Press	One Arm Push–Ups, 한 손은 바닥, 한 손은 페달에 위치(한 발은 바닥)	Seated Mermaid/ Side Arm Sit	Side Arm Twist	Horseback	Swan Front/ Chest Press	Forward Step Down/ Russian
6. **운동감각의 명민함** – 운동감각(동적 고유수용감각), 팔다리와 몸통의 움직임과 위치에 대한 적절한 감각	Reverse Swan/ Torso Press Sit	One Arm Push–Ups, 한 손은 체어 위, 한 손은 페달에 위치(한 발은 바닥)	Kneeling Mermaid	Side Body Twist	Handstand	Reverse Swan/ Torso Press Sit)	Forward Lunge/ Straight Stand

표 7.3 계속

	근막경선[a]						
움직임의 특성	표면 후방선	기능선	외측선	나선선	심부 전방선	상지선	표면 전방선
7. 신체는 신경근막 시스템의 많은 부분을 포함하여 동시적으로 움직인다.	Press Up with Handles Facing Out	Tendon Stretch One Leg	Side Lunge/ Side Stand	Jack–Knife from Floor and Cork–Screw	Washer Woman Over the Chair	Press Up with Handles Facing Out	Cat
8. **전신의 연속성** – 심층에서 표층으로, 표층에서 심층으로 연결하면서 몸통에서 팔다리로, 팔다리에서 몸통으로 연결한다.	Press Up with Handles Facing In	Side Pull–Up/ Side Leg Extension	Side Pull–Up	One Arm Push–Up, 한 손은 체어 위, 한 손은 페달에 위치	Pull–Up	Press Up with Handles Facing In	Piano Lesson Front
9. **움직임 시작** – 근위부 구조물을 원위부 구조물에 연결하고, 원위부 구조물을 근위부 구조물에 연결한다.	Frog Back	Standing Leg Pump Crossover	Washer Woman Over the Chair/ One Arm	Side Arm Twist	Pike/ Teaser on Floor	Spine Stretch Forward/ Sitting Arm Push Down	Horseback
10. 흐르는 듯 이어지는 동작의 연결	Piano Lesson Back	Side Lunge/ Side Stand	One Arm Push–Ups, 체어 옆에 선 자세	Washer Woman Over the Chair/ One Arm	Cat	Cat	Cat
11. 약간의 각도 변화를 통한 다양한 방향으로의 움직임	Side Arm Twist	Jack–Knife from Floor and Cork–Screw	Side Pull–Up/ Side Leg Extension	Jack–Knife from Floor and Cork–Screw	Jack–Knife from Floor and Cork–Screw	Side Body Twist	Jack–Knife from Floor and Cork–Screw

계속

표 7.3 계속

	근막경선[a]						
	표면 후방선	기능선	외측선	나선선	심부 전방선	상지선	표면 전방선
12. **힘/부하의 이동** – 신경근막 시스템을 통해 힘/부하를 고르게 분포시키는 움직임	Swan Front/ Chest Press	One Arm Push–Ups, 체어 옆에 선 자세	Scissor Leg Side (옆으로 누운 자세)	Side Body Twist (체어 위에 옆으로 누운 자세에서 양 손은 페달에 위치)	Washer Woman	Swan from Floor	Horseback
	Press Up with Handles Facing Out	Washer Woman Over the Chair/ One Arm	Side Pull–Up/ Side Leg Extension	Pull–Up – One Arm	Forward Step Down/ Russian	Side Pull–Up/ Side Leg Extension	Forward Lunge/ Straight Stand
13. 준비를 위한 반대 움직임	Swan from Floor	Tendon Stretch One Leg	Seated Mermaid/ Side Arm Sit (페달로부터 멀리 외측 굴곡)	Side Arm Twist (페달을 누르기 전에 페달에서 멀리 회전)	Jack–Knife from Floor and Cork–Screw	Seated Mermaid/ Side Arm Sit (페달을 누르기 전에 페달에서 멀리 외측 굴곡)	Pull–Up (Pull–Up을 시작하기 전에 손으로부터 멀리 뒤로 기댄다.)
14. **동적 스트레칭** – 느리고 빠른 템포의 변화	Swan Front/ Chest Press	Side Body Twist	Kneeling Mermaid	One Arm Push–Ups, 체어 옆에 선 자세	Spine Stretch Forward/ Sitting Arm Push Down	Kneeling Mermaid (체어를 향해서 외측 굴곡 시 체어로부터 멀리 떨어져서 외측 굴곡)	Side Body Twist

표 7.3 계속

운동 결과		
15.	조직에 수분공급을 촉진시킨다.	근막조직의 약 3분의 2는 수분으로 구성되어 있다. 스트레칭 또는 국소부위 압박을 통해 기계적 부하가 적용되는 동안 상당한 양의 수분이 스트레스를 많이 받는 영역에서 밀려나온다. 근막조직에 대한 외부적인 부하의 적용은 점도가 높아진 조직의 상태를 개선하고 신선한 수화작용을 일으킬 수 있다. (Schleip & Baker, 2015, p.8)
16.	3차원적 신경근막 시스템 내에서 조직의 미끄러짐(Glide)을 발달시킨다.	정상적으로 서로 미끄러져서 움직이는 콜라겐 층은 소성 결합조직에 다양한 부산물이 축적되면서 방해받을 수 있다. 소성 결합조직에서 조직의 미끄러짐이 부족해지는 현상은 과사용 증후군, 외상 및 수술의 경우에 흔하게 발생한다. 국소부의 온도 증가는 근막의 미끄러짐(fascial gliding)을 증가시킨다. 국소부의 온도가 섭씨 40° 이상으로 올라가면 히알루론산(hyaluronan)의 3차원적인 사슬 구조는 점차 파괴된다. 이것은 깊은 근막과 근육 내에 존재하는 느슨한 결합조직의 히알루론산 점도를 감소시킨다. 국소부 온도의 일시적인 증가는 마사지, 움직임 또는 따뜻한 샤워를 통해 발생될 수 있다. 잠자는 동안 움직임이 줄어들게 되면 히알루론산의 점성을 증가시켜서 결과적으로 깊은 근막과 근육의 경직 및 뻣뻣함을 유발할 수 있다. (Stecco, 2015, pp.60, 64)
17.	콜라겐 섬유의 주름을 발달시키고 규칙적인 격자 모양을 만든다.	콜라겐 섬유의 미세 구조는 크림프(crimp)라고 불리는 물결모양을 보여주는데, 이는 탄성 스프링(elastic springs)을 연상시킨다. 사람이 나이가 들거나 근섬유가 잘 움직이지 않을 때, 섬유의 구조는 주름(물결모양)과 탄력성을 잃게 된다. 규칙적인 근섬유의 적절한 운동 부하는 더 건강한 콜라겐 섬유 구조를 유발하고 물결모양의 섬유 형태를 만들어 탄성 저장 능력을 더 증가시킬 수 있다. (Schleip & Baker, 2015, p.7)
18.	탄성 반동을 발달시킨다.	**조셉 필라테스의 하이백 체어와 운다 체어 운동은 신경근막 시스템의 탄성 반동을 발달시키지 않는다.**
19.	조직 재생을 촉진시킨다.	신체에서 근막 네트워크가 재생되는 속도는 매우 느리다. 며칠이나 몇 주가 아니라 몇 개월에서 몇 년 사이에 반감기를 보인다. 적절한 운동을 한 후 처음 3시간 동안에는 콜라겐 합성이 증가한다. 그러나, 콜라겐 분해 또한 증가한다. 운동 후 하루 반 동안에는 콜라겐 분해가 콜라겐 합성을 능가한다. 운동 후 48시간이 지나야 콜라겐 생성의 순 합성은 양성이 된다. (Schleip & Baker, 2015, pp.8–9) 이동성과, 적응성을 가진 교차성 섬유형태인 원섬유성 네트워크는 역학적인 조화로움을 발달시키지만, 조직의 손상으로 인해 이 기능을 잃어버릴 수 있다. 신체가 회복되는 과정에서 손상된 부위의 원섬유성 네트워크는 원래 상태로 회복되지 못한다. 손상된 부위에 새로이 대체된 조직의 질은 좋지 않게 되며, 도수 치료(manual therapy)로 초기에 조직 움직임을 제공하여 손상된 조직의 유연성을 높임으로써 이를 개선할 수 있다. (Guimberteau & Armstrong, 2015, p.162)
20.	조직의 탄력성을 발달시킨다.	"바이오텐세그리티(biotensegrity)" 모델에 따르면, 신경근막 시스템은 움직임에 대해 자동적인 조절을 제공한다. 근막경선은 골격을 끌어당기는 외부 장력 네트워크를 형성하는 결합조직의 지도를 만든다. '각각의 근육을 분리된 형태로 보는 이론'은 회복을 위해 필수적인 신체 전반에 대한 접근에 있어서 우리의 인식을 제한해 왔다. (Myers, p.46, Ch. 6 in Schleip & Baker, 2015).

a 토마스 마이어스(2014)의 *아나토미 트레인*은 근막경선이라는 용어를 제시한다.

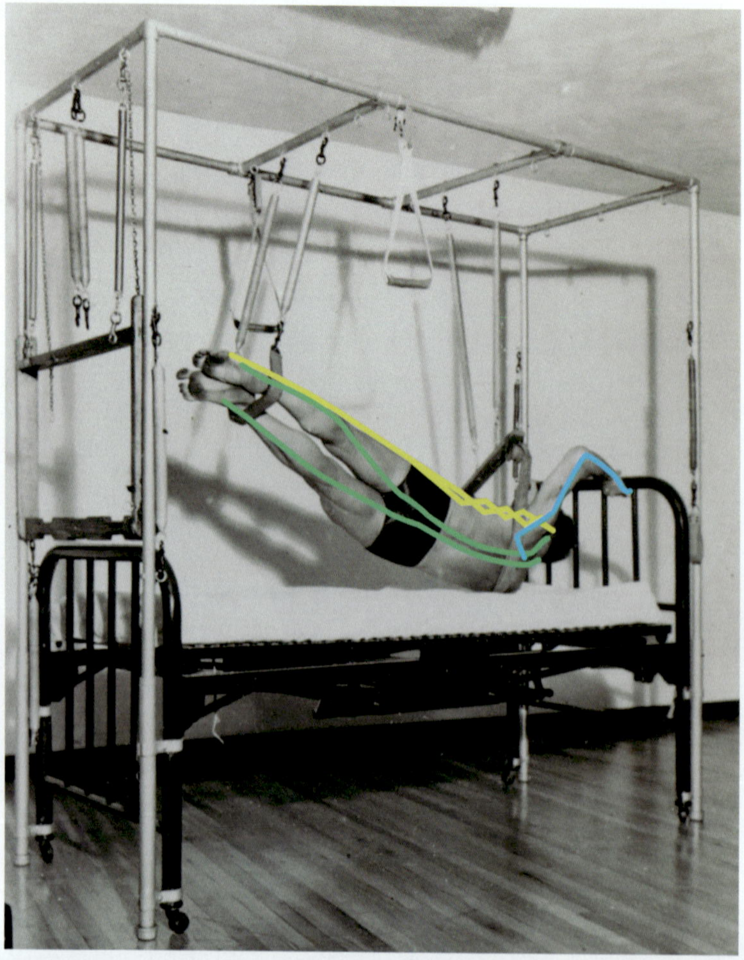

그림 7.2

이 사진은 트라페지 테이블(**Trapeze table**)의 초기 버전. 조셉 필라테스는 그의 운동 "**Breathing**(호흡)"의 변형 동작을 보여준다. 견갑대를 지지하는 슬링은 전신 회전과 외측 굴곡을 용이하게 한다(photograph circa 1945). 이 운동은 나선, 외측 근막의 연속성을 강조한다.

근막에 중점을 둔 동작의 기준: 전신의 연속성 – 심층에서 표층으로, 표층에서 심층으로 연결하면서 몸통에서 팔다리로, 팔다리에서 몸통으로 연결한다. *(Balanced Body 에서 허락됨, www.pilates. com).*

표 7.4
조셉 필라테스 트라페지 테이블 운동의 기본적인 척추 움직임 방향

운동 이름들은 PMA 필라테스 인증 시험 스터디 가이드를 참고한다. (©2005 - 2014)

조셉 필라테스 트라페지 테이블 운동들		기본적인 척추 움직임				
		시상면 굴곡	시상면 신전	관상면 외측굴곡	회전	편평등(요추굴곡과 흉추신전)
Push-Through Bar – 위쪽에 스프링 걸기	전체	(14)	(14)	(4)	(3)	(30)
1. Upper Arms						●
2. Swan			●			
3. PushThrough Seated Front		●				
4. PushThrough Seated Back		●				
5. Cat (무릎 서기 자세)		●				
6. Teaser						●
7. Mermaid				●		
8. Parakeet						●
Push-Through Bar – 아래쪽에 스프링 걸기						
9. Bend And Stretch/Footwork						●
10. Sit-Up		●				
11. Monkey		●				
12. Tower		●				
13. Hip Opener (옆으로 누운 자세)				●		●
바닥에 선 자세 – Long Arm Springs						
14. Upper Arm Control (트라페지 테이블 방향)						●
15. Upper Arm Control (트라페지 테이블 반대 방향)						●
16. Arm Circles (트라페지 테이블 방향)						●
17. Punching (트라페지 테이블 반대 방향으로 앞으로 기울인 자세)						●
18. Salute (트라페지 테이블 반대 방향으로 앞으로 기울인 자세)						●

계속

표 7.4 계속

운동 이름들은 PMA 필라테스 인증 시험 스터디 가이드를 참고한다. (©2005 - 2014) **조셉 필라테스 트라페지 테이블 운동들**	기본적인 척추 움직임				
	시상면 굴곡	시상면 신전	관상면 외측 굴곡	회전	편평등 (요추 굴곡과 흉추 신전)
바닥에 선 자세 - Long Arm Springs - *계속*					
19. Hug-a-Tree (트라페지 테이블 반대 방향)					●
20. Twist (트라페지 테이블 반대 방향)				●	
21. Butterfly (트라페지 테이블 반대 방향)		●	●	●	
22. Chest Expansion (트라페지 테이블 반대 방향)					●
23. Reverse Chest Expansion (트라페지 테이블 반대 방향)					●
24. Lunge (트라페지 테이블에 패드를 두고)					●
Rolldown Bar					
25. Rolldown	●				
26. Breathing (트라페지에 패드를 두고)		●			
27. Hundred	●				
28. Semicircles	●				
29. Swan		●			
30. Chest Expansion					●
31. Thigh Stretch		●			
32. Rolling In and Out	●	●			
33. Side Bend			●		
Leg Springs - 누운 자세					
34. Bicycle					●
35. Walking					●
36. Scissors					●
37. Frog					●
38. Circles					●

표 7.4 계속

운동 이름들은 PMA 필라테스 인증 시험 스터디 가이드를 참고한다. (©2005 – 2014) **조셉 필라테스 트라페지 테이블 운동들**	기본적인 척추 움직임				
	시상면 굴곡	시상면 신전	관상면 외측굴곡	회전	편평등(요추굴곡과 흉추신전)
Leg Springs – Side Lying					
39. Circles					●
40. Bicycle					●
41. Magician					●
42. Airplane					●
Arm Springs					
43. Circles Supine					●
44. Circles Prone					●
45. Flying Eagle		●			
46. Rowing Back/Round Back	●				
47. Rowing Back/Flat Back					●
48. Rowing Front/Sitting Tall					●
49. Rowing Front/Bending Down	●				
50. Salute					●
51. Hug-a-Tree					●
Full 트라페지 테이블					
52. Hanging Down		●			
53. Hanging Up		●			
54. Hanging Half (발과 발목에 스트랩을 건다.)	●				
55. Hanging Full (발과 발목에 스트랩을 건다.)		●			
56. Spread Eagle	●	●			
57. Cat Walkover		●			
58. Squirrel		●		●	
59. Inversions		●			

표 7.5
근막에 중점을 둔 동작의 기준 및 조셉 필라테스 트라페지 테이블 예시

근막에 중점을 둔 동작의 기준		
동작의 요구사항	**바이오텐세그리티 모델(Biotensegrity model)**	
1. 동작은 운동조절의 개선과 콜라겐 재형성을 지속 가능하게 한다. 2. 동작은 바이오텐세그리티 모델*의 인식과 구현을 촉진한다.	*"텐세그리티(Tensegrity) 구조는 국소적인 기계적 스트레스에 대해 전체적인 반응을 제공한다. 그 결과로 중력으로부터 어느 정도 독립된 형태를 갖게 된다. 텐세그리티 모델이 없다면, 우리의 원섬유성의 구조는 중력으로 인해 붕괴된다. 텐세그리티 모델로 인해 우리의 구조는 주변 구조를 포함한 전체적인 네트워크를 통해 하중을 펼쳐냄으로써 압력을 흡수하고 분산시킨다." (Guimberteau & Armstrong, 2015) "텐세그리티 모델이 치료에 대한 특정 접근 방식을 반드시 변경시키는 것은 아니지만, 기능 해부학에 대한 새로운 이해를 바탕으로 **신체의 역학을 시각화할 수 있는 더 나은 방법을** 제공한다." (Scarr, 2014)	
	필라테스 원리	**조셉 필라테스 트라페지 테이블 예시**
3. 적합한 모든 근막 연속성을 고객의 상태에 따라 최적의 순서로 접근한다.	전신운동	Rolling In and Out
동작 목적		
4. **내수용 감각**(Interoception) – 근막내 사이질 신경은 고유수용성 감각 또는 통각 대신에 내수용 감각을 제공한다. 이러한 자유신경종말의 자극은 생리적 필요와 관련하여 항상성을 찾기 위해 신체 상태에 대한 정보를 제공한다. 내수용 감각 신호는 온감, 메스꺼움, 배고픔, 아픔, 노력, 무거움 또는 가벼움 같은 느낌과 관련이 있다. 내부 체성 감각에 대한 인식은 감정, 느낌과 관련이 있다 (Schleip & Baker, 2015).	호흡	*내수용 감각은 개인마다 다르다.*
5. **고유수용성 감각의 개선** – 고유수용성 감각은 자세, 힘줄 및 근육의 감각과 연결된다.	집중력 조절력	Thigh Stretch
6. **운동감각의 명민함** – 운동감각 (동적 고유수용감각), 팔다리와 몸통의 움직임과 위치에 대한 적절한 감각	정확성	Magician
움직임 특성		
7. 신체는 신경근막 시스템의 많은 부분을 포함하여 동시적으로 움직인다.	전신 움직임 호흡	Hanging Down

표 7.5 계속			
8.	**전신의 연속성** – 심층 구조에서 표층으로, 표층 구조에서 심층으로 연결하면서 몸통에서 팔다리로, 팔다리에서 몸통으로 연결한다.	전신 움직임	Parakeet
9.	**움직임 시작** – 근위부 구조물을 원위부 구조물에 연결하고, 원위부 구조물을 근위부 구조물에 연결한다.	중심화 호흡	Push–Through Seated Back
10.	흐르는 듯 이어지는 동작의 연결	호흡	Spread Eagle
11.	약간의 각도 변화를 통한 다양한 방향으로의 움직임	균형 잡힌 근육 발달 (최적의 신경근막 시스템 활성화)	Butterfly
12.	**힘/부하의 이동** – 신경근막 시스템을 통해 힘/부하를 고르게 분포시키는 움직임		Tower Hanging Up
13.	준비를 위한 반대 움직임	리듬	Side–Lying Bicycle
14.	**동적 스트레칭** – 느리고 빠른 템포의 변화	리듬	Mermaid
운동 결과			
15.	조직에 수분공급을 촉진시킨다.		
16.	3차원적 신경근막 시스템 내에서 조직의 미끄러짐(Glide)을 발달시킨다.		
17.	콜라겐 섬유의 주름을 발달시키고 규칙적인 격자 모양을 만든다.		
18.	탄성 반동을 발달시킨다.	조셉 필라테스 트라페지 테이블 운동은 신경근막 시스템의 탄성 반동을 발달시키지 않는다.	
19.	조직 재생을 촉진시킨다.		
20.	조직의 탄력성을 발달시킨다.		

표 7.6
근막경선[a]과 조셉 필라테스 트라페지 테이블 운동

근막에 중점을 둔 동작의 기준

동작의 요구사항	바이오텐세그리티 모델(Biotensegrity model)
1. 동작은 운동조절의 개선과 콜라겐 재형성을 지속 가능하게 한다. 2. 동작은 바이오텐세그리티 모델[b]의 인식과 구현을 촉진한다.	[b]"텐세그리티(Tensegrity) 구조는 국소적인 기계적 스트레스에 대해 전체적인 반응을 제공한다. 그 결과로 중력으로부터 어느 정도 독립된 형태를 갖게 된다. 텐세그리티 모델이 없다면, 우리의 원섬유성의 구조는 중력으로 인해 붕괴된다. 텐세그리티 모델로 인해 우리의 구조는 주변 구조를 포함한 전체적인 네트워크를 통해 하중을 펼쳐냄으로써 압력을 흡수하고 분산시킨다." (Guimberteau & Armstrong, 2015) "텐세그리티 모델이 치료에 대한 특정 접근 방식을 반드시 변경시키는 것은 아니지만, 기능 해부학에 대한 새로운 이해를 바탕으로 **신체의 역학을 시각화할 수 있는 더 나은 방법**을 제공한다." (Scarr, 2014)

	근막경선[a]						
	표면 후방선	기능선	외측선	나선선	심부 전방선	상지선	표면 전방선
3. 적합한 모든 근막 연속성을 고객의 상태에 따라 최적의 순서로 접근한다.	Magician	Rolldown Bar Breathing	Leg Springs - 옆으로 누운 자세로 Bicycle	바닥에 선 자세로 - Long Arm Springs Butterfly	Push-Through Bar - 스프링을 위쪽에 건 상태로 Teaser	Push-Through Bar - 스프링을 아래쪽에 건 상태로 Sit-Up	Rolldown Bar Chest Expansion

동작 목적

4. **내수용 감각**(Interoception) - 근막내 사이질 신경은 고유수용성 감각 또는 통각 대신에 내수용 감각을 제공한다. 이러한 자유신경종말의 자극은 생리적 필요와 관련하여 항상성을 찾기 위해 신체 상태에 대한 정보를 제공한다. 내수용 감각 신호는 온감, 메스꺼움, 배고픔, 아픔, 노력, 무거움 또는 가벼움 같은 느낌과 관련이 있다. 내부 체성 감각에 대한 인식은 감정, 느낌과 관련이 있다(Schleip & Baker, 2015).

	표면 후방선	기능선	외측선	나선선	심부 전방선	상지선	표면 전방선
5. **고유수용성 감각의 개선** - 고유수용성 감각은 자세, 힘줄 및 근육의 감각과 연결된다.	Leg Springs - 바로누운 자세로 Scissors	바닥에 선 자세로 - Long Arm Springs Punching	Push-Through Bar - 스프링을 위쪽에 건 상태로 Mermaid	Arm Springs Hug-a-Tree	Push-Through Bar - 스프링을 위쪽에 건 상태로 Push-Through Seated Front	Push-Through Bar - 스프링을 위쪽에 건 상태로 Upper Arms	Push-Through Bar - 스프링을 위쪽에 건 상태로 Upper Arms
6. **운동감각의 명민함** - 운동감각(동적 고유수용감각), 팔다리와 몸통의 움직임과 위치에 대한 적절한 감각	Leg Springs - 바로누운 자세로 Walking	Arm Springs Hug-a-Tree	Rolldown Bar Side Bend	바닥에 선 자세로 - Long Arm Springs Twist	Arm Springs Rowing Front/ Bending Down	Push-Through Bar - 스프링을 위쪽에 건 상태로 Push-Through Seated Back	Push-Through Bar - 스프링을 위쪽에 건 상태로 Cat

표 7.6 계속

	근막경선[a]						
	표면 후방선	기능선	외측선	나선선	심부 전방선	상지선	표면 전방선
움직임 특성							
7. 신체는 신경근막 시스템의 많은 부분을 포함하여 동시적으로 움직인다.	Airplane	Full Trapeze Table Spread Eagle	Rolldown Bar Side Bend	Full Trapeze Table Squirrel	Rolldown Bar Thigh Stretch	바닥에 선 자세로 – Long Arm Springs Salute	Rolldown Bar Rolling In and Out
8. **전신의 연속성** – 심층에서 표층으로, 표층에서 심층으로 연결하면서 몸통에서 팔다리로, 팔다리에서 몸통으로 연결한다.	Full Trapeze Table Hanging Up	바닥에 선 자세로 – Long Arm Springs Hug–a–Tree	바닥에 선 자세로 – Long Arm Springs Butterfly	Magician	바닥에 서서 – Long Arm Springs Salute	Full Trapeze Table Hanging Down	Arm Springs Hug–a–Tree
9. **움직임 시작** – 근위부 구조물을 원위부 구조물에 연결하고, 원위부 구조물을 근위부 구조물에 연결한다.	Arm Springs Flying Eagle	바닥에 선 자세로 – Long Arm Springs Lunge	Rolldown Bar Side Bend	바닥에 선 자세로 – Long Arm Springs Twist	Push–Through Bar – 스프링을 아래쪽에 건 상태로 Sit–Up	바닥에 선 자세로 – Long Arm Springs Salute	Push–Through Bar – 스프링을 아래쪽에 건 상태로 Sit–Up
10. 흐르는 듯 이어지는 동작의 연결	Push–Through Bar – 스프링을 위쪽에 건 상태로 Swan	Full Trapeze Table Cat Walkover	Push–Through Bar – 스프링을 위쪽에 건 상태로 Mermaid	바닥에 선 자세로 – Long Arm Springs Butterfly	Push–Through Bar – 스프링을 아래쪽에 건 상태로 Tower	Full Trapeze Table Spread Eagle	Push–Through Bar – 스프링을 위쪽에 건 상태로 Cat
11. 약간의 각도 변화를 통한 다양한 방향으로의 움직임	Full Trapeze Table Spread Eagle	바닥에 서서 – Long Arm Springs Butterfly	Leg Springs – 옆으로 누운 자세로 Bicycle	바닥에 선 자세로 – Long Arm Springs Twist	바닥에 선 자세로 – Long Arm Springs Hug–a–Tree	바닥에 선 자세로 – Long Arm Springs Butterfly	바닥에 선 자세로 – Long Arm Springs Punching

계속

표 7.6 계속

	근막경선[a]						
	표면 후방선	기능선	외측선	나선선	심부 전방선	상지선	표면 전방선
12. **힘/부하의 이동** – 신경근막 시스템을 통해 힘/부하를 고르게 분포시키는 움직임	Full Trapeze Table Hanging Down	바닥에 서서 – Long Arm Springs Lunge	Push–Through Bar – Springs from Above Mermaid	바닥에 서서 – Long Arm Springs Punching	바닥에 서서 – Long Arm Springs Reverse Chest Expansion	Push–Through Bar – 스프링을 위쪽에 건 상태로 Swan	Rolldown Bar Rolling In and Out
	Airplane	Full Trapeze Table Hanging Up	Rolldown Bar Side Bend	Full Trapeze Table Squirrel	Full Trapeze Table Cat Walkover	Full Trapeze Table Inversions	바닥에 선 자세로 – Long Arm Springs Reverse Chest Expansion
13. 준비를 위한 반대 움직임	Push–Through Bar – 스프링을 위쪽에 건 상태로 Push–Through Seated Back	바닥에 서서 – Long Arm Springs Lunge	Leg Springs – 옆으로 누운 자세로 Circles	바닥에 서서 – Long Arm Springs Twist	Full Trapeze Table Spread Eagle	바닥에 선 자세로 – Long Arm Springs Punching	Rolldown Bar Semicircles
14. **동적 스트레칭** – 느리고 빠른 템포의 변화	Leg Springs – 바로누운 자세로 Circles	Leg Springs – 바로누운 자세로 Scissors	Push–Through Bar – 스프링을 위쪽에 건 상태로 Mermaid	바닥에 서서 – Long Arm Springs Butterfly	Push–Through Bar – 스프링을 위쪽에 건 상태로 Push–Through Seated Front	바닥에 선 자세로 – Long Arm Springs Twist	Arm Springs Rowing Front/ Bending Down

표 7.6 계속

운동 결과	
15. 조직에 수분공급을 촉진시킨다.	근막조직의 약 3분의 2는 수분으로 구성되어 있다. 스트레칭 또는 국소부위 압박을 통해 기계적 부하가 적용되는 동안 상당한 양의 수분이 스트레스를 많이 받는 영역에서 밀려나온다. 근막조직에 대한 외부적인 부하의 적용은 점도가 높아진 조직의 상태를 개선하고 신선한 수화작용을 일으킬 수 있다. (Schleip & Baker, 2015, p.8)
16. 3차원적 신경근막 시스템 내에서 조직의 미끄러짐(Glide)을 발달시킨다.	정상적으로 서로 미끄러져서 움직이는 콜라겐 층은 소성 결합조직에 다양한 부산물이 축적되면서 방해받을 수 있다. 소성 결합조직에서 조직의 미끄러짐이 부족해지는 현상은 과사용 증후군, 외상 및 수술의 경우에 흔하게 발생한다. 국소부의 온도 증가는 근막의 미끄러짐(fascial gliding)을 증가시킨다. 국소부의 온도가 섭씨 40° 이상으로 올라가면 히알루론산(hyaluronan)의 3차원적인 사슬 구조는 점차 파괴된다. 이것은 깊은 근막과 근육 내에 존재하는 느슨한 결합조직의 히알루론산 점도를 감소시킨다. 국소부 온도의 일시적인 증가는 마사지, 움직임 또는 따뜻한 샤워를 통해 발생될 수 있다. 잠자는 동안 움직임이 줄어들게 되면 히알루론산의 점성을 증가시켜서 결과적으로 깊은 근막과 근육의 경직 및 뻣뻣함을 유발할 수 있다. (Stecco, 2015, pp.60, 64)
17. 콜라겐 섬유의 주름을 발달시키고 규칙적인 격자 모양을 만든다.	콜라겐 섬유의 미세 구조는 크림프(crimp)라고 불리는 물결모양을 보여주는데, 이는 탄성 스프링 (elastic springs)을 연상시킨다. 사람이 나이가 들거나 근섬유가 잘 움직이지 않을 때, 섬유의 구조는 주름(물결모양)과 탄력성을 잃게 된다. 규칙적인 근섬유의 적절한 운동 부하는 더 건강한 콜라겐 섬유 구조를 유발하고 물결모양의 섬유 형태를 만들어 탄성 저장 능력을 더 증가시킬 수 있다. (Schleip & Baker, 2015, p.7)
18. 탄성 반동을 발달시킨다.	*트라페지 테이블은 탄성 반동 훈련(elastic recoil training)을 지원하지 않는다.*
19. 조직 재생을 촉진한다.	신체에서 근막 네트워크가 재생되는 속도는 매우 느리다. 며칠이나 몇 주가 아니라 몇 개월에서 몇 년 사이에 반감기를 보인다. 적절한 운동을 한 후 처음 3시간 동안에는 콜라겐 합성이 증가한다. 그러나, 콜라겐 분해 또한 증가한다. 운동 후 하루 반 동안에는 콜라겐 분해가 콜라겐 합성을 능가한다. 운동 후 48시간이 지나야 콜라겐 생성의 순 합성은 양성이 된다. (Schleip & Baker, 2015, pp.8–9) 이동성과, 적응성을 가진 교차성 섬유형태인 원섬유성 네트워크는 역학적인 조화로움을 발달시키지만, 조직의 손상으로 인해 이 기능을 잃어버릴 수 있다. 신체가 회복되는 과정에서 손상된 부위의 원섬유성 네트워크는 원래 상태로 회복되지 못한다. 손상된 부위에 새로이 대체된 조직의 질은 좋지 않게 되며, 도수 치료(manual therapy)로 초기에 조직 움직임을 제공하여 손상된 조직의 유연성을 높임으로써 이를 개선할 수 있다. (Guimberteau & Armstrong, 2015, p.162)
20. 조직의 탄력성을 발달시킨다.	"바이오텐세그리티(biotensegrity)" 모델에 따르면, 신경근막 시스템은 움직임에 대해 자동적인 조절을 제공한다. 근막경선은 골격을 끌어당기는 외부 장력 네트워크를 형성하는 결합조직의 지도를 만든다. '각각의 근육을 분리된 형태로 보는 이론'은 회복을 위해 필수적인 신체 전반에 대한 접근에 있어서 우리의 인식을 제한해 왔다. (Myers, p.46, Ch. 6 in Schleip & Baker, 2015).

a 토마스 마이어스(2014)의 *아나토미 트레인*은 근막경선이라는 용어를 제시한다.

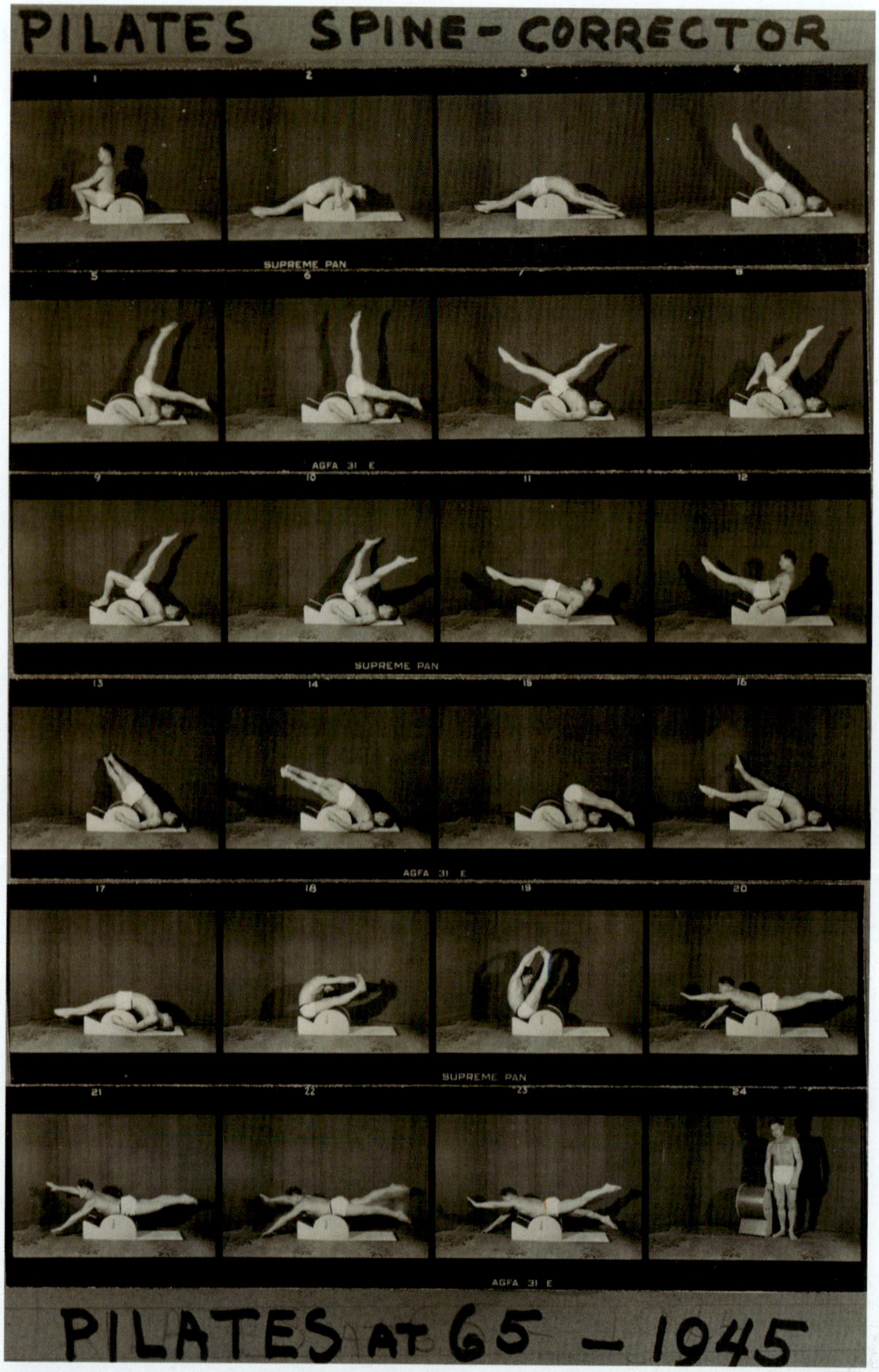

그림 7.3

이 사진은 1945년에 찍은 것이다. 조셉 필라테스는 **Spine-Corrector**에서 그의 운동 순서를 보여준다. 이 운동들은 표면 후방 근막 연속성을 강조하면서 모든 근막 연속성의 협력된 활성화를 요구한다.

근막에 중점을 둔 동작의 기준: 준비를 위한 반대 움직임과 동적 스트레칭 - 느리고 빠른 템포의 변화 (Balanced Body 에서 허락됨, www.pilates.com).

표 7.7
조셉 필라테스 스파인-코렉터(Spine-Corrector) 운동의 기본적인 척추 움직임 방향

필라테스 Spine-Corrector 사진들은
1945년 조셉 필라테스가 65세일 때 시연되었다.
조셉 필라테스는 오래된 비디오 영상에서 Spine-Corrector 운동 순서를 보여준다.
운동 이름들은 PMA 필라테스 인증 시험 스터디 가이드를 참고한다.
(© 2005–2014)

	조셉 필라테스 스파인-코렉터(Spine-Corrector) 운동들	기본적인 척추 움직임 시상면 굴곡	시상면 신전	관상면 외측굴곡	회전	편평등(요추 굴곡과 흉추 신전)
	전체	(6)	(16)	(0)	(3)	(2)
1.	Rolldown	●				
2.	Reach		●			
3.	Overhead Stretch		●			
4.	The Rollover with Legs Spread (양쪽으로)	●	●			
	Leg Series					
	5. Scissors		●			
	6. Walking		●			
	7. Bicycle		●			
	8. Circles		●			
	9. Helicopter		●			
10.	Low Bridge		●			
11.	Hip Circles				●	●
12.	Balance					●
13.	Cork–Screw	●	●		●	
14.	Back Arch and Bridge		●			
15.	Monkey	●				
16.	Swimming		●			
	그림 7.3에는 나와 있지 않다.					
17.	Rolling in and Out	●			●	
18.	Teaser	●				
19.	Swan		●			
20.	Grasshopper		●			
21.	Rocking		●			
22.	High Bridge		●			

표 7.8
근막에 중점을 둔 동작의 기준 및 조셉 필라테스 스파인-코렉터(Spine-Corrector) 예시

근막에 중점을 둔 동작의 기준		
동작의 요구사항	**바이오텐세그리티 모델(Biotensegrity model)**	
1. 동작은 운동조절의 개선과 콜라겐 재형성을 지속 가능하게 한다. 2. 동작은 바이오텐세그리티 모델*의 인식과 구현을 촉진한다.	*"텐세그리티(Tensegrity) 구조는 국소적인 기계적 스트레스에 대해 전체적인 반응을 제공한다. 그 결과로 중력으로부터 어느 정도 독립된 형태를 갖게 된다. 텐세그리티 모델이 없다면, 우리의 원섬유성의 구조는 중력으로 인해 붕괴된다. 텐세그리티 모델로 인해 우리의 구조는 주변 구조를 포함한 전체적인 네트워크를 통해 하중을 펼쳐냄으로써 압력을 흡수하고 분산시킨다." (Guimberteau & Armstrong, 2015) "텐세그리티 모델이 치료에 대한 특정 접근 방식을 반드시 변경시키는 것은 아니지만, 기능 해부학에 대한 새로운 이해를 바탕으로 **신체의 역학을 시각화할 수 있는 더 나은 방법**을 제공한다." (Scarr, 2014)	
	필라테스 원리	**조셉 필라테스 스파인-코렉터(Spine-Corrector) 예시**
3. 적합한 모든 근막 연속성을 고객의 상태에 따라 최적의 순서로 접근한다.	전신운동	Back Arch and Bridge
동작 목적		
4. **내수용 감각**(Interoception) - 근막내 사이질 신경은 고유수용성 감각 또는 통각 대신에 내수용 감각을 제공한다. 이러한 자유신경종말의 자극은 생리적 필요와 관련하여 항상성을 찾기 위해 신체 상태에 대한 정보를 제공한다. 내수용 감각 신호는 온감, 메스꺼움, 배고픔, 아픔, 노력, 무거움 또는 가벼움 같은 느낌과 관련이 있다. 내부 체성 감각에 대한 인식은 감정, 느낌과 관련이 있다(Schleip & Baker, 2015).	호흡	*내수용 감각은 개인마다 다르다.*
5. **고유수용성 감각의 개선** - 고유수용성 감각은 자세, 힘줄 및 근육의 감각과 연결된다.	집중력 조절력	Balance
6. **운동감각의 명민함** - 운동감각(동적 고유수용감각), 팔다리와 몸통의 움직임과 위치에 대한 적절한 감각	정확성	Swimming
움직임 특성		
7. 신체는 신경근막 시스템의 많은 부분을 포함하여 동시적으로 움직인다.	전신 움직임 호흡	Teaser

표 7.8 계속

움직임 특성			
8.	**전신의 연속성** - 심층에서 표층으로, 표층에서 심층으로 연결하면서 몸통에서 팔다리로, 팔다리에서 몸통으로 연결한다.	전신 움직임	Helicopter
9.	**움직임 시작** - 근위부 구조물을 원위부 구조물에 연결하고, 원위부 구조물을 근위부 구조물에 연결한다.	중심화 호흡	Swan
10.	흐르는 듯 이어지는 동작의 연결	호흡	Rolling In and Out
11.	약간의 각도 변화를 통한 다양한 방향으로의 움직임	균형 잡힌 근육 발달 (최적의 신경근막 시스템 활성화)	Cork-Screw
12.	**힘/부하의 이동** - 신경근막 시스템을 통해 힘/부하를 고르게 분포시키는 움직임		The Rollover with Legs Spread (Both Ways) Grasshopper
13.	**준비를 위한 반대 움직임**	리듬	Low Bridge
14.	**동적 스트레칭** - 느리고 빠른 템포의 변화	리듬	Scissors
운동 결과			
15.	조직에 수분공급을 촉진시킨다.		
16.	3차원적 신경근막 시스템 내에서 조직의 미끄러짐(Glide)을 발달시킨다.		
17.	콜라겐 섬유의 주름을 발달시키고 규칙적인 격자 모양을 만든다.		
18.	탄성 반동을 발달시킨다.	조셉 필라테스 스파인-코렉터(Spine-Corrector) 운동은 신경근막 시스템의 탄성 반동을 발달시키지 않는다.	
19.	조직 재생을 촉진시킨다.		
20.	조직의 탄력성을 발달시킨다.		

표 7.9
조셉 필라테스 스파인-코렉터(Spine-Corrector) 운동 목록 - 필라테스 원리와 근막에 중점을 둔 동작의 기준

조셉 필라테스 스파인-코렉터 운동 (Spine-Corrector)	그림	필라테스 원리	근막에 중점을 둔 동작의 기준
1. Rolldown into Overhead Stretch	**그림 7.3,** 첫째 줄 image 1 – 3	호흡	**고유수용성 감각의 개선** - 고유수용성 감각은 자세, 힘줄 및 근육의 감각과 연결된다.
2. Rollover	**그림 7.3,** 첫째 줄 image 4	전신운동	**고유수용성 감각의 개선** - 고유수용성 감각은 자세, 힘줄 및 근육의 감각과 연결된다.
3. Scissors	**그림 7.3,** 둘째 줄 image 3	리듬	**운동감각의 명민함** - 운동감각(동적 고유수용감각), 팔다리와 몸통의 움직임과 위치에 대한 적절한 감각
4. Walking	PMA Study Guide, p.93	조절력	**운동감각의 명민함** - 운동감각(동적 고유수용감각), 팔다리와 몸통의 움직임과 위치에 대한 적절한 감각
5. Bicycle	**그림 7.3,** 둘째 줄 image 4	리듬	**운동감각의 명민함** - 운동감각(동적 고유수용감각), 팔다리와 몸통의 움직임과 위치에 대한 적절한 감각
6. Circles	**그림 7.3,** 넷째 줄 image 4	정확성	**운동감각의 명민함** - 운동감각(동적 고유수용감각), 팔다리와 몸통의 움직임과 위치에 대한 적절한 감각
7. Helicopter	**그림 7.3,** 둘째 줄 image 2	균형 잡힌 근육 발달 (최적의 신경근막 시스템 활성화)	**운동감각의 명민함** - 운동감각(동적 고유수용감각), 팔다리와 몸통의 움직임과 위치에 대한 적절한 감각
8. Low Bridge	**그림 7.3,** 셋째 줄 image 1	리듬	**힘/부하의 이동** - 신경근막 시스템을 통해 힘/부하를 고르게 분포시키는 움직임
9. Cork-Screw	**그림 7.3,** 넷째 줄 image 1 – 3	집중력	신체는 신경근막 시스템의 많은 부분을 포함하여 동시적으로 움직인다.
10. Hip Circles	**그림 7.3,** 셋째 줄 image 3, 4	전신운동	약간의 각도 변화를 통한 다양한 방향으로의 움직임
11. Swimming	**그림 7.3,** 다섯째 줄 image 4; 여섯째 줄 image 1 – 3	중심화	흐르는 듯 이어지는 동작의 연결

표 7.10

근막경선[a]과 조셉 필라테스 스파인-코렉터(Spine-Corrector) 운동

근막에 중점을 둔 동작의 기준

동작의 요구사항	바이오텐세그리티 모델(Biotensegrity model)
1. 동작은 운동조절의 개선과 콜라겐 재형성을 지속 가능하게 한다.	[b] "텐세그리티(Tensegrity) 구조는 국소적인 기계적 스트레스에 대해 전체적인 반응을 제공한다. 그 결과로 중력으로부터 어느 정도 독립된 형태를 갖게 된다. 텐세그리티 모델이 없다면, 우리의 원섬유성의 구조는 중력으로 인해 붕괴된다. 텐세그리티 모델로 인해 우리의 구조는 주변 구조를 포함한 전체적인 네트워크를 통해 하중을 펼쳐냄으로써 압력을 흡수하고 분산시킨다." (Guimberteau & Armstrong, 2015)
2. 동작은 바이오텐세그리티 모델[b]의 인식과 구현을 촉진한다.	"텐세그리티 모델이 치료에 대한 특정 접근 방식을 반드시 변경시키는 것은 아니지만, 기능 해부학에 대한 새로운 이해를 바탕으로 **신체의 역학을 시각화할 수 있는 더 나은 방법을** 제공한다." (Scarr, 2014)

	근막경선[a]						
	표면 후방선	기능선	외측선	나선선	심부 전방선	상지선	표면 전방선
3. 적합한 모든 근막 연속성을 고객의 상태에 따라 최적의 순서로 접근한다.	Back Arch and Bridge	Hip Circles	Rolling In and Out	Swimming	Balance	Rocking	Low Bridge

동작 목적

4. **내수용 감각**(Interoception) – 근막내 사이질 신경은 고유수용성 감각 또는 통각 대신에 내수용 감각을 제공한다. 이러한 자유신경종말의 자극은 생리적 필요와 관련하여 항상성을 찾기 위해 신체 상태에 대한 정보를 제공한다. 내수용 감각 신호는 온감, 메스꺼움, 배고픔, 아픔, 노력, 무거움 또는 가벼움 같은 느낌과 관련이 있다. 내부 체성 감각에 대한 인식은 감정, 느낌과 관련이 있다(Schleip & Baker, 2015).

동작 목적	표면 후방선	기능선	외측선	나선선	심부 전방선	상지선	표면 전방선
5. **고유수용성 감각의 개선** – 고유수용성 감각은 자세, 힘줄 및 근육의 감각과 연결된다.	Swimming	Scissors	Circles	Walking	Rolldown	Reach	Bicycle
6. **운동감각의 명민함** – 운동감각(동적 고유수용감각), 팔다리와 몸통의 움직임과 위치에 대한 적절한 감각	Rocking	Swimming	Helicopter	Circles	The Rollover with Legs Spread (양쪽으로)	Swan	Rolling In and Out

계속

표 7.10 계속

	근막경선[a]						
	표면 후방선	기능선	외측선	나선선	심부 전방선	상지선	표면 전방선
움직임 특성							
7. 신체는 신경근막 시스템의 많은 부분을 포함하여 동시적으로 움직인다.	Swan	Swan	Cork–Screw	Cork–Screw	Teaser	Grasshopper	Teaser
8. **전신의 연속성** – 심층에서 표층으로, 표층에서 심층으로 연결하면서 몸통에서 팔다리로, 팔다리에서 몸통으로 연결한다.	High Bridge	Swimming	Swan	Rolling In and Out	Cork–Screw	Teaser	Rolling In and Out
9. **움직임 시작** – 근위부 구조물을 원위부 구조물에 연결하고, 원위부 구조물을 근위부 구조물에 연결한다.	Grasshopper	Low Bridge	Helicopter	Cork–Screw	Teaser	Swimming	The Rollover with Legs Spread (양쪽으로)
10. 흐르는 듯 이어지는 동작의 연결	Bicycle	Grasshopper	Rolling In and Out	Rolling In and Out	The Rollover with Legs Spread (양쪽으로)	Swan	Rolldown
11. 약간의 각도 변화를 통한 다양한 방향으로의 움직임	Helicopter	Rolling In and Out	Cork–Screw	Cork–Screw	Rolling In and Out	Swimming	Bicycle
12. **힘/부하의 이동** – 신경근막 시스템을 통해 힘/부하를 고르게 분포시키는 움직임	Back Arch and Bridge	Rocking	Swan	Swan	Hip Circles	Rocking	Rolldown
	Grasshopper	Grasshopper	Cork–Screw	Circles	Teaser	Grasshopper	The Rollover with Legs Spread (양쪽으로)
13. 준비를 위한 반대 움직임	Scissors	Bicycle	Circles	Rolling In and Out	Low Bridge	Swimming	Scissors
14. **동적 스트레칭** – 느리고 빠른 템포의 변화	Circles	Reach	Helicopter	Rolling In and Out	Overhead Stretch	Reach	Bicycle

표 7.10 계속

운동 결과	
15. 조직에 수분공급을 촉진시킨다.	근막조직의 약 3분의 2는 수분으로 구성되어 있다. 스트레칭 또는 국소부위 압박을 통해 기계적 부하가 적용되는 동안 상당한 양의 수분이 스트레스를 많이 받는 영역에서 밀려나온다. 근막조직에 대한 외부적인 부하의 적용은 점도가 높아진 조직의 상태를 개선하고 신선한 수화작용을 일으킬 수 있다. (Schleip & Baker, 2015, p.8)
16. 3차원적 신경근막 시스템 내에서 조직의 미끄러짐(Glide)을 발달시킨다.	정상적으로 서로 미끄러져서 움직이는 콜라겐 층은 소성 결합조직에 다양한 부산물이 축적되면서 방해받을 수 있다. 소성 결합조직에서 조직의 미끄러짐이 부족해지는 현상은 과사용 증후군, 외상 및 수술의 경우에 흔하게 발생한다. 국소부의 온도 증가는 근막의 미끄러짐(fascial gliding)을 증가시킨다. 국소부의 온도가 섭씨 40° 이상으로 올라가면 히알루론산(hyaluronan)의 3차원적인 사슬 구조는 점차 파괴된다. 이것은 깊은 근막과 근육 내에 존재하는 느슨한 결합조직의 히알루론산 점도를 감소시킨다. 국소부 온도의 일시적인 증가는 마사지, 움직임 또는 따뜻한 샤워를 통해 발생될 수 있다. 잠자는 동안 움직임이 줄어들게 되면 히알루론산의 점성을 증가시켜서 결과적으로 깊은 근막과 근육의 경직 및 뻣뻣함을 유발할 수 있다. (Stecco, 2015, pp.60, 64)
17. 콜라겐 섬유의 주름을 발달시키고 규칙적인 격자 모양을 만든다.	콜라겐 섬유의 미세 구조는 크림프(crimp)라고 불리는 물결모양을 보여주는데, 이는 탄성 스프링(elastic springs)을 연상시킨다. 사람이 나이가 들거나 근섬유가 잘 움직이지 않을 때, 섬유의 구조는 주름(물결모양)과 탄력성을 잃게 된다. 규칙적인 근섬유의 적절한 운동 부하는 더 건강한 콜라겐 섬유 구조를 유발하고 물결모양의 섬유 형태를 만들어 탄성 저장 능력을 더 증가시킬 수 있다. (Schleip & Baker, 2015, p.7)
18. 탄성 반동을 발달시킨다.	*스파인-코렉터는 탄성 반동 훈련(elastic recoil training)을 지원하지 않는다.*
19. 조직 재생을 촉진한다.	신체에서 근막 네트워크가 재생되는 속도는 매우 느리다. 며칠이나 몇 주가 아니라 몇 개월에서 몇 년 사이에 반감기를 보인다. 적절한 운동을 한 후 처음 3시간 동안에는 콜라겐 합성이 증가한다. 그러나, 콜라겐 분해 또한 증가한다. 운동 후 하루 반 동안에는 콜라겐 분해가 콜라겐 합성을 능가한다. 운동 후 48시간이 지나야 콜라겐 생성의 순 합성은 양성이 된다. (Schleip & Baker, 2015, pp.8–9) 이동성과, 적응성을 가진 교차성 섬유형태인 원섬유성 네트워크는 역학적인 조화로움을 발달시키지만, 조직의 손상으로 인해 이 기능을 잃어버릴 수 있다. 신체가 회복되는 과정에서 손상된 부위의 원섬유성 네트워크는 원래 상태로 회복되지 못한다. 손상된 부위에 새로이 대체된 조직의 질은 좋지 않게 되며, 도수 치료(manual therapy)로 초기에 조직 움직임을 제공하여 손상된 조직의 유연성을 높임으로써 이를 개선할 수 있다. (Guimberteau & Armstrong, 2015, p.162)
20. 조직의 탄력성을 발달시킨다.	"바이오텐세그리티(biotensegrity)" 모델에 따르면, 신경근막 시스템은 움직임에 대해 자동적인 조절을 제공한다. 근막경선은 골격을 끌어당기는 외부 장력 네트워크를 형성하는 결합조직의 지도를 만든다. '각각의 근육을 분리된 형태로 보는 이론'은 회복을 위해 필수적인 신체 전반에 대한 접근에 있어서 우리의 인식을 제한해 왔다. (Myers, p.46, Ch. 6 in Schleip & Baker, 2015).

a 토마스 마이어스(2014)의 *아나토미 트레인*은 근막경선이라는 용어를 제시한다.

표 7.11
조셉 필라테스 레더 바렐(Ladder Barrel) 운동의 기본적인 척추 움직임 방향

운동 이름들은 PMA 필라테스 인증 시험 스터디 가이드를 참고한다.(©2005-2014)

조셉 필라테스 레더 바렐(Ladder Barrel) 운동	기본적인 척추 움직임				
	시상면 굴곡	시상면 신전	관상면 외측굴곡	회전	편평등(요추굴곡과 흉추신전)
전체	(4)	(8)	(1)	(1)	(3)
1. Swan–Dive		●			
2. Swimming		●			
3. Grasshopper		●			
4. Side Sit–Ups			●		
Short Box Series					
5. Round Back	●				
6. Flat Back					●
7. Twist				●	
8. Climb–a–Tree	●				
9. Horseback	●				
Leg Series					
10. Scissors		●			
11. Walking		●			
12. Bicycle		●			
13. Helicopter		●			
14. Handstand					●
15. Stomach Jumps					●
16. Back Bend to Forward Bend	●	●			

표 7.12
근막에 중점을 둔 동작의 기준 및 조셉 필라테스 레더 바렐(Ladder Barrel) 예시

근막에 중점을 둔 동작의 기준		
동작의 요구사항	**바이오텐세그리티 모델(Biotensegrity model)**	
1. 동작은 운동조절의 개선과 콜라겐 재형성을 지속가능하게 한다. 2. 동작은 바이오텐세그리티 모델*의 인식과 구현을 촉진한다.	*"텐세그리티(Tensegrity) 구조는 국소적인 기계적 스트레스에 대해 전체적인 반응을 제공한다. 그 결과로 중력으로부터 어느 정도 독립된 형태를 갖게 된다. 텐세그리티 모델이 없다면, 우리의 원섬유성의 구조는 중력으로 인해 붕괴된다. 텐세그리티 모델로 인해 우리의 구조는 주변 구조를 포함한 전체적인 네트워크를 통해 하중을 펼쳐냄으로써 압력을 흡수하고 분산시킨다." (Guimberteau & Armstrong, 2015) "텐세그리티 모델이 치료에 대한 특정 접근 방식을 반드시 변경시키는 것은 아니지만, 기능 해부학에 대한 새로운 이해를 바탕으로 **신체의 역학을 시각화할 수 있는 더 나은 방법**을 제공한다." (Scarr, 2014)	
	필라테스 원리	**조셉 필라테스 레더 바렐(Ladder Barrel) 예시**
3. 적합한 모든 근막 연속성을 고객의 상태에 따라 최적의 순서로 접근한다.	전신운동	Horseback
동작 목적		
4. **내수용 감각**(Interoception) – 근막내 사이질 신경은 고유수용성 감각 또는 통각 대신에 내수용 감각을 제공한다. 이러한 자유신경종말의 자극은 생리적 필요와 관련하여 항상성을 찾기 위해 신체 상태에 대한 정보를 제공한다. 내수용 감각 신호는 온감, 메스꺼움, 배고픔, 아픔, 노력, 무거움 또는 가벼움 같은 느낌과 관련이 있다. 내부 체성 감각에 대한 인식은 감정, 느낌과 관련이 있다 (Schleip & Baker, 2015).	호흡	*내수용 감각은 개인마다 다르다.*
5. **고유수용감각의 개선** – 고유수용성 감각은 자세, 힘줄 및 근육의 감각과 연결된다.	집중력 조절력	Side Sit-Ups
6. **운동감각의 명민함** – 운동감각(동적 고유수용감각), 팔다리와 몸통의 움직임과 위치에 대한 적절한 감각	정확성	Twist
움직임 특성		
7. 신체는 신경근막 시스템의 많은 부분을 포함하여 동시적으로 움직인다.	전신 움직임 호흡	Swan Dive
8. **전신의 연속성** – 심층에서 표층으로, 표층에서 심층으로 연결하면서 몸통에서 팔다리로, 팔다리에서 몸통으로 연결한다.	전신 움직임	Grasshopper

계속

표 7.12 계속

9.	**움직임 시작** – 근위부 구조물을 원위부 구조물에 연결하고, 원위부 구조물을 근위부 구조물에 연결한다.	중심화 호흡	Bicycle
10.	흐르는 듯 이어지는 동작의 연결	호흡	Climb–a–Tree
11.	약간의 각도 변화를 통한 다양한 방향으로의 움직임	균형 잡힌 근육 발달 (최적의 신경근막 시스템 활성화)	Helicopter
12.	**힘/부하의 이동** – 신경근막 시스템을 통해 힘/부하를 고르게 분포시키는 움직임		Horseback Stomach Jumps
13.	준비를 위한 반대 움직임	리듬	Scissors
14.	**동적 스트레칭** – 느리고 빠른 템포의 변화	리듬	Back Bend to Forward Bend
운동 결과			
15.	조직에 수분공급을 촉진시킨다.		
16.	3차원적 신경근막 시스템 내에서 조직의 미끄러짐(Glide)을 발달시킨다.		
17.	콜라겐 섬유의 주름을 발달시키고 규칙적인 격자 모양을 만든다.		
18.	탄성 반동을 발달시킨다.	조셉 필라테스 레더 바렐(Ladder Barrel) 운동은 신경근막 시스템의 탄성 반동을 발달시키지 않는다.	
19.	조직 재생을 촉진시킨다.		
20.	조직의 탄력성을 발달시킨다.		

표 7.13
근막 경선[a]과 조셉 필라테스 레더 바렐(Ladder Barrel) 운동

근막에 중점을 둔 동작의 기준

동작의 요구사항	바이오텐세그리티 모델(Biotensegrity model)
1. 동작은 운동조절의 개선과 콜라겐 재형성을 지속가능하게 한다.	[b]"텐세그리티(Tensegrity) 구조는 국소적인 기계적 스트레스에 대해 전체적인 반응을 제공한다. 그 결과로 중력으로부터 어느 정도 독립된 형태를 갖게 된다. 텐세그리티 모델이 없다면, 우리의 원섬유성의 구조는 중력으로 인해 붕괴된다. 텐세그리티 모델로 인해 우리의 구조는 주변 구조를 포함한 전체적인 네트워크를 통해 하중을 펼쳐냄으로써 압력을 흡수하고 분산시킨다." (Guimberteau & Armstrong, 2015)
2. 동작은 바이오텐세그리티 모델[b]의 인식과 구현을 촉진한다.	"텐세그리티 모델이 치료에 대한 특정 접근 방식을 반드시 변경시키는 것은 아니지만, 기능 해부학에 대한 새로운 이해를 바탕으로 **신체의 역학을 시각화할 수 있는 더 나은 방법을** 제공한다." (Scarr, 2014)

	근막경선[a]						
	표면 후방선	기능선	외측선	나선선	심부 전방선	상지선	표면 전방선
3. 적합한 모든 근막 연속성을 고객의 상태에 따라 최적의 순서로 접근한다.	Swimming	Stomach Jumps	Side Sit-Ups	Short Box Series Twist	Horseback	Short Box Series Flat Back	Horseback

동작 목적

4. **내수용 감각**(Interoception) – 근막내 사이질 신경은 고유수용성 감각 또는 통각 대신에 내수용 감각을 제공한다. 이러한 자유신경종말의 자극은 생리적 필요와 관련하여 항상성을 찾기 위해 신체 상태에 대한 정보를 제공한다. 내수용 감각 신호는 온감, 메스꺼움, 배고픔, 아픔, 노력, 무거움 또는 가벼움 같은 느낌과 관련이 있다. 내부 체성 감각에 대한 인식은 감정, 느낌과 관련이 있다(Schleip & Baker, 2015).

	표면 후방선	기능선	외측선	나선선	심부 전방선	상지선	표면 전방선
5. **고유수용성 감각의 개선** – 고유수용성 감각은 자세, 힘줄 및 근육의 감각과 연결된다.	Back Bend to Forward Bend	Swimming	Leg Series Helicopter	Horseback	Short Box Series Round Back	Swan Dive	Short Box Series Round Back
6. **운동감각의 명민함** – 운동감각(동적 고유수용감각), 팔다리와 몸통의 움직임과 위치에 대한 적절한 감각	Swan Dive	Short Box Series Climb-a-Tree	Side Sit-Ups	Short Box Series Climb-a-Tree	Short Box Series Climb-a-Tree	Swimming	Short Box Series Climb-a-Tree

계속

표 7.13 계속

	근막경선[a]						
	표면 후방선	기능선	외측선	나선선	심부 전방선	상지선	표면 전방선
움직임 특성							
7. 신체는 신경근막 시스템의 많은 부분을 포함하여 동시적으로 움직인다.	Grasshopper	Short Box Series Twist	Short Box Series Twist	Horseback	Back Bend to Forward Bend	Grasshopper	Short Box Series Twist
8. **전신의 연속성** – 심층에서 표층으로, 표층에서 심층으로 연결하면서 몸통에서 팔다리로, 팔다리에서 몸통으로 연결한다.	Handstand	Short Box Series Flat Back	Side Sit–Ups	Short Box Series Flat Back	Stomach Jumps	Handstand	Short Box Series Climb–a–Tree
9. **움직임 시작** – 근위부 구조물을 원위부 구조물에 연결하고, 원위부 구조물을 근위부 구조물에 연결한다.	Swan Dive	Leg Series Scissors	Side Sit–Ups	Short Box Series Twist	Horseback	Side Sit–Ups	Short Box Series Round Back
10. 흐르는 듯 이어지는 동작의 연결	Swan Dive	Leg Series Bicycle	Leg Series Helicopter	Short Box Series Climb–a–Tree	Short Box Series Climb–a–Tree	Swan Dive	Back Bend to Forward Bend
11. 약간의 각도 변화를 통한 다양한 방향으로의 움직임	Leg Series Helicopter	Leg Series Helicopter	Leg Series Helicopter	Short Box Series Twist	Leg Series Helicopter	Swimming	Short Box Series Twist
12. **힘/부하의 이동** – 신경근막 시스템을 통해 힘/부하를 고르게 분포시키는 움직임	Short Box Series Flat Back	Leg Series Walking	Side Sit–Ups	Leg Series Helicopter	Leg Series Walking	Short Box Series Twist	Horseback
	Grasshopper	Grasshopper	Short Box Series Twist		Stomach Jumps	Grasshopper	Short Box Series Flat Back
13. 준비를 위한 반대 움직임	Swimming	Leg Series Scissors	Side Sit–Ups (lateral flexion toward the ladder)	Leg Series Helicopter	Leg Series Scissors	Horseback	Grasshopper

표 7.13 계속

	근막경선[a]						
	표면 후방선	기능선	외측선	나선선	심부 전방선	상지선	표면 전방선
14. **동적 스트레칭 –** 느리고 빠른 템포의 변화	Back Bend to Forward Bend	Back Bend to Forward Bend	Side Sit–Ups	Short Box Series Twist	Leg Series Bicycle	Swan Dive	Back Bend to Forward Bend

운동 결과

15. 조직에 수분공급을 촉진시킨다.	근막조직의 약 3분의 2는 수분으로 구성되어 있다. 스트레칭 또는 국소부위 압박을 통해 기계적 부하가 적용되는 동안 상당한 양의 수분이 스트레스를 많이 받는 영역에서 밀려나온다. 근막조직에 대한 외부적인 부하의 적용은 점도가 높아진 조직의 상태를 개선하고 신선한 수화작용을 일으킬 수 있다. (Schleip & Baker, 2015, p.8)
16. 3차원적 신경근막 시스템 내에서 조직의 미끄러짐(Glide)을 발달시킨다.	정상적으로 서로 미끄러져서 움직이는 콜라겐 층은 소성 결합조직에 다양한 부산물이 축적되면서 방해받을 수 있다. 소성 결합조직에서 조직의 미끄러짐이 부족해지는 현상은 과사용 증후군, 외상 및 수술의 경우에 흔하게 발생한다. 국소부의 온도 증가는 근막의 미끄러짐(fascial gliding)을 증가시킨다. 국소부의 온도가 섭씨 40° 이상으로 올라가면 히알루론산(hyaluronan)의 3차원적인 사슬 구조는 점차 파괴된다. 이것은 깊은 근막과 근육 내에 존재하는 느슨한 결합조직의 히알루론산 점도를 감소시킨다. 국소부 온도의 일시적인 증가는 마사지, 움직임 또는 따뜻한 샤워를 통해 발생될 수 있다. 잠자는 동안 움직임이 줄어들게 되면 히알루론산의 점성을 증가시켜서 결과적으로 깊은 근막과 근육의 경직 및 뻣뻣함을 유발할 수 있다. (Stecco, 2015, pp.60, 64)
17. 콜라겐 섬유의 주름을 발달시키고 규칙적인 격자 모양을 만든다.	콜라겐 섬유의 미세 구조는 크림프(crimp)라고 불리는 물결모양을 보여주는데, 이는 탄성 스프링 (elastic springs)을 연상시킨다. 사람이 나이가 들거나 근섬유가 잘 움직이지 않을 때, 섬유의 구조는 주름(물결모양)과 탄력성을 잃게 된다. 규칙적인 근섬유의 적절한 운동 부하는 더 건강한 콜라겐 섬유 구조를 유발하고 물결모양의 섬유 형태를 만들어 탄성 저장 능력을 더 증가시킬 수 있다. (Schleip & Baker, 2015, p.7)
18. 탄성 반동을 발달시킨다.	**스파인-코렉터는 탄성 반동 운동을 지원하지 않는다.**
19. 조직 재생을 촉진시킨다.	신체에서 근막 네트워크가 재생되는 속도는 매우 느리다. 며칠이나 몇 주가 아니라 몇 개월에서 몇 년 사이에 반감기를 보인다. 적절한 운동을 한 후 처음 3시간 동안에는 콜라겐 합성이 증가한다. 그러나, 콜라겐 분해 또한 증가한다. 운동 후 하루 반 동안에는 콜라겐 분해가 콜라겐 합성을 능가한다. 운동 후 48시간이 지나야 콜라겐 생성의 순 합성은 양성이 된다. (Schleip & Baker, 2015, pp.8–9) 이동성과, 적응성을 가진 교차성 섬유형태인 원섬유성 네트워크는 역학적인 조화로움을 발달시키지만, 조직의 손상으로 인해 이 기능을 잃어버릴 수 있다. 신체가 회복되는 과정에서 손상된 부위의 원섬유성 네트워크는 원래 상태로 회복되지 못한다. 손상된 부위에 새로이 대체된 조직의 질은 좋지 않게 되며, 도수 치료(manual therapy)로 초기에 조직 움직임을 제공하여 손상된 조직의 유연성을 높임으로써 이를 개선할 수 있다. (Guimberteau & Armstrong, 2015, p.162)
20. 조직의 탄력성을 발달시킨다.	"바이오텐세그리티(biotensegrity)" 모델에 따르면, 신경근막 시스템은 움직임에 대해 자동적인 조절을 제공한다. 근막경선은 골격을 끌어당기는 외부 장력 네트워크를 형성하는 결합조직의 지도를 만든다. '각각의 근육을 분리된 형태로 보는 이론'은 회복을 위해 필수적인 신체 전반에 대한 접근에 있어서 우리의 인식을 제한해 왔다. (Myers, p.46, Ch. 6 in Schleip & Baker, 2015).

a 토마스 마이어스(2014)의 *아나토미 트레인*은 근막경선이라는 용어를 제시한다.

표 7.14
조셉 필라테스의 체어, 트라페지 테이블, 스파인 코렉터, 레더 바렐 운동 계획서 – 고객 프로필

고객의 진단명 또는 의학적 상태: 36세 제빵사는 그녀의 일을 위해 신체 컨디션 프로그램을 원함. 족저근막염이 자주 발생됨.

단기 목표 (Short-term goals)	장기 목표 (Long-term goals)
1. 흉추 후만의 감소 2. 오래 서 있을 수 있도록 지구력 증진 3. 장비를 옮길 수 있도록 상체 근력 증진 4. 하체 근력과 지구력 향상	1. 평생 동안 그녀가 동기를 부여하며 꾸준히 할 수 있고, 매일 충분히 다양한 움직임을 실천할 수 있는 운동 개발 2. 필라테스 지도자 교육 프로그램을 모두 완수 3. 제빵사에서 필라테스 지도자가 되는 것 4. 그녀의 필라테스 스튜디오가 생기는 것

조셉 필라테스의 체어, 트라페지 테이블, 스파인 코렉터, 레더 바렐 운동 계획 가이드	고객 프로필 – 고객과 또는 담당 실무자가 작성
1. 근막 기능에 영향을 미치는 요인	
유전	*1*형 당뇨
질병 관련	*1*형 당뇨
투약	인슐린
수술	없음
● 흉터	없음
● 유착	족저근막염이 있으며, 특히 발뒤꿈치쪽 정지부가 심하다. *1*형 당뇨로 인해, 족저근막은 당화작용(glycation), 산화작용(oxidation)에 취약하고, 두꺼워지기 쉽다. (Stecco et al., *2016*, p.*64*)
전신 염증	당뇨병으로 인한 것일 수 있음
생활 관련	움직임이 별로 없음
● 영양	통합의학 전문가가 영양공급 추천
● 보조제	통합의학 전문가가 보충제공급 추천
● 흡연	대학시절 흡연
● 음주	*1*주에 와인잔으로 *3*잔 정도
● 앉아있는 시간	하루 *3*시간 미만
저 가동성	유연성 테스트 시 Viking-type으로 저 가동성을 가지고 있지 않은 것으로 보인다. (Schleip, *2016*)
과 가동성	비록 진단은 없지만, 과 가동성의 경향이 있음
온도 및 습도의 선호도	낮은 습도와 *21*℃ 보다 낮은 온도를 선호함

표 7.14 계속

2. 근막 기능을 향상시키기 위한 셀프케어 도구: 볼, 폼롤러, 막대, 손으로 사용하는 도구	
홈 프로그램	*일을 마치고, 고객은 발과 다리의 피로도를 감소시키기 위해 그림 11.2(맨 아래 행 중간부분)에 표시된 볼 운동을 사용한다.*
스튜디오 프로그램	*고객은 오직 스튜디오에서 필라테스 기구만을 사용한다. 셀프 근막 이완 도구는 집에서만 사용한다.*
프로그램 적용시간	*하루에 20분*
3. 근막 기능을 향상시키기 위한 치료: 침, 정골요법, 물리치료, 롤핑요법®, 구조통합치료 등	
예약 스케줄	*고객은 일주일에 한 번씩 목과 어깨 마사지를 받는다.*
통합적 관리를 위한 소통	N/A
4. 관절 가동 범위	
부분적	*흉추 신전의 제한*
전체	
금지	*족저 근막염이 자주 발생되기 때문에, 고객은 갑작스러운 발목의 배측굴곡(dorsiflexion)과 저측굴곡(platarflexion)을 피해야 한다. 이러한 움직임들은 조직의 찢김을 유발할 수 있기 때문이다.*
5. 체중부하	
비 체중부하	조셉 필라테스의 스파인 코렉터와 레더 바렐 운동
부분 체중부하	조셉 필라테스의 체어와 트라페지 테이블 운동
전체 체중부하	조셉 필라테스의 체어와 트라페지 테이블 운동 모든 체중부하 운동은 그녀가 제빵사로서 일에 대한 요구들을 만족시킬 수 있는 점에서 매우 중요하다.
6. 운동사슬	
열린 운동 사슬	조셉 필라테스의 스파인 코렉터와 레더 바렐운동
닫힌 운동 사슬	조셉 필라테스의 체어와 트라페지 테이블 운동
7. 고객을 위한 최적의 보조 및 저항	
체중으로만 이용	체중을 이용하는 운동은 조셉 필라테스의 스파인 코렉터와 레더 바렐 운동
밴드	
스프링	스프링 저항과 보조를 이용하는 운동은 조셉 필라테스의 체어와 트라페지 테이블 운동
프리웨이트	

계속

표 7.14 계속

8. 최대 효과와 최소 손상을 위한 최적의 강도	*1형 당뇨병으로 인해 조직이 약해지지 않도록 적절한 강도 적용을 권장한다.*
9. 위험하지 않으면서 새로운 것을 통해 신경계의 흥미를 유발시킬 운동	조셉 필라테스의 체어, 트라페지 테이블, 바렐 운동은 고객이 흥미를 느낄 풍부하고 참신한 운동을 제공한다.
10. 고객에게 적용 가능한 필라테스 동작 선택	
조셉 필라테스의 체어, 트라페지 테이블, 바렐	*고객은 스튜디오에서 이 장비를 이용한다.*
추가 기구	없음
불안정한 표면: 폼롤러, 우브, 로테이터 디스크, 발란스 보드, 락커 보드	없음
11. *Anatomy Train*에 묘사된 적절한 근막 연속성을 모두 활성화시킨다: 도수치료사와 운동치료사를 위한 근막경선(Myers, 2014)	심부 전방, 표면 후방 그리고 상지 근막 연속성의 활성화에 중점을 둔다.
12. 근막의 탄성 반동 성질을 발달시키기 위한 훈련	조셉 필라테스 체어, 트라페지 테이블과 바렐에는 없다.
기간: 하루에 20–30분	
빈도: 일주일에 2–3회	
콜라겐 합성을 위한 회복 시간: 2일	
13. 탄성 반동에 중점을 두지 않는 근막에 중점을 둔 운동	
기간: 하루 30–60분	*하루에 60분*
빈도: 일주일에 2–6회	*오픈 스튜디오에서 1주일에 6회 연습*
최소 3주마다 프로그램을 변경	*1주일에 1번씩은 강사와 미팅*
14. 고객이 선호하는 큐잉	
터치의 깊이	*가벼운 터치를 선호*
외수용 또는 내수용 감각 큐	*외수용 감각 큐를 선호함*
15. 리듬감 있는 움직임과 집중을 촉진하기 위한 고객의 음악 선호도	*고객은 현대적이고 듣기 쉬운 음악을 선호한다.*
16. 다른 형태의 훈련과 상호작용	
다양한 강도의 인터벌 트레이닝 (VIIT)	*고객은 그녀의 신체에 맞는 권장사항을 따른다.*
유산소 운동: 15–45분, 일주일에 3–4회	*걸어서 출근하는 것을 권장*
근력운동: 15–30분, 일주일에 2회; 1–2일 휴식	*고객은 현재 근력운동을 시행할 동기가 없음*
의식적 운동(Mindful movement): 요가, 태극권, 기공체조, 자이로키네시스®, 자이로토닉®	

표 7.15
조셉 필라테스 체어 운동 계획서 - 운동 선택

고객의 진단명 또는 의학적 상태: 36세 제빵사는 그녀의 일을 위해 신체 컨디션 프로그램을 원함. 족저근막염이 자주 발생됨.

		운동 결과					
운동은 **표 7.1**에서 선택된다.	근막에 중점을 둔 동작의 기준 움직임 요소: 움직임은 운동 조절의 개선과 콜라겐 리모델링을 지속가능하게 한다. 움직임은 바이오텐세그리티 모델*의 인식을 촉진한다. 고객의 상태에 적합한 모든 근막 연속성에 대해 최적의 시퀀스로 접근한다.	조직의 수화를 촉진	근막시스템의 활주 발달	조직의 재생 촉진	조직 탄력성 발달	규칙적인 격자 주름 발달	탄성 반동 발달
*"텐세그리티(Tensegrity) 구조는 국소적인 기계적 스트레스에 대해 전체적인 반응을 제공한다. 그 결과로 중력으로부터 어느 정도 독립된 형태를 갖게 된다. 텐세그리티 모델이 없다면, 우리의 원섬유성의 구조는 중력으로 인해 붕괴된다. 텐세그리티 모델로 인해 우리의 구조는 주변 구조를 포함한 전체적인 네트워크를 통해 하중을 펼쳐냄으로써 압력을 흡수하고 분산시킨다." (Guimberteau & Armstrong, 2015)							
	내수용 감각(Interoception) – 근막내 사이질 신경은 고유수용성 감각 또는 통각 대신에 내수용 감각을 제공한다. 이러한 자유신경종말의 자극은 생리적 필요와 관련하여 항상성을 찾기 위해 신체 상태에 대한 정보를 제공한다. 내수용 감각 신호는 온감, 메스꺼움, 배고픔, 아픔, 노력, 무거움 또는 가벼움 같은 느낌과 관련이 있다. 내부 체성 감각에 대한 인식은 감정, 느낌과 관련이 있다 (Schleip & Baker, 2015).						
Seated Mermaid/Side Arm Sit	**고유수용성 감각의 개선** – 고유수용성 감각은 자세, 힘줄 및 근육의 감각과 연결된다.	•	•	•	•		
Seated Double Leg Pumps – V 포지션, 평행, 뒤꿈치	**운동감각의 명민함** – 운동감각 (동적 고유수용감각), 팔다리와 몸통의 움직임과 위치에 대한 적절한 감각	•	•	•	•		
Seated Single Leg Pumps – 발가락, 뒤꿈치		•	•	•	•		
Swan Front/Chest Press (체어 위에 엎드려 누운 자세)	신체는 신경근막 시스템의 많은 부분을 포함하여 동시적으로 움직인다.	•	•	•	•		
Reverse Swan/Torso Press Sit (체어 위에 바르게 누운 자세)		•	•	•	•		
Chest Expansion/Triceps Press Sit (체어 앞쪽 바닥에 앉은 자세)		•	•	•	•		

계속

표 7.15 계속

고객의 진단명 또는 의학적 상태: 36세 제빵사는 그녀의 일을 위해 신체 컨디션 프로그램을 원함. 족저근막염이 자주 발생됨.

운동은 **표 7.1**에서 선택된다.	근막에 중점을 둔 동작의 기준 움직임 요소: 움직임은 운동 조절의 개선과 콜라겐 리모델링을 지속가능하게 한다. 움직임은 바이오텐세그리티 모델*의 인식을 촉진한다. 고객의 상태에 적합한 모든 근막 연속성에 대해 최적의 시퀀스로 접근한다.	운동 결과: 조직의 수화를 촉진	근막시스템의 활주 발달	조직의 재생 촉진	조직 탄력성 발달	규칙적인 격자 주름 발달	탄성 반동 발달
한 손은 체어 위, 한 손은 체어 페달 위에 위치한 상태로 One–arm Push–ups	**전신의 연속성** –심층에서 표층으로, 표층에서 심층으로 연결하면서 몸통에서 팔다리로, 팔다리에서 몸통으로 연결한다.	•	•	•	•		
체어 위에 엎드려 누운 자세로 One–arm Push–ups (스프링에 척추를 수직으로)		•	•	•	•		
체어 측면에 선 자세로 One–arm Push–ups		•	•	•	•		
한 손은 바닥, 한 손은 체어 페달 위에 위치한 상태로 One–arm Push–ups		•	•	•	•		
바닥에서 Swan (체어 앞쪽에 바닥에 엎드려 누운 자세)	**움직임의 시작** – 근위부 구조물을 원위부 구조물에 연결하고, 원위부 구조물을 근위부 구조물에 연결한다.	•	•	•	•		
Forward Lunge/Straight Stand	흐르는 듯 이어지는 동작의 연결	•	•	•	•		
Side Lunge/Side Stand		•	•	•	•		
Standing Leg Pump – 전면, 측면, 교차	약간의 각도 변화를 통한 다양한 방향으로의 움직임	•	•	•	•		
Washer Woman Over the Chair (체어 뒤에 선 자세)	**힘/부하의 이동** – 신경근막 시스템을 통해 힘/부하를 고르게 분포시키는 움직임	•	•	•	•		
핸들 잡고 Press Up – 뒤돌아 선 자세, 트라페지 테이블 방향 선 자세	준비를 위한 반대 움직임	•	•	•	•		
Achilles Stretch	**동적 스트레칭** – 느리고 빠른 템포의 변화	•	•	•	•		

표 7.16
조셉 필라테스 트라페지 테이블 운동 계획서 - 운동 선택

고객의 진단명 또는 의학적 상태: 36세 제빵사는 그녀의 일을 위해 신체 컨디션 프로그램을 원함. 족저근막염이 자주 발생됨.

운동은 **표 7.4** 에서 선택된다.	근막에 중점을 둔 동작의 기준 움직임 요소: 움직임은 운동 조절의 개선과 콜라겐 리모델링을 지속가능하게 한다. 움직임은 바이오텐세그리티 모델*의 인식을 촉진한다. 고객의 상태에 적합한 모든 근막 연속성에 대해 최적의 시퀀스로 접근한다.	운동 결과 조직의 수화를 촉진	근막시스템의 활주 발달	조직의 재생 촉진	조직 탄력성 발달	규칙적인 격자 주름 발달	탄성 반동 발달
*"텐세그리티(Tensegrity) 구조는 국소적인 기계적 스트레스에 대해 전체적인 반응을 제공한다. 그 결과는 중력으로부터 어느 정도 독립된 형태를 갖게 된다. 텐세그리티 모델이 없다면, 우리의 원섬유성의 구조는 중력을 받아 붕괴된다. 텐세그리티 모델이 있을 때 우리의 구조는 주변 구조를 포함한 전체적인 네트워크를 통해 하중을 펼쳐냄으로써 압력을 흡수하고 분산시킨다." (Guimberteau & Armstrong, 2015)							
	내수용 감각(Interoception) – 근막내 사이질 신경은 고유수용성 감각 또는 통각 대신에 내수용 감각을 제공한다. 이러한 자유신경종말의 자극은 생리적 필요와 관련하여 항상성을 찾기 위해 신체 상태에 대한 정보를 제공한다. 내수용 감각 신호는 온감, 메스꺼움, 배고픔, 아픔, 노력, 무거움 또는 가벼움 같은 느낌과 관련이 있다. 내부 체성 감각에 대한 인식은 감정, 느낌과 관련이 있다 (Schleip & Baker, 2015).						
Push–Through bar – 스프링을 아래쪽에 건 상태로: Bend and Stretch/Footwork	**고유수용성 감각의 개선** – 고유수용성 감각은 자세, 힘줄 및 근육의 감각과 연결된다.	•	•	•	•		
Push–Through bar – 스프링을 위쪽에 건 상태로: Mermaid, Upper Arms, Swan	**운동감각의 명민함** – 운동감각(동적 고유수용 감각), 팔다리와 몸통의 움직임과 위치에 대한 적절한 감각	•	•	•	•		
Rolldown bar: Rolldown, Swan, Chest Expansion, Thigh Stretch	신체는 신경근막 시스템의 많은 부분을 포함하여 동시적으로 움직인다.	•	•	•	•		
Leg springs – 바르게 누운 자세: Bicycle, Walking, Scissors, Frog, Circles	**전신의 연속성** – 심층 구조에서 표층으로, 표층 구조에서 심층으로 연결하면서 몸통에서 팔다리로, 팔다리에서 몸통으로 연결한다.	•	•	•	•		

계속

표 7.16 계속

고객의 진단명 또는 의학적 상태: 36세 제빵사는 그녀의 일을 위해 신체 컨디션 프로그램을 원함. 족저근막염이 자주 발생됨.

운동은 **표 7.4** 에서 선택된다.	근막에 중점을 둔 동작의 기준 움직임 요소: 움직임은 운동 조절의 개선과 콜라겐 리모델링을 지속가능하게 한다. 움직임은 바이오텐세그리티 모델*의 인식을 촉진한다. 고객의 상태에 적합한 모든 근막 연속성에 대해 최적의 시퀀스로 접근한다.	운동 결과 조직의 수화를 촉진	근막시스템의 활주 발달	조직의 재생 촉진	조직 탄력성 발달	규칙적인 격자 주름 발달	탄성 반동 발달
Leg springs - 바르게 누운 자세: Bicycle, Walking, Scissors, Frog, Circles	**전신의 연속성** - 심층에서 표층으로, 표층에서 심층으로 연결하면서 몸통에서 팔다리로, 팔다리에서 몸통으로 연결한다.	•	•	•	•		
Magician Airplane	**움직임 시작** - 근위부 구조물을 원위부 구조물에 연결하고, 원위부 구조물을 근위부 구조물에 연결한다.	•	•	•	•		
Arm Springs: Circles supine Circles prone Flying Eagle Rowing Back/Round Back Rowing Back/Flat Back Rowing Front/Sitting Tall Rowing Front/Bending Down Salute Hug-a-Tree	흐르는 듯 이어지는 동작의 연결	•	•	•	•		
바닥에 선 자세로 - long arm springs: Upper Arm Control (트라페지 테이블 방향) Upper Arm Control (트라페지 테이블 반대 방향, 발목에서 앞으로 기대어) Arm Circles (트라페지 테이블 방향) Punching (트라페지 테이블 반대 방향, 발목에서 앞으로 기대어) Salute (트라페지 테이블 반대 방향, 발목에서 앞으로 기대어) Hug-a-Tree (트라페지 테이블 반대 방향) Twist (트라페지 테이블 반대 방향) Butterfly (트라페지 테이블 반대 방향) Chest Expansion (트라페지 테이블 방향) Reverse Chest Expansion (트라페지 테이블 반대 방향) Lunge (트라페지 테이블 반대 방향)	약간의 각도 변화를 통한 다양한 방향으로의 움직임	•	•	•	•		

표 7.16 계속

고객의 진단명 또는 의학적 상태: 36세 제빵사는 그녀의 일을 위해 신체 컨디션 프로그램을 원함. 족저근막염이 자주 발생됨.

운동은 **표 7.4** 에서 선택된다.	근막에 중점을 둔 동작의 기준 움직임 요소: 움직임은 운동 조절의 개선과 콜라겐 리모델링을 지속가능하게 한다. 움직임은 바이오텐세그리티 모델*의 인식을 촉진한다. 고객의 상태에 적합한 모든 근막 연속성에 대해 최적의 시퀀스로 접근한다.	운동 결과 조직의 수화를 촉진	근막시스템의 활주 발달	조직의 재생 촉진	조직 탄력성 발달	규칙적인 격자 주름 발달	탄성 반동 발달
Full Trapeze Table: Spread Eagle	**힘/부하의 이동** - 신경근막 시스템을 통해 힘/부하를 고르게 분포시키는 움직임	●	●	●	●		
Full Trapeze Table: Hanging Up	준비를 위한 반대 움직임	●	●	●	●		
Full Trapeze Table: Hanging Down	**동적 스트레칭** - 느리고 빠른 템포의 변화	●	●	●	●		

표 7.17
조셉 필라테스 스파인 코렉터 운동 계획서 - 운동 선택

고객의 진단명 또는 의학적 상태: 36세 제빵사는 그녀의 일을 위해 신체 컨디션 프로그램을 원함. 족저근막염이 자주 발생됨.

운동은 **표 7.7**에서 선택된다.	근막에 중점을 둔 동작의 기준 움직임 요소: 움직임은 운동 조절의 개선과 콜라겐 리모델링을 지속가능하게 한다. 움직임은 바이오텐세그리티 모델*의 인식을 촉진한다. 고객의 상태에 적합한 모든 근막 연속성에 대해 최적의 시퀀스로 접근한다.	운동 결과 조직의 수화를 촉진	근막시스템의 활주 발달	조직의 재생 촉진	조직 탄력성 발달	규칙적인 격자 주름 발달	탄성 반동 발달
*"텐세그리티(Tensegrity) 구조는 국소적인 기계적 스트레스에 대해 전체적인 반응을 제공한다. 그 결과는 중력으로부터 어느 정도 독립된 형태를 갖게 된다. 텐세그리티 모델이 없다면, 우리의 원섬유성의 구조는 중력을 받아 붕괴된다. 텐세그리티 모델이 있을 때 우리의 구조는 주변 구조를 포함한 전체적인 네트워크를 통해 하중을 펼쳐냄으로써 압력을 흡수하고 분산시킨다." (Guimberteau & Armstrong, 2015)							
	내수용 감각(Interoception) - 근막내 사이질 신경은 고유수용성 감각 또는 통각 대신에 내수용 감각을 제공한다. 이러한 자유신경종말의 자극은 생리적 필요와 관련하여 항상성을 찾기 위해 신체 상태에 대한 정보를 제공한다. 내수용 감각 신호는 온감, 메스꺼움, 배고픔, 아픔, 노력, 무거움 또는 가벼움 같은 느낌과 관련이 있다. 내부 체성 감각에 대한 인식은 감정, 느낌과 관련이 있다 (Schleip & Baker, 2015).						
Rolldown (**그림 7.3**, 첫째 줄)	**고유수용성 감각의 개선** - 고유수용성 감각은 자세, 힘줄 및 근육의 감각과 연결된다.	●	●	●	●		
Reach (**그림 7.3**, 첫째 줄)	**고유수용성 감각의 개선** - 고유수용성 감각은 자세, 힘줄 및 근육의 감각과 연결된다.	●	●	●	●		
The Overhead Stretch (**그림 7.3**, 첫째 줄)	**고유수용성 감각의 개선** -고유수용성 감각은 자세, 힘줄 및 근육의 감각과 연결된다.	●	●	●	●		
The Rollover with Legs Spread (양쪽으로) (**그림 7.3**, 첫째 줄)	**고유수용성 감각의 개선** - 고유수용성 감각은 자세, 힘줄 및 근육의 감각과 연결된다.	●	●	●	●		
Leg series: Scissors, Walking, Bicycle, Circles, Helicopter (**그림 7.3**, 둘째 줄)	**운동감각의 명민함** - 운동감각 (동적 고유수용감각), 팔다리와 몸통의 움직임과 위치에 대한 적절한 감각	●	●	●	●		

표 7.17 계속

고객의 진단명 또는 의학적 상태: 36세 제빵사는 그녀의 일을 위해 신체 컨디션 프로그램을 원함. 족저근막염이 자주 발생됨.

운동은 **표 7.7**에서 선택된다.	근막에 중점을 둔 동작의 기준 움직임 요소: 움직임은 운동 조절의 개선과 콜라겐 리모델링을 지속가능하게 한다. 움직임은 바이오텐세그리티 모델*의 인식을 촉진한다. 고객의 상태에 적합한 모든 근막 연속성에 대해 최적의 시퀀스로 접근한다.	운동 결과 조직의 수화를 촉진	근막시스템의 활주 발달	조직의 재생 촉진	조직 탄력성 발달	규칙적인 격자 주름 발달	탄성 반동 발달
Balance (**그림 7.3**, 셋째 줄)	신체는 신경근막 시스템의 많은 부분을 포함하여 동시적으로 움직인다.				●		
Cork-Screw (**그림 7.3**, 넷째 줄, images 1–3)	신체는 신경근막 시스템의 많은 부분을 포함하여 동시적으로 움직인다.	●	●	●	●		
Rocking	**전신의 연속성** – 심층에서 표층으로, 표층에서 심층으로 연결하면서 몸통에서 팔다리로, 팔다리에서 몸통으로 연결한다.	●	●	●	●		
Back Arch and Bridge	**움직임 시작** – 근위부 구조물을 원위부 구조물에 연결하고, 원위부 구조물을 근위부 구조물에 연결한다.	●	●	●	●		
Swimming (**그림 7.3**, 다섯째 줄, image 4 and 여섯째 줄, images 1–3)	흐르는 듯 이어지는 동작의 연결	●	●	●	●		
Hip Circles (**그림 7.3**, 셋째 줄, image 3, 4)	약간의 각도 변화를 통한 다양한 방향으로의 움직임	●	●	●	●		
Low Bridge (**그림 7.3**, 셋째 줄, image 1)	**힘/부하의 이동** – 신경근막 시스템을 통해 힘/부하를 고르게 분포시키는 움직임	●	●	●	●		
Swan	준비를 위한 반대 움직임		●		●		
Grasshopper	준비를 위한 반대 움직임	●	●	●	●		
Rolling In and Out	**동적 스트레칭** – 느리고 빠른 템포의 변화	●	●	●	●		

표 7.18
조셉 필라테스 레더 바렐 운동 계획서 - 운동 선택

고객의 진단명 또는 의학적 상태: 36세 제빵사는 그녀의 일을 위해 신체 컨디션 프로그램을 원함. 족저근막염이 자주 발생됨.

운동은 **표 7.11**에서 선택된다.

근막에 중점을 둔 동작의 기준

움직임 요소:

움직임은 운동 조절의 개선과 콜라겐 리모델링을 지속가능하게 한다.
움직임은 바이오텐세그리티 모델*의 인식을 촉진한다.
고객의 상태에 적합한 모든 근막 연속성에 대해 최적의 시퀀스로 접근한다.

*"텐세그리티(Tensegrity) 구조는 국소적인 기계적 스트레스에 대해 전체적인 반응을 제공한다. 그 결과로 중력으로부터 어느 정도 독립된 형태를 갖게 된다. 텐세그리티 모델이 없다면, 우리의 원섬유성의 구조는 중력으로 인해 붕괴된다. 텐세그리티 모델로 인해 우리의 구조는 주변 구조를 포함한 전체적인 네트워크를 통해 하중을 펼쳐냄으로써 압력을 흡수하고 분산시킨다." (Guimberteau & Armstrong, 2015)

운동	근막에 중점을 둔 동작의 기준	운동 결과: 조직의 수화를 촉진	근막시스템의 활주 발달	조직의 재생 촉진	조직 탄력성 발달	규칙적인 격자 주름 발달	탄성 반동 발달
	내수용 감각(Interoception) – 근막내 사이질 신경은 고유수용성 감각 또는 통각 대신에 내수용 감각을 제공한다. 이러한 자유신경종말의 자극은 생리적 필요와 관련하여 항상성을 찾기 위해 신체 상태에 대한 정보를 제공한다. 내수용 감각 신호는 온감, 메스꺼움, 배고픔, 아픔, 노력, 무거움 또는 가벼움 같은 느낌과 관련이 있다. 내부 체성 감각에 대한 인식은 감정, 느낌과 관련이 있다(Schleip & Baker, 2015).						
Horseback	**고유수용성 감각의 개선** – 고유수용성 감각은 자세, 힘줄 및 근육의 감각과 연결된다.				●		
Swan–Dive	**운동감각의 명민함** – 운동감각 (동적 고유수용감각), 팔다리와 몸통의 움직임과 위치에 대한 적절한 감각	●	●	●	●		
Grasshopper	신체는 신경근막 시스템의 많은 부분을 포함하여 동시적으로 움직인다.	●	●	●	●		
Swimming	**전신의 연속성** – 심층에서 표층으로, 표층에서 심층으로 연결하면서 몸통에서 팔다리로, 팔다리에서 몸통으로 연결한다.	●	●	●	●		
Side Sit–Ups	**움직임 시작** – 근위부 구조물을 원위부 구조물에 연결하고, 원위부 구조물을 근위부 구조물에 연결한다.	●	●	●	●		
Short Box series: Round Back, Flat Back, Twist, Climb–a–Tree	흐르는 듯 이어지는 동작의 연결	●	●	●	●		

표 7.18 계속

고객의 진단명 또는 의학적 상태: 36세 제빵사는 그녀의 일을 위해 신체 컨디션 프로그램을 원함. 족저근막염이 자주 발생됨.

운동은 **표 7.11**에서 선택된다.	근막에 중점을 둔 동작의 기준 움직임 요소: 움직임은 운동 조절의 개선과 콜라겐 리모델링을 지속가능하게 한다. 움직임은 바이오텐세그리티 모델*의 인식을 촉진한다. 고객의 상태에 적합한 모든 근막 연속성에 대해 최적의 시퀀스로 접근한다.	운동 결과: 조직의 수화를 촉진	근막시스템의 활주 발달	조직의 재생 촉진	조직 탄력성 발달	규칙적인 격자 주름 발달	탄성 반동 발달
Leg series: Scissors, Walking, Bicycle, Helicopter	약간의 각도 변화를 통한 다양한 방향으로의 움직임	●	●	●	●		
Stomach Jumps	**힘/부하의 이동** – 신경근막 시스템을 통해 힘/부하를 고르게 분포시키는 움직임				●		
Handstand	준비를 위한 반대 움직임	●	●	●	●		
Back Bend to Forward Bend	**동적 스트레칭** – 느리고 빠른 템포의 변화	●	●	●	●		

참고문헌 (References)

Publications

Gallagher, S. P. & Kryzanowska, R. (2000). *The Joseph H. Pilates archive collection.* Philadelphia, PA: Trans-Atlantic Publications Inc.

Guimberteau, J. C. & Armstrong, C. (2015). *Architecture of human living fascia: The extracellular matrix and cells revealed through endoscopy.* Edinburgh: Handspring Publishing.

Myers, T. W. (2014). *Anatomy Trains®: Myofascial meridians for manual and movement therapists* (3rd ed.). Edinburgh: Churchill Livingstone.

Scarr, G. (2014). *Biotensegrity: The structural basis of life.* Edinburgh: Handspring Publishing.

Schleip, R. & Baker, A. (Eds.) (2015). *Fascia in sport and movement.* Edinburgh: Handspring Publishing.

Stecco, C. (2015). *Functional atlas of the human fascial system.* Edinburgh: Churchill Livingstone.

Stecco, A., Stern, R., Fantoni, I., De Caro, R., Stecco, C. (2016). Fascial disorders: Implications for treatment. *PM & R,* (8)2, 161–168.

Websites and Media

Schleip, R. (2016, May 13). *Fascia and Davis's Law* [Video]. Retrieved from http://www.pilatesanytime.com/workshop-view/2522/video/Pilates-Fascia-and-Davis-Law-by-Robert-Schleip-PhD

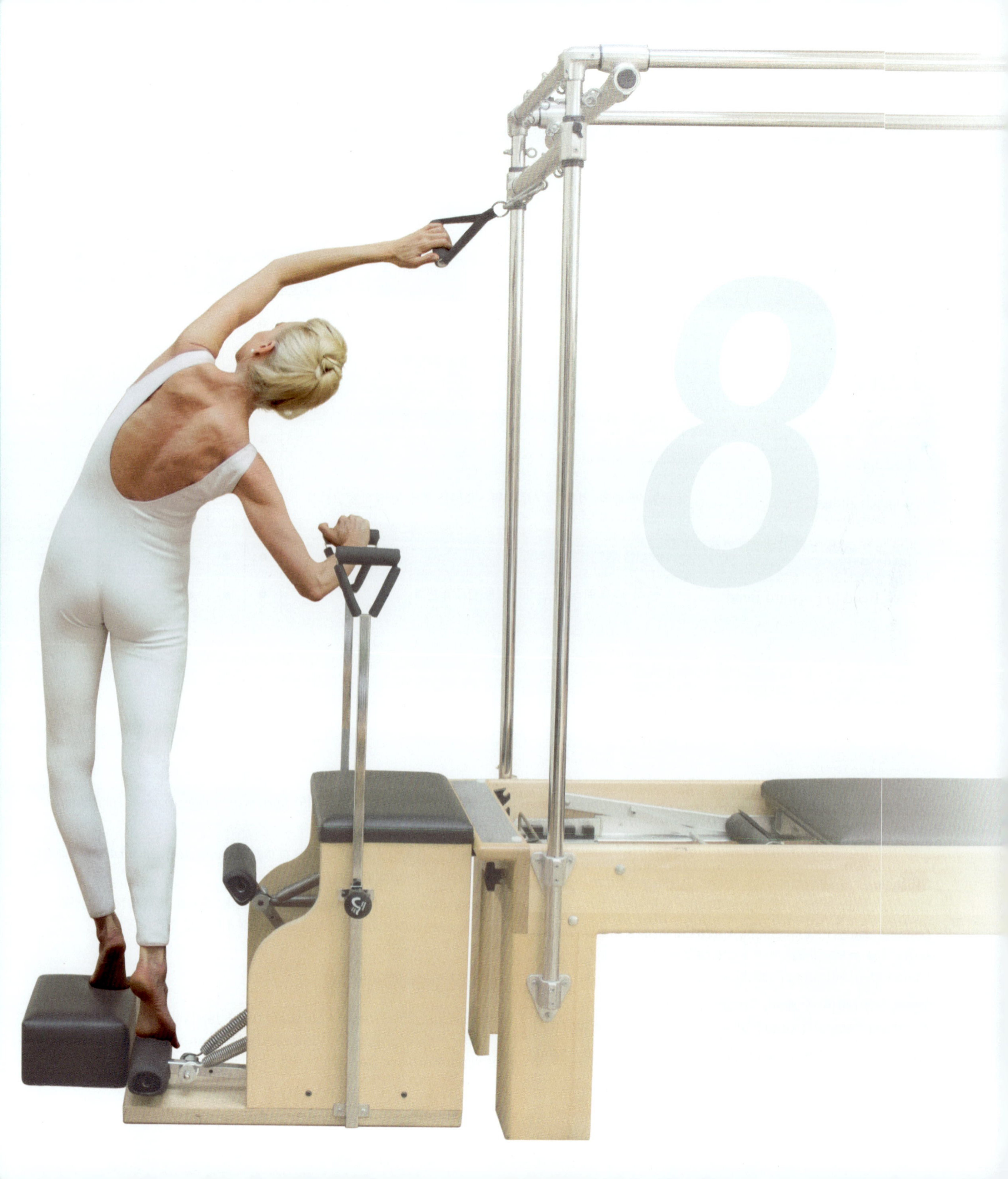
8

체어와 트라페지 테이블을 이용한 근막에 중점을 둔 운동

Fascia-focused exercises for Chair and Trapeze Table

표 8.1 조셉 필라테스 하이백 체어와 운다 체어 운동의 기본적인 척추 움직임 방향

근막에 중점을 둔 콤보체어(페달 분리) 운동 이 운동들은 **그림 8.1-8.5**에서 보여준다.	그림 (전체)	기본적인 척추 움직임 관상면 외측굴곡 (5)	회전 (5)	시상면 척추중립 (9)	시상면 신전 (2)	시상면 굴곡 (1)
1. 앉은 자세에서 회전을 동반한 외측 굴곡	*8.1A-C*	●	●			
2. 엎드린 자세에서 척추의 회전과 신전	*8.1D,E*		●		●	
3. 앉은 자세에서 척추의 신전을 동반한 회전	*8.2A-D*		●		●	
4. 옆으로 앉은 자세에서 페달쪽 다리의 발목 저측굴곡과 배측굴곡	*8.2E-H*			●		●
5. 선 자세에서 고관절의 중립, 외회전, 내회전 상태로 발목의 저측굴곡과 배측굴곡 (**표 *7.1* No. *49***, Achilles Stretch)	*8.3A-D*			●		
6. 선 자세에서 골반을 기울이면서 발목의 저측굴곡, 흉추의 외측 굴곡과 회전	*8.3E-H*	●	●	●		
7. 회전디스크 위에 선 자세에서 손은 각각의 페달 위에 놓고 흉추와 경추의 회전 (**표 *7.1* No. *6***, Washer Woman)	*8.4A,B*		●	●		
8. 한 손은 회전디스크에, 다른 한 손은 체어 페달에 놓고, 한 다리로 지지한 자세로 플랭크 (**표 *7.1* No. *18***, 한 손 Push-Ups, 바닥에 손, 체어의 페달 위에 손)	*8.4C,D*			●		
9. 체어를 마주보고, 발을 각각 페달에 위치한다. 7가지의 방법으로 체어 윗부분에 손을 위치 (**표 *7.1* No. *40***, Pull-Up)	*8.5A*			●		
10. 체어에 옆으로 선 자세에서 바깥쪽 발을 앞으로 위치하여 각각의 발을 페달 위에 올린다. 7가지의 방법으로 체어 윗부분에 손을 위치 (**표 *7.1* No. *42***, Side Pull-Up)	*8.5B*	●		●		
11. 체어에 옆으로 선 자세로 안쪽 발을 앞으로 위치하여 각각의 발을 페달 위에 올린다. 7가지의 방법으로 체어 윗부분에 손을 위치 (**표 *7.1* No. *42***, Side Pull-Up)	*8.5C*	●		●		
12. 체어를 바라보고 선 자세로 각각의 발을 페달 위에 올린다. 손을 워블 보드(Wobble Board)에 올린다. **변환 *1*** - 무릎을 구부리고 다리 쪽으로 몸을 돌린다. **변환 *2*** - 무릎을 구부리고 다리에서 반대쪽으로 몸을 돌린다. (**표 *7.1* No. *42***, Side Pull-Up)	*8.5D*	●		●		

표 8.2

근막에 중점을 둔 동작의 기준 및 조셉 필라테스 하이백 체어와 운다 체어 예시

근막에 중점을 둔 동작의 기준

동작의 요구사항	바이오텐세그리티 모델(Biotensegrity model)
1. 동작은 운동조절의 개선과 콜라겐 재형성을 지속가능하게 한다. 2. 동작은 바이오텐세그리티 모델*의 인식과 구현을 촉진한다.	*"텐세그리티(Tensegrity) 구조는 국소적인 기계적 스트레스에 대해 전체적인 반응을 제공한다. 그 결과로 중력으로부터 어느 정도 독립된 형태를 갖게 된다. 텐세그리티 모델이 없다면, 우리의 원섬유성의 구조는 중력으로 인해 붕괴된다. 텐세그리티 모델로 인해 우리의 구조는 주변 구조를 포함한 전체적인 네트워크를 통해 하중을 펼쳐냄으로써 압력을 흡수하고 분산시킨다." (Guimberteau & Armstrong, 2015) "텐세그리티 모델이 치료에 대한 특정 접근 방식을 반드시 변경시키는 것은 아니지만, 기능 해부학에 대한 새로운 이해를 바탕으로 **신체의 역학을 시각화할 수 있는 더 나은 방법을** 제공한다." (Scarr, 2014)

	필라테스 원리	조셉 필라테스 하이백 체어와 운다 체어 예시	근막에 중점을 둔 콤보체어 예시
3. 적합한 모든 근막 연속성을 고객의 상태에 따라 최적의 순서로 접근한다.	전신운동	Reverse Swan / Torso Press Sit (체어 위에 누운 자세)	회전디스크 위에 선 자세로 각 페달에 손을 위치하여 페달을 누르면서 흉추와 경추의 회전 (**그림 8.4A,B**)
동작 목적			
4. **내수용 감각**(Interoception) – 근막내 사이질 신경은 고유수용성 감각 또는 통각 대신에 내수용 감각을 제공한다. 이러한 자유신경종말의 자극은 생리적 필요와 관련하여 항상성을 찾기 위해 신체 상태에 대한 정보를 제공한다. 내수용 감각 신호는 온감, 메스꺼움, 배고픔, 아픔, 노력, 무거움 또는 가벼움 같은 느낌과 관련이 있다. 내부 체성 감각에 대한 인식은 감정, 느낌과 관련이 있다 (Schleip & Baker, 2015).	호흡	*내수용 감각은 개인마다 다르다.*	
5. **고유수용성 감각의 개선** – 고유수용성 감각은 자세, 힘줄 및 근육의 감각과 연결된다.	집중력 조절력	Seated Leg Pumps	선 자세에서 고관절의 중립, 내/외회전 상태에서 발목의 저측굴곡 / 배측굴곡 (**그림 8.4A-D**)
6. **운동감각의 명민함** – 운동감각(동적 고유수용감각), 팔다리와 몸통의 움직임과 위치에 대한 적절한 감각	정확성	Piano Lesson Back (체어 반대쪽을 바라보고 외회전을 동반한 스쿼트)	체어에 옆으로 선 자세에서 안쪽 발을 앞으로 위치하여 각각의 발을 페달 위에 올린다. 7가지의 방법으로 체어 윗부분에 손을 위치 (**그림 8.5C**)

표 8.2 계속

움직임 특성				
7.	신체는 신경근막 시스템의 많은 부분을 포함하여 동시적으로 움직인다.	전신 움직임 호흡	Side Arm Twist (체어에 앉은 자세)	선 자세에서 골반을 기울이면서 발목의 저측굴곡, 흉추의 외측 굴곡과 회전 (**그림 *8.3E-H***)
8.	**전신의 연속성** - 심층에서 표층으로, 표층에서 심층으로 연결하면서 몸통에서 팔다리로, 팔다리에서 몸통으로 연결한다.	전신 움직임	Cat (체어 위에 무릎꿇기 자세)	체어에 옆으로 선 자세에서 바깥쪽 발을 앞으로 위치하여 각각의 발을 페달 위에 올린다. 7가지의 방법으로 체어 윗부분에 손을 위치 (**그림 *8.5B***)
9.	**움직임 시작** - 근위부 구조물을 원위부 구조물에 연결하고, 원위부 구조물을 근위부 구조물에 연결한다.	중심화 호흡	Pike/Teaser on Floor (체어 위에 걸터 앉은 자세)	앉은 자세에서 척추의 신전과 회전 (**그림 *8.2A-D***)
10.	흐르는 듯 이어지는 동작의 연결	호흡	Tendon Stretch One Leg	앉은 자세에서 척추의 외측 굴곡과 회전 (**그림 *8.2A-C***)
11.	약간의 각도 변화를 통한 다양한 방향으로의 움직임	균형 잡힌 근육 발달 (최적의 신경근막 시스템 활성화)	Jack-Knife from Floor & Cork-Screw	체어를 바라보고 선 자세에서 각각의 발은 페달 위에, 손은 워블 보드(Wobble Board)에 올린다. **변환 1-** 무릎을 구부리고 다리쪽으로 몸을 돌린다. **변환 2-** 무릎을 구부리고 다리 반대쪽으로 몸을 돌린다. (**그림 *8.5D***)
12.	**힘/부하의 이동** - 신경근막 시스템을 통해 힘/부하를 고르게 분포시키는 움직임		체어 위에 Washer Woman (체어의 뒤를 향해 선 자세) 손을 마주보며 위로 밀어준다.	한 손은 회전디스크에, 다른 한 손은 체어 페달에 위치하고, 한 발로 지지한 자세로 플랭크 (**그림 *8.4C,D***) 체어를 바라보고, 발을 각각 페달에 올려놓는다. 7가지의 방법으로 체어 윗부분에 손을 위치 (**그림 *8.5A***)
13.	준비를 위한 반대 움직임	리듬	Swan Front / Chest Press (체어 위에 엎드린다.)	앉은 자세에서 척추의 외측 굴곡과 회전 (**그림 *8.1A-C***)
14.	**동적 스트레칭** - 느리고 빠른 템포의 변화	리듬	Seated Mermaid / Side Arm Sit	앉은 자세에서 척추의 신전과 회전 (**그림 *8.2A-D***)

계속

표 8.2 계속

운동 결과		
15. 조직에 수분공급을 촉진시킨다.		
16. 3차원적 신경근막 시스템 내에서 조직의 미끄러짐(Glide)을 발달시킨다.		
17. 콜라겐 섬유의 주름을 발달시키고 규칙적인 격자 모양을 만든다.		
18. 탄성 반동을 발달시킨다.	하이백 체어와 운다 체어는 탄성 반동 운동에 도움을 주지 못한다.	콤보체어는 탄성 반동 운동에 도움을 주지 못한다.
19. 조직 재생을 촉진시킨다.		
20. 조직의 탄력성을 발달시킨다.		

표 8.3
근막경선[a]과 근막에 중점을 둔 콤보 체어 운동

근막에 중점을 둔 동작의 기준

동작의 요구사항	바이오텐세그리티 모델(Biotensegrity model)
1. 동작은 운동조절의 개선과 콜라겐 재형성을 지속 가능하게 한다.	[b]"텐세그리티(Tensegrity) 구조는 국소적인 기계적 스트레스에 대해 전체적인 반응을 제공한다. 그 결과로 중력으로부터 어느 정도 독립된 형태를 갖게 된다. 텐세그리티 모델이 없다면, 우리의 원섬유성의 구조는 중력으로 인해 붕괴된다. 텐세그리티 모델로 인해 우리의 구조는 주변 구조를 포함한 전체적인 네트워크를 통해 하중을 펼쳐냄으로써 압력을 흡수하고 분산시킨다." (Guimberteau & Armstrong, 2015)
2. 동작은 바이오텐세그리티 모델[b]의 인식과 구현을 촉진한다.	"텐세그리티 모델이 치료에 대한 특정 접근 방식을 반드시 변경시키는 것은 아니지만, 기능 해부학에 대한 새로운 이해를 바탕으로 **신체의 역학을 시각화할 수 있는 더 나은 방법**을 제공한다." (Scarr, 2014)

	근막경선[a]						
	표면 후방선	기능선	외측선	나선선	심부 전방선	상지선	표면 전방선
3. 적합한 모든 근막 연속성을 고객의 상태에 따라 최적의 순서로 접근한다.	한 손은 회전 디스크에, 다른 한 손은 체어 페달에 위치하고, 한 발로 지지한 자세로 플랭크 (**그림 8.4C,D**)	체어를 바라보고 선 자세에서 각각의 발은 페달 위에, 손은 워블 보드(Wobble Board)에 올린다. 무릎을 구부리고 다리쪽으로 몸을 돌린다. (**그림 8.5D**)	선 자세에서 골반을 기울이면서 흉추의 외측 굴곡 (**그림 8.3G**)	선 자세에서 골반을 기울이면서 발목의 저측굴곡을 동반한 흉추의 외측 굴곡과 회전 (**그림 8.3H**)	체어를 바라보고 선 자세에서 각각의 발은 페달 위에, 손은 워블 보드(Wobble Board)에 올린다. **변환 1-** 무릎을 구부리고 다리쪽으로 몸을 돌린다. **변환 2-** 무릎을 구부리고 다리 반대쪽으로 몸을 돌린다. (**그림 8.5D**)	앉은 자세에서 척추의 신전과 회전 (**그림 8.2A,B**)	옆으로 앉은 자세에서 페달쪽 발목의 저측굴곡/배측굴곡 (**그림 8.2G**)

동작 목적

4. **내수용 감각**(Interoception) – 근막내 사이질 신경은 고유수용성 감각 또는 통각 대신에 내수용 감각을 제공한다.
이러한 자유신경종말의 자극은 생리적 필요와 관련하여 항상성을 찾기 위해 신체 상태에 대한 정보를 제공한다.
내수용 감각 신호는 온감, 메스꺼움, 배고픔, 아픔, 노력, 무거움 또는 가벼움 같은 느낌과 관련이 있다.
내부 체성 감각에 대한 인식은 감정, 느낌과 관련이 있다(Schleip & Baker, 2015).

계속

표 8.3 계속

	근막경선[a]						
	표면 후방선	기능선	외측선	나선선	심부 전방선	상지선	표면 전방선
5. **고유수용성 감각의 개선** – 고유수용성 감각은 자세, 힘줄 및 근육의 감각과 연결된다.	엎드린 자세에서 척추의 회전과 신전 (**그림 8.1D,E**)	한 손은 회전디스크에, 다른 한 손은 체어 페달에 위치하고, 한 발로 지지한 자세로 플랭크 (**그림 8.4C,D**)	앉은 자세에서 척추의 외측 굴곡 (**그림 8.1A**)	엎드린 자세에서 척추의 회전과 신전 (**그림 8.1D,E**)	체어를 마주보고, 발을 각각 페달에 놓는다. 7가지의 방법으로 체어 윗부분에 손을 위치 (**그림 8.5A**)	한 손은 회전디스크에, 다른 한 손은 체어 페달에 위치하고, 한 발로 지지한 자세로 플랭크 (**그림 8.4C,D**)	옆으로 앉은 자세에서 페달쪽 발목의 저측굴곡과 배측굴곡 (**그림 8.2H**)
6. 운동감각의 명민함 – 운동감각(동적 고유수용감각), 팔다리와 몸통의 움직임과 위치에 대한 적절한 감각	앉은 자세에서 척추의 회전과 신전 (**그림 8.2A,B**)	체어에 옆으로 선 자세에서 바깥쪽 발을 앞으로 위치하여 각각의 발을 페달 위에 올린다. 7가지의 방법으로 체어 윗부분에 손을 위치 (**그림 8.5B**)	옆으로 앉은 자세에서 페달쪽 발목의 저측굴곡과 배측굴곡 (**그림 8.2E**)	회전디스크 위에 선 자세에서 손은 각각의 페달 위에 놓고 흉추와 경추의 회전 (**그림 8.4 A,B**)	체어에 옆으로 선 자세로 안쪽 발을 앞으로 위치하여 각각의 발을 페달 위에 올린다. 7가지의 방법으로 체어 윗부분에 손을 위치 (**그림 8.5C**)	회전디스크 위에 선 자세에서 손은 각각의 페달 위에 놓고 흉추와 경추의 회전 (**그림 8.4 A,B**)	체어를 바라보고 선 자세에서 각각의 발은 페달 위에, 손은 워블 보드(Wobble Board)에 올린다. **변환 1-** 무릎을 구부리고 다리쪽으로 몸을 돌린다. **변환 2-** 무릎을 구부리고 다리 반대쪽으로 몸을 돌린다. (**그림 8.5D**)
움직임 특성							
7. 신체는 신경근막 시스템의 많은 부분을 포함하여 동시적으로 움직인다.	엎드린 자세에서 척추의 회전과 신전 (**그림 8.1D,E**)	회전디스크 위에 선 자세에서 손은 각각의 페달 위에 놓고 흉추와 경추의 회전 (**그림 8.4 A,B**)	체어에 옆으로 선 자세로 안쪽 발을 앞으로 위치하여 각각의 발을 페달 위에 올린다. 7가지의 방법으로 체어 윗부분에 손을 위치 (**그림 8.5C**)	엎드린 자세에서 척추의 회전과 신전 (**그림 8.1D,E**)	한 손은 회전디스크에, 다른 한 손은 체어 페달에 위치하고, 한 발로 지지한 자세로 플랭크 (**그림 8.4C,D**)	체어를 바라보고, 발을 각각 페달에 올려놓는다. 7가지의 방법으로 체어 윗부분에 손을 위치 (**그림 8.5A**)	선 자세에서 고관절의 중립, 외회전, 내회전 상태로 발목의 저측굴곡과 배측굴곡 (**그림 8.3A**)

표 8.3 계속

	근막경선[a]						
	표면 후방선	기능선	외측선	나선선	심부 전방선	상지선	표면 전방선
8. **전신의 연속성** – 심층에서 표층으로, 표층에서 심층으로 연결하면서 몸통에서 팔다리로, 팔다리에서 몸통으로 연결한다.	앉은 자세에서 척추의 회전과 신전 (**그림 8.2A,B**)	체어를 바라보고 선 자세에서 각각의 발은 페달 위에, 손은 워블 보드(Wobble Board)에 올린다. 무릎을 구부리고 다리쪽으로 몸을 돌린다. (**그림 8.5D**)	선 자세에서 골반을 기울이면서 발목의 저측굴곡을 동반한 흉추의 외측 굴곡과 회전 (**그림 8.3H**)	회전디스크 위에 선 자세에서 손은 각각의 페달 위에 놓고 흉추와 경추의 회전 (**그림 8.4 A,B**)	서 있는 자세에서 골반을 기울인다. (**그림 8.3E**)	엎드린 자세에서 척추의 회전과 신전 (**그림 8.1D,E**)	선 자세에서 고관절의 중립, 외회전, 내회전 상태로 발목의 저측굴곡과 배측굴곡 (**그림 8.3D**)
9. **움직임 시작** – 근위부 구조물을 원위부 구조물에 연결하고, 원위부 구조물을 근위부 구조물에 연결한다.	한 손은 회전디스크에, 다른 한 손은 체어 페달에 위치하고, 한 발로 지지한 자세로 플랭크 (**그림 8.4C,D**)	앉은 자세에서 척추의 신전을 동반한 회전 (**그림 8.2 C,D**)	앉은 자세에서 척추의 외측 굴곡 (**그림 8.1A**)	앉은 자세에서 척추의 신전을 동반한 회전 (**그림 8.2 C,D**)	한 손은 회전디스크에, 다른 한 손은 체어 페달에 위치하고, 한 발로 지지한 자세로 플랭크 (**그림 8.4C,D**)	한 손은 회전디스크에, 다른 한 손은 체어 페달에 위치하고, 한 발로 지지한 자세로 플랭크 (**그림 8.4C,D**)	옆으로 앉은 자세에서 페달쪽 발목의 저측굴곡과 배측굴곡 (**그림 8.2H**)
10. 흐르는 듯 이어지는 동작의 연결	엎드린 자세에서 척추의 회전과 신전 (**그림 8.1D,E**)	선 자세에서 골반을 기울이면서 발목의 저측굴곡을 동반한 흉추의 회전 (**그림 8.3F**)	앉은 자세에서 회전을 동반한 외측 굴곡 (**그림 8.1B,C**)	엎드린 자세에서 척추의 회전과 신전 (**그림 8.1 D,E**)	앉은 자세에서 척추의 회전과 신전 (**그림 8.2A,B**)	앉은 자세에서 척추의 회전과 신전 (**그림 8.2A,B**)	체어를 바라보고 선 자세에서 각각의 발은 페달 위에, 손은 워블 보드(Wobble Board)에 올린다. **변환 1-** 무릎을 구부리고 다리쪽으로 몸을 돌린다. **변환 2-** 무릎을 구부리고 다리 반대쪽으로 몸을 돌린다. (**그림 8.5D**)

계속

표 8.3 계속

	근막경선[a]						
	표면 후방선	기능선	외측선	나선선	심부 전방선	상지선	표면 전방선
11. 약간의 각도 변화를 통한 다양한 방향으로의 움직임	앉은 자세에서 척추의 신전을 동반한 회전 (**그림 8.2 C,D**)	체어를 바라보고 선 자세에서 각각의 발은 페달 위에, 손은 워블 보드에 올린다. 무릎을 구부리고 다리쪽으로 몸을 돌린다. (**그림 8.5D**)	체어를 바라보고 선 자세에서 각각의 발은 페달 위에, 손은 워블 보드에 올린다. 무릎을 구부리고 다리쪽으로 몸을 돌린다. (**그림 8.5D**)	앉은 자세에서 척추의 신전을 동반한 회전 (**그림 8.2 C,D**)	회전디스크 위에 선 자세에서 손은 각각의 페달 위에 놓고 흉추와 경추의 회전 (**그림 8.4 A,B**)	선 자세에서 골반을 기울이면서 발목의 저측굴곡, 흉추의 외측 굴곡과 회전 (팔의 내회전과 외회전의 교대적인 움직임) (**그림 8.3G, H**)	옆으로 앉은 자세에서 페달쪽 발목의 저측굴곡과 배측굴곡 (고관절의 중립과 외회전 상태에서) (**그림 8.2G**)
12. **힘/부하의 이동** – 신경근막 시스템을 통해 힘/부하를 고르게 분포시키는 움직임	앉은 자세에서 척추의 회전과 신전 (**그림 8.2A,B**)	한 손은 회전 디스크에, 다른 한 손은 체어 페달에 놓고, 한 다리로 지지한 자세로 플랭크 (**그림 8.4C**)	앉은 자세에서 척추의 외측 굴곡 (**그림 8.1A**)	엎드린 자세에서 척추의 회전과 신전 (**그림 8.1D,E**)	체어를 바라보고, 발을 각각 페달에 올려놓는다. 7가지의 방법으로 체어 윗부분에 손을 위치 (**그림 8.5A**)	앉은 자세에서 척추의 외측 굴곡 (**그림 8.1B**)	체어를 바라보고 선 자세에서 각각의 발은 페달 위에, 손은 워블 보드(Wobble Board)에 올린다. **변환 1-** 무릎을 구부리고 다리쪽으로 몸을 돌린다. **변환 2-** 무릎을 구부리고 다리 반대쪽으로 몸을 돌린다. (**그림 8.5D**)
	앉은 자세에서 척추의 신전을 동반한 회전 (**그림 8.2 C,D**)	체어에 옆으로 선 자세에서 바깥쪽 발을 앞으로 위치하여 각각의 발을 페달 위에 올린다. 7가지의 방법으로 체어 윗부분에 손을 위치 (**그림 8.5B**)	체어에 옆으로 선 자세로 안쪽 발을 앞으로 위치하여 각각의 발을 페달 위에 올린다. 7가지의 방법으로 체어 윗부분에 손을 위치 (**그림 8.5C**)	앉은 자세에서 척추의 신전을 동반한 회전 (**그림 8.2 C,D**)	회전디스크 위에 선 자세에서 손은 각각의 페달 위에 놓고 흉추와 경추의 회전 (**그림 8.4 A,B**)	체어를 바라보고 선 자세에서 각각의 발은 페달 위에, 손은 워블 보드에 올린다. **변환 1-** 무릎을 구부리고 다리쪽으로 몸을 돌린다. **변환 2-** 무릎을 구부리고 다리 반대쪽으로 몸을 돌린다. (**그림 8.5D**)	체어를 바라보고 선 자세에서 각각의 발은 페달 위에, 손은 워블 보드(Wobble Board)에 올린다. **변환 1-** 무릎을 구부리고 다리쪽으로 몸을 돌린다. **변환 2-** 무릎을 구부리고 다리 반대쪽으로 몸을 돌린다. (**그림 8.5D**)

표 8.3 계속

	근막경선[a]						
	표면 후방선	기능선	외측선	나선선	심부 전방선	상지선	표면 전방선
13. 준비를 위한 반대 움직임	회전디스크 위에 선 자세에서 손은 각각의 페달 위에 놓고 흉추와 경추의 회전 (**그림 *8.4 A,B***)	엎드린 자세에서 척추의 회전과 신전 (**그림 *8.1D,E***)	앉은 자세에서 척추의 외측 굴곡 (**그림 *8.1B***)	회전디스크 위에 선 자세에서 손은 각각의 페달 위에 놓고 흉추와 경추의 회전 (**그림 *8.4 A,B***)	회전디스크 위에 선 자세에서 손은 각각의 페달 위에 놓고 흉추와 경추의 회전 (굴곡과 신전의 교대) (**그림 *8.4 A,B***)	앉은 자세에서 회전을 동반한 척추의 외측 굴곡 (**그림 *8.1B,C***)	옆으로 앉은 자세에서 페달 쪽 발목의 저측굴곡과 배측굴곡 (**그림 *8.2H***)
14. **동적 스트레칭** – 느리고 빠른 템포의 변화	앉은 자세에서 척추의 신전을 동반한 회전 (**그림 *8.2 C,D***)	앉은 자세에서 척추의 회전과 신전 (**그림 *8.2A,B***)	앉은 자세에서 회전을 동반한 척추의 외측 굴곡 (**그림 *8.1B,C***)	앉은 자세에서 회전을 동반한 척추의 외측 굴곡 (**그림 *8.1B,C***)	서 있는 자세에서 골반을 기울인다. (**그림 *8.3E***)	선 자세에서 골반을 기울이면서 발목의 저측굴곡, 흉추의 외측 굴곡과 회전 (팔의 내회전과 외회전의 교대적인 움직임) (**그림 *8.3G, H***)	앉은 자세에서 척추의 회전과 신전 (**그림 *8.2A,B***)

운동 결과

15.	조직에 수분공급을 촉진시킨다.	근막조직의 약 3분의 2는 수분으로 구성되어 있다. 스트레칭 또는 국소부위 압박을 통해 기계적 부하가 적용되는 동안 상당한 양의 수분이 스트레스를 많이 받는 영역에서 밀려나온다. 근막조직에 대한 외부적인 부하의 적용은 점도가 높아진 조직의 상태를 개선하고 신선한 수화작용을 일으킬 수 있다. (Schleip & Baker, 2015, p.8)
16.	3차원적 신경근막 시스템 내에서 조직의 미끄러짐(Glide)을 발달시킨다.	정상적으로 서로 미끄러져서 움직이는 콜라겐 층은 소성 결합조직에 다양한 부산물이 축적되면서 방해받을 수 있다. 소성 결합조직에서 조직의 미끄러짐이 부족해지는 현상은 과사용 증후군, 외상 및 수술의 경우에 흔하게 발생한다. 국소부의 온도 증가는 근막의 미끄러짐(fascial gliding)을 증가시킨다. 국소부의 온도가 섭씨 40° 이상으로 올라가면 히알루론산(hyaluronan)의 3차원적인 사슬 구조는 점차 파괴된다. 이것은 깊은 근막과 근육 내에 존재하는 느슨한 결합조직의 히알루론산 점도를 감소시킨다. 국소부 온도의 일시적인 증가는 마사지, 움직임 또는 따뜻한 샤워를 통해 발생될 수 있다. 잠자는 동안 움직임이 줄어들게 되면 히알루론산의 점성을 증가시켜서 결과적으로 깊은 근막과 근육의 경직 및 뻣뻣함을 유발할 수 있다. (Stecco, 2015, pp.60, 64)

계속

표 8.3 계속

17.	콜라겐 섬유의 주름을 발달시키고 규칙적인 격자 모양을 만든다.	콜라겐 섬유의 미세 구조는 크림프(crimp)라고 불리는 물결모양을 보여주는데, 이는 탄성 스프링(elastic springs)을 연상시킨다. 사람이 나이가 들거나 근섬유가 잘 움직이지 않을 때, 섬유의 구조는 주름(물결모양)과 탄력성을 잃게 된다. 규칙적인 근섬유의 적절한 운동 부하는 더 건강한 콜라겐 섬유 구조를 유발하고 물결모양의 섬유 형태를 만들어 탄성 저장 능력을 더 증가시킬 수 있다. (Schleip & Baker, 2015, p.7)
18.	탄성 반동을 발달시킨다.	*콤보 체어는 탄성 반동 운동을 지원하지 않는다.*
19.	조직 재생을 촉진시킨다.	신체에서 근막 네트워크가 재생되는 속도는 매우 느리다. 며칠이나 몇 주가 아니라 몇 개월에서 몇 년 사이에 반감기를 보인다. 적절한 운동을 한 후 처음 3시간 동안에는 콜라겐 합성이 증가한다. 그러나, 콜라겐 분해 또한 증가한다. 운동 후 하루 반 동안에는 콜라겐 분해가 콜라겐 합성을 능가한다. 운동 후 48시간이 지나야 콜라겐 생성의 순 합성은 양성이 된다. (Schleip & Baker, 2015, pp.8 – 9) 이동성과, 적응성을 가진 교차성 섬유형태인 원섬유성 네트워크는 역학적인 조화로움을 발달시키지만, 조직의 손상으로 인해 이 기능을 잃어버릴 수 있다. 신체가 회복되는 과정에서 손상된 부위의 원섬유성 네트워크는 원래 상태로 회복되지 못한다. 손상된 부위에 새로이 대체된 조직의 질은 좋지 않게 되며, 도수 치료(manual therapy)로 초기에 조직 움직임을 제공하여 손상된 조직의 유연성을 높임으로써 이를 개선할 수 있다. (Guimberteau & Armstrong, 2015, p.162)
20.	조직의 탄력성을 발달시킨다.	"바이오텐세그리티(biotensegrity)" 모델에 따르면, 신경근막 시스템은 움직임에 대해 자동적인 조절을 제공한다. 근막경선은 골격을 끌어당기는 외부 장력 네트워크를 형성하는 결합조직의 지도를 만든다. '각각의 근육을 분리된 형태로 보는 이론'은 회복을 위해 필수적인 신체 전반에 대한 접근에 있어서 우리의 인식을 제한해 왔다. (Myers, p.46, Ch. 6 in Schleip & Baker, 2015).

[a] 토마스 마이어스*(2014)*의 *아나토미 트레인*은 근막경선이라는 용어를 제시한다.

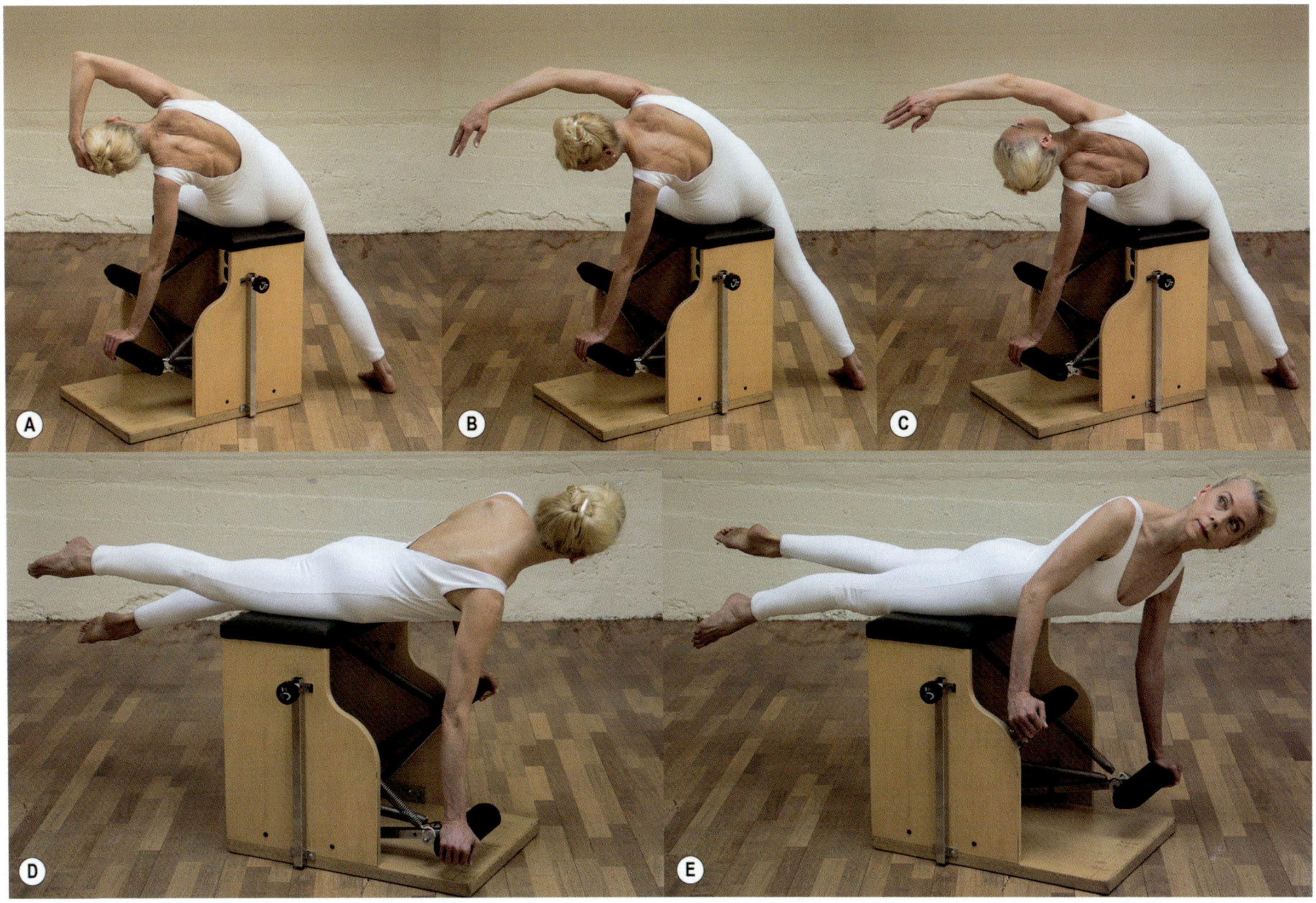

그림 8.1

A–C 체어에 앉은 자세로, 척추의 회전을 동반한 외측 굴곡. 양쪽 외측 근막 연속성의 활성화. 오른쪽 외측 근막 연속성은 오른쪽 새끼 발가락에서부터 오른쪽 새끼 손가락까지 자극된다. 왼쪽 외측 근막 연속성은 왼쪽 좌골에서부터 페달 위에 있는 손목까지 활성화된다.

근막에 중점을 둔 동작의 기준: 전신 연속성 및 힘/부하의 이동.

D&E 체어 위에 엎드린 자세로 교대적인 고관절을 신전을 동반한 척추의 회전과 신전. 전방과 후방 기능 근막 연속성의 활성화.

근막에 중점을 둔 동작의 기준: 신체는 신경근막 시스템의 많은 부분을 포함하여 동시적으로 움직인다.

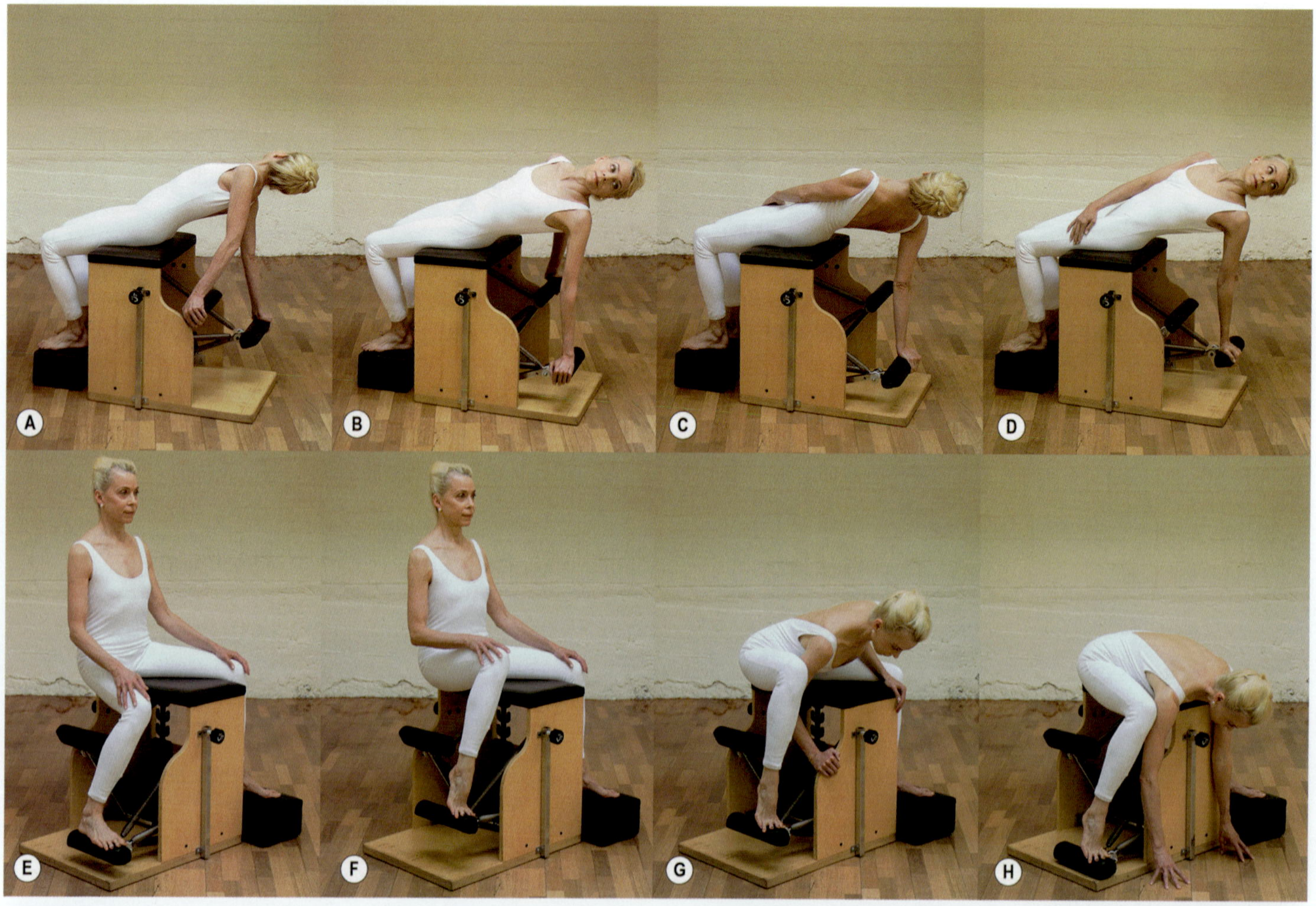

그림 8.2

A&B 회전을 동반한 척추 신전, 체어 위에 골반, 손은 각각의 페달 위에 위치한다. 표면, 심부 후방 상지 근막 연속성과 함께 후방 기능 근막 연속성이 결합된 표면 후방 근막 연속성이 활성화된다. 이러한 근막 연속성들이 몸통의 신전과 회전을 지지한다.

근막에 중점을 둔 동작의 기준: 약간의 각도 변화를 통한 다양한 방향으로의 움직임.

C&D 오른쪽 회전을 동반한 척추 신전(**C**), 왼쪽 회전 (**D**), 체어 위에 골반, 한 손은 반대쪽 페달에 위치. 흉추와 경추의 오른쪽 회전을 지지하기 위해 나선 근막 연속성은 표면 후방 근막 연속성과 같이 활성화된다.

근막에 중점을 둔 동작의 기준: 힘/부하의 이동 – 신경근막 시스템을 통해 힘/부하를 고르게 분포시키는 움직임.

E–H 체어에 옆으로 앉아 페달과 함께 한쪽 다리의 움직임. **E** 척추 중립을 유지하며 고관절의 부분적 신전과 굴곡, **F** 대퇴뼈를 고정한 상태로 발목의 저측/배측굴곡은 표면 전방과 심부 전방 근막 연속성을 활성화시킨다. **G** 척추 중립을 바닥과 거의 평행하게 한 후 발목의 저측굴곡/배측굴곡 시 고관절 안쪽을 활성화시킨다. **H** 척추의 굴곡을 한 후 발목의 족저/배측굴곡은 고관절의 후면 관절낭 부위의 섬유에 초점을 맞춘다. 하부의 외측 근막 연속성의 활성화는 몸통의 근막 연속성의 통합을 요구한다.

근막에 중점을 둔 동작의 기준: 운동감각의 명민함 – 운동감각(동적 고유수용감각), 팔다리와 몸통의 움직임과 위치에 대한 적절한 감각.

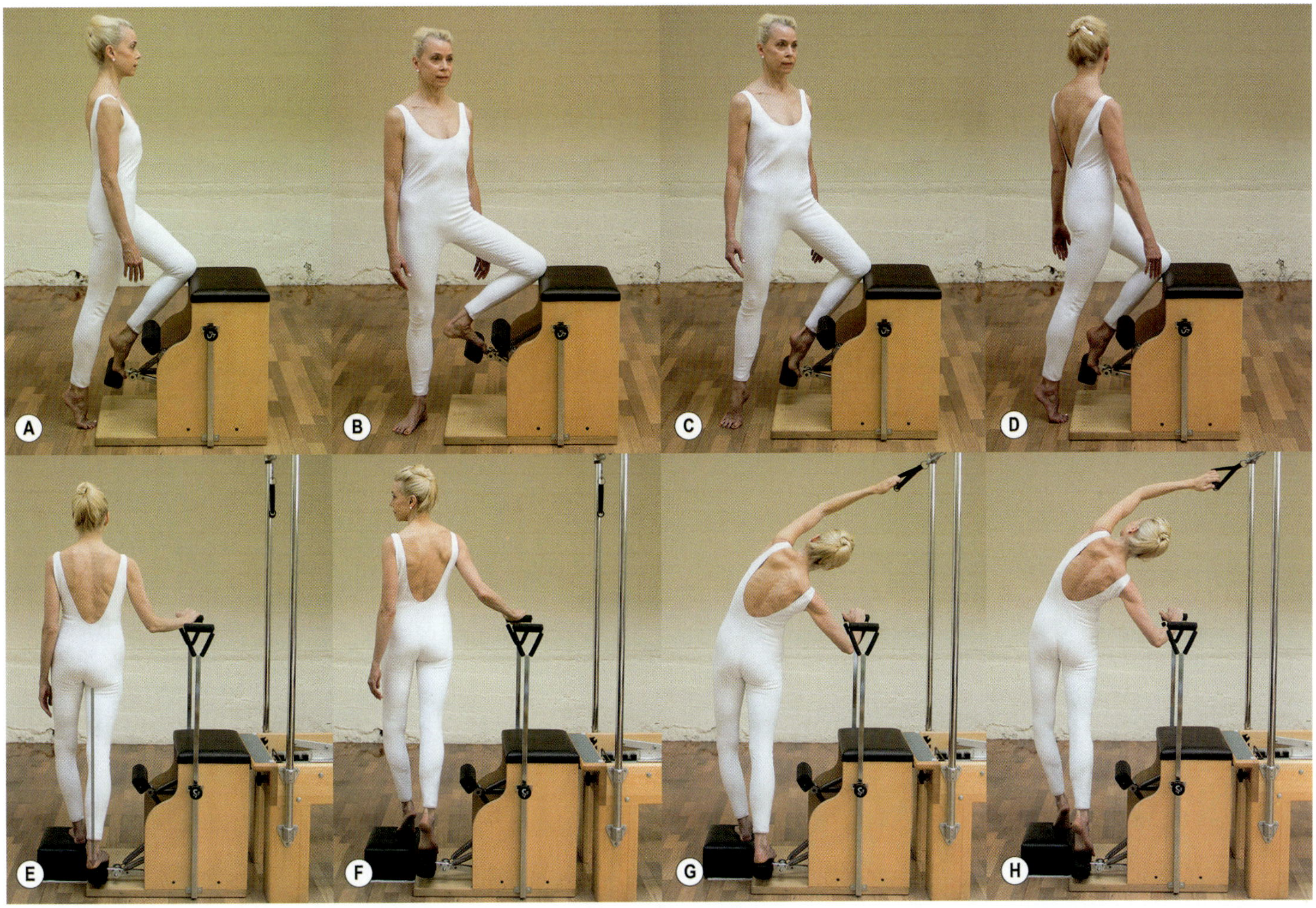

그림 8.3

A–D 체어를 바라보고 선 자세로 고관절 중립과 발목의 저측/배측굴곡(**A**), 고관절 외회전(**B&C**), 고관절 내회전 (**D**) 심부 전방 근막의 연속성은 3가지 방향에서 이 동적 균형 순서를 지원하기 위해 모든 근섬유 연속성과 함께 활성화된다.

근막에 중점을 둔 동작의 기준: 약간의 각도 변화를 통한 다양한 방향으로의 움직임.

E–H 체어 옆에 선 자세로 다양한 면에서의 척추의 움직임, **E** 선 자세에서 요추의 외측 굴곡을 동반한 골반 기울이기, **F** 흉추와 경추의 회전을 동반한 발목의 저측굴곡, **G** 흉추와 경추의 외측 굴곡을 동반한 골반 기울기와 요추 외측 굴곡, **H** 흉추와 경추의 외측 굴곡과 회전을 동반한 발목의 저측굴곡. 이러한 운동은 모든 근막 연속성, 특히 외측 및 나선 근막 연속성의 통합을 요구한다.

근막에 중점을 둔 동작의 기준: 힘/부하의 이동 – 신경근막 시스템을 통해 힘/부하를 고르게 분포시키는 움직임.

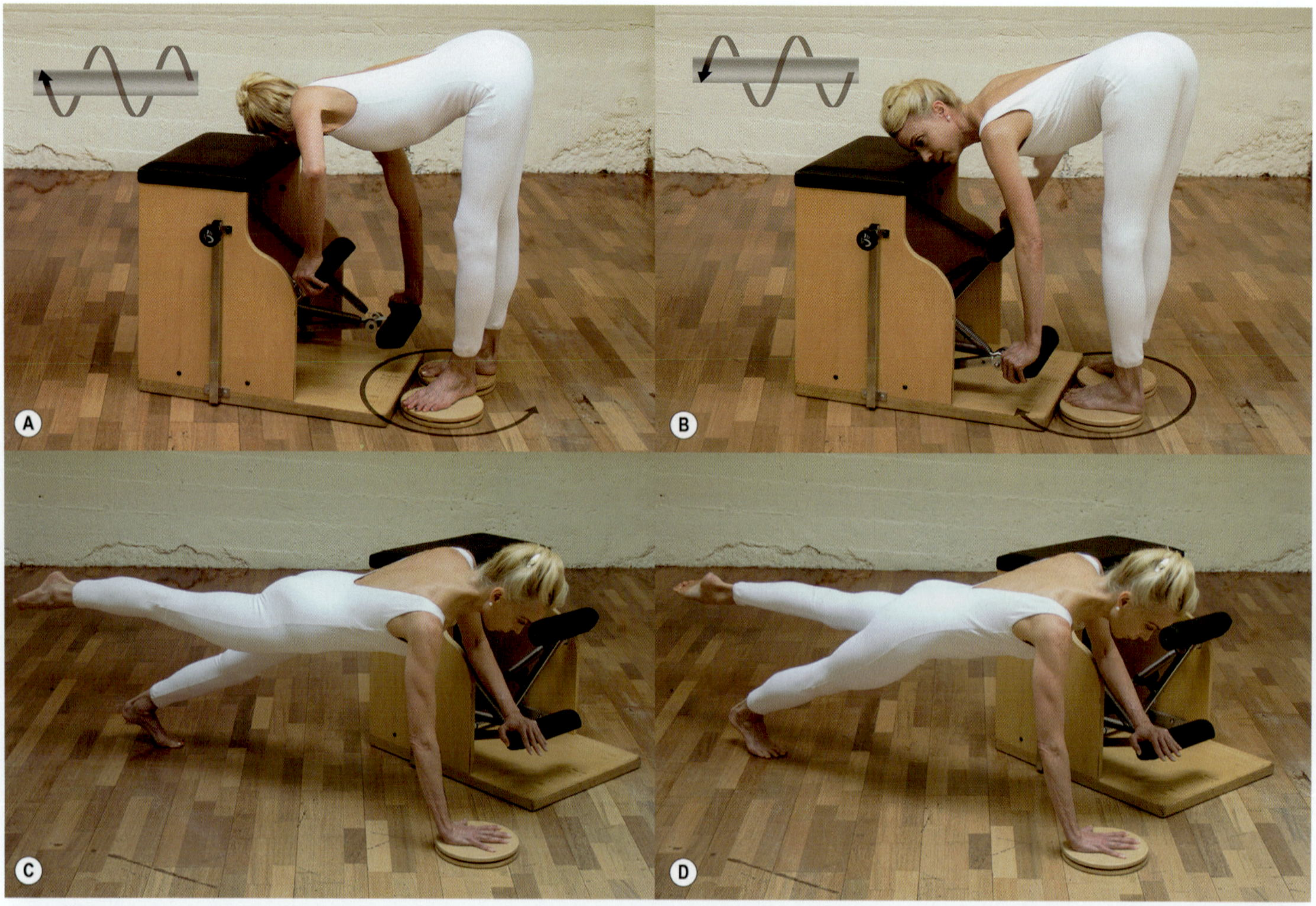

그림 8.4

A&B 체어 앞쪽에 회전디스크 위에 선 자세로, 각 페달에 한 손씩 올리고, 흉추와 경추의 회전. 흉추와 경추가 회전하는 반대 방향으로 다리와 발을 회전시킨다.

근막에 중점을 둔 동작의 기준: 흐르는 듯 이어지는 동작의 연결.

C&D 체어에 대해 사선 방향으로 **Single arm push-up**. 한 손은 회전디스크, 한 손은 체어 페달에 위치한 후 번갈아가며 한 발로 플랭크. 이 동적인 균형을 위한 운동은 모든 근막 연속성을 통합한다. **C** 페달 위의 왼손과 신전된 오른쪽 고관절은 전방과 후방 기능 근막 연속성을 활성화시킨다. **D** 페달 위 왼손과 신전된 왼쪽 고관절은 외측과 나선 근막 연속성을 강조한다.

근막에 중점을 둔 동작의 기준: 전신의 연속성 – 심층에서 표층으로, 표층에서 심층으로 연결하면서 몸통에서 팔다리로, 팔다리에서 몸통으로 연결한다.

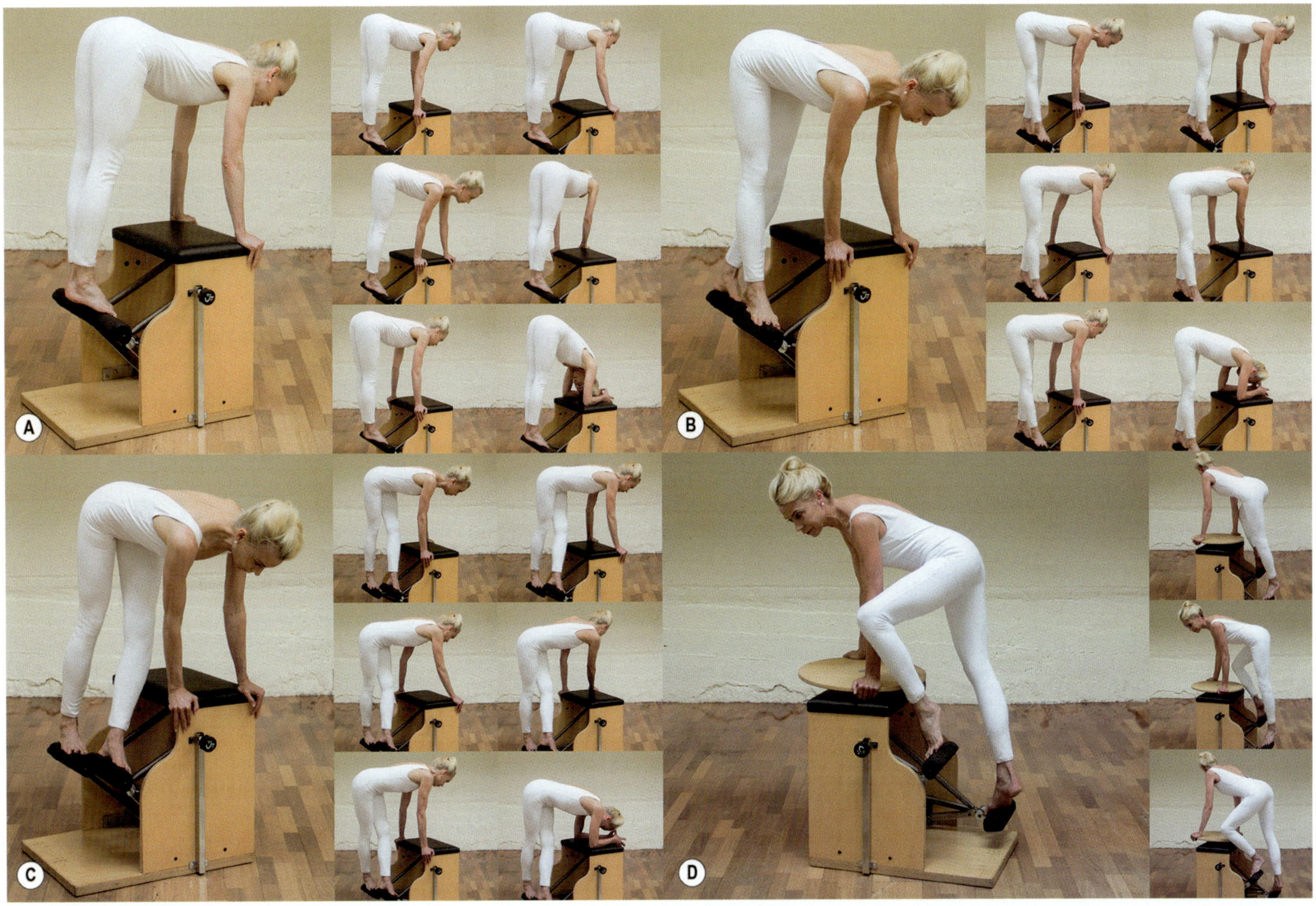

그림 8.5

A–D 체어 위에 손과 발의 다양한 위치는 전체 신경근막 시스템의 통합을 요구한다. 각각의 시퀀스들은 심부 전방, 표면 전방, 기능과 상지 근막 연속성을 강조한다.

근막에 중점을 둔 동작의 기준: 움직임 시작 – 근위부 구조물을 원위부 구조물에 연결하고, 원위부 구조물을 근위부 구조물에 연결한다.

A 체어를 바라보고, 각각의 발을 페달에 위치, 7가지의 다른 자세로 체어 위에 손을 위치한다. 체어에 대해 시상면 방향에서 각 페달에 같은 무게를 유지한다. 각각의 7가지의 다른 팔 위치는 신경근막 시스템을 통해 각각 다른 벡터를 갖는다.

B 체어에 옆으로 선 자세에서, 각각의 발을 페달에 위치, 바깥쪽 발을 앞쪽에 위치하고, 7가지의 다른 자세로 체어 위에 손을 위치한다. 신체의 왼쪽이 의자를 향해 있고 왼쪽 발이 뒤쪽 페달에 있을 때, 왼손이 점점 왼쪽으로 이동하면서 몸통을 왼쪽으로 구부린다. 이 순서는 왼쪽 외측 근막 연속성에 하중을 싣고 왼쪽 고관절의 내회전을 필요로 한다. 왼쪽 상완과 오른쪽 허벅지의 내측을 연결하는 기능 근막 연속성을 강조한다.

C 체어에 옆으로 선 자세에서, 각각의 발을 페달에 위치, 안쪽에 있는 발을 앞쪽에 위치하고, 7가지의 다른 자세로 체어 위에 손을 위치한다. 신체의 왼쪽이 체어를 향해 있고 왼쪽 발이 앞쪽 페달에 있을 때, 골반은 오른쪽으로 향하여 회전하는 경향을 갖는다. 이 순서는 왼쪽 외측 굴곡과 왼쪽 고관절의 내회전에 대한 요구를 증가시킨다. 오른쪽으로 회전되어 있는 골반의 오른쪽 허벅지 안쪽과 왼쪽 상완을 연결하는 전방 기능 근막 연속성에 접근하는 것은 어렵다.

D 체어를 바라보고, 각각의 발을 페달에 위치, 손은 워블 보드 위에 위치. **변환 1**–무릎을 굴곡하는 방향으로 회전. **변환 2**–무릎을 굴곡하는 반대방향으로 회전. 체어에 대한 시상면의 방향에서 흉추의 외측 굴곡은 워블 보드를 구부린 무릎 또는 편 무릎 방향으로 움직인다.

표 8.4
조셉 필라테스 트라페지 테이블 운동의 기본적인 척추 움직임 방향

근막에 중점을 둔 트라페지 테이블 운동 이 운동들은 **그림 8.6-8.7** 에서 보여준다.		기본적인 척추 움직임: 관상면 외측굴곡	회전	시상면 척추중립	시상면 신전	시상면 굴곡
푸쉬-스루바(Push-through bar), 스프링을 위쪽에 건 상태	그림(전체)	(1)	(4)	(5)	(1)	(2)
1. 엎드린 자세에서 견갑골의 움직임 패턴을 만든다.	*8.6A-C*		●	●		
푸쉬-스루바(Push-through bar)에 핸들을 걸고, 스프링을 위쪽에 건 상태						
2. 누운 자세에서 팔의 외회전, 내회전을 동반한 보조된 몸통 회전(옆으로 눕기)	*8.6D*		●	●		
3. 누운 자세에서 팔을 내회전하여 서로 교차한 후 보조된 척추의 굴곡	*8.6E*			●		●
4. 누운 자세에서 팔을 외회전하여 서로 교차한 후 보조된 척추의 신전	*8.6F*			●	●	
5. 회전디스크 위에 앉은 자세로 견갑골 하강, 팔꿈치 굴곡, 팔 외회전	*8.6G*		●	●		
푸쉬-스루바(Push-through bar), 스프링을 위쪽에 건 상태						
6. 앉은 자세에서 "Circle-Saw" (**표 3.1 No.11**, Saw)	*8.7A-F*	●	●			●

표 8.5
근막에 중점을 둔 동작의 기준과 근막에 중점을 둔 트라페지 테이블 예시

근막에 중점을 둔 동작의 기준

동작의 요구사항	바이오텐세그리티 모델(Biotensegrity model)
1. 동작은 운동조절의 개선과 콜라겐 재형성을 지속 가능하게 한다. 2. 동작은 바이오텐세그리티 모델*의 인식과 구현을 촉진한다.	*"텐세그리티(Tensegrity) 구조는 국소적인 기계적 스트레스에 대해 전체적인 반응을 제공한다. 그 결과로 중력으로부터 어느 정도 독립된 형태를 갖게 된다. 텐세그리티 모델이 없다면, 우리의 원섬유성의 구조는 중력으로 인해 붕괴된다. 텐세그리티 모델로 인해 우리의 구조는 주변 구조를 포함한 전체적인 네트워크를 통해 하중을 펼쳐냄으로써 압력을 흡수하고 분산시킨다." (Guimberteau & Armstrong, 2015) "텐세그리티 모델이 치료에 대한 특정 접근 방식을 반드시 변경시키는 것은 아니지만, 기능 해부학에 대한 새로운 이해를 바탕으로 **신체의 역학을 시각화할 수 있는 더 나은 방법**을 제공한다." (Scarr, 2014)

	필라테스 원리	조셉 필라테스 트라페지 테이블 예시	근막에 중점을 둔 트라페지 테이블 예시
3. 적합한 모든 근막 연속성을 고객의 상태에 따라 최적의 순서로 접근한다.	전신운동	Rolling In and Out	엎드린 자세에서 견갑골의 움직임 패턴을 만든다. **(그림 8.6A-C)**
동작 목적			
4. **내수용 감각**(Interoception) – 근막내 사이질 신경은 고유수용성 감각 또는 통각 대신에 내수용 감각을 제공한다. 이러한 자유신경종말의 자극은 생리적 필요와 관련하여 항상성을 찾기 위해 신체 상태에 대한 정보를 제공한다. 내수용 감각 신호는 온감, 메스꺼움, 배고픔, 아픔, 노력, 무거움 또는 가벼움 같은 느낌과 관련이 있다. 내부 체성 감각에 대한 인식은 감정, 느낌과 관련이 있다(Schleip & Baker, 2015).	호흡	*내수용 감각은 개인마다 다르다.*	
5. **고유수용성 감각의 개선** – 고유수용성 감각은 자세, 힘줄 및 근육의 감각과 연결된다.	집중력 조절력	허벅지 스트레칭 (Thigh Stretch)	회전디스크 위에 앉은 자세로 견갑골 하강, 팔꿈치 굴곡, 팔 외회전 **(그림 8.6G)**
6. **운동감각의 명민함** – 운동감각 (동적 고유수용감각), 팔다리와 몸통의 움직임과 위치에 대한 적절한 감각	정확성	Magician	누운 자세에서 팔의 외회전, 내회전을 동반한 보조된 몸통의 회전(옆으로 눕기) **(그림 8.6D)**

계속

표 8.5 계속

움직임 특성				
7.	신체는 신경근막 시스템의 많은 부분을 포함하여 동시적으로 움직인다.	전신 움직임 호흡	Hanging Down	앉은 자세에서 "Circle-Saw" (**그림 8.7A-F**)
8.	**전신의 연속성** – 심층에서 표층으로, 표층에서 심층으로 연결하면서 몸통에서 팔다리로, 팔다리에서 몸통으로 연결한다.	전신 움직임	Parakeet	한쪽 고관절 굴곡을 동반한 "Parakeet" (**그림 8.8D**)
9.	**움직임 시작** – 근위부 구조물을 원위부 구조물에 연결하고, 원위부 구조물을 근위부 구조물에 연결한다.	중심화 호흡	Push-Through Seated Back	누운 자세에서 팔을 외회전하여 서로 교차한 후 보조된 척추의 신전 (**그림 8.6F**)
10.	흐르는 듯 이어지는 동작의 연결	호흡	Spread Eagle	무릎 신전을 동반한 "Bridge" (**그림 8.8B**)
11.	약간의 각도 변화를 통한 다양한 방향으로의 움직임	균형 잡힌 근육 발달 (최적의 신경근막 시스템 활성화)	Butterfly	회전디스크 위에 앉은 자세로 견갑골 하강, 팔꿈치 굴곡, 팔 외회전 (**그림 8.6G**)
12.	**힘/부하의 이동** – 신경근막 시스템을 통해 힘/부하를 고르게 분포시키는 움직임		Tower Hanging Up	엎드린 자세에서 견갑골의 움직임 패턴을 만든다. (**그림 8.6A-C**) 양쪽 무릎의 굴곡과 신전을 동반한 "Parakeet" (**그림 8.8F**)
13.	준비를 위한 반대 움직임	리듬	Side-Lying Bicycle	누운 자세에서 팔의 외회전, 내회전을 동반한 보조된 몸통회전(옆으로 눕기) (**그림 8.6D**)
14.	**동적 스트레칭** – 느리고 빠른 템포의 변화	리듬	Mermaid	앉은 자세에서 "Circle-Saw" (**그림 8.7A-F**)
운동 결과				
15.	조직에 수분공급을 촉진시킨다.			
16.	3차원적 신경근막 시스템 내에서 조직의 미끄러짐(Glide)을 발달시킨다.			
17.	콜라겐 섬유의 주름을 발달시키고 규칙적인 격자 모양을 만든다.			
18.	탄성 반동을 발달시킨다.	*트라페지 테이블은 탄성 반동 운동을 지원하지 않는다.*		
19.	조직 재생을 촉진시킨다.			
20.	조직의 탄력성을 발달시킨다.			

표 8.6
근막에 중점을 둔 근막경선[a]과 트라페지 테이블 운동

근막에 중점을 둔 동작의 기준

동작의 요구사항	바이오텐세그리티 모델(Biotensegrity model)
1. 동작은 운동조절의 개선과 콜라겐 재형성을 지속 가능하게 한다.	[b]"텐세그리티(Tensegrity) 구조는 국소적인 기계적 스트레스에 대해 전체적인 반응을 제공한다. 그 결과로 중력으로부터 어느 정도 독립된 형태를 갖게 된다. 텐세그리티 모델이 없다면, 우리의 원섬유성의 구조는 중력으로 인해 붕괴된다. 텐세그리티 모델로 인해 우리의 구조는 주변 구조를 포함한 전체적인 네트워크를 통해 하중을 펼쳐냄으로써 압력을 흡수하고 분산시킨다." (Guimberteau & Armstrong, 2015)
2. 동작은 바이오텐세그리티 모델[b]의 인식과 구현을 촉진한다.	"텐세그리티 모델이 치료에 대한 특정 접근 방식을 반드시 변경시키는 것은 아니지만, 기능 해부학에 대한 새로운 이해를 바탕으로 **신체의 역학을 시각화할 수 있는 더 나은 방법을** 제공한다." (Scarr, 2014)

	근막경선[a]						
	표면 후방선	기능선	외측선	나선선	심부 전방선	상지선	표면 전방선
3. 적합한 모든 근막 연속성을 고객의 상태에 따라 최적의 순서로 접근한다.	"Bridge" (**그림 8.8A**)	엎드린 자세에서 견갑골의 움직임 패턴을 만든다. (**그림 8.6A-C**)	앉은 자세에서 "Circle-Saw" (**그림 8.7A-F**)	회전디스크 위에 앉은 자세로 견갑골 하강, 팔꿈치 굴곡, 팔 외회전 (**그림 8.6G**)	양쪽 무릎의 굴곡과 신전을 동반한 "Parakeet" (**그림 8.8F**)	누운 자세에서 팔의 외회전, 내회전을 동반한 보조된 몸통회전 (옆으로 눕기) (**그림 8.6D**)	시상면에서 허벅지 스트레칭 (**그림 8.8H**)

동작 목적

4. **내수용 감각**(Interoception) – 근막내 사이질 신경은 고유수용성 감각 또는 통각 대신에 내수용 감각을 제공한다. 이러한 자유신경종말의 자극은 생리적 필요와 관련하여 항상성을 찾기 위해 신체 상태에 대한 정보를 제공한다. 내수용 감각 신호는 온감, 메스꺼움, 배고픔, 아픔, 노력, 무거움 또는 가벼움 같은 느낌과 관련이 있다. 내부 체성 감각에 대한 인식은 감정, 느낌과 관련이 있다(Schleip & Baker, 2015).

	표면 후방선	기능선	외측선	나선선	심부 전방선	상지선	표면 전방선
5. **고유수용성 감각의 개선** – 고유수용성 감각은 자세, 힘줄 및 근육의 감각과 연결된다.	한쪽 고관절 굴곡을 동반한 "Parakeet" (**그림 8.8D**)	엎드린 자세에서 견갑골의 움직임 패턴을 만든다. (**그림 8.6A-C**)	회전디스크 위에 앉은 자세로 견갑골 하강, 팔꿈치 굴곡, 팔 외회전 (**그림 8.6G**)	회전디스크 위에 앉은 자세로 견갑골 하강, 팔꿈치 굴곡, 팔 외회전 (**그림 8.6G**)	누운 자세에서 팔을 외회전하여 서로 교차한 후 보조된 척추의 신전 (**그림 8.6F**)	회전디스크 위에 앉은 자세로 견갑골 하강, 팔꿈치 굴곡, 팔 외회전 (**그림 8.6G**)	누운 자세에서 팔을 내회전하여 서로 교차한 후 보조된 척추의 굴곡 (**그림 8.6E**)

계속

표 8.6 계속

	근막경선[a]						
	표면 후방선	기능선	외측선	나선선	심부 전방선	상지선	표면 전방선
6. 운동감각의 명민함 – 운동감각(동적 고유수용감각), 팔다리와 몸통의 움직임과 위치에 대한 적절한 감각	한쪽 무릎의 굴곡과 신전을 동반한 "Parakeet" (**그림 8.8*E***)	양쪽 무릎의 굴곡과 신전을 동반한 "Parakeet" (**그림 8.8*F***)	누운 자세에서 팔의 외회전, 내회전을 동반한 보조된 몸통회전 (옆으로 눕기) (**그림 8.6*D***)	엎드린 자세에서 견갑골의 움직임 패턴을 만든다. (**그림 8.6*A-C***)	무릎 신전을 동반한 "Bridge" (**그림 8.8*B***)	누운 자세에서 팔을 내회전하여 서로 교차한 후 보조된 척추의 굴곡과 누운 자세에서 팔을 외회전하여 서로 교차한 후 보조된 척추의 신전 (**그림 8.6*E,F***)	"Bridge" (**그림 8.8*A***)
움직임 특성							
7. 신체는 신경근막 시스템의 많은 부분을 포함하여 동시적으로 움직인다.	양쪽 무릎의 굴곡과 신전을 동반한 "Parakeet" (**그림 8.8*F***)	무릎 신전을 동반한 "Bridge" (**그림 8.8*B***)	위쪽에 스프링을 건 푸시스루바에 양손을 올려놓은 상태로 박스 위에서 Advanced Mermaid (**그림 8.8*G***)	앉은 자세에서 "Circle–Saw" (**그림 8.7*F***)	앉은 자세에서 "Circle–Saw" (**그림 8.7*A-F***)	무릎 신전을 동반한 "Bridge" (**그림 8.8*B***)	무릎 신전을 동반한 "Bridge" (**그림 8.8*B***)
8. **전신의 연속성** – 심층에서 표층으로, 표층에서 심층으로 연결하면서 몸통에서 팔다리로, 팔다리에서 몸통으로 연결한다.	시상면에서 허벅지 스트레칭 (**그림 8.8*H***)	시상면에서 허벅지 스트레칭 (**그림 8.8*H***)	앉은 자세에서 "Circle–Saw" (**그림 8.7*B***)	푸시스루바에 대해 대각선 위치에서 허벅지 스트레치 (**그림 8.8*I***)	누운 자세에서 팔의 외회전, 내회전을 동반한 보조된 몸통회전 (옆으로 눕기) (**그림 8.6*D***)	앉은 자세에서 "Circle–Saw" (**그림 8.7*A-F***)	시상면에서 허벅지 스트레칭 (**그림 8.8*H***)

표 8.6 계속

	근막경선[a]						
	표면 후방선	기능선	외측선	나선선	심부 전방선	상지선	표면 전방선
9. **움직임 시작** – 근위부 구조물을 원위부 구조물에 연결하고, 원위부 구조물을 근위부 구조물에 연결한다.	양쪽 무릎의 굴곡과 신전을 동반한 "Parakeet" (**그림 8.8F**)	엎드린 자세에서 견갑골의 움직임 패턴을 만든다. (**그림 8.6A-C**)	회전디스크 위에 앉은 자세로 견갑골 하강, 팔꿈치 굴곡, 팔 외회전 (**그림 8.6G**)	누운 자세에서 팔의 외회전, 내회전을 동반한 보조된 몸통회전 (옆으로 눕기) (**그림 8.6D**)	누운 자세에서 팔을 내회전하여 서로 교차한 후 보조된 척추의 굴곡 (**그림 8.6E**)	회전디스크 위에 앉은 자세로 견갑골 하강, 팔꿈치 굴곡, 팔 외회전 (**그림 8.6G**)	누운 자세에서 팔을 내회전하여 서로 교차한 후 보조된 척추의 굴곡 (**그림 8.6E**)
10. 흐르는 듯 이어지는 동작의 연결	푸시스루바에 대해 대각선 위치에서 허벅지 스트레치 (**그림 8.8*I***)	한쪽 무릎의 굴곡과 신전을 동반한 "Parakeet" (**그림 8.8E**)	앉은 자세에서 "Circle–Saw" (**그림 8.7A-F**)	푸시스루바에 대해 대각선 위치에서 허벅지 스트레치 (**그림 8.8*I***)	앉은 자세에서 "Circle–Saw" (**그림 8.7A-F**)	앉은 자세에서 "Circle–Saw" (**그림 8.7A-F**)	시상면에서 허벅지 스트레칭 (**그림 8.8H**)
11. 약간의 각도 변화를 통한 다양한 방향으로의 움직임	회전을 동반한 "Bridge" (**그림 8.8C**)	회전을 동반한 "Bridge" (**그림 8.8C**)	앉은 자세에서 "Circle–Saw" (**그림 8.7A-F**)	회선을 동반한 "Parakeet" (**그림 없음**)	앉은 자세에서 "Circle–Saw" (**그림 8.7A-F**)	회전디스크 위에 앉은 자세로 견갑골 하강, 팔꿈치 굴곡, 팔 외회전 (**그림 8.6G**)	푸시스루바에 대해 대각선 위치에서 허벅지 스트레치 (**그림 8.8*I***)
12. **힘/부하의 이동** – 신경근막 시스템을 통해 힘/부하를 고르게 분포시키는 움직임	무릎 신전을 동반한 "Bridge" (**그림 8.8B**)	엎드린 자세에서 견갑골의 움직임 패턴을 만든다. (**그림 8.6A-C**)	회전디스크 위에 앉은 자세로 견갑골 하강, 팔꿈치 굴곡, 팔 외회전 (**그림 8.6G**)	회전을 동반한 "Bridge" (**그림 8.8C**)	앉은 자세에서 "Circle–Saw" (**그림 8.7A-F**)	앉은 자세에서 "Circle–Saw" (**그림 8.7B**)	무릎 신전을 동반한 "Bridge" (**그림 8.8B**)
	양쪽 무릎의 굴곡과 신전을 동반한 "Parakeet" (**그림 8.8F**)		위쪽에 스프링을 건 푸시스루바에 양손을 올려놓은 상태로 박스 위에서 Advanced Mermaid (**그림 8.8G**)		무릎 신전을 동반한 "Bridge" (**그림 8.8B**)	무릎 신전을 동반한 "Bridge" (**그림 8.8B**)	

계속

표 8.6 계속

	근막경선[a]						
	표면 후방선	기능선	외측선	나선선	심부 전방선	상지선	표면 전방선
13. 준비를 위한 반대 움직임	한쪽 고관절 굴곡을 동반한 "Parakeet" (**그림 8.8D**)	시상면에서 허벅지 스트레칭 (**그림 8.8H**)	한쪽 무릎의 굴곡과 신전을 동반한 "Parakeet" (**그림 8.8E**)	회전디스크 위에 앉은 자세로 견갑골 하강, 팔꿈치 굴곡, 팔 외회전 (**그림 8.6G**)	누운 자세에서 팔을 내회전하여 서로 교차한 후 보조된 척추의 굴곡과 누운 자세에서 팔을 외회전하여 서로 교차한 후 보조된 척추의 신전 (**그림 8.6E,F**)	누운 자세에서 팔을 외회전하여 서로 교차한 후 보조된 척추의 신전과 회전디스크 위에 앉은 자세로 견갑골 하강, 팔꿈치 굴곡, 팔 외회전 (**그림 8.6F,G**)	누운 자세에서 팔을 내회전하여 서로 교차한 후 보조된 척추의 굴곡과 누운 자세에서 팔을 외회전하여 서로 교차한 후 보조된 척추의 신전 (**그림 8.6E,F**)
14. **동적 스트레칭** – 느리고 빠른 템포의 변화	앉은 자세에서 "Circle-Saw" (**그림 8.7A**)	앉은 자세에서 "Circle-Saw" (**그림 8.7A-F**)	앉은 자세에서 "Circle-Saw" (**그림 8.7B**)	앉은 자세에서 "Circle-Saw" (**그림 8.7B**)	회전을 동반한 "Bridge" (**그림 8.8C**)	팔의 외회전, 내회전을 동반한 누운 자세에서 옆으로 누운 자세로의 보조된 몸통 회전 (**그림 8.6D**)	무릎 신전을 동반한 "Bridge" (**그림 8.8B**)

운동 결과	
15. 조직에 수분공급을 촉진시킨다.	근막조직의 약 3분의 2는 수분으로 구성되어 있다. 스트레칭 또는 국소부위 압박을 통해 기계적 부하가 적용되는 동안 상당한 양의 수분이 스트레스를 많이 받는 영역에서 밀려나온다. 근막조직에 대한 외부적인 부하의 적용은 점도가 높아진 조직의 상태를 개선하고 신선한 수화작용을 일으킬 수 있다. (Schleip & Baker, 2015, p.8)
16. 3차원적 신경근막 시스템 내에서 조직의 미끄러짐(Glide)을 발달시킨다.	정상적으로 서로 미끄러져서 움직이는 콜라겐 층은 소성 결합조직에 다양한 부산물이 축적되면서 방해 받을 수 있다. 소성 결합조직에서 조직의 미끄러짐이 부족해지는 현상은 과사용 증후군, 외상 및 수술의 경우에 흔하게 발생한다. 국소부의 온도 증가는 근막의 미끄러짐(fascial gliding)을 증가시킨다. 국소부의 온도가 섭씨 40° 이상으로 올라가면 히알루론산(hyaluronan)의 3차원적인 사슬 구조는 점차 파괴된다. 이것은 깊은 근막과 근육 내에 존재하는 느슨한 결합조직의 히알루론산 점도를 감소시킨다. 국소부 온도의 일시적인 증가는 마사지, 움직임 또는 따뜻한 샤워를 통해 발생될 수 있다. 잠자는 동안 움직임이 줄어들게 되면 히알루론산의 점성을 증가시켜서 결과적으로 깊은 근막과 근육의 경직 및 뻣뻣함을 유발할 수 있다. (Stecco, 2015, pp.60, 64)

표 8.6 계속

운동 결과		
17.	콜라겐 섬유의 주름을 발달시키고 규칙적인 격자 모양을 만든다.	콜라겐 섬유의 미세 구조는 크림프(crimp)라고 불리는 물결모양을 보여주는데, 이는 탄성 스프링(elastic springs)을 연상시킨다. 사람이 나이가 들거나 근섬유가 잘 움직이지 않을 때, 섬유의 구조는 주름(물결모양)과 탄력성을 잃게 된다. 규칙적인 근섬유의 적절한 운동 부하는 더 건강한 콜라겐 섬유 구조를 유발하고 물결모양의 섬유 형태를 만들어 탄성 저장 능력을 더 증가시킬 수 있다. (Schleip & Baker, 2015, p.7)
18.	탄성 반동을 발달시킨다.	*트라페지 테이블은 탄성 반동 훈련 (elastic recoil training)을 지원하지 않는다.*
19.	조직 재생을 촉진시킨다.	신체에서 근막 네트워크가 재생되는 속도는 매우 느리다. 며칠이나 몇 주가 아니라 몇 개월에서 몇 년 사이에 반감기를 보인다. 적절한 운동을 한 후 처음 3시간 동안에는 콜라겐 합성이 증가한다. 그러나, 콜라겐 분해 또한 증가한다. 운동 후 하루 반 동안에는 콜라겐 분해가 콜라겐 합성을 능가한다. 운동 후 48시간이 지나야 콜라겐 생성의 순 합성은 양성이 된다. (Schleip & Baker, 2015, pp.8–9) 이동성과, 적응성을 가진 교차성 섬유형태인 원섬유성 네트워크는 역학적인 조화로움을 발달시키지만, 조직의 손상으로 인해 이 기능을 잃어버릴 수 있다. 신체가 회복되는 과정에서 손상된 부위의 원섬유성 네트워크는 원래 상태로 회복되지 못한다. 손상된 부위에 새로이 대체된 조직의 질은 좋지 않게 되며, 도수 치료(manual therapy)로 초기에 조직 움직임을 제공하여 손상된 조직의 유연성을 높임으로써 이를 개선할 수 있다. (Guimberteau & Armstrong, 2015, p.162)
20.	조직의 탄력성을 발달시킨다.	"바이오텐세그리티(biotensegrity)" 모델에 따르면, 신경근막 시스템은 움직임에 대해 자동적인 조절을 제공한다. 근막경선은 골격을 끌어당기는 외부 장력 네트워크를 형성하는 결합조직의 지도를 만든다. '각각의 근육을 분리된 형태로 보는 이론'은 회복을 위해 필수적인 신체 전반에 대한 접근에 있어서 우리의 인식을 제한해 왔다. (Myers, p.46, Ch. 6 in Schleip & Baker, 2015).

[a] 토마스 마이어스(2014)의 *아나토미 트레인*은 근막경선이라는 용어를 제시한다.

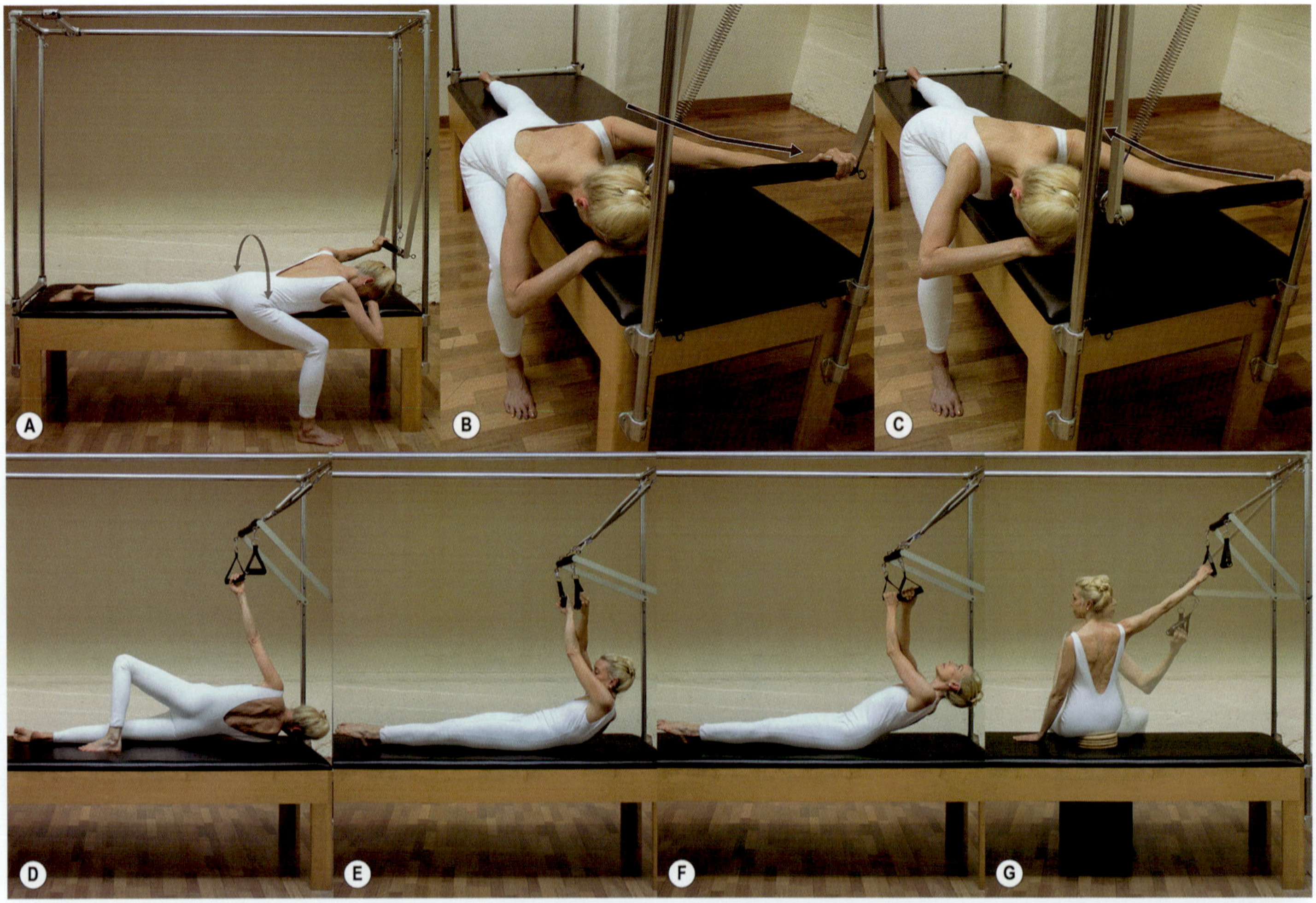

그림 8.6

A–C 트라페지 테이블 위에 엎드린 자세로 견갑골의 움직임 패턴을 만든다. 호흡을 마시는 동안, 오른쪽 발로 바닥을 누르고 푸쉬-스루바를 밀면서 날개뼈의 외전과 거상에 의해 골반을 회전한다. 호흡을 내쉬는 동안, 움직임의 사슬은 반대 방향으로 나타난다. 전신 움직임을 만들기 위해 나선 근막 연속성은 전방, 후방 상지 근막 연속성과 연결된다.

근막에 중점을 둔 동작의 기준: 힘/부하의 이동 – 신경근막 시스템을 통해 힘/부하를 고르게 분포시키는 움직임.

D–G 핸들의 고리를 이용해 트라페지 테이블 푸쉬-스루바의 아이볼트(**eyebolts**)에 연결한다.

D 누운 자세에서 팔의 외회전, 내회전을 동반한 보조된 몸통회전(옆으로 눕기). 호흡을 마시면서, 왼쪽 발로 트라페지 테이블을 밀어주면 몸통은 오른쪽으로 회전되고, 왼쪽 어깨는 내회전이 만들어진다. 호흡을 내쉬는 동안 움직임은 반대로 나타난다.

근막에 중점을 둔 동작의 기준: 힘/부하의 이동 – 신경근막 시스템을 통해 힘/부하를 고르게 분포시키는 움직임.

E 누운 자세에서 팔을 내회전하여 서로 교차한 후 보조된 척추의 굴곡 팔의 내회전과 회내는 흉추와 경추의 굴곡을 용이하게 하며, 심부 전방, 표면 전방과 전방 상지 근막 연속성을 통합한다.

근막에 중점을 둔 동작의 기준: 적합한 모든 근막 연속성을 고객의 상태에 따라 최적의 순서로 접근한다.

F 누운 자세에서 팔을 외회전하여 서로 교차한 후 보조된 척추의 신전. 팔의 외회전과 회외는 흉추와 경추의 신전을 용이하게 하며, 표면 후방, 심부 전방 및 후방과 전방 상지 근막 연속성을 통합한다.

근막에 중점을 둔 동작의 기준: 적합한 모든 근막 연속성을 고객의 상태에 따라 최적의 순서로 접근한다.

G 회전디스크 위에 앉은 자세로 견갑골 하강, 팔꿈치 굴곡, 팔 외회전. 각 손가락은 푸쉬-스루바에 있는 손잡이를 아래로 내린다. 팔꿈치를 구부리는 동안, 회전디스크 위에서 손 쪽 방향으로 돌린다. 팔꿈치를 펴는 동안, 회전디스크 위에서 손 반대 방향으로 돌린다. 앉은 자세에서 시행하는 견갑골의 패턴화를 만드는 동작은 상지 근막 연속성을 몸통과 통합시킨다.

근막에 중점을 둔 동작의 기준: 적합한 모든 근막 연속성을 고객의 상태에 따라 최적의 순서로 접근한다.

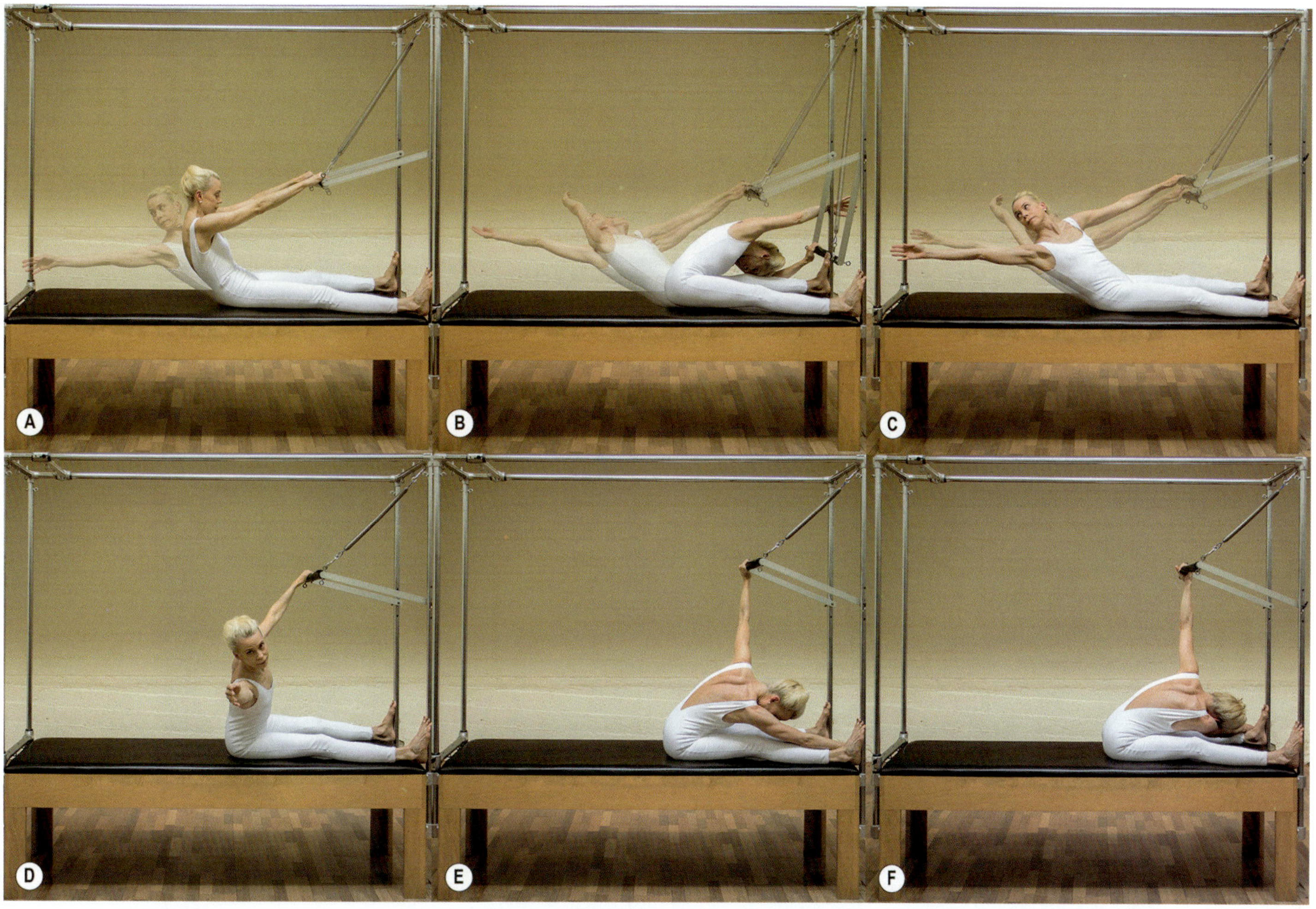

그림 8.7

A–F 트라페지 테이블 위에서 "**Circle-Saw**". 수직바에 위치한 발쪽에서 지면 반발력을 만들고, 푸쉬-스루바에 손을 위치하고 앉은 자세에서 몸통의 회선을 하는 동안 척추의 굴곡, 외측 굴곡 그리고 회전 만든다. 심부 전방, 표면 전방, 외측, 나선 그리고 상지 근막 연속성을 강조한다.

근막에 중점을 둔 동작의 기준: 전신의 연속성 – 심층에서 표층으로, 표층에서 심층으로 연결하면서 몸통에서 팔다리로, 팔다리에서 몸통으로 연결한다.

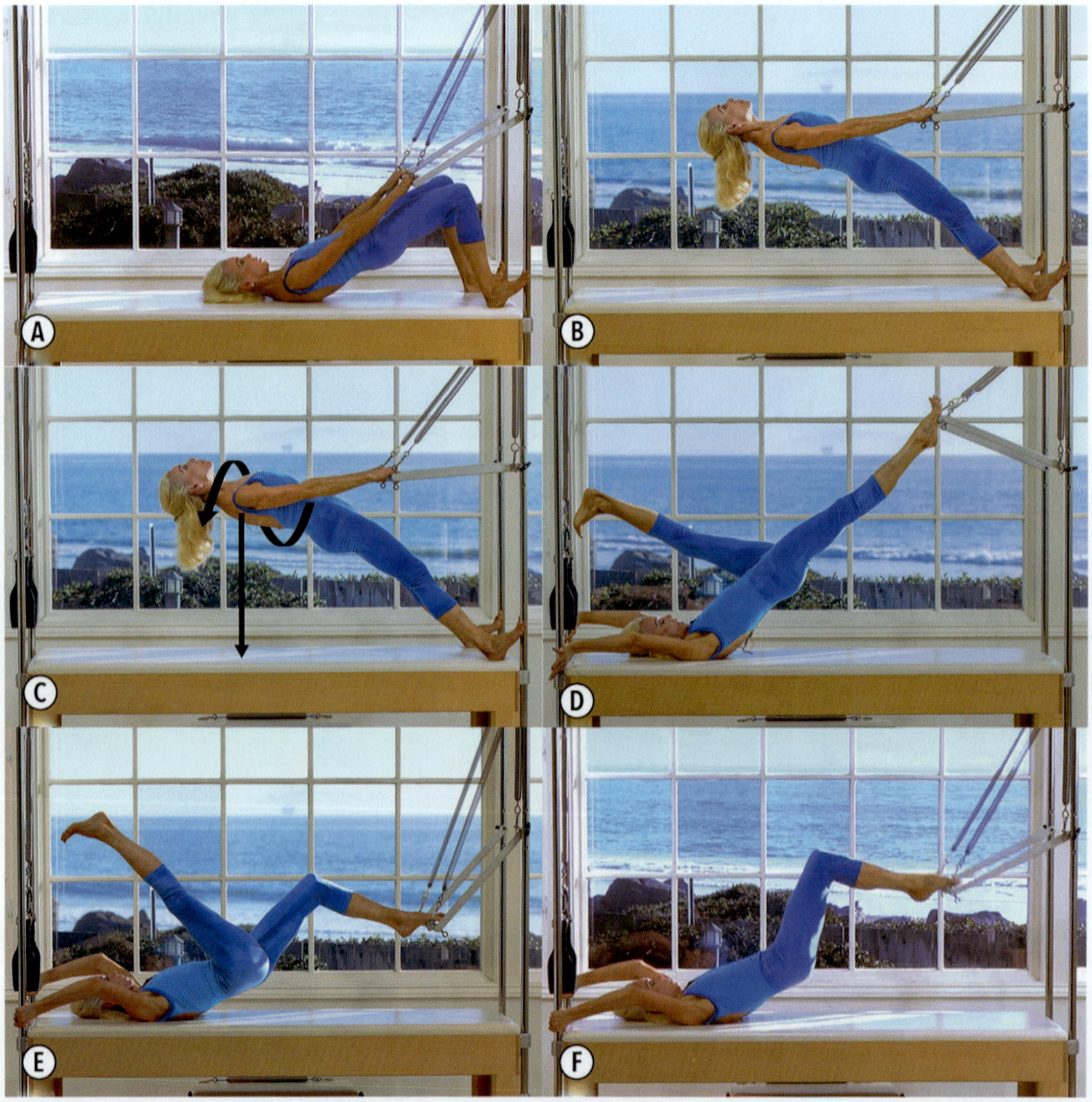

그림 8.8

A 트라페지 테이블 위에서 **Bridge**. 원위부 안정성을 만들기 위해 트라페지 테이블 수직바를 중족골로 눌러서 지면 반발력을 발생시킨다. 그리고 손으로 푸쉬-스루바를 아래로 당긴다(후방 상지 근막 연속성). 고관절 신전의 근위부 시작은 표면 후방과 심부 전방 근막 연속성의 협력적 활성화를 요구한다. 고관절 신전과 무릎관절 굴곡을 허용하기 위해 표면 전방 근막 연속성은 길어져야 한다.

근막에 중점을 둔 동작의 기준: 움직임 시작 - 근위부 구조물을 원위부 구조물에 연결하고, 원위부 구조물을 근위부 구조물에 연결한다.

B 무릎을 신전한 상태로 **Bridge**. 이 **Bridge**는 그림 **A**에서 보여준 **Bridge**에 이어서 시행할 수 있다. 표면 후방, 후방 상지 그리고 심부 전방 근막 연속성에 의해 발생된 힘의 증가가 요구된다.

근막에 중점을 둔 동작의 기준: 신체는 신경근막 시스템의 많은 부분을 포함하여 동시적으로 움직인다.

C 회전을 동반한 **Bridge**. 이 **Bridge**는 그림 **A**에서 보여준 **Bridge**에 이어서 시행할 수 있다. 양쪽 무릎을 구부릴 때 오른쪽 견갑골을 테이블 쪽으로 내린다. 무릎을 펴는 동안 원래의 위치로 돌아간다. 왼쪽으로도 반복한다. 이 동작은 나선 근막 연속성의 활성화를 요구한다.

근막에 중점을 둔 동작의 기준: 약간의 각도 변화를 통한 다양한 방향으로의 움직임.

D–F Parakeet 전체 동작은 움직임에 있어서 압박과 감압의 협응된 힘을 통해 바이오텐세그리티 경험을 구현한다.

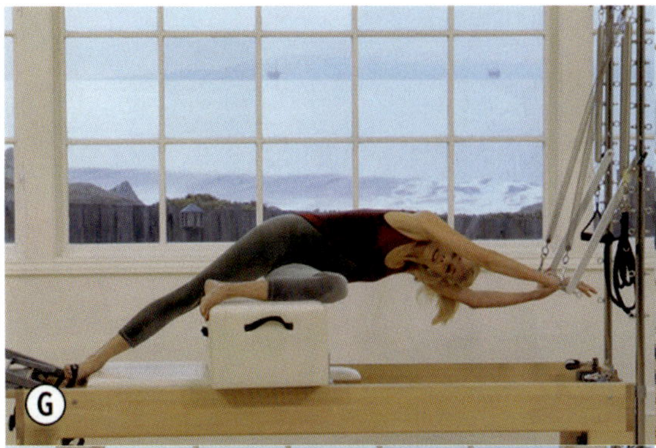

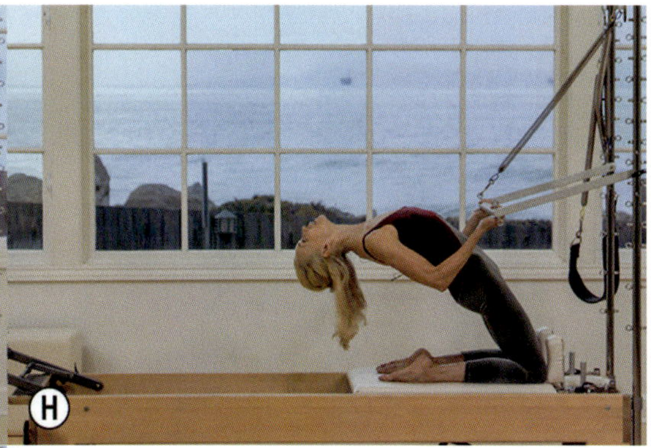

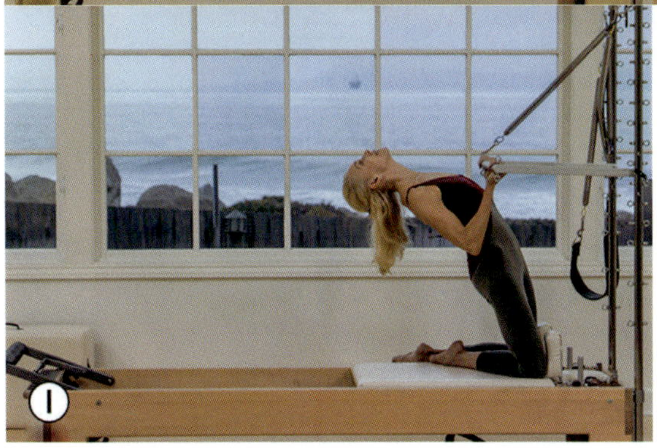

D 고관절 굴곡을 동반한 **Parakeet**. 푸쉬-스루바에 접촉한 오른발 발바닥(중족골 골두 뒤쪽으로 접촉)에 의해 발생된 지면 반발력과 손두덩 부위로 트라페지 테이블 수직바를 누르는 힘을 통해 안정성을 만들어서 고관절 굴곡과 신전을 하는 동안 골반의 근위부 조절이 가능하도록 한다. 오른쪽 발이 푸쉬-스루바에 접촉할 때는 왼손이 트라페지 테이블 수직바를 밀어서 후방 기능 근막 연속성을 따라 대각선 힘을 발생시킨다. 동시에 오른손으로 푸쉬-스루바를 밀면 오른쪽 외측 근막 연속성을 통한 힘을 발생시킨다. 표면 후방 근막 연속성은 심부 전방 근막 연속성과 결합된 움직임을 활성화시킨다.

근막에 중점을 둔 동작의 기준: 전신의 연속성 - 심층에서 표층으로, 표층에서 심층으로 연결하면서 몸통에서 팔다리로, 팔다리에서 몸통으로 연결한다.

E 한쪽 무릎의 굴곡과 신전을 동반한 **Parakeet**. 무릎의 굴곡과 신전, 푸쉬-스루바의 위, 아래로의 움직임을 통한 다양한 **Parakeet** 동작으로 **D**의 상급단계로 **E**를 진행할 수 있다. 바가 아래로 내려오면 **Bridge**를 유지하기 위해 표면 후방 근막 연속성을 더 활성화시킨다. 무릎을 구부리는 동안 수직바를 상지 쪽으로 당기고, 무릎을 펴는 동안 수직바를 미는 동작을 통해 전방과 후방 상지 근막 연속성이 강화된다.

근막에 중점을 둔 동작의 기준: 흐르는 듯 이어지는 동작의 연결.

F 양쪽 무릎의 굴곡과 신전을 동반한 **Parakeet**. 양쪽 무릎의 굴곡과 신전, 푸쉬-스루바의 위, 아래로의 교대적인 움직임 동반한 다양한 **Parakeet** 동작으로 **E**의 상급단계로 **F**를 진행할 수 있다. **Bridge** 자세를 유지하는 동안 표면 후방, 심부 전방과 상지 근막 연속성의 협력적 활성화가 강화된다. 무릎을 구부리는 동안 양쪽 손은 수직바를 당기고 무릎을 펴는 동안에는 수직바를 민다.

근막에 중점을 둔 동작의 기준: 힘/부하의 이동 - 신경근막 시스템을 통해 힘/부하를 고르게 분포시키는 움직임.

노트: 하단의 운동들은 트라페지 테이블 또는 리포머 타워에서 시행 가능함.

G 푸쉬-스루바에 스프링을 위쪽에 걸고 박스 위에서 **Advanced Mermaid**. 푸쉬-스루바를 잡고 있는 손과 배측굴곡되어 스트랩에 지지된 발에 제공되는 힘은 신체 전체 외측 근막 연속성을 향상시킨다.

근막에 중점을 둔 동작의 기준: 전신의 연속성 - 심층에서 표층으로, 표층에서 심층으로 연결하면서 몸통에서 팔다리로, 팔다리에서 몸통으로 연결한다.

H 시상면에서의 **Thigh-stretch** 동작은 표면 후방, 심부 전방, 표면 전방과 후방 상지 근막 연속성을 활성화시킨다.

근막에 중점을 둔 동작의 기준: 동적 스트레칭 - 느리고 빠른 템포의 변화.

I 푸쉬-스루바에 대해 대각선 방향에서의 **Thigh-stretch** 동작은 나선 근막 연속성을 활성화시킨다.

근막에 중점을 둔 동작의 기준: 운동감각의 명민함 - 운동감각(동적 고유수용감각), 팔다리와 몸통의 움직임과 위치에 대한 적절한 감각.

(출처: Pilates Anytime, www. Pilatesanytime.com)

표 8.7
체어와 트라페지 테이블에 대한 근막에 중점을 둔 운동 계획서 - 고객 프로필

고객의 진단명 또는 의학적 상태: 43세의 세 자녀를 둔 어머니, 모든 아이를 제왕절개로 출산했음.

단기 목표	장기 목표
1. 3명의 자녀(5, 7, 9세)를 활동적인 생활방식으로 양육하기 위해 복부 강화 2. 고객은 요가 수련을 위한 교차 운동으로 근막에 중점을 둔 필라테스를 한다. 앞으로 구부리는 동작에서의 범위 향상과 상체 근력 강화 3. 스키 시즌을 위해서 건강 유지하기 4. 스마트폰 사용으로 인해 발생된 두부전방자세를 교정	1. 세 번의 제왕절개로 약화된 몸통 근력 강화 2. 편향된 자세로 아이들을 안으면서 발생된 골반의 비대칭성 감소 3. 두부전방자세 교정을 위한 규칙적인 운동프로그램 시행하기 4. 뼈 건강을 위한 운동 프로그램 유지

조셉 필라테스의 체어와 트라페지 테이블 운동 계획 가이드	고객 프로필 – 고객 또는 담당 실무자가 작성
1. 근막 기능에 영향을 미치는 요인	
유전	지방 대사의 어려움
질병 관련	질병 없음
투약	갑상선 약
수술	3번의 제왕절개
● 흉터	
● 유착	
전신 염증	전신 염증을 경험하지 않았음.
생활 관련	
● 영양	균형 잡힌 유기농 음식
● 보조제	의사가 권장하는 보충제
● 흡연	비흡연
● 음주	모임이 있을 때 까끔 와인을 마신다.
● 앉아 있는 시간	하루 3시간 미만
저 가동성	저 가동성의 징후를 보이지 않음
과 가동성	신체 전반에 나타나는 과가동성은 아니지만 부분적 과 가동성의 징후를 보인다.
온도 및 습도의 선호	시원한 온도와 건조한 공기를 선호
2. 근막 기능을 향상시키기 위한 셀프케어 도구: 볼, 폼롤러, 막대, 손으로 사용하는 도구	
홈 프로그램	고객은 집에서 근막에 중점을 둔 운동을 하지 않는다.
스튜디오 프로그램	
프로그램 적용시간	

표 8.7 계속

3. 근막 기능을 향상시키기 위한 치료: 침, 정골요법, 물리치료, 롤핑요법®, 구조통합치료 등	고객은 전체 롤핑 테크닉을 받았으며, 정기적으로 롤핑 요법을 받고 있다.
예약스케줄	한 달에 한번은 정골요법을 받는다.
통합적 관리를 위한 소통	정골요법에서는 도수치료와 협응을 위한 운동을 추천한다.
4. 관절 가동 범위	고객은 운동 범위의 제한을 만드는 부상을 입지 않았다.
부분적 전체 금지	고객은 골반 비틀림, 흉추 중간 부위의 과한 굴곡, 경추의 과신전을 가지고 있다.
5. 체중부하	
비 체중부하	
부분 체중부하	요추와 골반 부위의 정렬을 위해 부분적인 체중부하를 적용한다.
전체 체중부하	뼈 건강을 위해 전체 체중부하에 초점을 둔다.
6. 운동사슬	
열린 운동 사슬	열린 운동 사슬에서 움직임 조절 부족함
닫힌 운동 사슬	보다 정확한 고유수용성 감각을 위해 닫힌 운동 사슬을 선호함
7. 고객을 위한 최적의 보조 및 저항	
체중으로만 이용	요가수업
밴드	
스프링	필라테스 체어운동에서 스프링의 저항
프리웨이트	
8. 최대 효과와 최소 손상을 위한 최적의 강도	3번의 제왕절개로 인해 골반이 틀어짐이 발생할 수 있기 때문에 중간 정도의 강도로 진행한다.
9. 위험하지 않으면서 새로운 것을 통해 신경계의 흥미를 유발시킬 운동	고객은 새로움이나 복잡함보다는 운동정확도에 초점 맞추기를 선호함
10. 고객에게 적용 가능한 필라테스 동작 선택	
조셉 필라테스의 체어, 트라페지 테이블, 바렐	고객은 스튜디오에 있는 모든 기구를 사용한다.
추가 장비	
불안정한 표면: 폼롤러, 우브, 로테이터 디스크, 발란스 보드, 락커 보드	고객은 필라테스 체어와 함께 불안정한 모든 표면을 사용한다.

계속

표 8.7 계속

11. ***Anatomy Train*에 묘사된 적절한 근막 연속성을 모두 활성화시킨다: 도수치료사와 운동치료사를 위한 근막경선(Myers, 2014)**	*고객의 운동 프로그램은 모든 근막 연속성을 활성화한다. 왼쪽과 오른쪽 외측 및 나선 근막의 균형은 골반 비틀림을 줄이는 데 도움이 된다. 심부 전방과 표면 전방의 활성화는 시상면에서 중립에 대한 힘과 조절에 기여하는 것으로 보인다.*
12. 근막의 탄성 반동 성질을 발달시키기 위한 훈련	*고객은 6장에 자세히 설명된 모든 근막에 중점을 둔 리포머 탄성 반동 순서를 일주일에 한 번 실행한다.*
기간: 하루 20~30분	
빈도: 일주일에 2~3회	
콜라겐 합성을 위한 회복 시간: 2일	
13. 탄성 반동에 중점을 두지 않는 근막에 중점을 둔 운동	
기간: 하루 20~30분	*매일 60분*
빈도: 일주일에 2~6회	*1주일에 2회*
최소 3주마다 프로그램을 변경	*매주 고객 프로그램을 변경한다.*
14. 고객이 선호하는 큐잉	
터치의 깊이	*중간 깊이의 터치를 선호한다.*
외수용 또는 내수용 감각 큐	*외수용감각 큐를 선호한다.*
15. 리듬감 있는 움직임과 집중을 촉진하기 위한 고객의 음악 선호도	*고객은 강사들에게 구두신호와 직접대화에 중점을 두는 것을 선호*
16. 다른 형태의 훈련과 상호작용	
다양한 강도의 인터벌트레이닝 (VIIT)	*고객은 집에서 트램펄린(trampoline)을 사용한다.*
유산소 운동: 15–45분, 일주일에 3–4번	*친구와 도심을 걷는다.*
근력운동: 15–30분, 일주일에 2회; 1–2일 휴식	*가끔 집에서 캐틀벨 운동을 한다.*
의식적 운동(Mindful movement): 요가, 태극권, 기공체조, 자이로키네시스®, 자이로토닉®	*일주일에 한두 번씩 요가를 한다.*

표 8.8
체어와 트라페지 테이블에 대한 근막에 중점을 둔 계획 가이드 – 운동 선택

고객의 진단명 또는 의학적 상태: 43세의 세 자녀를 둔 어머니, 모든 아이를 제왕절개로 출산했음.

				운동 결과					
운동은 **표 8.1-8.8**에서 선택된다.	근막에 중점을 둔 동작의 기준 움직임 요소: 움직임은 운동 조절의 개선과 콜라겐 리모델링을 지속가능하게 한다. 움직임은 바이오텐세그리티 모델*의 인식을 촉진한다. 고객의 상태에 적합한 모든 근막 연속성에 대해 최적의 시퀀스로 접근한다.	체어	트라페지 테이블	조직의 수화를 촉진	근막시스템의 활주 발달	조직의 재생 촉진	조직의 탄력성 발달	규칙적인 격자 주름 발달	탄성 반동 발달
*"텐세그리티(Tensegrity) 구조는 국소적인 기계적 스트레스에 대해 전체적인 반응을 제공한다. 그 결과로 중력으로부터 어느 정도 독립된 형태를 갖게 된다. 텐세그리티 모델이 없다면, 우리의 원섬유성의 구조는 중력으로 인해 붕괴된다. 텐세그리티 모델로 인해 우리의 구조는 주변 구조를 포함한 전체적인 네트워크를 통해 하중을 펼쳐냄으로써 압력을 흡수하고 분산시킨다." (Guimberteau & Armstrong, 2015)									
	내수용 감각(Interoception) – 근막내 사이질 신경은 고유수용성 감각 또는 통각 대신에 내수용 감각을 제공한다. 이러한 자유신경종말의 자극은 생리적 필요와 관련하여 항상성을 찾기 위해 신체 상태에 대한 정보를 제공한다. 내수용 감각 신호는 온감, 메스꺼움, 배고픔, 아픔, 노력, 무거움 또는 가벼움 같은 느낌과 관련이 있다. 내부 체성 감각에 대한 인식은 감정, 느낌과 관련이 있다 (Schleip & Baker, 2015).								
앉은자세에서 회전을 동반한 척추의 외측 굴곡 **그림 8.1A-C**	**고유수용성 감각의 개선** – 고유수용성 감각은 자세, 힘줄 및 근육의 감각과 연결된다.	●		●	●		●		
체어 페달에 옆으로 앉은 자세에서 한쪽 다리의 발목의 저측굴곡/배측굴곡 **그림 8.2E-H**	**운동감각의 명민함** – 운동감각 (동적 고유수용감각), 팔다리와 몸통의 움직임과 위치에 대한 적절한 감각	●		●	●	●	●		
체어를 마주보고 한쪽 발은 페달에, 양손은 체어 위에 7가지 다른 형태로 위치 **그림 8.5A**	신체는 신경근막 시스템의 많은 부분을 포함하여 동시적으로 움직인다.	●		●	●	●	●		
선 자세에서 고관절 중립, 외회전/내회전 상태로 발목의 저측굴곡/배측굴곡 **그림 8.3A-D**	**전신의 연속성** – 심층에서 표층으로, 표층에서 심층으로 연결하면서 몸통에서 팔다리로, 팔다리에서 몸통으로 연결한다.	●		●	●	●	●		

계속

표 8.8 계속

고객의 진단명 또는 의학적 상태: 43세의 세 자녀를 둔 어머니, 모든 아이를 제왕절개로 출산했음.

운동은 **표 8.1-8.8**에서 선택된다.	근막에 중점을 둔 동작의 기준 움직임 요소: 움직임은 운동 조절의 개선과 콜라겐 리모델링을 지속가능하게 한다. 움직임은 바이오텐세그리티 모델*의 인식을 촉진한다. 고객의 상태에 적합한 모든 근막 연속성에 대해 최적의 시퀀스로 접근한다.	운동 결과: 체어	트라페지 테이블	조직의 수화를 촉진	근막시스템의 활주 발달	조직의 재생 촉진	조직의 탄력성 발달	규칙적인 격자 주름 발달	탄성 반동 발달
체어에 옆으로 선 자세에서 바깥쪽 발을 앞으로 위치하여 각각의 발을 페달 위에 올린다. 7가지의 방법으로 체어 윗부분에 손을 위치 **그림 8.5B**	**움직임의 시작** – 근위부 구조물을 원위부 구조물에 연결하고, 원위부 구조물을 근위부 구조물에 연결한다.	●		●	●	●	●		
선 자세에서 골반을 기울이면서 발목의 저측굴곡을 동반한 흉추의 외측 굴곡과 회전 **그림 8.3E-H**	흐르는 듯 이어지는 동작의 연결	●	●	●	●	●	●		
체어에 옆으로 선 자세로 안쪽 발을 앞으로 위치하여 각각의 발을 페달 위에 올린다. 7가지의 방법으로 체어 윗부분에 손을 위치 **그림 8.5C**	약간의 각도 변화를 통한 다양한 방향으로의 움직임	●		●	●	●	●		
체어를 바라보고 선 자세에서 각각의 발은 페달 위에, 손은 워블 보드(Wobble Board)에 올린다. **변형 1**–무릎을 굴곡하여 다리쪽으로 돌리기, **변형 2**–무릎을 신전하여 다리쪽으로 돌리기 **그림 8.5D**	**힘/부하의 이동** – 신경근막 시스템을 통해 힘/부하를 고르게 분포시키는 움직임	●		●	●	●	●		
한 손은 회전디스크에, 다른 한 손은 체어 페달에 위치하고, 한 발로 지지한 자세로 플랭크 **그림 8.4C,D**	**힘/부하의 이동** – 신경근막 시스템을 통해 힘/부하를 고르게 분포시키는 움직임	●				●	●		

표 8.8 계속

고객의 진단명 또는 의학적 상태: 43세의 세 자녀를 둔 어머니, 모든 아이를 제왕절개로 출산했음.

				운동 결과					
운동은 **표 8.1-8.8**에서 선택된다.	근막에 중점을 둔 동작의 기준 움직임 요소: 움직임은 운동 조절의 개선과 콜라겐 리모델링을 지속가능하게 한다. 움직임은 바이오텐세그리티 모델*의 인식을 촉진한다. 고객의 상태에 적합한 모든 근막 연속성에 대해 최적의 시퀀스로 접근한다.	체어	트라페지 테이블	조직의 수화를 촉진	근막시스템의 활주 발달	조직의 재생 촉진	조직의 탄력성 발달	규칙적인 격자 주름 발달	탄성 반동 발달
앉은 자세에서 척추의 신전과 회전 **그림 8.2A,D**	준비를 위한 반대 움직임	●		●	●	●	●		
앉은 자세에서 "Circle–Saw" **그림 8.7A-F**	**동적 스트레칭** – 느리고 빠른 템포의 변화		●	●	●	●	●		
엎드린 자세에서 견갑골의 움직임 패턴을 만든다. **그림 8.6A-C**	**전신의 연속성** –심층에서 표층으로, 표층에서 심층으로 연결하면서 몸통에서 팔다리로, 팔다리에서 몸통으로 연결한다.		●	●	●	●	●		
트라페지 테이블에서 Parakeet **그림 8.8D-F**	신체는 신경근막 시스템의 많은 부분을 포함하여 동시적으로 움직인다.		●	●	●	●	●		

참고문헌 (References)

Publications

Guimberteau, J. C. & Armstrong, C. (2015). *Architecture of human living fascia: The extracellular matrix and cells revealed through endoscopy*. Edinburgh: Handspring Publishing.

Myers, T. W. (2014). *Anatomy Trains®: Myofascial meridians for manual and movement therapists* (3rd ed.). Edinburgh: Churchill Livingstone.

Scarr, G. (2014). *Biotensegrity: The structural basis of life*. Edinburgh: Handspring Publishing.

Schleip, R. & Baker, A. (Eds.) (2015). *Fascia in sport and movement*. Edinburgh: Handspring Publishing.

Stecco, C. (2015). *Functional atlas of the human fascial system*. Edinburgh: Churchill Livingstone.

Pilates Anytime Classes

www.pilatesanytime.com

Note: Clips from these classes are available to those who purchase the book. Video clips are available free of charge at: www.pilatesanytime.com/fascia.Use redemption code FASCIA.

제 8 장 체어와 트라페지 테이블을 이용한 근막에 중점을 둔 운동

그림 8.1A-C

Wunda Chair Workout (2015)

http://www.pilatesanytime.com/u/fm75

그림 8.1D&E

Wunda Chair Workout (2015)

http://www.pilatesanytime.com/u/fm14

그림 8.2E-H

Wunda Chair Workout (2015)

http://www.pilatesanytime.com/u/fm76

그림 8.3A-D

Wunda Chair Workout (2015)

http://www.pilatesanytime.com/u/fm77

그림 8.4C&D

Wunda Chair Workout (2015)

http://www.pilatesanytime.com/u/fm21

그림 8.5A

Wunda Chair Workout (2015)

http://www.pilatesanytime.com/u/fm6

제 8 장 체어와 트라페지 테이블을 이용한 근막에 중점을 둔 운동 - 계속

그림 8.5B

Wunda Chair Workout (2015)

http://www.pilatesanytime.com/u/fm78

그림 8.5C

Wunda Chair Workout (2015)

http://www.pilatesanytime.com/u/fm79

그림 8.6A-C

Cadillac Workout (2015)

http://www.pilatesanytime.com/u/fm80

그림 8.6D

Cadillac Workout (2015)

http://www.pilatesanytime.com/u/fm81

그림 8.6G

Cadillac Workout (2015)

http://www.pilatesanytime.com/u/fm82

그림 8.7A-F

Cadillac Workout (2015)

http://www.pilatesanytime.com/u/fm83

그림 8.8D-F

Cadillac Workout (2015)

http://www.pilatesanytime.com/u/fm84

그림 8.8A&B

Cadillac Workout (2015)

http://www.pilatesanytime.com/u/fm85

그림 8.8H&I

Reformer/Tower Workout (2016)

http://www.pilatesanytime.com/u/fm86

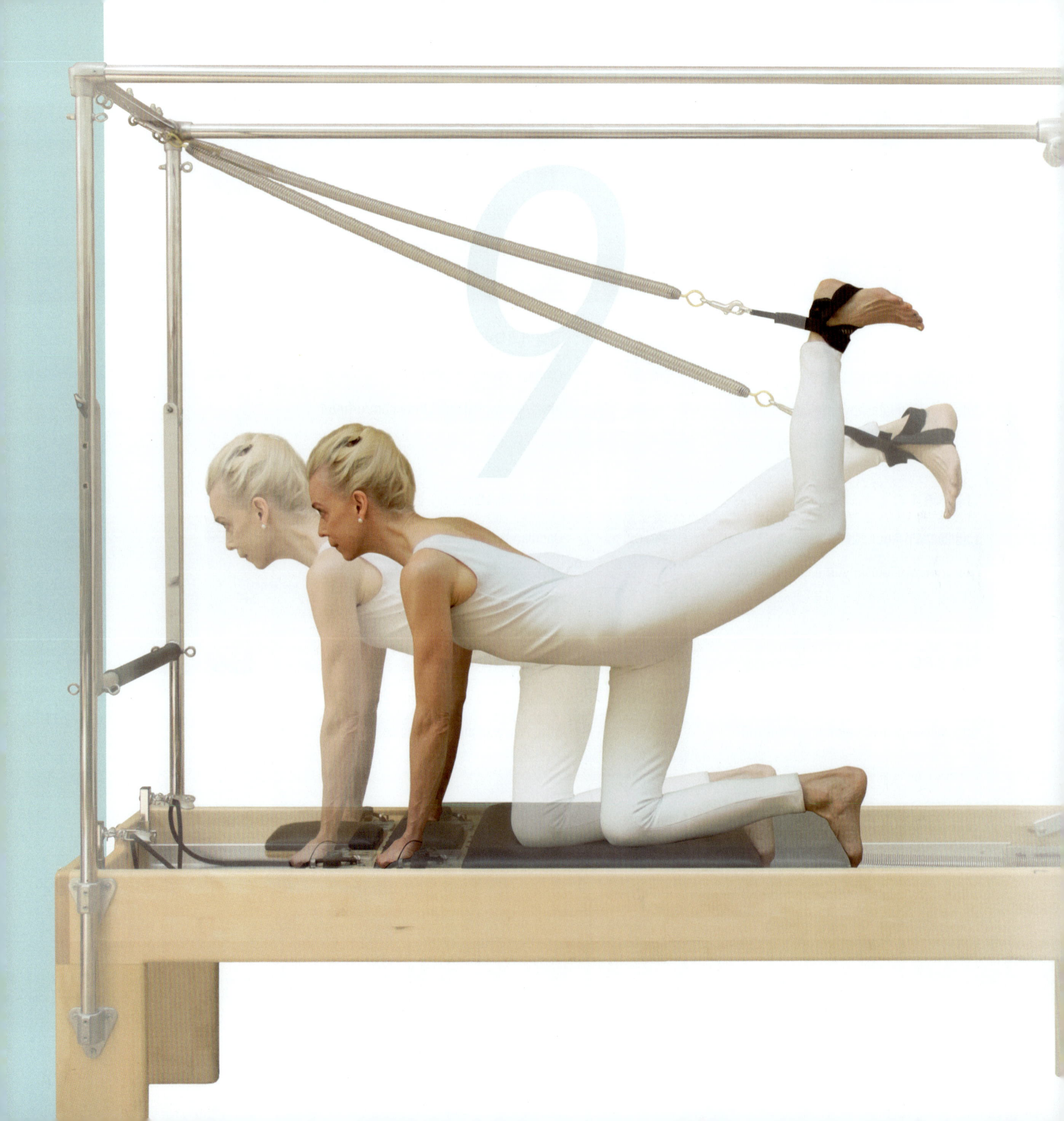
9

조셉 필라테스 보조 기구 운동 및 근막에 중점을 둔 기구 운동

J. H. Pilates auxiliary equipment exercises and fascia-focused apparatus exercises

표 9.1
조셉 필라테스가 추가 디자인한 기구

기구	목적	필라테스 원리	근막에 중점을 둔 동작의 기준
1. Pinwheel	호흡조절 – 호기	호흡	내수용 감각
2. Finger Corrector	손 분절 운동	정확성	고유수용성 감각 개선
3. Bean Bag	손목 굴곡 운동 – 강화 및 조절력	조절력	적합한 모든 근막 연속성을 고객의 상태에 따라 최적의 순서로 접근한다.
4. Toe Corrector	발가락 분절 운동 및 강화	집중력	운동감각의 명민함
5. Foot Corrector **(그림 9.1)**	발, 발목 그리고 하퇴의 분절운동 및 강화	조절력	적합한 모든 근막 연속성을 고객의 상태에 따라 최적의 순서로 접근한다.
6. Head Harness **(그림 10.1)**	경추 및 전신의 정렬	균형 잡힌 근육 발달 (최적화된 신경근막 시스템의 활성화)	**전신의 연속성** – 심층에서 표층으로, 표층에서 심층으로 연결하면서 몸통에서 팔다리로, 팔다리에서 몸통으로 연결한다.
7. Magic Circle **(그림 4.9, 4.10)**	강화 및 조절력 발달	중심화	힘/부하의 이동
8. Ped-o-Pull/Pedi-Pole **(그림 9.2)**	강화 및 조절력 발달	전신운동	**전신의 연속성** – 심층에서 표층으로, 표층에서 심층으로 연결하면서 몸통에서 팔다리로, 팔다리에서 몸통으로 연결한다.

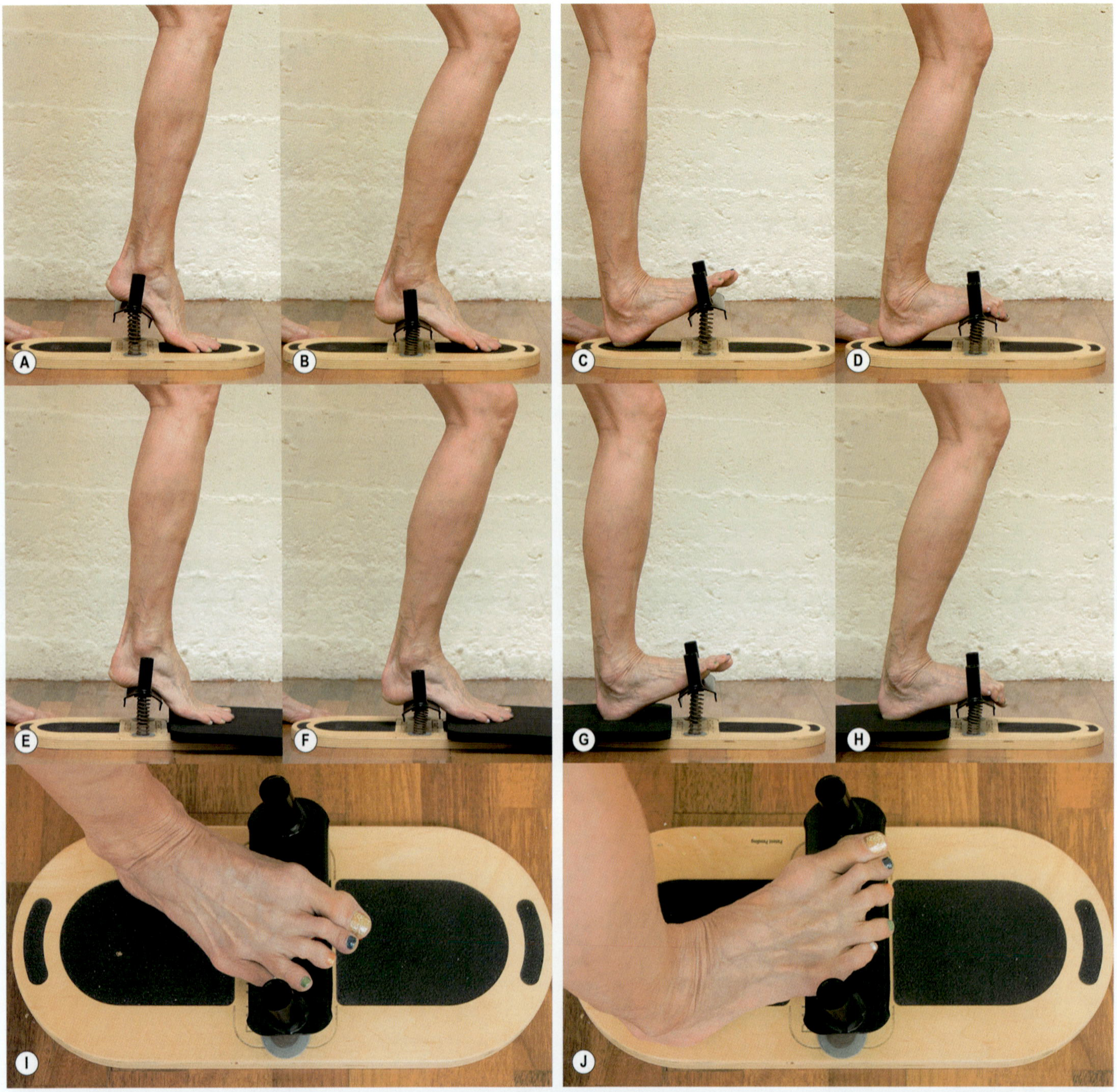

그림 9.1

풋 코렉터(**Foot Corrector**) 운동은 발에서 끝나는 5개의 근막 연속성을 각각 활성화한다 – 심부 전방, 표면 후방, 표면 전방, 외측과 나선 근막 연속성.

A&B 저항된 발목 배측굴곡.
C&D 저항된 발목 저측굴곡.
E&F 움직임의 범위가 줄어든 저항된 발목 배측굴곡(발 앞쪽에 패드 적용).
G&H 움직임의 범위가 줄어든 저항된 발목 저측굴곡(발 뒤꿈치 밑에 패드 적용).
I 고관절 외회전, 저항된 발목 저측굴곡.
J 고관절 내회전, 저항된 발목 저측굴곡.

근막에 중점을 둔 동작의 기준: 움직임 시작 – 근위부 구조물을 원위부 구조물에 연결하고, 원위부 구조물을 근위부 구조물에 연결한다.

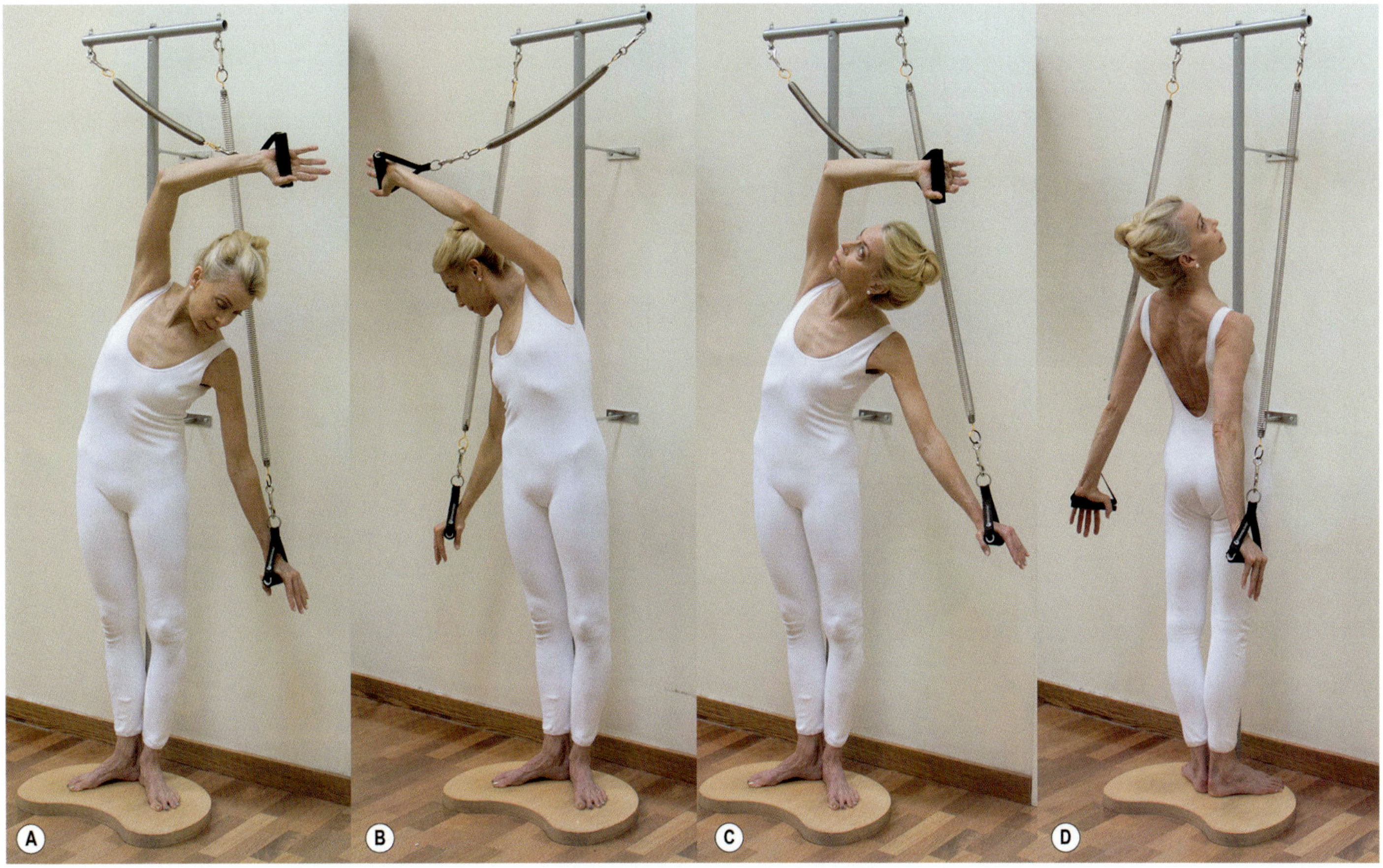

그림 9.2

Ped-o-Pull / Pedi-Pole 운동은 운동감각의 명민함을 발달시킨다(동적 고유수용감각 - 팔다리와 몸통의 움직임과 위치에 대한 적절한 감각).

A&B 서 있는 자세에서 외측 굴곡(굴곡되는 방향으로 흉추와 경추의 회전을 동반함).

C 서 있는 자세에서 외측 굴곡(신전되는 방향으로 흉추와 경추의 회전을 동반함).

D 서 있는 자세에서 회전을 동반한 신전.

근막에 중점을 둔 동작의 기준: 약간의 각도 변화를 통한 다양한 방향으로의 움직임.

표 9.2
근막에 중점을 둔 추가 기구 운동의 기본적인 척추 움직임 방향

근막에 중점을 둔 추가 기구 운동		기본적인 척추 움직임: 외측이동	관상면 외측 굴곡	회전	시상면 척추중립	시상면 신전	시상면 굴곡
풋 코렉터(Foot Corrector)	그림 (전체)	(0)	(6)	(10)	(18)	(8)	(2)
1. 저항된 발목 배측굴곡	9.1A,B				●		
2. 저항된 발목 저측굴곡	9.1C,D				●		
3. 움직임의 범위가 줄어든 저항된 발목 배측굴곡(발 앞쪽에 패드 적용)	9.1E,F				●		
4. 움직임의 범위가 줄어든 저항된 발목 저측굴곡(발 뒤꿈치 밑에 패드 적용)	9.1G,H				●		
5. 고관절 외회전, 저항된 발목 저측굴곡	9.1I				●		
6. 고관절 내회전, 저항된 발목 저측굴곡	9.1J				●		
Ped-o-Pull / Pedi-Pole							
7. 서 있는 자세에서 외측 굴곡(굴곡되는 방향으로 흉추와 경추의 회전을 동반함)	9.2A,B		●	●			●
8. 서 있는 자세에서 외측 굴곡(신전되는 방향으로 흉추와 경추의 회전을 동반함)	9.2C		●	●		●	
9. 서 있는 자세에서 회전을 동반한 신전	9.2D			●		●	
필라테스 아크®							
10. The Leg Pull – Front, rocking (**그림 3.7**, The Leg Pull – Front)	9.3A				●		
11. The Leg Pull – Front, single leg rocking (**그림 3.7**, The Leg Pull – Front)	9.3B				●		
12. The Swan–Dive (**그림 3.4**, The Swan–Dive)	9.3C,D					●	
13. 서 있는 자세에서, 관상면에서 엉덩이 기울이기(무릎을 편 상태)	9.3E		●				
14. 서 있는 자세, 관상면에서 체중이동(교대적인 무릎 굴곡과 신전)	9.3F				●		
15. 서 있는 자세, 시상면에서 흉추의 회전을 동반한 후방으로의 체중이동	9.3G			●			
16. 서 있는 자세, 시상면에서 흉추의 회전을 동반한 전방으로의 체중이동	9.3H			●			

표 9.2 계속

근막에 중점을 둔 추가 기구 운동		그림	기본적인 척추 움직임 외측이동	관상면 외측 굴곡	회전	시상면 척추중립	시상면 신전	시상면 굴곡
	리포머 캐리지 위에 롤러 위에 바르게 눕기							
17.	Feet in straps(고관절과 무릎의 평행한 상태), 외회전, 내회전을 통한 다양한 분절 운동	9.4A,B				●		
18.	한 팔을 머리 위로 올린 자세로 경추의 회전을 동반한 팔꿈치 신전	9.4C				●		
	고유수용성 감각 T-Bar가 적용된 리포머 캐리지 위에 누운 자세							
19.	요추의 외측 굴곡을 동반한 엉덩이 기울이기	9.4D		●				
20.	발목의 저측굴곡을 동반한 중립자세의 Bridge	9.4E				●		
21.	고유수용성 감각 T-Bar 위에 회전 디스크, 회전을 동반한 Bridge	9.4F			●			
	인피니티 풋바®가 적용된 리포머와 필라테스 아크®							
22.	옆으로 누운 자세에서 한 팔로 당기기	9.5A,B		●				
23.	엎드린 자세에서 팔을 당기면서 보조된 척추의 신전	9.5C					●	
24.	엎드린 자세에서 팔을 당기면서 보조된 척추의 신전과 회전	9.5D			●		●	
25.	손을 풋바에 위치하고, 발은 숄더 레스트에 지지한 후 척추를 신전하는 동안 고관절의 신전과 무릎 굴곡(Arc® 없이)	9.5E					●	
	리포머/트라페지 콤비네이션™							
26.	필라테스 아크® 위에 옆으로 누워, 한쪽 팔로 저항을 당기며 한 발로 레그 프레스	9.6A,B		●				
27.	필라테스 아크® 위에 누워, 팔로 저항을 당기며 양쪽 다리로 레그 프레스	9.6C					●	
28.	캐리지 위 박스 위에 있는 회전디스크에 앉아 흉추 하부 주변에 안정성을 위한 슬링으로 지지한 후 몸통 회전	9.6D			●			
29.	캐리지 위 박스 위에 있는 회전디스크에 앉아 흉추 하부 주변에 안정성을 위한 슬링으로 지지한 후 핸들을 잡고 몸통회전을 도와준다.	9.6E			●			
30.	캐리지의 옆쪽을 바라보고 회전디스크 위에 앉아서 팔꿈치를 굴곡과 신전의 교대 움직임을 통해 캐리지가 앞 뒤로 미끄러짐	9.6F			●			
31.	네발기기 자세에서 스프링 루프를 적용한 한쪽 다리로 원 그리기	9.7A-E				●	●	●

계속

표 9.2 계속

근막에 중점을 둔 추가 기구 운동		그림	기본적인 척추 움직임: 외측이동	관상면 외측 굴곡	회전	시상면 중립척추	시상면 신전	시상면 굴곡
	2대의 리포머에서 머리를 풋바 쪽으로 향한 네발기기 자세에서 고관절의 굴곡과 신전							
32.	풋바에 전완을 위치	*9.8A*				●		
33.	풋바 위에 손을 위치	*9.8B*				●		
34.	전완을 서로 교차하여 풋바에 손을 위치	*9.8C,D*				●		
	4개의 카트가 있는 코어 얼라인®							
35.	시상면에서 네발기기	*9.9A,B*				●		
36.	관상면에서 네발기기	*9.9C,D*				●		

표 9.3
근막에 중점을 둔 동작의 기준과 조셉 필라테스의 추가 기구 운동 예시

근막에 중점을 둔 동작의 기준		
동작의 요구사항	**바이오텐세그리티 모델(Biotensegrity model)**	
1. 동작은 운동조절의 개선과 콜라겐 재형성을 지속가능하게 한다. 2. 동작은 바이오텐세그리티 모델*의 인식과 구현을 촉진한다.	*"텐세그리티(Tensegrity) 구조는 국소적인 기계적 스트레스에 대해 전체적인 반응을 제공한다. 그 결과로 중력으로부터 어느 정도 독립된 형태를 갖게 된다. 텐세그리티 모델이 없다면, 우리의 원섬유성의 구조는 중력으로 인해 붕괴된다. 텐세그리티 모델로 인해 우리의 구조는 주변 구조를 포함한 전체적인 네트워크를 통해 하중을 펼쳐냄으로써 압력을 흡수하고 분산시킨다." (Guimberteau & Armstrong, 2015) "텐세그리티 모델이 치료에 대한 특정 접근 방식을 반드시 변경시키는 것은 아니지만, 기능 해부학에 대한 새로운 이해를 바탕으로 **신체의 역학을 시각화할 수 있는 더 나은 방법을** 제공한다." (Scarr, 2014)	
	필라테스 원리	**근막에 중점을 둔 추가 기구 운동**
3. 적합한 모든 근막 연속성을 고객의 상태에 따라 최적의 순서로 접근한다.	전신운동	Ped-o-Pull 운동 순서 **(그림 9.2A-D)**
동작 목적		
4. **내수용 감각**(Interoception) – 근막내 사이질 신경은 고유수용성 감각 또는 통각 대신에 내수용 감각을 제공한다. 이러한 자유신경종말의 자극은 생리적 필요와 관련하여 항상성을 찾기 위해 신체 상태에 대한 정보를 제공한다. 내수용 감각 신호는 온감, 메스꺼움, 배고픔, 아픔, 노력, 무거움 또는 가벼움 같은 느낌과 관련이 있다. 내부 체성 감각에 대한 인식은 감정, 느낌과 관련이 있다(Schleip & Baker, 2015).	호흡	*내수용 감각은 개인마다 다르다.*
5. **고유수용성 감각의 개선** – 고유수용성 감각은 자세, 힘줄 및 근육의 감각과 연결된다.	집중력 조절력	풋 코렉터 운동 순서 **(그림 9.1A-J)**
6. **운동감각의 명민함** – 운동감각(동적 고유수용감각), 팔다리와 몸통의 움직임과 위치에 대한 적절한 감각	정확성	고유수용성 감각 T-Bar 위에 회전 디스크, 회전을 동반한 Bridge (**그림 9.4 F**)
움직임 특성		
7. 신체는 신경근막 시스템의 많은 부분을 포함하여 동시적으로 움직인다.	전신 움직임 호흡	리포머/트라페지 콤비네이션™ 위에서 네발기기 자세에서 한쪽 다리로 원 그리기 (**그림 9.7 A-E**)

계속

표 9.3 계속

움직임 특성			
8.	**전신의 연속성** – 심층에서 표층으로, 표층에서 심층으로 연결하면서 몸통에서 팔다리로, 팔다리에서 몸통으로 연결한다.	전신 움직임	손을 풋바에 위치하고, 발은 숄더 레스트에 지지한 후 척추를 신전하는 동안 고관절의 신전과 무릎 굴곡 **(그림 9.5E)**
9.	**움직임 시작** – 근위부 구조물을 원위부 구조물에 연결하고, 원위부 구조물을 근위부 구조물에 연결한다.	중심화 호흡	캐리지 위 박스 위에 있는 회전디스크에 앉아 흉추 하부 주변에 안정성을 위한 슬링으로 지지한 후 핸들을 잡고 몸통회전을 도와준다. **(그림 9.6E)**
10.	흐르는 듯 이어지는 동작의 연결	호흡	엎드린 자세에서 팔을 당기면서 보조된 척추의 신전 **(그림 9.5C,D)**
11.	약간의 각도 변화를 통한 다양한 방향으로의 움직임	균형 잡힌 근육 발달 (최적의 신경근막 시스템의 활성화)	캐리지의 옆쪽을 바라보고 회전디스크 위에 앉아서 팔꿈치를 굴곡과 신전의 교대 움직임을 통해 캐리지가 앞 뒤로 미끄러짐. **(그림 9.6F)**
12.	**힘/부하의 이동** – 신경근막 시스템을 통해 힘/부하를 고르게 분포시키는 움직임		필라테스 아크® 위에 옆으로 누워, 한쪽 팔로 저항을 당기며 한 발로 레그 프레스(**그림 9.6 A, B**) 필라테스 아크®, leg-pull-front, rocking (**그림 9.3A,B**)
13.	준비를 위한 반대 움직임	리듬	필라테스 아크®에서 Swan Dive **(그림 9.3CD)**
14.	**동적 스트레칭** – 느리고 빠른 템포의 변화	리듬	네발기기 자세로 리포머/트라페지 콤비네이션™의 spring loop에 발 밖으로 원 그리기 **(그림 9.7A-E)**
운동 결과			
15.	조직에 수분공급을 촉진시킨다.		
16.	3차원적 신경근막 시스템 내에서 조직의 미끄러짐(Glide)을 발달시킨다.		
17.	콜라겐 섬유의 주름을 발달시키고 규칙적인 격자 모양을 만든다.		
18.	탄성 반동을 발달시킨다.		리포머에 대한 탄성 반동은 6장에서 다룬다. **(그림 6.12-6.15)**
19.	조직 재생을 촉진시킨다.		
20.	조직의 탄력성을 발달시킨다.		

표 9.4
근막경선[a]과 조셉 필라테스의 추가 기구 운동

근막에 중점을 둔 동작의 기준

동작의 요구사항	바이오텐세그리티 모델(Biotensegrity model)						
1. 동작은 운동조절의 개선과 콜라겐 재형성을 지속가능하게 한다.	[b]"텐세그리티(Tensegrity) 구조는 국소적인 기계적 스트레스에 대해 전체적인 반응을 제공한다. 그 결과로 중력으로부터 어느 정도 독립된 형태를 갖게 된다. 텐세그리티 모델이 없다면, 우리의 원섬유성의 구조는 중력으로 인해 붕괴된다. 텐세그리티 모델로 인해 우리의 구조는 주변 구조를 포함한 전체적인 네트워크를 통해 하중을 펼쳐냄으로써 압력을 흡수하고 분산시킨다." (Guimberteau & Armstrong, 2015)						
2. 동작은 바이오텐세그리티 모델[b]의 인식과 구현을 촉진한다.	"텐세그리티 모델이 치료에 대한 특정 접근 방식을 반드시 변경시키는 것은 아니지만, 기능 해부학에 대한 새로운 이해를 바탕으로 **신체의 역학을 시각화할 수 있는 더 나은 방법**을 제공한다." (Scarr, 2014)						
	근막경선[a]						
	표면 후방선	기능선	외측선	나선선	심부 전방선	상지선	표면 전방선
3. 적합한 모든 근막 연속성을 고객의 상태에 따라 최적의 순서로 접근한다.	인피니티 풋바®와 필라테스 아크®를 사용하여 엎드린 자세에서 팔을 당기면서 보조된 척추의 신전 (**그림 9.5 C**)	4개의 카트가 있는 코어 얼라인®에서 시상면 네발기기 (**그림 9.9 A,B**)	리포머/트라페지 콤비네이션™의 필라테스 아크® 위에 옆으로 누워, 한쪽 팔로 저항을 당기며 한 발로 레그 프레스 (**그림 9.6 A,B**)	풋 코렉터 위에서 고관절 내회전과 외회전 및 저항된 발목 저측굴곡 (**그림 9.1 I,J**)	Ped-o-Pull/Pedi-Pole 운동 (**9.2A-D**)	리포머 캐리지 위 롤러에 누워 한 팔을 머리 위로 올린 자세로 경추의 회전을 동반한 팔꿈치 신전 (**그림 9.4C**)	풋 코렉터, 저항된 발목 저측굴곡 (**그림 9.1C,D**)
동작 목적							
4. **내수용 감각**(Interoception) - 근막내 사이질 신경은 고유수용성 감각 또는 통각 대신에 내수용 감각을 제공한다. 이러한 자유신경종말의 자극은 생리적 필요와 관련하여 항상성을 찾기 위해 신체 상태에 대한 정보를 제공한다. 내수용 감각 신호는 온감, 메스꺼움, 배고픔, 아픔, 노력, 무거움 또는 가벼움 같은 느낌과 관련이 있다. 내부 체성 감각에 대한 인식은 감정, 느낌과 관련이 있다(Schleip & Baker, 2015).							
5. **고유수용성 감각의 개선** - 고유수용성 감각은 자세, 힘줄 및 근육의 감각과 연결된다.	리포머/트라페지 콤비네이션™의 필라테스 아크® 위에 누워, 팔로 저항을 당기며 양쪽 다리로 레그 프레스 (**그림 9.6 C**)	시상면에서 흉추의 회전을 동반한 전방과 후방으로의 체중이동 (**그림 9.3 G,H**)	인피니티 풋바®를 적용한 리포머 위의 필라테스 아크®에 옆으로 누운 자세에서 한 팔로 당기기 (**그림 9.5 A,B**)	리포머/트라페지 콤비네이션™에서, 캐리지 위 박스 위에 있는 회전 디스크에 앉아 흉추 하부 주변에 안정성을 위한 슬링으로 지지한 후 몸통 회전 (**그림 9.6D-F**)	2대의 리포머에 네발기기 자세(머리는 풋바를 향한다.)로 고관절의 신전과 굴곡 (**그림 9.8A-D**)	인피니티 풋바®와 필라테스 아크®를 사용하는 리포머에 옆으로 누운 자세로 한 팔 당기기 (**그림 9.5A,B**)	리포머 캐리지 위에 누운 자세로 Feet in straps (고관절과 무릎의 평행한 상태, 외회전, 내회전을 통한 다양한 분절 운동) (**그림 9.4A,B**)

계속

표 9.4 계속

	근막경선[a]						
	표면 후방선	기능선	외측선	나선선	심부 전방선	상지선	표면 전방선
6. **운동감각의 명민함** – 운동감각(동적 고유수용감각), 팔다리와 몸통의 움직임과 위치에 대한 적절한 감각	Ped–o–Pull/Pedi–Pole 운동, 서 있는 자세에서 회전을 동반한 신전 (**그림 9.2D**)	4개의 카트가 있는 코어 얼라인(Core Align®), 관상면에서 네발기기 (**그림 9.9C,D**)	필라테스 아크®, 위에 서 있는 자세, 관상면에서 체중이동 (교대적인 무릎 굴곡과 신전) (**그림 9.3F**)	리포머/트라페지 콤비네이션™, 캐리지 위 박스 위에 있는 회전 디스크에 앉아 흉추 하부 주변에 안정성을 위한 슬링으로 지지한 후 핸들을 잡고 몸통회전을 도와준다. (**그림 9.6E**)	필라테스 아크®, Leg–Pull – Front, rocking and the Leg Pull – Front, single leg rocking (**그림 9.3A,B**)	필라테스 아크®, Leg–Pull – Front, single leg rocking (왼쪽 다리 들고 오른쪽으로 움직이기) (**그림 9.3B**)	2대의 리포머에 네발기기 자세 (머리는 풋바를 향한다.) 에서 고관절 굴곡과 신전 (**그림 9.8A-D**)
움직임 특성							
7. 신체는 신경근막 시스템의 많은 부분을 포함하여 동시적으로 움직인다.	손을 풋바에 위치하고, 발은 숄더 레스트에 지지한 후 척추를 신전하는 동안 고관절의 신전과 무릎 굴곡 (**그림 9.5E**)	필라테스 아크®, Leg–Pull – Front, single leg rocking (**그림 9.3B**)	필라테스 아크®, Leg–Pull – Front, single leg rocking (왼쪽 다리 들고 오른쪽으로 움직이기) (**그림 9.3B**)	리포머의 인피니트 풋바®와 필라테스 아크® 위에, 엎드린 자세에서 팔을 당기면서 보조된 척추의 신전과 회전 (**그림 9.5D**)	리포머/트라페지 콤비네이션™ 위에서 네발기기 자세에서 스프링 루프에 연결된 발을 바깥쪽으로 원 그리기 (**그림 9.7A-E**)	인피니트 풋바®가 있는 리포머에서 풋바에서 손을 풋바에 위치하고, 발은 숄더 레스트에 지지한 후 척추를 신전하는 동안 고관절의 신전과 무릎 굴곡 (**그림 9.5E**)	코어 얼라인(Core Align®)에 4개의 카트 위에서, 시상면에서 네발기기 (**그림 9.9A,B**)
8. **전신의 연속성** – 심층에서 표층으로, 표층에서 심층으로 연결하면서 몸통에서 팔다리로, 팔다리에서 몸통으로 연결한다.	고유수용성 감각 T–Bar가 있는 리포머에 누운 자세로 발목의 저측굴곡을 동반한 중립자세의 Bridge (**그림 9.4E**)	리포머/트라페지 콤비네이션™ 위에서 네발기기 자세에서 스프링 루프에 연결된 발을 바깥쪽으로 원 그리기 (**그림 9.7A-E**)	필라테스 아크® 위에 서 있는 자세에서 관상면에서 체중이동 (**그림 9.3F**)	필라테스 아크® 위에 서 있는 자세, 시상면에서 흉추의 회전을 동반한 전방으로의 체중이동 (**그림 9.3H**)	고유수용성 감각 T–Bar가 있는 리포머에 누운 자세, 고유수용성 감각 T–Bar 위에 있는 회전디스크에서 회전을 동반한 Bridge (**그림 9.4F**)	Ped–o–Pull /Pedi–Pole 운동 (**그림 9.2A-D**)	필라테스 아크® 위에 서 있는 자세, 시상면에서 흉추의 회전을 동반한 전방으로의 체중이동 (**그림 9.3H**)

표 9.4 계속

	근막경선[a]						
	표면 후방선	기능선	외측선	나선선	심부 전방선	상지선	표면 전방선
9. **움직임 시작** – 근위부 구조물을 원위부 구조물에 연결하고, 원위부 구조물을 근위부 구조물에 연결한다.	손을 풋바에 위치하고, 발은 숄더 레스트에 지지한 후 척추를 신전하는 동안 고관절의 신전과 무릎 굴곡 (**그림 9.5E**)	4개의 카트가 있는 코어 얼라인(Core Align®), 관상면에서 네발기기 (**그림 9.9 C,D**)	Ped-o-Pull/ Pedi-Pole, 서 있는 자세에서 외측 굴곡 (굴곡되는 방향으로 흉추와 경추의 회전을 동반함) (**그림 9.2A,B**)	리포머/ 트라페지 콤비네이션™, 캐리지의 옆쪽을 바라보고 회전디스크 위에 앉아서 팔꿈치를 굴곡과 신전의 교대 움직임을 통해 캐리지가 앞 뒤로 미끄러짐 (**그림 9.6F**)	고유수용성 감각 T-Bar가 있는 리포머에 누운 자세로 요추의 외측굴곡을 동반한 엉덩이 기울이기 (**그림 9.4D**)	필라테스 아크®에서 Swan-Dive (**그림 9.3C,D**)	2대의 리포머에 네발기기 자세(머리는 풋바를 향한다.)로 풋바에 전완을 위치하고 고관절의 굴곡과 신전 (양쪽 고관절이 모두 굴곡으로 이동) (**그림 9.8A**)
10. 흐르는 듯 이어지는 동작의 연결	필라테스 아크®에서 Swan-Dive (**그림 9.3C,D**)	필라테스 아크® 위에 서 있는 자세, 시상면에서 흉추의 회전을 동반한 전방으로의 체중이동 (**그림 9.3 G,H**)	리포머/ 트라페지 콤비네이션™의 필라테스 아크® 위에 옆으로 누워, 한쪽 팔로 저항을 당기며 한 발로 레그 프레스 (**그림 9.6 A,B**)	고유수용성 감각 T-Bar가 있는 리포머에 누운 자세, 고유수용성 감각 T-Bar 위에 있는 회전디스크에서 회전을 동반한 Bridge (**그림 9.4F**)	코어 얼라인 (Core Align®)에 4개의 카트 위에서, 시상면에서 네발기기 (**그림 9.9A,B**)	리포머/ 트라페지 콤비네이션™, 캐리지 위 박스 위에 있는 회전 디스크에 앉아 흉추 하부 주변에 안정성을 위한 슬링으로 지지한 후 핸들을 잡고 몸통회전을 도와준다. (**그림 9.6E**)	코어 얼라인(Core Align®)에 4개의 카트 위에서, 시상면에서 네발기기 (**그림 9.9A,B**)
11. 약간의 각도 변화를 통한 다양한 방향으로의 움직임	고유수용성 감각 T-Bar가 있는 리포머에 누운 자세, 고유수용성 감각 T-Bar 위에 있는 회전디스크에서 회전을 동반한 Bridge (**그림 9.4F**)	리포머/ 트라페지 콤비네이션™ 위에서 네발기기 자세에서 스프링 루프에 연결된 발을 바깥쪽으로 원 그리기 (**그림 9.7A-E**)	Ped-o-Pull/ Pedi-Pole, 서 있는 자세에서 외측 굴곡 (굴곡되는 방향으로 흉추와 경추의 회전을 동반함) (**그림 9.2A,B**)	Ped-o-Pull / Pedi-Pole 운동, 서 있는 자세에서 회전을 동반한 신전 (**그림 9.2D**)	리포머/ 트라페지 콤비네이션™ 위에서 네발기기 자세에서 스프링 루프에 연결된 발을 바깥쪽으로 원 그리기 (**그림 9.7A-E**)	리포머/ 트라페지 콤비네이션™, 캐리지의 옆쪽을 바라보고 회전 디스크 위에 앉아서 팔꿈치를 굴곡과 신전의 교대 움직임을 통해 캐리지가 앞,뒤로 미끄러짐 (**그림 9.6F**)	리포머/ 트라페지 콤비네이션™ 위에서 네발기기 자세에서 스프링 루프에 연결된 발을 바깥쪽으로 원 그리기 (**그림 9.7A,B**)

계속

표 9.4 계속

	근막경선[a]						
	표면 후방선	기능선	외측선	나선선	심부 전방선	상지선	표면 전방선
12. **힘/부하의 이동** – 신경근막 시스템을 통해 힘/부하를 고르게 분포시키는 움직임	인피니티 풋바®와 필라테스 아크®를 사용하여 엎드린 자세에서 팔을 당기면서 보조된 척추의 신전 (**그림 9.5C**)	손을 풋바에 위치하고, 발은 숄더 레스트에 지지한 후 척추를 신전하는 동안 고관절의 신전과 무릎 굴곡 (**그림 9.5E**)	리포머/트라페지 콤비네이션™ 위에서 네발기기 자세에서 스프링 루프에 연결된 발을 바깥쪽으로 원 그리기 (**그림 9.7C,E**)	리포머/트라페지 콤비네이션™, 캐리지의 옆쪽을 바라보고 회전디스크 위에 앉아서 팔꿈치를 굴곡과 신전의 교대 움직임을 통해 캐리지가 앞 뒤로 미끄러짐 (**그림 9.6F**)	필라테스 아크®, Leg–Pull –Front, rocking (**그림 9.3A**)	리포머의 인피니트 풋바®와 필라테스 아크® 위에, 엎드린 자세에서 팔을 당기면서 보조된 척추의 신전과 회전 (**그림 9.5D**)	코어 얼라인(Core Align®)에 4개의 카트 위에서, 시상면에서 네발기기 (**그림 9.9A,B**)
	필라테스 아크®에서 Swan–Dive (**그림 9.3C,D**)	필라테스 아크®, Leg–Pull – Front, single leg rocking (왼쪽 다리 들고 오른쪽으로 움직이기) (**그림 9.3B**)	필라테스 아크®에 선 자세에서, 관상면에서 엉덩이 기울이기 (무릎을 편 상태) (**그림 9.3E**)	필라테스 아크® 위에 서 있는 자세, 시상면에서 흉추의 회전을 동반한 전방으로의 체중이동 (**그림 9.3H**)	필라테스 아크® 위에 서 있는 자세, 시상면에서 흉추의 회전을 동반한 전방으로의 체중이동 (**그림 9.3H**)	필라테스 아크®, Leg–Pull – Front, single leg rocking (**그림 9.3B**)	필라테스 아크®, Leg–Pull – Front, single leg rocking (**그림 9.3B**)
13. 준비를 위한 반대 움직임	필라테스 아크®에서 Swan–Dive (**그림 9.3C,D**)	2대의 리포머에 네발기기 자세 (머리는 풋바를 향한다.)로 전완을 서로 교차하여 풋바에 손을 위치하고 고관절의 신전과 굴곡 (**그림 9.8 C,D**)	Ped–o–Pull/Pedi–Pole, 서 있는 자세에서 외측 굴곡 (굴곡되는 방향으로 흉추와 경추의 회전을 동반함) (**그림 9.2 A,B**)	리포머/트라페지 콤비네이션™, 캐리지 위 박스 위에 있는 회전 디스크에 앉아 흉추 하부 주변에 안정성을 위한 슬링으로 지지한 후 몸통 회전 (**그림 9.6D**)	필라테스 아크® 위에서 Swan–Dive (**그림 9.3 C,D**)	필라테스 아크® 위에서 Swan–Dive (**그림 9.3 C,D**)	리포머/트라페지 콤비네이션™ 위에서 네발기기 자세에서 스프링 루프에 연결된 발을 바깥쪽으로 원 그리기 (**그림 9.7A,B**)

표 9.4 계속

	근막경선[a]						
	표면 후방선	기능선	외측선	나선선	심부 전방선	상지선	표면 전방선
14. 동적 스트레칭 – 느리고 빠른 템포의 변화	리포머/트라페지 콤비네이션™ 위에서 네발기기 자세에서 스프링 루프에 연결된 발을 바깥쪽으로 원 그리기 (**그림 9.7A,B**)	Ped–o–Pull /Pedi–Pole 운동 (교대적인 런지동작, 오른쪽 다리와 왼쪽 팔 그리고 왼쪽 팔과 오른쪽 다리가 앞으로 나간다.) (**그림 9.2A - D**)	Ped–o–Pull /Pedi–Pole 운동, 서 있는 자세에서 외측 굴곡 (신전되는 방향으로 흉추와 경추의 회전을 동반함) (리드미컬한 움직임은 외쪽 외측 굴곡의 움직임의 범위를 증가시킨다.) (**그림 9.2C**)	인피니트 풋바가 있는 리포머 (**그림 9.2A - D**)와 필라테스 아크® 위에 엎드린 자세에서 팔을 당기면서 보조된 척추의 신전과 회전 (**그림 9.5D**)	풋 코렉터 (Foot Corrector) 운동, 저항된 발목 저측굴곡 (**그림 9.1C,D**)	인피니티 풋바를 적용한 리포머 위의 필라테스 아크®에 옆으로 누운 자세에서 한 팔로 당기기 (**그림 9.5 A,B**)	2대의 리포머에 네발기기 자세(머리는 풋바를 향한다.)로 풋바 위에 손을 위치하고 고관절의 신전과 굴곡 (**그림 9.8A-D**)

운동 결과

15. 조직에 수분공급을 촉진시킨다.	근막조직의 약 3분의 2는 수분으로 구성되어 있다. 스트레칭 또는 국소부위 압박을 통해 기계적 부하가 적용되는 동안 상당한 양의 수분이 스트레스를 많이 받는 영역에서 밀려나온다. 근막조직에 대한 외부적인 부하의 적용은 점도가 높아진 조직의 상태를 개선하고 신선한 수화작용을 일으킬 수 있다. (Schleip & Baker, 2015, p.8)
16. 3차원적 신경근막 시스템 내에서 조직의 미끄러짐(Glide)을 발달시킨다.	정상적으로 서로 미끄러져서 움직이는 콜라겐 층은 소성 결합조직에 다양한 부산물이 축적되면서 방해받을 수 있다. 소성 결합조직에서 조직의 미끄러짐이 부족해지는 현상은 과사용 증후군, 외상 및 수술의 경우에 흔하게 발생한다. 국소부의 온도 증가는 근막의 미끄러짐(fascial gliding)을 증가시킨다. 국소부의 온도가 섭씨 40° 이상으로 올라가면 히알루론산(hyaluronan)의 3차원적인 사슬 구조는 점차 파괴된다. 이것은 깊은 근막과 근육 내에 존재하는 느슨한 결합조직의 히알루론산 점도를 감소시킨다. 국소부 온도의 일시적인 증가는 마사지, 움직임 또는 따뜻한 샤워를 통해 발생될 수 있다. 잠자는 동안 움직임이 줄어들게 되면 히알루론산의 점성을 증가시켜서 결과적으로 깊은 근막과 근육의 경직 및 뻣뻣함을 유발할 수 있다. (Stecco, 2015, pp.60, 64)
17. 콜라겐 섬유의 주름을 발달시키고 규칙적인 격자 모양을 만든다.	콜라겐 섬유의 미세 구조는 크림프(crimp)라고 불리는 물결모양을 보여주는데, 이는 탄성 스프링(elastic springs)을 연상시킨다. 사람이 나이가 들거나 근섬유가 잘 움직이지 않을 때, 섬유의 구조는 주름(물결모양)과 탄력성을 잃게 된다. 규칙적인 근섬유의 적절한 운동 부하는 더 건강한 콜라겐 섬유 구조를 유발하고 물결모양의 섬유 형태를 만들어 탄성 저장 능력을 더 증가시킬 수 있다. (Schleip & Baker, 2015, p.7)

계속

표 9.4 계속

18.	탄성 반동을 발달시킨다.	*리포머에서 탄성 반동 운동은 6장을 참고한다.* **그림 *6.12 - 6.15***
19.	조직 재생을 촉진시킨다.	신체에서 근막 네트워크가 재생되는 속도는 매우 느리다. 며칠이나 몇 주가 아니라 몇 개월에서 몇 년 사이에 반감기를 보인다. 적절한 운동을 한 후 처음 3시간 동안에는 콜라겐 합성이 증가한다. 그러나, 콜라겐 분해 또한 증가한다. 운동 후 하루 반 동안에는 콜라겐 분해가 콜라겐 합성을 능가한다. 운동 후 48시간이 지나야 콜라겐 생성의 순 합성은 양성이 된다. (Schleip & Baker, 2015, pp.8 – 9) 이동성과, 적응성을 가진 교차성 섬유형태인 원섬유성 네트워크는 역학적인 조화로움을 발달시키지만, 조직의 손상으로 인해 이 기능을 잃어버릴 수 있다. 신체가 회복되는 과정에서 손상된 부위의 원섬유성 네트워크는 원래 상태로 회복되지 못한다. 손상된 부위에 새로이 대체된 조직의 질은 좋지 않게 되며, 도수 치료(manual therapy)로 초기에 조직 움직임을 제공하여 손상된 조직의 유연성을 높임으로써 이를 개선할 수 있다. (Guimberteau & Armstrong, 2015, p.162)
20.	조직의 탄력성을 발달시킨다.	"바이오텐세그리티(biotensegrity)" 모델에 따르면, 신경근막 시스템은 움직임에 대해 자동적인 조절을 제공한다. 근막경선은 골격을 끌어당기는 외부 장력 네트워크를 형성하는 결합조직의 지도를 만든다. '각각의 근육을 분리된 형태로 보는 이론'은 회복을 위해 필수적인 신체 전반에 대한 접근에 있어서 우리의 인식을 제한해 왔다. (Myers, p.46, Ch. 6 in Schleip & Baker, 2015).

a 토마스 마이어스(2014)의 *아나토미 트레인*은 근막경선이라는 용어를 제시한다.

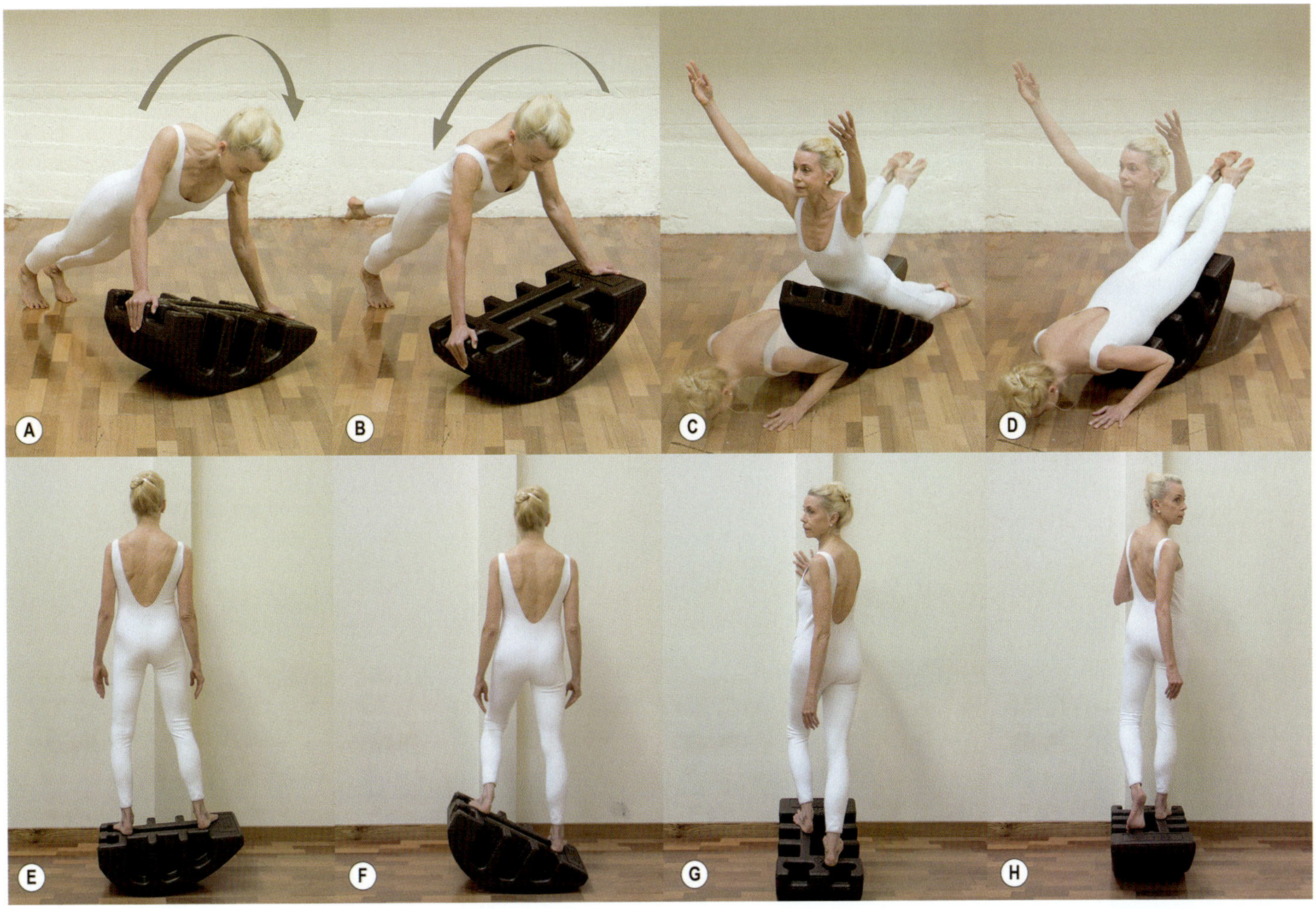

그림 9.3

볼록한 면을 바닥 쪽에 놓은 필라테스 아크®는 근막 연속성의 인식을 촉진시킨다.

A Leg-Pull - Front, rocking

B Leg-Pull - Front, single leg rocking

C&D Swan-Dive

E 서 있는 자세에서, 관상면에서 엉덩이 기울이기(무릎을 편 상태)

F 서 있는 자세, 관상면에서 체중이동(교대적인 무릎 굴곡과 신전)

G 서 있는 자세, 시상면에서 흉추의 회전을 동반한 후방으로의 체중이동

H 서 있는 자세, 시상면에서 흉추의 회전을 동반한 전방으로의 체중이동

근막에 중점을 둔 동작의 기준: 힘/부하의 이동 - 신경근막 시스템을 통해 힘/부하를 고르게 분포시키는 움직임.

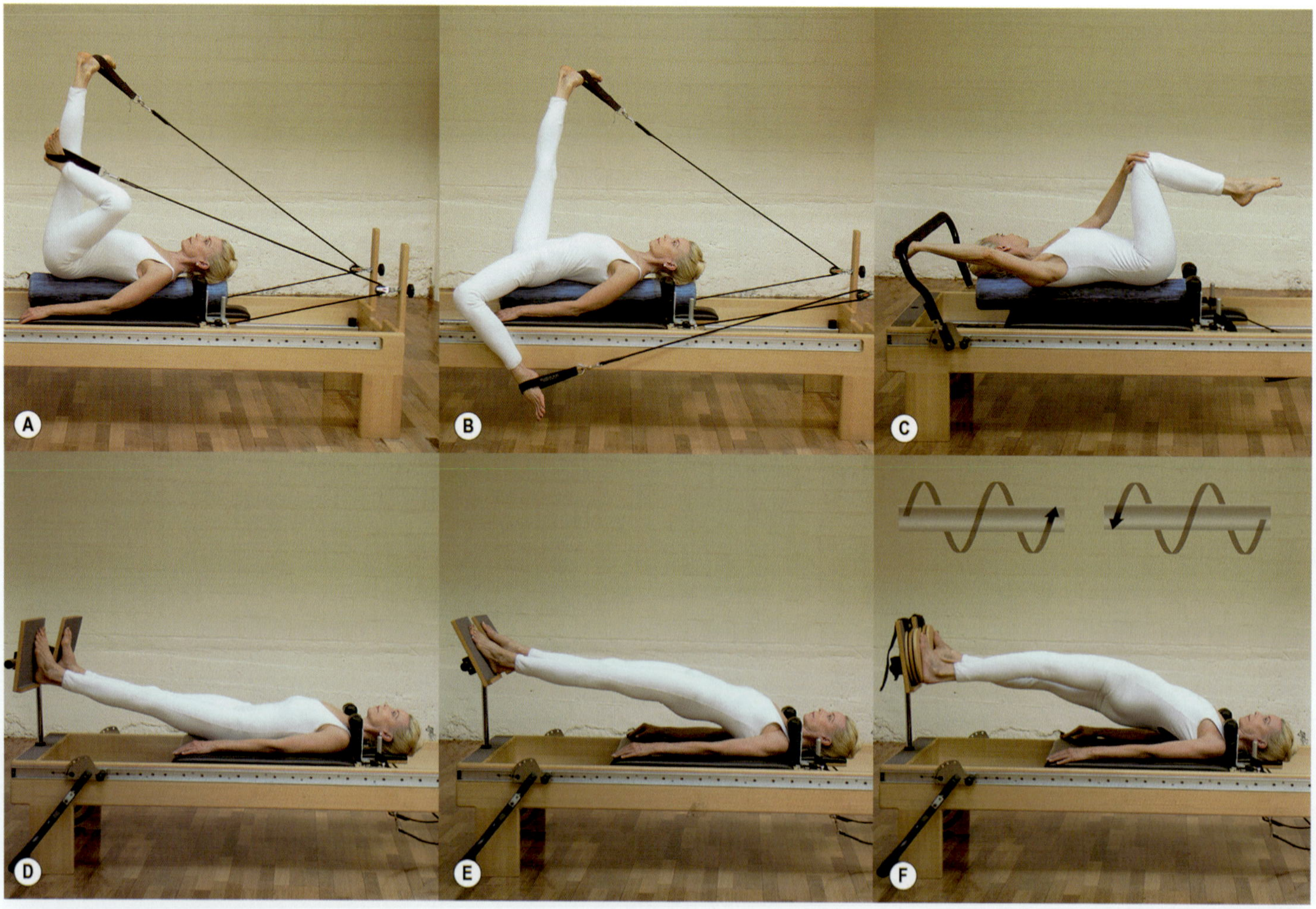

그림 9.4

리포머 캐리지 위에 있는 폼롤러에 누워있는 자세에서의 운동들을 통해 고유수용성 감각의 개선이 증가된다.

A&B Feet in straps(고관절과 무릎의 평행한 상태, 외회전, 내회전을 통한 다양한 분절 운동-고관절과 무릎관절의 각도 변화를 통한 다양한 방향으로 다리 움직임), 롤러 위에서의 균형을 요함.

C 한 팔을 머리 위로 올린 자세로 경추의 회전을 동반한 팔꿈치 신전

D-F 운동과학자 **Jean-Claude West**에 의해 개발된 고유수용성 감각 **T-Bar**

D 요추의 외측 굴곡을 동반한 엉덩이 기울이기

E 발목의 저측굴곡을 동반한 중립자세의 **Bridge**

F 고유수용성 감각 **T-Bar** 위에 회전 디스크, 회전을 동반한 **Bridge**

근막에 중점을 둔 동작의 기준: 전신의 연속성 - 심층에서 표층으로, 표층에서 심층으로 연결하면서 몸통에서 팔다리로, 팔다리에서 몸통으로 연결한다.

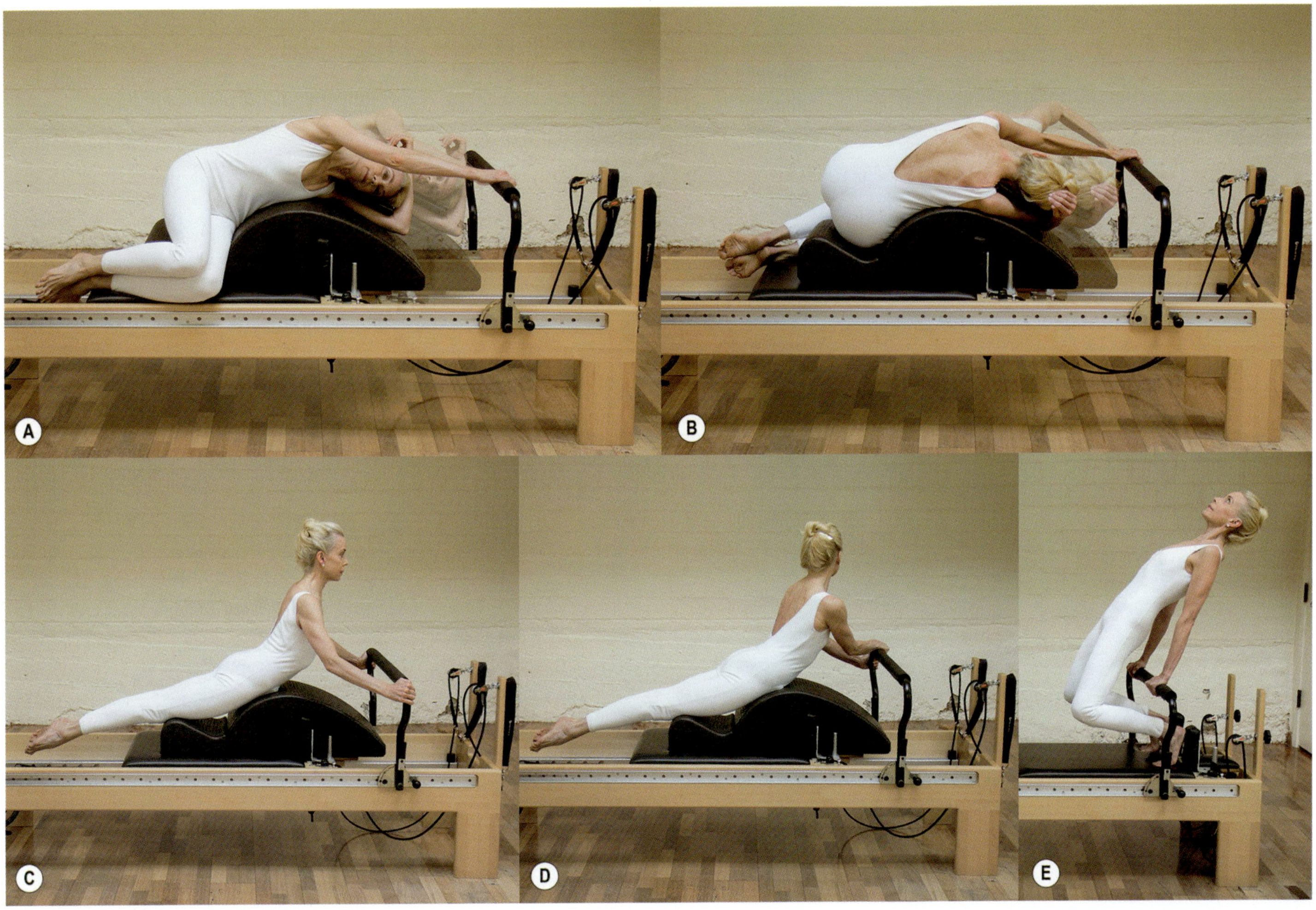

그림 9.5

전방과 후방 상지 근막 연속성은 인피니티 풋바®(**Infinity Footbar**®)와 필라테스 아크®(**Pilates Arc**®)를 사용하는 리포머 운동 중에 동안 모든 근막 연속성과 상호 작용한다.

A&B 옆으로 누운 자세에서 한 팔로 당기기

C 엎드린 자세에서 팔을 당기면서 보조된 척추의 신전

D 엎드린 자세에서 팔을 당기면서 보조된 척추의 신전과 회전

E 손을 풋바에 위치하고, 발은 숄더 레스트에 지지한 후 척추를 신전하는 동안 고관절의 신전과 무릎 굴곡(**Arc**® 없이).

근막에 중점을 둔 동작의 기준 시연: 움직임 시작 – 근위부 구조물을 원위부 구조물에 연결하고, 원위부 구조물을 근위부 구조물에 연결한다.

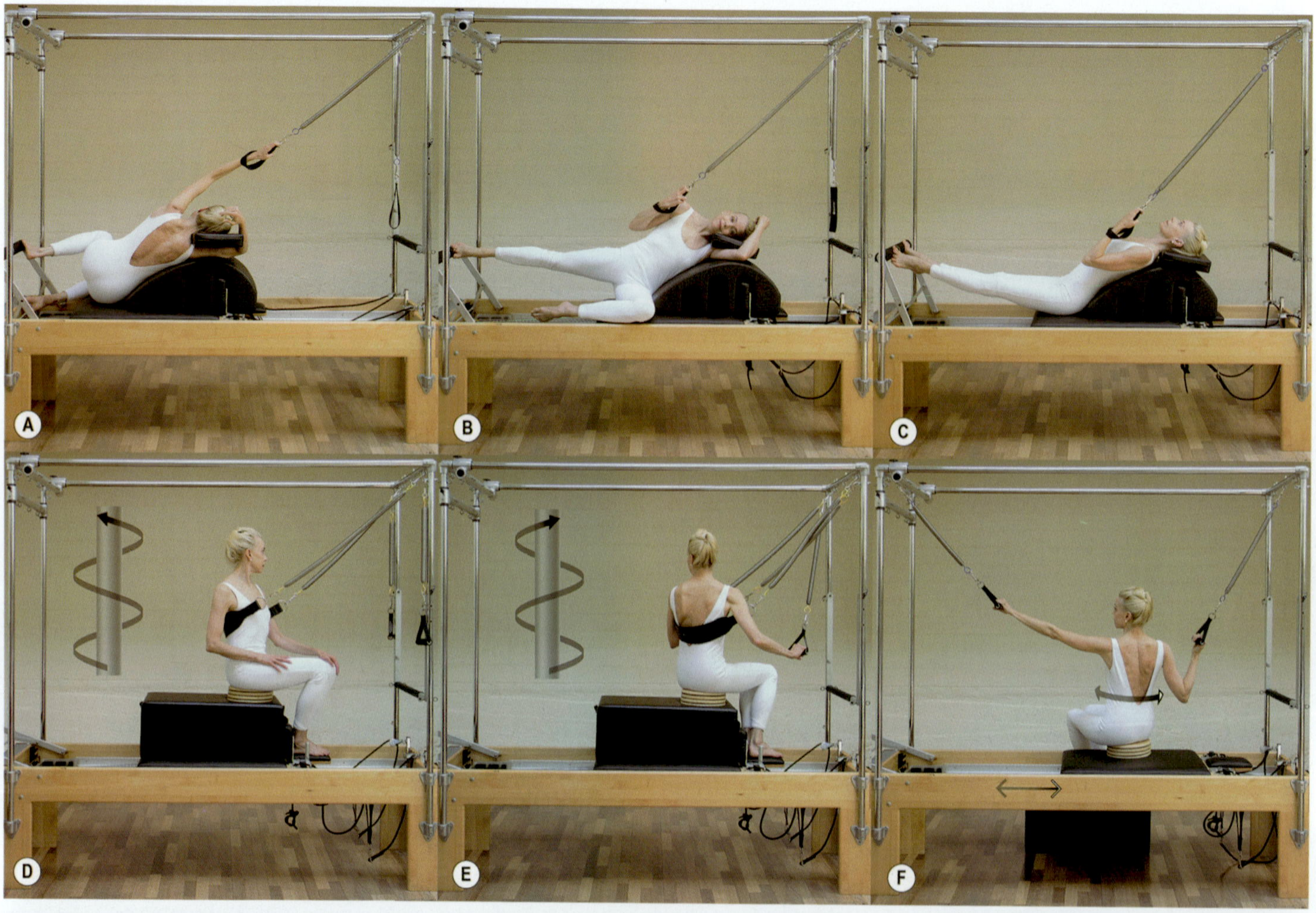

그림 9.6

리포머/트라페지 콤비네이션™ 은 다양한 벡터(**Vector**)를 활용하여 신경근막 시스템을 자극할 수 있다.

A&B 필라테스 아크® 위에 옆으로 누워, 한쪽 팔로 저항을 당기며 한 발로 레그 프레스(**single leg press**)

C 필라테스 아크® 위에 누워, 팔로 저항을 당기며 양쪽 다리로 레그 프레스(**double leg press**)

D 캐리지 위 박스 위에 있는 회전디스크에 앉아 흉추 하부 주변에 안정성을 위한 슬링으로 지지한 후 몸통 회전

E 캐리지 위 박스 위에 있는 회전디스크에 앉아 흉추 하부 주변에 안정성을 위한 슬링으로 지지한 후 핸들을 잡고 몸통회전을 도와준다.

F 캐리지의 옆쪽을 바라보고 회전디스크 위에 앉아서 팔꿈치를 굴곡과 신전의 교대 움직임을 통해 캐리지가 앞 뒤로 미끄러짐

근막에 중점을 둔 동작의 기준: 전신의 연속성 – 심층에서 표층으로, 표층에서 심층으로 연결하면서 몸통에서 팔다리로, 팔다리에서 몸통으로 연결한다.

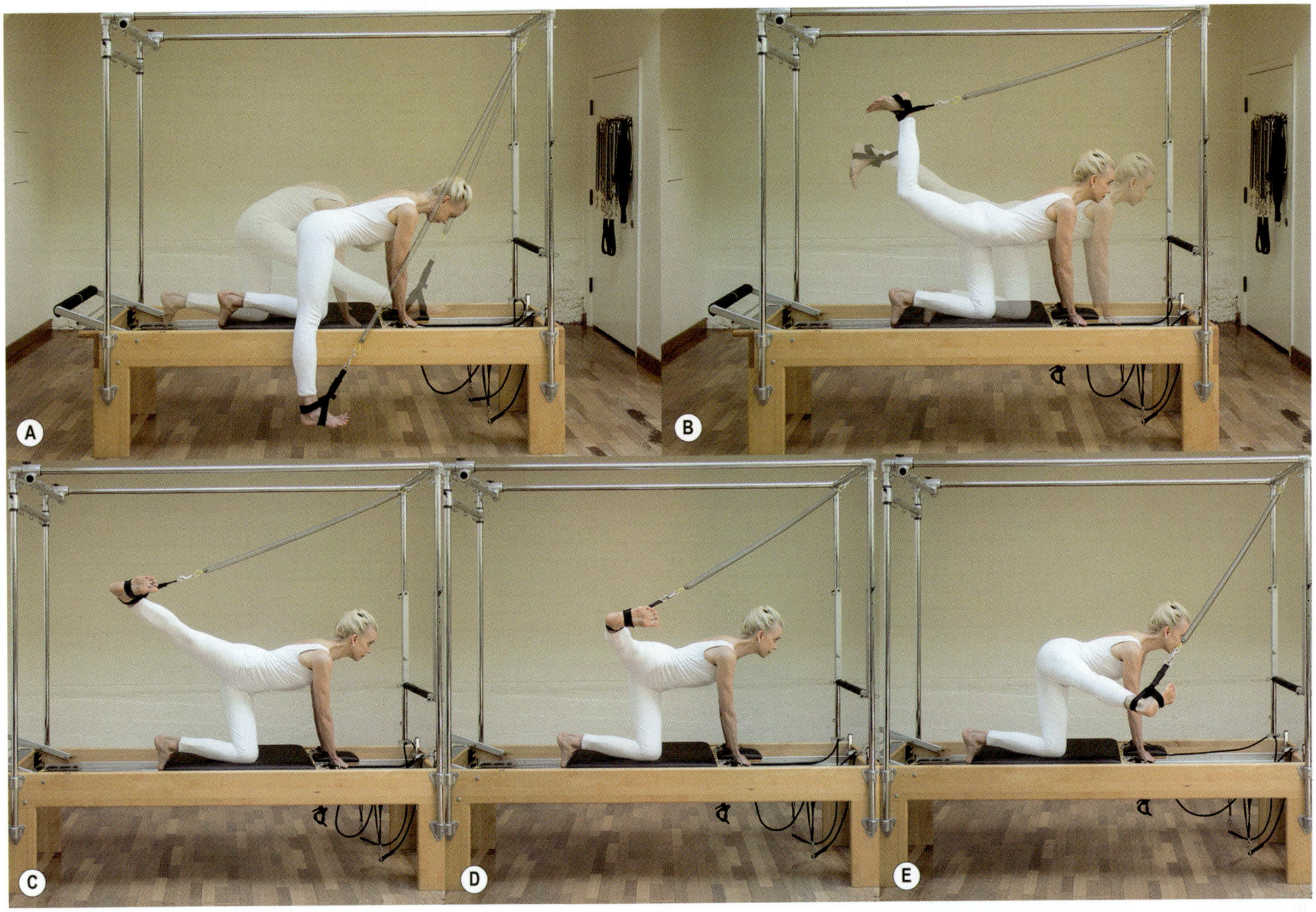

그림 9.7

리포머/트라페지 콤비네이션™ 운동은 모든 근막 연속성을 활성화한다.

A–E 네발기기 자세에서 한 다리로 원 그리기, 스프링에 연결되어 있는 바깥쪽 발은 심부 전방표면 후방, 표면 전방, 나선, 상지 그리고 기능 근막 연속성을 통합한다.

근막에 중점을 둔 동작의 기준: 신체는 신경근막 시스템의 많은 부분을 포함하여 동시적으로 움직인다.

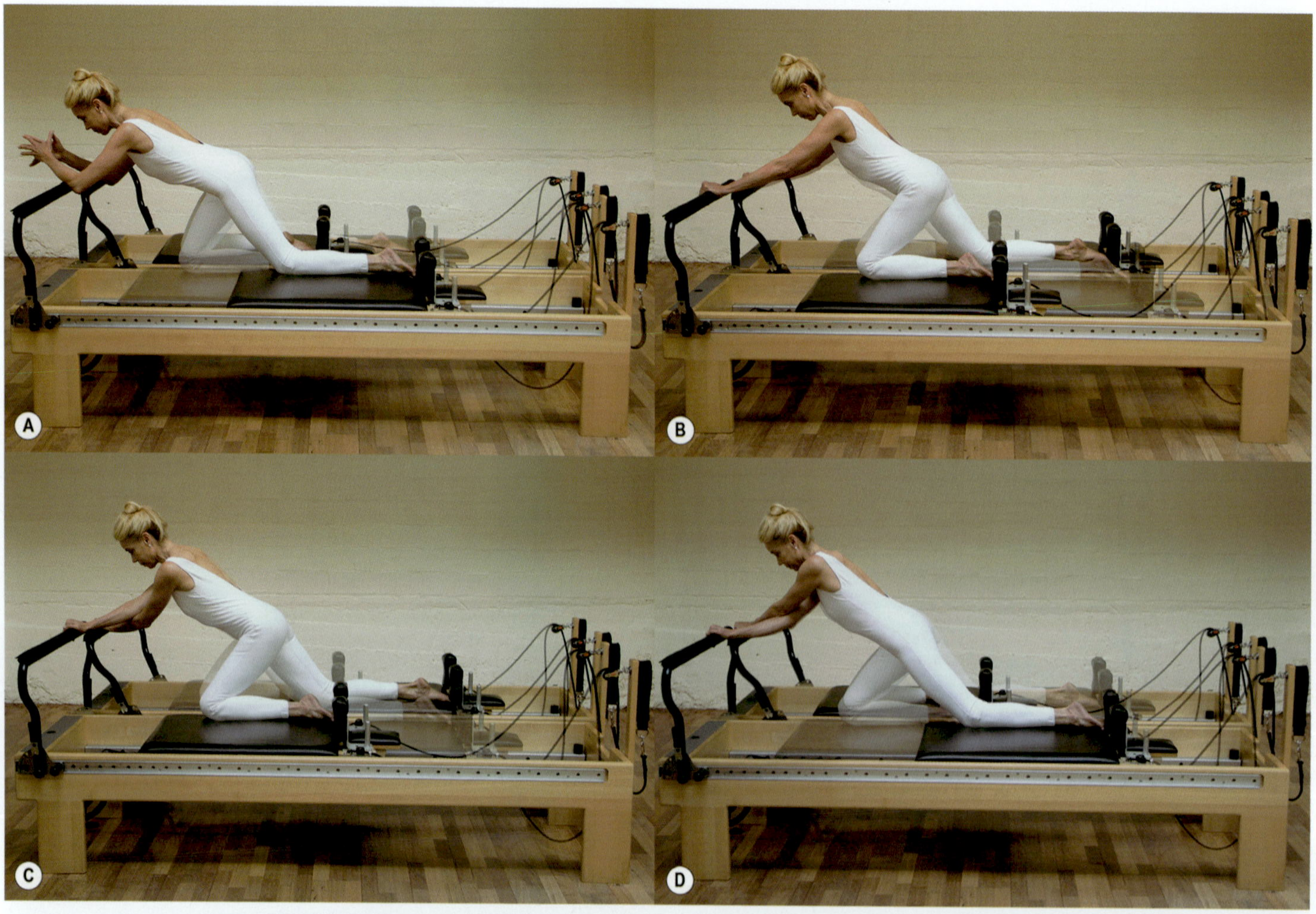

그림 9.8

A-D 2대의 리포머에서 시행하는 네발기기 동작(머리는 풋바를 향한다.)은 오른쪽과 왼쪽 사이의 균형을 촉진한다. 심부 전방 근막 연속성은 표면 후방과 표면 전방 근막 연속성의 움직임 통합을 위한 지지를 제공한다. 4가지의 다른 팔 자세는 전방과 후방 기능 근막 연결성의 통합을 요구한다.

A 풋바에 전완을 위치

B 풋바 위에 손을 위치

C&D 전완을 서로 교차하여 풋바에 손을 위치

근막에 중점을 둔 동작의 기준: 힘/부하의 이동 – 신경근막 시스템을 통해 힘/부하를 고르게 분포시키는 움직임

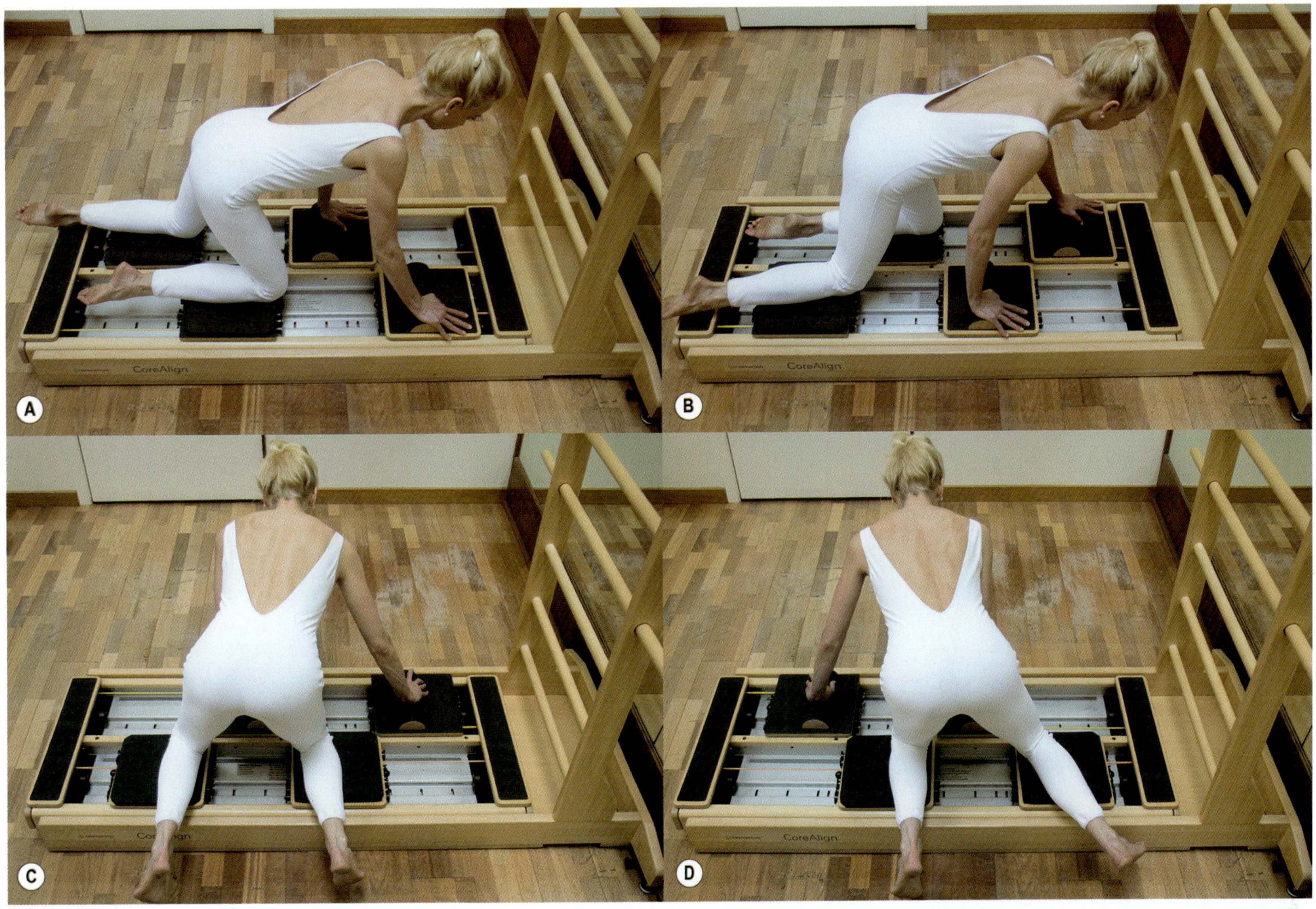

그림 9.9

4개의 카트가 있는 코어 얼라인(**CoreAlign**®)은 필라테스 원리를 구현한 근막에 중점을 둔 운동을 도와준다.

A&B 시상면에서 네발기기에서 고관절 굴곡 저항을 통해 오른쪽과 왼쪽 기능 근막 연결성의 균형을 유지한다.

C&D 관상면에서 네발기기에서 고관절 내전 저항을 통해 오른쪽과 왼쪽 기능 근막 연결성의 균형을 유지한다.

근막에 중점을 둔 동작의 기준: 적합한 모든 근막 연속성을 고객의 상태에 따라 최적의 순서로 접근

표 9.5

근막에 중점을 둔 동작의 기준 및 조셉 필라테스 기구 예시

근막에 중점을 둔 동작의 기준	리포머												체어		바렐		추가된 기구		
*"텐세그리티(Tensegrity) 구조는 국소적인 기계적 스트레스에 대해 전체적인 반응을 제공한다. 그 결과로 중력으로부터 어느 정도 독립된 형태를 갖게 된다. 텐세그리티 모델(Tensegrity model)이 없다면, 우리의 원섬유성의 구조는 중력으로 인해 붕괴된다. 텐세그리티 모델로 인해 우리의 구조는 주변 구조를 포함한 전체적인 네트워크를 통해 하중을 펼쳐냄으로써 압력을 흡수하고 분산시킨다." (Guimberteau & Armstrong, 2015) 동작 요구사항	가죽스트랩/고정된 풀리	로프/회전 가능한 고정된 풀리	고정된 풀리	높이 조정 가능한 풀리	풋바만	점프 보드	풋바(2개의 조정 가능한 풋바)	인피니트 풋바®	타워가 없는 리포머	타워가 있는 리포머	리포머	리포머/트라페지 콤비네이션™	체어의 하나로 연결된 페달	체어의 분리된 페달	조셉 필라테스의 스파인 코렉터	필라테스 아크®	폼롤러	회전 디스크	4개의 카트가 있는 코어 얼라인™
1. 동작은 운동조절의 개선과 콜라겐 재형성을 지속 가능하게 한다.																			
2. 동작은 바이오텐세그리티 모델*의 인식과 구현을 촉진한다.																			
3. 적합한 모든 근막 연속성을 고객의 상태에 따라 최적의 순서로 접근한다.																			
동작 목적																			
4. **내수용 감각**(Interoception) – 근막내 사이질 신경은 고유수용성 감각 또는 통각 대신에 내수용 감각을 제공한다.																			
5. 고유수용성 감각의 개선																			
6. 운동감각의 명민함																			
움직임 특성																			
7. 신체는 신경근막 시스템의 많은 부분을 포함하여 동시적으로 움직인다.																			
8. 전신의 연속성																			
9. 움직임 시작																			
10. 흐르는 듯 이어지는 동작의 연결																			
11. 약간의 각도 변화를 통한 다양한 방향으로의 움직임																			

표 9.5 계속

근막에 중점을 둔 동작의 기준	리포머												체어		바렐		추가된 기구		
*"텐세그리티(Tensegrity) 구조는 국소적인 기계적 스트레스에 대해 전체적인 반응을 제공한다. 그 결과로 중력으로부터 어느 정도 독립된 형태를 갖게 된다. 텐세그리티 모델(Tensegrity model)이 없다면, 우리의 원섬유성의 구조는 중력으로 인해 붕괴된다. 텐세그리티 모델로 인해 우리의 구조는 주변 구조를 포함한 전체적인 네트워크를 통해 하중을 펼쳐냄으로써 압력을 흡수하고 분산시킨다." (Guimberteau & Armstrong, 2015)	가죽스트랩/고정된 풀리	로프/회전 가능한 고정된 풀리	고정된 풀리	높이 조정 가능한 풀리	풋바만	점프 보드	풋바(2개의 조정 가능한 풋바)	인피니트 풋바®	타워가 없는 리포머	타워가 있는 리포머	리포머	리포머/트라페지 콤비네이션™	체어의 하나로 연결된 페달	체어의 분리된 페달	조셉 필라테스의 스파인 코렉터	필라테스 아크®	폼롤러	회전 디스크	4개의 카트가 있는 코어 얼라인™
12. 힘/부하의 이동																			
13. 준비를 위한 반대 움직임																			
14. **동적 스트레칭** – 느리고 빠른 템포의 변화																			
운동 결과																			
15. 조직에 수분공급을 촉진시킨다.																			
16. 3차원적 신경근막 시스템 내에서 조직의 미끄러짐(Glide)을 발달시킨다.																			
17. 콜라겐 섬유의 주름을 발달시키고 규칙적인 격자 모양을 만든다.																			
18. 탄성 반동을 발달시킨다.																			
19. 조직 재생을 촉진시킨다.																			
20. 조직의 탄력성을 발달시킨다.																			

표 9.6
근막에 중점을 둔 추가 기구 운동 계획서 - 고객 프로필

고객의 진단명 또는 의학적 상태: 중학생 3명을 둔 45세의 어머니, 모두 제왕절개로 출산. 과거 달리기 선수였음. 고객은 현재 골반 비틀림을 관리하기 위해 물리치료, 구조적 통합, 요가, 근막에 중점을 둔 필라테스를 받고 있음.

단기 목표 (Short-term goals)	장기 목표 (Long-term goals)
1. 눈 운동을 고객의 필라테스 운동에 포함시킨다. 2. 필라테스 운동에 골반저근 활성화 동작을 통합하여 프로그래밍 3. 척추, 골반 중립상태에서 복구 강화운동 (고객은 골반의 후방경사와 요추 굴곡에 대한 자세를 가지고 있다.) 4. 두부전방자세 감소	1. 어린 시절 여러 번의 눈 수술을 받았고 그로 인해 발생된 경추와 상부 흉추 비대칭에 대한 관리 2. 그녀의 아이들을 같은쪽 골반으로 지지하여 안고 다녀서 생긴 골반 틀어짐과 골반 들림을 관리 3. 3번의 제왕절개 수술 후 약화된 복부 관리 4. 뼈 건강을 위한 지속 가능한 운동 프로그램 유지

근막에 중점을 둔 추가 기구 운동 계획 가이드	고객 프로필 - 고객 또는 담당 실무자가 작성
1. 근막 기능에 영향을 미치는 요인	
유전	확인된 사항 없음
질병 관련	확인된 사항 없음
투약	확인된 사항 없음
수술	3번의 제왕절개 수술 10세 이전에 여러 번 안과 수술을 받았음
● 흉터	
● 유착	어린 시절 이후로 경추의 외측 이동, 외측 굴곡과 회전은 근막유착으로 인한 것일 수도 있다. 고객은 자신의 우세한 눈을 우선적으로 사용하기 위해 이러한 자세를 만들었다.
전신 염증	현재 문제가 되지 않음
생활 관련	
● 영양	영양 상담가의 조언 따른다.
● 보조제	중국 전통 의학 의사의 조언을 구한다.
● 흡연	비흡연자
● 음주	사회 활동을 할 때 가끔 마심
● 앉아있는 시간	하루 3시간 이하
저 가동성	고객은 저 가동성이 아님
과 가동성	고객의 움직임의 범위는 평균보다 좋으나 과 가동성은 아님
온도 및 습도의 선호도	평균 습도 72°

표 9.6 계속

2. 근막 기능을 향상시키기 위한 셀프케어 도구: 볼, 폼롤러, 막대, 손으로 사용하는 도구	
홈 프로그램	고객의 흉부 확장을 개선하기 위해 폼롤러를 사용한다. 또한 허벅지 앞쪽 경직성을 줄이기 위해 폼롤러를 사용한다.
스튜디오 프로그램	
프로그램 적용시간	하루에 20분
3. 근막 기능을 향상시키기 위한 치료: 침, 정골요법, 물리치료, 롤핑요법®, 구조통합치료 등	
예약 스케줄	한 달간 구조통합 치료 한 달간 물리치료 방문
통합적 관리를 위한 소통	
4. 관절 가동 범위	
부분적	경추 및 흉추 횡방향 이동, 측굴 및 회전
전체	
금지	흉요추 접합부 과신전
5. 체중부하	고객은 부분 체중부하와 전체 체중부하 운동을 선호함.
비 체중부하	
부분 체중부하	부분 체중부하 운동은 비틀린 골반의 교정을 위한 운동에 효과적이다.
전체 체중부하	뼈 건강은 위해서 전체 체중부하 운동을 선호한다.
6. 운동사슬	
열린 운동 사슬	
닫힌 운동 사슬	고객은 중간 정도 저항의 닫힌 운동 사슬 훈련을 선호한다.
7. 고객을 위한 최적의 보조 및 저항	
체중으로만 이용	빈야사 요가 수업
밴드	
스프링	기구 필라테스 운동에서 스프링 저항과 보조
프리웨이트	
8. 최대 효과와 최소 손상을 위한 최적의 강도	고객은 정확한 운동 조절에 초점을 두기 위해 중간 정도의 강도를 선호한다.
9. 위험하지 않으면서 새로운 것을 통해 신경계의 흥미를 유발시킬 운동	고객은 비대칭적인 움직임 패턴을 강조하는 새로운 연습을 선호한다.

계속

표 9.6 계속

10. 고객에게 적용 가능한 필라테스 동작 선택	
추가 기구	고객은 타워와 인피니트 풋바®가 설치된 리포머를 사용할 수 있음
추가 장비	
불안정한 표면: 폼롤러, 우브, 로테이터 디스크, 발란스 보드, 락커 보드	고객은 이러한 불안정한 모든 표면에 접근할 수 있음
11. *Anatomy Train*에 묘사된 적절한 근막 연속성을 모두 활성화시킨다: 도수치료사와 운동치료사를 위한 근막경선(Myers, 2014)	왼쪽과 오른쪽 외측 및 나선 근막 연속성의 균형에 초점을 맞춘다. 어릴적 눈 수술과 젊은 시절 제왕절개 수술로 인한 비대칭성을 해소하기 위한 심부 전방 근막 연속성 활성화
12. 근막의 탄성 반동 성질을 발달시키기 위한 훈련	골반 틀어짐 관리를 위한 방법들이 향상된 경우 탄성 반동 훈련을 추가한다.
기간: 하루에 20–30분	
빈도: 일주일에 2–3회	
콜라겐 합성을 위한 회복 시간: 2일	
13. 탄성 반동에 중점을 두지 않는 근막에 중점을 둔 운동	
기간: 하루 30–60분	*하루 60분*
빈도: 일주일에 2–6회	*일주일에 2회*
최소 3주마다 프로그램을 변경	
14. 고객이 선호하는 큐잉	
터치의 깊이	고객은 깊은 촉각을 이용하는 큐를 선호한다.
외수용 또는 내수용 감각 큐	고객은 외수용 감각 큐를 선호한다.
15. 리듬감 있는 움직임과 집중을 촉진하기 위한 고객의 음악 선호도	고객은 강사의 구두 큐잉에 집중하기 위해 음악을 선호하지 않는다.
16. 다른 형태의 훈련과 상호작용	
다양한 강도의 인터벌트레이닝 (VIIT)	고객은 물리치료 세션을 마치면 인터벌 트레이닝을 시행할 것이다.
유산소 운동: 15–45분, 일주일에 3–4회	
근력운동: 15–30분, 일주일에 2회; 1–2일 휴식	
의식적 운동(Mindful movement): 요가, 태극권, 기공체조, 자이로키네시스®, 자이로토닉®	*일주일에 3번의 빈야사 요가*

표 9.7
근막에 중점을 둔 추가 기구 운동 계획서 - 운동 선택

고객의 진단명 또는 의학적 상태: 중학생 3명을 둔 45세의 어머니, 모두 제왕절개로 출산. 과거 달리기 선수였음. 고객은 현재 골반 비틀림을 관리하기 위해 물리치료, 구조적 통합, 요가, 근막에 중점을 둔 필라테스를 받고 있음.

운동들은 강사에 의해 **그림 9.1-9.9**에서 선택된다.	근막에 중점을 둔 동작의 기준 움직임 요소: 움직임은 운동 조절의 개선과 콜라겐 리모델링을 지속가능하게 한다. 움직임은 바이오텐세그리티 모델*의 인식을 촉진한다. 고객의 상태에 적합한 모든 근막 연속성에 대해 최적의 시퀀스로 접근한다.	풋 코렉터	Ped-o-Pull	필라테스 아크®	리포머 & 롤러	고유수용성 감각 T-Bar	인피니티 풋바®	리포머/트라페지 콤비네이션™	회전디스크	코어 얼라인®	운동 결과: 조직의 수화를 촉진	근막시스템의 활주 발달	조직 재생 촉진	조직 탄력성 발달
*"텐세그리티(Tensegrity) 구조는 국소적인 기계적 스트레스에 대해 전체적인 반응을 제공한다. 그 결과로 중력으로부터 어느 정도 독립된 형태를 갖게 된다. 텐세그리티 모델이 없다면, 우리의 원섬유성의 구조는 중력으로 인해 붕괴된다. 텐세그리티 모델로 인해 우리의 구조는 주변 구조를 포함한 전체적인 네트워크를 통해 하중을 펼쳐냄으로써 압력을 흡수하고 분산시킨다." (Guimberteau & Armstrong, 2015)														
	내수용 감각(Interoception) - 근막내 사이질 신경은 고유수용성 감각 또는 통각 대신에 내수용 감각을 제공한다. 이러한 자유신경종말의 자극은 생리적 필요와 관련하여 항상성을 찾기 위해 신체 상태에 대한 정보를 제공한다. 내수용 감각 신호는 온감, 메스꺼움, 배고픔, 아픔, 노력, 무거움 또는 가벼움 같은 느낌과 관련이 있다. 내부 체성 감각에 대한 인식은 감정, 느낌과 관련이 있다(Schleip & Baker, 2015).													
풋 코렉터														
움직임의 범위가 줄어든 저항된 발목 배측굴곡(발 앞쪽에 패드 적용) **그림 9.1 E,F**	**고유수용성 감각의 개선** - 고유수용성 감각은 자세, 힘줄 및 근육의 감각과 연결된다.	•									•	•	•	•
움직임의 범위가 줄어든 저항된 발목 저측굴곡(발 뒤꿈치 밑에 패드 적용) **그림 9.1 G,H**		•									•	•	•	•
고관절 외회전, 저항된 저측굴곡 **그림 9.1I**		•									•	•	•	•

계속

표 9.7 계속

고객의 진단명 또는 의학적 상태: 중학생 3명을 둔 45세의 어머니, 모두 제왕절개로 출산. 과거 달리기 선수였음. 고객은 현재 골반 비틀림을 관리하기 위해 물리치료, 구조적 통합, 요가, 근막에 중점을 둔 필라테스를 받고 있음.

운동들은 강사에 의해 **그림 9.1-9.9**에서 선택된다.	근막에 중점을 둔 동작의 기준 움직임 요소: 움직임은 운동 조절의 개선과 콜라겐 리모델링을 지속가능하게 한다. 움직임은 바이오텐세그리티 모델*의 인식을 촉진한다. 고객의 상태에 적합한 모든 근막 연속성에 대해 최적의 시퀀스로 접근한다.	풋 코렉터	Ped-o-Pull	필라테스 아크®	리포머 & 롤러	고유수용성 감각 T-Bar	인피니티 풋바®	리포머/트라페지 콤비네이션™	회전디스크	코어 얼라인®	운동 결과: 조직의 수화를 촉진	운동 결과: 근막시스템의 활주 발달	운동 결과: 조직 재생 촉진	운동 결과: 조직 탄력성 발달
고관절 내회전, 저항된 저측굴곡 **그림 9.1J**		●									●	●	●	●
고유수용성 감각 T-Bar를 적용한 리포머 캐리지에 누운 자세														
요추의 외측굴곡을 동반한 엉덩이 기울이기 **그림 9.4D**	**고유수용성 감각의 개선** – 고유수용성 감각은 자세, 힘줄 및 근육의 감각과 연결된다.					●					●	●	●	●
발목의 저측굴곡을 동반한 중립자세의 Bridge **그림 9.4E**						●					●	●	●	●
고유수용성 감각 T-Bar 위에 회전 디스크, 회전을 동반한 Bridge **그림 9.4F**						●			●		●	●	●	●
리포머/트라페지 콤비네이션™														
캐리지 위 박스 위에 있는 회전디스크에 앉아 흉추 하부 주변에 안정성을 위한 슬링으로 지지한 후 몸통 회전 **그림 9.6D**	**운동감각의 명민함** – 운동감각(동적 고유수용감각), 팔다리와 몸통의 움직임과 위치에 대한 적절한 감각							●	●		●	●	●	●
캐리지 위 박스 위에 있는 회전디스크에 앉아 흉추 하부 주변에 안정성을 위한 슬링으로 지지한 후 핸들을 잡고 몸통회전을 도와준다. **그림 9.6E**								●	●		●	●	●	●

표 9.7 계속

고객의 진단명 또는 의학적 상태: 중학생 3명을 둔 45세의 어머니, 모두 제왕절개로 출산. 과거 달리기 선수였음. 고객은 현재 골반 비틀림을 관리하기 위해 물리치료, 구조적 통합, 요가, 근막에 중점을 둔 필라테스를 받고 있음.

운동들은 강사에 의해 **그림 9.1-9.9**에서 선택된다.	근막에 중점을 둔 동작의 기준 움직임 요소: 움직임은 운동 조절의 개선과 콜라겐 리모델링을 지속가능하게 한다. 움직임은 바이오텐세그리티 모델*의 인식을 촉진한다. 고객의 상태에 적합한 모든 근막 연속성에 대해 최적의 시퀀스로 접근한다.	풋 코렉터	Ped-o-Pull	필라테스 아크®	리포머 & 롤러	고유수용성 감각 T-Bar	인피니티 풋바®	리포머/트라페지 콤비네이션™	회전디스크	코어 얼라인®	운동 결과: 조직의 수화를 촉진	근막시스템의 활주 발달	조직 재생 촉진	조직 탄력성 발달
캐리지의 옆쪽을 바라보고 회전디스크 위에 앉아서 팔꿈치를 굴곡과 신전의 교대 움직임을 통해 캐리지가 앞 뒤로 미끄러짐 **그림 9.6F**								●	●		●	●	●	●
코어 얼라인®														
시상면에서 네발기기는 고관절 굴곡 저항을 통해 오른쪽과 왼쪽 기능 근막 연결성의 균형을 유지한다. **그림 9.9A,B**	신체는 신경근막 시스템의 많은 부분을 포함하여 동시적으로 움직인다.									●	●	●	●	●
관상면에서 네발기기는 고관절 내전 저항을 통해 오른쪽과 왼쪽 기능 근막 연결성의 균형을 유지한다. **그림 9.9 C,D**										●	●	●	●	●
2대의 리포머에서 머리를 풋바 쪽으로 향한 네발기기 자세에서 고관절의 굴곡과 신전														
풋바에 전완을 위치 풋바 위에 손을 위치 전완을 서로 교차하여 풋바에 손을 위치 **그림 9.8 A-D**	신체는 신경근막 시스템의 많은 부분을 포함하여 동시적으로 움직인다.										●	●	●	●

계속

표 9.7 계속

고객의 진단명 또는 의학적 상태: 중학생 3명을 둔 45세의 어머니, 모두 제왕절개로 출산. 과거 달리기 선수였음. 고객은 현재 골반 비틀림을 관리하기 위해 물리치료, 구조적 통합, 요가, 근막에 중점을 둔 필라테스를 받고 있음.

운동들은 강사에 의해 **그림 9.1-9.9**에서 선택된다.	근막에 중점을 둔 동작의 기준 움직임 요소: 움직임은 운동 조절의 개선과 콜라겐 리모델링을 지속가능하게 한다. 움직임은 바이오텐세그리티 모델*의 인식을 촉진한다. 고객의 상태에 적합한 모든 근막 연속성에 대해 최적의 시퀀스로 접근한다.	풋 코렉터	Ped-o-Pull	필라테스 아크®	리포머 & 롤러	고유수용성 감각 T-Bar	인피니티 풋바®	리포머/트라페지 콤비네이션™	회전디스크	코어 얼라인®	운동 결과 조직의 수화를 촉진	근막시스템의 활주 발달	조직 재생 촉진	조직 탄력성 발달
리포머/트라페지 콤비네이션™과 필라테스 아크®														
필라테스 아크® 위에 옆으로 누워, 한쪽 팔로 저항을 당기며 한 발로 레그 프레스 **그림 9.6A,B**	**전신의 연속성** – 심층에서 표층으로, 표층에서 심층으로 연결하면서 몸통에서 팔다리로, 팔다리에서 몸통으로 연결한다.			●				●			●	●	●	●
필라테스 아크® 위에 누워, 팔로 저항을 당기며 양쪽 다리로 레그 프레스 **그림 9,6C**				●				●			●	●	●	●
인피니트 풋바가 있는 리포머														
옆으로 누운 자세에서 한 팔로 당기기 **그림 9.5A,B**	**움직임의 시작** – 근위부 구조물을 원위부 구조물에 연결하고, 원위부 구조물을 근위부 구조물에 연결한다.			●			●				●	●	●	●
엎드린 자세에서 팔을 당기면서 보조된 척추의 신전 **그림 9.5C**				●			●				●	●	●	●
엎드린 자세에서 팔을 당기면서 보조된 척추의 신전과 회전 **그림 9.5D**				●			●				●	●	●	●
손을 풋바에 위치하고, 발은 숄더 레스트에 지지한 후 척추를 신전하는 동안 고관절의 신전과 무릎 굴곡 **그림 9.5E**	흐르는 듯 이어지는 동작의 연결						●				●	●	●	●
리포머/트라페지 콤비네이션™														
네발기기 자세에서 스프링 루프를 적용한 한쪽 다리로 원 그리기 **그림 9.7 A-E**	약간의 각도 변화를 통한 다양한 방향으로의 움직임							●			●	●	●	●

표 9.7 계속

고객의 진단명 또는 의학적 상태: 중학생 3명을 둔 45세의 어머니, 모두 제왕절개로 출산. 과거 달리기 선수였음. 고객은 현재 골반 비틀림을 관리하기 위해 물리치료, 구조적 통합, 요가, 근막에 중점을 둔 필라테스를 받고 있음.

											운동 결과			
운동들은 강사에 의해 **그림 9.1-9.9**에서 선택된다.	근막에 중점을 둔 동작의 기준 움직임 요소: 움직임은 운동 조절의 개선과 콜라겐 리모델링을 지속가능하게 한다. 움직임은 바이오텐세그리티 모델*의 인식을 촉진한다. 고객의 상태에 적합한 모든 근막 연속성에 대해 최적의 시퀀스로 접근한다.	풋 코렉터	Ped-o-Pull	필라테스 아크®	리포머 & 롤러	고유수용성 감각 T-Bar	인피니티 풋바®	리포머/트라페지 콤비네이션™	회전디스크	코어 얼라인®	조직의 수화를 촉진	근막시스템의 활주 발달	조직 재생 촉진	조직 탄력성 발달
리포머 캐리지 위 롤러 위에 누운 자세에서														
Feet in straps 고관절과 무릎의 평행한 상태, 외회전, 내회전을 통한 다양한 분절 운동 **그림 9.4 A,B**	**힘/부하의 이동** - 신경근막 시스템을 통해 힘/부하를 고르게 분포시키는 움직임				●						●	●	●	●
한 팔을 머리 위로 올린 자세로 경추의 회전을 동반한 팔꿈치 신전 **그림 9.4 C**					●						●	●	●	●
필라테스 아크®														
Leg Pull – Front, rocking **그림 9.3A**	준비를 위한 반대 움직임			●							●	●	●	●
Leg Pull – Front, single leg rocking **그림 9.3B**				●							●	●	●	●
Swan – Dive **그림 9.3C,D**				●							●	●	●	●
서 있는 자세에서, 관상면에서 엉덩이 기울이기(무릎을 편 상태) **그림 9.3E**				●							●	●	●	●
서 있는 자세, 관상면에서 체중이동 (교대적인 무릎 굴곡과 신전) **그림 9.3F**				●							●	●	●	●

계속

표 9.7 계속

고객의 진단명 또는 의학적 상태: 중학생 3명을 둔 45세의 어머니, 모두 제왕절개로 출산. 과거 달리기 선수였음. 고객은 현재 골반 비틀림을 관리하기 위해 물리치료, 구조적 통합, 요가, 근막에 중점을 둔 필라테스를 받고 있음.

운동들은 강사에 의해 **그림 9.1-9.9**에서 선택된다.	근막에 중점을 둔 동작의 기준 움직임 요소: 움직임은 운동 조절의 개선과 콜라겐 리모델링을 지속가능하게 한다. 움직임은 바이오텐세그리티 모델*의 인식을 촉진한다. 고객의 상태에 적합한 모든 근막 연속성에 대해 최적의 시퀀스로 접근한다.	풋 코렉터	Ped-o-Pull	필라테스 아크®	리포머 & 롤러	고유수용성 감각 T-Bar	인피니티 풋바®	리포머/트라페지 콤비네이션™	회전디스크	코어 얼라인®	운동 결과: 조직의 수화를 촉진	운동 결과: 근막시스템의 활주 발달	운동 결과: 조직 재생 촉진	운동 결과: 조직 탄력성 발달
서 있는 자세, 시상면에서 흉추의 회전을 동반한 후방으로의 체중이동 **그림 9.3G**				●							●	●	●	●
서 있는 자세, 시상면에서 흉추의 회전을 동반한 전방으로의 체중이동 **그림 9.3H**				●							●	●	●	●
Ped-o-Pull / Pedi-Pole														
서 있는 자세에서 외측 굴곡(굴곡되는 방향으로 흉추와 경추의 회전을 동반함) **그림 9.2 A,B**	**동적 스트레칭** - 느리고 빠른 템포의 변화		●								●	●	●	●
서 있는 자세에서 외측 굴곡(신전되는 방향으로 흉추와 경추의 회전을 동반함) **그림 9.2 C**			●								●	●	●	●
서 있는 자세에서 회전을 동반한 신전 **그림 9.2 D**			●								●	●	●	●

참고문헌 (References)

Publications

Guimberteau, J. C. & Armstrong, C. (2015). *Architecture of human living fascia: The extracellular matrix and cells revealed through endoscopy.* Edinburgh: Handspring Publishing.

Myers, T. W. (2014). *Anatomy Trains®: Myofascial meridians for manual and movement therapists* (3rd ed.). Edinburgh: Churchill Livingstone.

Scarr, G. (2014). *Biotensegrity: The structural basis of life.* Edinburgh: Handspring Publishing.

Schleip, R. & Baker, A. (Eds.) (2015). *Fascia in sport and movement.* Edinburgh: Handspring Publishing.

Stecco, C. (2015). *Functional atlas of the human fascial system.* Edinburgh: Churchill Livingstone.

Pilates Anytime Classes

www.pilatesanytime.com

Note: Clips from these classes are available to those who purchase the book. Video clips are available free of charge at: www.pilatesanytime.com/fascia. Use redemption code FASCIA.

제 9 장 조셉 필라테스 보조 기구 운동 및 근막에 중점을 둔 기구 운동

그림 9.1

Foot Festival (2013)

http://www.pilatesanytime.com/u/fm87

그림 9.3A&B

Pilates Arc® Workout (2012)

http://www.pilatesanytime.com/u/fm88

그림 9.3C&D

Pilates Arc® Workout (2012)

http://www.pilatesanytime.com/u/fm89

그림 9.3E&F

Pilates Arc® Workout (2016)

http://www.pilatesanytime.com/u/fm90

그림 9.3G

Pilates Arc® Workout (2016)

http://www.pilatesanytime.com/u/fm91

그림 9.3H

Pilates Arc® Workout (2016)

http://www.pilatesanytime.com/u/fm92

그림 9.4C

Reformer Workout (2013)

http://www.pilatesanytime.com/u/fm93

그림 9.5E

Reformer Workout (2013)

http://www.pilatesanytime.com/u/fm94

그림 9.7A&B

Reformer/Tower Workout (2016)

http://www.pilatesanytime.com/u/fm95

그림 9.7CE

Reformer/Tower Workout (2016)

http://www.pilatesanytime.com/u/fm96

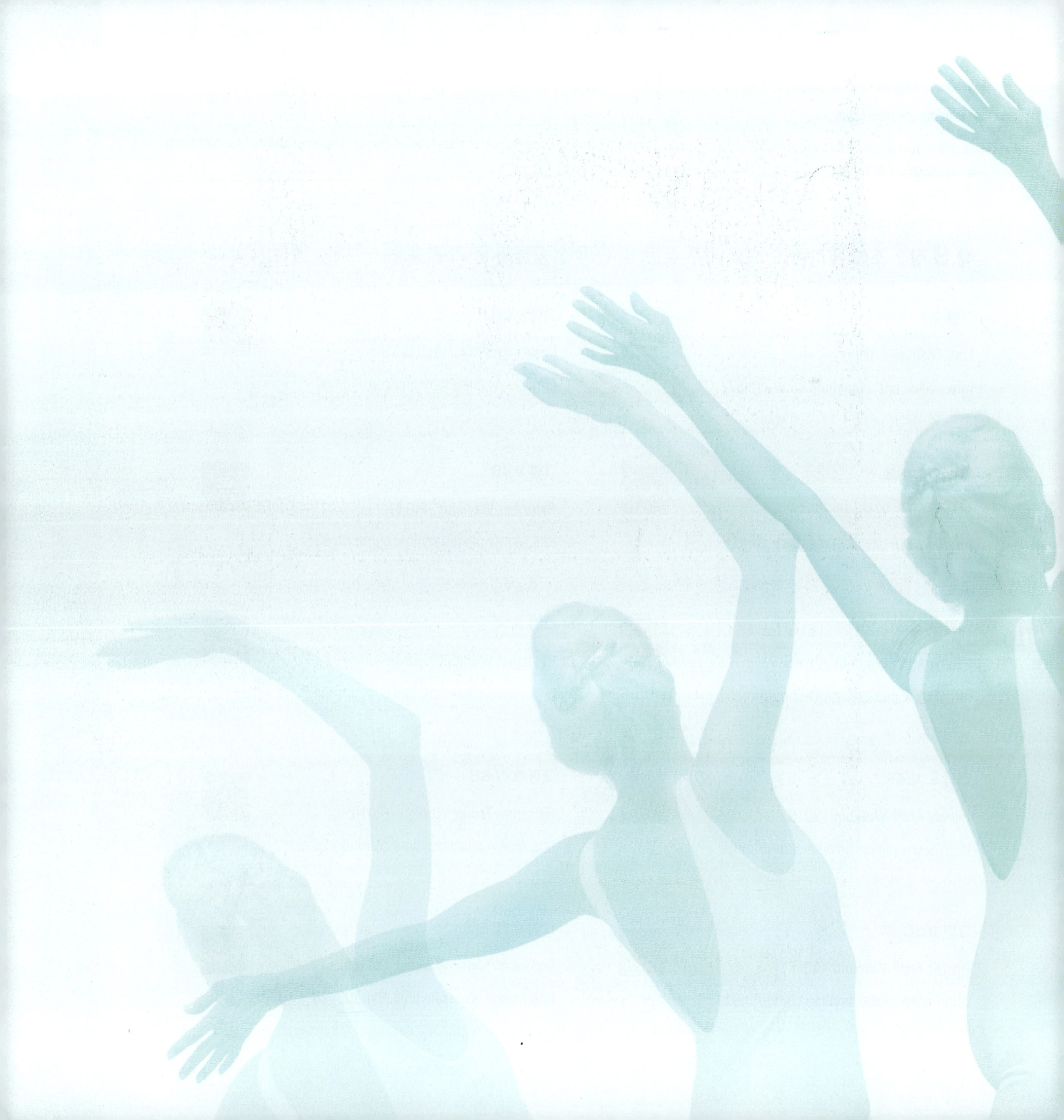

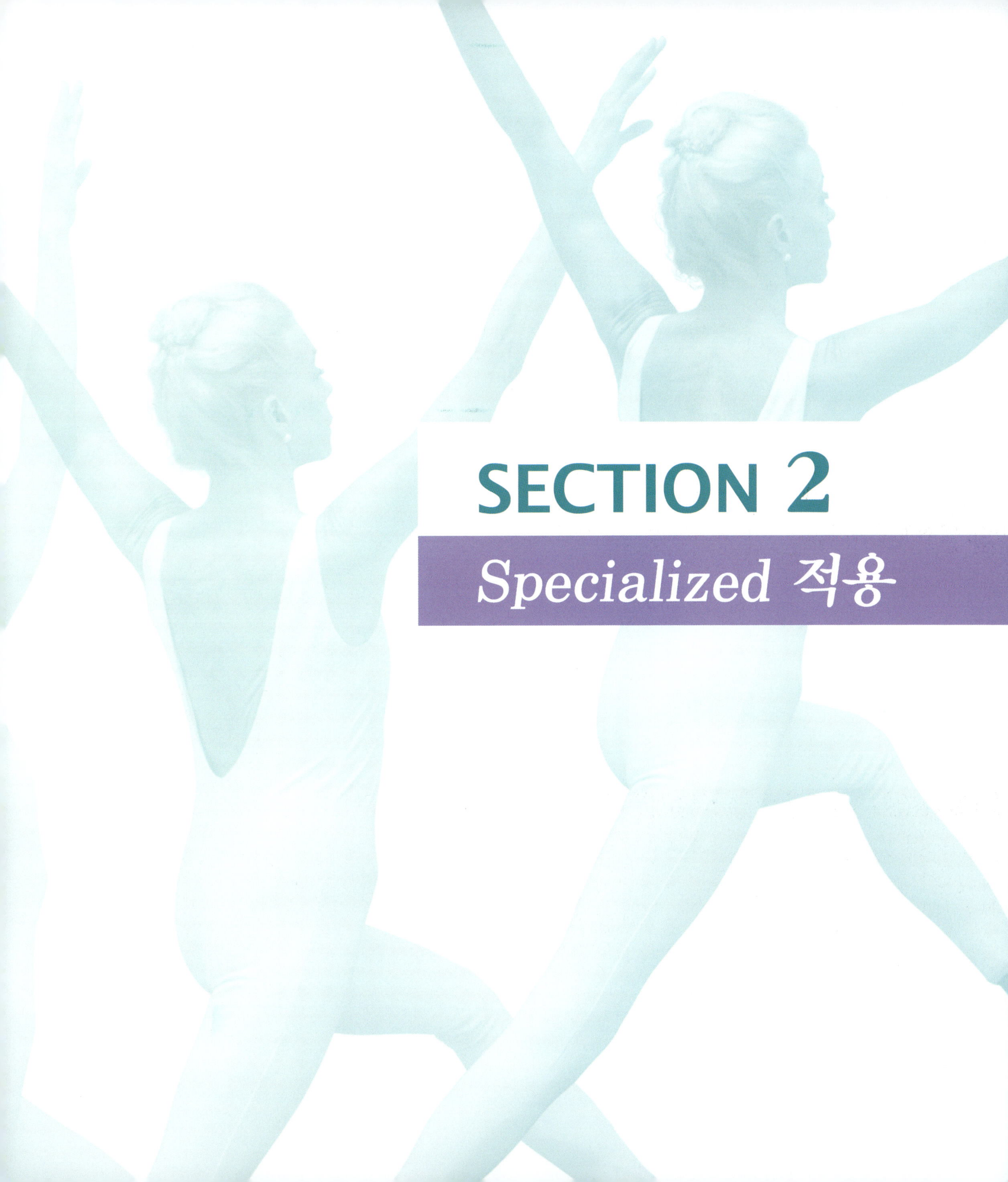

SECTION 2

Specialized 적용

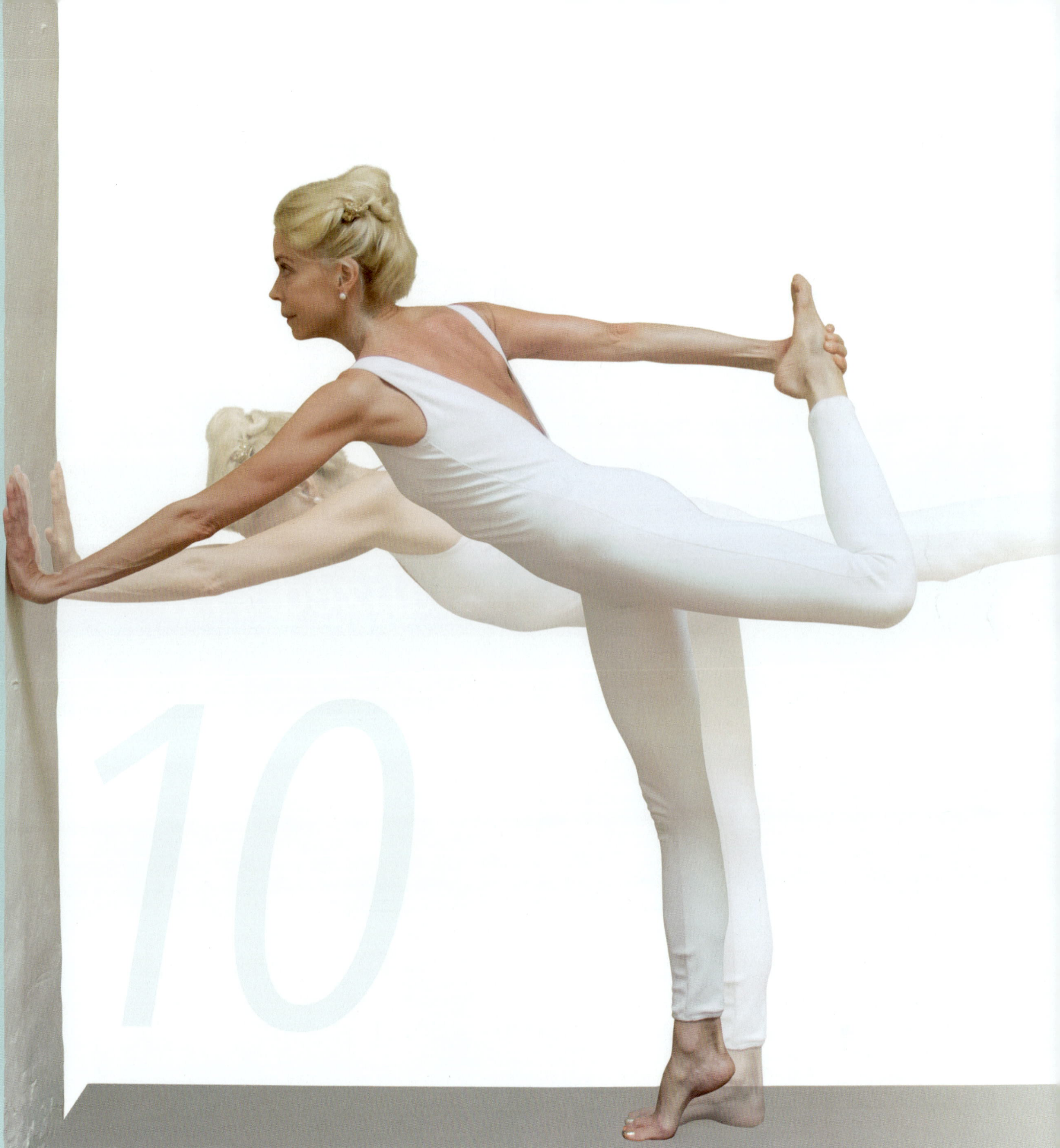
10

컴퓨터나 스마트폰 사용으로 인한 자세변화, 근막에 중점을 둔 움직임의 관점

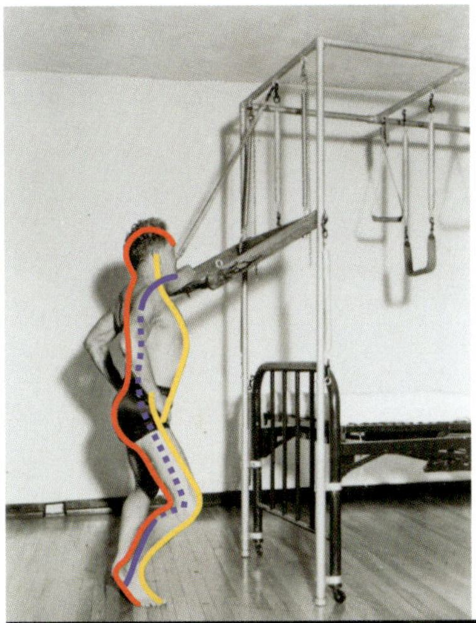

자연은 인간에게 '척추'라는 것을 주었지만 자연이 의도한 대로 곧고, 정상적인 형태로 자랄 수 있는 완벽한 상태를 깨닫는 사람은 별로 없다. 심지어 척추의 메커니즘과 신체의 기초를 훈련시킬 수 있는 적절한 방법조차 이해할 수 있는 사람이 많지 않지만, 척추의 움직임은 항상 정확하게 통제되어야 한다. 슬프게도 사람의 척추는 많은 세대에 걸쳐 소홀히 다루어졌다.

조셉 필라테스 (Gallagher & kyzanowska 2000)

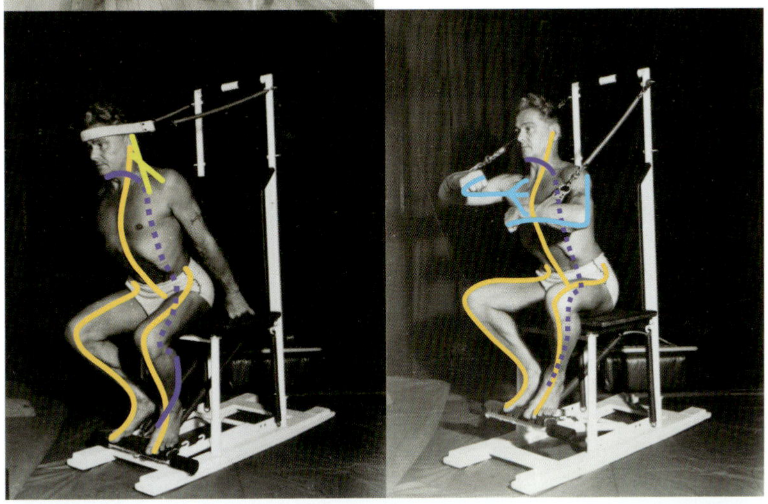

그림 10.1

왼쪽 상단: 조셉의 트라페지 테이블 초기 버전 중 한 부분. 조셉 필라테스는 무릎의 굴곡과 신전 시 최적의 척추 정렬을 보여주고 있다. 이 사진에서 그는 위쪽에 스프링이 걸려있는 푸쉬 스루바 위에 그의 턱을 올려 놓았다. 이것은 심부 전방 근막 연속성, 특히 상부 쪽 활성화를 강조한다. 조셉 필라테스는 컴퓨터나 스마트폰 사용으로 인한 자세변화가 발생하기 훨씬 이전에 이 운동을 만들었다. 그는 이미 그 당시보다 앞서간다는 것을 스스로 알고 있었다. 이 운동은 심부 전방, 표면 후방 그리고 표면 전방 근막 연속성의 협력적 효과를 필요로 한다.
근막에 중점을 둔 동작의 요구사항: 고유수용성 감각의 개선 – 고유수용성 감각은 자세, 힘줄 및 근육의 감각과 연결된다. *(balanced body inc, www.pilates.com 에서 허락됨.)*

왼쪽 하단: 조셉 필라테스는 하이백 체어에서 **Double Leg Pumps**를 보여주고 있다. 그는 앞쪽으로 몸을 기울인 상태를 받쳐 주기 위해 머리에 벨트를 사용했다. 이 운동은 심부 전방, 표면 전방 그리고 표면 후방 근막 연속성을 활성화시킨다. 추가적으로 외측 근막 연속성을 통해 경추부의 안정성을 만들어 줄 수 있다. 1940년대 중반에는 컴퓨터로 인한 자세가 문제가 되지 않았지만, 조셉 필라테스는 이미 올바른 정렬에 관해 고려하기 시작했었다.
근막에 중점을 둔 동작의 요구사항: 움직임 시작 – 근위부 구조물을 원위부 구조물에 연결하고, 원위부 구조물을 근위부 구조물에 연결한다. *(balanced body inc, www.pilates.com에서 허락됨.)*

오른쪽 상단: 조셉 필라테스는 하이백 체어의 **V-position**에서 **Double Leg Pump**를 보여주고 있다. 의자 뒤쪽에 부착된 스프링에 팔의 움직임을 저항할 수 있게 했다. 조셉 필라테스는 숙련된 복서였기 때문에 그의 복싱 훈련 동작들이 반영이 되었을 수도 있다. 조셉 필라테스는 컴퓨터나 스마트폰 사용으로 인한 자세변화에 관심 있는 사람들에게 영감을 줄 수 있다. 이 운동은 심부 전방, 표면 전방, 표면 후방 및 상지 근막 연속성을 활성화시킬 수 있다.
근막에 중점을 둔 동작의 요구사항: 운동감각의 명민함 – 운동감각(동적 고유수용감각), 팔다리와 몸통의 움직임과 위치에 대한 적절한 감각. *(balanced body inc, www.pilates.com에서 허락됨.)*

제 10 장

표 10.1
컴퓨터나 스마트폰 사용으로 인한 자세변화를 바로 잡는 근막에 중점을 둔 매트 운동 순서

순서	그림	필라테스 원리	근막에 중점을 둔 동작 기준
1. 회전을 동반한 Bridge	4.1A	전신운동	신체는 신경근막 시스템의 많은 부분을 포함하여 동시적으로 움직인다.
2. 누운 자세에서 세로축 회전	4.1B,C	전신운동	**전신의 연속성** – 심층에서 표층으로, 표층에서 심층으로 연결하면서 몸통에서 팔다리로, 팔다리에서 몸통으로 연결한다.
3. 엎드린 자세에서 세로축 회전	4.1D,E		
4. 네발기기 자세에서 벽쪽으로 흉추의 회전	4.3 A-C	중심화	**움직임 시작** – 근위부 구조물을 원위부 구조물에 연결하고, 원위부 구조물을 근위부 구조물에 연결한다.
5. 골반의 외측 이동을 동반한 Bridge	4.2 D-H	정확성	**운동감각의 명민함** – 운동감각(동적 고유수용감각), 팔다리와 몸통의 움직임과 위치에 대한 적절한 감각
6. 골반의 회전을 동반한 한쪽 다리로 Bridge	4.2A-C		
이마 아래에 양손을 위치			
7. 엎드린 자세에서 상부 흉추와 경추를 외측으로 이동	4.4B	균형 잡힌 근육 발달 (최적의 신경근막 시스템 활성화)	약간의 각도 변화를 통한 다양한 방향으로의 움직임
8. 엎드린 자세에서 흉추와 경추의 신전	4.4C		
9. 엎드린 자세에서 흉추와 경추의 신전과 외측으로 굴곡	4.4D		
10. 엎드린 자세에서 흉추와 경추의 신전과 회전	4.4E		
11. 척추 중립을 유지하고 고정하는 발은 벽을 지지한 상태로 누운 자세에서 한쪽 다리로 원을 그린다.	4.5A,B	리듬	준비를 위한 반대 움직임
정수리에 손가락을 접촉			
12. 엎드린 자세에서 흉추와 경추의 신전	4.4H	균형 잡힌 근육 발달 (최적의 신경근막 시스템 활성화)	약간의 각도 변화를 통한 다양한 방향으로의 움직임
13. 엎드린 자세에서 흉추와 경추의 신전과 외측 굴곡	4.4I		
14. 엎드린 자세에서 흉추와 경추의 신전과 회전	4.4J		
15. 무릎서기 자세에서 양손은 벽을 지지하고 다리는 측면으로 뻗은 상태로 무릎을 구부려 원을 그린다.	4.6A	호흡	흐르는 듯 이어지는 동작의 연결

표 10.1 계속

16. One leg kick	3.4B	리듬	**동적 스트레칭** - 느리고 빠른 템포의 변화
17. Double kick	3.4C	리듬	준비를 위한 반대 움직임
18. Swimming	3.4G	전신운동	**전신의 연속성** - 심층에서 표층으로, 표층에서 심층으로 연결하면서 몸통에서 팔다리로, 팔다리에서 몸통으로 연결한다.
19. Swan–dive	3.4A	리듬	준비를 위한 반대 움직임
20. Shoulder bridge	3.4F	중심화	**움직임 시작** - 근위부 구조물을 원위부 구조물에 연결하고, 원위부 구조물을 근위부 구조물에 연결한다.
21. Scissors	3.4D	리듬	**동적 스트레칭** - 느리고 빠른 템포의 변화
22. Bicycle	3.4		
23. Rocking	3.4H	집중력	적합한 모든 근막 연속성을 고객의 상태에 따라 최적의 순서로 접근한다.
24. Leg pull– front	3.7A	조절력	**고유수용성 감각의 개선** - 고유수용성 감각은 자세, 힘줄 및 근육의 감각과 연결된다.
25. 무릎서기 자세에서 양손은 벽을 지지하고 다리는 측면으로 뻗은 상태로 무릎을 펴고 원을 그린다.	4.6B	균형 잡힌 근육 발달 (최적의 신경근막 시스템 활성화)	약간의 각도 변화를 통한 다양한 방향으로의 움직임
26. Leg pull	3.7B	전신운동	**전신의 연속성** - 심층에서 표층으로, 표층에서 심층으로 연결하면서 몸통에서 팔다리로, 팔다리에서 몸통으로 연결한다.

표 10.2
컴퓨터나 스마트폰 사용으로 인한 자세변화를 발로 잡는 근막에 중점을 둔 조셉 필라테스의 리포머 시퀀스

리포머 순서	그림	필라테스 원리	근막에 중점을 둔 동작의 기준
1. Down Stretch	5.5	조절력	**고유수용성 감각의 개선** - 고유수용성 감각은 자세, 힘줄 및 근육의 감각과 연결된다.
2. Swan–Dive	5.6	정확성	**운동감각의 명민함** - 운동감각(동적 고유수용감각), 팔다리와 몸통의 움직임과 위치에 대한 적절한 감각
3. Breststroke	5.6	전신운동	**전신의 연속성** - 심층에서 표층으로, 표층에서 심층으로 연결하면서 - 몸통에서 팔다리로, 팔다리에서 몸통으로 연결한다.
4. Semicircles Up and Down	5.11	전신운동	신체는 신경근막 시스템의 많은 부분을 포함하여 동시적으로 움직인다.
5. Chest – expansion	5.13	정확성	**운동감각의 명민함** - 운동감각(동적 고유수용감각), 팔다리와 몸통의 움직임과 위치에 대한 적절한 감각
6. Thigh–stretch	5.13	리듬	**동적 스트레칭** - 느리고 빠른 템포의 변화
7. Rocking	5.13	집중력	적합한 모든 근막 연속성을 고객의 상태에 따라 최적의 순서로 접근한다.
8. Rocking and Pull	5.13	리듬	준비를 위한 반대 움직임
9. Swimming	5.13	중심화	**움직임 시작** - 근위부 구조물을 원위부 구조물에 연결하고, - 원위부 구조물을 근위부 구조물에 연결한다.
10. Back– Bending 1	5.14	전신운동	**전신의 연속성** - 심층에서 표층으로, 표층에서 심층으로 연결하면서 - 몸통에서 팔다리로, 팔다리에서 몸통으로 연결한다.

표 10.3
컴퓨터나 스마트폰 사용으로 인한 자세변화를 발로 잡는 근막에 중점을 둔 조셉 필라테스의 스파인 코렉터 시퀀스

스파인 코렉터 순서	그림	필라테스 원리	근막에 중점을 둔 동작의 기준
1. Rolldown into overhead Stretch	7.3 1 - 3번 사진	호흡	흐르는 듯 이어지는 동작의 연결
2. Rollover	7.3 4번 사진	전신운동	신체는 신경근막 시스템의 많은 부분을 포함하여 동시적으로 움직인다.
3. Scissors	7.3 5번 사진	리듬	**동적 스트레칭** - 느리고 빠른 템포의 변화
4. Walking	PMA p.93	조절력	**고유수용성 감각의 개선** - 고유수용성 감각은 자세, 힘줄 및 근육의 감각과 연결된다.
5. Bicycle	7.3 8번 사진	리듬	준비를 위한 반대움직임
6. Circles	7.3 16번 사진	정확성	**운동감각의 명민함** - 운동감각 (동적 고유수용 감각), 팔다리와 몸통의 움직임과 위치에 대한 적절한 감각
7. Helicopter	7.3 6번 사진	균형 잡힌 근육 발달 (최적의 신경근막 시스템 활성화)	약간의 각도 변화를 통한 다양한 방향으로의 움직임
8. Low Bridge	7.3 9번 사진	리듬	준비를 위한 반대 움직임
9. Cork–Screw	7.3 13 - 15번 사진	정확성	적합한 모든 근막 연속성을 고객의 상태에 따라 최적의 순서로 접근한다.
10. Hip circles	7.3 11, 12번 사진	전신운동	**전신의 연속성** - 심층에서 표층으로, 표층에서 심층으로 연결하면서 몸통에서 팔다리로, 팔다리에서 몸통으로 연결한다.
11. Swimming	7.3 20 - 24번 사진	중심화	**움직임 시작** - 근위부 구조물을 원위부 구조물에 연결하고, 원위부 구조물을 근위부 구조물에 연결한다.

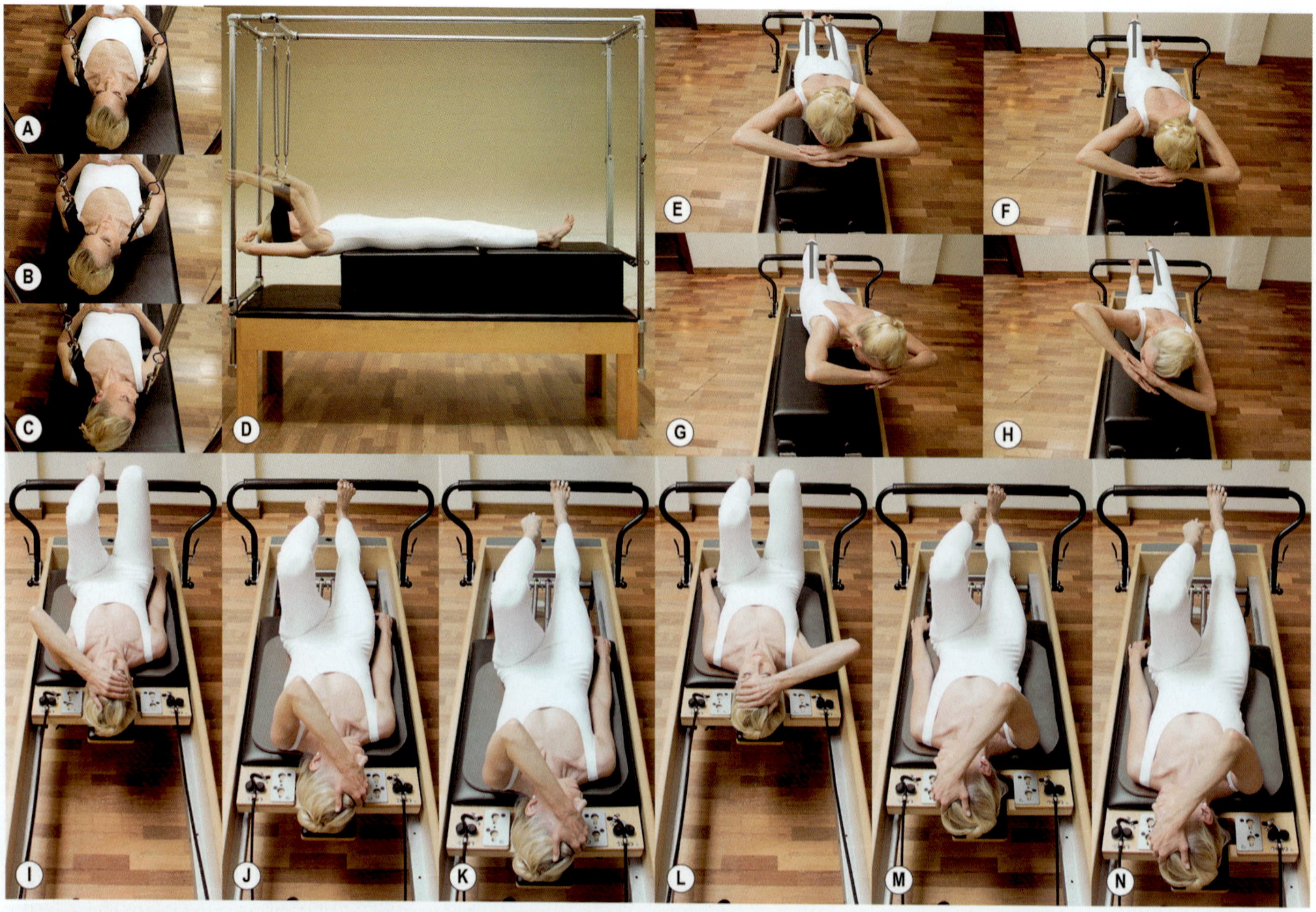

그림 10.2

A–D 누운 자세에서 트라페지 테이블에 슬링을 걸고, 경추 후면 움직임. 외측 굴곡, 외측 이동, 회전을 한다. 이 운동은 심부 전방, 표면 후방, 외측, 나선 및 상지 근막 연속성의 위쪽 부분을 더 강조하는 협력적 활성화가 요구된다.

근막에 중점을 둔 동작의 기준: 고유수용성 감각의 개선 – 고유수용성 감각은 자세, 힘줄 및 근육의 감각과 연결된다.

E–H 엎드린 자세에서 경추와 상부 흉추의 신전, 외측 이동, 외측 굴곡, 회전을 동반한 리포머에서 **Footwork**. 이 운동은 표면 후방, 후방 상지 근막 연속성의 협력적 활성화가 요구된다.

근막에 중점을 둔 동작의 기준: 움직임 시작 – 근위부 구조물을 원위부 구조물에 연결하고, 원위부 구조물을 근위부 구조물에 연결한다.

I–N 누운 자세에서 **Footwork** 동작을 동반한 보조된 경추 회전. 이 운동은 상부 나선, 심부 전방, 표면 전방 근막 연속성의 협력적 활성화가 요구된다.

근막에 중점을 둔 동작의 기준: 고유수용성 감각의 개선 – 고유수용성 감각은 자세, 힘줄 및 근육의 감각과 연결된다.

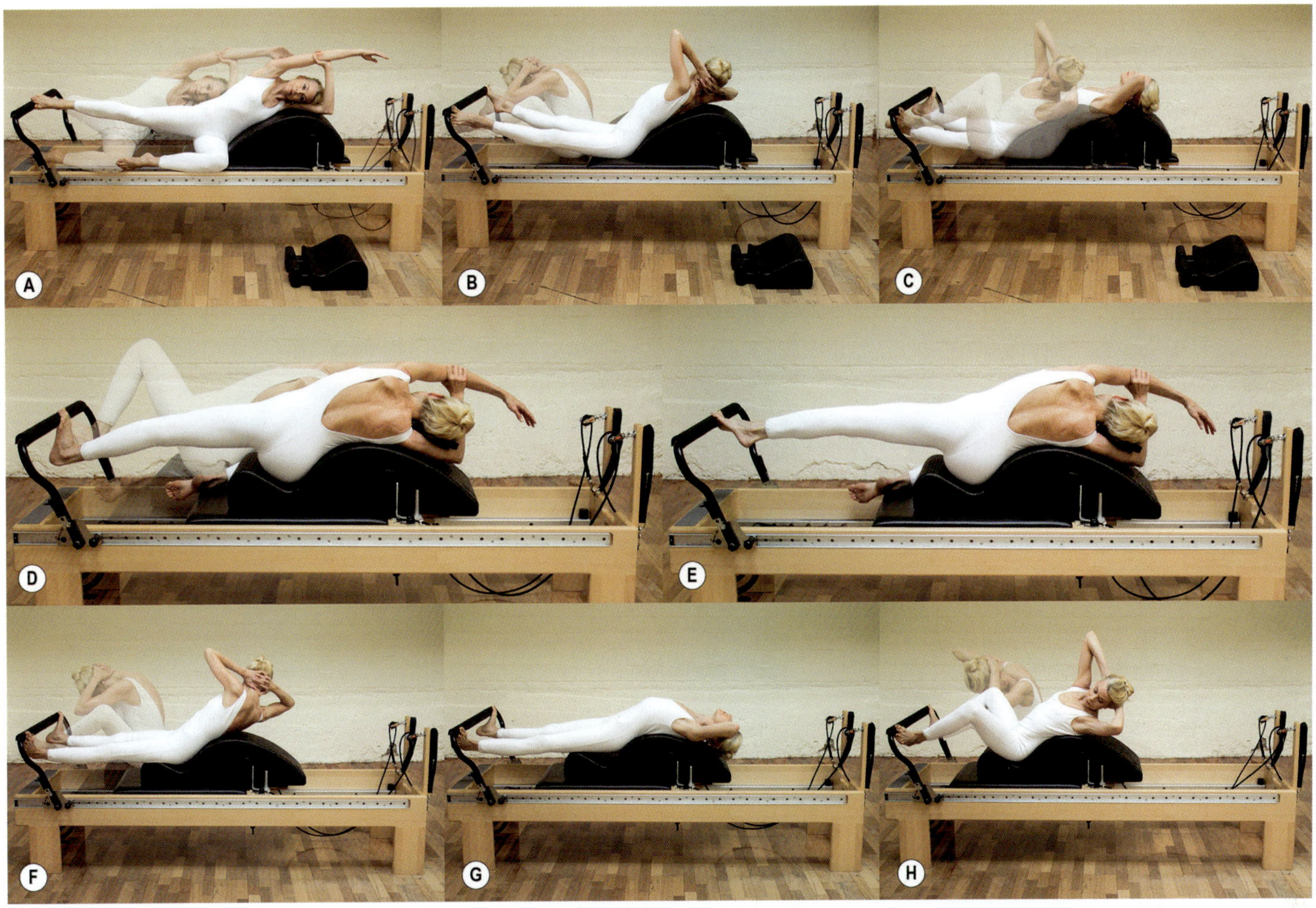

그림 10.3

A 캐리지에 스텝을 뺀 필라테스 아크® 위에 옆으로 누운 자세로 척추의 외측 굴곡을 동반한 다리 밀기. 이 운동은 외측 근막 연속성을 활성화시킨다.

근막에 중점을 둔 동작의 기준: 전신의 연속성 – 심층에서 표층으로, 표층에서 심층으로 연결하면서 몸통에서 팔다리로, 팔다리에서 몸통으로 연결한다.

B&C 캐리지에 스텝을 뺀 필라테스 아크® 위에 옆으로 누운 자세로 척추의 회선(**around the world**)을 동반한 다리 밀기.
이 운동은 모든 근막 연속성의 협력적 활성화가 요구된다.

근막에 중점을 둔 동작의 기준: 약간의 각도 변화를 통한 다양한 방향으로의 움직임.

D&E 캐리지에 스텝을 연결한 필라테스 아크® 위에 옆으로 누운 자세로 척추의 외측 굴곡을 동반하고 발목의 저측굴곡, 배측굴곡을 동반한 다리 밀기.
이 운동은 외측 근막 연속성을 활성화시킨다.

근막에 중점을 둔 동작의 기준: 전신의 연속성 – 심층에서 표층으로, 표층에서 심층으로 연결하면서 몸통에서 팔다리로, 팔다리에서 몸통으로 연결한다.

F–H 캐리지에 스텝을 연결한 필라테스 아크® 위에 옆으로 누운 자세로 척추의 회선(**around the world**)을 동반한 다리 밀기.
이 운동은 모든 근막 연속성의 협력적 활성화가 요구된다.

근막에 중점을 둔 동작의 기준: 약간의 각도 변화를 통한 다양한 방향으로의 움직임.

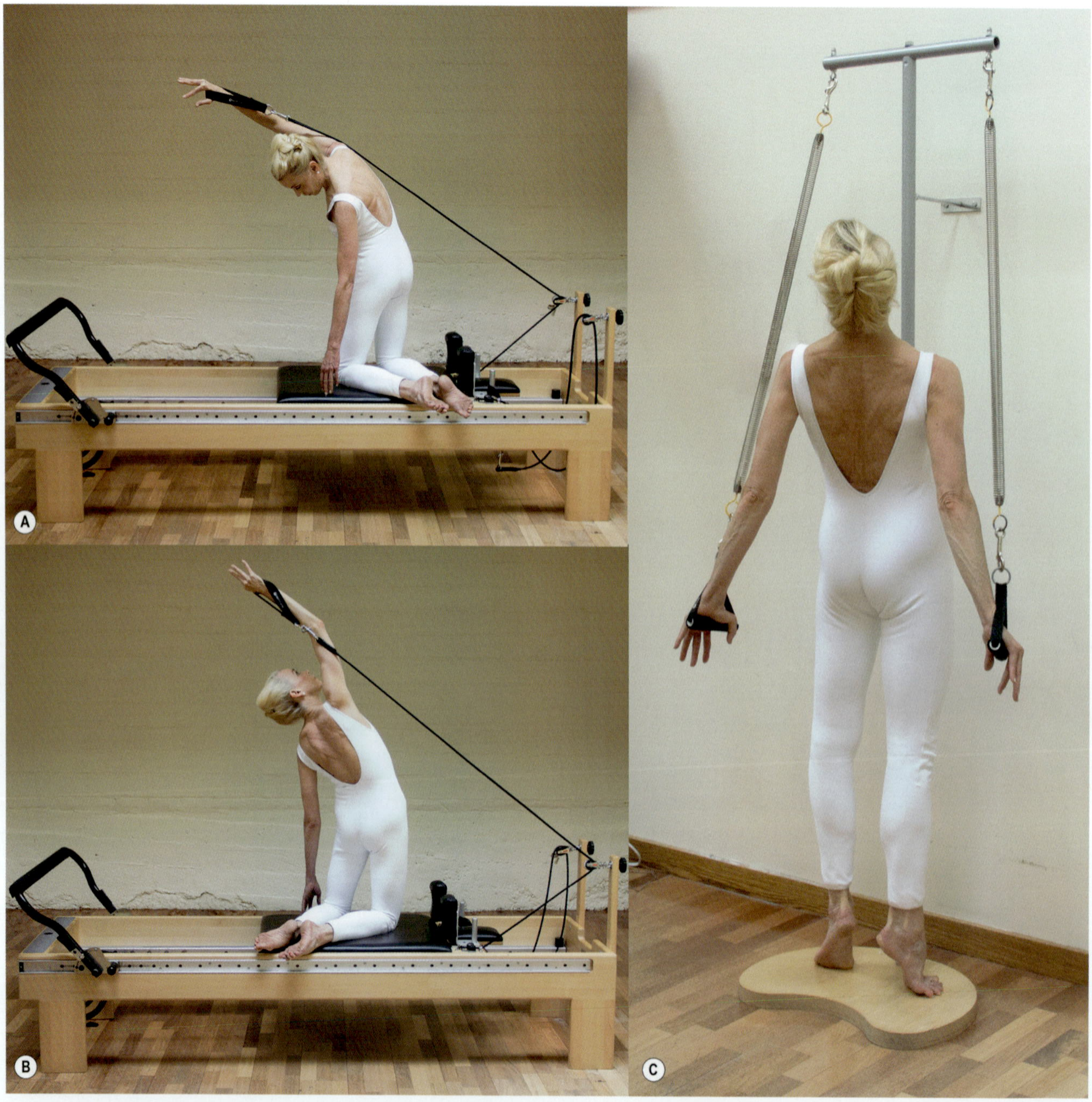

그림 10.4

A 리포머 위에 대각선 방향으로 무릎 서기 자세, 굴곡 방향으로 흉추와 경추의 외측 굴곡과 회전을 동반한 머리 위로 팔 밀기. 이 운동은 외측, 나선, 상지 근막 연속성의 협력적 활성화가 요구된다.

근막에 중점을 둔 동작의 기준: 신체는 신경근막 시스템의 많은 부분을 포함하여 동시적으로 움직인다.

B 대각선 방향으로 무릎 서기 자세에서 신전 방향으로 흉추와 경추의 외측 굴곡과 회전을 동반한 머리 위로 팔 밀기. 이 운동은 외측, 나선, 상지 근막 연속성의 협력적 활성화가 요구된다.

근막에 중점을 둔 동작의 기준: 신체는 신경근막 시스템의 많은 부분을 포함하여 동시적으로 움직인다.

C **Ped-o-Pull / Pedi-Pole** 에 선 자세로 발목의 저측굴곡을 동반한 흉추와 경추의 신전과 회전. 이 운동은 심부 전방, 표면 후방, 나선, 상지 근막 연속성의 협력적 활성화가 요구된다.

근막에 중점을 둔 동작의 기준: 흐르는 듯 이어지는 동작의 연결.

표 10.4
컴퓨터나 스마트폰 사용으로 인한 자세변화를 바로 잡는 근막에 중점을 둔 기구 운동

리포머에서의 순서 (명시되지 않음)	그림	필라테스 원리	근막에 중점을 둔 동작의 기준
1. 누운 자세에서 Footwork 동작과 함께 보조된 경추 회전	10.2 I-N	정확성	**운동감각의 명민함** – 운동감각(동적 고유수용감각), 팔다리와 몸통의 움직임과 위치에 대한 적절한 감각
누운 자세에서 외측 이동			
2. 골반에 대한 흉추의 움직임	6.1A	조절력	**고유수용성 감각의 개선** – 고유수용성 감각은 자세, 힘줄 및 근육의 감각과 연결된다.
3. 흉추에 대한 골반의 움직임	6.1B		
고관절 가동성			
4. 누운 자세에서 대퇴로 원 그리기	6.2A.B	균형 잡힌 근육 발달 (최적의 신경근막 시스템 활성화)	약간의 각도 변화를 통한 다양한 방향으로의 움직임
5. 누운 자세에서 다리의 외전/내전	6.2C		
6. 회전을 동반한 Bridge	6.3A.B	전신운동	**전신의 연속성** – 심층에서 표층으로, 표층에서 심층으로 연결하면서 몸통에서 팔다리로, 팔다리에서 몸통으로 연결한다.
양손을 숄더레스트에 위치하고 외측 이동을 동반한 흉추 회전			
7. 네발기기	6.3C-E	전신운동	신체는 신경근막 시스템의 많은 부분을 포함하여 동시적으로 움직인다.
8. 서 있는 자세	6.3F		
9. 누운 자세에서 트라페지 테이블에 슬링을 걸고 경추 후면 움직임. 외측 굴곡, 외측 이동, 회전을 한다.	10.2 A-D	정확성	**운동감각의 명민함** – 운동감각(동적 고유수용감각), 팔다리와 몸통의 움직임과 위치에 대한 적절한 감각
10. 스텝을 뺀 필라테스 아크®를 캐리지에 올리고 그 위에 옆으로 누운 자세로 척추의 외측 굴곡을 동반한 다리 밀기	10.3A	전신운동	전신의 연속성 – 심층에서 표층으로, 표층에서 심층으로 연결하면서 몸통에서 팔다리로, 팔다리에서 몸통으로 연결한다.
11. 스텝을 뺀 필라테스 아크®를 캐리지에 올리고 그 위에 옆으로 누운 자세로 척추의 회선(around the world)을 동반한 다리 밀기	10.3 B,C	정확성	**운동감각의 명민함** – 운동감각(동적 고유수용감각), 팔다리와 몸통의 움직임과 위치에 대한 적절한 감각
12. 스텝을 연결한 필라테스 아크®를 캐리지에 올리고 그 위에 옆으로 누운 자세로 척추의 외측 굴곡을 동반하고 발목의 저측굴곡, 배측굴곡을 동반한 다리 밀기	10.3D,E	전신운동	**전신의 연속성** – 심층에서 표층으로, 표층에서 심층으로 연결하면서 몸통에서 팔다리로, 팔다리에서 몸통으로 연결한다.
13. 스텝을 연결한 필라테스 아크®를 캐리지에 올리고 그 위에 옆으로 누운 자세로 척추의 회선(around the world)을 동반한 다리 밀기	10.3 F-H	정확성	**운동감각의 명민함** – 운동감각(동적 고유수용감각), 팔다리와 몸통의 움직임과 위치에 대한 적절한 감각

계속

표 10.4 계속

14. 체어에 엎드린 자세에서 척추의 회전과 신전	*8.1 D,E*	중심화	**움직임 시작** – 근위부 구조물을 원위부 구조물에 연결하고, 원위부 구조물을 근위부 구조물에 연결한다.
15. 엎드린 자세에서 경추와 상부 흉추의 신전, 외측 이동, 외측 굴곡, 회전을 동반한 리포머에서 Footwork	*10.2E - H*	균형 잡힌 근육 발달 (최적의 신경근막 시스템 활성화)	약간의 각도 변화를 통한 다양한 방향으로의 움직임
16. 리포머 위에 대각선 방향으로 무릎 서기 자세, 굴곡 방향으로 흉추와 경추의 외측 굴곡과 회전을 동반한 머리 위로 팔 밀기	*10.4A*	리듬	**동적 스트레칭** – 느리고 빠른 템포의 변화
17. 리포머 위에 대각선 방향으로 무릎 서기 자세, 신전 방향으로 흉추와 경추의 외측 굴곡과 회전을 동반한 머리 위로 팔 밀기	*10.4B*		
18. 체어에 앉은 자세에서 회전을 동반한 척추의 신전	*8.2A - D*	전신운동	**전신의 연속성** – 심층에서 표층으로, 표층에서 심층으로 연결하면서 몸통에서 팔다리로, 팔다리에서 몸통으로 연결한다.
다른 형태의 척추 회전			
19. 대각선 방향으로 풋바를 바라보는 무릎 서기 자세에서 필라테스 링을 잡고 분리된 척추회전	*6.9A*	정확성	**운동감각의 명민함** – 운동감각 (동적 고유수용감각), 팔다리와 몸통의 움직임과 위치에 대한 적절한 감각
20. 대각선 방향으로 풋바를 반대를 바라보는 서기 자세에서 필라테스 링을 잡고 분리된 척추회전	*6.9 B,C*		
21. 대각선 방향으로 풋바를 바라보는 서기 자세에서 필라테스 링 없이 분리된 척추회전	*6.9 D*		
서있는 상태로 스쿼트			
22. 스프링에 대해 대각선으로 바닥에 선 자세에서 보조된 스쿼트	*6.11 A*	전신운동	신체는 신경근막 시스템의 많은 부분을 포함하여 동시적으로 움직인다.
23. 스프링에 대해 대각선으로 바닥에 선 자세에서 몸통 회전을 동반한 보조된 스쿼트	*6.11 B*		
24. 스프링에 대해 대각선으로 캐리지 위에 선 자세에서 몸통과 목 회전을 동반한 보조된 스쿼트	*6.11 C,D*		
25. Ped-o-Pull / Pedi-Pole 에 선 자세로 발목의 저측굴곡을 동반한 흉추와 경추의 신전과 회전	*10.4 C*	전신운동	**전신의 연속성** – 심층에서 표층으로, 표층에서 심층으로 연결하면서 몸통에서 팔다리로, 팔다리에서 몸통으로 연결한다.

표 10.5
컴퓨터나 스마트폰 사용으로 인한 자세변화를 바로잡는 근막에 중점을 둔 기구 운동

이름 & 근막 연속성	설 명	
누운 자세에서 Footwork 동작과 함께 보조된 경추 회전 상부 나선, 심부 전방, 표면 전방 근막 연속성의 활성을 통합	가능하다면 리포머의 숄더 레스트를 제거한다. 캐리지 위에 몸이 미끄러져서 슬라이딩 되지 않을 정도로 적당한 스프링을 사용한다. 풋바 위에 발가락과 중족골의 골두 부분을 올려놓는다.(한발 또는 두발) 한 손(손바닥 부위)은 머리 위 이마에 새끼 손가락이 눈썹과 평행하게 가져다 댄다. 숨을 내쉬며, 무릎을 펴면서 발목을 배측굴곡한다. 손가락이 향하는 방향으로 보조된 경추 회전을 한다. 숨을 들이쉬며, 경추 회전을 유지하며 발목을 저측굴곡한다. 숨을 내쉬며, 발목을 배측굴곡한다. 숨을 들이쉬며, 엉덩이와 무릎을 굴곡하면서 보조된 경추 회전으로 다시 중앙으로 돌아온다.	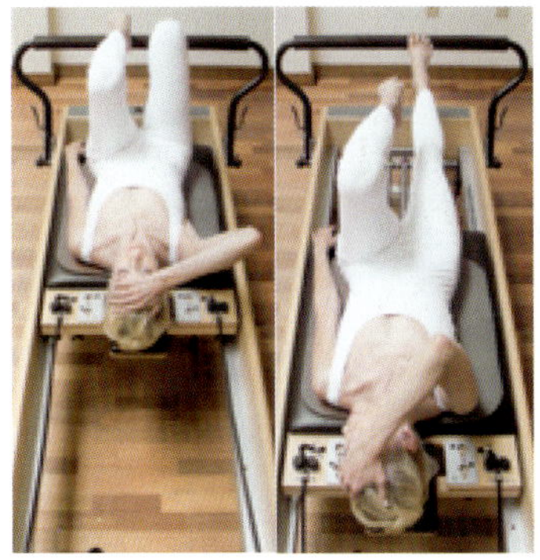 1
누운 자세에서 골반에 대한 흉추의 외측 이동 외측, 심부 전방, 전방 기능과 후방 기능 근막 연속성 활성을 통합	리포머 박스를 캐리지의 수직방향으로 놓는다. 리포머 박스 위에 매트를 깔아 리포머의 캐리지와 높이가 같게 만든다. 캐리지에 스프링을 걸지 않는다. 박스 위에 골반과 발을 놓고 눕는다. 흉추부, 견갑대, 머리는 캐리지 안에 놓이게 한다. 손은 깍지 낀 상태로 검상돌기 앞쪽으로 팔을 뻗는다. 고정된 골반에 대해 흉추부, 견갑대, 머리를 외측으로 이동시킨다 숨을 들이쉬며, 오른발로 박스를 누르면서 흉추부를 왼쪽으로 이동시킨다. 이때 왼쪽 손바닥으로 오른쪽 손바닥을 누른다. 숨을 내쉬며, 중앙으로 돌아온다. 다른 방향으로 반복한다.	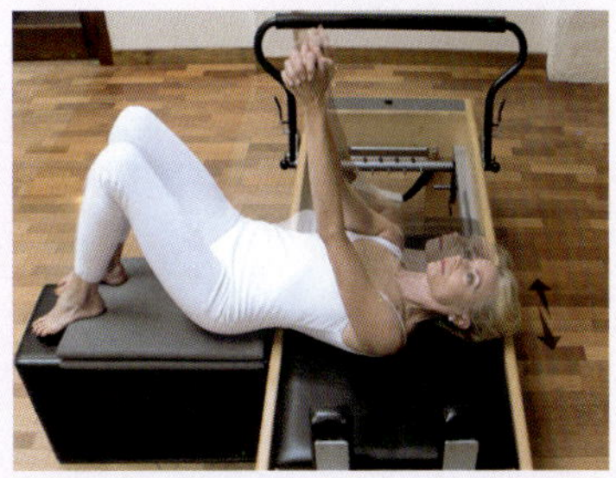 2
누운 자세에서 흉추에 대한 골반의 외측 이동 외측, 심부 전방, 전방 기능과 후방 기능 근막 연속성 활성을 통합	리포머 박스를 캐리지의 수직방향으로 놓는다. 리포머 박스 위에 매트를 깔아 리포머의 캐리지와 높이가 같게 만든다. 캐리지에 스프링을 걸지 않는다. 캐리지 위에 골반을 위치시킨다. 박스 안에 흉추부, 견갑대, 머리를 위치시킨다. 손은 깍지 낀 상태로 검상돌기 앞쪽으로 팔을 뻗는다. 고정된 골반에 대해 흉추부, 견갑대, 머리를 외측으로 이동시킨다. 숨을 들이쉬며, 골반이 오른쪽으로 이동할 때 오른 손바닥으로 왼쪽 손바닥을 눌러준다. 숨을 내쉬며, 중앙으로 돌아온다. 다른 방향으로 반복한다. 이 동작은 발의 발바닥 부분이 떠있는 열린 운동 사슬이기 때문에 상급 동작(Advanced Mermaid)이다. 사진에는 없지만 추가 동작으로 양발을 캐리지 안에 닿게 하거나 하나의 대퇴뼈를 다른 대퇴뼈 위에 꼬아서 진행할 수도 있다.	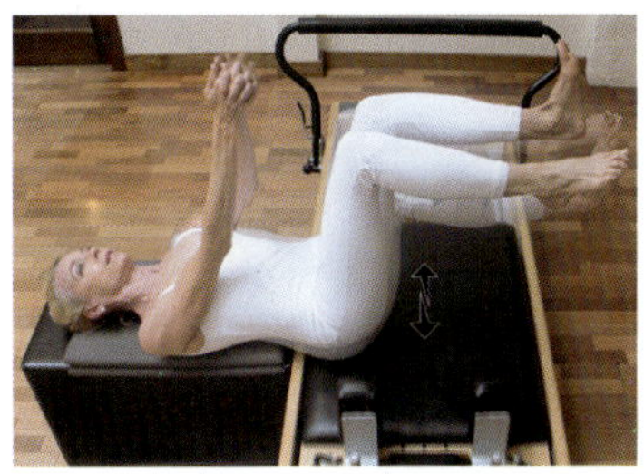 3

계속

표 10.5 계속

이름 & 근막 연속성	설 명	
누운 자세에서 골반과 척추 중립된 자세에서 대퇴로 원 그리기 심부 전방, 표면 후방, 표면 전방 근막 연속성 활성을 통합	빨간색 스프링 3개 사용 스트랩을 무릎 위쪽에 위치시킨다. 고관절 내회전, 내전 그리고 발목 배측굴곡 동작과 고관절 외회전, 외전, 발목 저측굴곡 동작을 교대로 시행한다. 숨을 내쉬며, 고관절 내회전과 신전 숨을 들이쉬며, 고관절 외회전과 굴곡 양쪽 방향으로 돌린다.	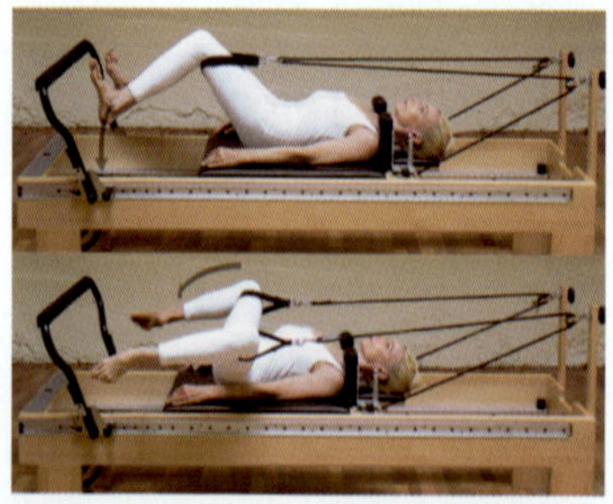 4
몸통 안정성과 고관절 가동성을 촉진시키기 위해 누운 자세에서 골반과 척추 중립을 유지하고 고관절 외전과 내전 심부 전방, 외측, 나선 그리고 상지 근막 연속성 활성을 통합	빨간색 스프링 3개 사용 스트랩을 무릎 위쪽에 위치시킨다. 오른쪽 고관절 외전과 내전, 왼쪽 고관절 외전과 내전을 교대로 시행한다. 고관절 외전을 하며 발목을 배측굴곡한다. 고정하는 다리는 발목을 저측굴곡한다. 팔꿈치는 펴고, 손바닥은 서로 마주하여 손가락 깍지를 낀다. 왼쪽방향으로 고관절 외전하는 동안 왼손으로 오른손을 눌러준다. 그 반대 움직임도 마찬가지로 해준다.	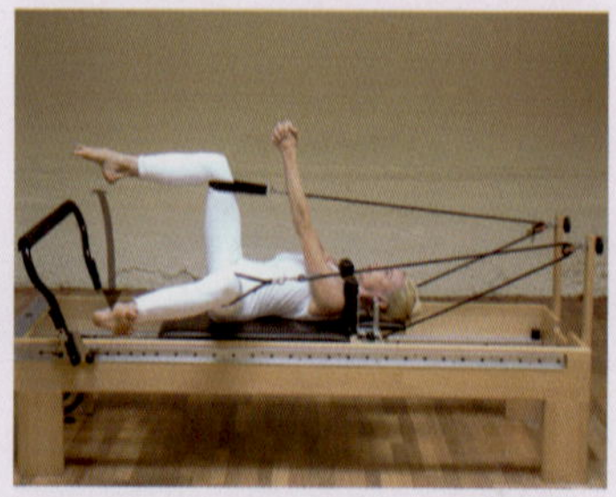 5
골반과 요추의 회전을 동반한 Bridge 하부 나선과 표면 후방 근막 연속성 활성을 통합	빨간색 스프링 2개 사용 왼쪽 뒤꿈치를 왼쪽 엉덩이 뼈와 정렬을 맞추어 풋바에 위치시킨다. 오른발을 왼발 뒤쪽에 교차하여 위치시킨다. 교차한 다리쪽으로 몸통을 회전하면서 골반을 중립된 자세로 Bridge 한다. 견갑대 안정성을 유지한다. 무릎을 피면서 캐리지를 위 아래로 움직인다.	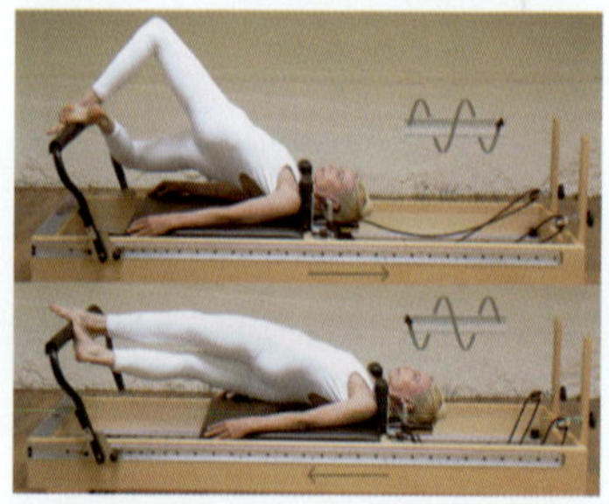 6
네발기기 자세에서 양손은 숄더 레스트에 위치한 상태로 외측 이동을 동반한 흉추 회전 상부 나선, 외측, 상지 근막 연속성 활성을 통합	캐리지에 스프링을 걸지 않고, 리포머 박스는 캐리지 옆에 위치시킨다. 박스 위에 무릎을 꿇고, 캐리지의 스프링쪽 가장자리에 왼쪽 무릎을 위치시킨다. 얼굴의 왼쪽 부분과 어깨 왼쪽 부분은 캐리지 가장자리와 정렬을 맞춘다. 척추를 캐리지와 수직이 되도록 위치시킨다. 왼손은 무릎과 가까운 숄더 레스트를 잡고, 오른손은 무릎으로부터 먼 숄더 레스트를 잡는다. 숨을 들이쉬며, 흉추를 오른쪽 방향으로 회전하면서 캐리지를 오른쪽으로 움직인다. 숨을 내쉬며, 흉추를 왼쪽으로 회전하면서 캐리지를 왼쪽으로 움직인다. 동작 시 왼손은 숄더 레스트를 당기고 오른손은 숄더레스트를 밀어낸다. 다른 방향으로 반복할 때에는 오른쪽 어깨를 캐리지 위에 놓고 왼쪽 방향으로 흉추를 회전시킨다.	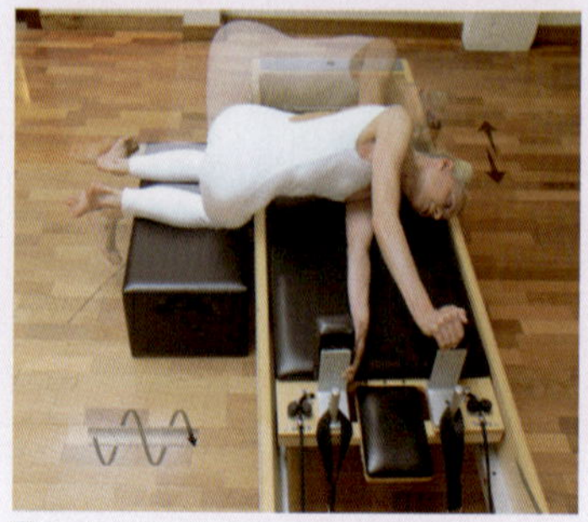 7

표 10.5 계속

이름 & 근막 연속성	설 명
서 있는 자세에서 양손은 숄더 레스트에 위치한 상태로 외측 이동을 동반한 흉추 회전 상부 나선, 표면 후방, 상지 근막 연속성 활성을 통합	스프링을 사용하지 않음 캐리지를 풋바 쪽으로 위치시킨다. 발을 숄더 레스트와 정렬을 이루게 한다. 몸의 위치에 변화를 주어 다양한 자세로 시행한다. ● 몸통을 풋바와 평행하게 한 자세로 시행. (보여 지지 않음) ● 몸이 라이저(Riser)를 향한 자세로 시행. (사진 참고) ● 몸이 풋바를 향한 자세로 시행 (보여 지지 않음) 풋바 쪽에 있는 손은 가까운 숄더 레스트를 잡고, 라이저(Riser) 쪽 손은 먼쪽 숄더 레스트를 잡는다. 천골, 흉요추 접합부, 후두부의 정렬을 맞춘다. 흉추를 회전하며 캐리지를 라이저(Riser) 쪽으로 움직이고 다시 시작자세로 돌아온다. 이 운동은 다양한 형태의 운동들 중에서 가장 상급 버전이다. 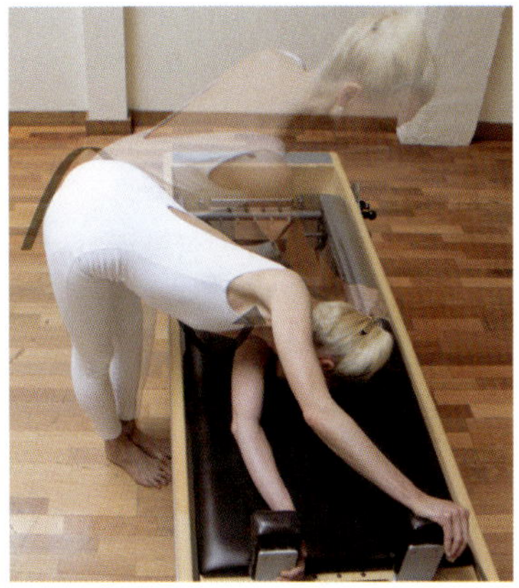 8
트라페지 테이블의 슬링을 이용하여 누운 자세에서 경추 후면의 외측 굴곡, 외측 이동과 회전 심부 전방, 표면 후방, 외측, 나선 그리고 상지 근막 연속성 활성을 통합 특히, 이러한 연속성 중 상부쪽에 중점을 둔다 .	2개의 박스를 트라페지 테이블에 놓는다. 슬링을 슬라이딩 바에 노란색 스프링을 적용하여 설치한다. 박스의 위쪽 가장자리에 견갑골의 하각을 맞추어 눕는다. 얼굴과 천장이 평행이 되도록 머리 뒤쪽에 슬링을 걸고 경추와 흉추를 중립으로 한다. 손은 트라페지 테이블의 수직 바를 잡는다. 숨을 들이쉬며, 경추를 뒤쪽으로 밀어낸다. 숨을 내쉬며, 중립으로 돌아온다. 숨을 들이쉬며, 왼쪽 귀를 왼쪽 어깨방향으로 기울인다. 숨을 내쉬며, 중립으로 돌아온다 다른 방향으로 반복한다. 숨을 들이쉬며, 경추와 머리를 왼쪽으로 외측 이동한다. 숨을 들이쉬며, 중앙으로 돌아온다. 다른 방향으로 반복한다. 숨을 들이쉬며, 경추와 머리를 왼쪽 방향으로 회전시킨다. 숨을 내쉬며, 중립으로 돌아온다. 다른 방향으로 반복한다. 상부 흉추와 경추의 움직임이 일어나는 동안 흉, 요추 접합부에 중립을 유지한다. 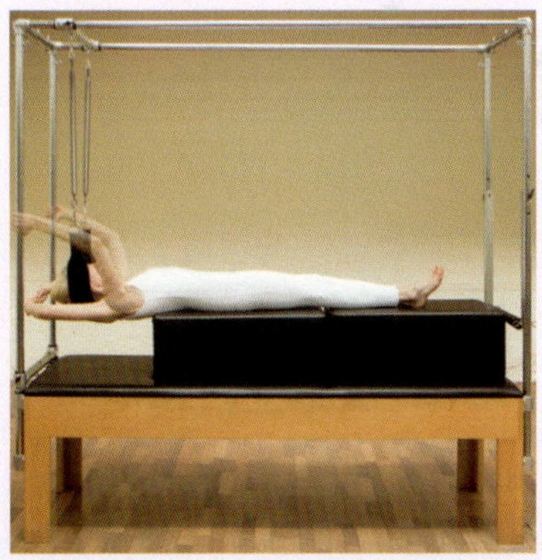 9

계속

표 10.5 계속

이름 & 근막 연속성	설 명	
스텝을 뺀 필라테스 아크를 캐리지에 올리고 그 위에 옆으로 누워 외측 굴곡한 상태로 다리 밀기 외측 근막 연속성의 활성화	스텝을 뺀 필라테스 아크를 캐리지에 둔다. 스프링은 빨간색 1개, 파란색 1개 오른발의 엄지 발가락과 중족골, 뒷꿈치를 풋바에 위치시킨다. 발을 풋바 앞쪽에 위치시키면 고관절을 굴곡을 만들고, 발을 풋바 중간에 위치시키면 고관절은 중립상태, 발을 풋바 뒤쪽에 위치시키면 고관절의 신전이 만들어진다. 오른쪽 고관절을 외회전하며 진행할 수도 있고, 오른쪽 고관절을 내회전하며 진행할 수도 있다. 목과 머리(과긴장- 불편감)를 지지해 주기 위해 베개를 받쳐줄 수도 있다.	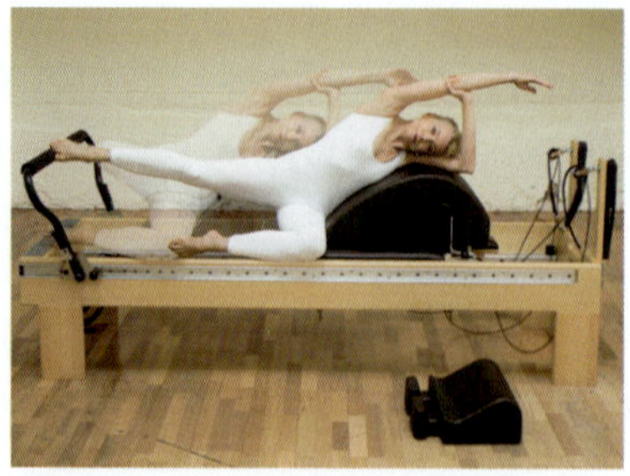 10
스텝을 뺀 필라테스 아크®를 캐리지에 올리고 그 위에 누운 자세로 척추의 회선(around the world)을 동반한 다리 밀기 모든 근막 연속성 활성을 통합	스텝을 뺀 필라테스 아크를 캐리지에 둔다. 스프링은 빨간색 2개 아크에 아래쪽 흉추와 요추가 완전히 닿을 수 있도록 아크 앞쪽에 앉는다. 다리를 풋바 넓이 만큼 벌리고 중족골의 골두를 풋바에 위치시킨다. 양손으로 머리와 목을 받쳐준다. 고관절과 무릎의 굴곡과 신전을 동반한 몸통의 회선을 한다. 흡기는 척추를 신전하는데 도움을 준다. 호기는 척추를 굴곡하는데 도움을 준다.	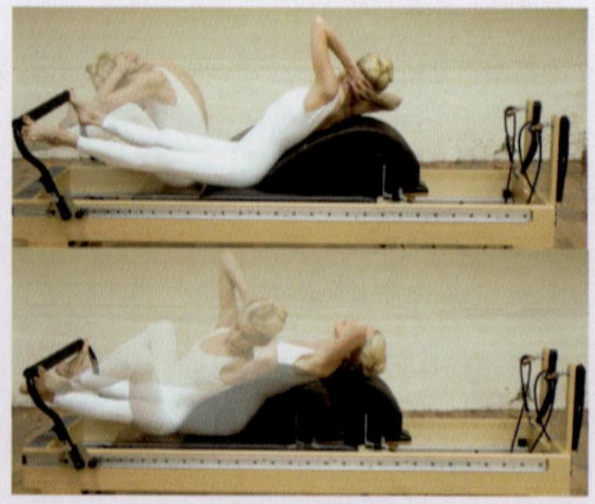 11
스텝을 연결한 필라테스 아크®를 캐리지에 올리고 그 위에 옆으로 누운 자세로 척추의 외측 굴곡을 동반한 다리 밀기 외측 근막 연속성의 활성	스텝을 끼운 필라테스 아크를 캐리지에 둔다. 스프링은 빨간색 1개, 파란색 1개 아크의 스텝 부분에 오른쪽 대전자 부분이 지지될 수 있도록 오른쪽 옆으로 눕는다. 아크는 요추, 흉추, 견갑대를 지지한다. 머리와 목에 쿠션을 받쳐서 부담을 줄여줄 수 있다. 오른발의 엄지발가락과 중족골의 골두, 뒷꿈치가 풋바에 닿게 둔다. 풋바 앞쪽에 발을 위치하게 되면 고관절을 굴곡을 만들고, 풋바 중간에 발을 위치하게 되면 고관절은 중립상태, 풋바 뒤쪽에 발을 위치하면 고관절의 신전이 만들어진다. 오른쪽 고관절을 외회전하며 진행할 수도 있고, 오른쪽 고관절의 내회전하며 진행할 수도 있다.	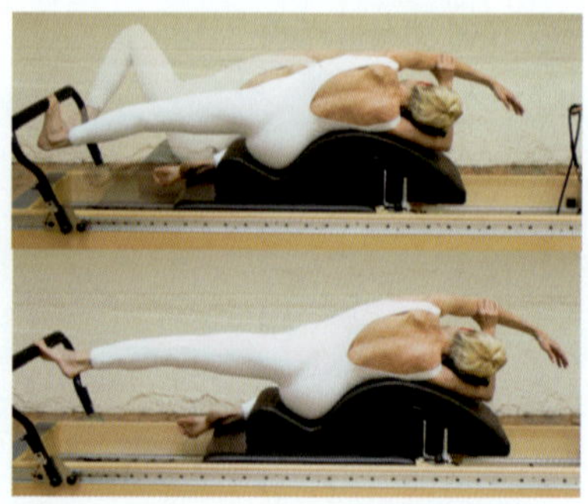 12

표 10.5 계속

이름 & 근막 연속성	설 명	
스텝을 연결한 필라테스 아크®를 캐리지에 올리고 그 위에 누운 자세에서 척추 회선(around the world)을 동반한 다리 밀기 모든 근막 연속성 활성을 통합	스텝을 끼운 필라테스 아크를 캐리지 위에 둔다. 스프링은 빨간색 2개 골반이 지지될 수 있도록 아크에 눕는다. 아크에 상부 요추와 흉추, 견갑대가 모두 닿을 수 있게 한다. 양손으로 머리와 목을 받쳐준다. 무릎과 고관절의 굴곡과 신전을 동반한 척추 회선 동작을 협응시킨다.	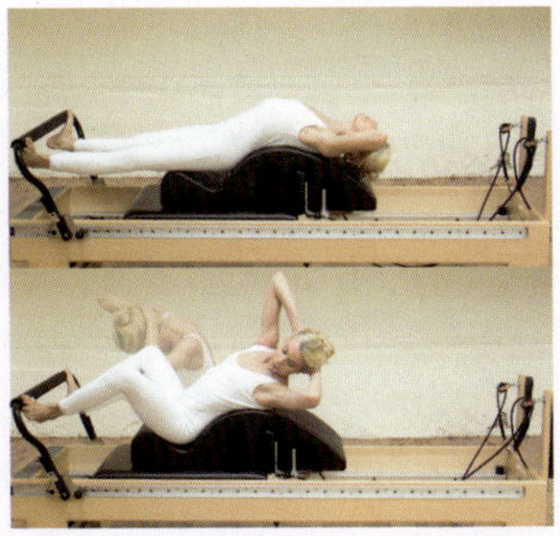 13
체어에 엎드린 상태에서 교대적인 고관절 신전을 동반한 척추의 회전과 신전 표면 후방, 심부 전방, 표면 전방 그리고 상지 근막 연속성 활성을 통합	체어에 엎드린 자세로 척추는 중립을 유지하고 양 팔은 바닥과 수직이 되도록 하여 양 손으로 페달을 누른다. 각 페달에 하나의 가벼운 스프링, 또는 하나의 무거운 스프링을 적용한다. 하지만 고객의 체중과 근력을 고려하여 스프링 강도를 설정해도 된다.	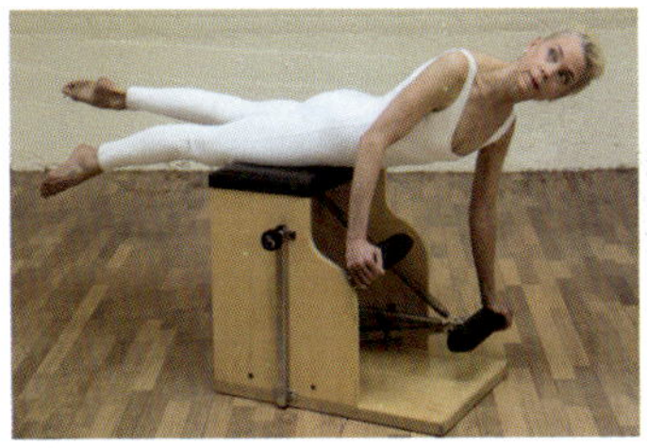 14
리포머에 엎드린 자세로 경추와 상부 흉추의 외측 이동, 신전, 외측 굴곡과 회전을 동반한 Footwork 표면 후방, 후방 상지 근막 연속성 활성을 통합	리포머 박스를 캐리지 위에 길게 둔다. 스프링은 파란색 1개 박스의 가장자리에 고관절이 위치하도록 하여 엎드린다. 풋바에 발 바닥과 중족골의 골두가 충분히 닿도록 위치시킨다. 팔꿈치를 구부려서 오른손 위에 왼손을 올려서 이마 밑에 댄다. 경추와 상부 흉추의 외측 이동과 고관절과 무릎의 신전, 발목의 저측굴곡, 배측굴곡 동작들을 함께 시행한다. 교대적인 발목의 저측굴곡과 배측굴곡(제자리 걷기)을 하는 동안 경추와 상부 흉추의 신전을 유지한다. 흉추의 신전과 함께 외측 굴곡과 회전을 같이 한다.	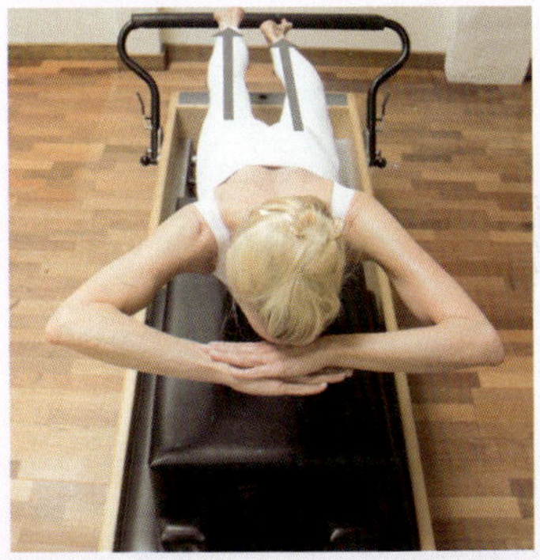 15
리포머 위에 대각선 방향으로 무릎 서기 자세, 굴곡 방향으로 흉추와 경추의 외측 굴곡과 회전을 동반한 머리 위로 팔 밀기 외측, 나선, 상지 근막 연속성 활성을 통합	오른쪽에 풀리가 위치하고 풋바를 바라보는 대각선 방향으로 캐리지에 무릎 꿇은 자세 스프링은 노란색 1개 또는 파란색 1개 오른손으로 스트랩을 잡는다. 숨을 내쉬며, 귀와 가까워지게 팔꿈치를 핀다. 숨을 들이쉬며, 외측으로 굴곡 한다 숨을 내쉬며, 스프링 쪽을 바라보고 구부리는 형태로 회전한다. 숨을 들이쉬며, 시작자세로 돌아온다.	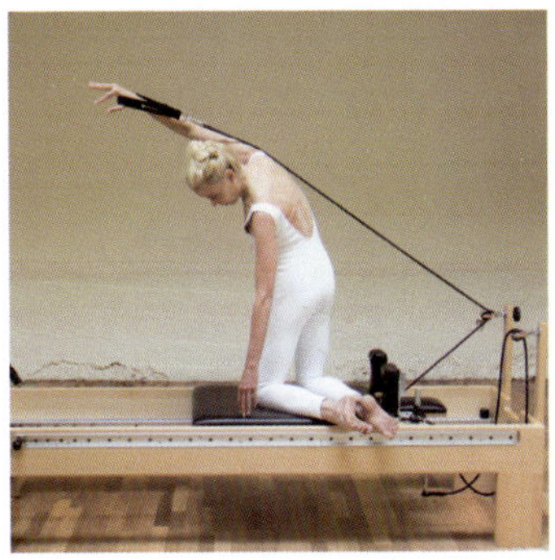 16

계속

표 10.5 계속

이름 & 근막 연속성	설 명	
리포머 위에 대각선 방향으로 무릎 서기 자세, 신전 방향으로 흉추와 경추의 외측 굴곡과 회전을 동반한 머리 위로 팔 밀기 외측, 나선, 상지 근막 연속성 활성을 통합	오른쪽에 풀리가 위치하고 풀리를 바라보는 대각선 방향으로 캐리지에 무릎 꿇은 자세 스프링은 노란색 1개 또는 파란색 1개 오른손으로 스트랩을 잡는다. 숨을 내쉬며, 귀와 가까워지게 팔꿈치를 편다. 숨을 들이쉬며, 외측으로 굴곡한다. 숨을 내쉬며, 스프링 쪽을 바라보는 신전하는 형태로 회전한다. 숨을 들이쉬며, 시작자세로 돌아온다.	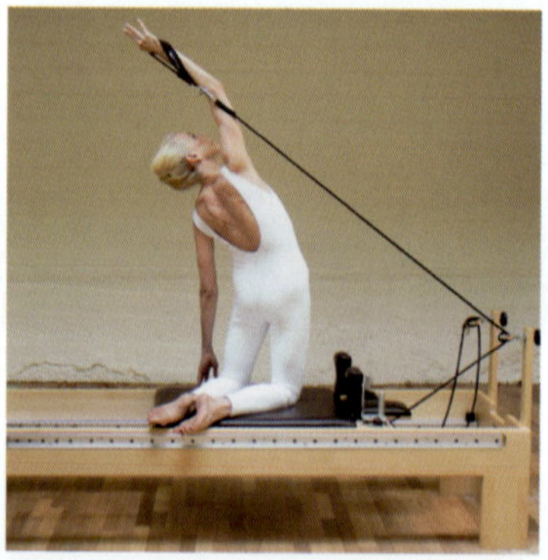 17
골반은 체어 위에, 각 손은 페달 위 또는 한 손만 페달 위에 놓고 척추 회전을 동반한 신전 표면 후방, 심부 전방, 나선, 상지 근막 연속성 활성을 통합	체어 위에 골반을 대고 앉는다. 플랫폼이나 요가 블록을 발 아래에 두어 지지되게 한다. 각 페달에 하나의 가벼운 스프링, 또는 하나의 무거운 스프링을 건다. 하지만 고객의 체중과 근력을 고려하여 스프링 강도를 설정해도 된다. 한 손으로는 페달을 누르면서 각각의 누르는 방향으로 척추의 신전과 회전 한 손으로 같은 쪽, 또는 반대쪽의 페달을 누르면서 신전과 회전운동을 시행한다.	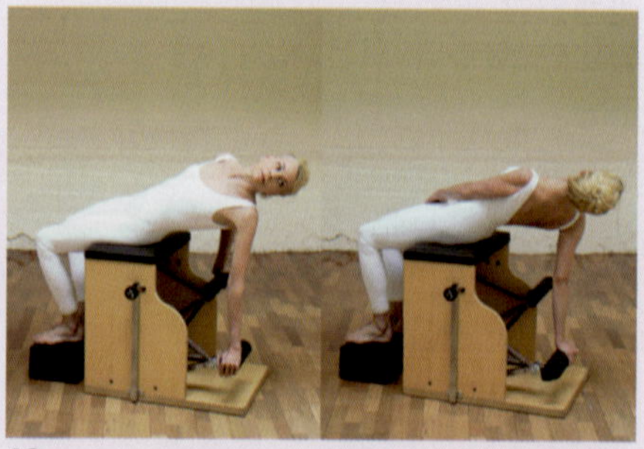 18
대각선 방향으로 풋바를 바라보는 무릎서기 자세에서 필라테스 링을 잡고 척추회전 외측, 나선, 상지 근막 연속성 활성을 통합	캐리지에 풋바 방향으로 무릎서기 자세 스프링은 노란색 1개 또는 파란색 1개 매직 서클의 핸들부분을 스트랩으로 감아 사용한다. 서클의 다른 한쪽 핸들 부분은 가슴 아래 명치 쪽에 댄다. 숨을 들이쉬며, 골반, 몸통 그리고 견갑대를 오른쪽으로 돌리면서, 목, 머리, 시선은 반대 방향으로 향한다. 숨을 내쉬며, 시작 자세로 돌아온다.	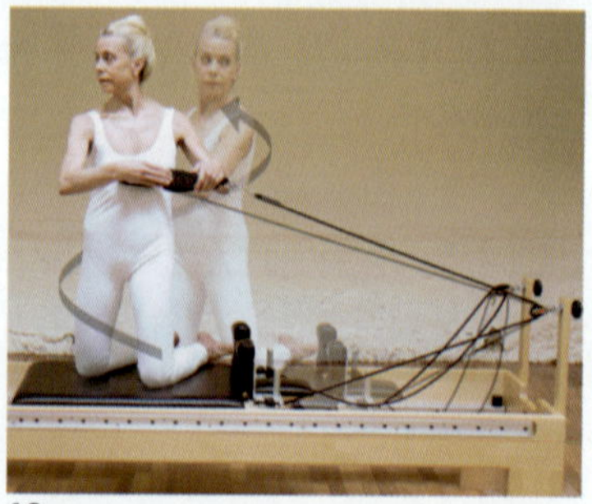 19
대각선 방향으로 풋바를 반대를 바라보는 서기 자세에서 필라테스 링을 잡고 척추회전 나선을 강조하면서 모든 근막 연속성의 활성화를 통합시킨다.	리포머 캐리지 위에 풀리 방향으로 선다. 스프링은 노란색 1개 또는 파란색 1개 리포머의 스트랩 한쪽에 서클의 핸들 한쪽을 끼우고 다른 한쪽 핸들은 명치 부분에 가져다 댄다. 숨을 들이쉬며, 골반, 흉추 어깨부위를 왼쪽 방향으로 돌린다. 목, 머리 시선을 각각 같은 방향, 또는 반대 방향으로 한다. 숨을 내쉬며, 시작 자세로 돌아온다.	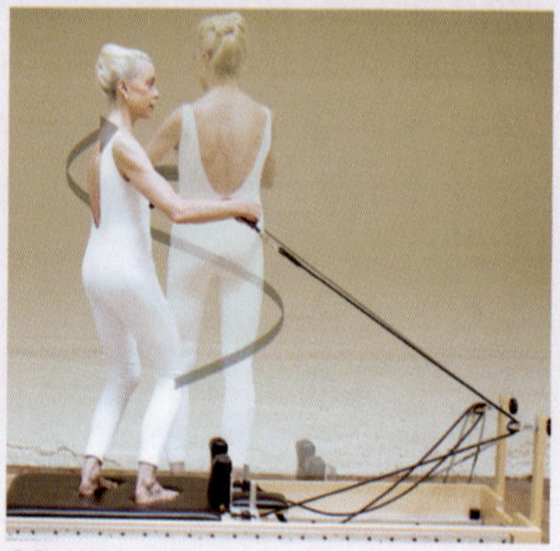 20

표 10.5 계속

이름 & 근막 연속성	설 명	
대각선 방향으로 풋바를 바라보는 서기 자세에서 필라테스 링 없이 척추회전 나선을 강조하면서 모든 근막 연속성의 활성화를 통합시킨다.	리포머 캐리지 위에 스프링 방향으로 선다. 스프링은 노란색 1개 또는 파란색 1개 양손으로 앞쪽에 연결된 스트랩을 잡는다. 숨을 들이쉬며, 골반, 흉추, 어깨부위를 오른쪽 방향으로 돌린다. 목, 머리 시선을 같은 방향, 또는 반대 방향으로 돌린다. 숨을 내쉬며, 시작 자세로 돌아온다.	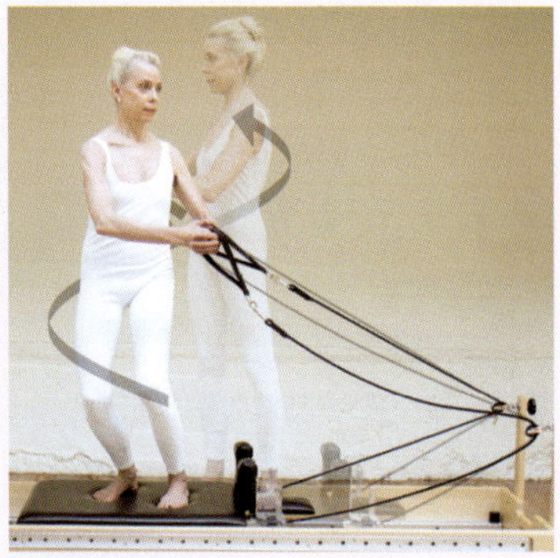 21
대각선으로 서서 보조된 스쿼트(스프링 쪽 방향) 모든 근막 연속성의 활성화를 통합시킨다.	스프링에 대해 비스듬히 선다. 스프링은 노란색 1개 중심축이 바닥과 수직이 되도록 스트랩 길이를 길게 조절한다. 그리고 그 스트랩을 잡는다. 숨을 들이쉬며, 고관절, 무릎, 팔꿈치를 구부리면서 스쿼트를 한다. 숨을 내쉬며, 고관절, 무릎, 팔꿈치를 펴면서 선 상태로 돌아온다. 숨을 들이쉬며, 발목을 저측굴곡하면서 뒤꿈치를 든다.	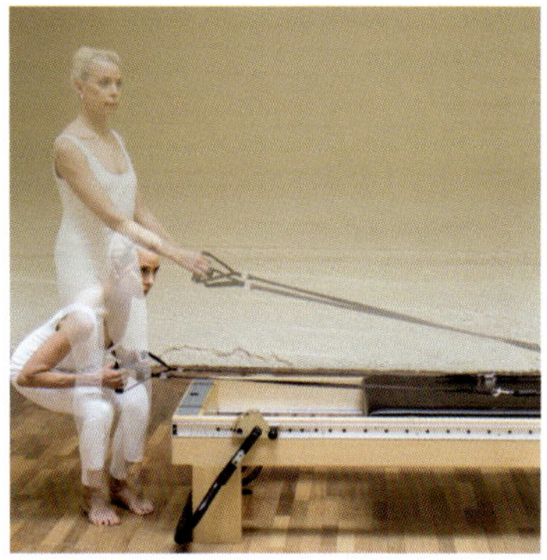 22
대각선으로 서서 보조된 스쿼트 (스프링 쪽 방향) 나선을 강조하면서 모든 근막 연속성의활성화를 통합시킨다.	스프링에 대해 비스듬히 선다. 스프링은 노란색 1개 중심축이 바닥과 수직이 되도록 스트랩 길이를 길게 조절한다. 그리고 그 스트랩을 잡는다. 숨을 들이쉬며, 고관절, 무릎, 팔꿈치를 구부리면서 스쿼트를 한다. 숨을 내쉬며, 고관절, 무릎, 팔꿈치를 펴면서 선 상태로 돌아온다. 숨을 들이쉬며, 발목을 저측굴곡하면서 뒤꿈치를 든다.	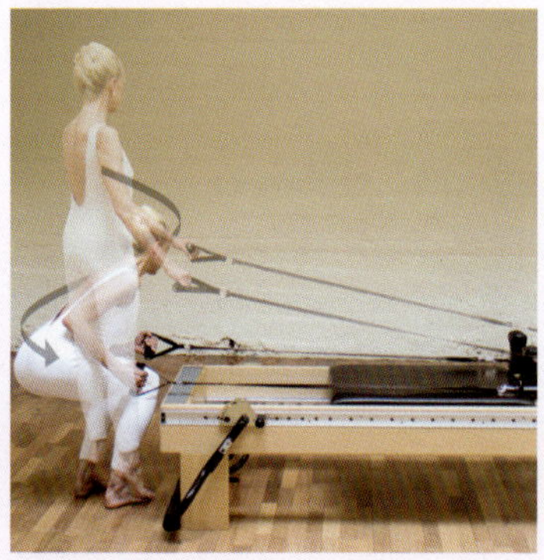 23

계속

표 10.5 계속

이름 & 근막 연속성	설 명	
캐리지 위에 대각선으로 서서 경추와 흉추를 회전하며 스쿼트 (스프링 반대 방향) 나선을 강조하면서 모든 근막 연속성의 활성화를 통합시킨다.	캐리지 위에 풀리를 바라보는 방향으로 대각선으로 선다. 스프링은 파란색 1개 앞쪽에 있는 스트랩을 잡는다. 숨을 들이쉬며, 고관절, 무릎, 팔꿈치를 구부리면서 스쿼트를 한다. 내려가면서 흉추부위를 오른쪽 방향으로 회전시킨다. 숨을 내쉬며, 고관절, 무릎, 팔꿈치를 펴면서 시작 자세로 돌아온다. 흉추도 중립으로 맞춘다.	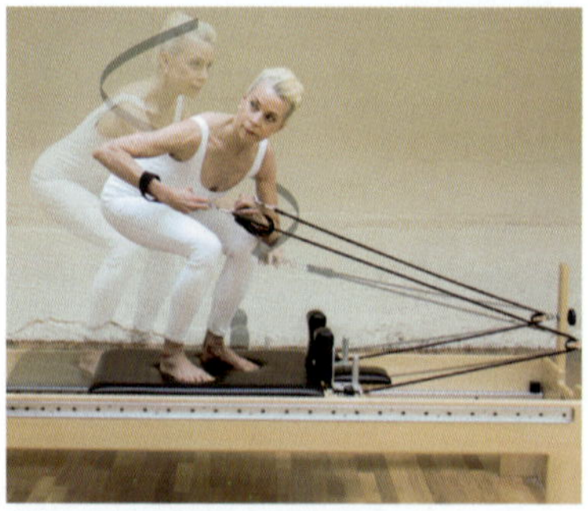 24
Ped-o-Pull / Pedi-Pole에 선 자세에서 발목 저측굴곡을 동반한 흉추와 경추의 신전과 회전 심부 전방, 표면 후방, 나선, 상지 근막 연속성의 활성화를 통합시킨다.	ped-o-pull 방향으로 선다. 양손으로 스프링이 걸린 핸들을 잡는다. 숨을 들이쉬며, 경추와 흉추의 신전과 회전 그리고 발목 저측굴곡과 함께 팔을 뒤로 신전시킨다. 숨을 내쉬며, 시작 자세로 돌아온다.	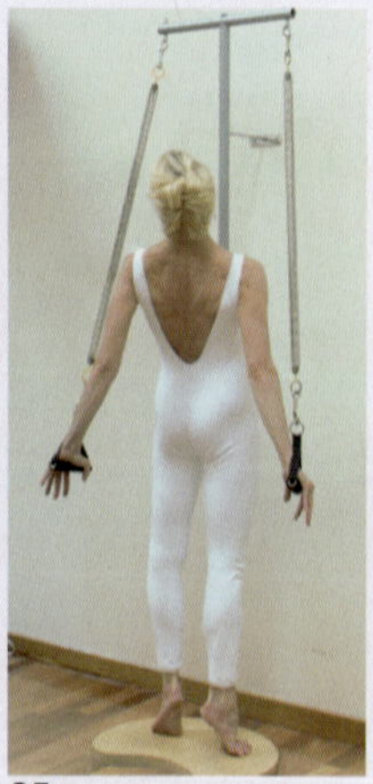 25

표 10.6
컴퓨터나 스마트 폰 사용으로 변형된 자세를 위한 근막에 중점을 둔 운동 계획서 – 고객 프로필

고객의 진단명 또는 의학적 상태: 55세의 여성, 하루에 6시간씩 컴퓨터 앞에 앉아 있는 것으로 인해 두통과 목의 통증을 가지고 있다.

단기 계획 (Short-term goals)	장기 계획 (Long-term goals)
1. 목 뒤쪽의 부담 줄이기 2. 경추의 과신전을 줄이기 3. 흉추의 후만을 줄이기 4. 직장에서 한 시간마다 간단한 운동 시행하기	1. 키가 커지게 서기- 여성의 키는 165 cm 2. 시력 관리를 위한 프로그램을 배우고 연습하기 3. 근막에 중점을 둔 동작 연습을 일주일에 2번 시행하기 4. 스탠딩 책상으로 바꾸기
컴퓨터나 스마트 폰 사용으로 변형된 자세를 위한 근막에 중점을 둔 운동 계획 가이드	**고객 프로필 – 고객 또는 담당 실무자가 작성**
1. 근막 기능에 영향을 미치는 요인	
유전	*근막 기능장애에 기여하는 확인된 유전적 요인 없음*
질병 관련	*림프종 치료*
투약	*가끔 수면제 복용*
수술	*흉곽 뒤쪽의 종양을 제거함*
● 흉터	*흉곽 뒤쪽의 흉터*
● 유착	*근막 유착은 수술로 인한 것일 수 있다.*
전신 염증	*식습관 관련*
생활 관련	
● 영양	*설탕의 섭취량을 줄이면 더 쉽게 움직일 수 있다는 것을 인지*
● 보조제	*의사와 상담하기*
● 흡연	*비흡연자*
● 음주	*저녁식사 때 와인*
● 앉아있는 시간	*하루 6시간 이상 앉아 있음*
저 가동성	*저 가동성 없음*
과 가동성	*과 가동성 없으나 평균보다 관절 가동범위가 큼*
온도 및 습도의 선호도	*습도가 높은 15-16도의 온도를 선호함*
2. 근막 기능을 향상시키기 위한 셀프케어 도구: 볼, 폼롤러, 막대, 손으로 사용하는 도구	
홈 프로그램	*흉추의 신전을 위해 폼롤러를 사용함*
스튜디오 프로그램	
프로그램 적용시간	*하루에 15분간 운동*
3. 근막 기능을 향상시키기 위한 치료: 침, 정골요법, 물리치료, 롤핑요법®, 구조통합치료 등	*증상이 재발되어 정골요법과 침술 치료받고 있음*
예약 스케줄	
통합적 관리를 위한 소통	*정골의사, 침술사는 운동 프로그램을 위한 가이드를 제공한다.*

계속

표 10.6 계속

4. 관절 가동 범위	
부분적	
전체	
금지	목의 과신전은 목 통증을 악화시키는 것으로 보인다.
5. 체중부하	
비 체중부하	누운 자세와 엎드린 자세에서 목과 머리 눈의 움직임을 통합할 수 있는 매트 운동을 선호한다.
부분 체중부하	흉추의 신전을 위한 네발기기 자세의 운동
전체 체중부하	직장에서 매 시간마다 간단한 운동 시행하기
6. 운동사슬	
열린 운동 사슬	
닫힌 운동 사슬	고객은 머리, 목, 견갑대, 흉추 사이의 관계를 명확히 할 수 있는 닫힌 운동 사슬을 선호한다.
7. 고객을 위한 최적의 보조 및 저항	
체중으로만 이용	집에서 시행하는 목과 머리 눈의 움직임을 통합할 수 있는 매트 운동 프로그램
밴드	
스프링	필라테스 리포머, 체어와 트라페지 테이블
프리웨이트	
8. 최대 효과와 최소 손상을 위한 최적의 강도	고객은 강한 저항운동을 선호하지만 그것으로 인해 증상이 악화될 수도 있다고 걱정한다.
9. 위험하지 않으면서 새로운 것을 통해 신경계의 흥미를 유발시킬 운동	고객은 시행하는 운동들 중에 눈의 움직임을 통합하는 새로운 운동을 잘 받아들인다.
10. 고객에게 적용 가능한 필라테스 동작 선택	고객은 스튜디오의 모든 기구를 활용할 수 있다. 고객의 집에 리포머가 구비되어 있다.
근막에 중점을 둔 리포머	
추가 기구	
불안정한 표면: 폼롤러, 우브, 로테이터 디스크, 발란스 보드, 락커 보드	
11. *Anatomy Train*에 묘사된 모든 적합한 근막 연속성을 활성화시킨다: 도수치료사와 운동치료사를 위한 근막경선(Myers, 2014)	표면 후방 근막 연속성의 활성을 강조한다. 전방과 후방 상지 근막 연속성의 활성을 통합한다.
12. 근막의 탄성 반동 성질을 발달시키기 위한 훈련	고객이 증상이 없으면 상체의 탄성 반동 훈련을 20분씩 일주일에 2회 실시하는 것이 적절할 수 있다.
기간: 하루에 20-30분	
빈도: 일주일에 2-3회	
콜라겐 합성을 위한 회복 시간: 2일	

표 10.6 계속

13. 탄성 반동에 중점을 두지 않는 근막에 중점을 둔 운동	
기간: 하루 30-60분	*매일 60분*
빈도: 일주일에 2-6회	*일주일에 2회*
최소 3주마다 프로그램을 변경	
14. 고객이 선호하는 큐잉	
터치의 깊이	*고객은 깊은 접촉을 선호한다.*
외수용 또는 내수용 감각 큐	*내수용 감각 큐를 선호한다.*
15. 리듬감 있는 움직임과 집중을 촉진하기 위한 고객의 음악 선호도	*고객은 집중도를 위해 조용한 가운데서 운동하는 것을 선호한다.*
16. 다른 형태의 훈련과 상호작용	
다양한 강도의 인터벌트레이닝 (VIIT)	*고객은 두통과 목 통증이 해결되면 VIIT를 시행하고 싶어한다.*
유산소 운동: 15-45분, 일주일에 3-4회	*고객은 매일 직장에 걸어간다.*
근력운동: 15-30분, 일주일에 2회; 1-2일 휴식	*고객은 근력 운동을 다시 시작하고 싶어한다.*
의식적 운동(Mindful movement): 요가, 태극권, 기공체조, 자이로키네시스®, 자이로토닉®	*일주일에 한 번 자이로토닉 클래스에 참여*

표 10.7

컴퓨터, 스마트 폰 사용으로 변형된 자세를 위한 근막에 중점을 둔 운동 계획서 – 운동 선택

고객의 진단명 또는 의학적 상태: 55세의 여성, 두통과 목의 통증을 가지고 있으며 하루에 6시간씩 컴퓨터 앞에 앉아 있다.

운동은 강사에 의해 **표 10.5**에서 선택된다.	근막에 중점을 둔 동작의 기준 움직임 요소: 움직임은 운동 조절의 개선과 콜라겐 리모델링을 지속가능하게 한다. 움직임은 바이오텐세그리티 모델*의 인식을 촉진한다. 고객의 상태에 적합한 모든 근막 연속성에 대해 최적의 시퀀스로 접근한다.	매트	리포머	체어	트라페지 테이블	필라테스 아크®	추가 기구	운동 결과: 조직의 수화를 촉진	근막시스템의 활주 발달	조직의 재생 촉진	조직 탄력성 발달	규칙적인 격자 주름 발달	탄성 반동 발달
*"텐세그리티(Tensegrity) 구조는 국소적인 기계적 스트레스에 대해 전체적인 반응을 제공한다. 그 결과로 중력으로부터 어느 정도 독립된 형태를 갖게 된다. 텐세그리티 모델이 없다면, 우리의 원섬유성의 구조는 중력으로 인해 붕괴된다. 텐세그리티 모델로 인해 우리의 구조는 주변 구조를 포함한 전체적인 네트워크를 통해 하중을 펼쳐냄으로써 압력을 흡수하고 분산시킨다." (Guimberteau & Armstrong, 2015)													
	내수용 감각(Interoception) – 근막내 사이질 신경은 고유수용성 감각 또는 통각 대신에 내수용 감각을 제공한다. 이러한 자유신경종말의 자극은 생리적 필요와 관련하여 항상성을 찾기 위해 신체 상태에 대한 정보를 제공한다. 내수용 감각 신호는 온감, 메스꺼움, 배고픔, 아픔, 노력, 무거움 또는 가벼움 같은 느낌과 관련이 있다. 내부 체성 감각에 대한 인식은 감정, 느낌과 관련이 있다(Schleip & Baker, 2015).												
누운 자세에서 Footwork 동작과 함께 보조된 경추 회전 **No.1**	**고유수용성 감각의 개선** – 고유수용성 감각은 자세, 힘줄 및 근육의 감각과 연결된다.		●						●				
누운 자세에서 골반에 대한 흉추의 외측 이동 **No.2**	**움직임 시작** – 근위부 구조물을 원위부 구조물에 연결하고, 원위부 구조물을 근위부 구조물에 연결한다.		●					●	●		●		
누운 자세에서 흉추에 대한 골반의 외측 이동 **No.3**	**움직임 시작** – 근위부 구조물을 원위부 구조물에 연결하고, 원위부 구조물을 근위부 구조물에 연결한다.		●					●	●		●		

표 10.7 계속

고객의 진단명 또는 의학적 상태: 55세의 여성, 두통과 목의 통증을 가지고 있으며 하루에 6시간씩 컴퓨터 앞에 앉아 있다.

								운동 결과					
운동은 강사에 의해 **표 10.5**에서 선택된다.	근막에 중점을 둔 동작의 기준 움직임 요소: 움직임은 운동 조절의 개선과 콜라겐 리모델링을 지속가능하게 한다. 움직임은 바이오텐세그리티 모델*의 인식을 촉진한다. 고객의 상태에 적합한 모든 근막 연속성에 대해 최적의 시퀀스로 접근한다.	매트	리포머	체어	트라페지 테이블	필라테스 아크®	추가 기구	조직의 수화를 촉진	근막시스템의 활주 발달	조직의 재생 촉진	조직 탄력성 발달	규칙적인 격자 주름 발달	탄성 반동 발달
누운 자세에서 골반과 척추 중립을 유지한 상태로 대퇴로 원 그리기 **No.4**	약간의 각도 변화를 통한 다양한 방향으로의 움직임		●					●	●	●	●		
몸통 안정성과 고관절 가동성을 촉진시키기 위해 누운 자세에서 골반과 척추 중립을 유지하고 고관절 외전과 내전 **No.5**	**힘/부하의 이동** – 신경근막 시스템을 통해 힘/부하를 고르게 분포시키는 움직임		●					●	●	●	●		
골반과 요추의 회전을 동반한 Bridge **No.6**	**전신의 연속성** –심층에서 표층으로, 표층에서 심층으로 연결하면서 몸통에서 팔다리로, 팔다리에서 몸통으로 연결한다.		●					●	●	●	●		
네발기기 자세에서 양손은 숄더 레스트에 위치한 상태로 외측 이동을 동반한 흉추 회전 **No.7**	**고유수용성 감각의 개선** – 고유수용성 감각은 자세, 힘줄 및 근육의 감각과 연결된다.		●					●	●	●	●		
서 있는 자세에서 양손은 숄더 레스트에 위치한 상태로 외측 이동을 동반한 흉추 회전 **No.8**	**고유수용성 감각의 개선** – 고유수용성 감각은 자세, 힘줄 및 근육의 감각과 연결된다.		●					●	●	●	●		

계속

표 10.7 계속

고객의 진단명 또는 의학적 상태: 55세의 여성, 두통과 목의 통증을 가지고 있으며 하루에 6시간씩 컴퓨터 앞에 앉아 있다.

운동은 강사에 의해 **표 10.5**에서 선택된다.	근막에 중점을 둔 동작의 기준 움직임 요소: 움직임은 운동 조절의 개선과 콜라겐 리모델링을 지속가능하게 한다. 움직임은 바이오텐세그리티 모델*의 인식을 촉진한다. 고객의 상태에 적합한 모든 근막 연속성에 대해 최적의 시퀀스로 접근한다.	매트	리포머	체어	트라페지 테이블	필라테스 아크®	추가 기구	운동 결과: 조직의 수화를 촉진	운동 결과: 근막시스템의 활주 발달	운동 결과: 조직의 재생 촉진	운동 결과: 조직 탄력성 발달	운동 결과: 규칙적인 격자 주름 발달	운동 결과: 탄성 반동 발달
트라페지 테이블의 슬링을 이용하여 누운 자세에서 경추 후면의 외측 굴곡, 외측 이동과 회전 **No.9**	**고유수용성 감각의 개선** – 고유수용성 감각은 자세, 힘줄 및 근육의 감각과 연결된다.				●			●	●		●		
스텝을 뺀 필라테스 아크®를 캐리지에 올리고 그 위에 옆으로 누워 외측 굴곡한 상태로 다리 밀기 **No.10**	**전신의 연속성** – 심층에서 표층으로, 표층에서 심층으로 연결하면서 몸통에서 팔다리로, 팔다리에서 몸통으로 연결한다.		●			●		●	●	●	●		
스텝을 뺀 필라테스 아크®를 캐리지에 올리고 그 위에 옆으로 누운 자세로 척추의 회선(around the world)을 동반한 다리 밀기 **No.11**	약간의 각도 변화를 통한 다양한 방향으로의 움직임		●			●		●	●	●	●		
스텝을 연결한 필라테스 아크®를 캐리지에 올리고 그 위에 옆으로 누운 자세로 척추의 외측 굴곡을 동반한 다리 밀기 **No.12**	**전신의 연속성** – 심층에서 표층으로, 표층에서 심층으로 연결하면서 몸통에서 팔다리로, 팔다리에서 몸통으로 연결한다.		●			●		●	●	●	●		
스텝을 연결한 필라테스 아크®를 캐리지에 올리고 그 위에 누운 자세에서 척추 회선(around the world)을 동반한 다리 밀기 **No.13**	약간의 각도 변화를 통한 다양한 방향으로의 움직임		●			●		●	●	●	●		

표 10.7 계속

고객의 진단명 또는 의학적 상태: 55세의 여성, 두통과 목의 통증을 가지고 있으며 하루에 6시간씩 컴퓨터 앞에 앉아 있다.

운동은 강사에 의해 **표 10.5**에서 선택된다.	근막에 중점을 둔 동작의 기준 움직임 요소: 움직임은 운동 조절의 개선과 콜라겐 리모델링을 지속가능하게 한다. 움직임은 바이오텐세그리티 모델*의 인식을 촉진한다. 고객의 상태에 적합한 모든 근막 연속성에 대해 최적의 시퀀스로 접근한다.	매트	리포머	체어	트라페지 테이블	필라테스 아크®	추가 기구	운동 결과: 조직의 수화를 촉진	근막시스템의 활주 발달	조직의 재생 촉진	조직 탄력성 발달	규칙적인 격자 주름 발달	탄성 반동 발달
체어에 엎드린 자세에서 교대적인 고관절 신전을 동반한 척추의 회전과 신전 **No.14**	**운동감각의 명민함** - 운동감각(동적 고유수용감각), 팔다리와 몸통의 움직임과 위치에 대한 적절한 감각 준비를 위한 반대 움직임			●				●	●	●	●		
리포머에 엎드린 자세로 경추와 상부 흉추의 외측 이동, 신전, 외측 굴곡과 회전을 동반한 Footwork **No.15**	**움직임 시작** - 근위부 구조물을 원위부 구조물에 연결하고, 원위부 구조물을 근위부 구조물에 연결한다.		●					●	●		●		
리포머 위에 대각선 방향으로 무릎 서기 자세, 굴곡 방향으로 흉추와 경추의 외측 굴곡과 회전을 동반한 머리 위로 팔 밀기 **No.16**	신체는 신경근막 시스템의 많은 부분을 포함하여 동시적으로 움직인다.		●					●	●	●	●		
리포머 위에 대각선 방향으로 무릎 서기 자세, 신전 방향으로 흉추와 경추의 외측 굴곡과 회전을 동반한 머리 위로 팔 밀기 **No.17**	신체는 신경근막 시스템의 많은 부분을 포함하여 동시적으로 움직인다.		●					●	●	●	●		

계속

표 10.7 계속

고객의 진단명 또는 의학적 상태: 55세의 여성, 두통과 목의 통증을 가지고 있으며 하루에 6시간씩 컴퓨터 앞에 앉아 있다.

운동은 강사에 의해 **표 10.5**에서 선택된다.	근막에 중점을 둔 동작의 기준 움직임 요소: 움직임은 운동 조절의 개선과 콜라겐 리모델링을 지속가능하게 한다. 움직임은 바이오텐세그리티 모델*의 인식을 촉진한다. 고객의 상태에 적합한 모든 근막 연속성에 대해 최적의 시퀀스로 접근한다.	매트	리포머	체어	트라페지 테이블	필라테스 아크®	추가 기구	운동 결과 조직의 수화를 촉진	근막시스템의 활주 발달	조직의 재생 촉진	조직 탄력성 발달	규칙적인 격자 주름 발달	탄성 반동 발달
골반은 체어 위에, 각 속은 페달 위 또는 한 손만 페달 위에 놓고 척추회전을 동반한 신전 **No.18**	**동적 스트레칭** - 느리고 빠른 템포의 변화			●				●	●	●	●		
대각선 방향으로 풋바를 바라보는 무릎서기 자세에서 필라테스 링을 잡고 분리된 척추회전 **No.19**	**힘/부하의 이동** - 신경근막 시스템을 통해 힘/부하를 고르게 분포시키는 움직임		●				●	●	●	●	●		
대각선 방향으로 풋바를 반대를 바라보는 서기 자세에서 필라테스 링을 잡고 분리된 척추회전 **No.20**	**전신의 연속성** - 심층에서 표층으로, 표층에서 심층으로 연결하면서 몸통에서 팔다리로, 팔다리에서 몸통으로 연결한다.		●				●	●	●	●	●		
대각선 방향으로 풋바를 바라보는 서기 자세에서 필라테스 링 없이 척추회전 **No.21**	**전신의 연속성** - 심층에서 표층으로, 표층에서 심층으로 연결하면서 몸통에서 팔다리로, 팔다리에서 몸통으로 연결한다.		●				●	●	●	●	●		
대각선으로 서서 보조된 스쿼트 (스프링 쪽 방향) **No.22**	신체는 신경근막 시스템의 많은 부분을 포함하여 동시적으로 움직인다.		●					●	●	●	●		
대각선으로 서서 보조된 스쿼트 (스프링 쪽 방향) **No.23**	신체는 신경근막 시스템의 많은 부분을 포함하여 동시적으로 움직인다.		●					●	●	●	●		

표 10.7 계속

고객의 진단명 또는 의학적 상태: 55세의 여성, 두통과 목의 통증을 가지고 있으며 하루에 6시간씩 컴퓨터 앞에 앉아 있다.

운동은 강사에 의해 **표 10.5**에서 선택된다.	근막에 중점을 둔 동작의 기준 움직임 요소: 움직임은 운동 조절의 개선과 콜라겐 리모델링을 지속가능하게 한다. 움직임은 바이오텐세그리티 모델*의 인식을 촉진한다. 고객의 상태에 적합한 모든 근막 연속성에 대해 최적의 시퀀스로 접근한다.	매트	리포머	체어	트라페지 테이블	필라테스 아크®	추가 기구	운동 결과: 조직의 수화를 촉진	근막시스템의 활주 발달	조직의 재생 촉진	조직 탄력성 발달	규칙적인 격자 주름 발달	탄성 반동 발달
캐리지 위에 대각선으로 서서 경추와 흉추를 회전하며 스쿼트(스프링 반대 방향) **No.24**	신체는 신경근막 시스템의 많은 부분을 포함하여 동시적으로 움직인다.		•					•	•	•	•		
ped-o-pull / pedi-pole에 선 자세에서 발목 저측굴곡을 동반한 흉추와 경추의 신전과 회전 **No.25**	흐르는 듯 이어지는 동작의 연결						•	•	•	•	•		

참고문헌 (References)

Publications

Gallagher, S. P. & Kryzanowska, R. (2000). *The Joseph H. Pilates archive collection*. Philadelphia, PA: Trans-Atlantic Publications Inc.

Guimberteau, J. C. & Armstrong, C. (2015). *Architecture of human living fascia: The extracellular matrix and cells revealed through endoscopy*. Edinburgh: Handspring Publishing.

Myers, T. W. (2014). *Anatomy Trains®: Myofascial meridians for manual and movement therapists* (3rd ed.). Edinburgh: Churchill Livingstone.

Schleip, R. & Baker, A. (Eds.) (2015). *Fascia in sport and movement*. Edinburgh: Handspring Publishing.

Pilates Anytime Classes

www.pilatesanytime.com

Note: Clips from these classes are available to those who purchase the book. Video clips are available free of charge at: www.pilatesanytime.com/fascia. Use redemption code FASCIA.

제 10 장 컴퓨터나 스마트폰 사용으로 인한 자세변화, 근막에 중점을 둔 움직임의 관점

그림 10.2A-D

Cadillac Workout (2015)

http://www.pilatesanytime.com/u/fm97

표 10.1 Nos 8-10

Mat Workout (2014)

http://www.pilatesanytime.com/u/fm101

그림 10.2I-N

Reformer Workout (2013)

http://www.pilatesanytime.com/u/fm98

표 10.1 No.12

Mat Workout (2014)

http://www.pilatesanytime.com/u/fm38

그림 10.2I-N

Reformer Workout (2014)

http://www.pilatesanytime.com/u/fm128

표 10.5 No.1

Reformer Workout (2013)

http://www.pilatesanytime.com/u/fm98

그림 10.4A

Reformer Workout (2014)

http://www.pilatesanytime.com/u/fm99

표 10.5 No.4

Reformer Workout (2015)

http://www.pilatesanytime.com/u/fm52

표 10.1 No.7

Mat Workout (2014)

http://www.pilatesanytime.com/u/fm100

표 10.5 No.5

Reformer Workout (2015)

http://www.pilatesanytime.com/u/fm53

표 10.5 No.6

Reformer Workout (2015)

http://www.pilatesanytime.com/u/fm57

표 10.5 No.7

Reformer Workout (2015)

http://www.pilatesanytime.com/u/fm58

표 10.5 No.15

Reformer Workout (2015)

http://www.pilatesanytime.com/u/fm61

표 10.5 No.19

Reformer Workout (2015)

http://www.pilatesanytime.com/u/fm63

표 10.5 No.20

Reformer Workout (2015)

http://www.pilatesanytime.com/u/fm11

표 10.5 No.21

Reformer Workout (2016)

http://www.pilatesanytime.com/u/fm64

표 10.5 No.22

Reformer Workout (2016)

http://www.pilatesanytime.com/u/fm67

표 10.5 No.24

Reformer Workout (2016)

http://www.pilatesanytime.com/u/fm68

표 10.5 No.14

Wunda Chair Workout (2015)

http://www.pilatesanytime.com/u/fm14

표 10.5 No.14

Wunda Chair Workout (2012)

http://www.pilatesanytime.com/u/fm102

표 10.5 No.14

Wunda Chair Workout (2012)

http://www.pilatesanytime.com/u/fm103

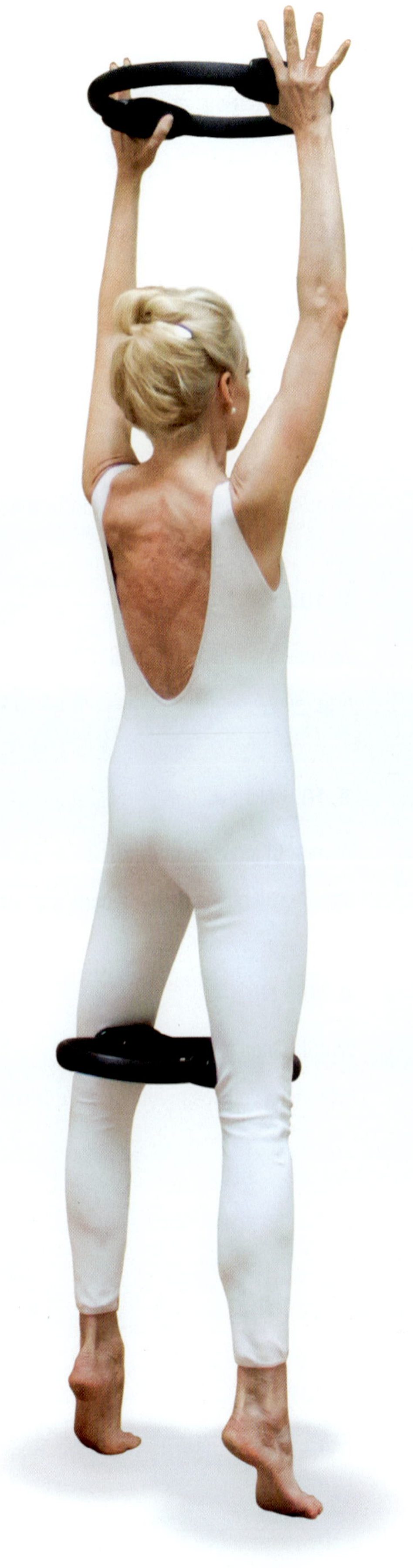

11

건강하게 나이 들기, 근막에 중점을 둔 동작의 관점

Aging well, a fascia-focused movement perspective

수명에 따른 근막 변화

2030년까지 미국인의 1/5은 65세 이상이 될 것이다. 20세기 초부터 미국인들의 평균 기대수명은 최소한 30년 이상 늘어났다. 50세 이상인 사람들을 대상으로 설문조사를 하는 기관인 Age Wave의 창립자 켄 디찰드(Ken Dychtwald)는 다음과 같이 말했다. "나는 노인이라는 단어가 사라질 것이며, 그것을 대체할 수 있는 단어나 표현이 생겨날 수 있을지 모르겠다." 오늘날의 노인들은 새로운 삶의 단계에서 자신의 길을 찾으려고 노력하는 개척자와 같다(National Public Radio, 2016). 이 노인들은 근막에 중점을 둔 운동의 선구자들 일 수도 있다. 지난 30년간 진행된 연구에 따르면, 신체의 가장 큰 감각기관인 근막은 신체의 모든 부분을 연결하는 물질이다.

건강하게 나이들기 위해서 65세부터가 아마도 공식적인 시작일 수 있다. 그러나 근막의 관점에서 보면 나이를 잘 드는 것은 태어나면서부터 평생의 과정이다. 무엇이든간에, 근막 친화적인 영양을 고려하고 코 호흡을 연습하고 근막에 중점을 둔 운동과 원기를 회복하는 것은 항상 유익하다. 근력과 탄성력의 증진은 수술, 급성 질병 및 노화와 관련된 비활동 및 상태악화에 따른 기능적 제한을 방지하는 안전성 역할을 한다.

피부 표면에서 세포의 핵까지 연결되어 확장되는 연속적이고 장력을 가진 원섬유 네트워크인 근막은 운동, 부동, 영양, 질병, 외상 및 수술에 반응한다. 우리가 만드는 모든 단계, 모든 움직임은 이동성을 가지고 적응을 잘하는, 그리고 끊임없이 반복되는 불규칙한 글로벌 네트워크를 통해서 정확하고 비대칭적인 형태의 힘을 보낸다(Guimberteau & Armstrong, 2015, p.173). 롤러 블레이드 또는 자전거 타기 등 익숙하고 자주 사용하는 손쉬운 동작은 근막의 미끄러짐과 기능적 밀도를 강화한다. 반대로 잘 사용되어 지지 않는 패턴은 잊혀지고 희미해진다. 당신은 나무에 올라가는 방법을 아직 기억하는가? 예를 들어, 테니스 서브를 반복적으로 연습하면, 운동피질과 결합조직은 테니스 서브 패턴을 포함시킨다. 당신이 만약 테크닉 또는 코치를 변경하게 되면, 근육의 타이밍, 협응 그리고 강도에 영향을 미치는 새로운 신경 배선과 새로운 근막 패턴을 개발해야 한다. 신경근막 시스템에는 당신만의 고유한 움직임에 대한 기록이 포함되어 있다.

인체의 기본 구조인 근막은 인생의 사건이 기록되는 역동적인 지도이다. 근막의 구조 및 특성은 시간이 지남에 따라 변한다. 나이가 들어감에 따라 근막 탄성이 감소하여 노화와 관련된 문제를 증가시킨다. 표층 섬유아세포 및 콜라겐세포의 감소는 주름이 생기는 것을 특징으로 하는 피부 변화의 기초가 된다. 21세부터 콜라겐과 엘라스틴은 매년 1.0~1.5% 씩 감소하게 되는데, 엘라스틴의 손실은 약 30년 동안 측정되며, 콜라겐섬유는 덜 조직화되고 엉키게 된다. 이러한 변화로 인해 조직은 고유의 모양과 탄성을 잃어버리게 되며(Chaitow, 2014, p.25), 섬유의 부피, 양과 질이 감소된다. 나이와 관련하여 호흡과 고유수용성 감각과 자세 조절에 영향을 미치는 근막의 변화가 표 11.1에 요약되어 있다.

체성감각의 기능부전과 자세의 문제는 노인에게 흔하다. 중력과 신체 움직임에 의해 제공되는 물리적인 힘은 삶의 형태와 기능에 있어서 주된 조절자이다. 토마스 마이어스는 각 세포와 근막 시스템에서의 공간적 건강의 중요성을 설명하기 위해 1986년에 "공간의학(Spatial medicine)"이라는 신조어를 만들었다. 균형이 깨진 조직의 장력은 힘의 기계적 전환과 조직을 통한 힘의 전달에 잘못된 영향을 줄 수 있다. 일반적으로, 외부에 의한 부하가 없는 경우에도 세포외기질은 기계적 화학적 형질 도입을 자극하는 긴장 상태에 있다. 나이가 들어감에 따라 섬유아세포의 강성도가 감소하면서 기계적 자극에 대한 세포의 반응에 부정적인 영향을 미친다. 레온 체이토우(Leon Chaitow)는 근막 기능장애가 천천히 진행되는 외부 스트레스나 갑작스런 부상으로 인해 염증과 부적절한 재형성으로 이어질 수 있다고 제안한다. 질병이나 통증을 동반하여 발생된 움직임의 부족은 근막에 악영향을 미친다. 조직의 "치밀화"는 미끄러지는 능력을 방해하여 고유수용성 감각과 근육의 균형을 변화시킨다. 근막이 "과도하게 스트레스를 받거나, 염증이 생기거나 움직이지 않으면, 콜라겐 침착으로 인해 섬유의 배열이 무질서해져서 섬유증 및 섬유의 유착을 초래한다." 소성결합조직의 자극, 염증, 산성화 및 치밀화의 조합은 자유신경말단이 과 활성화되어 국소 염증, 통증 및 과민반응을 일으킬 수 있다. 뻣뻣함과 밀도 및 점성도가 증가하는 이러한 변화는 도수치료를 통해 감소시킬 수 있다 (Chaitow, 2014, pp.24 – 25).

노화는 일반적으로 탄력과 탄성적 움직임의 소실과 관련이 있으며, 근막구조에 반영이 된다. 콜라겐 섬유의 미세 구조에서 보이는 파도 모양을 크림프라고 한다. 움직임이 없고 비 활성화된 상태는 섬유의 구조를 편평하게 변형시켜 주름과 탄력을 사라지게 한다. 섬유에 가해지는 규칙적이고 적절한 강도의 운동 부하는 보다 탄력적인 섬유 배열을 돕고 탄성 능력을 증가시켜 더 건강한 콜라겐 구조를 유도할 수 있다(Schleip & Baker, 2015, p.7).

나이에 따른 근막의 변화를 최소화시켜 보다 건강하게 나이들게 하기 위해선 그들의 결심과 인내가 꽤 중요하지만, 생리학적인 변화나 생물학적으로 피할 수 없는 움직임의 부족에 대해서는 다행히 좋은 대안이 있다. 노인을 위한 근막에 중점을 둔 필라테스는 조셉 필라테스가 만든 운동 원리, 용어 및 기구에 근막 연구 결과를 적용한 일종의 마음챙김 운동(mindful exercise)이다 (1880 – 1967). 그가 창안한 독특한 운동시스템은 혁명적이었다. 그림 11.1은 "우리는 왜 50세에 노인이 되는가"를 설명하기 위해 제작된 사진을 보여준다. 신경근막 시스템의 구조 및 특성에 대한 30년간의 연구는 추가적인 필라테스 운동용어, 운동순서, 큐잉 및 기구사용 방법을 보여준다. 표 1.7에 자세히 나와있는 근막에 중점을 둔 운동 기준은 표 1.5에 나열된 출판물에서 발전되었다.

근막에 중점을 둔 필라테스 운동의 장점

근막에 중점을 둔 필라테스 운동을 통해 노화에 따른 생리학적인 변화를 해결할 수 있다. 훈련은 폐 기능 또한 향상 시킬 수 있는데, 코 호흡 및 특화된 안구 운동은 자세 개선에 기여한다. 근막에 중점을 둔 필라테스는 균형을 개선하고 낙상을 방지하기 위해 고유수용성 감각을 자극한다. 머리 위로 팔을 뻗기 위한 개선된 근력과 증가된 운동 범위는 신경근막 시스템의 증가된 탄력성으로부터의 결과이다. 근막에 중점을 둔 필라테스 운동은 근막을 회복시켜 근막 조직의 미끄러짐, 콜라겐 섬유의 물결모양 주름, 탄성 반동, 근막의 운동 저장 능력 같은 부분을 향상시킨다.

챕터 자료를 위한 안내

이 장에서 제공하는 표는 근막에 중점을 둔 필라테스 운동방법을 지원한다. 건강하게 나이 들기 위한 근막에 중점을 둔 계획 가이드는 고객 정보가 포함되어 있다(표 11.4). 하나의 예는 말초신경 병증과 균형에 어려움이 있는 80세 여성이다. 그녀의 기능은 선 자세에서 균형과 보행에 대한 고유수용성 감각을 다루는 근막에 중점을 둔 필라테스 운동방법에 의해 개선된다. – 표 11.5에 나와 있다. 조셉 필라테스 운동방법은 또한 노인의 균형과 보행을 위한 고유수용성 감각에 도움을 주며, 운동방법들은 필라테스 운동원리 및 근막에 중점을 둔 동작의 기준과 함께 표 11.2에 설명되어 있다. 건강하게 나이 들기 위한 운동 선택을 위한 가이드가 표 11.6에 나와 있다. 여기에서는 근막에 중점을 둔 동작의 기준을 만족시키는 운동 방법이 소개된다.

그림 11.1의 설명

조셉 필라테스의 유니버셜 리포머 운동 목록에서 발췌한 내용으로 경험이 적은 고객과 조셉 필라테스의 동작을 비교한다. 이 사진은 조셉 필라테스가 탄성을 가진 신경근막 시스템을 활용했다는 것을 보여주며, 그 내용을 5장에서 조셉 필라테스 운동방법과 관련된 사진을 통해 보여준다.

사진 위에 그려진 컬러 선 중에 보라색은 심부 전방 연속성, 노란색은 표면 전방 연속성, 파란색은 표면과 심부, 전방과 후방 상지 연속성, 빨간색은 표면 후방 연속성을 나타낸다.

왼쪽 상단에서 오른쪽 하단으로:

- "Swimming-Backstroke"(왼쪽 상단)은 심부 전방, 표면 후방, 상지 근막 연속성의 통합을 보여준다.
- "Rowing-Back"(가운데 상단)은 표면 전방과 상지 근막 연속성의 통합을 보여준다.

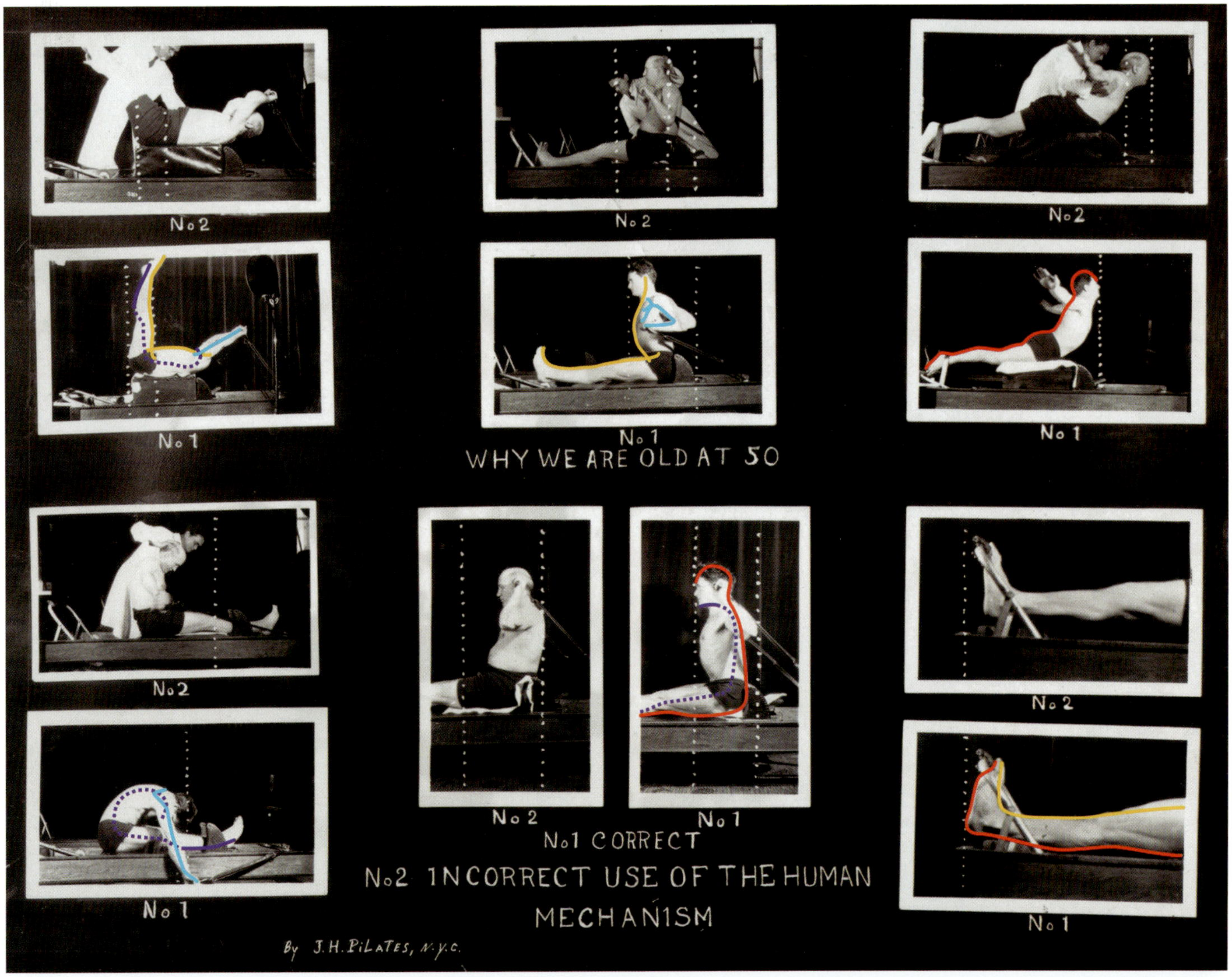

그림 11.1

"우리는 왜 50세에 노인이 되는가"

"**No. 1**" 으로 표기된 사진을 통해 조셉 필라테스는 인체의 구조를 정확하게 사용하는 것을 보여준다.

"**No. 2**" 으로 표기된 사진을 통해 고객이 인체의 구조를 부정확하게 사용하는 것을 보여준다.

어린 시절에는, 좋은 습관과 나쁜 습관이 쉽게 형성된다. 그렇다면 좋은 습관을 형성시키는데 집중을 하여 나중에 나쁜 습관을 고치는데 필요한 노력을 아끼는 것은 어떻겠는가?

삶의 길을 여행할 때 우리가 해야 하는 것은 태어날 때부터 젊은 시절과 중년까지의 삶 자체를 추적하고 몸과 마음의 균형인 육체와 정신의 평형 상태를 방해하고 괴롭히는 것의 원인을 발견하는 것이다. 그러기 위해서는 우선 원인을 파악하고 이해한 다음 오류가 생기지 않는 자연법칙을 따라 수정하는 것이 비교적 쉬울 것이다.

즉, 당신의 몸을 연구하고 그것의 좋은 점과 나쁜 점을 파악한 다음 나쁜 것을 제거하고 좋은 것을 향상시켜라. 결과는 어떠한가? 이것은 육체적으로 정신적으로 완벽한 존재이다!

조셉 필라테스 (Gallagher & Kryzanowska, 2000)

- "Swan-Dive"(오른쪽 상단)은 표면 후방 근막 연속성의 활성을 보여준다.
- "Triceps"(왼쪽 하단)은 심부 전방과 후방 상지 근막 연속성의 통합을 보여준다.
- "Lifting"(가운데 하단)은 심부 전방과 표면 후방 근막 연속성의 통합을 보여준다.
- "Footwork-Toes"(오른쪽 하단)은 표면 후방과 표면 전방 근막 연속성의 통합을 보여준다.

표 11.1의 설명

표 11.1은 3년에서 80년 사이에 발생하는 나이에 따른 근막 변화를 요약한 것이다. 이러한 변화는 호흡, 고유수용성 감각과 자세 조절에 영향을 미친다.

토마스 핀들리 박사(Thomas W. Findley, MD, PhD)에 따르면, 근막은 심혈관계, 호흡기계, 위장관계, 근골격계 및 신경계의 일부이다. 근막은 다른 기관 시스템 내에서의 목적과 통합 측면에서는 철저하게 연구되지 않았지만, 기관 시스템 기능장애의 메커니즘을 밝히는 부분에 있어서는 필수적일 수 있다.

표 11.1
나이에 따른 근막 변화

근막 변화		
1. 21세부터는 콜라겐과 엘라스틴이 매년 1.0 ~ 1.5%씩 감소한다. 2. 섬유아세포는 느리고 덜 효율적으로 작동한다. 3. 주로 단방향 섬유에서의 콜라겐 함량의 감소는 단단한 그물망에서 다방향 섬유보다 탄성이 떨어진다. 4. 엘라스틴의 소실은 장기와 눈의 적절한 기능에 영향을 미친다.		
호흡(Respiration)	**근막에 중점을 둔 동작 훈련**	**필라테스 원리 및 근막에 중점을 둔 동작의 기준**
1. 호흡기 계통은 20–60세 사이에 20%씩 감소한다.	코 호흡은 복식 호흡을 유발하고 횡격막을 사용하여 규칙적이고 안정적인 호흡을 하게 한다.	**내수용 감각**(Interoception) – 근막내 사이질 신경은 고유수용성 감각 또는 통각 대신에 내수용 감각을 제공한다. 이러한 자유신경종말의 자극은 생리적 필요와 관련하여 항상성을 찾기 위해 신체 상태에 대한 정보를 제공한다. 내수용 감각 신호는 온감, 메스꺼움, 배고픔, 아픔, 노력, 무거움 또는 가벼움 같은 느낌과 관련이 있다. 내부 체성 감각에 대한 인식은 감정, 느낌과 관련이 있다(Schleip & Baker, 2015).
2. 폐는 여성에서는 약 20세, 남성에서는 약 25세에 완전하게 발달된다.		
3. 폐 기능은 약 35세에 약해지기 시작한다.	비강 호흡은 구강 호흡보다 10–20% 더 많은 산소의 흡입을 유발한다.	**전신의 연속성** – 심층에서 표층으로, 표층에서 심층으로 연결하면서 몸통에서 팔다리로, 팔다리에서 몸통으로 연결한다.
4. 폐 탄력 감소	몸통의 외측 굴곡, 신전 및 회전 (**그림 9.6A-F**)	조직 재생 촉진
5. 호흡근육 약화		준비를 위한 반대 움직임
6. 척추, 늑골 및 횡격막의 신체적 기능장애는 호흡기 계통의 기능장애의 원인이 된다.	몸통의 신전 (**그림 9.6C**)	**필라테스 원리: 중심화** 운동 중 근막 연속성에 대한 인식
7. 경추 중간부위의 기능장애는 횡격막 신경에 영향을 미치고 결과적으로 횡격막의 기능에 영향을 미친다.	경추 가동 범위 증가 (**그림 10.4A**)	**운동감각의 명민함** – 운동감각(동적 고유수용감각), 팔다리와 몸통의 움직임과 위치에 대한 적절한 감각

계속

표 11.1 계속

8. 횡격막 운동의 제한은 폐와 신체의 다른 부분에서 정맥 및 림프 흐름의 정체를 증가시킨다.	몸통의 외측 굴곡, 회전, 신전, 굴곡 (**그림 9.2A-D**)	흐르는 듯 이어지는 동작의 연결 (비강 호흡을 통해 산소를 더 많이 흡입한다.)
늑골(Ribs)		**필라테스 원리: 호흡**
1. 40세가 되면 흉곽의 부피 변화는 감소하게 된다.		3차원적 근막 네트워크의 미끄러짐을 발달
2. 흉부의 뻣뻣함이 증가	몸통의 외측 굴곡과 회전 (**그림 8.1A-C**)	조직 탄성 발달
3. 나이와 관련된 점진적인 자세의 변형은 상기도의 위치에 영향을 미친다.	상부 흉추의 신전은 상기도 기능을 증가시킬 수 있다. (**그림 12.2A.B**)	약간의 각도 변화를 통한 다양한 방향으로의 움직임
4. 흉추 후만이 증가하면 흉곽의 앞뒤 직경이 커진다. 이로 인해 횡격막의 돔이 줄어들어 호흡할 때 더 큰 노력이 필요해진다.	몸통의 회전과 신전 (**그림 8.1D, E**)	약간의 각도 변화를 통한 다양한 방향으로의 움직임
눈(Eyes)		**필라테스 원리: 정확성** 움직임 시작 - 근위부 구조물을 원위부 구조물에 연결하고, 원위부 구조물을 근위부 구조물에 연결한다.
1. 나이가 들어감에 따라 나타나는 안와 주변의 모양, 크기 및 부피의 변화는 안구의 운동성을 감소시켜 위쪽 방향으로 시선을 시작하고 유지하기 어렵게 만든다.	몸통과 경추 신전을 결합한 안구 운동성 훈련(**그림 4.4**) 이 운동은 앉은 자세에서 훈련할 수 있다.	조직 수화 촉진
2. 응시하는 것이 어렵게 되면 안구의 긴장은 증가되어 바른 자세를 유지하는 것을 어렵게 할 수 있다.		
고유수용성 감각과 자세 조절 (Proprioception & Posture Control)		**필라테스 원리: 전신 운동** 신체는 신경근막 시스템의 많은 부분을 포함하여 동시적으로 움직인다.
1. 하지에서 피부 감각의 감소는 균형과 운동성에 부정적인 영향을 미친다.	하지에 제공하는 다양한 고유수용성 감각 자극은 균형을 증진시킬 수 있다(**그림 11.2**)	**필라테스 원리: 중심화** 고유수용성 감각의 개선 - 고유수용성 감각은 자세, 힘줄 및 근육의 감각과 연결된다.
2. 구심성 최대 회전력 (저항에 대한 상지의 회전 능력)	운동방법은 머리 위로 팔을 뻗는 동작과 쥐는 힘을 향상시킬 수 있다(**그림 8.6D-G**).	**필라테스 원리: 조절력** 준비를 위한 반대 움직임

표 11.1 계속

3. 체중 지지된 근육은 체중 지지되지 않은 근육보다 나이의 영향을 덜 받는다.	똑바르게 보조되거나 부분적으로 체중 지지된 운동은 선 자세에서 안정성과 균형을 개선시킨다. (**그림 14.2E-I**)	**필라테스 원리: 균형 잡힌 근육 발달 (신경근막 시스템의 최적화)** 규칙적인 격자 주름 발달
4. 40대에서 60대 사이의 여성은 선 자세에서 내, 외측 안정성이 감소한다.		**힘/부하의 이동** - 신경근막 시스템을 통해 힘/부하를 고르게 분포시키는 움직임
5. 근육의 기능과 구조에 있어서 나이와 관련되어 개선되는 형태는 60-70세까지 최소화된다.	운동 조절 개선과 콜라겐 재형성을 위해 지속적인 운동	탄성 반동 발달
6. 70세 이후에 근육의 기능과 구조의 변화가 크게 나타난다.	운동은 바이오텐세그리티 모델에 대한 인식을 촉구한다.	**필라테스 원리: 리듬** 동적 스트레칭 - 느리고 빠른 템포의 변화

그림 11.2의 설명

정골의학의 창시자인 앤드류 테일러 스틸(Andrew Taylor Still MD)은 '신경이 근막 안에 존재한다는건 의심의 여지가 없다'고 주장했다. 그는 모든 근막 조직은 '뇌의 지부'처럼 다루어지고 같은 형태로 치료되어야 한다고 제안했다(Still, 1902, Schleip & Baker, 2015, p.31 참고). 해부를 통해 근막 조직에 감각 신경이 풍부함을 알게 되었다(Stecco, 2015). 신체 전반에 걸쳐진 이 장력 네트워크는 가장 크고, 중요한 감각 기관이다.

하지에서 피부 감각의 저하는 균형과 운동성에 부정적 영향을 미친다. "고유수용성 감각은 신체와 신체의 한 부분의 위치와 방향 및 움직임을 감지하는 능력이다. 이것은 관절 위치와 운동의 의식적인 감지 과정으로 정의될 수 있다"(Skoglund 1973; Fix 2002; der Wal, 2009, p.81에서 인용). 하지에 대한 다양한 고유수용성 감각 자극이 균형을 향상시킬 수 있다. 노화는 평생에 걸쳐 나타나는 과정이다. 그림 11.2의 운동들 중에서 선택하여 청소년기부터 지속적으로 훈련할 수 있다.

고유수용성 감각에서 체성운동피질과 이것을 나타내는 신체의 지도가 가장 중요하다. 고유수용성 감각을 위한 수용 신경 말단은 근막의 미끄러짐이 나타나는 표층과 심층 근막 사이에 위치하는 경향이 있다. 발목과 손목에 위치한 지지대 같은 근막 구조물은 힘을 전달시키는데 거의 작용하지 않는 것으로 보인다. 이렇게 비스듬하게 위치한 근막 섬유 밴드는 주된 관절에 가깝게 위치하고 고감도의 고유수용성 감각 신경종말이 포함되어 있다.

로버트 슐라입 박사에 따르면, 일부 연구자들은 근막이 중추신경계에게 고유수용성 감각을 제공한다는 점에서 이러한 근막 밴드의 주요 기능은 생체 역학적인 역할보다는 감각적 역할이 클 수 있다고 제안한다(Schleip & Baker, 2015, p.35). 스테코(2015, p. 81)는 지지대와 그 안에 위치한 고유수용성 감각수용기의 손상으로 인한 고유수용성 감각의 부정확함이 초래된다고 말한다. 이것은 약화된 협응 관절 움직임과 염증반응 그리고 통각 수용기의 활성화로 이어질 수 있다고 말한다.

그림 11.2에 나와있는 각각의 동작은 지지된 선 자세에서 먼저 훈련한다. 각각의 동작을 안정되게 시행할 수 있으면 지지 없이 선 자세에서 시행한다. 이 운동은 심부 전방 근막 연속성의 활성화와 전체 근막 연속성의 통합을 요구한다. 스쿼트나 몸통의 회전을 동반한 스쿼트는 불안정한 표면에 선 자세로 훈련될 수 있다.

근막조직에서, 사이질 신경원들의 대부분은 다형 수용체로 하나 이상의 자극에 반응한다. 통증의 인식과 관련된 통각 수용성 뉴런은 근막 조직에서 확인되었다. 충분한 고유수용성 감각 정보가 제공된다면 이러한 다형 수용체는 충족되는 것으로 보인다. 하지만, 고유수용성 감각 자극이 불충분한 경우 이 뉴런은 통증 자극에 대한 역치값을 스스로 낮추는 경향이 있다(Schleip & Baker, 2015, p.31). 그림 11.2에 나와 있는 운동 방법은 고유수용성 감각 정보를 통해 근막 수용체들을 충분히 자극시키도록 설계되었다.

"근막에 존재하는 사이질 신경은 또한 내수용 감각 기능을 제공한다. 내수용 감각 신호는 온감, 메스꺼움, 배고픔, 아픔, 노력, 무거움 또는 가벼움 같은 느낌과 관련이 있다. 내부 체성 감각에 대한 인식은 감정, 느낌과 관련이 있다(Schleip & Baker, 2015). 자유신경종말의 대다수는 내장 결합조직에 위치하고, 내수용 감각의 사이질 신경원은 근내막과 근주막에 위치한다. 이러한 자유신경종말(free nerve endings)의 자극은 생리적 욕구에 관련된 항상성을 찾아 신체 상태에 관한 정보를 제공한다.

일부 사이질 신경원은 온도 감각을 위한 감각 장치이다. 고객은 운동을 하기 전에 근막을 충분히 자극시키는 것이 필요하다.(따뜻한 모래, 따뜻한 물 또는 그와 비슷한 환경을 만드는 다양한 장치에서 발을 움직여서 근막을 자극할 수 있다.)

왼쪽에서 오른쪽으로, 위에서 아래로:

- 유연한 질감의 반구에 선 자세로 중심축의 앞, 뒤로 체중을 이동한다. 이러한 운동은 표면 전방과 표면 후방 근막 연속성의 통합과 함께 발목 배측굴곡을 만든다.
- 회전 디스크에 각 발을 올려놓고 선 자세로 몸 전체를 좌 · 우로 회전한다. 이것은 좌 · 우 나선 근막 연속성의 균형을 만든다.
- 하나의 회전 디스크에 두 발로 선 자세에서 360° 회전한다. 이것은 전방과 후방 상지를 제외한 모든 근막 연속성을 통합한다.
- 락커 보드는 4가지 형태의 다양한 표면을 제공한다. 이것은 기능선 및 상지 근막 연속성을 제외한 모든 근막 연속성의 통합을 요구한다.

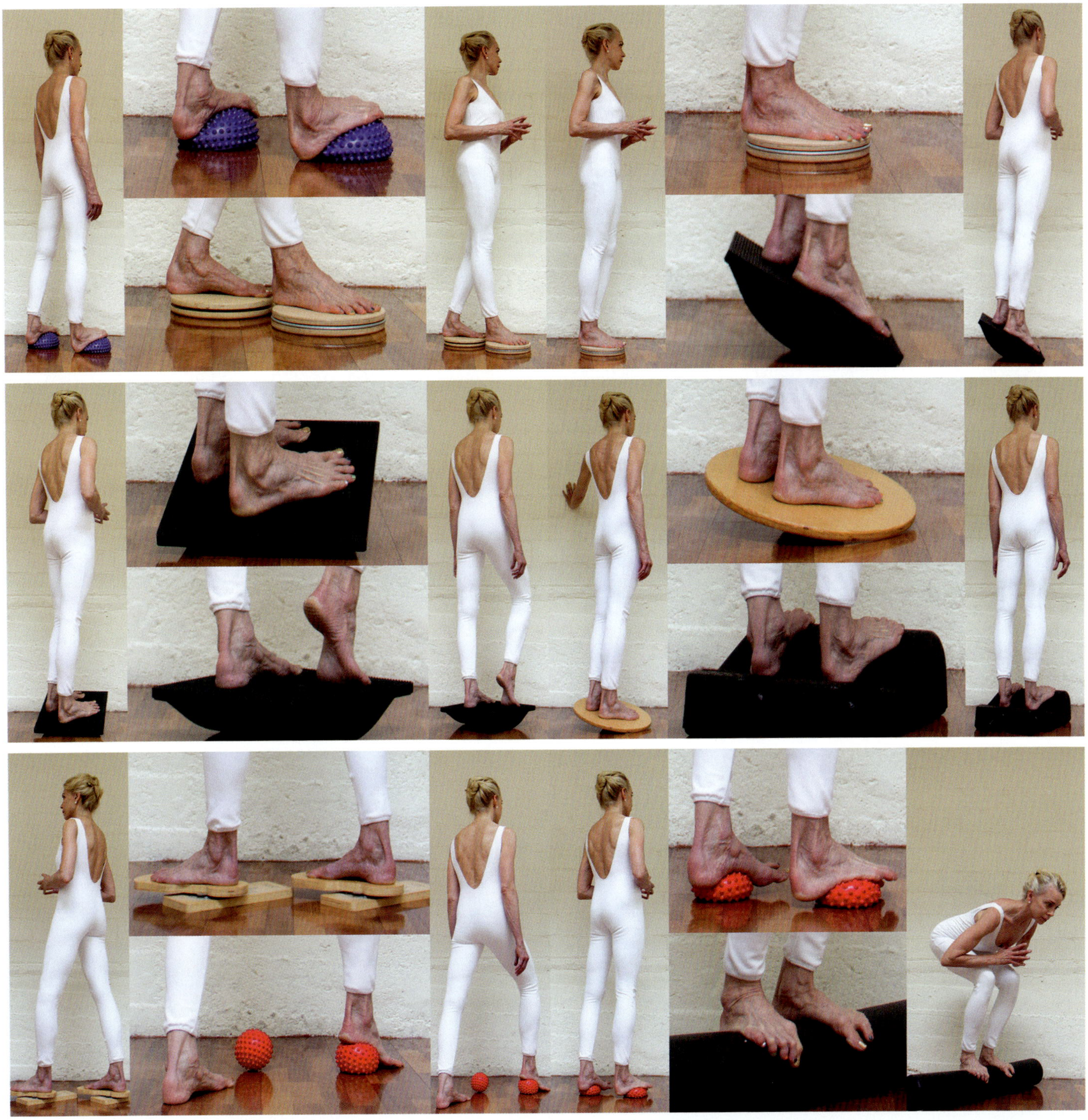

그림 11.2

근막에 중점을 둔 "고유수용성 감각 퍼레이드(**Proprioception Parade**)".
발과 발목의 고유수용성 감각 자극은 선 자세에서의 균형을 촉진한다. 7 개의 아나토미 트레인(**Anatomy Trains**®) 근막 연속성(표 11.5 참고) 중 5 개에는 발과 발목이 포함된다: 표층 후방선, 외측선, 나선선, 심부 전방선 및 표면 전방선.

- 한쪽 발목의 저측굴곡을 하는 동안 락커 보드와 골반을 평행하게 유지하게 되면, 오른쪽과 왼쪽 표면 후방 근막 연속성의 불균형을 유발하게 된다.
- 양쪽 무릎을 편 상태에서 워블 보드(Wobble board)에 선다. 보드가 부드럽게 흔들리는 동안 양쪽 골반의 수평을 유지한다. 이때 항상 보드의 가장자리가 바닥에 닿도록 한다. 이것은 발목의 움직임 조절을 촉진시킨다.
- 필라테스 아크®의 스텝이나 경사 보드에 선다. 고관절 부위에서 체중을 앞쪽, 뒤쪽으로 이동시킨다. 이것은 유연한 반구에 서 있는 것보다 표면 후방 근막 연속성이 더 요구된다.
- 운동학자인 장-클로드 웨스트(Jean-Claude West), 물리치료사인 케이티 켈러(Katie Keller)가 발명한 Functional Footprints®는 세 개의 면에서 정확한 정렬을 필요로 한다. 이것은 모든 근막 연속성의 협응된 통합을 개선한다.
- 유연한 질감을 가진 볼 위에 선 자세에서는 신체 전반에 걸쳐 많은 조절을 요구한다.
- 폼롤러 위에 서 있거나 스쿼트를 하는 것은 외측, 나선 근막 연속성의 활성화를 요구하면서 발, 발목, 무릎, 엉덩이, 골반 및 척추 정렬에 기여한다.

표 11.2, 11.4, 11.5, 11.6에 대한 설명

근막에 중점을 둔 운동 계획서(표 11.4)에서 보여주는 고객 프로필은 선 자세에서의 균형과 보행을 위한 고유수용성 감각을 촉진하기 위해 근막에 중점을 둔 운동 프로그램을 진행하는데 필요한 정보들에 대한 예시이다. 표 11.5는 토마스 마이어스가 만든 아나토미 트레인(Anatomy Trains®) 근막 경선으로 각 운동을 설명한다. 이러한 운동은 건강하게 나이들기 위한 근막에 중점을 둔 운동 계획서의 운동 선택 부분에 배치된다(표 11.6).

이 표는 각 운동을 근막에 중점을 둔 동작의 기준과 그 결과를 연결시킨다. 리포머와 체어를 이용한 조셉 필라테스의 운동 방법은 또한 선 자세와 보행을 위한 고유수용성 감각을 촉진한다(표 11.2).

표 11.2
선 자세에서 균형과 보행을 위한 고유수용성 감각을 자극하는 조셉 필라테스 운동

조셉 필라테스 운동 방법	그림	필라테스 원리	근막에 중점을 둔 동작의 기준
1. Footwork Feet and knees Arches Heels Toes	5.1	리듬	준비를 위한 반대 움직임 **동적 스트레칭** - 느리고 빠른 템포의 변화
2. Down - Stretch	5.5	조절	**고유수용성 감각의 개선** - 고유수용성 감각은 자세, 힘줄 및 근육의 감각과 연결된다.
3. Rowing - Back	5.4	균형 잡힌 근육 발달 (최적의 신경근막 시스템 활성화)	약간의 각도 변화를 통한 다양한 방향으로의 움직임
4. Chest - Expansion	5.13	정확성	**운동감각의 명민함** - 운동감각(동적 고유수용감각), 팔다리와 몸통의 움직임과 위치에 대한 적절한 감각
5. Control Stretch - Lifting	5.16	호흡	흐르는 듯 이어지는 동작의 연결
6. Wunda Chair with arm springs and dowel	7.2	집중 중심화	운동하는 동안 근막 연속성의 인식 **움직임 시작** - 근위부 구조물을 원위부 구조물에 연결하고, 원위부 구조물을 근위부 구조물에 연결한다.
7. Wunda Chair with arm springs	7.3		
8. Wunda Chair with arm springs	9.2		
9. Ped-o-Pull/Pedi-Pole	9.2	전신 운동	신체는 신경근막 시스템의 많은 부분을 포함하여 동시적으로 움직인다. **전신의 연속성** - 심층에서 표층으로, 표층에서 심층으로 연결하면서 몸통에서 팔다리로, 팔다리에서 몸통으로 연결한다.

표 11.3
신체 건강의 구성 요소 - 조셉 필라테스 운동 및 근막에 중점을 둔 필라테스의 예시

신체 건강의 구성 요소	운동 예제	조셉 필라테스	근막에 중점을 둔 동작
심폐지구력(Cardiorespiratory endurance) 지속적인 운동을 하는 동안 연료를 공급한 후 피로를 제거하기 위해 순환 및 호흡 시스템의 안정성에 대한 건강 관련 구성 요소	**리포머 탄성 반동 시퀀스** **(그림 6.12 - 6.15)**		●
힘(Power) 일을 수행할 수 있는 속도와 연관된 신체적 건강 관련 요소. 힘은 시간 단위당 수행되는 작업의 양.	**체어** Forward Step Down/Russian Sideward (체어 위에서 스쿼트) Step Down/ Side Russian Backward Step Down/Running Start **(표 7.1 21–23번)**	●	
민첩성(Agility) 공간에서 속도 및 정확성을 동반한 신체 전체의 위치를 신속하게 변화시키는 능력과 관련된 체력의 기술 관련 구성 요소	**리포머** Twist Side Stretch & Control Stretch **(그림 5.17)**	●	
균형(Balance) 한 자세로 있을 때나 이동 중에 평형 유지	**리포머** Balance–Control 4 Russian–Stretch 1 Russian–Stretch 2 **(그림 5.18)**	●	
협응력(Coordination) 운동 활동을 원활하고 정확하게 수행하는 신체와 함께 시각과 청각과 같은 감각의 사용 능력과 관련된 건강의 기술 관련 구성 요소	**리포머** 누운 자세에서 Footwork을 동반한 보조된 경추 회전. 경추 회전으로 안구 운동 조정: 1. 눈은 목의 회전 방향으로 움직인다. 2. 눈은 손으로 머리를 돌리는 동안 천장의 한 지점에서 눈의 초점을 맞춘다. 3. 눈은 손으로 돌릴 때 머리의 방향과 반대 방향을 향한다. **(그림 10.2, I - N)**		●
유연성(Flexibility) 관절에서 사용할 수 있는 운동 범위와 관련된 신체 건강 관련 구성 요소	**리포머** Thigh–Stretch Rocking **(그림 5.13)**	●	

표 11.3 계속

신체 건강의 구성 요소	운동 예제	조셉 필라테스	근막에 중점을 둔 동작
지구력(Endurance) 장시간 동안 발휘될 수 있는 외부 힘의 양과 관련된 건강 관련 체력 구성 요소	**체어** 모든 근막 연속성을 고려한 조셉 필라테스 Pull-Up 과 Side Pull-Up의 변형동작 (**표 7.1 40, 42번**) Facing chair 페달 하나에 한 발씩 올려 놓고 7개의 다른 자세로 의자 위에 손을 얹는다. 체어 옆으로 페달 하나에 한 발씩 올려놓고 앞발은 바깥으로 향해, 7가지 다른 위치에서 의자 위에 손을 올려 놓는다. Chair 사이드 방향으로 페달 하나의 한발씩 올려놓고 뒷발을 바깥으로 향해, 7가지 다른 위치에서 의자 위에 손을 올려 놓는다. (**그림 8.5를 참고한다.**)		●
속도(Speed) 짧은 시간 내에 이동을 수행하는 능력과 관련된 구성 요소	**리포머 탄성 반동 시퀀스** **(그림 6.12 - 6.15)**		●
힘, 내구력(Strength) 한 번의 노력으로 지속될 수 있는 최대한의 저항 또는 힘으로 평가되는 건강 관련 요소	**매트** Push Up **(표 3.7D)**	●	
체력 훈련에 대한 적응	**근력 운동에 근막 적응**		
특정성(Specificity) 신체는 활동 중에 사용되는 운동 부하의 유형과 (양, 강도) 활동 중에 참여하는 에너지 시스템에 적응한다. 근육의 힘과 힘을 증가시키기 위한 훈련은 심혈관 운동 능력을 향상시키지 않으면서 피트니스 요소에 대한 적응을 일으킬 수 있다.	조직 수화 촉진 3차원적 신경근막 시스템 내에서 조직의 미끄러짐을 증진 규칙적인 격자 주름 개선 탄성 반동 발달		
과부하(Overload) 신체는 부과된 훈련 자극의 유형과 양에 적응하며 운동 능력을 점진적으로 증가시킴으로써 체력을 증가시킨다.	조직 재생 촉진 조직 탄성력 증진		
역행(Retrogression) 훈련이 끝나면 훈련 효과의 감소(detraining)가 발생한다. 1-2주간의 훈련 효과의 감소만으로도 체력을 현저히 감소시킬 수 있으며, 몇 달 이내에 개선된 부분들을 많이 잃을수 있다.	근막 탈수현상 근막 활주의 소실 근막의 규칙적인 격자 주름 소실		

표 11.4
건강한 노화를 위한 근막에 중점을 둔 운동 계획서 - 고객 프로필

고객의 진단 또는 의학적 상태 : 말초 신경병증이 있는 80세 여자, Charcot-Marie-Tooth 신경병(증).

단기 목표 (Short-term goals)	장기 목표 (Long-term goals)
1. 발목 배측굴곡 조절과 ROM 증가	1. 보행시 수평 높이에서 시선을 유지하고 지면에 집중하지 않기
2. 서 있는 자세에서 측면 안정성 개선	2. 똑바로 선 자세 유지, 척추후만 감소
3. 보행에서 방향 전환 시 안정성 개선	3. 집에서 계단 오르기
4. 손 떨림 감소	4. 식기구로 음식을 자르기 위한 세밀한 조절력 유지
5. 몸통 회전 증가	5. 개와 인도에서 걷기

건강한 노화를 위한 근막에 중점을 둔 운동 계획 가이드	고객 프로필 - 고객 또는 담당 실무자가 작성
1. 근막 기능에 영향을 미치는 요인	
유전	Charcot-Marie-Tooth 신경통
질병 관련	말초신경병증(Peripheral neuropathy)
투약	손 떨림을 줄이기 위해 처방된 약
수술	13세 양측 족부 힘줄 재건
• 흉터	넓은 발의 흉터 고유감각 장애로 인해 일생 동안 그녀를 넘어지게 함
• 유착	광범위한 발의 유착
전신염증	항염증 약물 치료 안 함
생활 관련	
• 영양	특별한 식단 없음
• 보충제	보조제 없음
• 담배	비흡연
• 술	일주일에 와인 3잔
• 앉아있는 시간	하루 최소 6시간
저 가동성	없음
과 가동성	평균 동작 범위보다 훨씬 높음
온도 및 습도 선호도	온도 22℃, 습도 55-75%를 선호한다. 차가운 온도에서는 발의 감각이 저하된다.
2. 근막 기능을 향상시키기 위한 셀프케어 도구: 볼, 폼롤러, 막대, 손으로 사용하는 도구	
홈 프로그램	고객은 집에서 맨발로 걸으면 발과 발목의 고유수용성 감각이 향상된다고 한다. 집에서 앉아있을 때 고객이 질감이 있는 볼로 발을 굴린다.
스튜디오 프로그램	
프로그램 적용시간	

표 11.4 계속	
3. 근막 기능을 향상시키기 위한 치료: 침, 정골요법, 물리치료, 롤핑요법®, 구조통합치료 등	정골요법 예약
예약 스케줄	일주일에 2번
통합적 관리를 위한 소통	필라테스 강사를 소개
4. 관절 가동 범위	
부분적	발목 배측굴곡 시 골관절염
전체	우측 고관절 내회전 제한
금지	지속적인 요추 굴곡
5. 체중부하	
비 체중부하	무릎, 팔꿈치 주변에 스프링을 건 스트랩을 적용할 수 있음
부분 체중부하	스프링 도움으로 신뢰감 증가
전체 체중부하	한쪽 다리에 전체 체중 부하로 진행 가능
6. 운동사슬	
열린 운동 사슬	효과 없음
닫힌 운동 사슬	적당한 저항을 선호
7. 고객을 위한 최적의 보조 및 저항	
체중으로만 이용	
밴드	
스프링	스프링 보조/저항을 선호한다. 말초 신경병증은 적절한 스프링 저항에 잘 반응하여 고유수용성 감각을 향상시킨다.
프리웨이트	
8. 최대 효과와 최소 손상을 위한 최적의 강도	느린 속도, 가벼운/중등도의 스프링 보조
9. 위험하지 않으면서 새로운 것을 통해 신경계의 흥미를 유발시킬 운동	점진적으로 손의 터치를 제거하면서 불안정한 표면에서의 다양한 균형 환경을 제공
10. 고객에게 적용 가능한 필라테스 동작 선택	
매트, 리포머, 체어, 캐딜락, 바렐	모든 필라테스 장비에 접근 가능
추가장비	작은 공과 손의 무게
불안정한 지지면: 폼롤러, 우브, 로테이터 디스크, 락커 보드, 밸런스 보드	모든 불안정한 표면으로 된 장비에 접근 가능
11. *Anatomy Train*에 묘사된 모든 적합한 근막 연속성을 활성화시킨다: 도수치료사와 운동치료사를 위한 근막경선(Myers, 2014)	고객은 잦은 낙상으로 인해 어깨 불안정성을 가지고 있으며, 이것은 그녀의 팔 근막 연속성에 영향을 미친다.

계속

표 11.4 계속

12. 근막의 탄성 반동 성질을 발달시키기 위한 훈련	손과 발은 탄성 반동 훈련을 견딜 수 없음
기간: 하루 20-30분	
빈도: 매주 2-3회	
콜라겐 합성을 위한 회복 시간: 2일	
13. 탄성 반동에 중점을 두지 않는 근막에 중점을 둔 운동	
소요 시간: 하루 30-60분	세션당 55분
빈도: 주 2회-6회	일주일에 2회
최소 21일마다 프로그램 수정	프로그램은 증상 및 상태에 따라 다름
14. 고객이 선호하는 큐잉	
접촉의 깊이	가벼운 접촉
외부 감각 또는 내부감각 큐	외수용 감각 큐를 선호
15. 리듬감 있는 움직임과 집중을 촉진하기 위한 고객의 음악 선호도	고객이 청력 손실을 입었으므로 조용한 집중이 가장 좋다.
16. 다른 형태의 훈련과 상호작용	고객은 자전거 운동과 근력 훈련 장비가 포함된 개인훈련에 일주일에 2번 참석한다.
다양한 강도의 인터벌트레이닝 (VIIT)	
유산소 운동: 15-45분, 일주일에 3-4회	
근력운동: 15-30분, 일주일에 2회; 1-2일 휴식	
의식적 운동(Mindful movement): 요가, 태극권, 기공체조, 자이로키네시스®, 자이로토닉®	

표 11.5
근막에 중점을 둔 필라테스 운동 순서 - 기립 자세의 균형과 보행을 도와주는 고유수용성 감각 자극

A 이름과 근막 연속성	설명	
필라테스 체어 위 **워블 보드(Wobble board)에 앉아 다리로 페달을 번갈아 누른다.** 나선(Spiral) 및 상지 근막 연속성의 활성화를 통합	앉은 자세에서 몸통 회전 필라테스 체어 위 로테이터 디스크 또는 워블 보드 위에 앉는다. 골반과 몸통의 반대 회전 머리, 목 및 눈은 몸통과 함께 회전한다. 노란색 긴 스프링에 연결된 핸들 잡기 고관절 내측 및 외측 움직임을 촉진하기 위해 엉덩이 관절의 바로 앞으로 무릎 유도	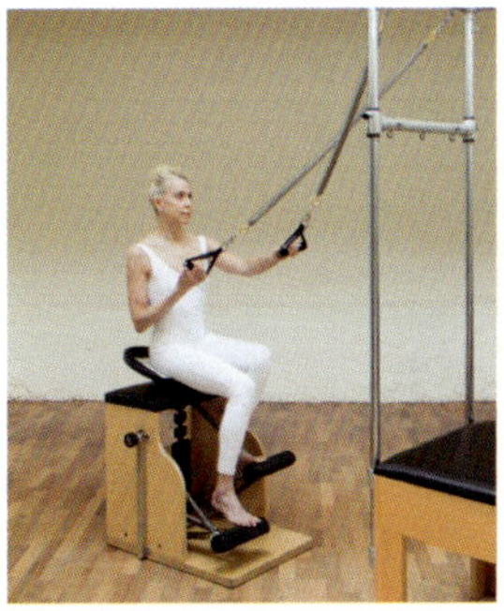 **A1**
필라테스 체어 위 **워블 보드(Wobble board)에 앉아 다리로 페달을 번갈아 누른다.** 나선선(Spiral) 및 상지 근막 연속성의 활성화를 통합	앉은 자세에서 몸통 회전 필라테스 체어 위 로테이터 디스크 또는 워블 보드 위에 앉는다. 골반과 몸통의 반대 회전 머리, 목 및 눈은 몸통의 반대쪽으로 회전한다. 노란색 긴 스프링에 연결된 핸들 잡기 고관절 내측 및 외측 움직임을 촉진하기 위해 엉덩이 관절의 바로 앞으로 무릎 유도	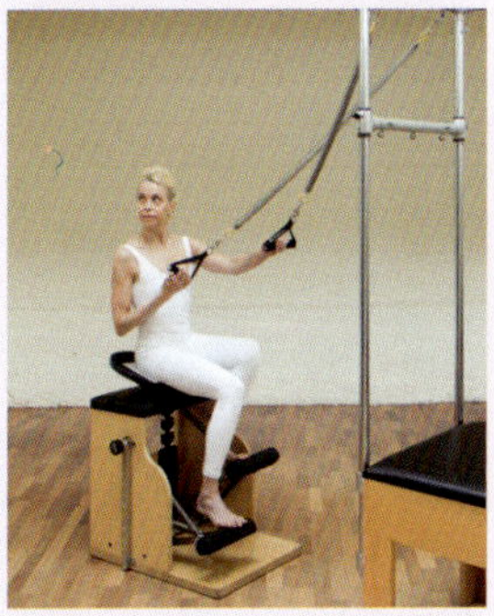 **A2**
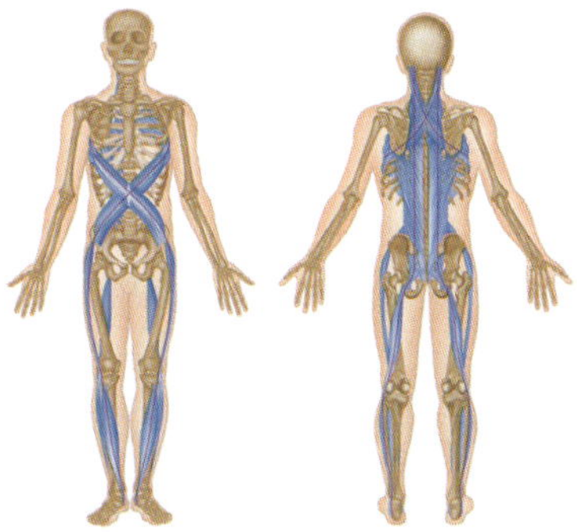	**나선선***(The Spiral Line) 인체의 나선과 회전을 만들고 중재한다.	
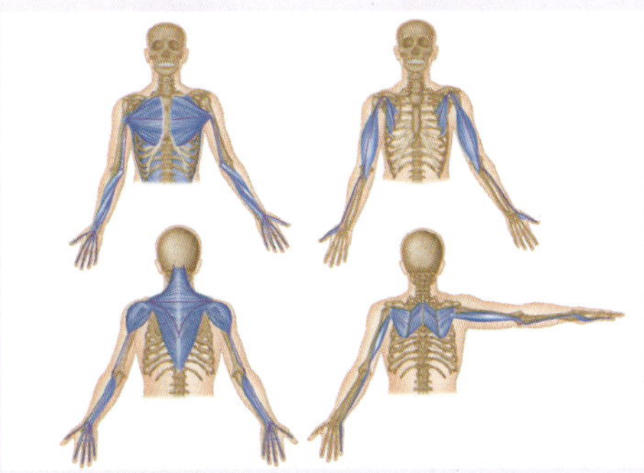	**상지선*** (The Arm Lines) 팔에 있는 10개의 관절들이 움직임에 관계되어 물건을 몸쪽으로 가져오고, 멀리 밀어내며, 몸을 당기거나, 밀거나, 안정시킨다. 상지선은 외측선, 나선선 및 기능선으로 연결된다.	

계속

표 11.5 계속

B 이름과 근막 연속성	설명
서서 발목의 저측, 배측굴곡 표면 후방과 표면 전방 근막 연속성의 활성화를 통합	2개의 탄력 있고 질감이 있는 반구체에 선다. 양쪽 손으로 지지하거나, 한쪽 손으로 지지, 지지 없이 시행 몸 전체의 중심 축이 시상면에서 앞뒤로 이동한다.

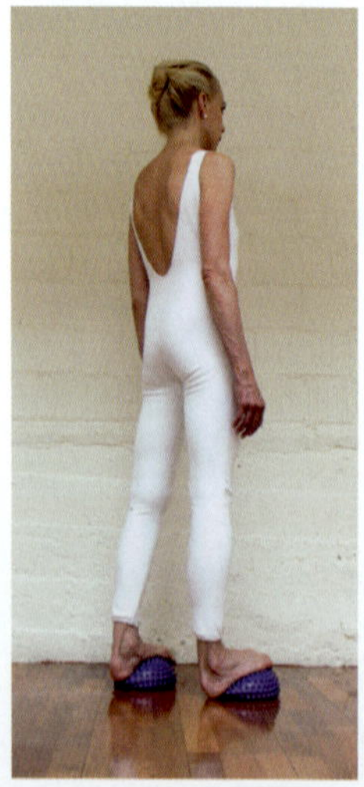

B

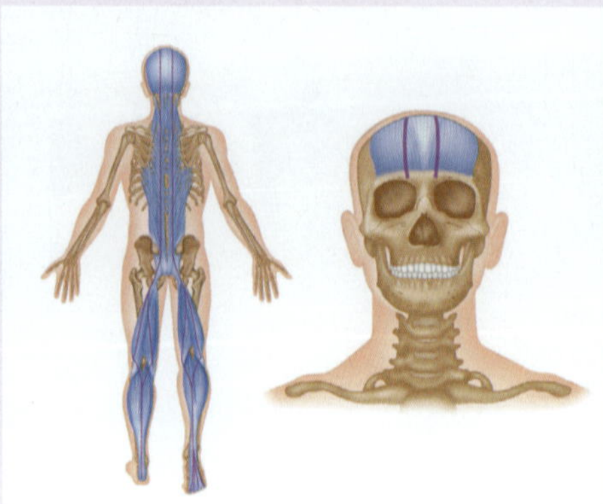

표면 후방선*(The superficial back line)

발바닥부터 눈썹까지 신체의 모든 후면을 연결한다.
서 있는 자세에서 무릎을 신전시킬 때 표면 후방선의 근막은 하나의 통합된 근막의 연속적인 연결로 기능한다.
표면 후방선은 신전과 과신전을 만들어낸다.

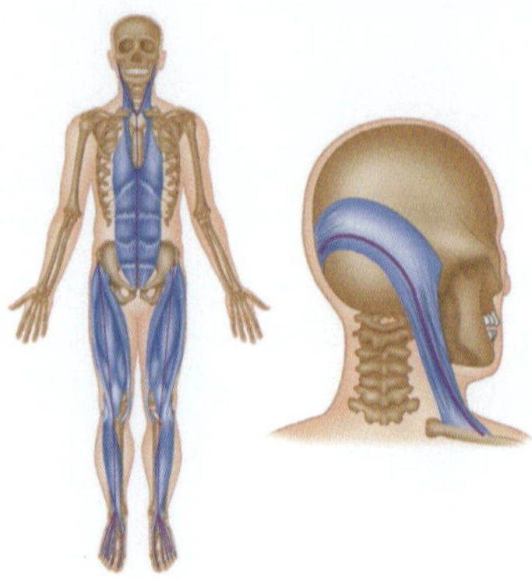

표면 전방선*(The superficial front line)

발끝에서 두개골 측면까지 신체의 전방 표면 전체를 두 부분으로 연결한다 - 발가락과 골반, 골반과 머리. 고관절 신전 상태로 서 있으면 하나의 통합된 근막의 연속적인 연결이 생성된다.

표 11.5 계속

C 이름과 근막 연속성	설명	
로테이터 디스크에 각 발로 선다. 왼쪽 및 오른쪽 나선 근막 연속성의 활성을 통합	횡단면으로 이동 양쪽 손으로 지지하거나, 한쪽 손으로 지지, 지지 없이 시행 처음에 경추는 몸통과 같은 방향으로 회전 고유수용성 감각이 향상됨에 따라 고객은 흉추 반대쪽으로 경추를 회전시킬 수 있다.	C1 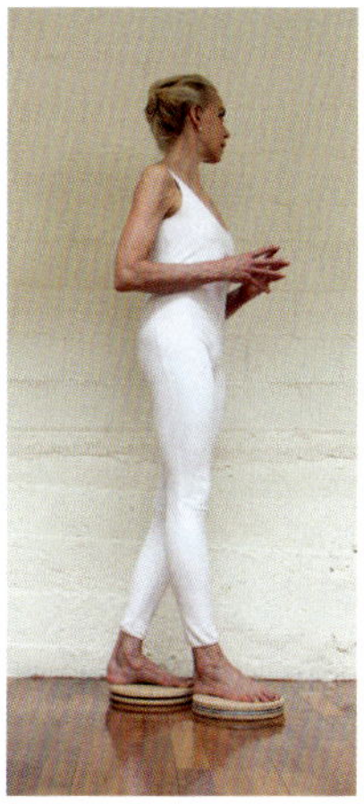
하나의 로테이터 디스크에 두 발을 올려놓고 선다. 왼쪽 및 오른쪽 나선 근막 연속성의 활성을 통합	좁은 지지면은 균형을 자극한다. 양쪽 손으로 지지하거나, 한쪽 손으로 지지, 지지 없이 시행 처음에 경추는 몸통과 같은 방향으로 회전 고유수용성 감각이 향상됨에 따라 고객은 흉추 반대쪽으로 경추를 회전시킬 수 있다.	C2 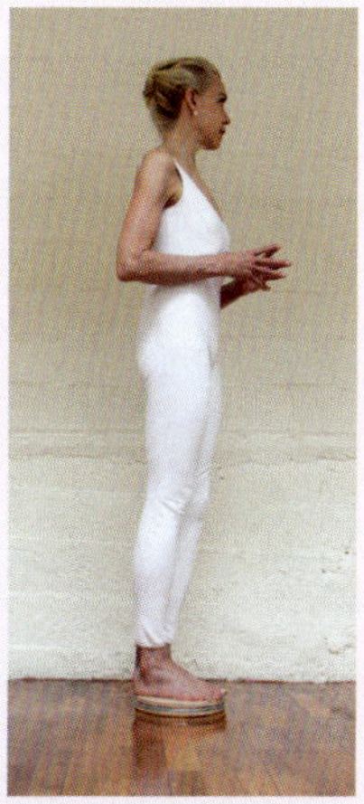
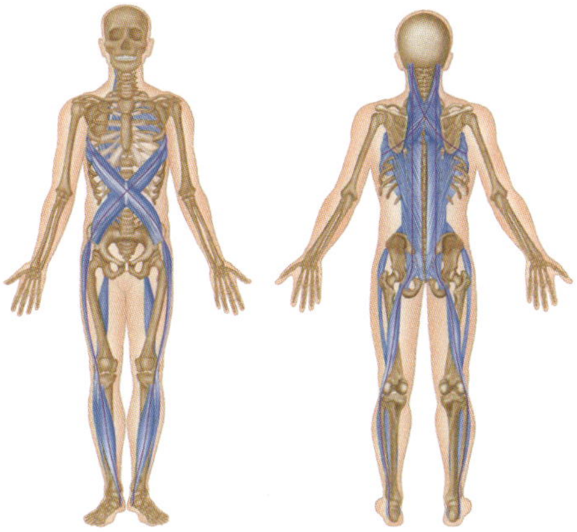	**나선선***(The Spiral Line) 인체의 나선과 회전을 만들고 중재한다.	

계속

표 11.5 계속

D 이름과 근막 연속성	설명	
락커 보드에 선다. 왼쪽 및 오른쪽 외측 근막 연속성의 활성을 통합	관상면에서 무게중심 이동 락커 보드를 대각선 면으로 돌린다. 요추 외측 굴곡과 함께 오른쪽 왼쪽 엉덩이 교대 기울기를 만들 수 있다. 양쪽 손으로 지지하거나, 한쪽 손으로 지지, 지지 없이 시행 양쪽 무릎은 펴져 있어야 한다. 한쪽 좌골을 반대 발 뒤꿈치 쪽으로 향한다.	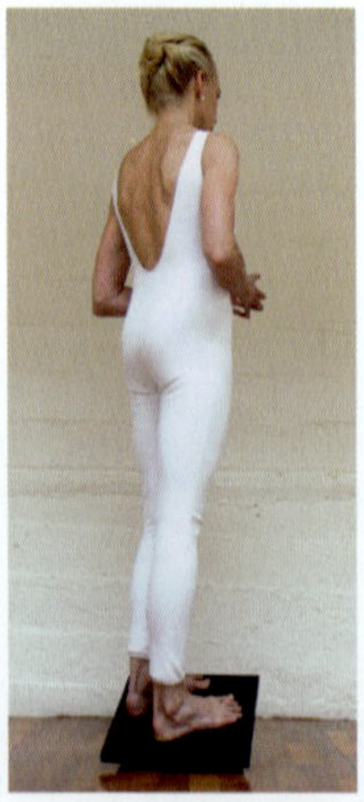 D1
락커 보드에 선다. 왼쪽 및 오른쪽 외측 근막 연속성의 활성을 통합	락커 보드의 수평을 유지하며 한 발씩 번갈아 가며 뒤꿈치를 올린다. 양쪽 손으로 지지하거나, 한쪽 손으로 지지, 지지 없이 시행 뒤꿈치를 올린 다리의 좌골을 지지쪽 다리의 안쪽 발목을 향한다.	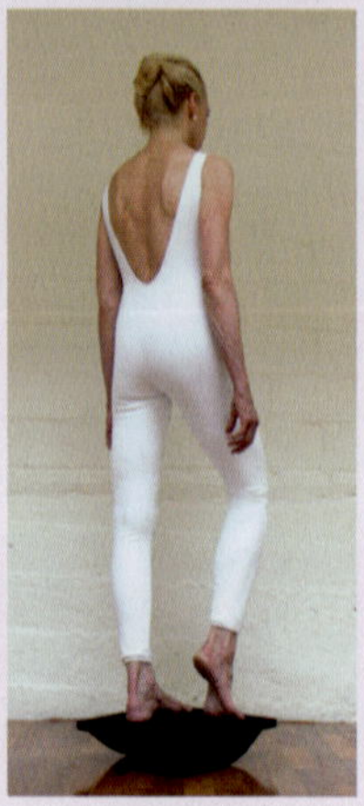 D2

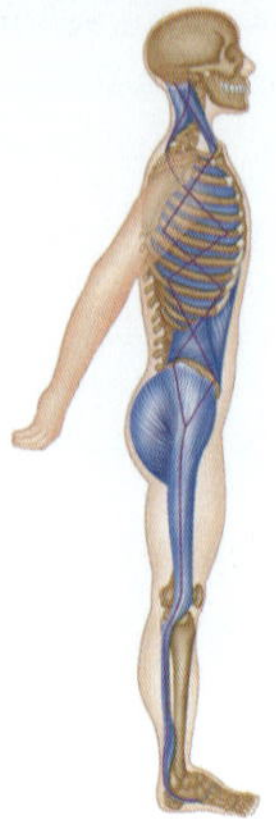

외측선*(The Lateral Line)

몸통의 외측 굴곡, 엉덩이의 외전 그리고 발의 외전을 만드는데 참여한다. 외측선은 몸통의 외측 및 회전 운동을 위한 조절 가능한 "브레이크" 역할을 한다.

표 11.5 계속

E 이름과 근막 연속성	설명
워블 보드(Wobble board) 위에 서있기 표면 후방, 표면 전방, 외측 그리고 나선의 근막 연속성의 활성을 통합	워블 보드(wobble board)를 바닥에 접촉시키고 가장자리를 시계방향으로 돌린다. 시계 반대방향으로 바꾼다. 배꼽이 정면을 향하게 하며, 골반을 왼쪽이나 오른쪽으로 돌리지 않도록 한다. 네 번째 발가락이 정면을 향하도록 한다. 발목관절과 고관절의 분절 움직임을 연결한다. 양쪽 손으로 지지하거나, 한쪽 손으로 지지, 지지 없이 시행 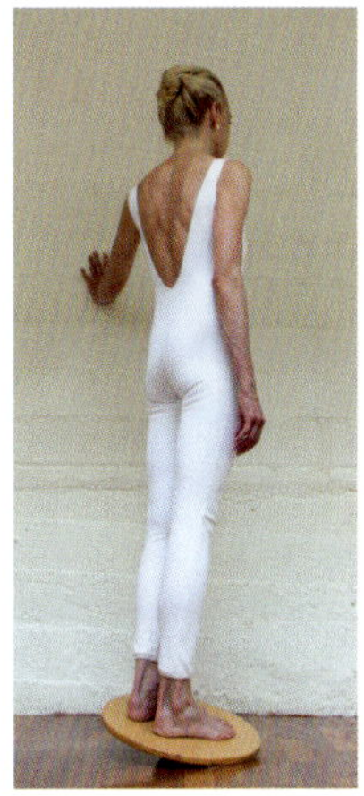 E
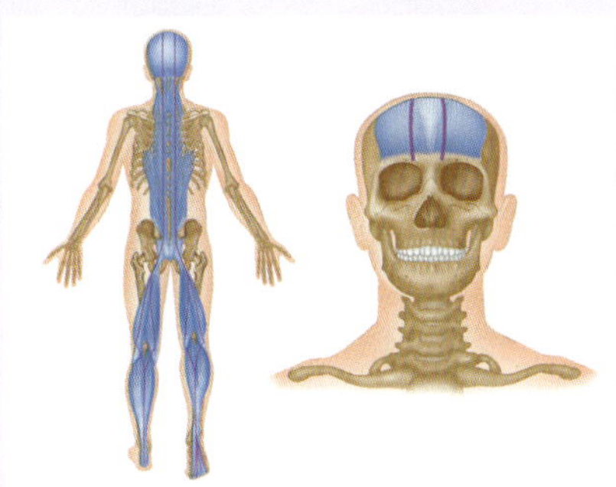	**표면 후방선***(The superficial back line) 발바닥부터 눈썹까지 신체의 모든 후면을 연결한다. 서 있는 자세에서 무릎을 신전시킬 때 표면 후방의 근막은 하나의 통합된 근막의 연속적인 연결로 기능한다.
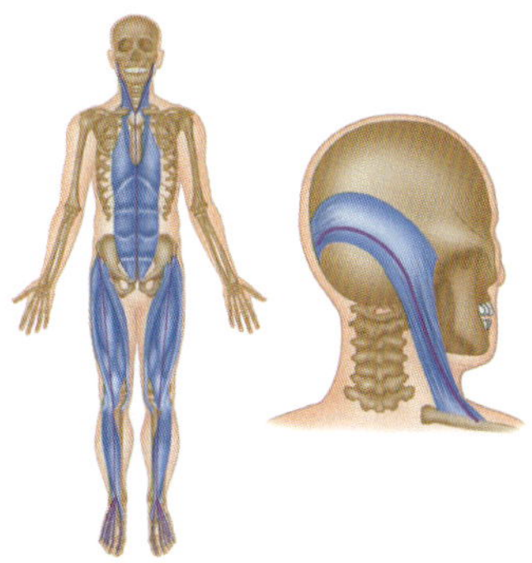	**표면 전방선***(The superficial front line) 발끝에서 두개골 측면까지 신체의 전방 표면 전체를 두 부분으로 연결한다— 발가락과 골반, 골반과 머리. 고관절 신전 상태로 서 있으면 하나의 통합된 근막의 연속적인 연결이 생성된다.
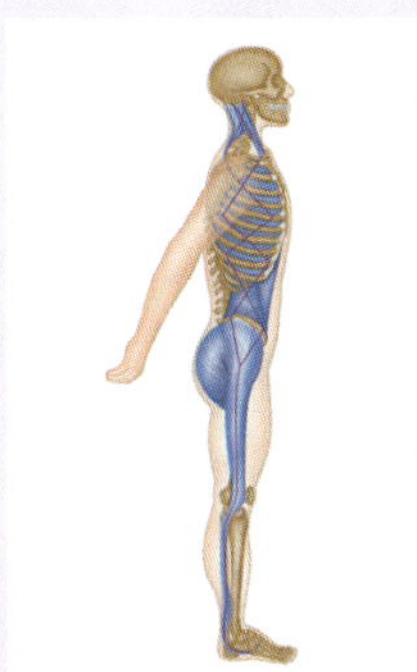	**외측선***(The Lateral Line) 몸통의 외측 굴곡, 엉덩이의 외전 그리고 발의 외전을 만드는데 참여한다. 외측선은 몸통의 외측 및 회전 운동을 위한 조절 가능한 "브레이크" 역할을 한다.

계속

표 11.5 계속

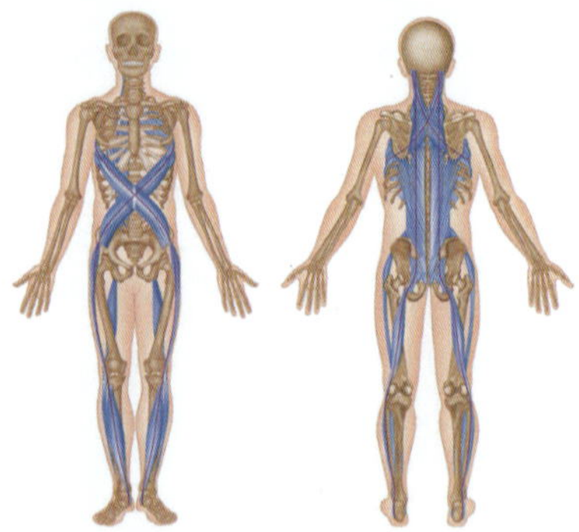

나선선(The Spiral Line)*

인체의 나선과 회전을 만들고 중재한다.

F 이름과 근막 연속성	설명
리포머에서 런지로 고관절과 무릎의 굴곡과 신전 표면 후방과, 심부 전방, 외측 그리고 표면 전방 근막 연속성의 활성을 통합	오른쪽 발바닥을 리포머 숄더 레스트에 두고 오른쪽 엉덩이와 무릎의 굴곡을 만든다. 왼쪽 다리는 바닥과 수직으로 프레임 옆에 선다. 양쪽 팔꿈치를 구부리고 전완을 풋바에 닿게 한다. 상완으로만 체중을 지지하는 것은 하부 흉추의 신전근육과 견갑골을 내리는 근육을 활성화시켜 어깨 복합체를 원활하게 만든다. 숨을 내쉬는 동안, 오른쪽 무릎과 엉덩이를 신전하며, 스프링 저항에 대해 캐리지를 움직인다. (스프링 저항은 고객에 맞게 조정) 숨을 들이마시는 동안, 왼쪽 무릎과 엉덩이를 굴곡시키며 풋바 쪽으로 캐리지를 미끄러지 듯 움직인다. 시작 위치로 돌아간다.

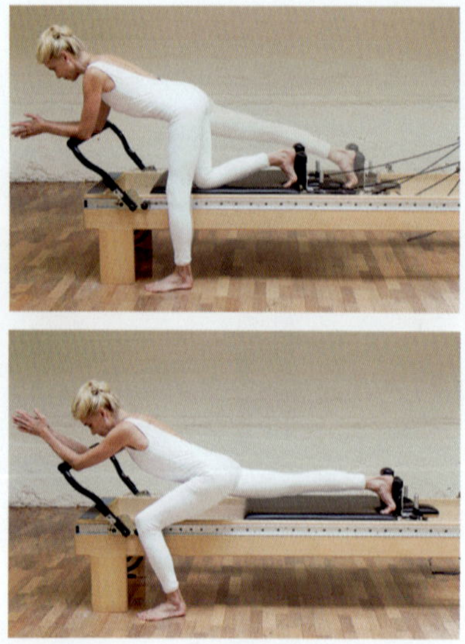

F

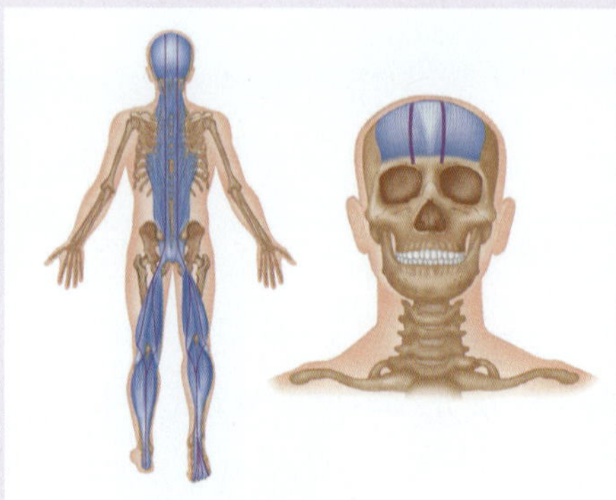

표면 후방선*(The superficial back line)

발바닥부터 눈썹까지 신체의 모든 후면을 연결한다.
서 있는 자세에서 무릎을 신전시킬 때 표면 후방선의 근막은 하나의 통합된 근막의 연속적인 연결로 기능한다.

표 11.5 계속

G 이름과 근막 연속성	설명
트라페지 테이블에 긴 스프링과 슬링으로 보조된 외측 체중 이동과 한쪽 다리 균형 잡기 전방 및 후방 기능 근막 연속성의 활성 통합	관상면에서 체중 이동 양쪽 무릎의 굴곡 좌골이 동측 뒤꿈치를 향하게 한다. 오른쪽 발이 균형을 잡을 때 왼쪽 팔의 활성화를 강조하기 왼쪽 발이 균형을 잡을 때 오른쪽 팔의 활성화 강조하기 반대 방향으로 골반과 몸통을 회전한다.

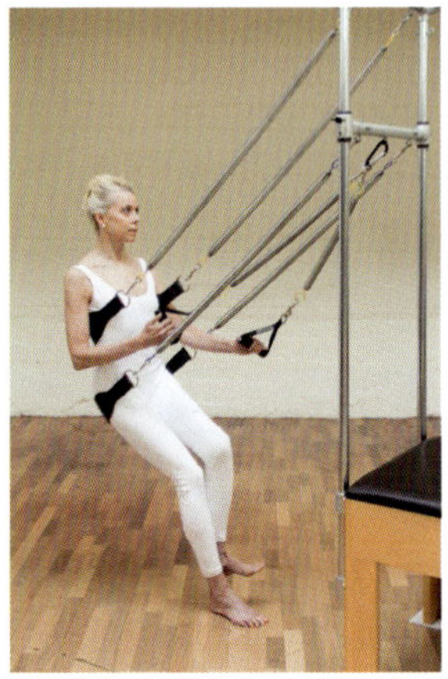

G

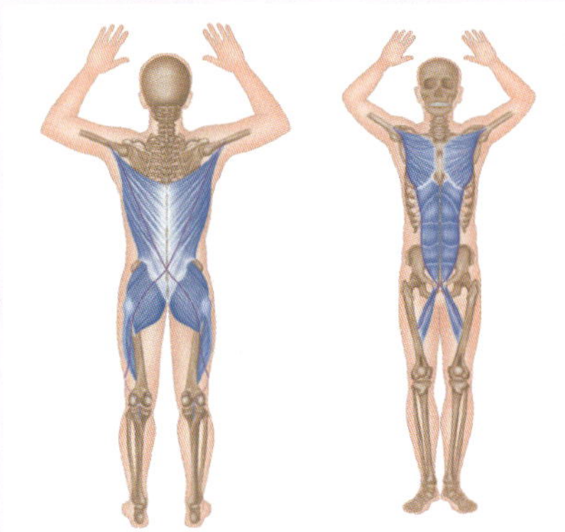

전방 및 후방 기능선* (The Front and back functional lines)

서 있는 자세에서 강한 자세 안정 기능을 가지고 있다.

필라테스 체어, 워블 보드 및 로테이터 디스크를 이용한 선 자세의 운동들은 전방과 후방 기능선 근막 연속성을 활성화시킨다.

H 이름과 근막 연속성	설명
스프링에 대해 사선으로 바닥에 선 자세로 보조된 스쿼트 모든 근막 연속성의 활성을 통합	스프링의 대해 사선으로 리포머 프레임 쪽에 발을 위치시켜 선다. 1개의 노란색 스프링 손이 Cord에 연결된 손잡이를 잡을 때 중심 축이 바닥에 수직이 되도록 cord 길이를 늘린다. 숨을 들이 마실 때, 엉덩이, 무릎 팔꿈치를 굴곡시키고 스쿼트 자세로 움직인다. 숨을 들이 마실 때 발목은 저측굴곡하여 발끝으로 지지하고 발의 볼과 발바닥을 바닥에서 떨어지게 한다. 숨을 내쉴 때, 엉덩이, 무릎과 팔꿈치를 신전하면서 다시 서 있는 자세로 돌아간다.

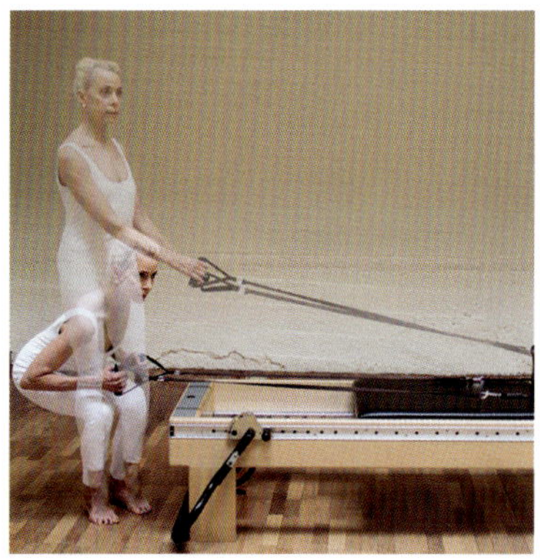

H

계속

표 11.5 계속

I 이름과 근막 연속성	설명	
필라테스 아크®를 뒤집어서 선다. 왼쪽과 오른쪽 외측 근막 연속성의 활성을 통합	관상면에서의 체중 이동 양쪽 무릎을 편다. 엉덩이 기울기와 요추 외측 굴곡을 강조 양쪽 손으로 지지하거나, 한쪽 손으로 지지, 지지 없이 시행 좌골이 반대쪽 뒤꿈치를 향하게 한다. 필라테스 아크® 고유의 비대칭성 때문에 여기에서는 왼쪽보다 오른쪽 측면 골반 안정성이 더 많이 요구된다.	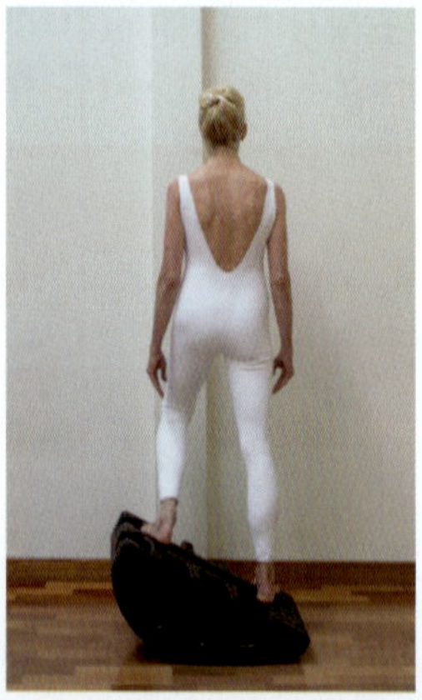 I1
필라테스 아크®를 뒤집어서 선다. 나선과 표면 전방 및 후방 근막 연속성의 활성을 통합	시상면에서의 체중 이동, 교대적인 무릎의 굴곡과 신전 양쪽 무릎 신전, 교대적인 발목의 저측굴곡과 배측굴곡 엉덩이 수평과 앞쪽 다리 방향으로 요추 회전을 강조한다. 양쪽 손으로 지지하거나, 한쪽 손으로 지지, 지지 없이 시행 좌골이 반대쪽 뒤꿈치를 향하게 한다. 필라테스 아크® 고유의 비대칭성 때문에 여기에서는 뒤쪽 보다 앞쪽으로의 골반 안정성이 더 많이 요구된다.	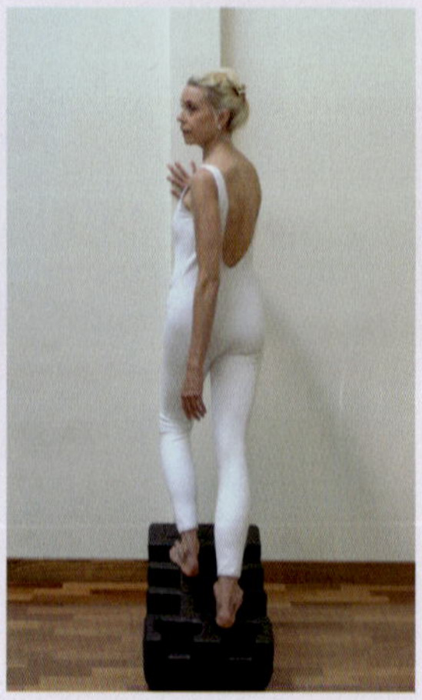 I2

나선선, 표면 후방선 및 전방선, 그리고 외측선*은 그림 E에서 보여진다.

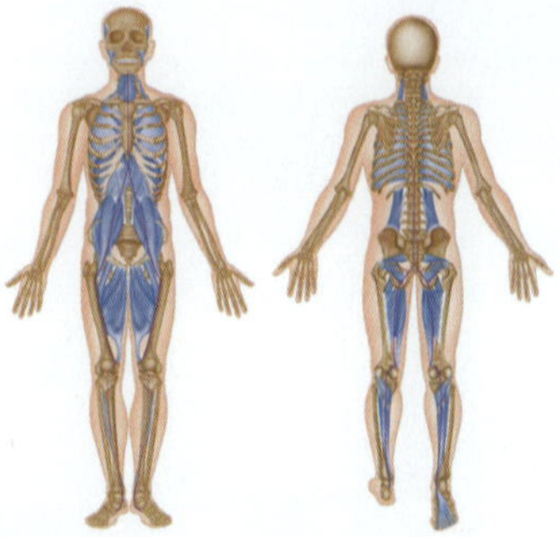

위에서 설명된 모든 운동은

심부 전방선*(The Deep Front Line)을 활성화 시킨다. 그것은 신체의 근막 중심을 구성한다.

이것은 3차원적인 공간으로서, 관상면상의 좌측 및 우측 외측선, 시상면에서의 표면 전방선과 표면 후방선 사이 및 나선선과 기능선으로 둘러싸여 있다.

DFL은 호흡의 움직임을 보행에 연결시킨다.

*아나토미 트레인은 토마스 마이어스(2014)에 의해 만들어진 근막 지도이다. 7개의 근막 연결은 근막에 중점을 둔 필라테스 운동을 체계화하는데 중요한 구조를 제공한다.

스포츠와 움직임에서의 근막 챕터 6 에서 설명된 나선선, 상지선, 표면 후방선, 표면 전방선, 외측선, 표면 및 후방 기능선 그리고 심부 전방선은 Jon Hutchings and Lotus Pulishing Ltd 로부터 허락됨.

표 11.6

건강한 노화를 위한 근막에 중점을 둔 운동 계획서 - 운동 선택

고객의 진단명 또는 의학적 상태: 말초 신경병증이 있는 80세 여자. Charcot–Marie–Tooth 신경병증.

운동은 강사에 의해 **표 11.5**에서 선택된다.	근막에 중점을 둔 동작의 기준 움직임 요소: 움직임은 운동 조절의 개선과 콜라겐 리모델링을 지속가능하게 한다. 움직임은 바이오텐세그리티 모델*의 인식을 촉진한다. 고객의 상태에 적합한 모든 근막 연속성에 대해 최적의 시퀀스로 접근한다.	매트	리포머	체어	트라페지 테이블	필라테스 아크®	추가 도구	운동 결과: 조직의 수화를 촉진	근막시스템의 활주 발달	조직의 재생 촉진	조직 탄력성 발달	규칙적인 격자 주름 발달	탄성 반동 발달
메모: *고객은 자신의 손과 발에서의 감각을 느끼지 못함을 호소한다.*	**내수용 감각** (Interoception) – 근막내 사이질 신경은 고유수용성 감각 또는 통각 대신에 내수용 감각을 제공한다. 이러한 자유신경종말의 자극은 생리적 필요와 관련하여 항상성을 찾기 위해 신체 상태에 대한 정보를 제공한다. 내수용 감각 신호는 온감, 메스꺼움, 배고픔, 아픔, 노력, 무거움 또는 가벼움 같은 느낌과 관련이 있다. 내부 체성 감각에 대한 인식은 감정, 느낌과 관련이 있다(Schleip & Baker, 2015).												
필라테스 체어 위 워블 보드 (Wobble board)에 앉아서 교대적인 다리 누르기 **A1 & A2**	**운동감각의 명민함** – 운동감각 (동적 고유수용감각), 팔다리와 몸통의 움직임과 위치에 대한 적절한 감각			•				•	•		•		
선 자세에서 발목 저측굴곡과 배측굴곡 **B**	**동적 스트레칭** – 느리고 빠른 템포의 변화						•	•	•	•	•		
로테이터 디스크에 각 발을 위치한 상태로 서있기 **C1**	흐르는 듯 이어지는 동작의 연결						•	•	•		•		
양발을 하나의 로테이터 디스크에 위치한 상태로 서있기 **C2**	**고유수용성 감각의 개선** – 고유수용성 감각은 자세, 힘줄 및 근육의 감각과 연결된다.						•	•			•		

*"텐세그리티(Tensegrity) 구조는 국소적인 기계적 스트레스에 대해 전체적인 반응을 제공한다. 그 결과로 중력으로부터 어느 정도 독립된 형태를 갖게 된다. 텐세그리티 모델이 없다면, 우리의 원섬유성의 구조는 중력으로 인해 붕괴된다. 텐세그리티 모델로 인해 우리의 구조는 주변 구조를 포함한 전체적인 네트워크를 통해 하중을 펼쳐냄으로써 압력을 흡수하고 분산시킨다." (Guimberteau & Armstrong, 2015)

계속

표 11.6 계속

고객의 진단명 또는 의학적 상태: 말초 신경병증이 있는 80세 여자. Charcot–Marie–Tooth 신경병증.

운동은 강사에 의해 **표 11.5**에서 선택된다.	근막에 중점을 둔 동작의 기준 움직임 요소: 움직임은 운동 조절의 개선과 콜라겐 리모델링을 지속가능하게 한다. 움직임은 바이오텐세그리티 모델*의 인식을 촉진한다. 고객의 상태에 적합한 모든 근막 연속성에 대해 최적의 시퀀스로 접근한다.	매트	리포머	체어	트라페지 테이블	필라테스 아크®	추가 도구	운동 결과: 조직의 수화를 촉진	운동 결과: 근막시스템의 활주 발달	운동 결과: 조직의 재생 촉진	운동 결과: 조직 탄력성 발달	운동 결과: 규칙적인 격자 주름 발달	운동 결과: 탄성 반동 발달
락커 보드 위에 서있기 *D1 & D2*	신체는 신경근막 시스템의 많은 부분을 포함하여 동시적으로 움직인다.						●	●	●		●		
워블 보드(Wobble board) 위에 서있기 **E**	약간의 각도 변화를 통한 다양한 방향으로의 움직임						●		●		●		
선 자세에서 리포머 런지 동작 시 엉덩이 무릎 굴곡과 신전 **F**	**운동감각의 명민함** – 운동감각(동적 고유수용감각), 팔다리와 몸통의 움직임과 위치에 대한 적절한 감각		●					●	●	●	●		
트라페지 테이블에 긴 스프링과 슬링으로 보조된 외측 체중 이동과 한쪽 다리 균형 잡기 **G**	**전신의 연속성** –심층에서 표층으로, 표층에서 심층으로 연결하면서 몸통에서 팔다리로, 팔다리에서 몸통으로 연결한다.				●		●	●	●	●	●		
스프링에 대해 사선으로 바닥에 선 자세로 보조된 스쿼트 **H**	**힘/부하의 이동** – 신경근막 시스템을 통해 힘/부하를 분배시키는 움직임		●					●	●	●	●		
필라테스 아크®를 뒤집어서 선 상태로 관상면에서의 체중 이동 *I1*	준비를 위한 반대 움직임					●		●	●	●	●		
필라테스 아크®를 뒤집어서 선 상태로 시상면에서의 체중 이동 *I2*	**움직임 시작** – 근위부 구조물을 원위부 구조물에 연결하고, 원위부 구조물을 근위부 구조물에 연결한다.					●		●	●	●	●		

참고문헌(References)

Publications

Chaitow, L. (2014). *Fascial dysfunction: Manual therapy approaches.* Edinburgh: Handspring Publishing.

Gallagher, S. P. & Kryzanowska, R. (2000). *The Joseph H. Pilates archive collection.* Philadelphia, PA: Trans-Atlantic Publications Inc.

Guimberteau, J. C. & Armstrong, C. (2015). *Architecture of human living fascia: The extracellular matrix and cells revealed through endoscopy.* Edinburgh: Handspring Publishing.

Myers, T. W. (2014). *Anatomy Trains®: Myofascial meridians for manual and movement therapists* (3rd ed.). Edinburgh: Churchill Livingstone.

Schleip, R. & Baker, A. (Eds.) (2015). *Fascia in sport and movement.* Edinburgh: Handspring Publishing.

Stecco, C. (2015). *Functional atlas of the human fascial system.* Edinburgh: Churchill Livingstone.

van der Wal, J. (2009). The architecture of the connective tissue in the musculoskeletal system – An often overlooked functional parameter as to proprioception in the locomotor apparatus. *Int J Ther Massage Bodywork,* (2)4, 9–23.

Websites and media

National Public Radio (February 6, 2016). Times have changed; what should we call 'old people'?, *Weekend Edition Saturday* [Radio Program]. Retrieved from http://www.npr.org/2016/02/06/465819152/times-have-changed-what-should-we-call-old-people

Pilates Anytime Classes

www.pilatesanytime.com

Note: Clips from these classes are available to those who purchase the book. Video clips are available free of charge at: www.pilatesanytime.com/fascia. Use redemption code FASCIA.

제 11 장 건강하게 나이 들기, 근막에 중점을 둔 동작의 관점

그림 11.2

Mat Workout (2016)

http://www.pilatesanytime.com/u/fm104

그림 11.2

Foot Festival (2013)

http://www.pilatesanytime.com/u/fm105

그림 11.2

Foot Festival (2013)

http://www.pilatesanytime.com/u/fm106

표 11.5 H

Reformer Workout (2016)

http://www.pilatesanytime.com/u/fm67

표 11.5 A1

Wunda Chair Workout (2012)

http://www.pilatesanytime.com/u/fm107

표 11.5 A2

Wunda Chair Workout (2012)

http://www.pilatesanytime.com/u/fm108

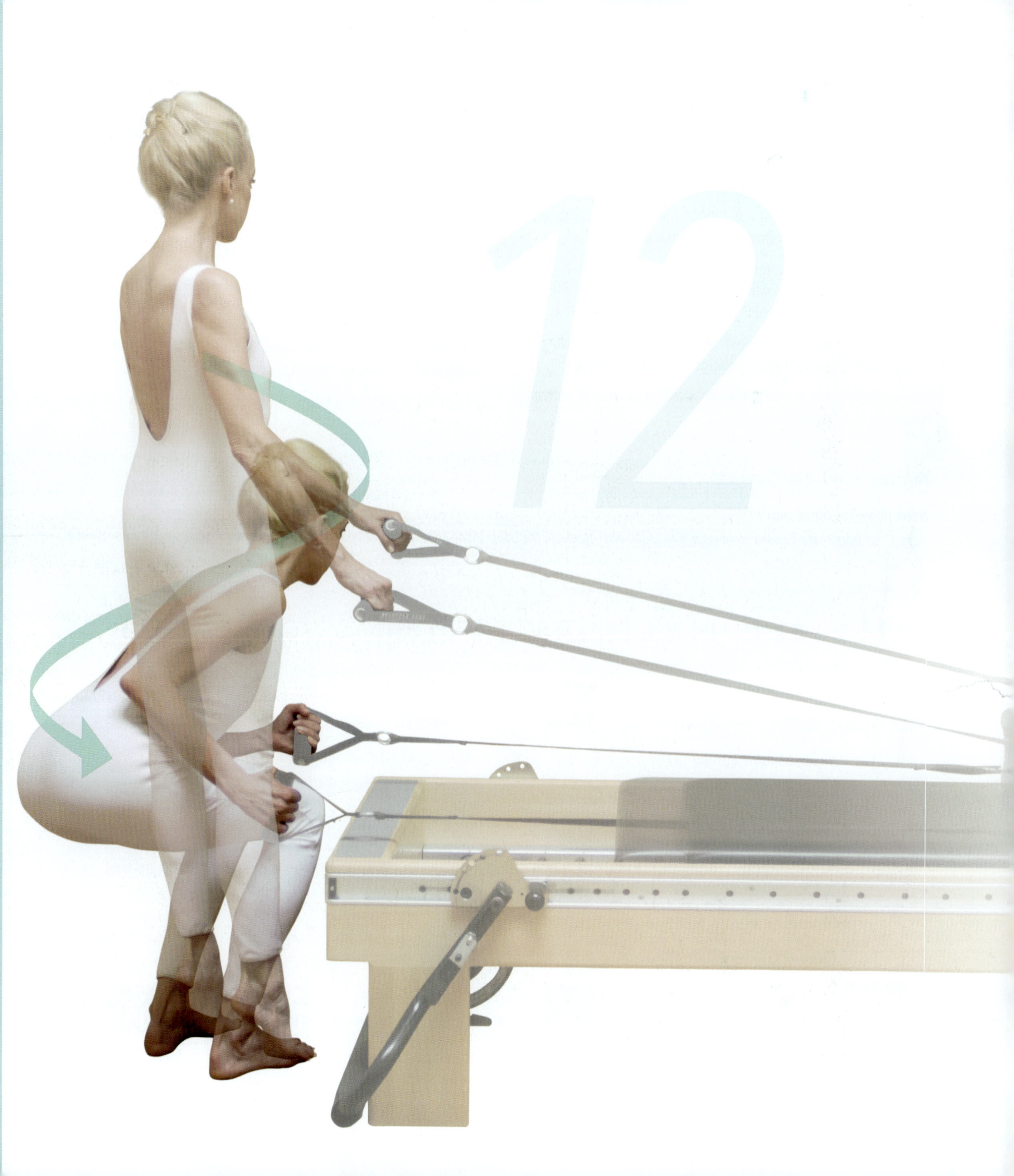
12

뼈 건강, 근막에 중점을 둔 동작의 관점

Bone health, a fascia-focused movement perspective

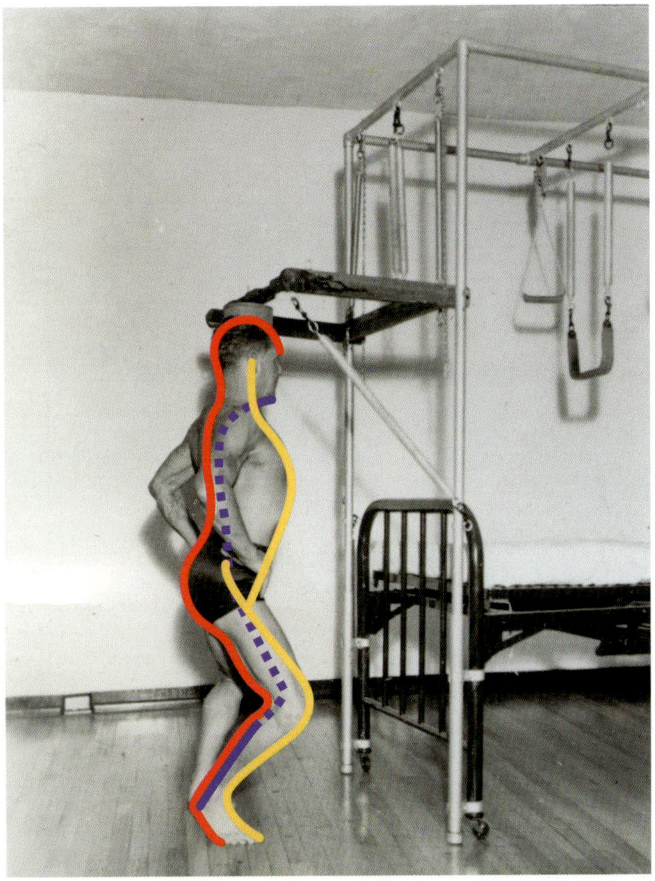

그림 12.1

이 사진은 트라페지 테이블 운동의 초기 버전이다. 조셉 필라테스는 나무로 된 푸쉬-스루바를 아래쪽으로 스프링을 걸어 연결하고 그의 머리 위에 쿠션을 댄 다음 그 위에 푸쉬-스루바를 올리고 선 자세에서 체중지지를 하고 있는 운동을 보여준다. 이 사진에서 조셉 필라테스는 중심축에 부하가 있을 때에도 자세를 곧게 유지할 수 있다는 것을 보여준다(photograph circa 1945). 매우 좋은 생각이었지만, 이 운동은 골밀도를 만들기 위한 모든 기준을 충족시키지는 못했다! 골 형성을 자극할 수 있는 충분한 스프링을 푸쉬-스루바에 적용하면 두개골이 부서질 수 있다. 이 운동은 리드미컬한 무릎의 신전과 굴곡을 포함하고 있으며, 심부 전방선 근막 연속성을 활성화한다.

근막에 중점을 둔 동작 기준: 힘/부하의 이동 – 신경근막 시스템을 통해 힘/부하를 고르게 분포시키는 움직임(*Balanced Body 에서 허락됨. www.pilates.com*).

조절학(Contrology)은 유연성, 자연스러운 우아함, 인체가 걷고, 활동하고, 일하는 방식에 있어서 좋은 기량을 제공하기 위해 고안되었다. 당신은 조화로운 지구력을 가진 근육 힘과 힘든 임무를 수행할 수 있는 능력, 격렬한 경기를 하거나, 걷거나 뛰거나 또는 긴 여행을 과도한 신체 피로나 정신적 긴장 없이 할 수 있는 능력을 발달시킬 것이다.

조셉 필라테스(Gallagher & Kryzanowska, 2000)

표 12.1
뼈 건강을 위한 조셉 필라테스와 근막에 중점을 둔 매트 운동

	운동	그림	조셉 필라테스 운동	근막에 중점을 둔 운동
1.	엎드린 자세에서 상부 흉추와 경추의 외측 이동	4.4A,B		●
2.	엎드린 자세에서 흉추의 신전	4.4C		●
3.	엎드린 자세에서 흉추 신전 (정수리에 손가락을 접촉)	4.4F - H		●
4.	골반 중립 상태의 Bridge에서 외측 이동	4.2D - H		●
5.	Single Leg Circle (양 방향)	4.5A,B		●
6.	One Leg Circle (양 방향)	3.6E - H	●	
7.	Side Kick (골반과 척추 중립) (손으로 받치기 보다는 배게로 머리와 목을 받쳐준다.)	3.5A,B	●	
8.	엎드려 누운 상태에서 롤러(roller)를 이용하여 척추 신전	4.9I		●
9.	One Leg Kick	3.4B	●	
10.	Swimming	3.4G	●	
11.	Double kick	3.4C	●	
12.	Swan–Dive	3.4A	●	
13.	Rocking	3.4H	●	
14.	한 발을 벽에 올린 네발기기 자세	4.3D - F		●
15.	네발기기 자세에서 한 손은 벽을 지지한 채로 고관절 신전	4.5C		●
16.	서 있는 자세에서 한 손은 벽을 지지한 채로 고관절 신전	4.5D		●
17.	무릎서기 자세에서 양손은 벽을 지지하고 다리는 측면으로 뻗은 상태로 무릎을 구부려 Leg Circle	4.6A		●
18.	무릎서기 자세에서 양손은 벽을 지지하고 다리는 측면으로 뻗은 상태로 무릎을 펴고 Leg Circle	4.6B		●
19.	서 있는 자세에서 양손은 벽을 지지하고 Side Kick	4.6C		●
20.	서 있는 자세에서 양손은 벽을 지지하고 발목은 저측굴곡하여 Side Kick	4.6D		●
21.	선 자세로 벽에서 푸쉬 업	4.7A - F		●
22.	선 자세로 벽에서 팔 점프	4.7A - F 벽에서 떨어지도록 점프		●
23.	Leg Pull (앞으로)	3.7A	●	
24.	Leg Pull	3.7B	●	
25.	Push Up	3.7D	●	
26.	두 개의 롤러(roller) 위에서 척추 중립 상태로 플랭크	4.9G,H		●
27.	롤러(roller) 위에 서서 스쿼트	4.10A		●
28.	선 자세에서 두 개의 필라테스 링을 이용하여 발목의 저측굴곡	4.10B		●

표 12.2
조셉 필라테스 뼈 건강을 위한 리포머 시퀀스

운동	그림	척추 방향: 요추, 흉추, 경추의 중립	척추 방향: 시상면에서의 신전	필라테스 원리	근막에 중점을 둔 동작의 기준
1. Footwork 발 & 무릎 발아치 뒤꿈치 발가락	5.1	●		정확성	**운동감각의 명민함** - 운동감각(동적 고유수용감각), 팔다리와 몸통의 움직임과 위치에 대한 적절한 감각
2. Rowing- Back	5.4	●		호흡	흐르는 듯 이어지는 동작의 연결
3. Lifting	5.4	●			
4. Down-Stretch	5.5		●	조절력	**고유수용성 감각의 개선** - 고유수용성 감각은 자세, 힘줄 및 근육의 감각과 연결된다.
5. Swan-Dive	5.6		●	전신운동	신체는 신경근막 시스템의 많은 부분을 포함하여 동시적으로 움직인다.
6. Breaststroke	5.6		●		**전신의 연속성** - 심층에서 표층으로, 표층에서 심층으로 연결하면서 몸통에서 팔다리로, 팔다리에서 몸통으로 연결한다.
7. Long-Stretch	5.9	●		중심화	**움직임 시작** - 근위부 구조물을 원위부 구조물에 연결하고, 원위부 구조물을 근위부 구조물에 연결한다.
8. Balance-Control 1	5.11	●			
9. Chest- Expansion	5.13	●		균형 잡힌 근육 발달 (최적의 신경근막 시스템 활성화)	약간의 각도 변화를 통한 다양한 방향으로의 움직임
10. Thigh-Stretch	5.13		●		
11. Rocking	5.13		●	리듬	준비를 위한 반대 움직임
12. Rocking & Pull	5.13		●		**동적 스트레칭** - 느리고 빠른 템포의 변화
13. Swimming	5.13		●		
14. Side Stretch & Control Stretch	5.17	●		집중력	내수용 감각
15. Balance-Control 4	5.18	●			

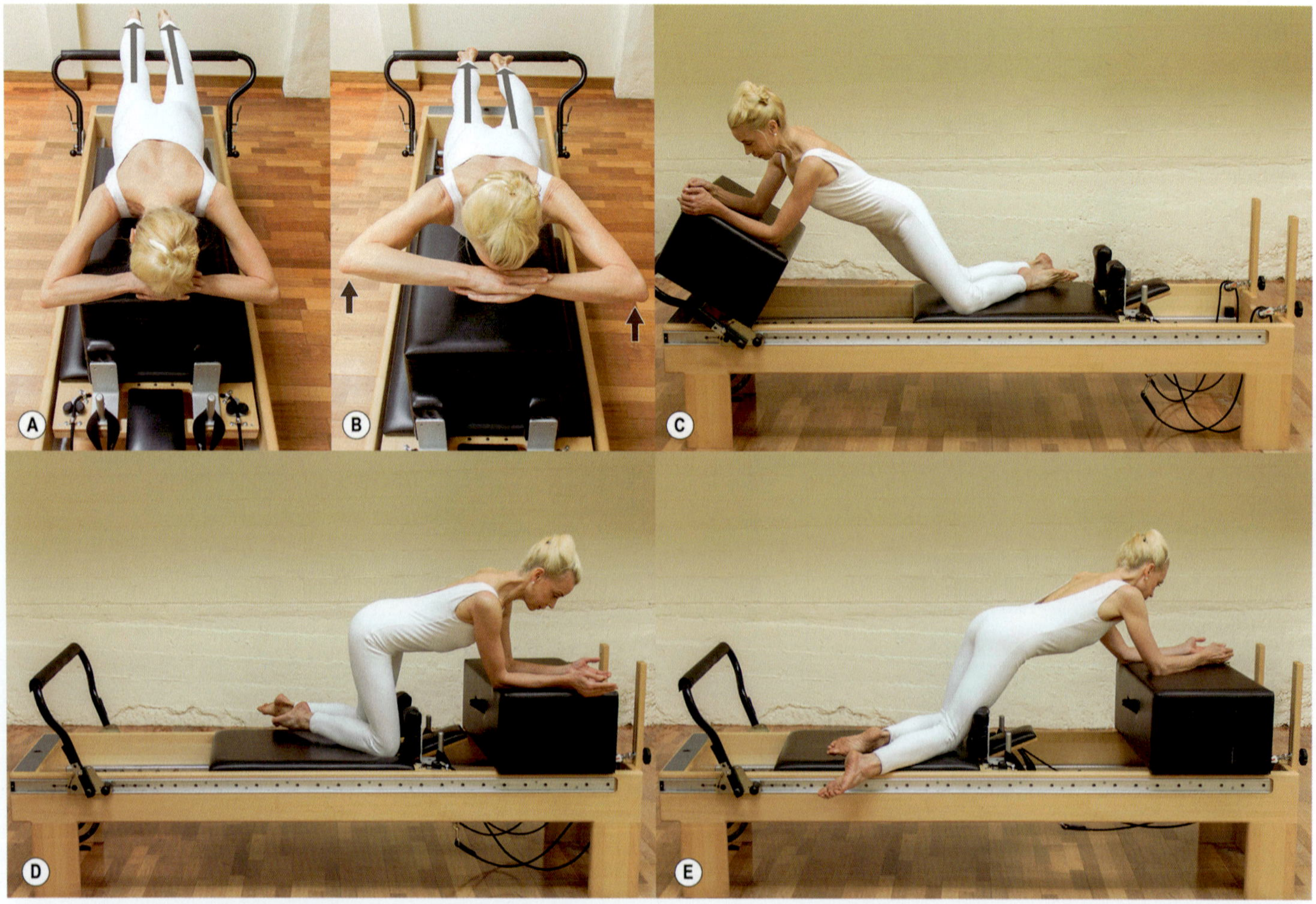

그림 12.2

A&B 리포머 롱박스에 엎드린 자세, 발목의 저측굴곡, 배측굴곡을 하면서 **footwork** 동작 시 흉추와 경추 신전을 한다.

근막에 중점을 둔 동작의 기준: 움직임 시작 – 근위부 구조물을 원위부 구조물에 연결하고, 원위부 구조물을 근위부 구조물에 연결한다.

C 네발기기 자세로 고관절 신전(골반, 요추, 흉추, 경추의 중립을 유지한다). 스프링은 고관절 굴곡을 도와주기 때문에, 심부 전방 근막 연속성을 가장 필요로 하는 강도는 스프링을 사용하지 않는 것이다. 이 운동은 심부 전방과 표면 후방 근막 연속성에 대한 협력적 활성화를 필요로 한다.

캐리지의 움직임에 대한 몸통의 대각선 방향은 전방 및 후방 기능 근막 연속성에 부하를 제공할 수 있다.

근막에 중점을 둔 동작 기준: 운동감각의 명민함 – 운동감각(동적 고유수용감각), 팔다리와 몸통의 움직임과 위치에 대한 적절한 감각.

D&E 네발기기 자세에서 저항된 고관절 굴곡(골반, 요추, 흉추, 경추의 중립을 유지한다). 캐리지의 움직임에 대한 몸통의 대각선 방향은 전방 및 후방 기능 근막 연속성에 부하를 제공할 수 있다.

근막에 중점을 둔 동작 기준: 힘/부하의 이동 – 신경근막 시스템을 통해 힘/부하를 고르게 분포시키는 움직임.

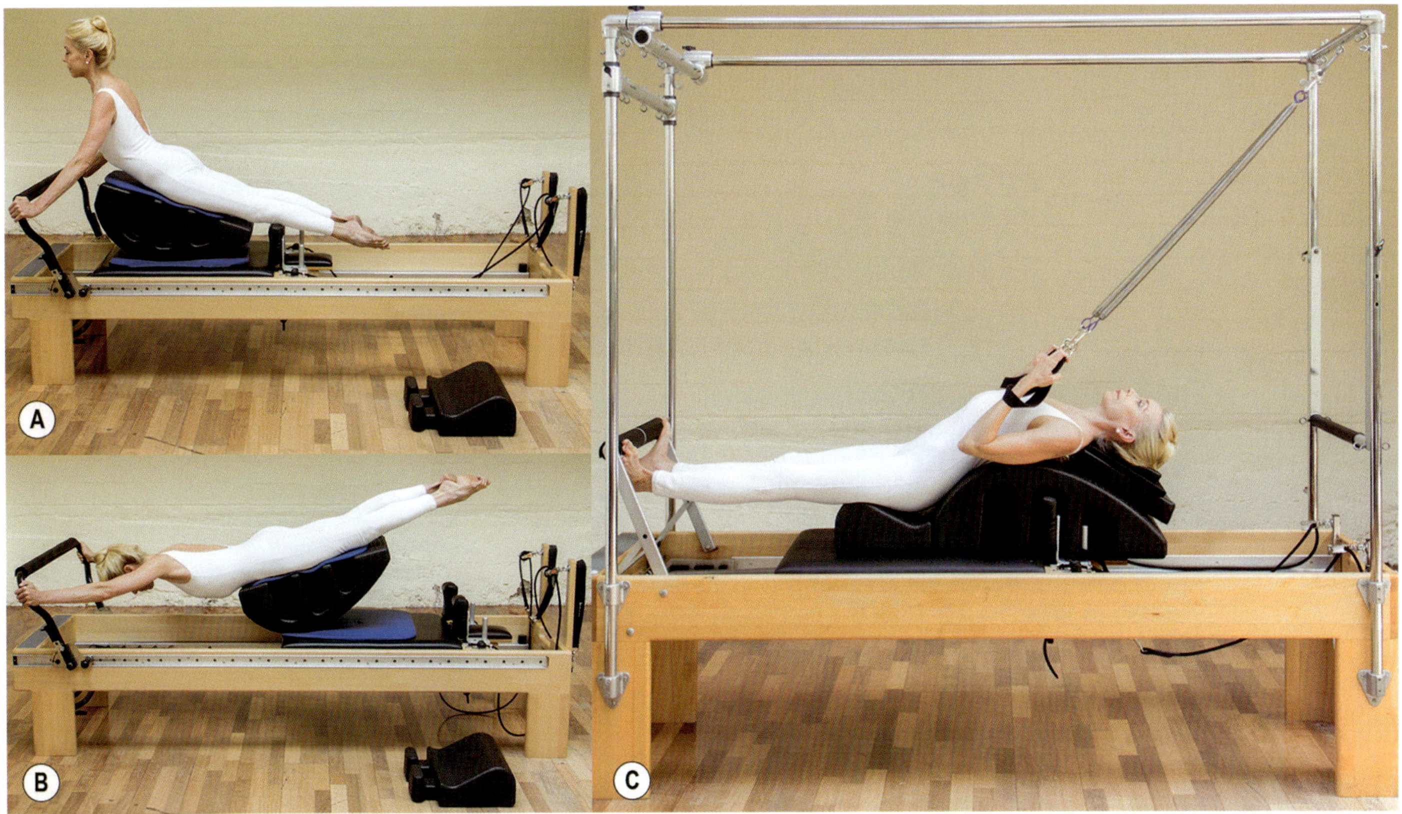

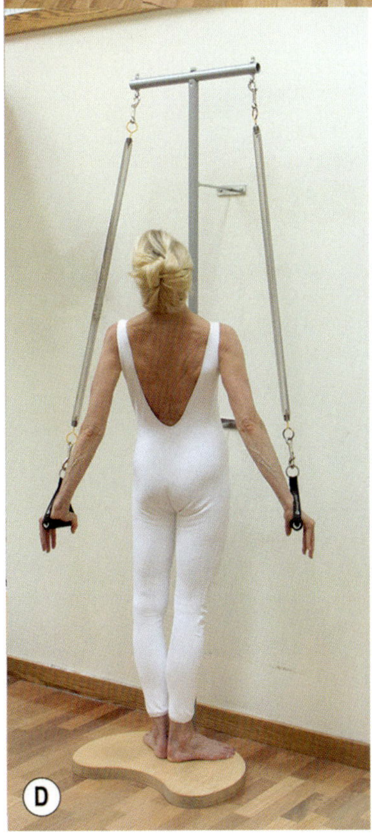

그림 12.3

A&B Swan-Dive를 더 원활하게 할 수 있도록 필라테스 아크®의 볼록한 면을 아래로 향하게 한다. 이 운동은 표면 후방, 심부 전방, 상지, 전방 기능, 후방 기능 근막 연속성에 대한 협력적 활성화를 필요로 한다.

근막에 중점을 둔 동작의 기준: 준비를 위한 반대 움직임.

C 리포머 캐리지 위에 필라테스 아크®를 바르게 두고 그 위에 누운 자세에서 척추의 신전. **Footwork** 동작을 하는 동안 필라테스 아크는 요추, 흉추, 경추를 지지한다. 손은 타워 스프링(노란색 긴 스프링)을 잡고, 흉추의 신전을 강조한다. 이 운동은 표면 후방, 심부 전방, 상지 근막 연속성의 협력적 활성화를 필요로 한다.

근막에 중점을 둔 동작의 기준: 전신의 연속성 - 심층에서 표층으로, 표층에서 심층으로 연결하면서 몸통에서 팔다리로, 팔다리에서 몸통으로 연결한다.

D Ped-o-Pull/Pedi-Pole를 바라보고 선 자세에서 흉추와 경추의 신전 동작은 표면 후방, 심부 전방, 상지 근막 연속성에 대한 협력적 활성화를 필요로 한다.

근막에 중점을 둔 동작의 기준: 동적 스트레칭 - 느리고 빠른 템포의 변화.

표 12.3
뼈 건강을 위한 근막에 중점을 둔 기구 운동

이름 & 근막 연속성	설 명
리포머 타워 또는 리포머/트라페지 콤비네이션™에서 점프 (열린 운동 사슬) 모든 근막 연속성의 활성을 통합	골반 중립과 척추 중립 리포머 캐리지에 빨간색 스프링 1개 타워 쪽 두 개의 긴 보라색 스프링을 무릎에 건다. 타워 쪽 두 개의 긴 노란색 스프링을 양 손으로 잡는다. 리드미컬한 7가지 협응 패턴이 있다(**그림 13.3**에서 보여준다). ● 팔꿈치를 신전과 함께 고관절과 무릎의 굴곡을 협응시킨다(***그림 13.3A***). 팔꿈치를 캐리지 방향으로 당기고 고관절과 무릎의 신전을 협응시킨다(***그림 13.3B***). 이 두 가지 자세를 번갈아 반복한다. ● 오른쪽이 휴식하는 동안 왼쪽 다리와 팔만 움직인다. (***그림 13.3C***) ● 왼쪽이 휴식하는 동안 오른쪽 다리와 팔만 움직인다. ● 왼쪽과 오른쪽을 번갈아 리드미컬하게 움직인다. ● 왼쪽 팔꿈치를 캐리지 쪽으로 당기고 오른쪽 고관절과 무릎을 신전한다(***그림 13.3D***). 반대측면도 리드미컬하게 반복한다. ● 오른쪽 팔꿈치를 캐리지 쪽으로 당기고 왼쪽 고관절과 무릎을 신전한다; 반대측면도 리드미컬하게 반복한다. ● 사지의 교대적인 동작이다. 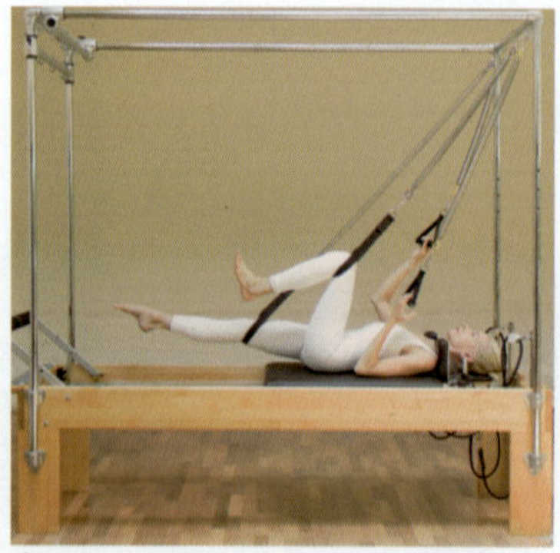 1
리포머에 엎드린 자세에서 Footwork (경추와 상부 흉추의 외측 이동, 신전, 외측 굴곡 그리고 회전을 동반) 표면 후방과 후방 상지 근막 연속성의 활성을 통합	캐리지에 박스를 세로로 둔다. 파란색 스프링 1개 박스 가장자리 끝부분에 고관절이 위치하도록 박스 위에 엎드린다. 풋바에 발가락 아래 부분, 중족골의 골두가 위치하도록 한다. 양쪽 팔꿈치를 구부리고 왼손이 오른손 위에 위치하도록 한다. 왼손 위에 이마를 위치시킨다. 고관절과 무릎의 신전과 발목의 저측굴곡과 배측굴곡을 하는 동안 경추와 상부 흉추의 외측 이동을 협응시킨다. 교대적인 발목의 저측굴곡과 배측굴곡을 하는 동안 경추와 상부 흉추의 신전은 유지한다. 외측 굴곡과 회전을 하는 동안 흉추 신전을 유지한다. 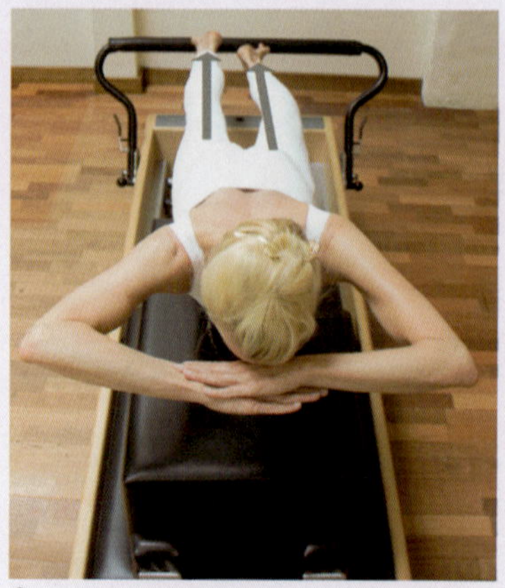 2

표 12.3 계속

리포머에 네발기기 자세로 골반, 요추, 흉추, 경추의 중립을 유지한 상태로 고관절 신전 심부 전방과 표면 후방 근막 연속성의 활성을 통합	박스는 풋바 위에 받쳐둔다. 점진적으로 스프링 강도를 조절해 나간다. 빨간색 스프링 1개에서 파란색 스프링 1개로, 그리고 노란색 스프링 1개로, 마지막은 스프링 없이 진행한다. 캐리지에 무릎부터 종아리까지 올려 둔다. 박스 위에 팔꿈치부터 전완, 손을 위치시킨다. 고관절의 신전과 굴곡을 하는 동안 골반과 척추 중립을 유지한다.	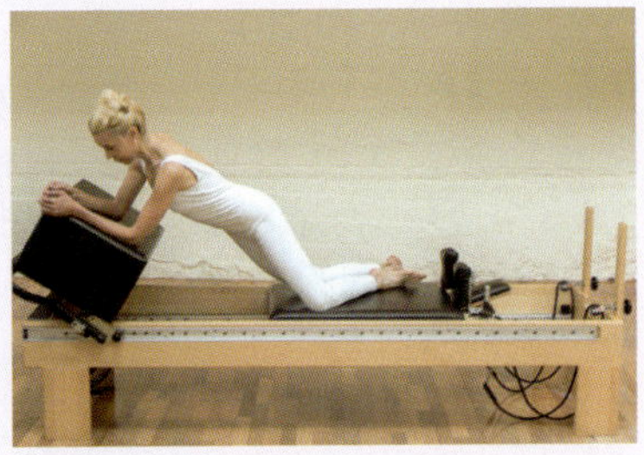 3
리포머에서 런지를 하며 고관절과 무릎의 굴곡과 신전 표면 후방, 심부 전방, 외측, 그리고 표면 전방 근막 연속성의 활성을 통합	오른쪽 고관절과 무릎을 굴곡하고, 리포머 숄더 레스트에 오른쪽 발바닥을 받친다. 서 있는 왼쪽 다리는 지면과 수직이 되게 한다. 양쪽 팔꿈치를 구부려 전완이 풋바에 닿게 한다. 상완으로 체중지지 하게 되면 하부 흉추 신전근과 견갑골 하강근들을 활성화하여 어깨 복합체를 안정되게 만든다. 숨을 내쉬며 오른쪽 무릎과 고관절을 뻗어 스프링의 저항을 이겨내며 캐리지를 밀어낸다. (스프링의 저항은 고객의 능력에 따라 조절한다.) 숨을 들이쉬며 왼쪽 무릎과 고관절을 구부려서 풋바에서 캐리지가 멀어지도록 한다. 시작자세로 돌아온다.	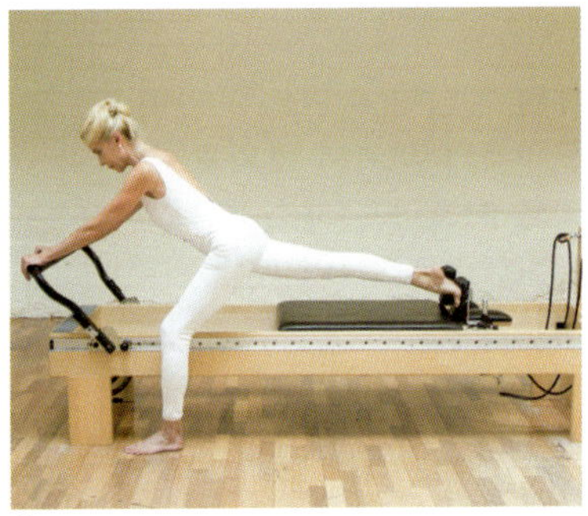 4
리포머 캐리지에 아크®를 두고, 옆으로 누운 자세로 다리 밀기(척추는 필라테스 아크®에 의해 지지되고 팔꿈치는 긴 타워 스프링에 의해 팔꿈치 굴곡에 저항) 신체의 외측 근막 연속성의 활성한다.	리포머 타워 또는 리포머/트라페지 콤비네이션™의 캐리지 위에 필라테스 아크®를 올려둔다. 리포머는 빨간색 스프링 1개, 파란색 스프링 1개를 걸어준다. 타워 프레임에 긴 노란색 스프링 또는 긴 보라색 스프링 1개를 걸어준다. 오른쪽 발, 엄지발가락, 중족골과 뒤꿈치로 풋바에 지지한다. 고관절 굴곡을 할 때는 발을 풋바의 앞쪽에 두고, 고관절 중립을 할 때는 발을 풋바 중간부분에 두며, 고관절 신전을 할 때에는 풋바 뒤쪽 부분으로 발을 지지한다. 오른쪽 고관절을 외회전시켜서 시행한 후, 오른쪽 고관절을 내회전시켜서 시행한다. 팔꿈치를 구부리면서 고관절과 무릎을 신전한다. 팔꿈치를 펴면서 고관절과 무릎을 구부린다. 베개로 머리와 목을 받쳐줄 수 있다.	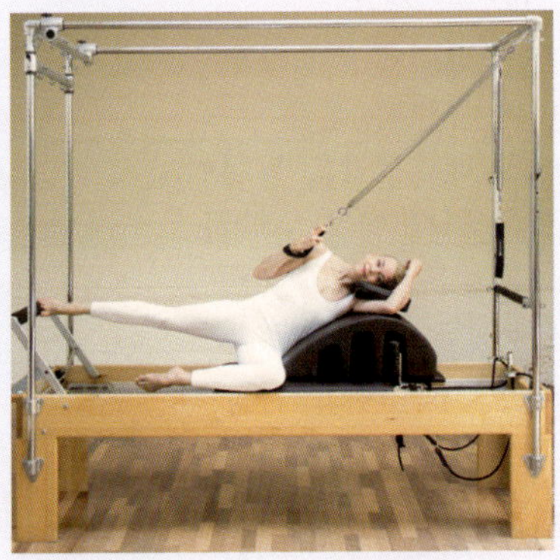 5

계속

표 12.3 계속

리포머 캐리지에 필라테스 아크®를 두고, 그 위에 누운 자세로 척추의 신전, 양 손은 긴 노란색 타워 스프링을 잡는다 표면 후방, 심부 전방, 상지 근막 연속성의 활성을 통합	리포머 타워 또는 리포머/트라페지 콤비네이션™의 캐리지 위에 스텝을 뺀 필라테스 아크®를 올려둔다. 리포머는 빨간색 스프링 2개를 걸어준다. 타워 프레임에 긴 노란색 스프링 2개 또는 보라색 스프링 1개를 걸어준다. 쿠션을 머리에 받쳐 경추의 신전을 지지한다. 발가락과 중족골의 골두를 풋바에 위치시킨다. 긴 노란색 타워 스프링을 손으로 잡고, 흉추의 신전을 강조한다. 팔꿈치를 구부리며 무릎을 편다. 팔꿈치를 펴면서 무릎을 구부린다.	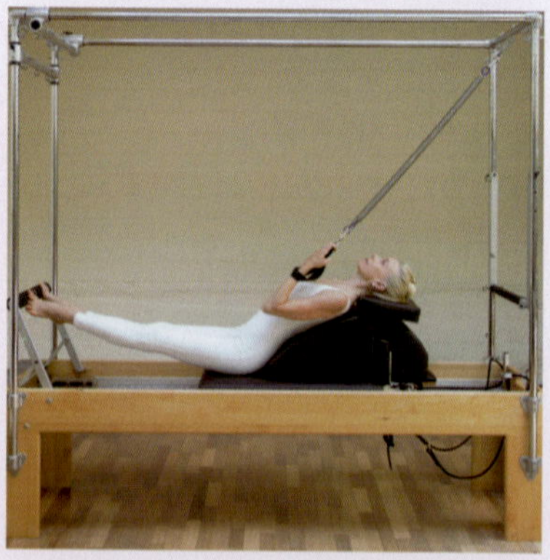 6
체어 페달에 측면으로 앉아 고관절의 외회전 그리고 발목 저측굴곡/배측굴곡을 동반한 한쪽 다리 페달 누르기 신체의 심부 전방, 표면 전방, 표면 후방 그리고 외측 근막 연속성의 활성을 통합	앉은 자세에서 고관절과 무릎의 굴곡과 부분적 신전 고관절을 외회전하고, 페달 위에 중족골과 발가락 부분을 올려두고 고관절 외회전 발목이 저측굴곡과 배측굴곡을 하는 동안 무릎을 고관절과 같은 높이에 위치하도록 유지한다. 오른쪽 발이 페달 위에 있을 때, 오른쪽 좌골이 체어의 위쪽 가장자리에 위치하도록 한다.	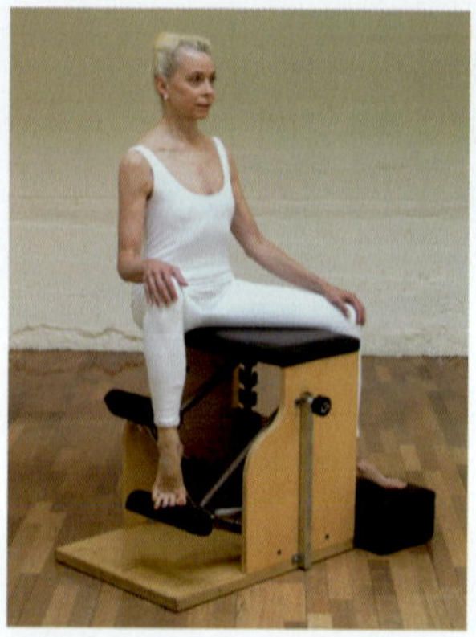 7A
체어 페달에 측면으로 앉아 고관절 중립, 발목 배측굴곡을 동반한 한쪽 다리 페달 누르기 심부 전방, 표면 전방, 표면 후방 그리고 외측 근막 연속성의 활성을 통합	앉은 자세에서 고관절과 무릎의 굴곡과 부분적 신전 발은 체어 페달에 정렬을 맞춰 올린다. 발목이 저측굴곡과 배측굴곡을 하는 동안 무릎을 고관절과 같은 높이에 위치하도록 유지한다. 오른쪽 발이 페달 위에 있을 때, 오른쪽 좌골이 체어의 위쪽 가장자리에 위치하도록 한다.	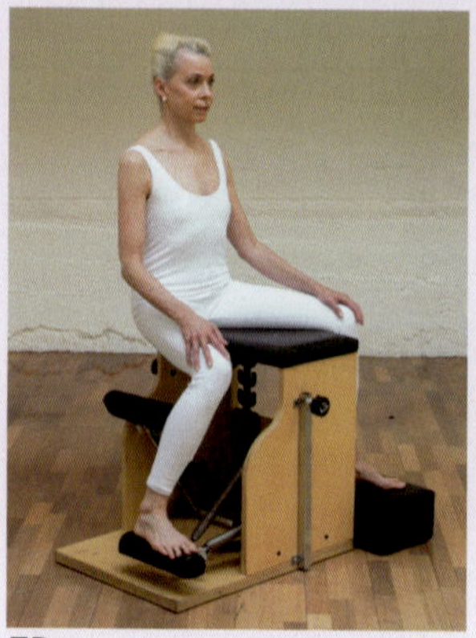 7B

표 12.3 계속

체어 페달에 측면으로 앉아 고관절 중립, 발목의 저측굴곡/배측굴곡을 동반한 한쪽 다리 페달 누르기

심부 전방, 표면 전방, 표면 후방 그리고 외측 근막 연속성의 활성을 통합

앉은 자세에서 고관절과 무릎의 굴곡과 부분적 신전

고관절은 중립에 위치하고, 페달 위에 중족골 골두와 발가락 부분을 위치시킨다.

발목이 저측굴곡과 배측굴곡을 하는 동안 무릎을 고관절과 같은 높이에 위치하도록 유지한다.

오른쪽 발이 페달 위에 있을 때, 오른쪽 좌골이 체어의 위쪽 가장자리에 위치하도록 한다.

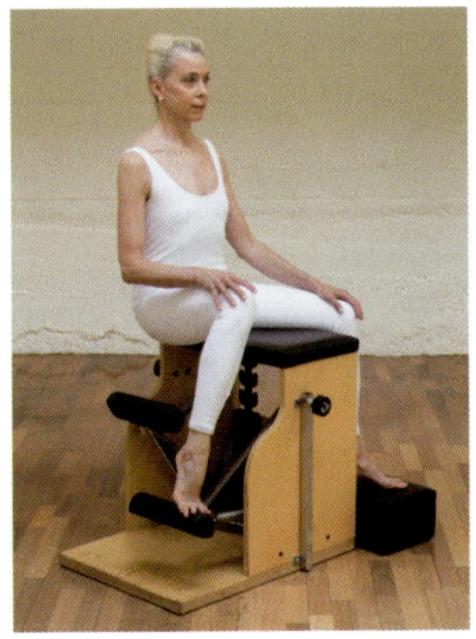

7C

체어에서 요추, 흉추, 경추의 중립을 유지한 자세로 전방 기능선 근막 연속성에 다양한 변화를 준다.

심부 전방, 표면 전방, 기능선, 그리고 상지 근막 연속성의 활성을 통합

체어 위의 손 위치에 따라서 전체적인 신경근막 시스템의 통합을 요구한다.

근막에 중점을 둔 동작의 기준: 움직임 시작 - 근위부 구조물을 원위부 구조물에 연결하고, 원위부 구조물을 근위부 구조물에 연결한다.

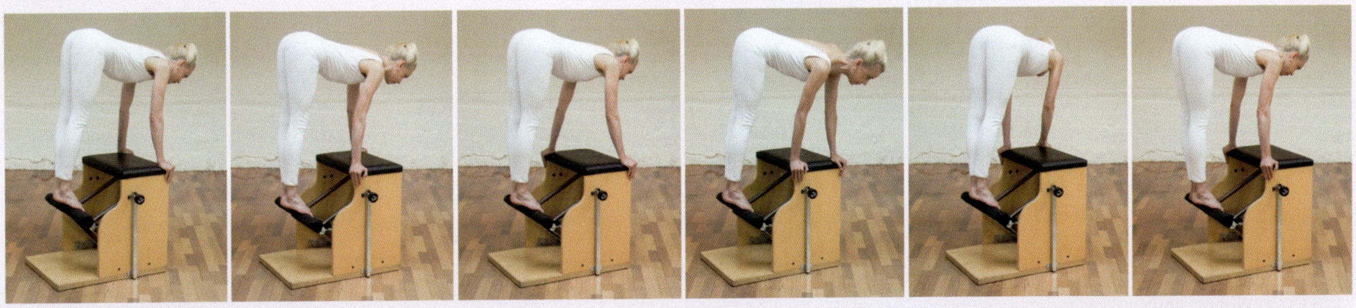

8

체어에서 선 자세로 발목의 저측굴곡과 배측굴곡(체어 핸들을 잡고 시행할 수 있다.)

심부 전방, 표면 전방, 표면 후방, 외측 그리고 나선 근막 연속성의 활성을 통합

발목관절 가동 범위 운동을 통해 고관절과 무릎의 안정성을 유지한다.

- 고관절 중립
- 고관절 외회전(사진)
- 고관절 내회전

양 손은 체어의 핸들을 잡는다.

메모: 고관절 내회전, 내전, 굴곡은 고관절 치환술을 후방으로 받은 고객에게는 금기사항이다.

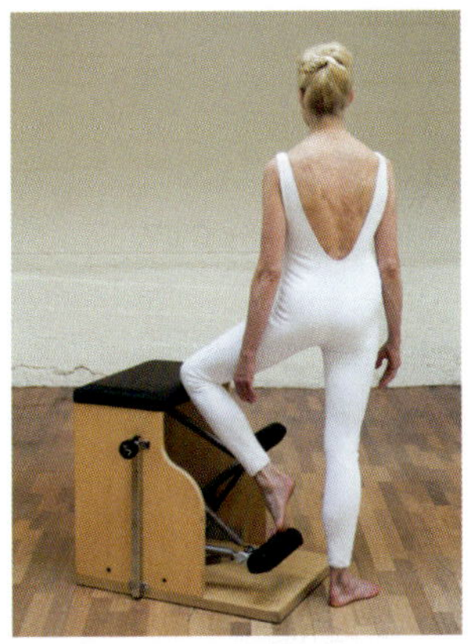

9

계속

표 12.3 계속

한쪽 고관절 굴곡한 **Parakeet** 신체의 심부 전방, 표면 전방, 표면 후방 근막 연속성의 활성을 통합	오른쪽 발의 발바닥 표면(푸쉬-스루바와 접촉하는 중족골 바로 뒷부분)에서 발생하는 지면 반발력과 트라페지 테이블의 수직바를 잡은 손은 고관절 굴곡과 고관절 신전을 교대로 하는 동안 골반의 근위부 조절을 위한 원위부의 안정성을 만든다. 오른쪽 발이 푸쉬-스루바에 닿았을 때, 트라페지 테이블 수직바를 잡은 왼손의 압력은 후방 기능 근막 연속성을 따라 대각선 힘을 생성한다. 동시에, 트라페지 테이블 수직바를 잡은 오른쪽 손의 압력은 오른쪽 측면 근막의 연속성에 따라 힘을 생성한다. ***(사진은 Pilates Anytime에서 허락됨. www.pilatesanytime.com)***	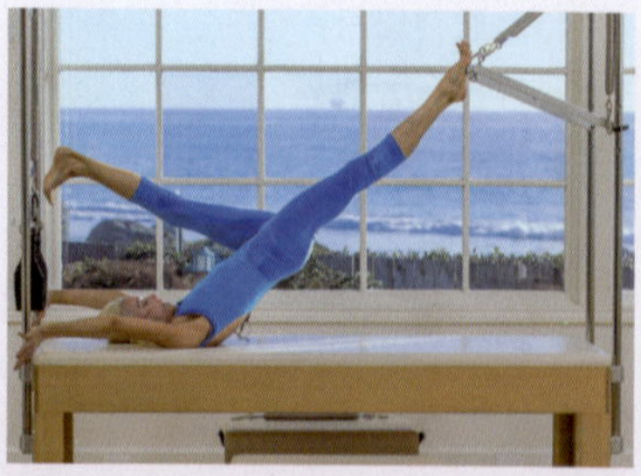 **10**
시상면에서의 **Thigh-Stretch** 표면 후방, 심부 전방, 표면 전방 그리고 후방 상지 근막 연속성의 활성을 통합	타워의 푸쉬-스루바에 파란색 스프링 1개를 걸어준다. 리포머 캐리지는 노란색 스프링 1개 또는 파란색 스프링 1개를 걸어준다. 무릎과 정강이, 발을 리포머 캐리지 위에 위치시킨다. 허벅지 앞쪽, 무릎 위쪽 부분은 숄더레스트에 밀착시킨다. 팔꿈치를 구부리고 펴는 동안 요추, 흉추, 경추의 신전 유지한다. ***(사진은 Pilates Anytime에서 허락됨. www.pilatesanytime.com)***	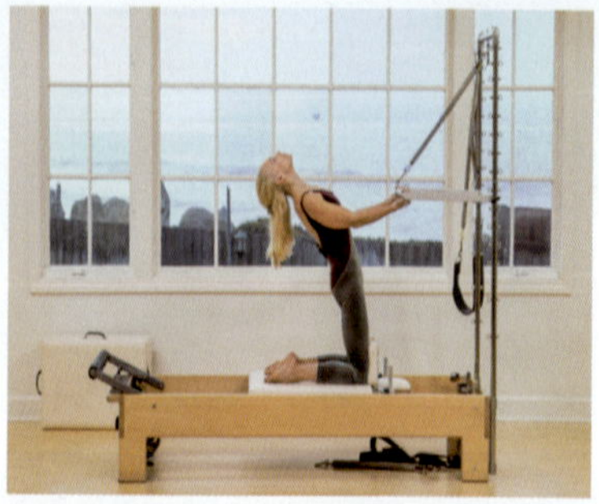 **11**
선 자세에서 **몸통의 회전을 동반한** **고관절의 외전/내전** 외측 근막 연속성을 강조하면서 모든 근막 연속성의 활성을 통합	왼쪽이 풀리를 향하도록 선다. 스프링과 평행하게 몸통을 유지한다. 양쪽 무릎을 구부린다. 몸통을 바르게 세워 유지한다. 마치 오른쪽 귀가 왼쪽 무릎의 소리를 듣는 것처럼 몸통을 왼쪽으로 회전하면서 다리를 외전한다. 고관절을 내전하면서 몸통을 수직방향으로 세워 돌아온다. 마치 왼쪽 귀가 오른쪽 무릎의 소리를 듣는 것처럼 몸통을 오른쪽으로 회전하면서 다리를 외전한다. 고관절을 내전하면서 몸통을 수직방향으로 세워 돌아온다. 오른쪽이 풀리를 향하도록 서서 동작순서를 반복한다. 스프링은 파란색 스프링 1개에서 빨간색 스프링 1개를 걸어준다. ***(사진은 Pilates Anytime에서 허락됨. www.pilatesanytime.com)***	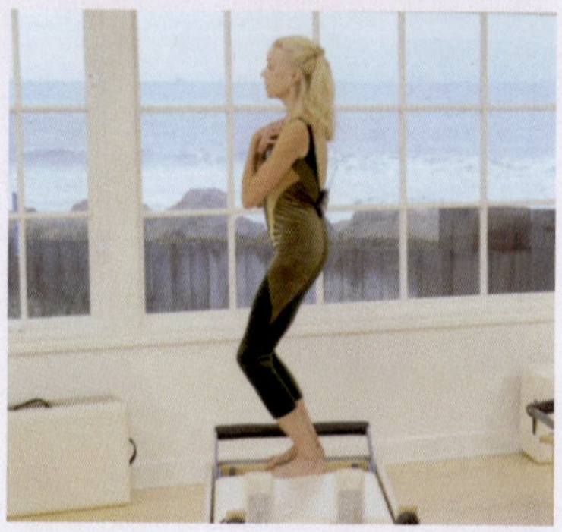 **12A**

표 12.3 계속

선 자세에서 스플릿(Split) 자세로 몸통의 회전을 동반한 고관절의 외전/내전 외측 근막 연속성을 강조하면서 모든 근막 연속성의 활성을 통합	오른발을 왼발 뒤로 옮겨 스탠딩 플랫폼 위에 선다. 왼발을 캐리지의 스프링 쪽 가장자리 앞에 둔다. 위와 동일한 순서를 반복한다. 풀리 방향으로 오른쪽이 향하도록 서서 동작순서를 반복한다. ***(사진은 Pilates Anytime에서 허락됨. www.pilatesanytime.com)***	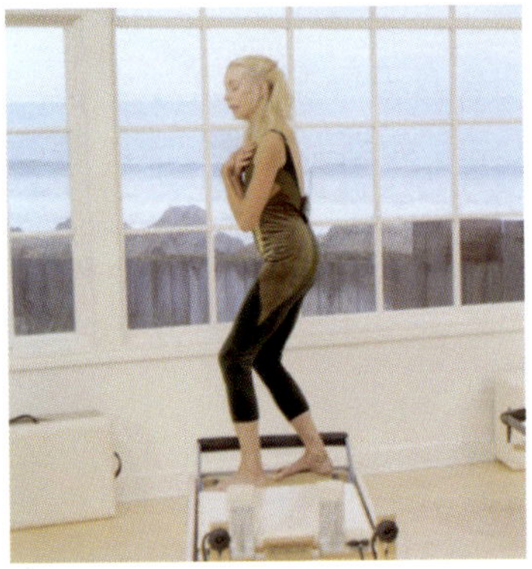 **12B**
스프링을 향해 대각선 방향으로 바닥에 선 자세에서, 보조된 스쿼트 신체의 모든 근막 연속성의 활성을 통합	스프링을 향해 리포머 프레임 바깥쪽에 선다. 노란색 스프링 1개를 걸어준다. 양 손으로 핸들을 잡았을 때 중심축이 바닥과 수직이 될 수 있도록 로프 길이를 늘려준다. 숨을 들이쉬며, 고관절, 무릎, 팔꿈치를 구부려 스쿼트 한다. 숨을 내쉬며 고관절, 무릎, 팔꿈치를 펴서 원래 서 있는 자세로 돌아온다. 숨을 들이쉬며, 발목을 저측굴곡 하면서 뒤꿈치를 들어 올린다.	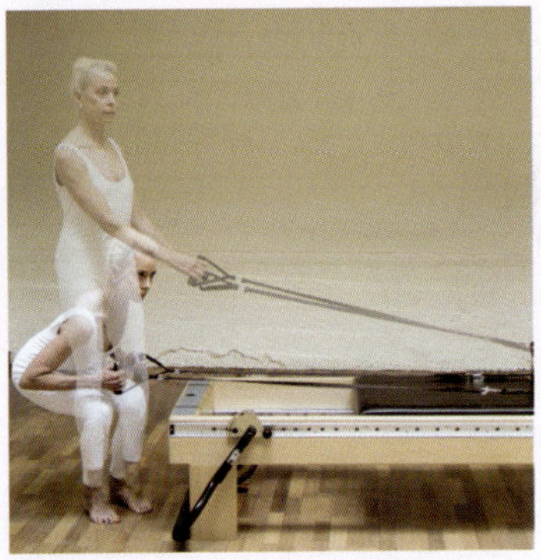 **13**
Ped-o-Pull / Pedi-Pole을 향해 선 자세에서 발목의 저측굴곡을 동반한 흉추와 경추의 신전과 회전 심부 전방, 표면 후방, 상지 근막 연속성의 활성을 통합	ped-o-pull 방향으로 선다. 양 손으로 스프링이 걸린 핸들을 잡는다. 숨을 들이쉬며, 경추와 흉추의 신전과 회전 그리고 발목 저측굴곡과 함께 팔을 뒤로 신전시킨다. 숨을 내쉬며, 시작 자세로 돌아온다.	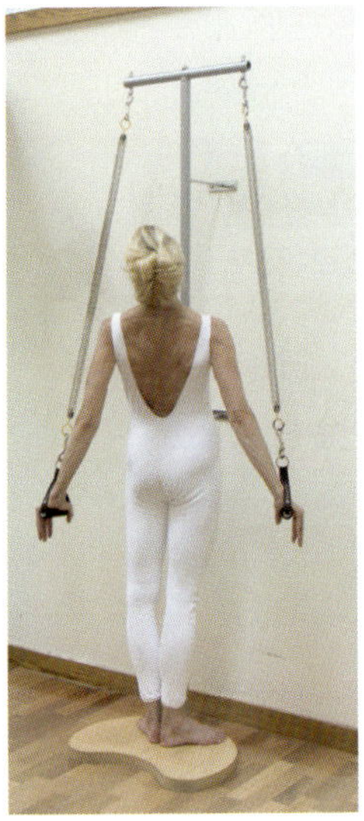 **14**

계속

표 12.4
뼈 건강을 위한 근막에 중점을 둔 탄성 반동 리포머 운동 순서

이름 & 근막 연속성	리포머 동작 설명	
네발기기 자세에서 하퇴와 발로 점프 모든 근막 연속성의 활성을 통합	리포머 점프 보드를 이용한다. 파란색 스프링 1개를 걸어준다. 전완을 박스 위로 위치시키다. 진전된 단계로는 숄더레스트를 양손으로 잡는다. 양쪽 하퇴를 이용해 점프한다. 한쪽 하퇴로 교대로 점프한다. 한쪽 하퇴로만 점프한다. *(사진은 Pilates Anytime에서 허락됨. www.pilatesanytime.com)*	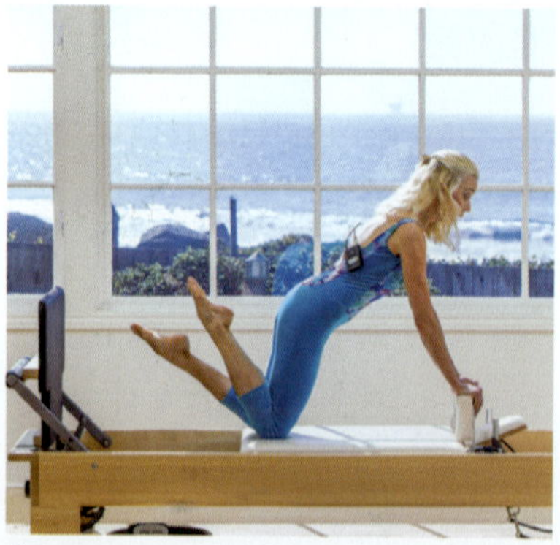 1
측면으로 누운 자세에서 점프 신체의 외측 근막 연속성을 강조	리포머 점프 보드를 이용한다. 파란색 스프링 1개를 걸어준다. 필라테스 아크®를 두고 옆으로 눕는다. 진전된 단계로는 캐리지에 옆으로 눕는다. 고관절의 다양한 움직임으로 점프한다. 고관절 중립 고관절 외회전 고관절 내회전 고관절 굴곡(발의 위치를 점프 보드 앞쪽에 위치하고 점프) 고관절 신전(발의 위치를 점프 보드 뒤쪽에 위치하고 점프) *(사진은 Pilates Anytime에서 허락됨. www.pilatesanytime.com)*	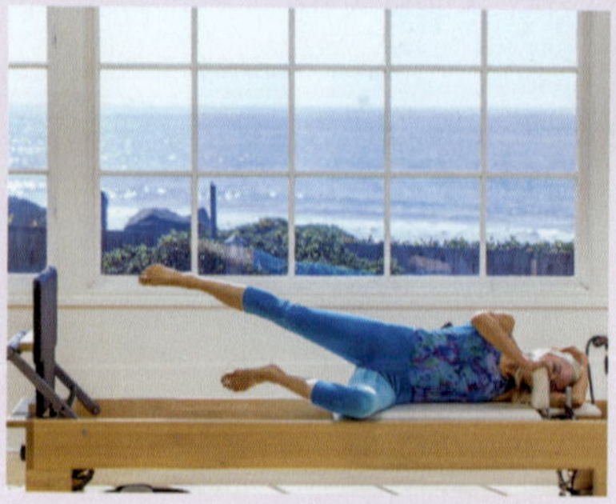 2
누운 자세에서 발과 발목으로 점프 신체의 심부 전방 근막 연속성을 강조	리포머 점프 보드를 이용한다. 빨간색 스프링 1개를 걸어준다. 양쪽 무릎은 편 상태를 유지한다. (무릎을 구부리지 않는다.) 고관절 중립 고관절 외회전 고관절 내회전 한 다리로 점프하면서 고관절의 다양한 움직임을 반복한다.	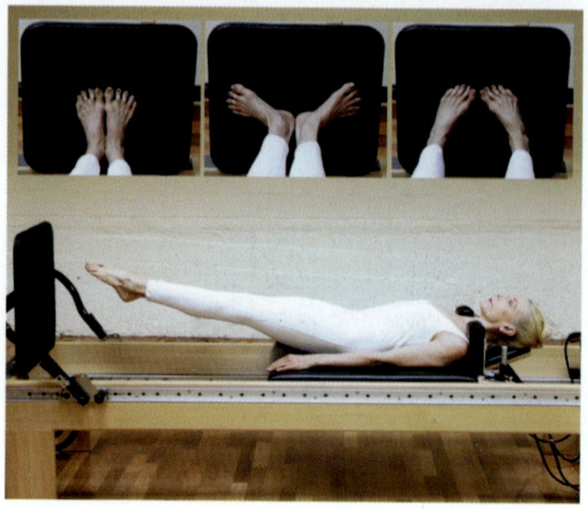 3

표 12.4 계속		
누운 자세에서 고관절, 무릎, 발목의 굴곡과 신전을 하며 점프 신체의 심부 전방의 근막 연속성을 강조	리포머 점프 보드를 이용한다. 빨간색 스프링 1개를 걸어준다. 고관절 중립 고관절 외회전 고관절 내회전 한 다리로 점프하면서 고관절의 다양한 움직임을 반복한다.	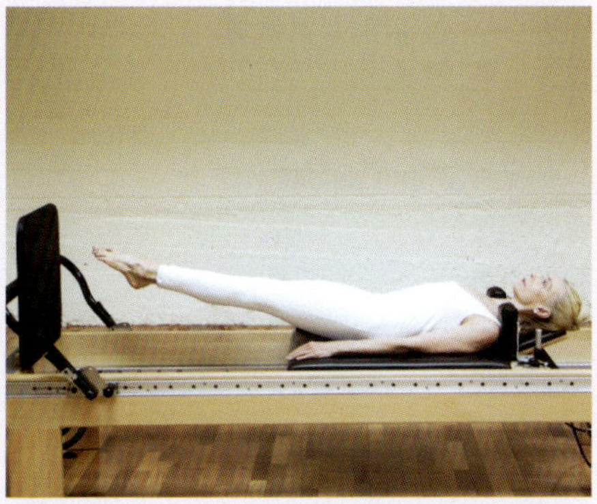 **4A**
누운 자세에서 고관절, 무릎, 발목의 굴곡과 신전을 하며 점프한 후 착지	상단 우측 코너에 착지 상단 좌측 코너에 착지 하단 우측 코너에 착지 하단 좌측 코너에 착지	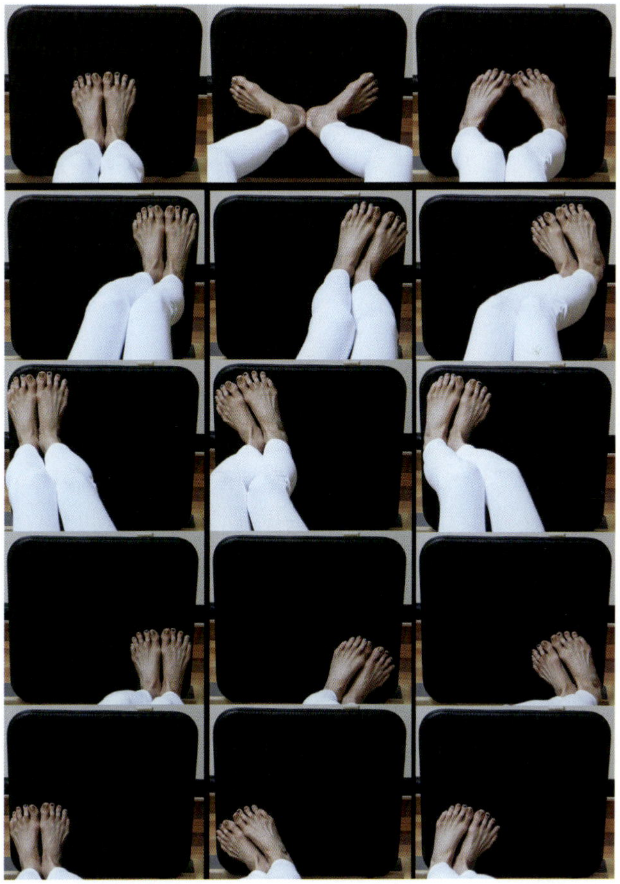 **4B**

계속

표 12.4 계속

네발기기 자세에서 고관절 신전하여 한 다리로 점프 표면 후방 근막 연속성을 강조하며 모든 근막 연속성의 활성을 통합	리포머 점프 보드를 이용한다. 파란색 스프링 1개를 걸어준다. 전완을 박스 위에 위치시킨다. 진전된 단계로는 숄더레스트를 양손으로 잡는다. 고관절 중립 고관절 외회전 고관절 내회전	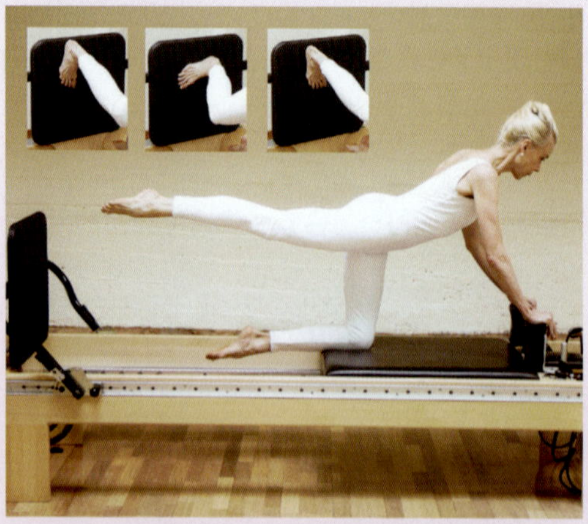 **5**
네발기기 자세에서 팔 점프 상지, 표면 후방, 심부 전방 근막 연속성의 활성을 통합	리포머 풋바를 이용한다. 노란색 스프링 1개를 걸어준다. 착지 변환: ● 손을 넓게 ● 손을 좁게 ● 전완을 교차 ● 손바닥을 아래로, 회내 ● 손바닥을 위로, 회외 ● 한 팔로 *(사진은 Pilates Anytime에서 허락됨. www.pilatesanytime.com)*	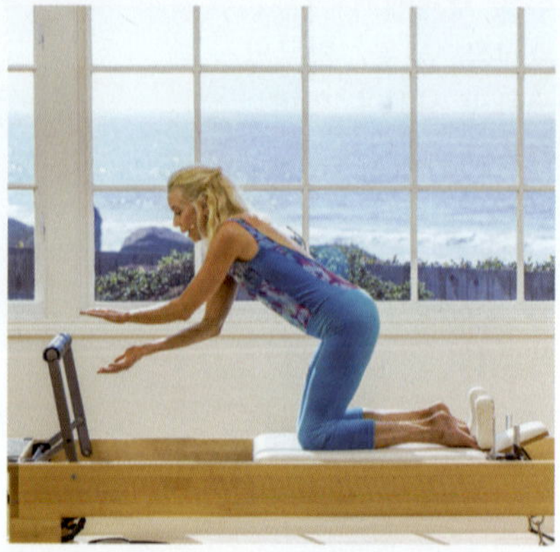 **6**
측면으로 앉아 한 팔로 점프 상지, 외측을 강조하며 모든 근막 연속성의 활성을 통합	리포머 풋바를 이용한다. 노란색 스프링 1개를 걸어준다. 작은 박스 위에 앉는다. 손은 스캡션(scaption) 방향으로 바를 밀어낸다.	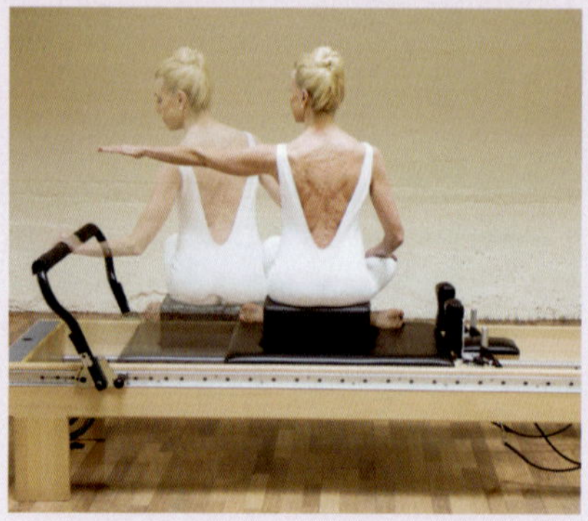 **7**

표 12.5
뼈 건강을 위한 근막에 중점을 둔 운동 계획서 - 고객 프로필

고객의 진단명 또는 의학적 상태: 73세 여성. 골다공증이 있고, 양측 무릎 관절염이 있음.

단기 목표 (Short-term goals)	장기 목표 (Long-term goals)
1. 흉추의 과도한 후만을 감소시키는 것 2. 골반 후방 경사를 감소시키고 서 있는 자세에서 요추 굴곡을 만드는 것 3. 계단을 오르내릴 때 무릎의 통증이 감소되는 것 4. 서 있을 때 균형력의 증진 특히, 관상면에서의 균형	1. 그녀의 손주들과 외출 및 여행을 할 때 움직임, 힘, 지구력을 유지하는 것 2. 서 있을 때 균형력을 증진시키기 위해 집에서 매일 할 수 있는 발과 발목 운동 프로그램 3. 골밀도를 증가시키기 위한 체중부하 운동을 매일하는 것 4. 집에서 눈과 목 움직임을 통합할 수 있는 운동 프로그램을 통해 목 통증을 관리

뼈 건강을 위한 근막에 중점을 둔 운동 계획 가이드	고객 프로필 - 고객 또는 담당 실무자가 작성
1. 근막 기능에 영향을 미치는 요인	
유전	가족 중 골다공증 병력은 없다.
질병 관련	어린 시절 왼쪽 견갑골 부근의 신경이 바이러스에 감염되었다. 유아기, 청소년기, 젊은 시절에 뼈에 부족한 영양상태가 지속되었다. 골다공증 진단은 그녀가 50대가 될 때까지 확인되지 않았다.
투약	골밀도 증가를 위한 처방약 복용으로 턱이 괴사하였다.
수술	턱뼈 구조의 붕괴로 인해 턱을 재건하기 위한 광범위한 수술이 요구되었다.
● 흉터	오른쪽 무릎 반월판절제술
● 유착	재건하기 위한 수술은 경추 관절 가동범위 제한과 목 통증에 기여할 수 있다.
전신 염증	전신 염증은 식단과 보조제의 공급을 통해 관리할 수 있다.
생활 관련	그녀는 매우 활동적인 생활 패턴을 가지고 있다. 아동, 청소년들을 위한 발레 교습과 성인을 위한 승마, 중년을 위한 체육 활동까지 하였다.
● 영양	아동기, 청소년기, 젊은 시절 동안 골 형성을 위한 영양이 부족하였다. 현재는 통합 의학 전문가의 조언을 따른다.
● 보조제	통합 의학 전문가의 조언을 따른다.
● 흡연	비흡연
● 음주	가끔 와인 한잔
● 앉아있는 시간	책상에 앉거나 운전하는 시간이 하루에 5시간 미만
저 가동성	저 가동성 없음
과 가동성	과 가동성은 없지만, 평균보다 관절 가동 범위가 크다.
온도 및 습도의 선호도	21℃ 및 낮은 습도

계속

표 12.5 계속

2. 근막 기능을 향상시키기 위한 셀프케어 도구: 볼, 폼롤러, 막대, 손으로 사용하는 도구	
홈 프로그램	흉추 신전을 위한 폼롤러 운동, 발과 발목을 위한 볼 운동
스튜디오 프로그램	스튜디오에서는 스프링 저항을 이용한 기구 운동
프로그램 적용시간	하루 30분
3. 근막 기능을 향상시킬 수 있는 치료: 침, 정골요법, 물리치료, 롤핑요법®, 구조통합치료 등	목과 무릎 통증은 물리치료로 관리한다.
예약 스케줄	구강 수술 후, 정골 의사와 약속하였다.
통합적 관리를 위한 소통	물리치료사가 움직임에 대한 가이드를 제공한다.
4. 관절 가동 범위	
부분적	흉추의 신전 제한, 경추의 가동범위 제한
전체	
금기	척추체의 골밀도 감소로 인해 하중이 가해지는 척추의 굴곡, 회전, 외측 굴곡
5. 체중부하	
비 체중부하	목과 눈의 통합적인 움직임 운동
부분 체중부하	전체 체중 지지를 한 상태에서 정확한 정렬을 만들도록 하기 위해 적당한 저항을 부분 체중 지지 상태에서 적용한다.
완전 체중부하	골밀도 증가를 위해 완전 체중 지지를 선호한다.
6. 운동사슬	
열린 운동 사슬	경추의 관절 가동범위와 안구 움직임을 위한 열린 운동 사슬
닫힌 운동 사슬	고유수용성 감각과 신경근막 시스템을 활성화하기 위해 닫힌 운동 사슬
7. 고객을 위한 최적의 보조 및 저항	
체중으로만 이용	
스프링	스프링은 리포머, 체어, 트라페지 테이블, 바렐 운동에서 보조와 저항으로 제공한다.
프리웨이트	고객은 기존 전형적인 근력 훈련을 할 때 그녀의 관절통이 증가하고 자세가 나빠졌다고 얘기한다.
8. 최대 효과와 최소 손상을 위한 최적의 강도	많은 반복 횟수를 통한 적절한 강도의 운동은 고객이 정확한 정렬 상태를 지속할 수 있도록 점진적으로 증가시켜 준다.
9. 위험하지 않으면서 새로운 것을 통해 신경계의 흥미를 유발시킬 운동	발레와 승마 훈련은 운동 조절 능력 발달과 움직임의 요구를 위한 새로운 것을 찾는 신경계를 발달시킨다.

표 12.5 계속

10. 고객에게 적용 가능한 필라테스 동작 선택	*고객은 스튜디오에서 이 모든 기구들을 활용할 수 있다.*
매트, 리포머, 체어, 트라페지 테이블, 바렐	
추가 기구	
불안정한 표면 :	
폼롤러, 우브, 로테이터 디스크, 발란스 보드, 락커 보드	
11. *Anatomy Train*에 묘사된 적절한 근막 연속성을 모두 활성화시킨다: 도수치료사와 운동치료사를 위한 근막경선(Myers, 2014)	*표면 후방 근막 경선의 활성을 강조한다.* *특히, 서서 균형을 유지할 때는 외측 근막 경선을 활성화한다.* *통합된 후방과 전방 상지 근막 경선은 흉곽에 연결된 신경근막을 계속해서 자극한다.*
12. 근막의 탄성 반동 성질을 발달시키기 위한 훈련	*리포머 탄성 반동 운동은 뼈 건강을 촉진시킨다.*
기간: 하루에 20–30분	*하루에 20분 진행*
횟수: 일주일에 2–3회	*일주일에 2회 진행*
콜라겐 합성을 위한 회복 시간: 2일	
13. 탄성 반동에 중점을 두지 않는 근막에 중점을 둔 운동	
기간: 하루 30–60분	*하루에 60분*
횟수: 일주일에 2–6회	*일주일에 2회*
최소 3주마다 프로그램 변경	*프로그램은 하루의 활동량과 스트레스에 따라 매주 변경한다.*
14. 고객이 선호하는 큐잉	
터치의 깊이	*고객은 적절한 깊이의 터치를 선호한다.*
외수용 또는 내수용 감각 큐	*고객은 외수용과 내수용 감각 큐가 적절하게 혼합된 큐잉을 선호한다.*
15. 리듬감 있는 움직임과 집중을 촉진하기 위한 고객의 음악 선호도	*고객은 강사의 목소리에 집중하는 것을 선호한다.*
16. 다른 형태의 훈련과 상호작용	
다양한 강도의 인터벌트레이닝(VIIT)	*고객은 개정된 운동 일정에 VIIT가 포함된 부분에 관심을 표현하였다.*
유산소 운동: 15–45분, 일주일에 3–4회	*그녀의 집 근처를 걷는다.*
근력 운동: 15–30분, 일주일에 2회; 1–2일 휴식	*물리치료사가 일주일에 1회 근력 운동 시행*
의식적 운동(Mindful movement) : 요가, 태극권, 기공체조, 자이로키네시스®, 자이로토닉®	*한 달에 2회 Gyrotonic®*

표 12.6
뼈 건강을 위한 근막에 중점을 둔 계획 가이드 – 운동 선택

고객의 진단명 또는 의학적 상태: 73세 여성. 골다공증이 있고, 양측 무릎 관절염이 있음.

운동은 **표 12.3, 12.4**에서 선택한다.	근막에 중점을 둔 동작의 기준 움직임 요소: 움직임은 운동 조절의 개선과 콜라겐 리모델링을 지속가능하게 한다. 움직임은 바이오텐세그리티 모델*의 인식을 촉진한다. 고객의 상태에 적합한 모든 근막 연속성에 대해 최적의 시퀀스로 접근한다.	매트	리포머	체어	트라페지 테이블	필라테스 아크®	추가 도구	운동 결과: 조직의 수화를 촉진	근막시스템의 활주 발달	조직의 재생 촉진	조직 탄력성 발달	규칙적인 격자 주름 발달	탄성 반동 발달
*"텐세그리티(Tensegrity) 구조는 국소적인 기계적 스트레스에 대해 전체적인 반응을 제공한다. 그 결과로 중력으로부터 어느 정도 독립된 형태를 갖게 된다. 텐세그리티 모델이 없다면, 우리의 원섬유성의 구조는 중력으로 인해 붕괴된다. 텐세그리티 모델로 인해 우리의 구조는 주변 구조를 포함한 전체적인 네트워크를 통해 하중을 펼쳐냄으로써 압력을 흡수하고 분산시킨다." (Guimberteau & Armstrong, 2015)													
	내수용 감각(Interoception) – 근막내 사이질 신경은 고유수용성 감각 또는 통각 대신에 내수용 감각을 제공한다. 이러한 자유신경종말의 자극은 생리적 필요와 관련하여 항상성을 찾기 위해 신체 상태에 대한 정보를 제공한다. 내수용 감각 신호는 온감, 메스꺼움, 배고픔, 아픔, 노력, 무거움 또는 가벼움 같은 느낌과 관련이 있다. 내부 체성 감각에 대한 인식은 감정, 느낌과 관련이 있다(Schleip & Baker, 2015).												
리포머 타워 또는 리포머/트라페지 콤비네이션™에서 열린 운동 사슬으로 점프 **표 12.3, No.1**	흐르는 듯 이어지는 동작의 연결 준비를 위한 반대 움직임		•		•			•	•	•	•		
리포머에 엎드린 자세에서 Footwork (경추와 상부 흉추의 외측 이동, 신전, 외측 굴곡 그리고 회전을 동반) **표 12.3, No.2**	**움직임 시작** – 근위부 구조물을 원위부 구조물에 연결하고, 원위부 구조물을 근위부 구조물에 연결한다.		•					•	•		•		
리포머에 네발기기 자세로 골반, 요추, 흉추, 경추의 중립을 유지한 상태로 고관절 신전 **표 12.3, No.3**	**고유수용성 감각의 개선** – 고유수용성 감각은 자세, 힘줄 및 근육의 감각과 연결된다.		•					•	•		•		

표 12.6 계속

고객의 진단명 또는 의학적 상태: 73세 여성. 골다공증이 있고, 양측 무릎 관절염이 있음.

운동은 **표 12.3, 12.4**에서 선택한다.	근막에 중점을 둔 동작의 기준 움직임 요소: 움직임은 운동 조절의 개선과 콜라겐 리모델링을 지속가능하게 한다. 움직임은 바이오텐세그리티 모델*의 인식을 촉진한다. 고객의 상태에 적합한 모든 근막 연속성에 대해 최적의 시퀀스로 접근한다.	매트	리포머	체어	트라페지 테이블	필라테스 아크®	추가 도구	운동 결과 조직의 수화를 촉진	근막시스템의 활주 발달	조직의 재생 촉진	조직 탄력성 발달	규칙적인 격자 주름 발달	탄성 반동 발달
리포머에서 런지를 하며 고관절과 무릎의 굴곡과 신전 **표 12.3, No.4**	**운동감각의 명민함** – 운동감각 (동적 고유수용감각), 팔다리와 몸통의 움직임과 위치에 대한 적절한 감각		●					●	●	●	●		
리포머 캐리지에 아크®를 두고, 옆으로 누운 자세로 다리 밀기 (척추는 필라테스 아크®에 의해 지지되고 팔꿈치는 긴 타워 스프링에 의해 팔꿈치 굴곡에 저항) **표 12.3, No.5**	**전신의 연속성** – 심층에서 표층으로, 표층에서 심층으로 연결하면서 몸통에서 팔다리로, 팔다리에서 몸통으로 연결한다.		●		●	●		●	●	●	●		
리포머 캐리지에 필라테스 아크®를 두고, 그 위에 누운 자세로 척추의 신전, 양 손은 긴 노란색 타워 스프링을 잡는다. **표 12.3, No.6**	**전신의 연속성** – 심층에서 표층으로, 표층에서 심층으로 연결하면서 몸통에서 팔다리로, 팔다리에서 몸통으로 연결한다.		●		●	●		●	●	●	●		
체어 페달에 측면으로 앉아 고관절의 외회전 그리고 발목 저측굴곡/배측굴곡을 동반한 한쪽 다리 페달 누르기 **표 12.3, No.7A**	**움직임 시작** – 근위부 구조물을 원위부 구조물에 연결하고, 원위부 구조물을 근위부 구조물에 연결한다.			●				●	●	●	●		
체어 페달에 측면으로 앉아 고관절 중립, 발목 배측굴곡을 동반한 한쪽 다리 페달 누르기 **표 12.3, No.7B**	**움직임 시작** – 근위부 구조물을 원위부 구조물에 연결하고, 원위부 구조물을 근위부 구조물에 연결한다.			●				●	●	●	●		
체어 페달에 측면으로 앉아 고관절 중립, 발목의 저측굴곡/ 배측굴곡을 동반한 한쪽 다리 페달 누르기 **표 12.3, No.7C**	**움직임 시작** – 근위부 구조물을 원위부 구조물에 연결하고, 원위부 구조물을 근위부 구조물에 연결한다.			●				●	●	●	●		

계속

표 12.6 계속

고객의 진단명 또는 의학적 상태: 73세 여성. 골다공증이 있고, 양측 무릎 관절염이 있음.

운동은 **표 12.3, 12.4**에서 선택한다.	근막에 중점을 둔 동작의 기준 움직임 요소: 움직임은 운동 조절의 개선과 콜라겐 리모델링을 지속가능하게 한다. 움직임은 바이오텐세그리티 모델*의 인식을 촉진한다. 고객의 상태에 적합한 모든 근막 연속성에 대해 최적의 시퀀스로 접근한다.	매트	리포머	체어	트라페지 테이블	필라테스 아크®	추가 도구	운동 결과: 조직의 수화를 촉진	근막시스템의 활주 발달	조직의 재생 촉진	조직 탄력성 발달	규칙적인 격자 주름 발달	탄성 반동 발달
체어에서 요추, 흉추, 경추의 중립을 유지한 자세로 전방 기능선 근막 연속성에 다양한 변화를 준다. **표 12.3, No.8**	**움직임 시작** – 근위부 구조물을 원위부 구조물에 연결하고, 원위부 구조물을 근위부 구조물에 연결한다.			●				●	●	●	●		
체어에서 선 자세로 발목의 저측굴곡과 배측굴곡 (체어 핸들을 잡고 시행할 수 있다.) **표 12.3, No.9**	약간의 각도 변화를 통한 다양한 방향으로의 움직임			●				●	●	●	●		
한쪽 고관절 굴곡을 동반한 Parakeet **표 12.3, No.10**	**전신의 연속성** – 심층에서 표층으로, 표층에서 심층으로 연결하면서 몸통에서 팔다리로, 팔다리에서 몸통으로 연결한다.		●		●			●	●	●	●		
시상면에서의 Thigh–Stretch **표 12.3, No.11**	신체는 신경근막 시스템의 많은 부분을 포함하여 동시적으로 움직인다.		●					●	●	●	●		
선 자세에서 몸통의 회전을 동반한 고관절의 외전/내전 **표 12.3, No.12A**	**전신의 연속성** – 심층에서 표층으로, 표층에서 심층으로 연결하면서 몸통에서 팔다리로, 팔다리에서 몸통으로 연결한다.		●					●	●	●	●		
선 자세에서 Split 자세로 몸통의 회전을 동반한 고관절의 외전/내전 **표 12.3, No.12B**			●					●	●	●	●		
스프링을 향해 대각선 방향으로 바닥에 선 자세에서, 보조된 스쿼트 **표 12.3, No.13**	**힘/부하의 이동** – 신경근막 시스템을 통해 힘/부하를 고르게 분포시키는 움직임		●					●	●	●	●		

표 12.6 계속

고객의 진단명 또는 의학적 상태: 73세 여성. 골다공증이 있고, 양측 무릎 관절염이 있음.

운동은 **표 12.3, 12.4**에서 선택한다.	근막에 중점을 둔 동작의 기준 움직임 요소: 움직임은 운동 조절의 개선과 콜라겐 리모델링을 지속가능하게 한다. 움직임은 바이오텐세그리티 모델*의 인식을 촉진한다. 고객의 상태에 적합한 모든 근막 연속성에 대해 최적의 시퀀스로 접근한다.	매트	리포머	체어	트라페지 테이블	필라테스 아크®	추가 도구	운동 결과: 조직의 수화를 촉진	근막시스템의 활주 발달	조직의 재생 촉진	조직 탄력성 발달	규칙적인 격자 주름 발달	탄성 반동 발달
Ped-o-Pull / Pedi-Pole을 향해 선 자세에서 발목의 저측굴곡을 동반한 흉추와 경추의 신전과 회전 **표 12.3, No.14**	**동적 스트레칭** - 느리고 빠른 템포의 변화						●	●	●	●	●		
뼈 건강을 위한 근막에 중점을 둔 탄성 반동 리포머 운동													
네발기기 자세에서 하퇴와 발로 점프 **표 12.4, No.1**	**준비를 위한 반대 움직임** **움직임 시작** - 근위부 구조물을 원위부 구조물에 연결하고, 원위부 구조물을 근위부 구조물에 연결한다. **힘/부하의 이동** - 신경근막 시스템을 통해 힘/부하를 고르게 분포시키는 움직임		●				●	●	●	●	●	●	●
측면으로 누운 자세에서 점프 **표 12.4, No.2**	**준비를 위한 반대 움직임** **움직임 시작** - 근위부 구조물을 원위부 구조물에 연결하고, 원위부 구조물을 근위부 구조물에 연결한다. **힘/부하의 이동** - 신경근막 시스템을 통해 힘/부하를 고르게 분포시키는 움직임		●			●	●	●	●	●	●	●	●
누운 자세에서 발과 발목으로 점프 **표 12.4, No.3**	**준비를 위한 반대 움직임** **움직임 시작** - 근위부 구조물을 원위부 구조물에 연결하고, 원위부 구조물을 근위부 구조물에 연결한다. **힘/부하의 이동** - 신경근막 시스템을 통해 힘/부하를 고르게 분포시키는 움직임		●				●	●	●	●	●	●	●

계속

표 12.6 계속

고객의 진단명 또는 의학적 상태: 73세 여성. 골다공증이 있고, 양측 무릎 관절염이 있음.

								운동 결과					
운동은 **표 12.3, 12.4**에서 선택한다.	근막에 중점을 둔 동작의 기준 움직임 요소: 움직임은 운동 조절의 개선과 콜라겐 리모델링을 지속가능하게 한다. 움직임은 바이오텐세그리티 모델*의 인식을 촉진한다. 고객의 상태에 적합한 모든 근막 연속성에 대해 최적의 시퀀스로 접근한다.	매트	리포머	체어	트라페지 테이블	필라테스 아크®	추가 도구	조직의 수화를 촉진	근막시스템의 활주 발달	조직의 재생 촉진	조직 탄력성 발달	규칙적인 격자 주름 발달	탄성 반동 발달
누운 자세에서 고관절, 무릎, 발목의 굴곡과 신전을 하며 점프 **표 12.4, No.4A,B**	**준비를 위한 반대 움직임** **움직임 시작** – 근위부 구조물을 원위부 구조물에 연결하고, 원위부 구조물을 근위부 구조물에 연결한다. **힘/부하의 이동** – 신경근막 시스템을 통해 힘/부하를 고르게 분포시키는 움직임		•				•	•	•	•	•	•	•
네발기기 자세에서 고관절 신전하여 한 다리로 점프 **표 12.4, No.5**	**준비를 위한 반대 움직임** **움직임 시작** – 근위부 구조물을 원위부 구조물에 연결하고, 원위부 구조물을 근위부 구조물에 연결한다. **힘/부하의 이동** – 신경근막 시스템을 통해 힘/부하를 고르게 분포시키는 움직임		•				•	•	•	•	•	•	•
네발기기 자세에서 팔 점프 **표 12.4, No.6**	**준비를 위한 반대 움직임** **움직임 시작** – 근위부 구조물을 원위부 구조물에 연결하고, 원위부 구조물을 근위부 구조물에 연결한다. **힘/부하의 이동** – 신경근막 시스템을 통해 힘/부하를 고르게 분포시키는 움직임		•					•	•	•	•	•	•
측면으로 앉아 한 팔로 점프 **표 12.4, No.7**	**준비를 위한 반대 움직임** **움직임 시작** – 근위부 구조물을 원위부 구조물에 연결하고, 원위부 구조물을 근위부 구조물에 연결한다. **힘/부하의 이동** – 신경근막 시스템을 통해 힘/부하를 고르게 분포시키는 움직임		•				•	•	•	•	•	•	•

참고문헌(References)

Publications

Gallagher, S. P. & Kryzanowska, R. (2000). *The Joseph H. Pilates archive collection*. Philadelphia, PA: Trans-Atlantic Publications Inc.

Guimberteau, J. C. & Armstrong, C. (2015). *Architecture of human living fascia: The extracellular matrix and cells revealed through endoscopy*. Edinburgh: Handspring Publishing.

Myers, T. W. (2014). *Anatomy Trains®: Myofascial meridians for manual and movement therapists* (3rd ed.). Edinburgh: Churchill Livingstone.

Schleip, R. & Baker, A. (Eds.) (2015). *Fascia in sport and movement*. Edinburgh: Handspring Publishing.

Pilates Anytime Classes

www.pilatesanytime.com

Note: Clips from these classes are available to those who purchase the book. Video clips are available free of charge at: www.pilatesanytime.com/fascia. Use redemption code FASCIA.

제 12 장 뼈 건강, 근막에 중점을 둔 동작의 관점

그림 12.2C & 표 12.3 No.3

Reformer Workout (2014)

http://www.pilatesanytime.com/u/fm109

표 12.3 No.7AC

Wunda Chair Workout (2015)

http://www.pilatesanytime.com/u/fm76

표 12.3 No.13

Reformer Workout (2016)

http://www.pilatesanytime.com/u/fm67

표 12.3 No.8

Wunda Chair Workout (2015)

http://www.pilatesanytime.com/u/fm6

표 12.3 No.2

Reformer Workout (2015)

http://www.pilatesanytime.com/u/fm61

표 12.3 No.9

Wunda Chair Workout (2015)

http://www.pilatesanytime.com/u/fm77

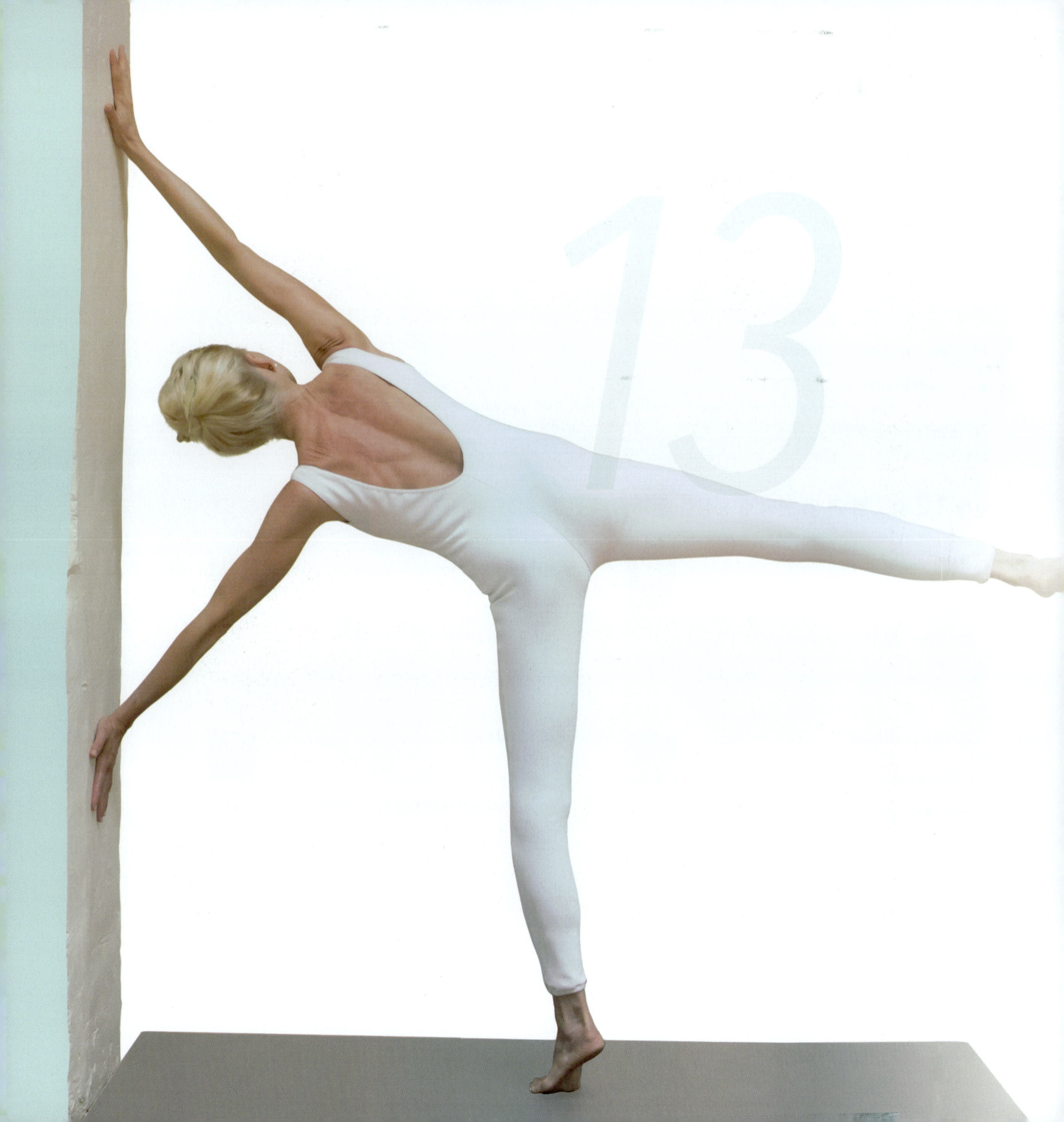
13

무릎과 고관절 표면 치환술과 전 치환술, 근막에 중점을 둔 동작의 관점

Knee and hip resurfacing and replacement, a fascia-focused movement perspective

무릎과 고관절 표면 치환술이나 전 치환술을 한 환자를 위한 매트운동 순서

무릎이나 고관절 표면 치환술이나 전 치환술 직후 많은 환자들은 작업치료나 물리치료를 받게 된다. 수술한 의사나 물리치료사는 자격이 있는 필라테스 강사에게 환자를 부탁하기도 한다. 일상생활, 보행 및 특수 운동의 활동을 계속 진행하고자 하는 환자는 필라테스 프로그램을 스스로 참고할 수 있다. 무릎이나 고관절 표면 치환술 또는 전 치환술을 받은 고객은 수술하기 전에 만들어진 변형된 보행이 나타날 가능성이 크다. 마모된 관절 구조와 조직 위축으로 인한 통증은 손상된 부위에 체중 부하를 피하도록 만든다. 이것은 엉덩이 들기, 요추 외측 굴곡과 회전뿐만 아니라 흉곽 외측 이동, 외측 굴곡, 회전을 발생시킨다. 수술 후에 잘 계획된 매트 운동 프로그램은 편안함, 효율성 및 보행 시 향상된 대칭성 회복에 기여할 수 있다. 근막에 중점을 둔 필라테스 운동은 발과 다리를 골반과 척추에 연결하는 근막 연속성의 활성화를 통합적으로 촉진시킬 수 있다. 매트 운동 순서들은 흉곽과 요추 골반 부위의 대칭적 회전을 향상시킬 수 있다. 이것은 또한 발과 발목의 움직임을 다루기 때문에 효율적인 보행과 균형의 개선을 촉진할 수 있다.

무릎관절 표면 치환술과 전 치환술	고관절 표면 치환술과 전 치환술
110° 정도의 무릎 굴곡은 대부분의 일상생활 활동을 위해서 충분하다. 필라테스 강사는 고객의 최적의 운동범위에 대해 외과의사나 물리치료사에게 결정을 부탁해야 한다. 무릎 표면 치환술 또는 전 치환술 후에 고객이 얻을 수 있는 무릎 굴곡범위는 도수치료나 운동 재활 프로그램이나 마취, 인공 삽입물, 수술방법, 감염관리, 환자의 염증 반응, 반흔 조직 및 유착 형성을 비롯한 여러 요인에 따라 크게 달라진다.	후부 절개를 통한 고관절 표면 치환술이나 전 치환술을 받은 고객은 고관절 굴곡, 내회전 그리고 내전의 결합된 움직임이 관절의 탈구를 일으킬 수 있으므로 이 동작을 피해야 한다. 의사나 물리치료사가 특별한 승인을 할 때까지는 매트 운동을 순차적으로 시행하는 동안 각각의 동작을 조심히 접근해야 한다. 90° 이상의 고관절 굴곡을 피해야 하고, 수술한 고관절을 정중선을 넘어 교차시키는 것을 피해야 한다. 그리고 고관절 내회전을 피해야 한다.

무릎 또는 고관절 표면 치환술이나 전 치환술을 받은 고객은 매트에 자세를 취하거나 매트에서 일어서는데 어려움이 있을 수 있다. 이러한 고객은 높이가 있는 매트나 트라페지 테이블에서 운동 프로그램을 연습하는 것이 더 편할 것이다.

무릎 표면 치환술 또는 전 치환술을 한 고객은 무릎을 꿇는 자세가 불편할 수 있다. 네발기기 자세에서의 운동은 생략하는 것이 현명하다.	옆으로 누운 자세에서 운동할 때는 수술한 고관절의 내전을 피하기 위해 다리 사이에 쿠션을 위치시킨다. 전방 절개를 통해 수술한 고객은 담당 의사나 물리치료사의 허락을 받아 고관절의 신전 운동을 시행하여야 한다.

계속

변형된 조셉 필라테스 매트 운동

무릎 굴곡을 고객의 능력과 편안함에 맞게 조절해라.
제한된 무릎관절 운동 범위를 수용하기 위해 고관절 또는 요추와 골반의 정렬을 손상시키면 안된다.

Rolling Back **(그림 3.3E)**
Single Leg Stretch **(그림 3.2C)**
Crisscross
One Leg Kick **(그림 3.4B)**
Double Kick **(그림 3.4C)**
Side Leg Bicycle

Leg Pull – Front (**그림 3.7A**). 무릎 표면 치환술 또는 전 치환술을 한 후 무릎 꿇는 자세는 하는 것은 금기될 수 있다. 무릎 꿇기를 피하기 위해 볼을 이용하여 골반과 하부 몸통을 지지하여 볼 위에 엎드린 자세로 이 운동을 훈련할 수 있다.

Leg Pull (**그림 3.7B**). 무릎을 신전시키는 동안 무릎 관절 후면에 가해지는 압력을 피하기 위해 양쪽 무릎을 구부린 채로 이 운동을 훈련한다.

Side Kick Kneeling (**그림 3.5C**). 이 운동은 무릎 서기 자세에서 표면 치환술이나 전 치환술을 한 무릎에 체중을 부하하기 때문에 생략될 수 있다.

Rocking (**그림 3.4H**). 변형된 운동이며, 밴드나 스트랩을 사용하여 발을 손에 연결시킨다. 무릎 굴곡을 고객의 능력과 편안함에 맞게 조절해라. 제한된 무릎관절 운동 범위를 수용하기 위해 고관절 또는 요추와 골반의 정렬을 손상시키면 안된다.

변형된 조셉 필라테스 매트 운동

고객의 고관절 굴곡과 신전에 대한 허용가능한 운동 범위에 대해 의사나 물리치료사로부터 지침을 얻어라. 안전한 운동범위는 보철의 유형, 수술 접근법 및 조직의 상태 등 다양한 요소에 의해 결정된다.

Single Leg Stretch
Single Straight Leg Stretch
Double Straight Leg Stretch

Crisscross는 고관절 굴곡과 신전을 포함하기 때문에, 후방에서 수술적 접근이 이루어 졌다면 이 운동은 금기될 수 있다.
골반과 요추의 회전을 동반한 Leg Circle

Double Leg Circle은 고관절 내전을 포함하며, 후방 수술적 접근이 이루어진 경우 금기될 수 있다.

90° 이상의 고관절 굴곡을 피하기 위해 플랫폼 위에 골반을 위치시켜서 다음의 운동을 앉아서 훈련하라.

- Seated Spine Stretch Forward
- Seated Spine Stretch Side
- Seated Spine Twist
- Saw

이러한 운동들은 고관절 굴곡 90° 이상을 포함한다.
변형된 동작의 범위가 추천될 수 있다.

Rolling Back
Seal
Boomerang
Cork-Screw
Jack-knife
Side Leg Bicycle-중심선을 넘어가는 것을 피해라

Side-lying lateral flexion과 Mermaid의 외측 굴곡은 고관절 외전을 포함한다. 이러한 동작은 고객이 수용할 수 있는 운동 범위에 따라 변형시켜라.

앉은 자세와 선자세에서 훈련되는 발 운동들

수술 전 고객은 비정상적인 발과 발목 움직임으로 인해 무릎이나 고관절의 운동범위가 손상될 수 있다.
성공적인 관절 치환술 후에 모든 근막 연속성을 통합하고 효율적인 보행을 지원하기 위해 발과 발목의 움직임 전략은 필히 다루어져야 된다.

관절 치환술을 한 고객은 고유수용성 감각과 발과 발목의 안정성과 운동성을 발달시키는 일련의 움직임을 통해 도움을 얻을 수 있다.
고객의 손이 발에 닿을 수 있다면 스스로 연습할 수 있다.
이것은 고유수용감각의 개선, 운동감각의 명민함, 전신의 연속성 등의 발달을 포함하는 근막에 중점을 둔 동작의 여러 기준을 충족하기에 선호되어진다.

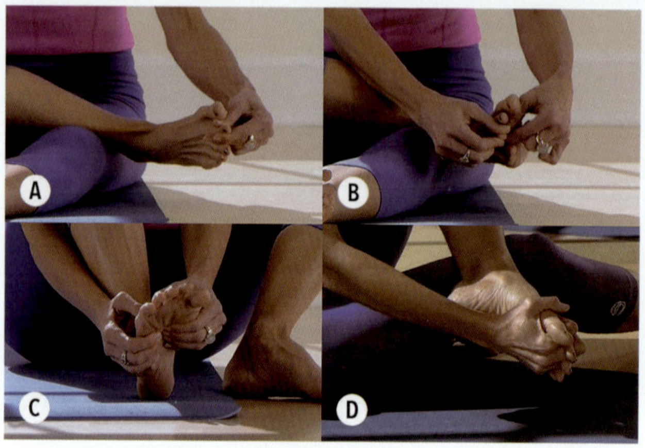

그림 13. 매트 1

그러나 고객의 손이 발에 편하게 닿지 못할 경우 치료사 또는 움직임을 가르치는 사람이 운동을 도와줄 수 있다.

발과 발목의 고유수용성 감각, 운동성, 안정성 그리고 강도의 개선을 촉구하기 위해서 소도구를 이용한 운동은 앉은 자세, 지지된 선 자세, 최종적으로 지지 없이 선 자세에서 훈련되어진다.

(**그림 11.2**)

(필라테스 애니타임 클래스 998, Foot Festival, 2013에서 허락됨.)

옆으로 누운 자세에서 흉추의 외측 굴곡과 회전은 나선 근막 연속성을 강조한다.

수술 전, 고객은 비정상적인 척추 움직임 패턴으로 인해 고관절이나 무릎관절 움직임의 범위가 손상될 수 있다.
성공적인 관절 치환술 후에, 이러한 척추 움직임 패턴은 효율적인 보행을 제공하기 위해 반드시 수정되어야 한다. 아래의 일련의 움직임들은 Feldenkrais Method® Awareness Through Movement® 수업에서 영감을 얻었다. 이것은 효율적인 보행을 위해 흉부와 골반에 필요한 대칭적인 회전을 촉진한다.

팔로 원 그리기

팔꿈치를 구부린 상태로 팔로 원 그리기

팔꿈치를 편 상태로 팔로 원 그리기

Pelvic Clock 또는 대퇴 대전자 원 그리기

골반과 어깨를 동일한 방향과 반대방향으로 움직인다.

옆으로 누운 자세에서 천장 쪽에 놓여진 정강이와 아래팔을 폼롤러에 올려놓고 회전한다.

골반과 몸통을 동일한 방향의 회전은 하나의 롤러를 사용하고 서로 반대 방향으로 회전시키기 위해서는 두 개의 롤러를 사용한다.

(***그림 4.9A와 그림 13. 매트 2***)

(필라테스 애니타임 클래스 2115, Mat Workout 2015에서 허락됨.)

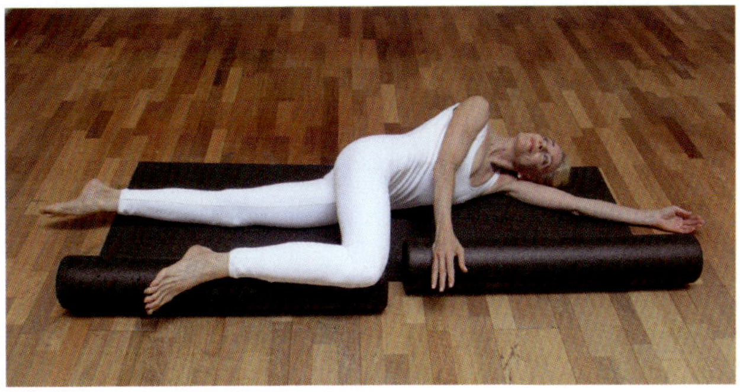

그림 13. 매트 2

고관절 표면 치환술 또는 전 치환술을 받은 환자를 위한 참고사항:

허벅지 사이에 쿠션을 놓아 수술한 다리가 중심선을 넘어가지 않도록 한다.

체어에 앉은 자세에서 또는 매트 위에 작은 박스를 놓고 하는 조셉 필라테스 매트 운동들

수술 전, 고객은 비정상적인 척추 움직임 패턴으로 인해 고관절이나 무릎관절 움직임의 범위가 손상될 수 있다.

성공적인 관절 치환술 후에, 이러한 척추 움직임 패턴은 효율적인 보행을 제공하기 위해 반드시 수정되어야 한다.
여기 앉아서 하는 4가지 운동은 외측 굴곡, 회전, 전방 굴곡 그리고 굴곡을 동반한 회전을 통해 몸통의 운동성을 발달시킨다.

목과 몸통의 분리된 회전을 동반한 Spine Twist

Spine Stretch Side

Spine Stretch Forward

Saw

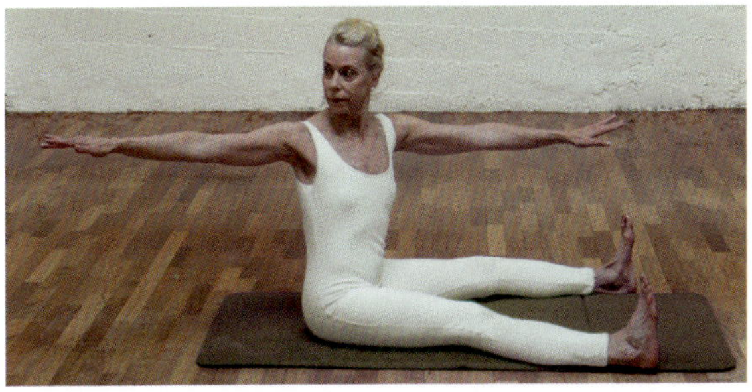

그림 13. 매트 3

계속

누운 자세에서 중립된 Bridge는 오른쪽과 왼쪽 표면 후방 근막 연속성을 활성화시킨다. (그림 4.2)

수술 전, 환자는 비대칭적인 척추 움직임 패턴으로 인해 무릎과 고관절의 운동범위가 손상될 수 있고 척추와 골반의 안정화 근육 위축 뿐만 아니라 고관절 신전근과 외측 안정화 근육의 위축도 발생될 수 있다. 성공적인 관절 치환술 후에, 효율적인 보행을 위해 척추와 골반의 올바른 움직임 패턴을 만들어야 한다.

누운 자세에서 중립된 Bridge. 오른쪽 발목 배측굴곡, 왼쪽 발목 저측굴곡, 오른쪽 발목 저측굴곡, 왼쪽 발목 배측굴곡. 이 동작을 하는 동안 골반의 양쪽 전상장골극(ASIS)은 천장을 향해 수평상태를 유지해야 하며, 골반 중립을 유지해야 한다. (**그림 13. 매트 4**)

누운 자세에서 중립된 Bridge. 골반을 왼쪽, 오른쪽 외측 이동.
무릎은 가만히 유지. 무릎을 첫 번째, 두 번째 발가락 높이와 나란히 맞추기.

누운 자세에서 중립된 Bridge. 골반을 왼쪽, 오른쪽 외측 이동.
골반을 중심축에서 회전. 왼쪽 전상장골극(ASIS)을 오른쪽으로 돌리기.
오른쪽 전상장골극(ASIS)을 왼쪽으로 돌리기.

누운 자세에서 중립된 Bridge. 골반을 왼쪽으로 외측 이동.
오른발 들어올리기. 오른발을 바닥에 다시 놓기. 골반을 오른쪽으로 외측 이동. 왼발 들어올리기. 왼발 바닥에 다시 놓기. 손을 골반 위에 위치하고 동작을 반복.

누운 자세에서 중립된 Bridge. 골반을 왼쪽으로 외측 이동.
오른발 들어올리기. 오른발을 바닥에 다시 놓기.
골반을 좀 더 왼쪽으로 움직이기. 왼발을 들어올리기.
왼발을 바닥에 다시 놓기. 골반을 오른쪽으로 움직이며 동일하게 반복.
손을 골반에 두고 동일하게 반복.

(필라테스 애니타임 클래스 2115, 매트 운동, 2015에서 허락됨.)
(필라테스 애니타임 클래스 2507, 매트 운동, 2016에서 허락됨.)

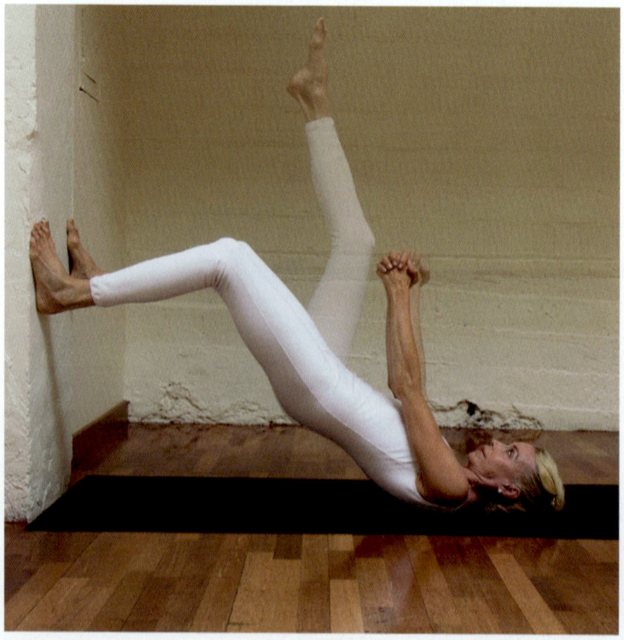

그림 13. 매트 4

옆으로 누운 자세에서 시행하는 조셉 필라테스 매트 운동은 오른쪽과 왼쪽 외측선 근막 연속성을 활성화한다. (그림 3.5)

수술 전, 고객들은 무릎과 고관절의 움직임 범위가 줄어들고 통증이 증가되는 것을 경험할 것이다. 그로 인해 해당되는 팔다리 체중 부하에 한계가 생기는 것은 흔한 일이다. 비대칭적인 체중 부하는 조직의 위축을 유발한다. 외측 골반 안정화 근육(중둔군과 소둔근)을 포함한 외측 근막 연속성은 점점 약해진다. 성공적인 관절 교체 후, 옆으로 누워서 시행하는 조셉 필라테스 매트 운동은 외측 근막 연속성을 활성화하는 데 효과적일 수 있다.

양쪽 무릎 굴곡 된 상태로

- Side Leg Lift (**그림 13. 매트 5**)
- Side Leg Kick
- Side Leg Circles

양쪽 무릎 신전 된 상태로

- Side Leg Lift
- Side Leg Kick
- Side Leg Circles

Side Leg Bicycle

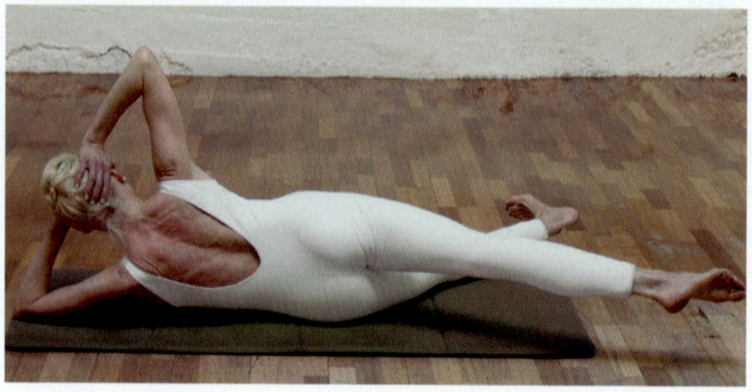

그림 13. 매트 5

고관절 표면 치환술과 전 치환술을 시행한 고객을 위한 참고:

옆으로 누운 자세에서 운동할 때, 수술한 고관절의 내전을 방지하기 위해 쿠션을 안쪽 허벅지 사이에 끼운다.

전방 절개 수술을 한 고객들은 외과의사나 물리치료사의 허락이 있을 때에만 고관절 운동을 할 수 있다.

엎드린 자세에서 하는 조셉 필라테스 매트 운동은 오른쪽과 왼쪽 표면 후방 근막 연속성을 활성화시킨다.

수술 전, 고객들은 무릎과 고관절의 움직임 범위가 줄어들고 통증이 증가되는 것을 경험할 것이다. 그들은 또한 보폭이 줄어들고 비대칭적이고 비효율적인 걸음걸이 패턴을 갖게 될 것이다. 이것은 표면 후방 근막 연속성에 영향을 준다. 고관절 신전근들은 위축될 수 있다. 성공적인 관절 교체 후, 엎드린 자세에서 시행하는 조셉 필라테스 매트 운동은 표면 후방 근막 연속성을 활성화하는데 효과적일 수 있으며 고관절과 척추의 신전을 촉진할 수 있다.

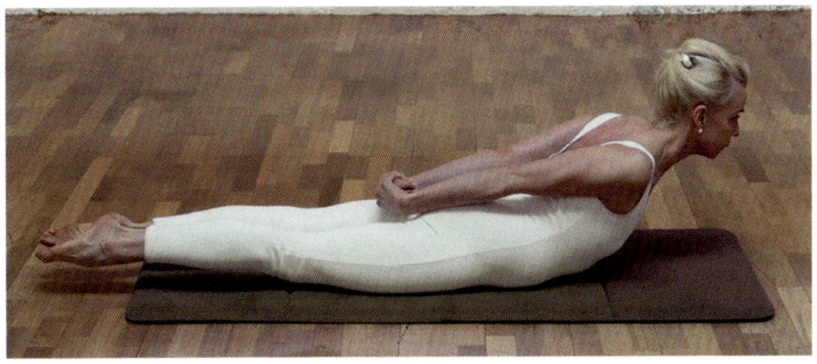

그림 13. 매트 6

폼롤러를 전완 아래에 위치시키고 Swan(척추 신전을 보조) (**그림 4.9 I**)

손으로 필라테스 링을 지지하며 Swan(척추 신전을 보조)

Swan

Swimming (**그림 3. 4G**)

One Leg Kick (**그림 3.4B**)

Double Leg Kick (**그림 3.4C 와 그림 13. 매트6**)

Swan-Dive

Swan-Dive Rocking (**그림 3.4 A**)

고관절 표면 치환술과 전 치환술을 시행한 고객을 위한 참고:

전방으로 접근한 수술을 받은 고객들은 외과의사나 물리치료사의 허락이 있을 때 고관절 신전 운동을 시작할 수 있다.

누운 자세에서 시행하는 조셉 필라테스 매트 운동은 오른쪽과 왼쪽 표면 전방 근막 연속성과 심부 전방 근막 연속성을 활성화시킨다.

One Leg Stretch (**그림 3.2C**)

Double Leg Stretch (**그림 3.2D**)

Single Leg Circles (두 무릎을 구부리고, 손을 골반에 놓은 상태로)

Single Leg Circles (두 무릎을 펴고) (**그림 13 매트 7**)

Single Straight Leg Stretch

One Leg Circles (두 무릎을 펴고, 양쪽 손바닥을 흉골 위에서 올려 놓은 상태로, 양쪽 방향으로) (**그림 3.6 E - H**)

Crisscross

One Leg Circles (발을 정중선을 가로지를 때 골반을 회전하면서)

Hundred (**그림 3.2A**)

Roll-Up (**그림 3.2B**)

Roll Over (**그림 3.3A**)

Hip Twist (**그림 3.6D**)

Cork-Screw (**그림 3.6A**)

Teaser (**그림 3.2F**)

Shoulder Bridge (**그림 3.4F**)는 척추 신전과 고관절 신전을 요구하는 엎드린 자세에서의 운동을 준비하기에 효과적이다.

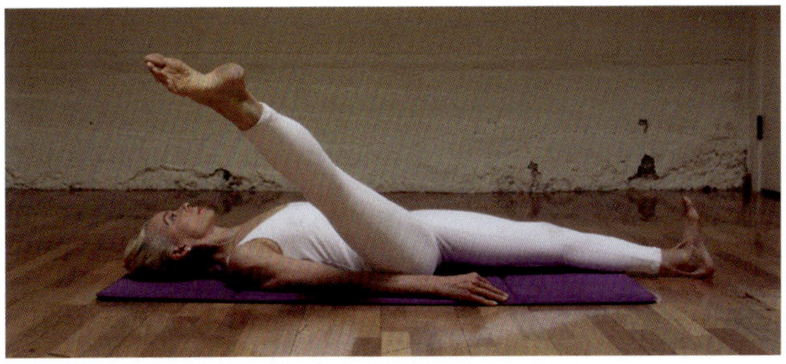

그림 13. 매트 7

고관절 치환술이나 전 치환술을 한 고객들을 위한 참고:

앞쪽 고관절의 부담을 줄여 주기 위해 Cork-Screw와 Teaser를 할 때 무릎을 살짝 구부려서 시행한다.

전방 접근법으로 수술을 받은 고객은 외과의사나 물리치료사의 허락이 있을 때만 Shoulder Bride를 시행한다.

계속

롤러 위에 누운 자세 (그림 4.9 E. F)

수술 전, 고객들은 무릎과 고관절의 움직임 범위가 줄어들고 통증이 증가되며, 고유수용성 감각이 줄어드는 것을 경험할 것이다.

또한 척추 비대칭과 균형에 대한 어려움이 더 증가될 것이다. 성공적인 관절 교체 후, 척추 비대칭은 도수치료와 롤러 위에서 움직임을 연습하는 것으로 관리될 수 있다.

한쪽 다리와 반대편 팔을 들어올린다; 들린 팔 반대 방향으로 목을 회전한다.

Roll-up (필라테스 링을 잡고 부분적이나 전체적 움직임)

Neck Pull (한쪽 발을 들어 올린 상태로, 부분적 움직임)

Neutral Bridge (무릎 위 허벅지 바깥쪽에 필라테스 링을 끼운 상태로) (**그림 13. 매트 8**)

Neutral Bridge (발목 저측굴곡과 배측굴곡을 동반)

Neutral Bridge (한쪽 다리를 들고 외측으로 이동)

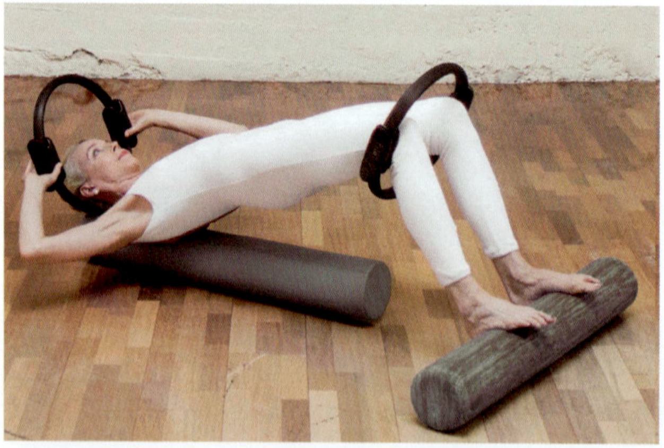

그림 13. 매트 8

서 있는 자세에서 모든 근막 연속성을 통합

수술 전, 고객들은 무릎과 고관절의 움직임 범위가 줄어들고 통증이 증가되며, 고유수용성 감각이 줄어드는 것을 경험할 것이다. 또한 척추 비대칭과 균형에 대한 어려움이 더 증가될 것이다. 성공적인 관절 교체 후, 효과적인 운동 순서는 고유수용성 감각과 선 자세에서 균형 전략을 개선할 수 있다.

선 자세에서 벽을 지지한 스쿼트(벽을 따라 등을 미끄러뜨린다.)

선 자세에서 벽을 지지한 스쿼트(벽에 롤러나 공을 척추를 대고 시행)

두 손으로 벽을 지지하고 롤러에 발 한쪽을 올린 상태로 벽을 바라보며 선다.

두 발 모두 롤러에 올려놓고 벽을 바라보며 선다.
(**그림 4. 10A** 그리고 **그림 13. 매트 9**)

두 손으로 벽을 지지하고 척추 회전을 동반한 무릎의 굴곡과 신전

벽을 지지하지 않고 척추 회전을 동반한 무릎의 굴곡과 신전

한 손으로 벽을 지지하고 한쪽 다리로 균형 잡기

앞으로 걷기

뒤로 걷기

옆으로 걷기

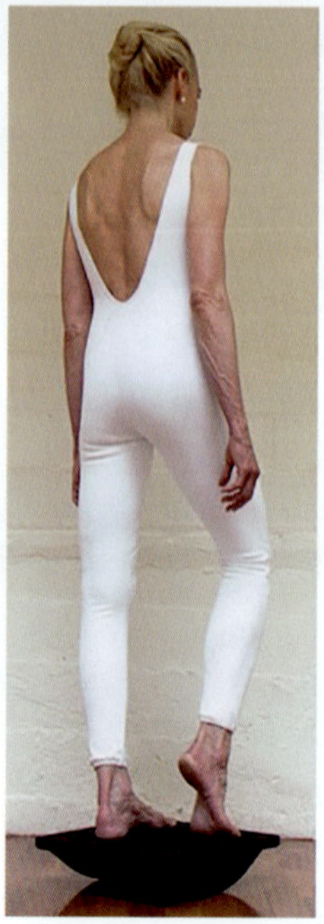

그림 13. 매트 9

표 13.1A

무릎과 고관절 표면 치환술이나 전 치환술을 받은 고객을 위한 근막에 중점을 둔 기구 운동: 특정 관절 움직임을 위한 몸통 준비하기

특정 관절 움직임을 연습하기 전 몸통 준비하기

무릎이나 고관절 표면 치환술 또는 전 치환술을 염두해두고 있는 고객은 수술 전에 보상된 잘못된 보행패턴이 생길 가능성이 높다. 손상된 관절 구조나 조직 위축에서 오는 통증은 그 부위에 실리는 모든 체중 부하를 피하려고 할 것이다. 이것은 엉덩이 들기(Hip-hiking), 요추 외측 굴곡, 요추 외측 회전뿐만 아니라 몸통 외측 이동, 흉추 외측 굴곡, 흉추 외측 회전이라는 결과를 낳을 수도 있다. 근막 연속성은 이러한 구조적 뒤틀림에 반응하며 부하가 집중되는 부위에 치밀화를 일으킨다.

표 13.1A에 나온 운동은 척추와 골반의 비대칭을 다룬다. 이러한 운동은 몸통이 중심축에 대칭되도록 만들고, 서 있을 때와 걸을 때 흉요추 접합 부위를 엉치뼈와 정렬을 이루도록 한다. 인공 관절 교체를 염두하는 고객들은 3개의 모든 면에서 흉요추 접합과 엉치뼈가 정렬을 이루도록 만드는 것이 유익할 것이다. 체중부하가 없거나 부분적 체중부하 상태에서 운동을 한다. 이 운동들은 관절 통증을 심하게 만들지 않을 것이다. 이러한 운동 방법들은 또한 무릎이나 고관절 표면 치환술이나 전 치환술을 받은 고객들에게 적합하다. 첫째로, 외측 굴곡과 외측 이동에 대한 움직임을 시행한다. 운동에 진전이 있게 되면 표 13. 1B에 나온 몸통 회전을 시행한다. 그 다음, 무릎과 고관절의 특정 움직임을 따라 움직임을 시행한다. 근막에 중점을 둔 필라테스는 발과 다리를 골반과 척추로 연결하는 근막 연속성의 활성화(integrated activation)를 가능하게 할 것이다. 표 13.1A에서 13.1I 까지의 운동 순서는 몸통과 허리-골반 부위의 회전을 대칭적으로 개선할 수 있으며 보행과 균형에 대한 개선을 촉진시킬 수 있다.

이름과 근막 연속성	설명	
체어에서 흉추와 요추의 외측 굴곡 외측 근막 연속성의 활성	스캡션(Scaption) 면에 정렬을 맞추어 손을 체어페달에 위치시킨다. 페달을 누르는 동안 흡기를 하게 되면 몸통의 오른쪽을 길게 만들고, 오른쪽으로 흉추의 이동을 두드러지게 할 것이다. 페달을 누르는 동안 호기를 하게 되면 몸통의 왼쪽을 짧게 만들고, 오른쪽으로 흉추의 이동을 감소시킬 것이다. 고객의 체중과 편안함에 따라 스프링의 저항을 선택한다.	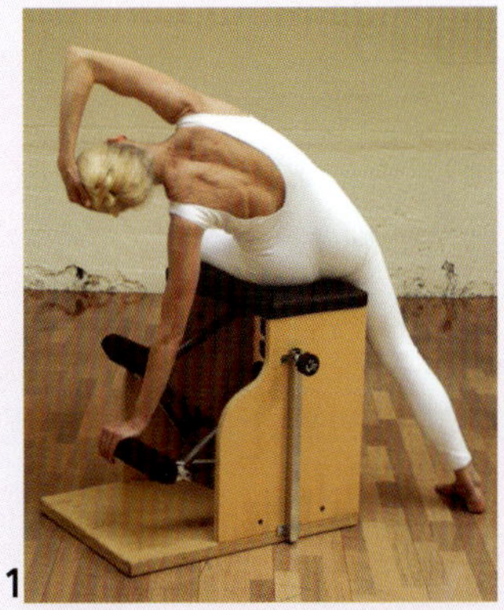 1
골반에 대한 몸통의 외측 이동 심부 전방, 외측, 기능과 상지 근막 연속성의 활성을 통합	캐리지에 몸통을 위치시킨다. 박스 위에 골반을 위치시킨다. 두 발 모두 박스에 올린다 – 닫힌 운동 사슬 전방의 사선 슬링 시스템을 활성화시키기 위해 양 손바닥을 서로 누른다. 숨을 들이쉬며, 몸통을 중심선에서 멀리 이동시킨다. 숨을 내쉬며, 몸통을 중심선으로 다시 돌아오게 한다. 스프링을 사용하지 않는다.	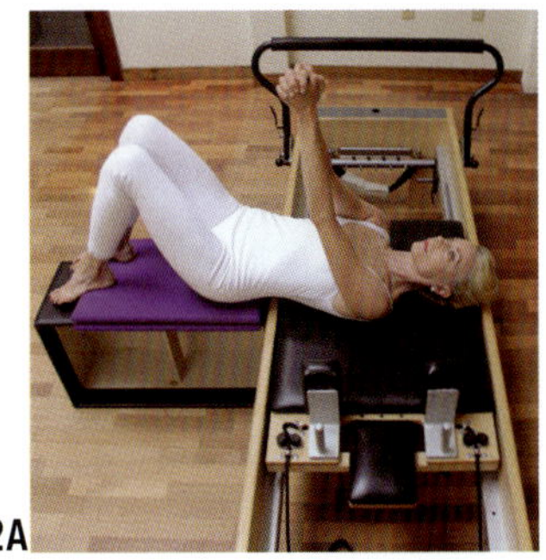 2A

계속

표 13.1A 계속		
이름과 근막 연속성	**설명**	
몸통에 대한 골반의 외측 이동 심부 전방, 외측, 기능, 그리고 상지 근막 연속성의 활성을 통합	캐리지에 골반을 위치시킨다. 박스 위에 흉곽을 위치시킨다 두 발 모두 박스에 올린다 - 닫힌 운동 사슬 전방의 사선 슬링 시스템을 활성화시키기 위해 양 손바닥을 서로 누른다. 숨을 들이쉬며, 골반을 중심선에서 멀리 이동시킨다. 숨을 내쉬며, 골반을 중심선으로 다시 돌아오게 한다. 스프링을 사용하지 않는다.	2B 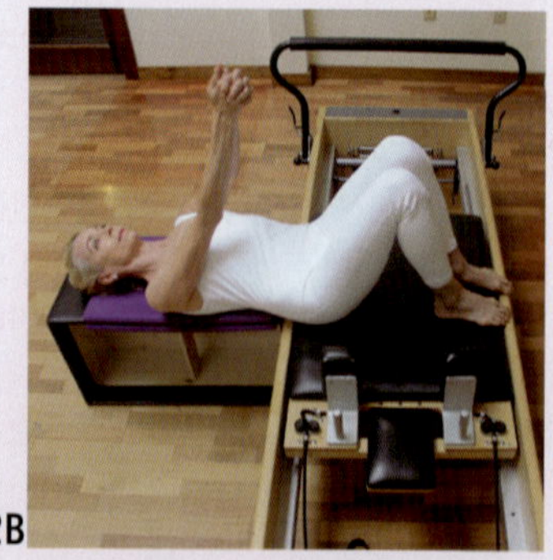
앉은 자세에서 요추 외측 굴곡 외측 근막 연속성의 활성	리포머 캐리지의 끝에(스프링 쪽) 위치한 락커 보드(Rocker Board)에 앉는다. 숨을 들이쉬며, 체중을 오른쪽 좌골결절로 옮기면서, 오른쪽 옆구리를 늘린다. 꼬리뼈를 왼쪽으로 기울인다는 상상을 한다. 숨을 내쉬며, 중앙으로 돌아오면서, 양쪽 좌골에 체중이 고르게 분포되도록 만들면서 락커 보드의 수평을 만든다. 왼쪽으로 동일하게 반복한다.	3 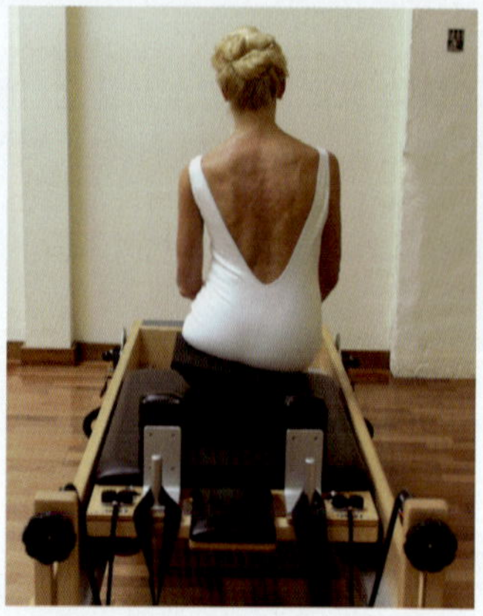

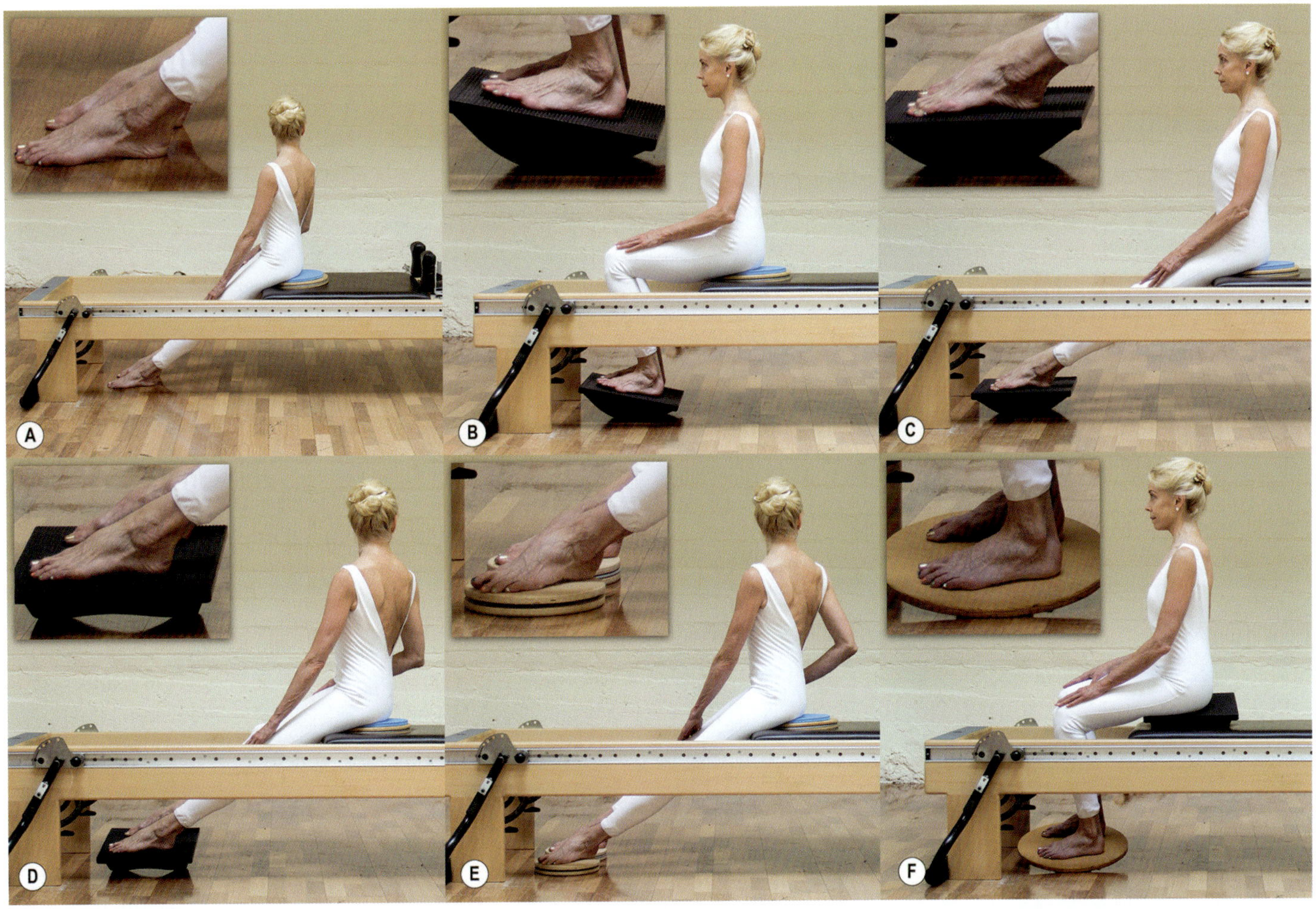

그림 13.1

무릎과 고관절에 표면 치환술이나 전 치환술을 받은 고객을 위한 근막에 중점을 둔 기구 운동: 발과 발목의 고유수용성 감각 운동.

표 13.1B
무릎과 고관절에 표면 치환술이나 전 치환술을 받은 고객을 위한 근막에 중점을 둔 기구 운동: 발과 발목의 고유수용성 감각 운동

이름과 근막 연속성	설명
리포머 캐리지에 앉아 있는 동안 무릎의 굴곡과 신전 시 하지를 정렬시킨다. 스프링을 사용하지 않으며, 움직임에 진전이 있을 경우 노란색 스프링을 사용	
회전 디스크에 앉은 자세에서 발을 바닥에 위치시키고 몸통의 회전 (그림 13.1A) 나선과 심부 전방 근막 연속성의 활성을 통합	리포머 캐리지의 끝에(스프링 쪽) 위치한 회전 디스크에 앉는다. 발을 바닥에 위치시킨다. 숨을 들이쉬며, 몸통을 오른쪽으로 회전 숨을 내쉬며, 시작 자세로 돌아온다. 후두부, 흉요추 접합부와 엉치뼈의 정렬을 유지한다. 왼쪽으로 동일하게 반복한다. 고관절, 무릎, 발목과 두 번째 중족골의 정렬을 유지한다. 고관절이 바깥쪽이나 안쪽으로 벌어지지 않도록 한다. 무릎 신전과 굴곡을 결합시킨다. 한 번에 한 다리씩 연습한다.
회전 디스크에 앉은 자세에서 발을 락커 보드(시상면 위치)에 위치시키고 몸통의 회전 (그림 13.1B) 표면 전방, 표면 후방, 그리고 심부 전방 근막 연속성의 활성을 통합	리포머 캐리지의 끝에(스프링 쪽) 위치한 회전 디스크에 앉는다. 무릎의 굴곡과 신전을 동반한 발목 저측굴곡과 배측굴곡을 결합한다. 한 번에 한 다리씩 연습한다.
회전 디스크에 앉은 자세에서 발을 락커 보드(시상면 위치)에 위치시키고 몸통의 회전 (그림 13.1C) 표면 전방, 표면 후방, 그리고 심부 전방 근막 연속성의 활성을 통합	리포머 캐리지의 끝에(스프링 쪽) 위치한 회전 디스크에 앉는다. 무릎의 굴곡과 신전을 하는 동안 락커 보드는 흔들리지 않도록 유지한다. 한 번에 한 다리씩 연습한다.
회전 디스크에 앉은 자세에서 발을 락커 보드(관상면 위치)에 위치시키고 몸통의 회전 (그림 13.1D) 외측, 나선, 심부 전방 근막 연속성의 활성을 통합	리포머 캐리지의 끝에(스프링 쪽) 위치한 회전 디스크에 앉는다. 숨을 들이쉬며, 무릎을 신전하면서 몸통을 오른쪽으로 회전 숨을 내쉬며, 원래의 위치로 돌아온다 왼쪽도 같은 방법으로 반복한다. 무릎의 굴곡, 신전과 몸통의 회전을 하는 동안 락커 보드가 흔들리지 않게 유지한다. 고관절, 무릎, 발목과 두 번째 중족골의 정렬을 유지한다. 고관절이 바깥쪽이나 안쪽으로 벌어지지 않도록 한다. 무릎 신전과 굴곡을 결합시킨다. 한 번에 한 다리씩 연습한다.

표 13.1B 계속

이름과 근막 연속성	설명
회전 디스크에 앉은 자세로 **각 발을 회전 디스크에 위치시키고 몸통의 회전** **(그림 *13.1E*)** 오른쪽 나선, 왼쪽 나선, 그리고 심부 전방 근막 연속성의 통합	리포머 캐리지의 끝에(스프링 쪽) 위치한 회전 디스크에 앉는다. 하퇴, 발목, 발을 같은 방향으로 회전하면서, 발꿈치가 오른쪽, 왼쪽으로 향하게 한다. 흉곽 회전을 하퇴의 회전과 결합한다. 무릎 신전과 굴곡을 하퇴와 흉곽 회전과 결합한다. 대퇴뼈의 외전, 내전이 나타나지 않도록 한다. 한번에 한 다리씩 연습하라.
락커 보드에 앉은 자세로 **발을 워블 보드(Wobble Board)에 놓는다.** **(그림 *13.1F*)** 표면 전방, 표면 후방, 외측, 나선 그리고 심부 전방 근막 연속성을 통합한다.	리포머 캐리지의 끝에(스프링 쪽) 위치한 회전 디스크에 앉는다. 락커 보드의 수평을 유지한다. 워블 보드 끝을 발목과 발로 조절하며 부드럽게 굴린다. 워블 보드의 한 부분이 바닥에 지속적으로 닿도록 유지한다. 워블 보드 움직임과 무릎 신전과 굴곡을 결합한다. 한번에 한 다리씩 연습한다.

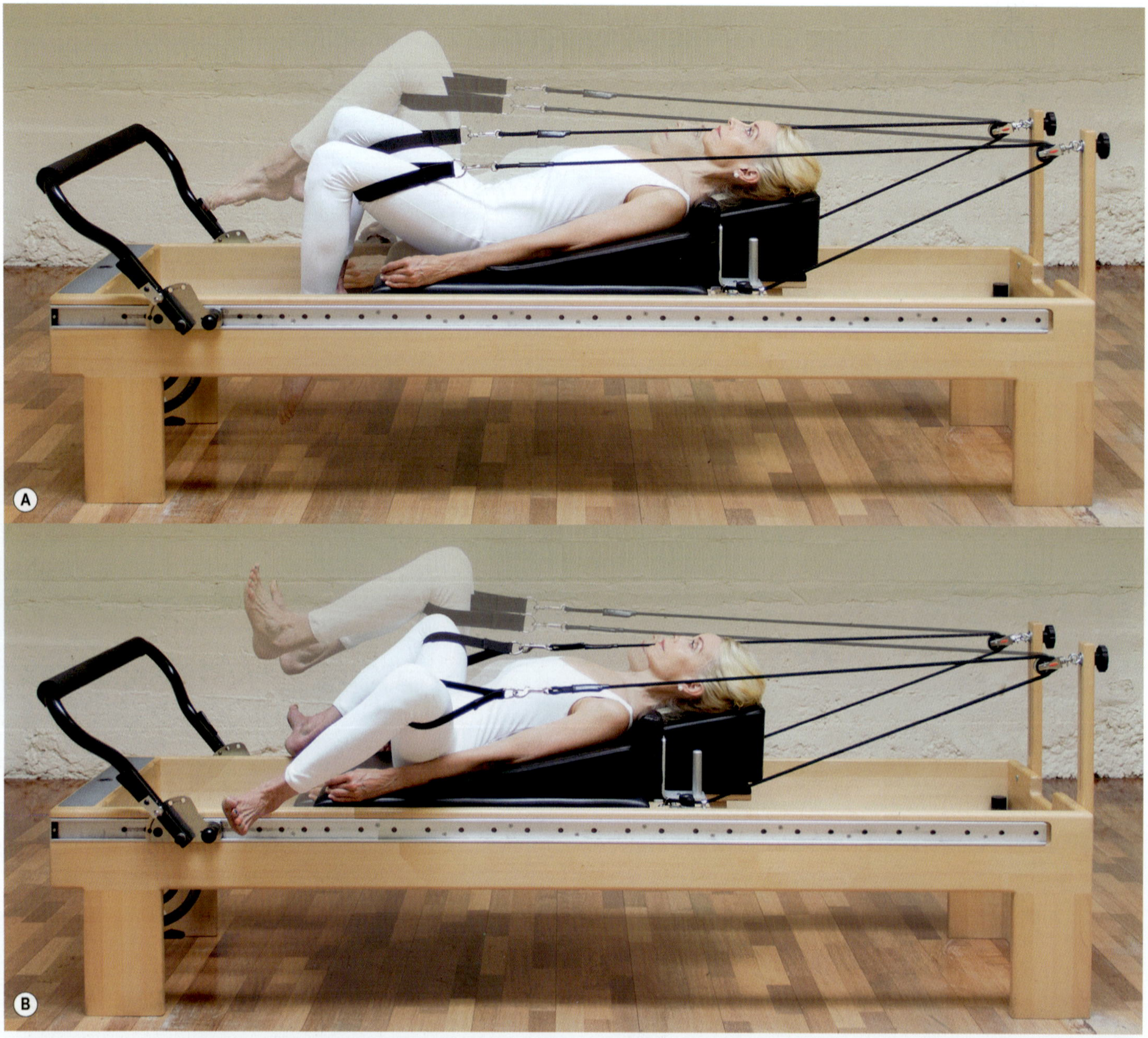

그림 13.2

무릎과 고관절에 표면 치환술이나 전 치환술을 받은 고객을 위한 근막에 중점을 둔 기구 운동: 누운 자세에서 대퇴로 원 그리기.

표 13.1C
무릎과 고관절에 표면 치환술이나 전 치환술을 받은 고객을 위한 근막에 중점을 둔 기구 운동: 누운 자세에서 대퇴로 원 그리기

이름과 근막 연속성	설명
누운 자세에서 대퇴로 원 그리기 **(골반과 척추를 중립으로 유지,** **요추골반부의 안정성과 고관절 가동성을 촉진)** **(그림 *13.2 A,B*)** 전방 사선 슬링 시스템을 동반한 심부 전방 근막 연속성의 활성을 통합	원을 그리는 동안, 교대적인 고관절 내회전, 내전 그리고 발목의 배측굴곡과 고관절 외회전, 외전 그리고 발목의 저측굴곡 양쪽 방향으로 원 그리기. 필라테스 웨지는 선택사항이다. 흉추후만이 있는 고객들이 더 선호할 수 있다. 무릎 위쪽에 스트랩을 끼운다. 3개의 빨간색 스프링

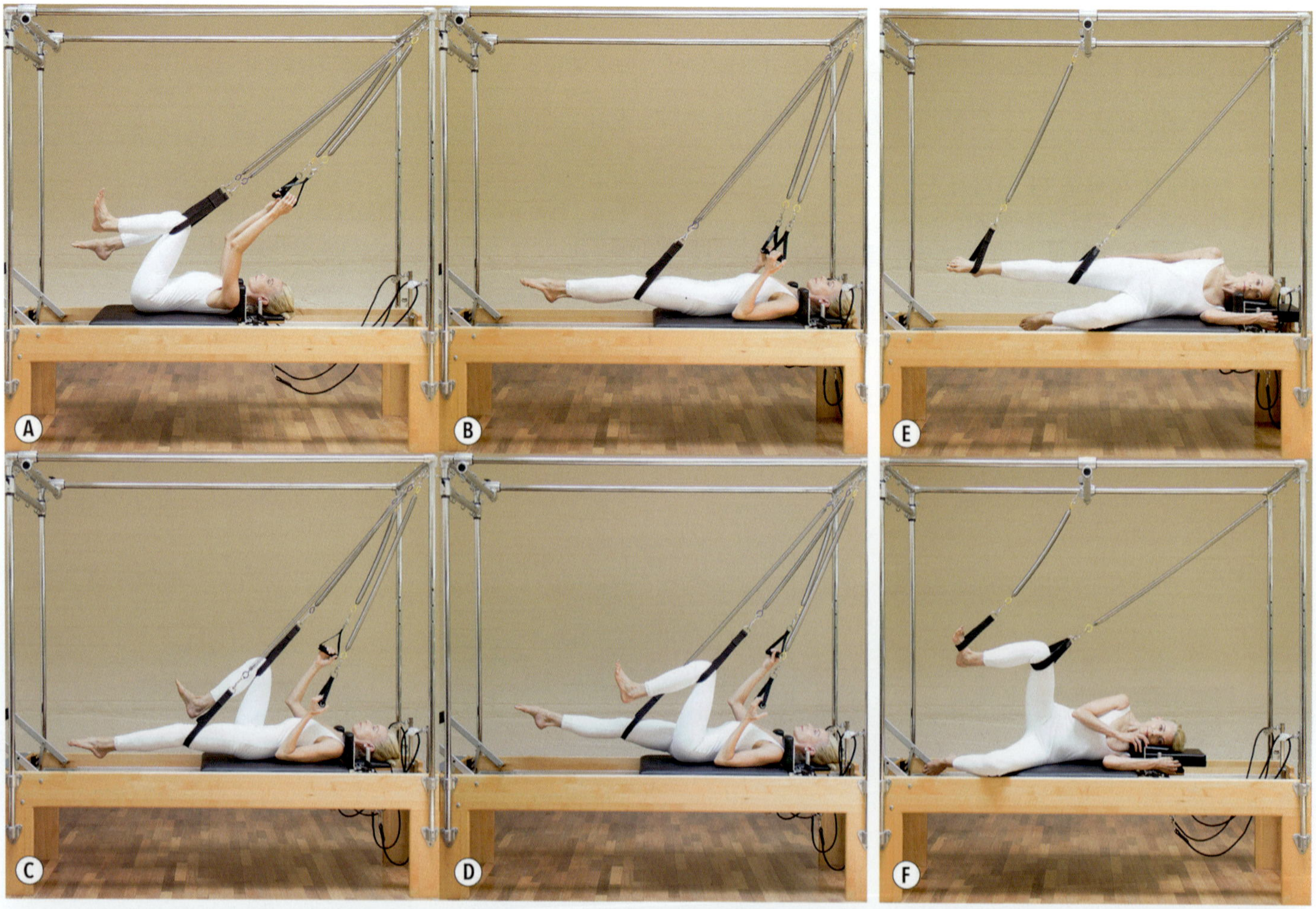

그림 13.3

무릎과 고관절에 표면 치환술이나 전 치환술을 받은 고객을 위한 근막에 중점을 둔 기구 운동: 누운 자세 그리고 옆으로 누운 자세 정자세에서 무릎과 고관절 굴곡과 신전(열린 운동 사슬).

표 13.1D
무릎과 고관절에 표면 치환술이나 전 치환술을 받은 고객을 위한 근막에 중점을 둔 기구 운동: 누운 자세 그리고 옆으로 누운 자세 정자세에서 무릎과 고관절 굴곡과 신전(열린 운동 사슬)

이름과 근막 연속성	설명
리포머 타워 또는 리포머/트라페지 콤비네이션에서 점프(열린 운동 사슬) (***그림 13.3 A - D***) 모든 근막 연속성 활성을 통합	골반 중립과 척추 중립 리포머 캐리지에 한 개의 빨간색 스프링을 건다. 타워에 연결된 두 개의 긴 보라색 스프링을 무릎에 건다. 타워에 연결된 두 개의 긴 노란색 스프링에 연결된 핸들을 손으로 잡는다. 리드미컬한 7개의 협응 패턴을 수행: • 팔꿈치 신전을 동반한 고관절과 무릎의 굴곡 (***그림 13. 3A***); • 팔꿈치를 캐리지 쪽으로 당기면서 고관절과 무릎의 신전 (***그림 13.3B***); • 이 두 자세에서 번갈아가며 반복한다. • 오른쪽이 쉬는 동안 왼쪽 다리와 팔이 움직인다. (***그림 13.3C***) • 왼쪽이 쉬는 동안 오른쪽 다리와 팔이 움직인다. • 왼쪽과 오른쪽을 리드미컬하게 교대운동 한다. • 왼쪽 팔꿈치를 캐리지 쪽으로 당기면서 오른쪽 고관절과 무릎의 신전 (***그림 13.3D***); • 오른쪽만 리드미컬하게 움직인다. • 오른쪽 팔꿈치를 캐리지 쪽으로 당기면서 왼쪽 고관절과 무릎의 신전; 왼쪽만 리디미컬하게 움직인다. • 네발기기 패턴으로 리드미컬하게 교차하여 움직인다.
리포머 타워 또는 리포머/트라페지 콤비네이션에 옆으로 누운 자세에서 고관절과 무릎의 굴곡과 신전 **(*그림 13.3 E. F*)** 심부 전방, 외측, 나선 근막 연속성의 활성을 통합	무릎에 고리를 건 긴 노란색 스프링은 프레임 위쪽 고리에 걸려 있다; 발에 건 긴 노란색 스프링은 슬라이더 바 고리에 걸려 있다. 리포머 캐리지에 노란색 스프링 한 개 고관절과 무릎의 교대적인 신전(***그림 13.3E***)과 굴곡(***그림 13.3F***) 고관절 외회전을 유지한다.

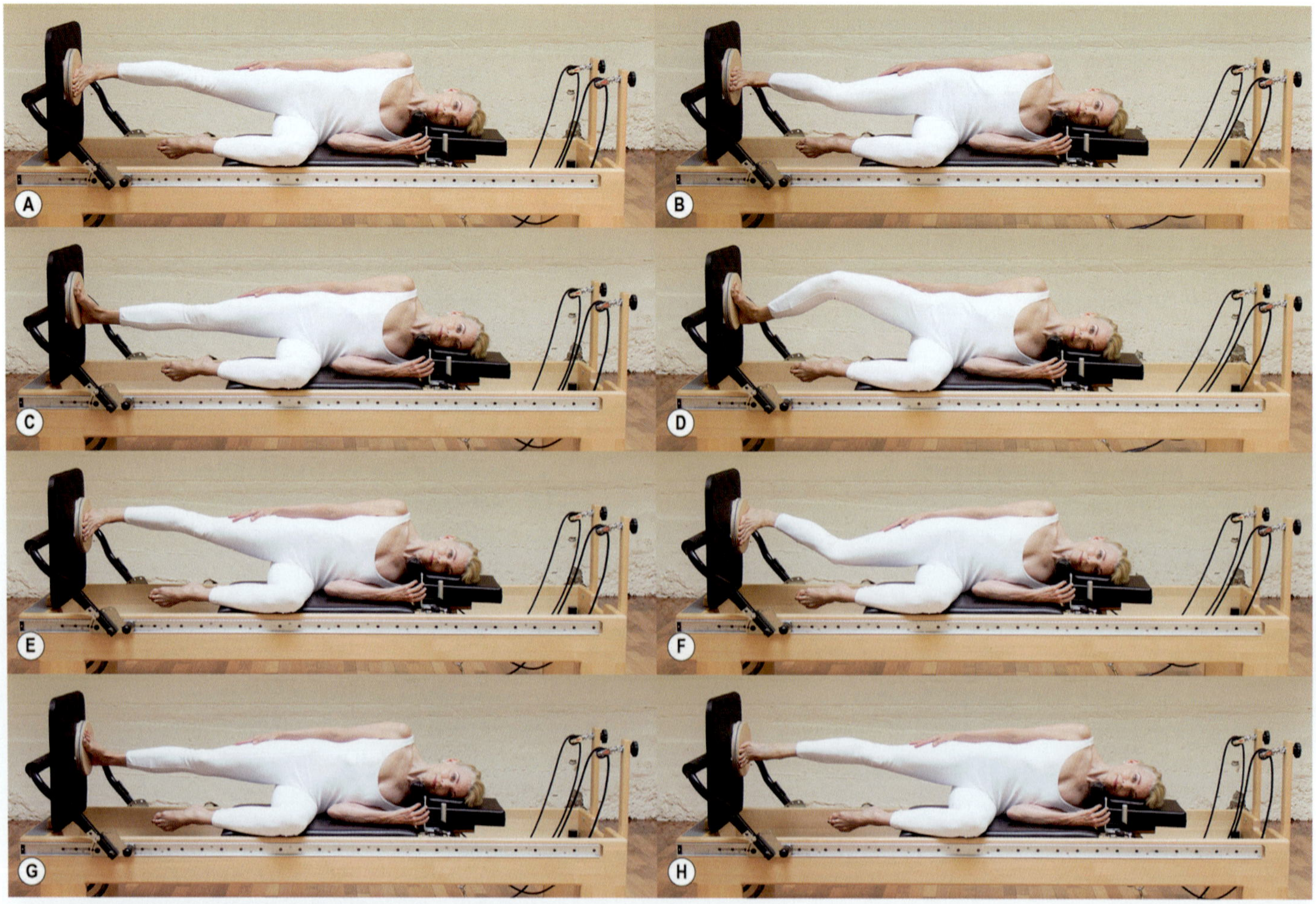

그림 13.4

무릎과 고관절에 표면 치환술이나 전 치환술을 받은 고객을 위한 근막에 중점을 둔 기구 운동: 옆으로 누운 자세에서 회전 디스크를 이용한 고관절 회전 (닫힌 운동 사슬).

표 13.1E
무릎과 고관절에 표면 치환술이나 전 치환술을 받은 고객을 위한 근막에 중점을 둔 기구 운동: 옆으로 누운 자세에서 회전 디스크를 이용한 고관절 회전 (닫힌 운동 사슬)

이름과 근막 연속성	설명
옆으로 누운 자세에서 고관절 회전 (**그림 13.4 A-H**) 심부 전방, 외측, 나선 근막 연속성의 활성을 통합	리포머 캐리지에 파란색 스프링 한 개를 건다. 발쪽에 회전 디스크를 적용한다. 무릎의 교대적인 신전과 굴곡 • 고관절 중립을 유지한다. (**그림 13.4 A, B**) • 고관절 외회전을 유지한다. (**그림 13.4 C, D**) • 고관절 내회전을 유지한다. (**그림 13.4 E, F**) **참고:** 고관절 치환술을 후방으로 접근한 고객에게 이 동작은 금기이다. • 고관절 외회전 상태에서 무릎 굴곡과 고관절 내회전 상태에서 무릎 신전 동작을 결합한다. • 고관절 내회전 상태에서 무릎 굴곡(고관절 치환술을 후방으로 접근한 고객에게 이 동작은 금기이다.)과 고관절 외회전 상태에서 무릎 신전 동작을 결합한다. • 발목 저측굴곡 상태에서 고관절 위치(중립, 외회전, 내회전)를 유지한다. (**그림 13.4 G, H**) **참고:** 고관절 치환술을 후방으로 접근한 고객에게 고관절 내회전 동작은 피해야 한다.

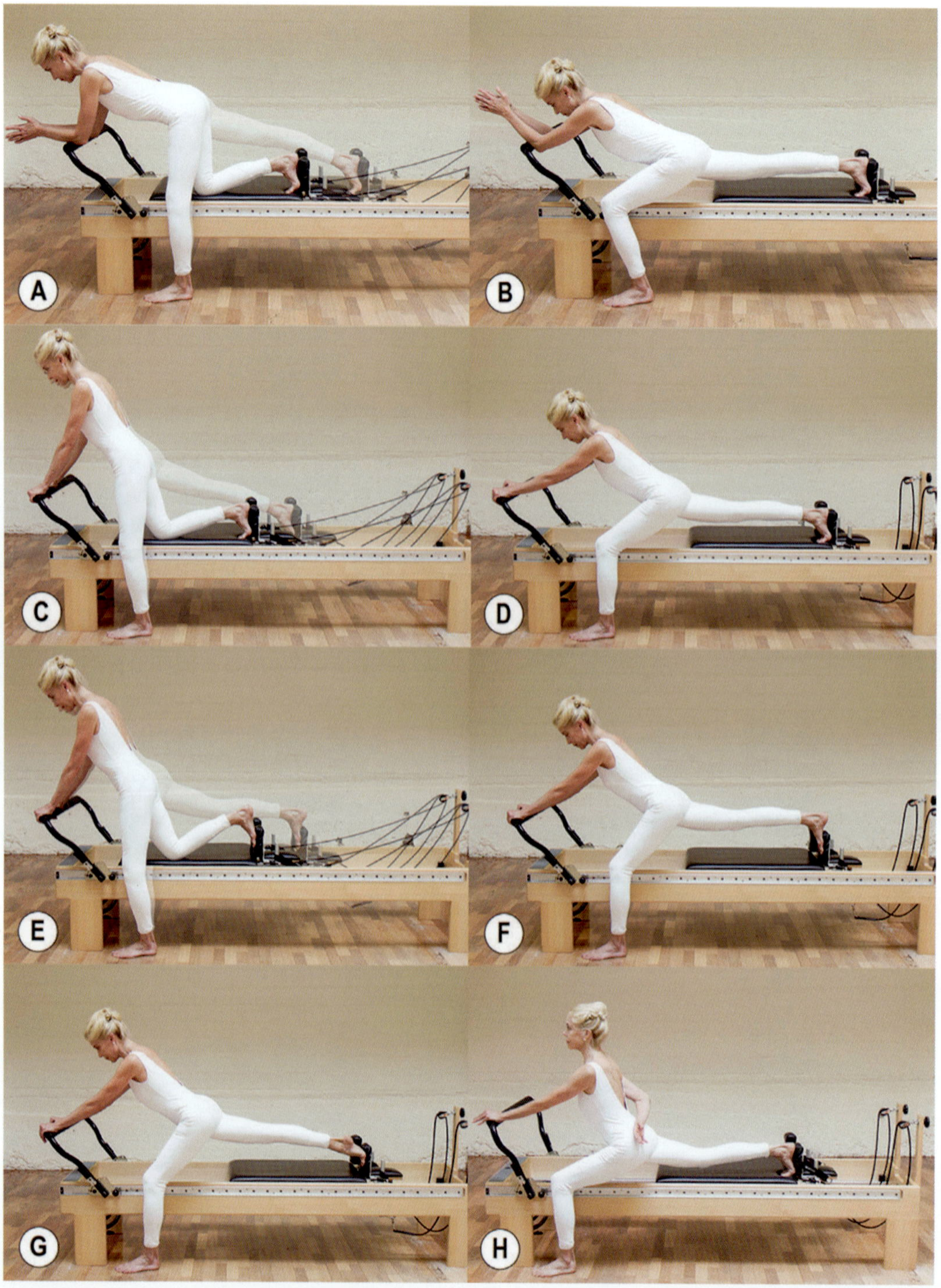

그림 13.5

무릎과 고관절에 표면 치환술이나 전 치환술을 받은 고객을 위한 근막에 중점을 둔 기구 운동: 선 자세에서 리포머 런지 운동; 고관절과 무릎 굴곡과 신전.

표 13.1 F
무릎과 고관절에 표면 치환술이나 전 치환술을 받은 고객을 위한 근막에 중점을 둔 기구 운동: 선 자세에서 리포머 런지 운동; 고관절과 무릎 굴곡과 신전

이름과 근막 연속성	설명
선 자세에서 리포머 런지 (**그림 *13.5A-H***) 심부 전방, 표면 전방, 표면 후방 그리고 외측 근막 연속성의 활성을 통합	파란색 한 개—빨간색 스프링 한 개 교대적인 고관절과 무릎의 신전을 동반한 고관절과 무릎의 굴곡 지지하는 무릎을 구부려서 런지 • 풋바에 전완을 위치 (**그림 *13.5A, B***) • 풋바에 손을 위치 (**그림 *13.5C, D***) • 숄더 레스트에 발가락 끝을 위치시켜서 첫 번째 중족지절관절의 신전을 피하도록 한다. (**그림 13.5 E-G**) • 풋바에 한 손만 위치하여 C&D 반복 (**그림 *13.5H***) • 풋바를 잡지 않고 C&D 반복 (스프링 저항을 줄여서 적용한다.)

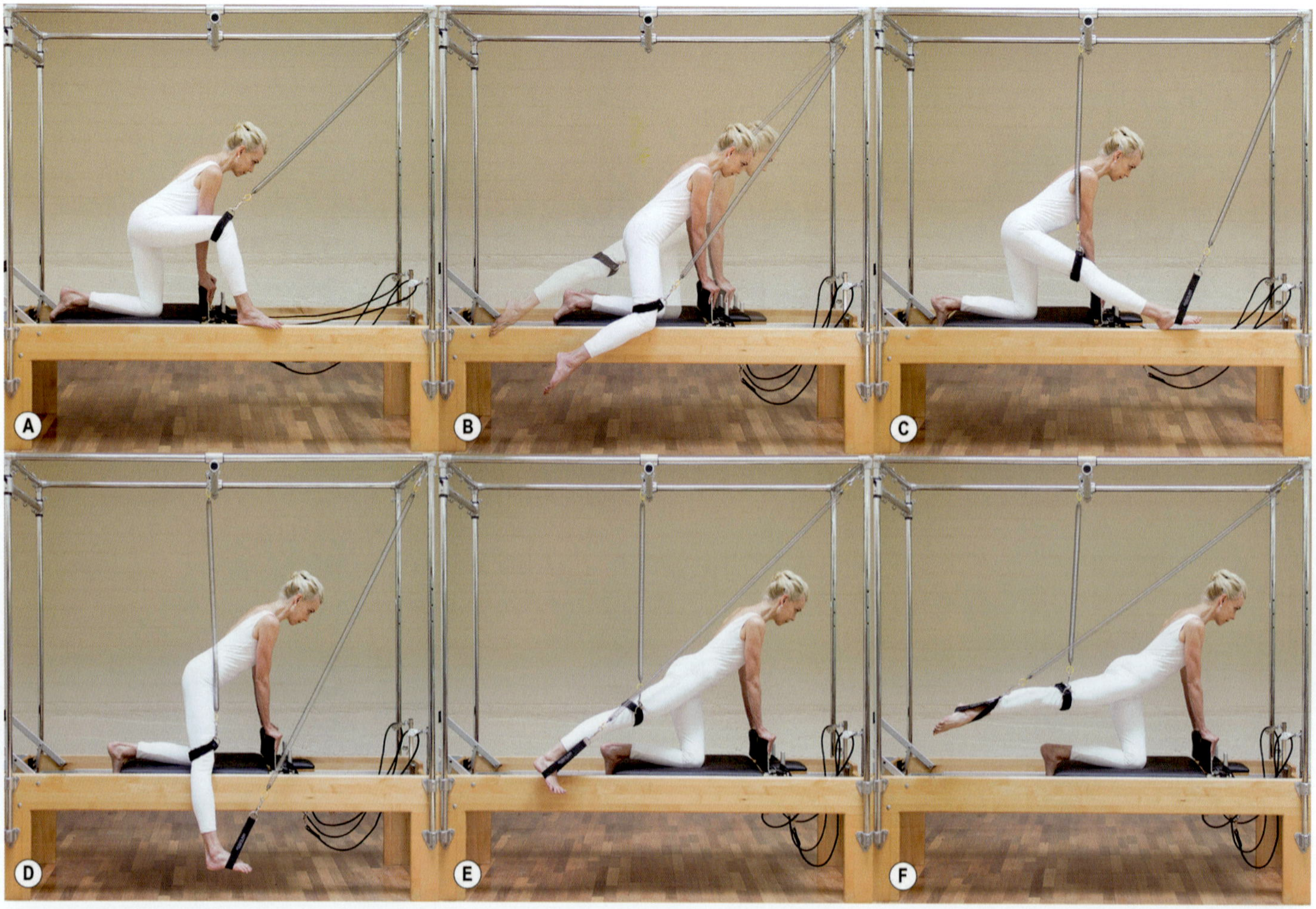

그림 13.6
무릎과 고관절에 표면 치환술이나 전 치환술을 받은 고객을 위한 근막에 중점을 둔 기구 운동: 네발기기 자세에서 역동적인 고관절과 무릎의 굴곡과 신전.

표 13.1G
무릎과 고관절에 표면 치환술이나 전 치환술을 받은 고객을 위한 근막에 중점을 둔 기구 운동: 네발기기 자세에서 역동적인 고관절과 무릎의 굴곡과 신전

이름과 근막 연속성	설명
리포머 타워 또는 리포머/트라페지 콤비네이션에서 네발기기 자세로 고관절 신전(열린 운동 사슬) (**그림 13.6 *A, B***) 모든 근막 연속성의 통합	프레임의 위쪽 고리에 연결된 노란색 긴 스프링을 걸고 무릎 쪽에 건다. 골반과 척추 중립을 안정되게 유지한다. 무릎 굴곡을 유지한 상태로 교대적인 고관절 굴곡과 신전
리포머 타워 또는 리포머/트라페지 콤비네이션에서 네발기기 자세로 고관절 신전(열린 운동 사슬) (**그림 13.6 *C-F***) 모든 근막 연속성의 통합	프레임의 위쪽 고리에 연결된 노란색 긴 스프링을 걸고 무릎에 건다; 슬라이드 바에 연결된 노란색 긴 스프링을 걸고 발에 건다. 골반과 척추 중립을 안정되게 유지한다. 무릎 신전을 유지한 상태로 고관절 굴곡에서부터 신전까지 시상면에서 큰 호를 그린다.

표 13.1H
무릎과 고관절 표면 치환술과 전 치환술을 받은 고객을 위한 근막에 중점을 둔 기구 운동: 필라테스 체어에 앉은 자세, 선 자세에서의 다양한 운동

이름과 근막 연속성	설명	
체어 페달에 옆으로 앉은 자세에서 한쪽 다리 운동 심부 전방, 표면 전방, 표면 후방과 외측 근막 연속성의 활성을 통합	앉은 자세에서 고관절과 무릎관절 굴곡과 부분적 신전 ● 체어 페달과 발의 정렬을 유지한다. (보여지는 대로) ● 뒤꿈치가 페달에 닿은 상태로 고관절 외회전 ● 발가락과 중족골의 골두가 페달에 닿은 상태로 고관절 외회전 발목 저측굴곡과 배측굴곡을 하는 동안 고관절 높이에 무릎 높이를 유지시킨다. 왼쪽 발이 페달에 있을 때 왼쪽 좌골결절은 체어 탑 부분의 가장자리에 위치한다.	1 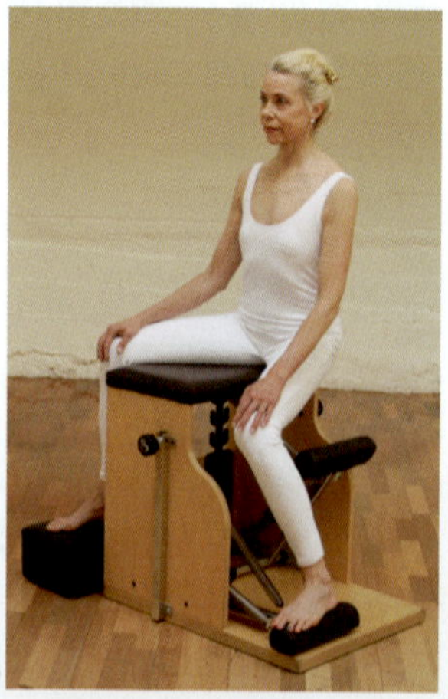
선 자세로 체어에서 발목 저측굴곡/배측굴곡 (체어 핸들을 잡고 운동할 수 있다.) 심부 전방, 표면 전방, 표면 후방, 외측과 나선 근막 연속성의 활성을 통합	발목이 움직이는 동안 고관절과 무릎 안정성을 유지한다. ● 고관절 중립 ● 고관절 외회전 (왼쪽) ● 고관절 내회전 (오른쪽) 손은 체어의 핸들을 잡는다. **참고:** 고관절 전 치환술을 후방으로 접근한 고객에게 고관절 외회전, 내전 그리고 굴곡은 금기이다.	2 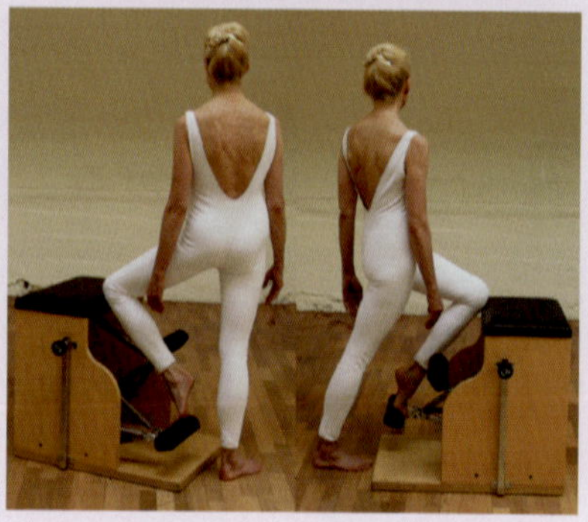

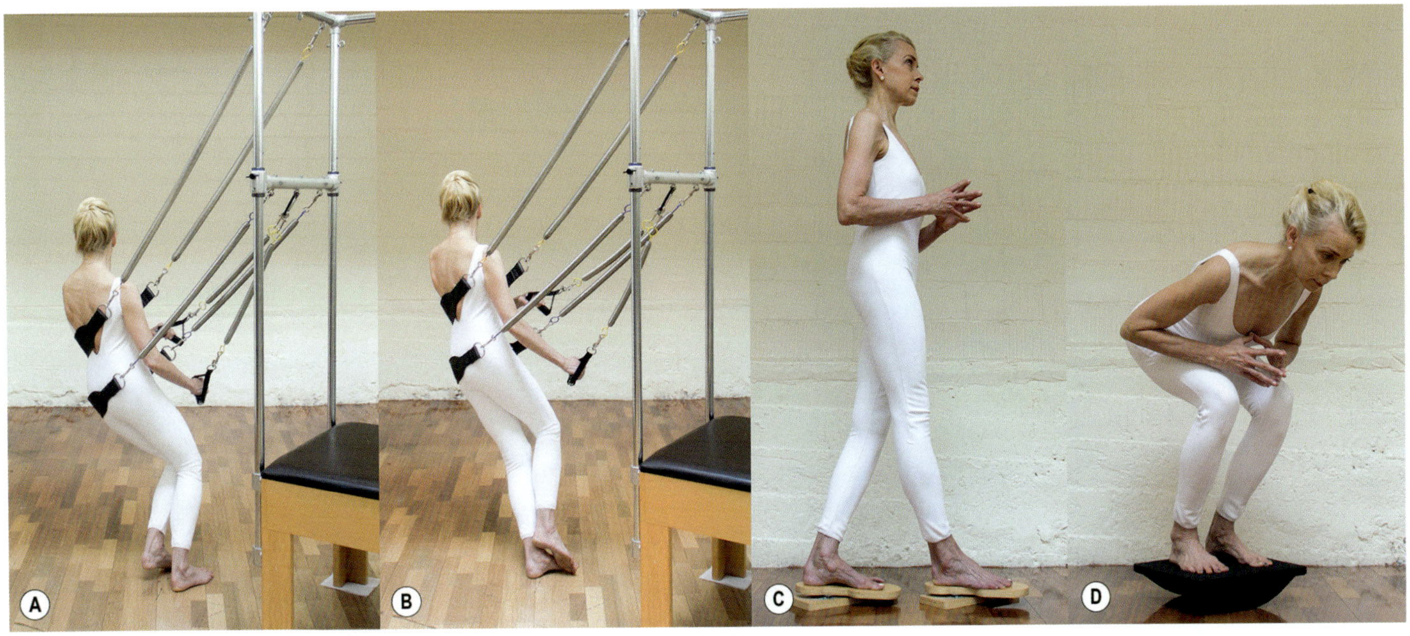

그림 13.7

무릎과 고관절 표면 치환술과 전 치환술을 받은 고객을 위한 근막에 중점을 둔 기구 운동: 선 자세에서 다양한 고유수용성 감각 훈련.

표 13.1I

무릎과 고관절 표면 치환술과 전 치환술을 받은 고객을 위한 근막에 중점을 둔 기구 운동: 선 자세에서 다양한 고유수용성 감각 훈련

이름과 근막 연속성	설명

선 자세에서 외측 체중 이동을 지지
(**그림 13.7*A, B***)
 	
외측 근막 연속성을 강조하면서
모든 근막 연속성의 활성을 통합
	대전자 주변에 안정성을 제공하게 될 두 개의 긴 보라색 스프링을 슬라이드 바 고리에 건다; 늑골 하부에 안정성을 제공하게 될 두 개의 긴 노란색 스프링을 프레임의 위쪽 고리에 건다; 손에 연결하게 될 두 개의 짧은 노란색 스프링은 중간 슬라이더 바 고리에 건다.
	오른발에서 왼발로 체중을 이동
	● 양 발 모두 바닥에 닿기
	● 한 발로 균형잡기
	  ● 타워를 바라보는 자세 (**그림 14.2 G**)
	  ● 타워를 옆으로 향한 자세

불안정한 표면에 서 있기 (**그림 13.7 *C,D***) 모든 근막 연속성의 활성을 통합	**그림 13.1**에서 보여주는 불안정한 표면에 서기 Functional Footprints에 서기 ● 안정된 표면에 손을 위치 ● 손으로 지지하지 않기 ● 손으로 지지하며 스쿼트 ● 손으로 지지하지 않고 스쿼트

표 13.2
무릎과 고관절 치환술과 교체술을 위한 근막에 중점을 둔 리포머 운동

이름 & 근막 경선	설명	
누운 자세에서 대퇴로 원 그리기 (골반과 척추를 중립으로 유지, 요추골반부의 안정성과 고관절 가동성을 촉진) 전방 사선 슬링 시스템을 동반한 심부 전방 근막 연속성의 활성을 통합	원을 그리는 동안, 교대적인 고관절 내회전, 내전 그리고 발목의 배측굴곡과 고관절 외회전, 외전 그리고 발목의 저측굴곡 양쪽 방향으로 원그리기. 필라테스 웨지는 선택사항이다. 흉추후만이 있는 고객들이 더 선호할 수 있다. 무릎 위쪽에 스트랩을 끼운다 3개의 빨간색 스프링 **참고:** 고관절 굴곡에 저항이 걸리도록 반대로 누워서 진행할 수도 있다. 박스를 캐리지에 세로 방향으로 놓고, 머리를 풋바쪽으로, 골반은 풀리 쪽으로 위치시킨다. 손바닥은 허벅지 뒤나 머리 뒤에 놓는다. 교대적인 부분적 고관절 신전과 굴곡을 한다. 이때 골반과 척추는 중립을 유지한다. 스프링은 노란색 1개 또는 파란색 1개.	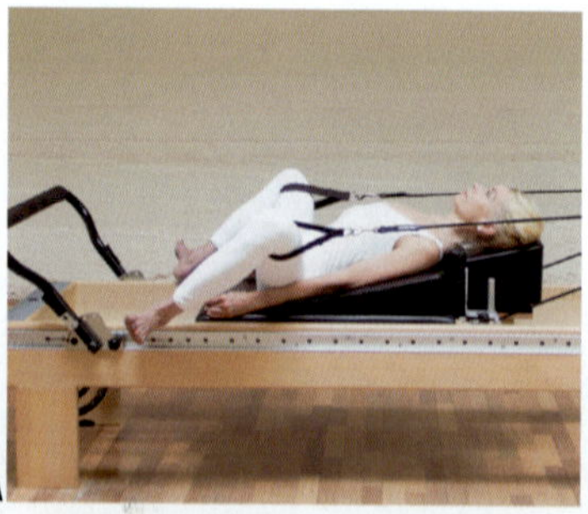 1A
누운 자세에서 고관절 내전과 외전 (골반과 척추 중립, 몸통의 안정성과 고관절 가동성을 촉진시키기 위해) 심부 전방, 외측, 상지 근막 연속성의 활성을 통합	교대적인 오른쪽 고관절 외전/내전과 왼쪽 고관절 외전/내전 고관절을 외전하는 동안 발목은 배측굴곡 고관절을 내전하는 동안 발목은 저측굴곡 팔꿈치는 펴고, 손가락 깍지를 껴서 양손을 마주 잡는다. 왼쪽 고관절이 외전되는 동안 왼손은 오른손을 누른다. 이 동작을 반대쪽에도 시행한다. 스트랩을 무릎 위쪽에 걸어준다. 3개의 빨간색 스프링을 적용	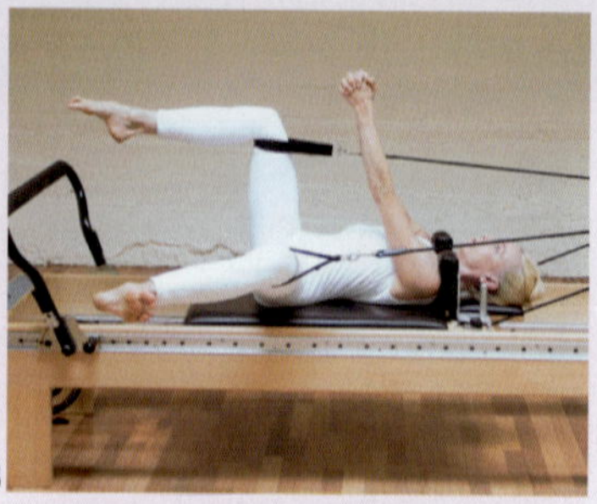 1B
네발기기 자세에서 고관절 굴곡 심부 전방, 표면 전방, 그리고 전방 기능 근막 연속성의 활성을 통합	교대적인 고관절 굴곡과 신전 골반과 척추 중립을 유지 견갑대 안정성을 유지 1개의 노란색 또는 1개의 파란색 또는 1개의 빨간색 스프링을 적용	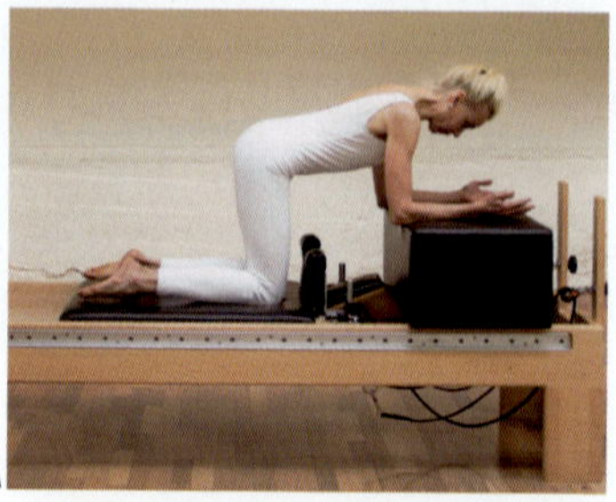 2A
네발기기 자세에서 고관절 굴곡(대각선 방향으로) 심부 전방, 표면 전방, 그리고 전방 기능 근막 연속성의 활성을 통합	교대적인 고관절 굴곡과 신전 골반과 척추 중립을 유지 견갑대 안정성을 유지 1개의 노란색 또는 1개의 파란색 또는 1개의 빨간색 스프링을 적용	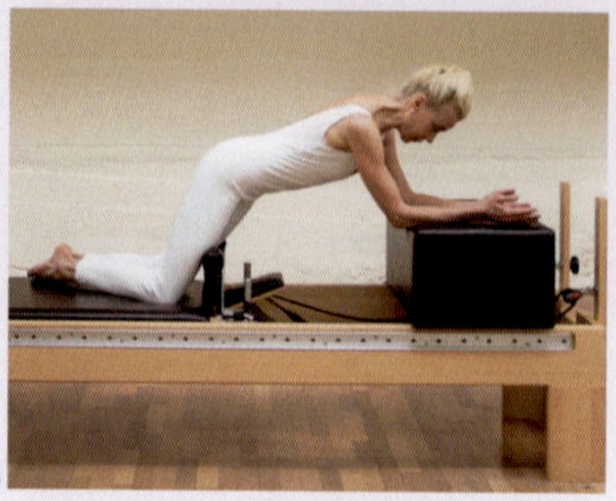 2B

표 13.2 계속

엉덩이 기울이기 또는 요추 외측 굴곡(고유수용성 감각 T-bar에 발을 위치) 고유수용성 감각 T-bar는 신체운동학자 장-클로드 웨스트(Jean-Claude West)가 개발했다. 심부 전방과 외측 근막 연속성의 활성을 통합	무릎 신전을 유지 왼쪽 발의 내측면으로 체중을 지지한다. 왼쪽 발목의 내측 복사뼈가 오른쪽 폐로부터 멀어지도록 만든다. 양쪽을 번갈아 한다. 골반과 척추는 중앙을 유지하도록 한다. 골반이 회전되지 않도록 한다. 2개의 빨간색 - 3개의 빨간색 스프링	3A 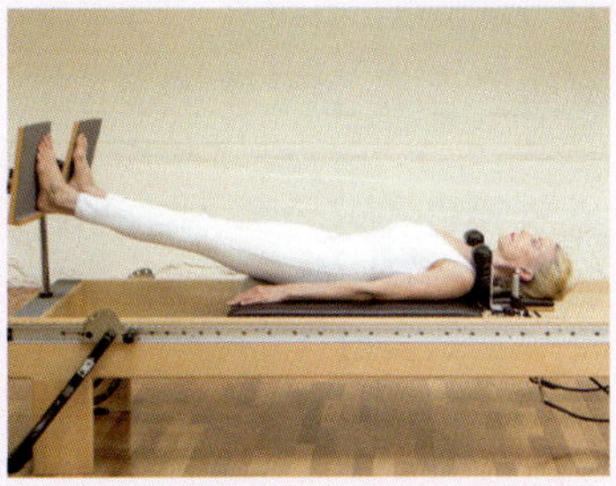
중립된 Bridge(고유수용성 감각 T-bar에 발을 위치) **T-bar는 하지의 정렬과 몸통과 골반의 안정성을 요구한다.** 고유수용성 감각 T-bar는 신체운동학자 장-클로드 웨스트(Jean-Claude West)가 개발했다. 표면 후방, 심부 전방과 외측 근막 연속성의 활성을 통합	무릎 신전과 발목 저측굴곡을 동반한 중립된 Bridge를 시행 무릎의 굴곡과 신전 동안 중립된 Bridge를 유지한다. 왼쪽과 오른쪽 발의 체중을 균등하게 유지한다. 발목 저측굴곡과 무릎 굴곡을 함께 한다. 발목 배측굴곡과 무릎 신전을 함께 한다.	3B 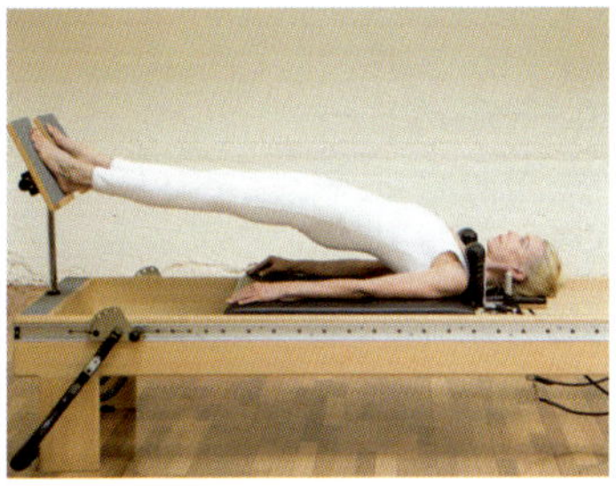
골반과 요추의 회전을 동반한 Bridge 나선 근막 연속성의 활성화	풋바에 위치한 왼쪽 뒤꿈치를 왼쪽 좌골결절과 정렬을 이루게 한다. 오른쪽 발을 왼쪽 발 뒤로 교차한다. 오른쪽으로 회전하면서 중립된 Bridge를 한다. 견갑대의 안정성을 유지한다. 2개의 빨간색 스프링을 적용	4A 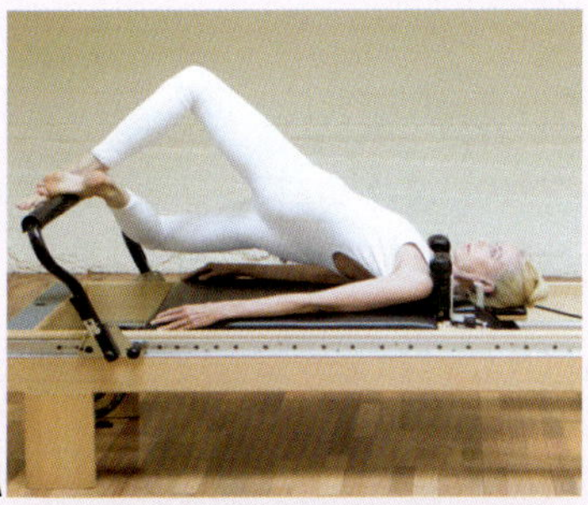
골반과 요추의 회전을 동반한 Bridge(무릎 신전과 굴곡) 나선 근막 연속성의 활성화	**참고:** 고관절 전 치환술을 후방으로 접근한 고객에게는 이 운동이 적합하지 않다. 풋바에 위치한 왼쪽 뒤꿈치를 좌골결절과 정렬을 이루게 한다. 오른쪽 발을 왼쪽 발 뒤로 교차한다. 오른쪽으로 회전하면서 중립된 Bridge를 한다. 무릎을 신전 시키면서 캐리지를 위 아래로 움직인다. 견갑대의 안정성을 유지한다. 2개의 빨간색 스프링을 적용	4B 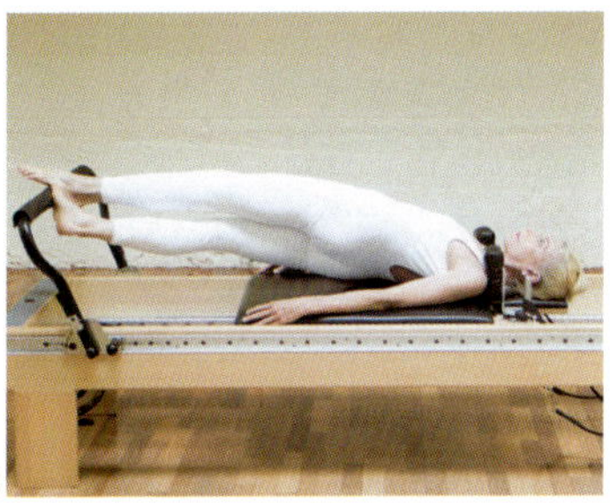

계속

표 13.2 계속

선 자세에서 고관절 외전 상태로 무릎 굴곡과 신전 외측, 표면 후방, 심부 전방 근막 연속성의 활성을 통합 고관절 내측, 후방 움직임에 중점을 둔다.	고객의 능력에 따라 풋바 높이를 변경 고객의 능력에 따라 캐리지보다 박스에 손이나 전완부를 위치시킬 수 있다. 풋바에 발을 위치시킨다. 교대적인 무릎 굴곡과 신전 두 번째 중족골과 무릎을 정렬시키거나 고객이 할 수 있는 최적의 정렬을 만든다. 천골과 흉요추 접합부, 후두부의 정렬을 이루게 하며, 요추가 외측 굴곡되지 않도록 한다. 고관절 중립, 외회전, 내회전으로 각각 연습한다. 1개의 파란색 – 1개의 빨간색 스프링 적용	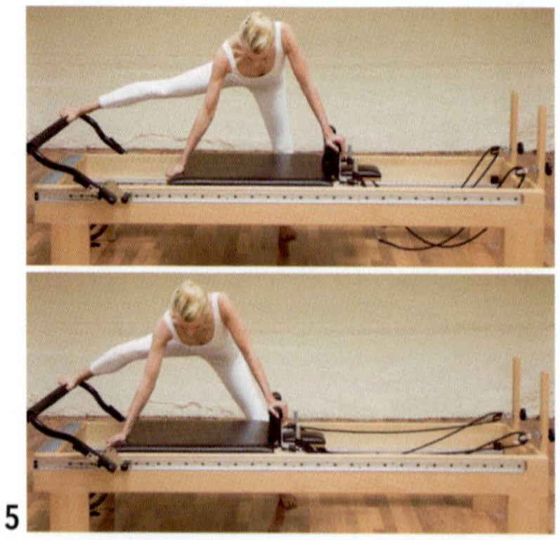 5
선 자세에서 무릎 굴곡을 동반한 흉추회전 (몸통과 풋바는 평행하게 한다) 나선과 상지 근막 연속성의 활성을 통합	**참고:** 골다공증 또는 골 연화증을 가지고 있는 고객들은 임상 전문가의 조언이 없는 한 흉추의 회전을 피한다. 양 발은 숄더 레스트를 기준으로 양 옆으로 벌린다. 몸통과 풋바는 평행하게 한다. 풋바 쪽 손은 가까운 쪽 숄더 레스트를 잡는다. 풀리 쪽 손은 먼 쪽 숄더 레스트를 잡는다. 천골과 흉요추 접합부, 후두부의 정렬을 이루게 한다. 흉추를 회전하며 캐리지를 풀리 쪽으로 움직인다. 시작자세로 돌아온다. 스프링을 적용하지 않는다.	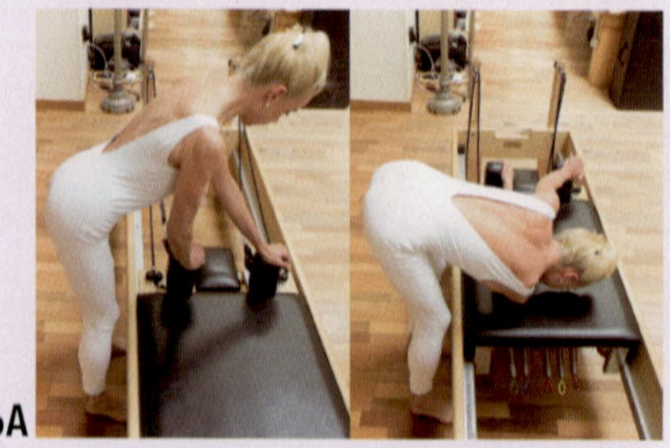 6A
선 자세에서 무릎 굴곡을 동반한 흉추회전 (몸통은 풀리 쪽을 향한다) 나선과 상지 근막 연속성의 활성을 통합	풀리 쪽을 향한 상태에서 6A(위의 내용)를 반복한다.	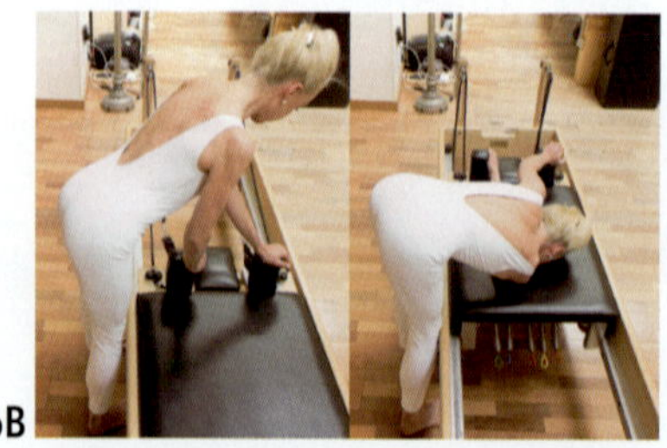 6B
선 자세에서 무릎 굴곡을 동반한 흉추회전 (몸통은 풋바 쪽을 향한다) 나선과 상지 근막 연속성의 활성을 통합	풋바 쪽을 향한 상태에서 6A(위의 내용)를 반복한다.	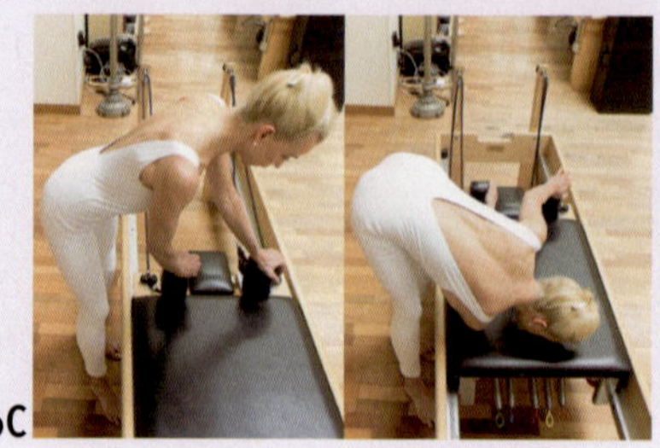 6C

표 13.2 계속

롱박스에 엎드린 자세에서 고관절과 무릎 굴곡과 신전 표면 후방 근막 연속성의 활성화	발목의 배측굴곡과 저측굴곡 양쪽 고관절과 무릎 훈련 제자리 걸음 – 교대적인 왼쪽과 오른쪽 굴곡과 신전 한쪽다리로만 시행한다.(상급 단계) 1개의 파란색 스프링을 적용	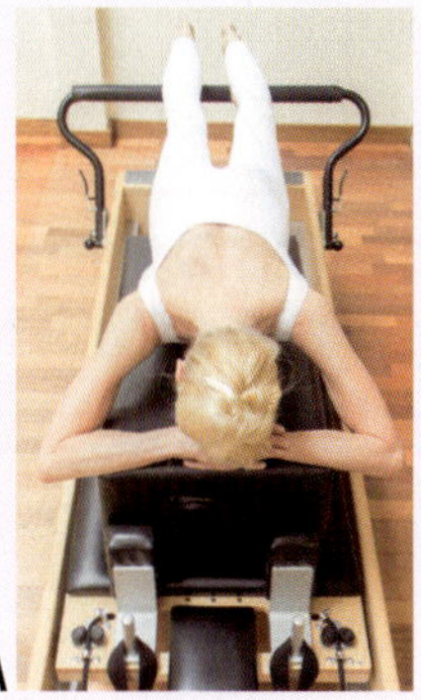 7A
네발기기 자세에서 한쪽 다리로 고관절과 무릎 굴곡과 신전 표면 후방 근막 연속성을 강조하면서 모든 근막 연속성의 활성을 통합	골반과 척추 중립을 유지하면서 3 개의 면에서 8개의 팔 변형 동작: ● 숏박스에 전완을 위치 ● 숄더레스트에 손을 위치 ● 왼쪽 팔을 앞으로 뻗는 동안 오른쪽 손은 숄더레스트에 위치 ● 오른쪽 팔을 앞으로 뻗는 동안 왼쪽 손은 숄더레스트에 위치 ● 양쪽 손은 숄더레스트에 위치하고 흉추와 경추는 오른쪽으로 회전 ● 양쪽 손은 숄더레스트에 위치하고 흉추와 경추는 왼쪽으로 회전 ● 왼쪽 손을 앞으로 뻗는 동안 오른쪽 손은 왼쪽 숄더레스트에 위치 ● 오른쪽 손을 앞으로 뻗는 동안 왼쪽 손은 오른쪽 숄더레스트에 위치 1개의 파란색 – 1개의 빨간색 스프링 적용	7B 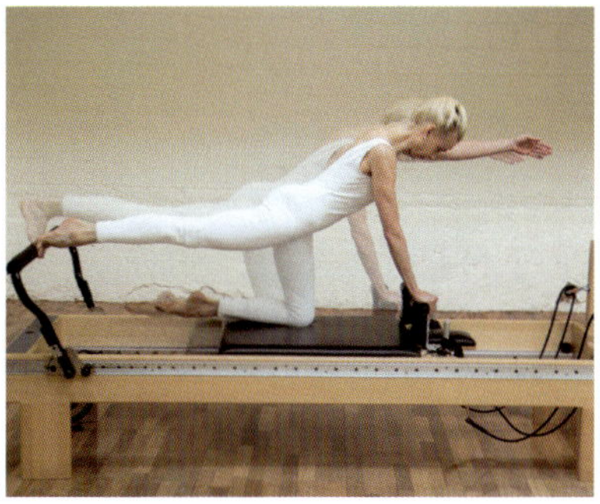
무릎서기 자세에서 한쪽 다리 밀기 나선 근막 연속성을 강조하면서 모든 근막 연속성을 통합	이 운동은 필라테스 매트 운동 Kneeling Side Leg Kick 에 기반한다. 초급동작은 숏박스를 숄더레스트에 고정시켜서 전완을 지지하고 시행한다. 상급동작은 숄더레스트에 손을 지지하고 아래의 변형된 동작을 시행한다. 왼쪽 무릎은 캐리지의 중앙에 위치한다. 왼쪽 손은 뒤쪽 숄더레스트를 지지한다. 오른쪽 발은 풋바를 지지하고 오른쪽 고관절은 굴곡한다. 왼쪽 대퇴는 캐리지와 수직을 이루게 한다. 척추는 중립을 유지한다. 반대쪽에도 동일하게 적용하여 시행한다. 1개의 파란색 – 1개의 빨간색 스프링	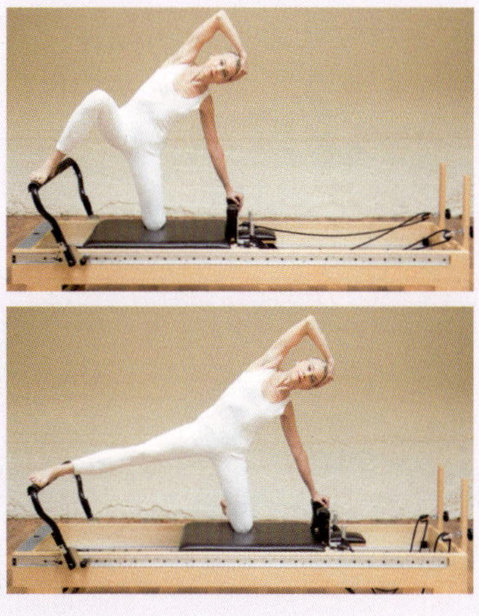 8

계속

표 13.2 계속

선 자세에서 몸통의 회전을 동반한 고관절 외전/내전 외측 근막 연속성을 강조하면서 모든 근막 연속성의 활성을 통합	왼쪽이 풀리를 향하도록 선다. 스프링과 평행하게 몸통을 유지한다. 양쪽 무릎을 구부린다. 몸통을 바르게 세워 유지한다. 마치 오른쪽 귀가 왼쪽 무릎의 소리를 듣는 것처럼 몸통을 왼쪽으로 회전하면서 다리를 외전한다. 고관절을 내전하면서 몸통을 수직방향으로 세워 돌아온다. 마치 왼쪽 귀가 오른쪽 무릎의 소리를 듣는 것처럼 몸통을 오른쪽으로 회전하면서 다리를 외전한다. 고관절을 내전하면서 몸통을 수직방향으로 세워 돌아온다. 오른쪽이 풀리를 향하도록 서서 동작순서를 반복한다. 스프링은 파란색 스프링 1개에서 빨간색 스프링 1개를 적용한다.	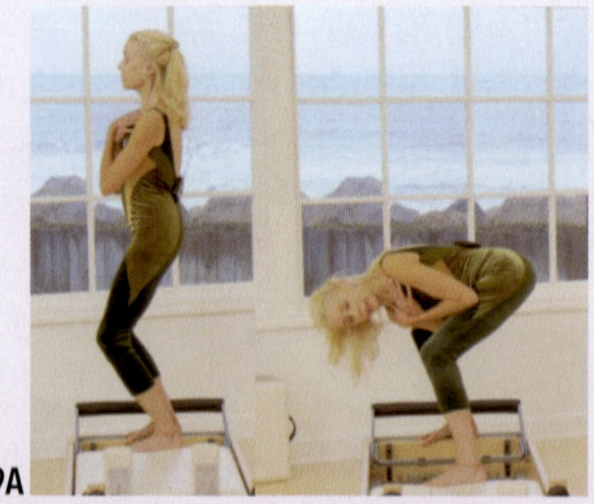 9A
선 자세에서 스플릿(Split) 자세로 몸통의 회전을 동반한 고관절의 외전/내전 외측 근막 연속성을 강조하면서 모든 근막 연속성의 활성을 통합	위의 적용 방법을 스플릿 자세로 반복 오른발은 스탠딩 플랫폼의 앞쪽에 위치 왼발은 캐리지의 가쪽 뒤쪽에 위치 반대쪽을 위해 몸 오른쪽이 풀리 방향으로 선 자세에서 동일하게 적용	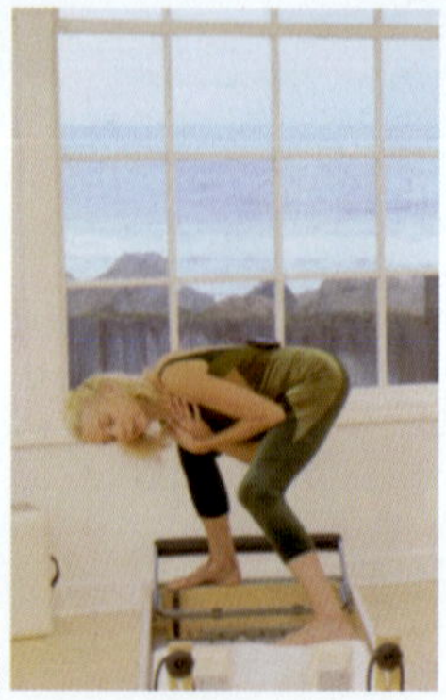 9B
선 자세에서 스플릿(Split) 자세로 몸통의 회전을 동반한 고관절의 외전/내전 외측 근막 연속성을 강조하면서 모든 근막 연속성의 활성을 통합	위의 적용 방법을 동일하게 반복 오른발은 스탠딩 플랫폼의 뒤쪽에 위치 왼발은 캐리지의 가쪽 앞쪽에 위치 반대쪽을 위해 몸 오른쪽이 풀리 방향으로 선 자세에서 동일하게 적용	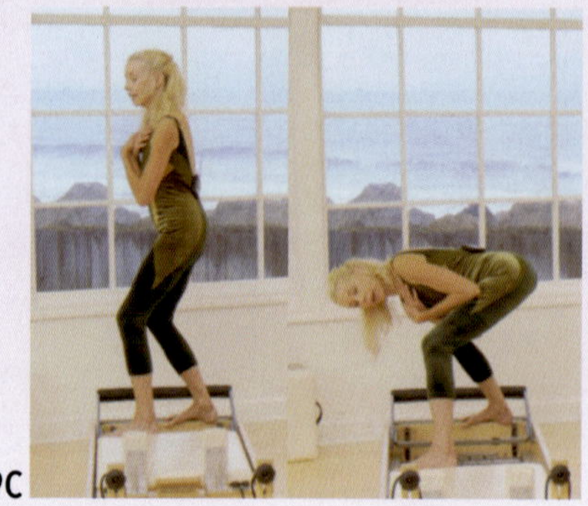 9C

표 13.2 계속

선 자세에서 몸통의 회전을 동반한 고관절 내전/외전 (풋바 방향 대각선으로 선 자세에서) 외측 근막 연속성을 강조하면서 전체 근막 연속성의 활성을 통합	풋바의 모서리 쪽을 바라본 상태에서 위에서 적용한 방법을 동일하게 반복 오른쪽 발은 플랫폼의 뒤쪽에 위치 왼쪽 발은 캐리지 가장자리의 앞쪽에 위치 반대쪽을 위해 풋바의 다른 쪽 모서리를 바라본 상태에서 동일하게 진행	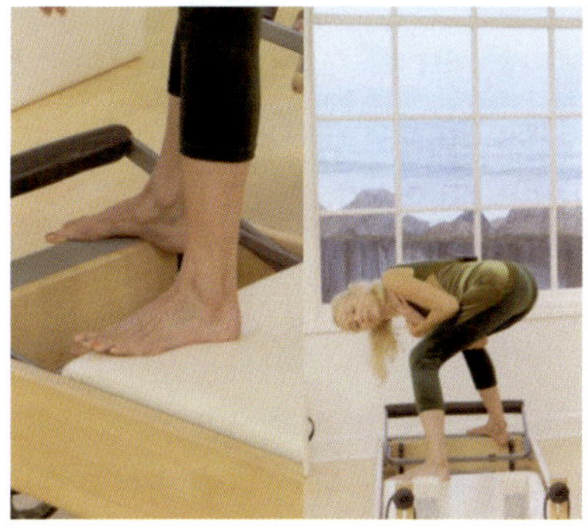 9D
선 자세에서 몸통의 회전을 동반한 고관절 내전/외전 (풀리 방향 대각선으로 선 자세에서) 외측 근막 연속성을 강조하면서 전체 근막 연속성의 활성을 통합	한쪽 풀리를 바라본 상태에서 위에서 적용한 방법을 동일하게 반복 오른쪽 발은 플랫폼의 앞쪽에 위치 왼쪽 발은 캐리지 가장자리의 뒤쪽에 위치 반대쪽을 위해 풀리의 다른 쪽을 바라본 상태에서 동일하게 진행	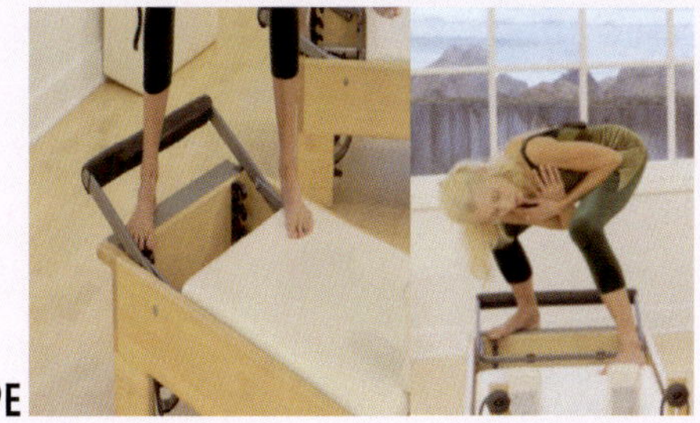 9E
보조된 스쿼트 (스프링을 향해 대각선 방향으로 선 자세) 신체의 모든 근막 연속성의 활성을 통합	스프링을 향해 리포머 프레임 바깥쪽에 선다. 노란색 스프링 1개를 걸어준다. 양 손으로 핸들을 잡았을 때 중심축이 바닥과 수직이 될 수 있도록 끈 길이를 늘려준다. 숨을 들이쉬며, 고관절, 무릎, 팔꿈치를 구부려 스쿼트 한다. 숨을 내쉬며, 고관절, 무릎, 팔꿈치를 펴서 원래 서 있는 자세로 돌아온다. 숨을 들이쉬며, 발목을 저측굴곡하면서 뒤꿈치를 들어 올린다.	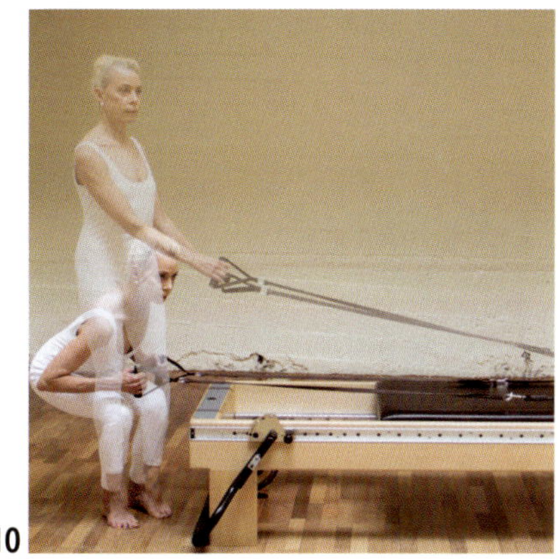 10

표 13.3
무릎 표면 치환술이나 전 치환술을 받은 고객을 위한 근막에 중점을 둔 기구 운동 - 고객 프로필

고객의 진단명 또는 의학적 상태: 왼쪽 무릎관절 전 치환술을 받은 85세 남성. 대학 미식축구 때 발생된 손상이 내측 반월판 절제술(medial meniscectomy)을 초래했다.

단기 목표 (Short-term goals)	장기 목표 (Long-term goals)
1. 무릎관절 125° 굴곡	1. 20분간 걷기, 일주일에 6번
2. 왼쪽 발 회내 줄이기	2. 일생동안 기동성 유지하기, 휠체어에 의존하지 않기
3. 왼쪽 발목 외반 줄이기	3. 낙상을 예방하기 위해 선 자세에서 균형 조절하기
4. 왼쪽 외측 골반 안정성 강화하기	4. 증손자들과 놀아주기
5. 왼쪽 무릎 움직임 개선하기	5. 전세계 핵무기 숫자 줄이기

무릎과 고관절 표면 치환술과 전 치환술을 받은 고객을 위한 근막에 중점을 둔 기구 운동	고객 프로필 - 고객 또는 담당 실무자가 작성
1. 근막 기능에 영향을 미치는 요인	
유전	부정적인 유전적 요인 없음
질병 관련	체액순환 저하, 왼쪽 발목이 오른쪽보다 심함
투약	세레브렉스(Celebrex 복용)
수술	
• 흉터	왼쪽 무릎 전 치환술
• 유착	왼쪽 위 복부 수술
전신 염증	있음
생활 관련	
• 영양	영양 제한 없음
• 보조제	없음
• 흡연	비흡연
• 음주	하루에 칵테일 한 잔
• 앉아있는 시간	하루에 12시간
저 가동성	정상 범위 내에서의 움직임
과 가동성	없음
온도 및 습도의 선호도	23-24℃의 수영장에서 편안히 움직임
2. 근막 기능을 향상시키기 위한 셀프케어 도구: 볼, 폼롤러, 막대, 손으로 사용하는 도구	
홈 프로그램	
스튜디오 프로그램	직경 4 인치 볼로 발바닥 롤링
프로그램 적용시간	

표 13.3 계속

3. 근막 기능을 향상시키기 위한 치료: 침, 정골요법, 물리치료, 롤핑요법®, 구조통합치료 등	*주기적인 마사지 치료*
예약 스케줄	
통합적 관리를 위한 소통	
4. 관절 가동 범위	
부분적	왼쪽 무릎 125° 굴곡
전체	
금지	없음
5. 체중부하	
비 체중부하	감소된 고유수용성 감각으로 인해 적합하지 않음
부분 체중부하	균형의 어려움으로 인해 고객의 선호에 따른다.
전체 체중부하	손으로 보조하는 전체 체중부하에 중점을 둔다.
6. 운동사슬	
열린 운동 사슬	열린 운동 사슬은 왼쪽 발목 외반과 회내를 강조한다.
닫힌 운동 사슬	왼쪽 무릎 움직임을 위해 닫힌 운동 사슬을 선호한다.
7. 고객을 위한 최적의 보조 및 저항	
체중으로만 이용	매트 운동 없음
밴드	
스프링	스프링 보조와 저항을 선호
프리웨이트	
8. 최대 효과와 최소 손상을 위한 최적의 강도	느린 템포로 시작해 적당한 중간 템포로 이동
9. 위험하지 않으면서 새로운 것을 통해 신경계의 흥미를 유발시킬 운동	균형을 보조할 수 있는 안정된 표면에 손을 지지하고 시행할 수 있는 새로운 운동을 좋아한다.
10. 고객에게 적용 가능한 필라테스 동작 선택	
매트, 리포머, 체어, 트라페지 테이블, 바렐	모든 필라테스 기구 사용 가능
추가 기구	
불안정한 표면: 폼롤러, 우브, 로테이터 디스크, 발란스 보드, 락커 보드	앉아 있을 동안 발 아래에 다양한 불안정한 표면을 제공한다.
11. *Anatomy Train*에 묘사된 적절한 근막 연속성을 모두 활성화시킨다: 도수치료사와 운동치료사를 위한 근막경선(Myers, 2014)	근막에 중점을 둔 필라테스 프로그램이 모두 활성화한다.

계속

표 13.3 계속

12. 근막의 탄성 반동 성질을 발달시키기 위한 훈련	*탄성 반동 훈련을 견디지 못한다.*
기간: 하루에 20–30분 빈도: 일주일에 2–3회 콜라겐 합성을 위한 회복 시간: 2일	
13. 탄성 반동에 중점을 두지 않는 근막에 중점을 둔 운동	
기간: 하루 30–60분 빈도: 일주일에 2–6회 최소 3주마다 프로그램 변경	*각 세션마다 60분* *일주일마다 2회*
14. 고객이 선호하는 큐잉	
터치의 깊이	*무릎 흉터부위를 제외한 단단한 터치를 선호한다.*
외수용 또는 내수용 감각 큐	*외수용 감각 큐를 선호한다.*
15. 리듬감 있는 움직임과 집중을 촉진하기 위한 고객의 음악 선호도	*스트라우스 왈츠와 군대 행진곡을 즐김*
16. 다른 형태의 훈련과 상호작용	
다양한 강도의 인터벌트레이닝 (VIIT)	
유산소 운동: 15–45분, 일주일에 3–4회	*일주일에 3회 15 분간 수영*
근력운동: 15–30분, 일주일에 2회; 1–2일 휴식	*현재 근력운동 없음*
의식적 운동(Mindful movement): 요가, 태극권, 기공체조, 자이로키네시스®, 자이로토닉®	

무릎 표면 치환술과 전 치환술을 위한 조셉 필라테스 리포머 운동

무릎 표면 치환술이나 전 치환술을 받은 고객은 다음을 제외하고 챕터 5에 나와 있는 모든 조셉 필라테스 리포머 운동을 배우고 연습할 수 있다:

1. 그림 5. 5: 어떤 고객들은 무릎꿇기 자세로 체중부하하는 것이 편안하지 않다.
2. 그림 5.11: 무릎 굴곡에 제한이 있는 고객을 위해 **Semicircle Up & Down**을 변형하라.
   무릎 과신장과 무릎 뒤쪽 관절낭 손상을 피하기 위해 **Balance-Control 2**를 변형하라.
3. 그림 5.12: 무릎 굴곡에 제한이 있는 고객을 위해 **Stomach Massage** 변형하라.
4. 그림 5.13: 어떤 고객들은 **Chest-Expansion** 또는 **Thigh-Stretch** 시행 시 무릎 서기가 편하지 않다.
   무릎 굴곡에 제한이 있는 고객을 위해 **Rocking and Rocking & Pull**을 변형하라.
5. 그림 5.16: 어떤 고객들은 무릎꿇기 자세로 체중부하 하는 것이 편안하지 않다. 이러한 운동은 리포머 캐리지에 박스를 올려 놓고 그 위에 앉아 시행할 수 있다.
6. 그림 5.18: 고유수용성 감각, 균형, 근력을 지나치게 요구하는 운동들은 피하라.

표 13.4
무릎 표면 치환술이나 전 치환술을 받은 고객을 위한 근막에 중점을 둔 기구 운동 - 운동 선택

고객의 진단명 또는 의학적 상태: 왼쪽 무릎관절 전 치환술을 받은 85세 남성. 대학 미식축구 때 받은 손상이 내측 반월판 절제술(medial meniscectomy)을 초래했다.

운동은 강사가 **표 13.1**과 **13.2**에 나온 내용에서 선택하였다.	근막에 중점을 둔 동작의 기준 움직임 요소: 움직임은 운동 조절의 개선과 콜라겐 리모델링을 지속가능하게 한다. 움직임은 바이오텐세그리티 모델*의 인식을 촉진한다. 고객의 상태에 적합한 모든 근막 연속성에 대해 최적의 시퀀스로 접근한다.	매트	리포머	체어	트라페지 테이블	바렐	그 밖의	운동 결과: 조직의 수화를 촉진	근막시스템의 활주 발달	조직의 재생 촉진	조직 탄력성 발달	규칙적인 격자 주름 발달	탄성 반동 발달

*"텐세그리티(Tensegrity) 구조는 국소적인 기계적 스트레스에 대해 전체적인 반응을 제공한다. 그 결과로 중력으로부터 어느 정도 독립된 형태를 갖게 된다. 텐세그리티 모델이 없다면, 우리의 원섬유성의 구조는 중력으로 인해 붕괴된다. 텐세그리티 모델로 인해 우리의 구조는 주변 구조를 포함한 전체적인 네트워크를 통해 하중을 펼쳐냄으로써 압력을 흡수하고 분산시킨다." (Guimberteau & Armstrong, 2015)

운동	근막에 중점을 둔 동작의 기준	매트	리포머	체어	트라페지 테이블	바렐	그 밖의	조직의 수화를 촉진	근막시스템의 활주 발달	조직의 재생 촉진	조직 탄력성 발달	규칙적인 격자 주름 발달	탄성 반동 발달
	내수용 감각(Interoception) - 근막내 사이질 신경은 고유수용성 감각 또는 통각 대신에 내수용 감각을 제공한다. 이러한 자유신경종말의 자극은 생리적 필요와 관련하여 항상성을 찾기 위해 신체 상태에 대한 정보를 제공한다. 내수용 감각 신호는 온감, 메스꺼움, 배고픔, 아픔, 노력, 무거움 또는 가벼움 같은 느낌과 관련이 있다. 내부 체성 감각에 대한 인식은 감정, 느낌과 관련이 있다(Schleip & Baker, 2015).												
골반에 대한 몸통의 외측 이동, 몸통에 대한 골반의 외측 이동 **표 13.1A, 운동 2A&2B**	흐르는 듯 이어지는 동작의 연결		●					●	●		●		
앉은 자세에서 몸통의 회전 〔발을 바닥에, 발을 시상면으로 놓여진 락커 보드 위에, 발을 전두면으로 놓여진 락커 보드 위에, 발을 회전 디스크 위에, 발을 워블 보드(Wobble Board) 위에〕 **표 13.1 & 표 13.1B**	**고유수용성 감각의 개선** - 고유수용성 감각은 자세, 힘줄 및 근육의 감각과 연결된다.		●					●	●		●		

계속

표 13.4 계속

고객의 진단명 또는 의학적 상태: 왼쪽 무릎관절 전 치환술을 받은 85세 남성. 대학 미식축구 때 발생된 손상이 내측 반월판 절제술(medial meniscectomy)을 초래했다.

운동은 강사가 **표 13.1** 과 **13.2**에 나온 내용에서 선택하였다.	근막에 중점을 둔 동작의 기준 움직임 요소: 움직임은 운동 조절의 개선과 콜라겐 리모델링을 지속가능하게 한다. 움직임은 바이오텐세그리티 모델*의 인식을 촉진한다. 고객의 상태에 적합한 모든 근막 연속성에 대해 최적의 시퀀스로 접근한다.	매트	리포머	체어	트라페지 테이블	바렐	그 밖의	운동 결과 조직의 수화를 촉진	근막시스템의 활주 발달	조직의 재생 촉진	조직 탄력성 발달	규칙적인 격자 주름 발달	탄성 반동 발달
누운 자세에서 대퇴로 원 그리기 (골반과 척추 중립, 요추골반부 안정성과 고관절 가동성을 촉진시키기 위해) **그림 13.2 & 표 13.1C**	**운동감각의 명민함** – 운동감각 (동적 고유수용감각), 팔다리와 몸통의 움직임과 위치에 대한 적절한 감각		●					●	●	●	●		
엉덩이 기울이기 또는 요추 외측 굴곡 (고유수용성 감각 T-bar에 발을 올리고 시행) **표 13.2, 운동 3A**	**전신의 연속성** – 심층 구조에서 표층으로, 표층 구조에서 심층으로 연결하면서 몸통에서 팔다리로, 팔다리에서 몸통으로 연결한다.		●				●	●	●	●	●		
중립된 Bridge (고유수용성 감각 T-bar에 발을 올리고 시행) **표 13.2, 운동 3B**			●				●	●	●	●	●		
리포머 타워 또는 리포머/트라페지 콤비네이션™을 이용한 누운 자세에서 점프 (열린 운동 사슬) **그림 13.3A-F & 표 13.1D**	고객의 상태에 적합한 모든 근막 연속성에 대해 최적의 시퀀스로 접근한다.		●				●	●	●	●	●		
옆으로 누운 자세에서 고관절 회전 (발목 저측굴곡 없이) **그림 13.4 & 표 13.1E**	약간의 각도 변화를 통한 다양한 방향으로의 움직임		●				●	●	●	●	●		
리포머에 선 자세로 런지 **그림 13.5E, F & 표 13.1F**	**힘/부하의 이동** – 신경근막 시스템을 통해 힘/부하를 고르게 분포시키는 움직임		●					●	●	●	●		

표 13.4 계속

고객의 진단명 또는 의학적 상태: 왼쪽 무릎관절 전 치환술을 받은 85세 남성. 대학 미식축구 때 발생된 손상이 내측 반월판 절제술(medial meniscectomy)을 초래했다.

운동은 강사가 **표 13.1** 과 **13.2**에 나온 내용에서 선택하였다.	근막에 중점을 둔 동작의 기준 움직임 요소: 움직임은 운동 조절의 개선과 콜라겐 리모델링을 지속가능하게 한다. 움직임은 바이오텐세그리티 모델*의 인식을 촉진한다. 고객의 상태에 적합한 모든 근막 연속성에 대해 최적의 시퀀스로 접근한다.	매트	리포머	체어	트라페지 테이블	바렐	그 밖의	운동 결과 조직의 수화를 촉진	근막시스템의 활주 발달	조직의 재생 촉진	조직 탄력성 발달	규칙적인 격자 주름 발달	탄성 반동 발달
체어 페달에 옆으로 앉아서 한쪽 다리 움직임	**움직임의 시작** – 근위부 구조물을 원위부 구조물에 연결하고, 원위부 구조물을 근위부 구조물에 연결한다.			●				●	●	●	●		
체어 옆에 선 자세에서 발목 저측굴곡/배측굴곡 (체어 핸들을 잡고 할 수 있다.) **표 13.1 H**				●				●	●	●	●		
회전 디스크에 앉아 견갑골 하강, 팔꿈치 굴곡, 팔 외회전 **그림 8.6G**	준비를 위한 반대 움직임				●		●	●	●		●		
선 자세로 Ped-o-Pull/Pedi-Pole 운동 **그림 9.2**	**동적 스트레칭** – 느리고 빠른 템포의 변화						●	●	●	●	●		
선 자세에서 지지한 상태로 외측으로 체중 이동 **그림 13.7A,B & 표 13.1I**	신체는 신경근막 시스템의 많은 부분을 포함하여 동시적으로 움직인다.				●		●	●	●	●	●		

표 13.5

고관절 표면 치환술과 전 치환술을 받은 고객을 위한 근막에 중점을 둔 기구 운동 - 고객 프로필

고객의 진단명 또는 의학적 상태: 2년 전에 왼쪽 고관절 전 치환술(전방 접근)을 받은 한 75세 남성. 정형외과 의사는 오른쪽 고관절도 전 치환술을 권한다. 하지만 고객은 오른쪽 고관절은 전 치환술을 하지 않길 바란다.

단기 목표 (Short-term goals)	장기 목표 (Long-term goals)
1. 오른쪽 고관절 내회전 가동 범위 증가	1. 오른쪽 고관절 전 치환술 미루기
2. 서 있을 때 오른쪽 고관절 외측 안정성 증진	2. 매 겨울마다 스키 타기
3. 서 있을 때 왼쪽 고관절 외측 안정성 증진	3. 매주 중급 아행가 요가(Lyengar Yoga) 클래스 2번 참석
4. 양쪽 몸통 회전 증가	4. 집 근처 언덕을 하루에 2번 30분 씩 걷기

고관절 표면 치환술과 전 치환술을 받은 고객을 위한 근막에 중점을 둔 기구 운동	고객 프로필 - 고객 또는 담당 실무자가 작성
1. 근막 기능에 영향을 미치는 요인	
유전	시력 감퇴
질병 관련	전립선 암, 방사선 치료
투약	고혈압 약
수술	왼쪽 고관절 전 치환술
• 흉터	전방으로 접근한 수술로 인한 흉터
• 유착	롤핑과 운동으로 인해 최소화 됨
전신 염증	오른쪽 고관절 염증
생활 관련	
• 영양	
• 보조제	글루코사민 콘드로이틴
• 흡연	비흡연
• 음주	매주 와인 4잔
• 앉아있는 시간	은퇴했음 - 하루에 3시간 미만 앉아 있음
저 가동성	없음
과 가동성	없음 - 운동범위 좋음
온도 및 습도의 선호도	습도는 상관이 없고 21-22℃의 온도를 선호함
2. 근막 기능을 향상시키기 위한 셀프케어 도구: 볼, 폼롤러, 막대, 손으로 사용하는 도구	
홈 프로그램	매트 운동 근막에 중점을 둔 도구를 사용하지 않음
스튜디오 프로그램	
프로그램 적용시간	

표 13.5 계속	
3. 근막 기능을 향상시키기 위한 치료: 침, 정골요법, 물리치료, 롤핑요법®, 구조통합치료 등	*한 달에 한 번 롤핑요법 일주일에 한 번 침치료*
예약 스케줄	
통합적 관리를 위한 소통	
4. 관절 가동 범위	
부분적	*오른쪽 고관절은 내회전에 제한이 있음*
전체	*추가적인 제한 없음*
금지	*오른쪽 고관절은 할 수 있는 만큼만 회전*
5. 체중부하	
비 체중부하	*필요 없음*
부분 체중부하	*네발기기 자세에서 구조적 불균형이 보임*
전체 체중부하	*보행을 위해 전체 체중을 부하 한 서기가 필수*
6. 운동사슬	
열린 운동 사슬	*효율성이 부족함*
닫힌 운동 사슬	*선호됨*
7. 고객을 위한 최적의 보조 및 저항	
체중으로만 이용	*아행가 요가(Lyengar Yoga) 연습 시*
밴드	
스프링	*근막에 중점을 둔 필라테스 연습 시*
프리웨이트	
8. 최대 효과와 최소 손상을 위한 최적의 강도	*오른쪽 고관절염 – 보통의 저항*
9. 위험하지 않으면서 새로운 것을 통해 신경계의 흥미를 유발시킬 운동	*경험 있는 움직임과 새로운 것을 선호*
10. 고객에게 적용 가능한 필라테스 동작 선택	
매트, 리포머, 체어, 트라페지 테이블, 바렐	*모든 필라테스 기구 접근 가능*
추가 기구	*리포머 타워*
불안정한 표면: 폼롤러, 우브, 로테이터 디스크, 발란스 보드, 락커 보드	*락커 보드, 워블 보드, 회전 디스크*
11. *Anatomy Train*에 묘사된 적절한 근막 연속성을 모두 활성화시킨다: 도수치료사와 운동치료사를 위한 근막경선(Myers, 2014)	*7개의 모든 근막 연속성 활성화. 외측과 나선 근막 연속성에 중점을 둔다.*

계속

표 13.5 계속

12. 근막의 탄성 반동 성질을 발달시키기 위한 훈련	*왼쪽 고관절 전 치환술과 잠정적인 오른쪽 고관절 전 치환술로 인해 점프를 피해야 함.*
기간: 하루에 20–30분	
빈도: 일주일에 2–3회	*매주 2회씩 상체만*
콜라겐 합성을 위한 회복 시간: 2일	
13. 탄성 반동에 중점을 두지 않는 근막에 중점을 둔 운동	
기간: 하루 30–60분	
빈도: 일주일에 2–6회	*일주일에 2회*
최소 3주마다 프로그램 변경	
14. 고객이 선호하는 큐잉	
터치의 깊이	*단단한 터치감을 선호함*
외수용 또는 내수용 감각 큐	*호흡과 관련된 내수용 감각 큐를 선호*
15. 리듬감 있는 움직임과 집중을 촉진하기 위한 고객의 음악 선호도	*음악이 없는 것을 선호, 오직 숨쉬는 소리만*
16. 다른 형태의 훈련과 상호작용	
다양한 강도의 인터벌트레이닝 (VIIT)	
유산소 운동: 15–45분, 일주일에 3–4회	*언덕에서 매일 2번씩 걷기, 각 30분씩*
근력운동: 15–30분, 일주일에 2회; 1–2일 휴식	*웨이트 트레이닝하지 않음*
의식적 운동(Mindful movement): 요가, 태극권, 기공체조, 자이로키네시스®, 자이로토닉®	*매일 집과 요가 클래스에서 아행가(Lyenger)요가 연습*

표 13.6

고관절 표면 치환술과 전 치환술을 받은 고객을 위한 근막에 중점을 둔 기구 운동 - 운동 선택

고객의 진단명 또는 의학적 상태: 2년 전에 왼쪽 고관절 전 치환술(전방 접근)을 받은 한 75세 남성. 정형외과 의사는 오른쪽 고관절도 전 치환술을 권한다. 하지만 고객은 오른쪽 고관절은 전 치환술을 하지 않길 바란다.

표 13.1과 13.2에 나온 강사가 선택한 운동	근막에 중점을 둔 동작의 기준	매트	리포머	체어	트라페지 테이블	바렐	그 밖의	운동 결과: 조직의 수화를 촉진	운동 결과: 근막시스템의 활주 발달	운동 결과: 조직의 재생 촉진	운동 결과: 조직 탄력성 발달	운동 결과: 규칙적인 격자 주름 발달	운동 결과: 탄성 반동 발달
	움직임 요소: 움직임은 운동 조절의 개선과 콜라겐 리모델링을 지속가능하게 한다. 움직임은 바이오텐세그리티 모델*의 인식을 촉진한다. 고객의 상태에 적합한 모든 근막 연속성에 대해 최적의 시퀀스로 접근한다.												
*"텐세그리티(Tensegrity) 구조는 국소적인 기계적 스트레스에 대해 전체적인 반응을 제공한다. 그 결과로 중력으로부터 어느 정도 독립된 형태를 갖게 된다. 텐세그리티 모델이 없다면, 우리의 원섬유성의 구조는 중력으로 인해 붕괴된다. 텐세그리티 모델로 인해 우리의 구조는 주변 구조를 포함한 전체적인 네트워크를 통해 하중을 펼쳐냄으로써 압력을 흡수하고 분산시킨다." (Guimberteau & Armstrong, 2015)													
	내수용 감각(Interoception) - 근막내 사이질 신경은 고유수용성 감각 또는 통각 대신에 내수용 감각을 제공한다. 이러한 자유신경종말의 자극은 생리적 필요와 관련하여 항상성을 찾기 위해 신체 상태에 대한 정보를 제공한다. 내수용 감각 신호는 온감, 메스꺼움, 배고픔, 아픔, 노력, 무거움 또는 가벼움 같은 느낌과 관련이 있다. 내부 체성 감각에 대한 인식은 감정, 느낌과 관련이 있다(Schleip & Baker, 2015).												
골반에 대한 몸통의 외측 이동, 몸통에 대한 골반의 외측 이동 ***표 13.1 A, 운동 2A&2B***	흐르는 듯 이어지는 동작의 연결		•					•	•		•		
앉은 자세에서 몸통의 회전 (발을 바닥에, 발을 시상면으로 놓여진 락커 보드 위에, 발을 전두면으로 놓여진 락커 보드 위에, 발을 회전 디스크 위에, 발을 워블 보드 위에) ***그림 13.1 & 표 13.1B***	**고유수용성 감각의 개선** - 고유수용성 감각은 자세, 힘줄 및 근육의 감각과 연결된다.		•					•	•				

계속

표 13.6 계속

고객의 진단명 또는 의학적 상태: 2년 전에 왼쪽 고관절 전 치환술(전방 접근)을 받은 한 75세 남성. 정형외과 의사는 오른쪽 고관절도 전 치환술을 권한다. 하지만 고객은 오른쪽 고관절은 전 치환술을 하지 않길 바란다.

표 13.1과 13.2에 나온 강사가 선택한 운동	근막에 중점을 둔 동작의 기준 움직임 요소: 움직임은 운동 조절의 개선과 콜라겐 리모델링을 지속가능하게 한다. 움직임은 바이오텐세그리티 모델*의 인식을 촉진한다. 고객의 상태에 적합한 모든 근막 연속성에 대해 최적의 시퀀스로 접근한다.	매트	리포머	체어	트라페지 테이블	바렐	그 밖의	운동 결과 조직의 수화를 촉진	근막시스템의 활주 발달	조직의 재생 촉진	조직 탄력성 발달	규칙적인 격자 주름 발달	탄성 반동 발달
누운 자세에서 대퇴로 원 그리기 (골반과 척추 중립, 요추골반부 안정성과 고관절 가동성을 촉진시키기 위해) **그림 13.2 운동 1A**	약간의 각도 변화를 통한 다양한 방향으로의 움직임		●					●	●	●	●		
누운 자세에서 고관절 외전/내전 (골반과 척추 중립, 몸통의 안정성과 고관절 가동성을 촉진시키기 위해) **표 13.2, 운동 1B**			●					●	●	●	●		
네발기기 자세에서 고관절 굴곡 **표 13.2, 운동 2A& 2B**	**움직임의 시작** – 근위부 구조물을 원위부 구조물에 연결하고, 원위부 구조물을 근위부 구조물에 연결한다.		●								●		
엉덩이 기울이기 또는 요추 외측 굴곡(고유수용성 감각 T-bar에 발을 올리고 시행) **표 13.2, 운동 3A**	**운동감각의 명민함** – 운동감각 (동적 고유수용감각), 팔다리와 몸통의 움직임과 위치에 대한 적절한 감각		●				●	●	●		●		
중립된 Bridge(고유수용성 감각 T-bar에 발을 올리고 시행) **표 13.2, 운동 3B**			●				●				●		
골반과 요추의 회전을 동반한 Bridge **표 13.2, 운동 4A & 4B**	흐르는 듯 이어지는 동작의 연결		●					●	●	●	●		
선 자세에서 한쪽 다리로 고관절 외전 상태에서 무릎 굴곡과 신전 **표 13.2, 운동 5**	**고유수용성 감각의 개선** – 고유수용성 감각은 자세, 힘줄 및 근육의 감각과 연결된다.		●					●	●	●	●		

표 13.6 계속

고객의 진단명 또는 의학적 상태: 2년 전에 왼쪽 고관절 전 치환술(전방 접근)을 받은 한 75세 남성. 정형외과 의사는 오른쪽 고관절도 전 치환술을 권한다. 하지만 고객은 오른쪽 고관절은 전 치환술을 하지 않길 바란다.

표 13.1 과 13.2에 나온 강사가 선택한 운동	근막에 중점을 둔 동작의 기준 움직임 요소: 움직임은 운동 조절의 개선과 콜라겐 리모델링을 지속가능하게 한다. 움직임은 바이오텐세그리티 모델*의 인식을 촉진한다. 고객의 상태에 적합한 모든 근막 연속성에 대해 최적의 시퀀스로 접근한다.	매트	리포머	체어	트라페지 테이블	바렐	그 밖의	운동 결과 조직의 수화를 촉진	근막 시스템의 활주 발달	조직의 재생 촉진	조직 탄력성 발달	규칙적인 격자 주름 발달	탄성 반동 발달
선 자세에서 무릎 굴곡을 동반한 몸통 회전 **표 13.2, 운동 6A, 6B & 6C**	준비를 위한 반대 움직임		●					●	●	●	●		
선 자세에서 무릎 굴곡을 동반한 몸통 회전 **표 13.2, 운동 6A, 6B & 6C**	**동적 스트레칭** – 느리고 빠른 템포의 변화		●					●	●	●	●		
롱박스에 엎드린 자세로 고관절과 무릎 굴곡과 신전 **표 13.2 & 운동 7A**	**힘/부하의 이동** – 신경근막 시스템을 통해 힘/부하를 분배시키는 움직임		●								●		
네발기기 자세에서 한쪽 다리로 고관절 무릎 굴곡과 신전 **그림 13.2,B & 운동 7B**	**힘/부하의 이동** – 신경근막 시스템을 통해 힘/부하를 고르게 분포시키는 움직임		●					●	●	●	●		
무릎서기 자세에서 한쪽 다리로 밀기 **표 13.2, 운동 8**	**힘/부하의 이동** – 신경근막 시스템을 통해 힘/부하를 고르게 분포시키는 움직임		●					●	●	●	●		
선 자세에서 몸통 회전을 동반한 고관절 외전/내전 **표 13.2, 운동 9A–9E**	**전신의 연속성** –심층 구조에서 표층으로, 표층 구조에서 심층으로 연결하면서 몸통에서 팔다리로, 팔다리에서 몸통으로 연결한다.		●					●	●	●	●		
선 자세에서 보조된 리포머 스쿼트 (스프링에 대해 대각선 방향으로) **표 13.2, 운동 10**	**힘/부하의 이동** – 신경근막 시스템을 통해 힘/부하를 고르게 분포시키는 움직임		●					●	●	●	●		

참고문헌 (References)

Publications

Guimberteau, J. C. & Armstrong, C. (2015). *Architecture of human living fascia: The extracellular matrix and cells revealed through endoscopy.* Edinburgh: Handspring Publishing.

Myers, T. W. (2014). *Anatomy Trains®: Myofascial meridians for manual and movement therapists* (3rd ed.). Edinburgh: Churchill Livingstone.

Schleip, R. & Baker, A. (Eds.) (2015). *Fascia in sport and movement.* Edinburgh: Handspring Publishing.

Pilates Anytime Classes

www.pilatesanytime.com

Note: Clips from these classes are available to those who purchase the book. Video clips are available free of charge at: www.pilatesanytime.com/fascia. Use redemption code FASCIA.

제 13 장 무릎과 고관절 표면치환술과 전 치환술, 근막에 중점을 둔 동작의 관점

그림 13.3A – D

Reformer/Tower Workout (2016)

http://www.pilatesanytime.com/u/fm110

표 13.1A No.2A&B

Reformer Workout (2013)

http://www.pilatesanytime.com/u/fm51

그림 13.Mat1

Foot Festival (2013)

http://www.pilatesanytime.com/u/fm111

표 13.1H No.1

Wunda Chair Workout (2015)

http://www.pilatesanytime.com/u/fm76

그림 13.Mat1

Foot Festival (2013)

http://www.pilatesanytime.com/u/fm112

표 13.1H No.2

Wunda Chair Workout (2015)

http://www.pilatesanytime.com/u/fm77

제 13 장 무릎과 고관절 표면치환술과 전 치환술, 근막에 중점을 둔 동작의 관점 - 계속

표 13.2 No.6A – C

Reformer Workout (2016)

http://www.pilatesanytime.com/u/fm59

표 13.2 No.9A – E

Reformer Workout (2016)

http://www.pilatesanytime.com/u/fm66

표 13.2 No.10

Reformer Workout (2016)

http://www.pilatesanytime.com/u/fm67

표 13.2 No.1A

Reformer Workout (2015)

http://www.pilatesanytime.com/u/fm52

표 13.2 No.1B

Reformer Workout (2015)

http://www.pilatesanytime.com/u/fm53

표 13.2 No.4 A&B

Reformer Workout (2015)

http://www.pilatesanytime.com/u/fm57

표 13.2 No.8

Reformer Workout (2014)

http://www.pilatesanytime.com/u/fm8

14

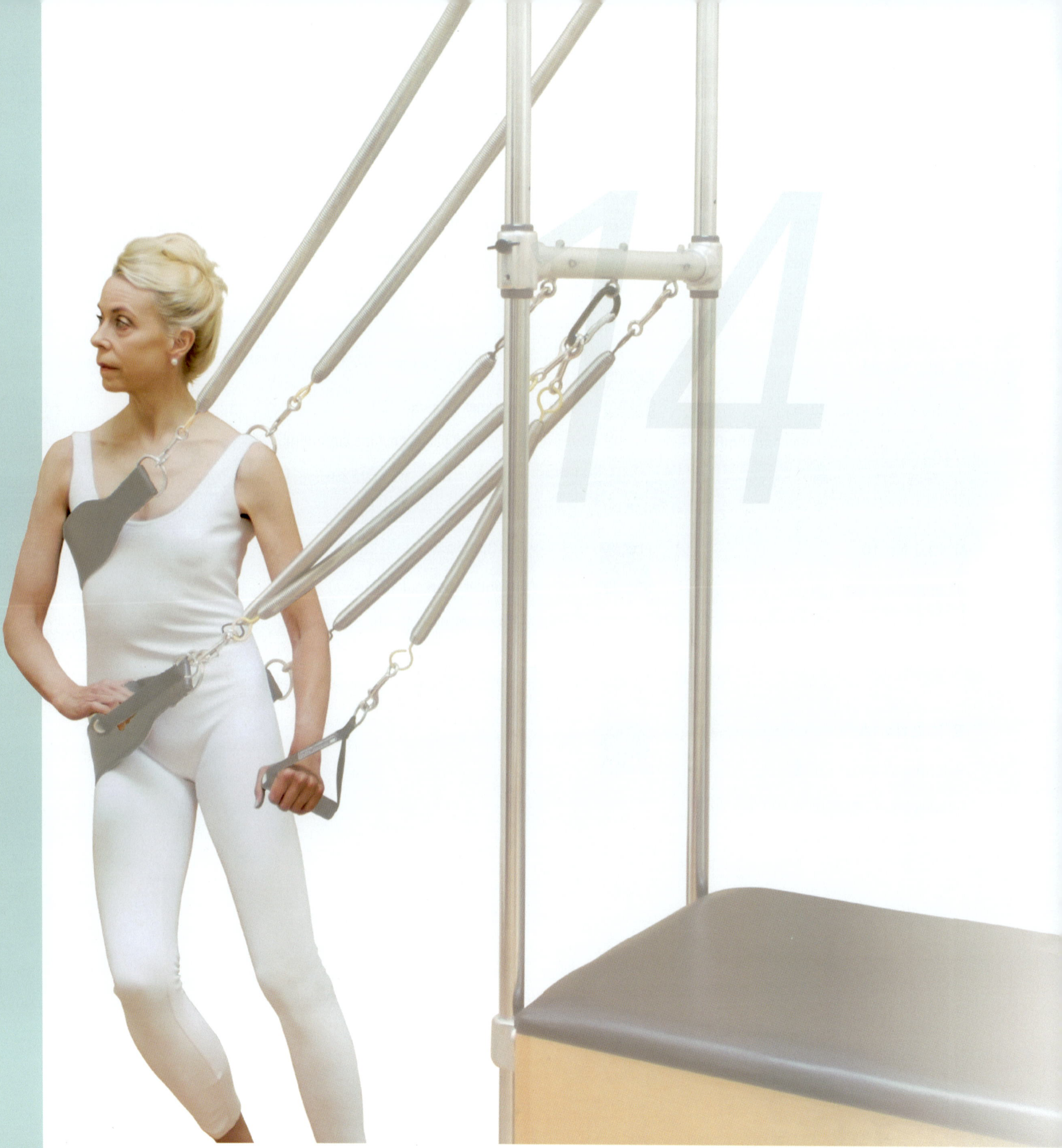

보행, 근막에 중점을 둔 동작의 관점

Gait, a fascia-focused movement perspective

조절학(Contrology) 운동은 우리 몸의 모든 근육섬유에 신선한 혈액을 공급해준다. 특히 성인이 되면 자극이 거의 없어지는 모세혈관에 혈액을 잘 공급해준다. 당신은 할 수 있는 한 모든 햇빛과 신선한 공기를 꼭 만끽하는 것이 좋다. 당신의 몸은 입, 코, 폐뿐만 아니라 피부의 숨구멍을 통해서도 숨을 쉴 수 있다는 점을 알아두자. 깨끗하고 열려진 피부 모공은 땀을 통해 몸의 독소를 끊임없이 제거한다.

조셉 필라테스 (Gallagher & Kryzanowska, 2000)

표 14.1
보행을 위한 매트 운동, 필라테스 원리 및 근막에 중점을 둔 동작의 기준

운동 순서	근막에 중점을 둔 운동	조셉 필라테스 운동	그림 (표 14.2)	필라테스 원리	근막에 중점을 둔 동작의 기준
1. 옆으로 누운 자세에서 롤러의 보조를 이용한 골반과 흉곽의 반대 회전운동	●		4.9A	전신 움직임	신체는 신경근막 시스템의 많은 부분을 포함하여 동시적으로 움직인다.
2. 회전을 동반한 Bridge	●		4.1A	중심화	**움직임 시작** – 근위부 구조물을 원위부 구조물에 연결하고, 원위부 구조물을 근위부 구조물에 연결한다.
3. 누운 자세에서 세로축 회전	●		4.1B,C	전신 움직임	**전신의 연속성** – 심층에서 표층으로, 표층에서 심층으로 연결하면서 몸통에서 팔다리로, 팔다리에서 몸통으로 연결한다.
4. 엎드린 자세에서 세로축 회전	●		4.1D,E	전신 움직임	**전신의 연속성** – 심층에서 표층으로, 표층에서 심층으로 연결하면서 몸통에서 팔다리로, 팔다리에서 몸통으로 연결한다.
5. 골반 외측 이동을 동반한 Bridge	●		4.2D-H	중심화	**움직임 시작** – 근위부 구조물을 원위부 구조물에 연결하고, 원위부 구조물을 근위부 구조물에 연결한다.
6. 골반 회전을 동반한 한쪽 다리로 Bridge	●		4.2A-C	조절력	**고유수용성 감각의 개선** – 고유수용성 감각은 자세, 힘줄 및 근육의 감각과 연결된다.

계속

표 14.1 계속

운동 순서	근막에 중점을 둔 운동	조셉 필라테스 운동	그림 (표 14,2)	필라테스 원리	근막에 중점을 둔 동작 기준
7. 네발기기 자세에서 외측 벽쪽을 향한 흉추 회전	●		**4.3A-C**	균형 잡힌 근육 발달 (최적의 신경근막 시스템의 활성화)	약간의 각도 변화를 통한 다양한 방향으로의 움직임
8. One Leg Kick		●	**3.4B**	정확성	**운동감각의 명민함** – 운동감각(동적 고유수용감각), 팔다리와 몸통의 움직임과 위치에 대한 적절한 감각
9. 네발기기 자세에서 엉덩이 높이의 벽에 발을 위치시키고 흉추 회전	●		**4.3D-F**	정확성	**운동감각의 명민함** – 운동감각(동적 고유수용감각), 팔다리와 몸통의 움직임과 위치에 대한 적절한 감각
10. Scissors		●	**3.4D**	리듬	준비를 위한 반대 움직임
11. Bicycle		●	**3.4E**	리듬	**동적 스트레칭** – 느리고 빠른 템포의 변화
12. 네발기기 자세에서 척추의 신전, 한손은 벽에 한손은 반대쪽 발에 위치하며 고관절 신전	●		**4.5C**	조절력	**고유수용성 감각의 개선** – 고유수용성 감각은 자세, 힘줄 및 근육의 감각과 연결된다.
13. 선 자세에서 척추 신전, 한손은 벽, 한손은 반대쪽 발에 위치하며 고관절 신전	●		**4.5D**	정확성	**운동감각의 명민함** – 운동감각(동적 고유수용감각), 팔다리와 몸통의 움직임과 위치에 대한 적절한 감각
14. Side Kick Kneeling		●	**3.5C**	리듬	준비를 위한 반대 움직임
15. 무릎 꿇은 자세에서 측면으로 다리 돌리기, 무릎 굴곡과 양쪽 손은 벽에 위치	●		**4.6A**	균형 잡힌 근육 발달 (최적의 신경근막 시스템의 활성화)	약간의 각도 변화를 통한 다양한 방향으로의 움직임
16. 선 자세에서 Side Leg Kick, 양손은 벽을 지지	●		**4.6C,D**	호흡	흐르는 듯 이어지는 동작의 연결
17. Side Bend		●	**3.7C**	전신 움직임	신체는 신경근막 시스템의 많은 부분을 포함하여 동시적으로 움직인다.

표 14.2
보행과 근막 연속성을 위한 매트 운동 순서

이름과 근막 연속성	설명	
옆으로 누운 자세에서 롤러를 이용한 골반과 흉곽의 반대 회전 근위부 나선 근막 연속성의 활성을 통합	골반부, 요추와 롤러 위에 위치한 다리가 앞으로 움직일 때, 몸통과 어깨 그리고 롤러 위에 위치한 팔은 뒤로 움직인다. 그리고 반대로도 적용한다. 숨을 내쉬며 앞쪽으로 흉추를 회전한다. 숨을 들이쉬며 뒤쪽으로 흉추를 회전한다. 숨을 내쉬며 골반을 앞쪽으로 회전하거나, 숨을 들이쉬며 골반을 뒤쪽으로 회전하는 것도 가능하다. 보행에 있어서 "어깨의 반대 회전은 넙다리근막긴장근(TFL)과 앞정강근(Tibialis Anterior)으로 대각선으로 연결되는 나선 근막 연속성을 통해 긴장을 만들어 내는데 이것은 발의 회외와 고관절 굴곡을 보조한다." (Earls, 2014)	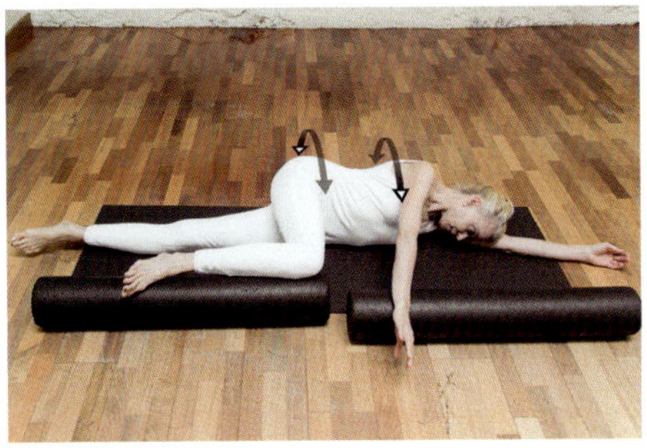 1
회전을 동반한 Bridge 하부 나선과 표면 후방 근막 연속성의 활성을 통합	발바닥을 마주보게 하여 서로 눌러준다. 발가락을 서로 꼬아도 된다. 오른발 뒤꿈치가 왼발 뒤꿈치 위로 올라가면서 오른손으로 바닥을 밀어내어 바닥과 골반, 요추 및 흉추 부위가 왼쪽으로 돌아가면서 Bridge 자세로 만든다. 오른쪽 무릎이 천장을 향하게 하면서 오른쪽 팔꿈치와 오른쪽 무릎이 서로 멀리 멀어지도록 한다. 숨을 들이쉬며 회전을 동반한 Bridge 동작을 한다. 숨을 내쉬며 매트로 돌아온다. 번갈아 가며 반복한다. 이 운동은 심부 전방선의 근위부 근막 연속성을 길게 만들어 준다. "발목 배측굴곡, 무릎의 신전, 고관절 신전 및 외전과 내회전 운동의 조합은 심부 전방 근막 연속성을 길게 하는 이상적인 위치이고 보행 시, 발끝밀기(Push-off) 단계에서 필요한 조건을 거의 충족시킨다." (Earls, 2014)	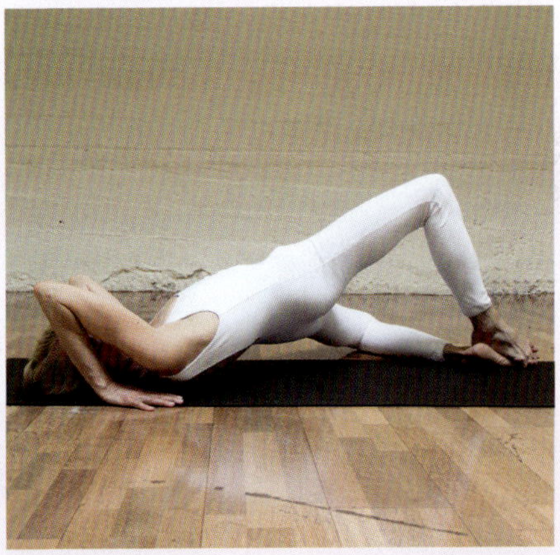 2

계속

표 14.2 계속

누운 자세에서 세로축 회전 심부 전방과 나선 근막 연속성의 활성을 통합	오른쪽 발꿈치를 오른쪽 좌골 부위와 정렬을 맞춘다. 오른발의 엄지와 두 번째 발가락 사이에 왼발의 아킬레스 건이 닿도록 놓는다. 손가락을 꼬아서 머리 위에 손을 위치시킨 후 손바닥을 머리로부터 멀리 밀어낸다. 숨을 들이쉬며 머리, 목, 눈을 왼쪽 방향으로 돌리는 동안 발, 다리 골반은 오른쪽 방향으로 돌린다. 숨을 내쉬며 중심으로 돌아온다. 숨을 들이쉬며 머리, 목, 눈을 오른 방향으로 돌리는 동안 발, 다리, 골반은 왼쪽 방향으로 돌린다. 숨을 내쉬며 중심으로 돌아온다. 오른발을 꼬리뼈 라인에 맞추어서 반복한다. 오른발을 왼쪽 좌골 라인에 맞추어서 반복한다. 운동하는 동안 구부린 팔꿈치는 매트에 닿게 하거나 매트와 가깝게 한다. 이 운동은 어깨에 대해 골반의 반대 회전과 발목의 배측 굴곡 및 심부 전방 근막 연속성의 신장을 강조한다.	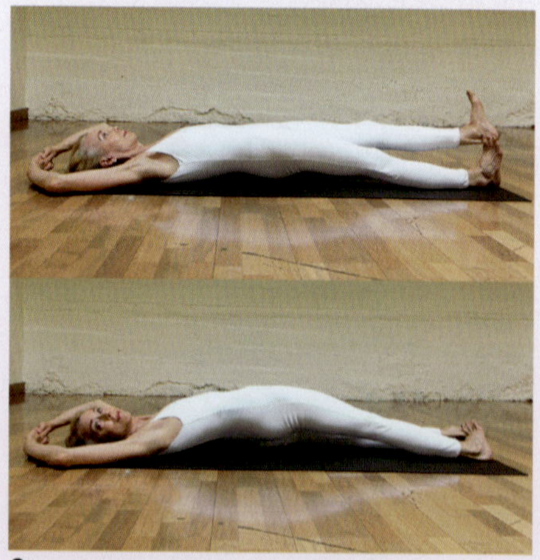 3
엎드린 자세에서 세로축 회전 표면 후방과 나선 근막 연속성의 활성을 통합	왼손 손등 위로 오른손 손바닥을 올려 놓는다. 오른손 손등 위에 이마를 댄다. 발목을 배측 굴곡하여 오른쪽 좌골에 오른발의 정렬을 맞춘다. 왼발의 첫 번째, 두 번째 발가락이 오른쪽 아킬레스 건 위에 놓여 질 수 있도록 한다. 숨을 들이쉬며 골반, 다리 발가락을 왼쪽으로 돌린다. 숨을 내쉬며 시작 자세로 돌아온다. 숨을 들이쉬며 골반, 다리, 발가락을 오른쪽으로 돌린다. 숨을 내쉬며 시작 자세로 돌아온다 운동하는 동안 구부린 팔꿈치는 매트에 닿게 하거나 매트와 가깝게 한다. 이 시퀀스는 어깨에 대해 골반의 반대 회전, 발목의 배측굴곡 및 표면 후방 근막 연속성의 신장을 강조한다.	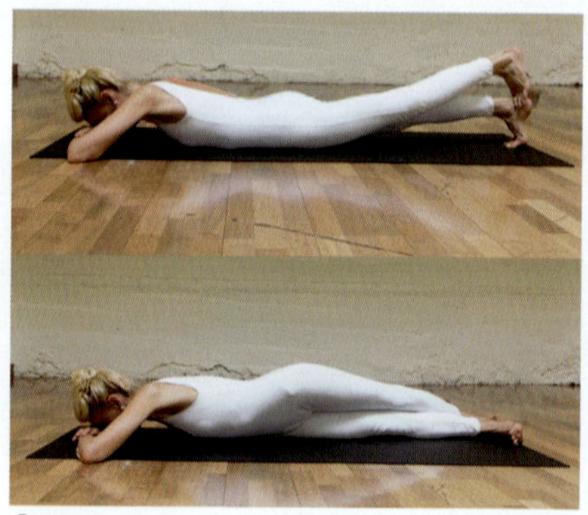 4

표 14.2 계속

골반 외측 이동을 동반한 Bridge 외측, 표면 후방, 심부 전방 근막 연속성의 활성을 통합	고관절과 무릎을 90°로 구부리고 두 발로 벽을 지지한다. 손가락 깍지를 끼고 양손을 검상돌기 위쪽으로 뻗는다. 숨을 내쉬며 중립으로 Bridge 동작을 한다. 숨을 들이쉬며 골반을 오른쪽으로 이동시킨다. 골반을 오른쪽으로 이동시킬 때, 오른 손으로 왼손을 민다. 이 운동은 전방 기능 근막 연속성을 활성화 시킨다. 숨을 내쉬며 중앙으로 돌아온다. 다른 방향으로도 반복한다. 보행시 "입각기에서 무게중심이 신체의 중심선에서 벗어나게 되는데, 이때 고관절은 내전하면서 딛는 다리의 바깥쪽으로 힘이 실리게 된다."	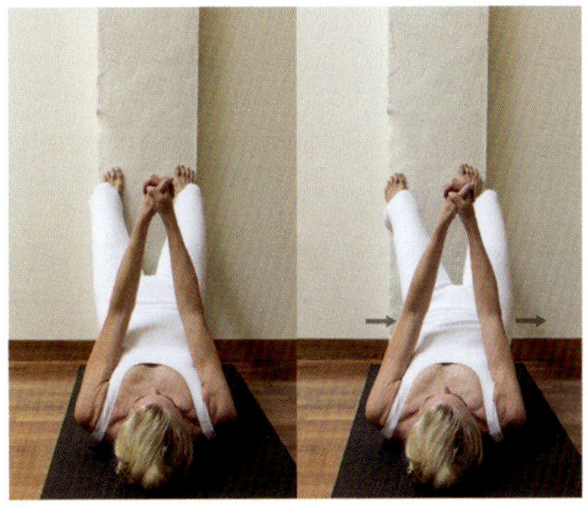 **5**
골반 회전을 동반한 한쪽 다리로 Bridge 표면 후방, 하부 나선 근막 연속성의 활성을 통합	고관절, 무릎을 90°로 구부리고 두 발로 벽을 지지한다. 양손은 깍지를 끼고 검상돌기 위쪽으로 뻗는다. 숨을 내쉬며 중립으로 Bridge 동작을 한다. 숨을 들이쉬며 고관절 굴곡하면서 왼쪽 발가락을 천장 쪽으로 향하게 한다. 숨을 내쉬며 골반을 왼쪽으로 돌리고 왼쪽 고관절을 외회전 한다. (보이지 않음) 숨을 들이쉬며 골반을 오른쪽으로 회전하고 왼쪽 고관절을 내회전 한다. 왼쪽 발가락이 천장쪽으로 향하게 한다. 왼쪽 다리가 전구라고 상상하고 천장에 있는 조명 소켓에 끼워 넣는다고 생각한다. 이 동작은 견갑대에 대한 골반의 반대 회전을 강조한다.	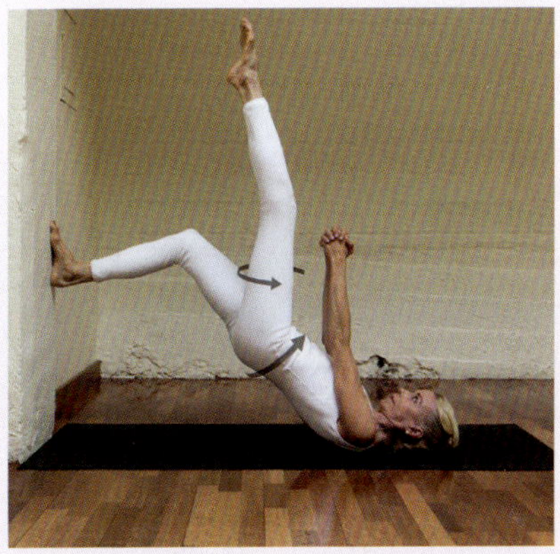 **6**

계속

표 14.2 계속

네발기기 자세에서 측면의 벽을 향해 흉추 회전 상지와 상부 나선 근막 연속성의 활성을 통합	왼쪽 무릎을 매트에 위치시킨다. 오른쪽 고관절을 외전시키고 무릎을 펴서 오른쪽 뒤꿈치와 오른쪽 고관절이 정렬되게 한다. 양손은 어깨와 정렬을 맞추어 놓는다. 척추는 중립으로 오른쪽의 벽과 평행하게 정렬을 맞춘다. 숨을 들이쉬며 오른손을 바닥을 따라 움직여서 오른쪽 벽을 향해 뻗는다. 계속해서 흉추와 골반을 오른쪽으로 돌리면서 오른손을 천장 쪽으로 뻗는다. 숨을 내쉬며 반대방향으로 오른쪽 팔로 크게 원을 그리면서 흉추를 왼쪽으로 돌린다. 계속해서 몸 아래 왼쪽 방향으로 오른팔을 뻗는다. 이 동작은 흉추의 회전과 내측 고관절 움직임을 강조한다. 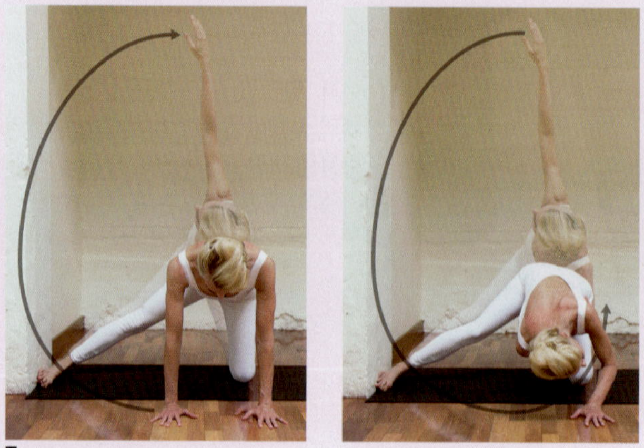 **7**
One Leg Kick 표면 후방, 심부 전방, 표면 전방 근막 연속성의 활성을 통합	매트에 엎드린 자세 팔꿈치를 구부리고 어깨와 정렬을 맞춘 후 손을 마주 잡는다. 오른쪽 무릎을 굴곡하고 오른쪽 발목을 저측 굴곡한다. 오른쪽 골반을 신전하고 발목을 배측 굴곡하는 동안 요추 굴곡과 골반 후방경사를 만든다. 흉요추 접합부의 과신전을 피한다. 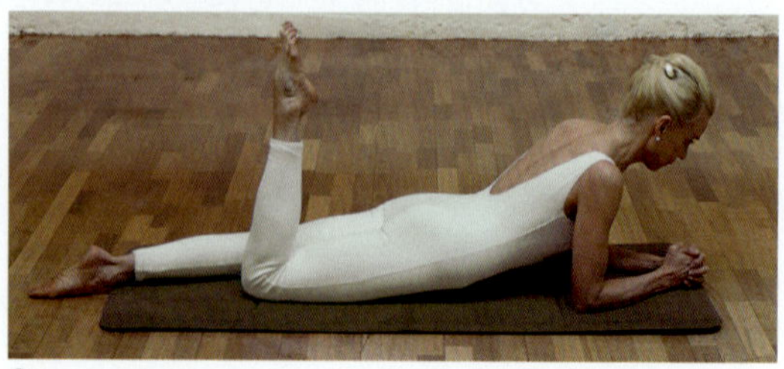 **8**

표 14.2 계속

네발기기 자세에서 골반높이의 벽에 발로 지지하고 흉추 회전 모든 근막 연속성의 활성을 통합	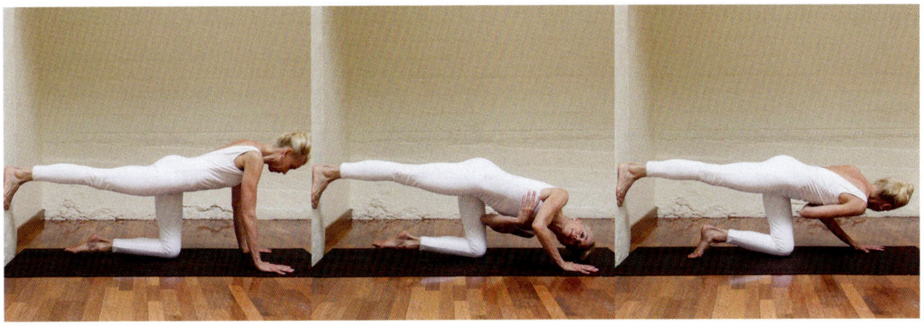 **9** 왼쪽 무릎을 매트에 위치한다. 오른쪽 고관절과 무릎을 신전한다. 오른쪽 발로 벽을 지지하고 뒤꿈치가 오른쪽 좌골과 정렬을 이루게 한다. 손은 어깨와 정렬을 이루게 하고, 골반과 척추는 중립을 유지한다. 숨을 들이쉬며 흉추를 오른쪽으로 회전하면서 오른쪽 팔꿈치를 구부리고 왼손은 오른쪽 어깨에 위치한다. 숨을 내쉬며 오른쪽 팔꿈치 펴면서 흉추는 중앙으로 돌아온다. 숨을 들이쉬며 흉추를 왼쪽으로 회전하면서 왼쪽 팔꿈치를 구부리고 오른손은 왼쪽 어깨에 위치한다. 숨을 내쉬며 왼쪽 팔꿈치를 펴면서 흉추는 중앙으로 돌아온다. 오른쪽 ASIS가 왼쪽 무릎을 향하게 한다. 이 운동은 골반으로부터 어깨부위의 반대 회전을 강조하는 동작이다.
Scissors 심부 전방과 표면 후방 근막 연속성의 활성을 통합	매트에 누운 자세로 고관절과 무릎을 굴곡하고 뒤꿈치는 대퇴뼈의 대전자와 정렬을 맞춘다. 발목은 저측굴곡하고 손바닥은 골반의 뒤쪽을 지지한다. 왼쪽 고관절을 구부리고 왼쪽 무릎은 펴서 왼쪽 다리가 오른쪽 다리에게 충분한 균형을 제공할 수 있도록 해준다. 오른쪽 고관절과 무릎을 신전시킨 상태로 오른쪽 다리를 뻗어 유지한다. 숨을 들이쉬며 양 발을 천장 쪽으로 뻗는다. 숨을 내쉬며 가위질하듯이 양 발을 분리하여 반대로 뻗어준다. 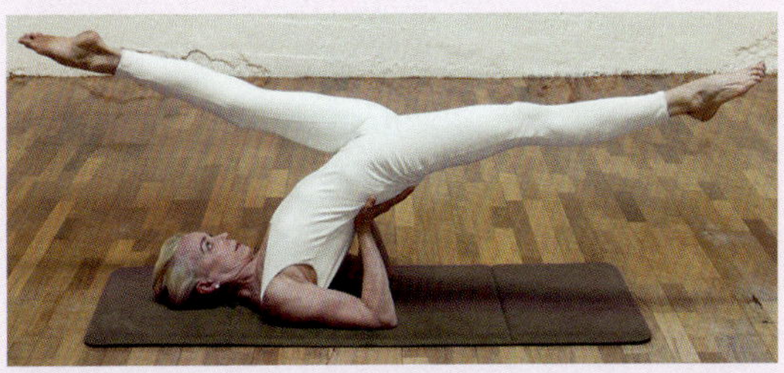 **10**

계속

표 14.2 계속

Bicycle 심부 전방, 표면 전방, 표면 후방 근막 연속성의 활성을 통합	매트에 누운 자세로 고관절과 무릎을 굴곡하고 뒤꿈치는 대퇴뼈의 대전자와 정렬을 맞춘다. 발목은 저측굴곡하고 손바닥은 골반의 뒤쪽을 지지한다. 왼쪽 고관절을 구부리고 왼쪽 무릎은 펴서 왼쪽 다리가 오른쪽 다리에게 충분한 균형을 제공할 수 있도록 해준다. 왼쪽과 오른쪽 고관절의 교대적인 굴곡과 신전을 한다. 교대적인 고관절 굴곡과 신전 동작 동안 무릎 굴곡을 동반한 고관절 신전을 같이 만든다. 고관절 굴곡을 하는 동안 무릎은 편다. 실제 자전거 페달을 밟는 것처럼 움직인다. 한 방향으로 4번 반복하고 반대 방향으로도 반복한다. **참고:** 사진의 모습은 이상적인 자세가 아니다. 양쪽 무릎은 바닥에서 같은 높이여야 한다. 요추의 신전이 증가하고 오른쪽 고관절 신전이 증가하면 왼쪽 고관절 굴곡의 범위가 줄어들게 된다.	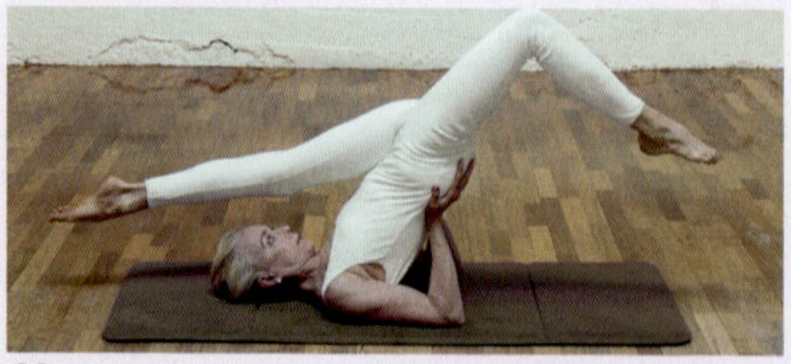 11
네발기기 자세에서 척추 신전과 고관절 신전(한 손은 벽에 한 손은 반대 발을 잡고) 표면 후방 근막 연속성을 강조하면서 모든 근막 연속성의 활성을 통합	벽을 바라보는 무릎서기 자세에서 팔꿈치를 편 상태로 손바닥으로 벽을 지지하고 척추는 바닥과 평행하게 유지된 중립상태를 만든다. 숨을 내쉬며 오른쪽 고관절을 신전한다 숨을 들이쉬며 왼쪽 무릎은 굴곡하고, 오른손으로 왼발을 잡으며 척추를 신전시킨다. 숨을 내쉬며 복부 근육을 더 활성화시키면서 척추, 고관절을 신전한다.	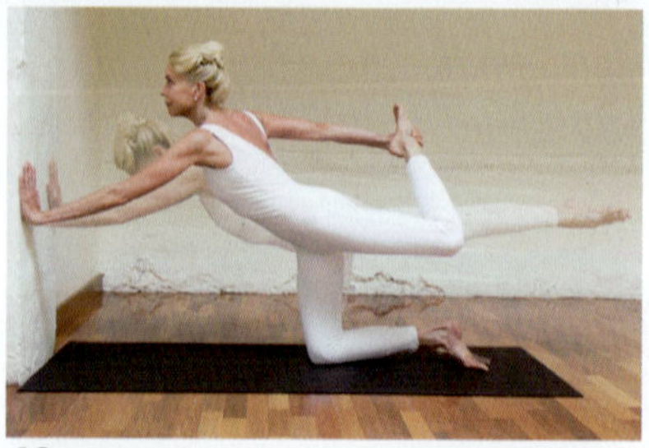 12
선 자세에서 척추 신전과 고관절 신전(한 손은 벽을 지지하고, 다른 한 손은 반대 발을 잡고) 표면 후방 근막 연속성을 강조하면서 모든 근막 연속성의 활성을 통합	벽을 바라보고 선 자세에서 팔꿈치를 편 상태로 손바닥으로 고관절 높이의 벽을 어깨 넓이로 지지하고 척추는 바닥과 평행하게 유지된 중립상태를 만든다. 숨을 내쉬며 왼쪽 다리가 바닥과 평행하도록 유지하면서 왼쪽 고관절을 편다. 숨을 들이쉬며 왼쪽 무릎은 굴곡하고, 오른손으로 왼발을 잡으며 척추를 신전시킨다. 숨을 내쉬며 복부 근육을 더 활성화시키면서 척추, 고관절을 신전시킨다. 숨을 들이쉬며 오른쪽 발목을 저측굴곡하고 오른쪽 뒤꿈치를 든다.	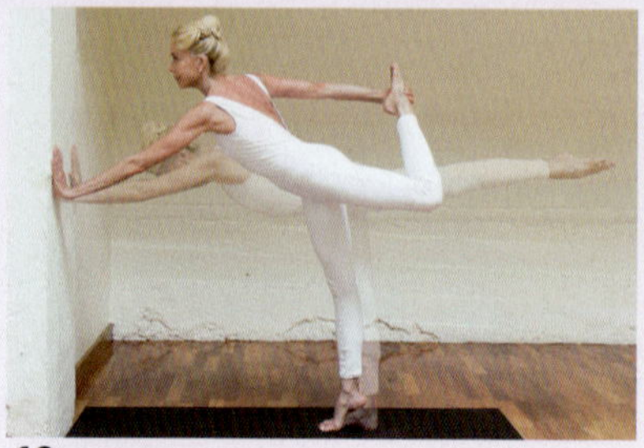 13

표 14.2 계속

Side Kick Kneeling 외측, 상지, 심부 전방, 표면 후방 그리고 표면 전방 근막 연속성의 활성을 통합	매트에 무릎서기 자세 숨을 들이쉬며 척추를 외측 굴곡하면서 왼손을 왼쪽 무릎 옆쪽에 위치시킨다. 숨을 내쉬며 왼쪽 손은 매트를 지지하고, 오른 손은 머리 뒤로 위치하면서 팔꿈치를 구부린다. 숨을 들이쉬며 왼쪽 고관절을 굴곡한다. 숨을 내쉬며 왼쪽 고관절을 신전한다.	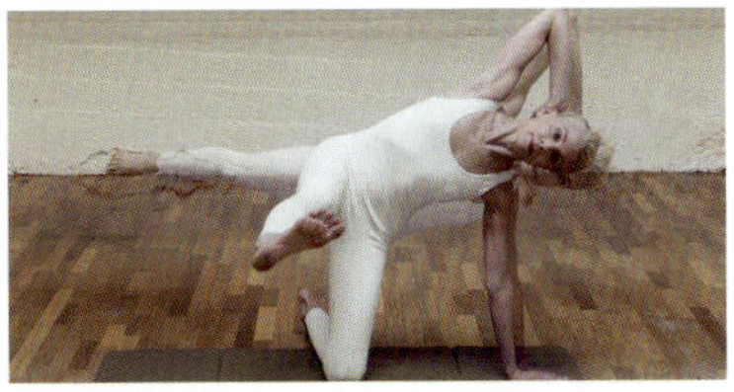 14
무릎서기 자세에서 무릎을 구부리고양손은 벽을 지지한채로 옆으로 다리 돌리기 외측, 상지, 심부 전방, 표면 후방 그리고 표면 전방 근막 연속성의 활성을 통합	무릎 서기 자세에서 팔 길이만큼 양팔을 벌린다. 왼손 손바닥을 벽에 접촉할 때 몸을 벽 쪽으로 기울이면서 손가락이 바닥을 향하게 한다. 오른 손바닥을 벽에 접촉할 때는 손가락이 천장을 향하게 한다. 숨을 들이쉬며 오른쪽 무릎을 굴곡하고 앞쪽 방향으로 원을 그린다. 숨을 내쉬며 천장방향으로 원을 그리면서 고관절을 신전한다. 4번 원을 그린 후 반대 방향으로도 동일하게 시행한다. 몸통 조절을 촉진하기 위해 숨을 내쉬며 고관절 신전, 숨을 들이쉬며 고관절 굴곡을 한다.	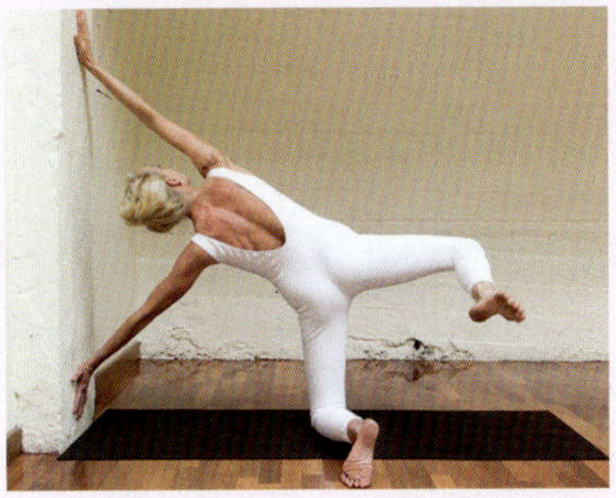 15
선 자세에서 Side Kick, 양손으로 벽을 지지 외측 근막 연속성을 강조하면서 모든 근막 연속성의 활성을 통합	선 자세에서 팔 길이만큼 양팔을 벌린다. 왼손 손바닥을 벽에 접촉할 때 몸을 벽쪽으로 기울이면서 손가락이 바닥을 향하게 한다. 오른 손바닥을 벽에 접촉할 때는 손가락이 천장을 향하게 한다. 숨을 들이쉬며 오른쪽 고관절을 굴곡한다. 숨을 내쉬며 오른쪽 고관절을 신전한다. 몸통 조절을 촉진하기 위해 숨을 내쉬며 고관절 신전, 숨을 들이쉬며 고관절 굴곡을 한다. 왼쪽 발목을 저측굴곡하여 반복하고 왼쪽 발 뒤꿈치는 매트에서 떨어지게 한다.	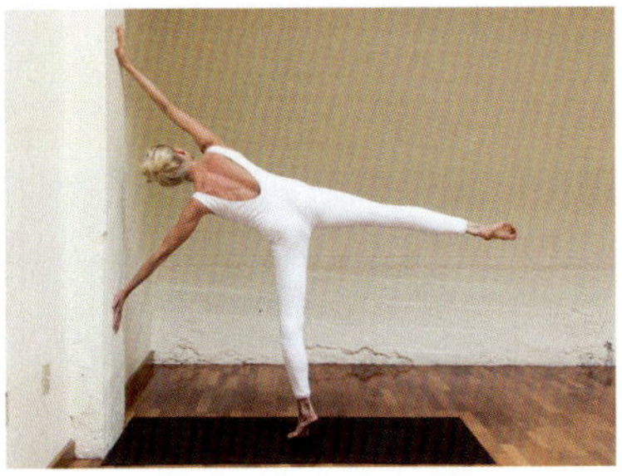 16
Side Bend 외측, 상지 그리고 심부 전방 근막 연속성의 활성을 통합	왼쪽으로 무릎을 구부려 앉는다. 팔을 벌려서 오른쪽 손바닥으로 매트를 지지한다. 숨을 들이쉬며 무릎을 펴고 발을 왼쪽으로 보내면서 왼쪽 팔을 오른쪽 머리 위로 뻗는다. 이때 무게중심을 오른쪽 발과 팔로 이동한다. 숨을 내쉬며 오른쪽 바닥을 향해 척추를 외측 굴곡하고, 왼팔을 몸통을 따라 왼쪽 다리 위에 놓는다. 숨을 들이쉬며 척추를 왼쪽으로 외측 굴곡하면서 원래의 위치로 돌아온다.	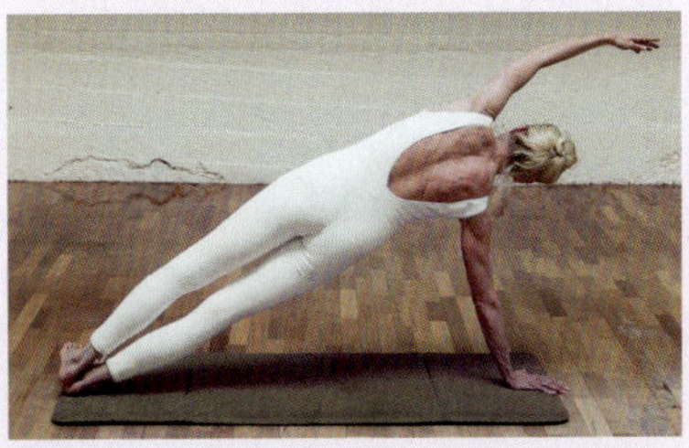 17

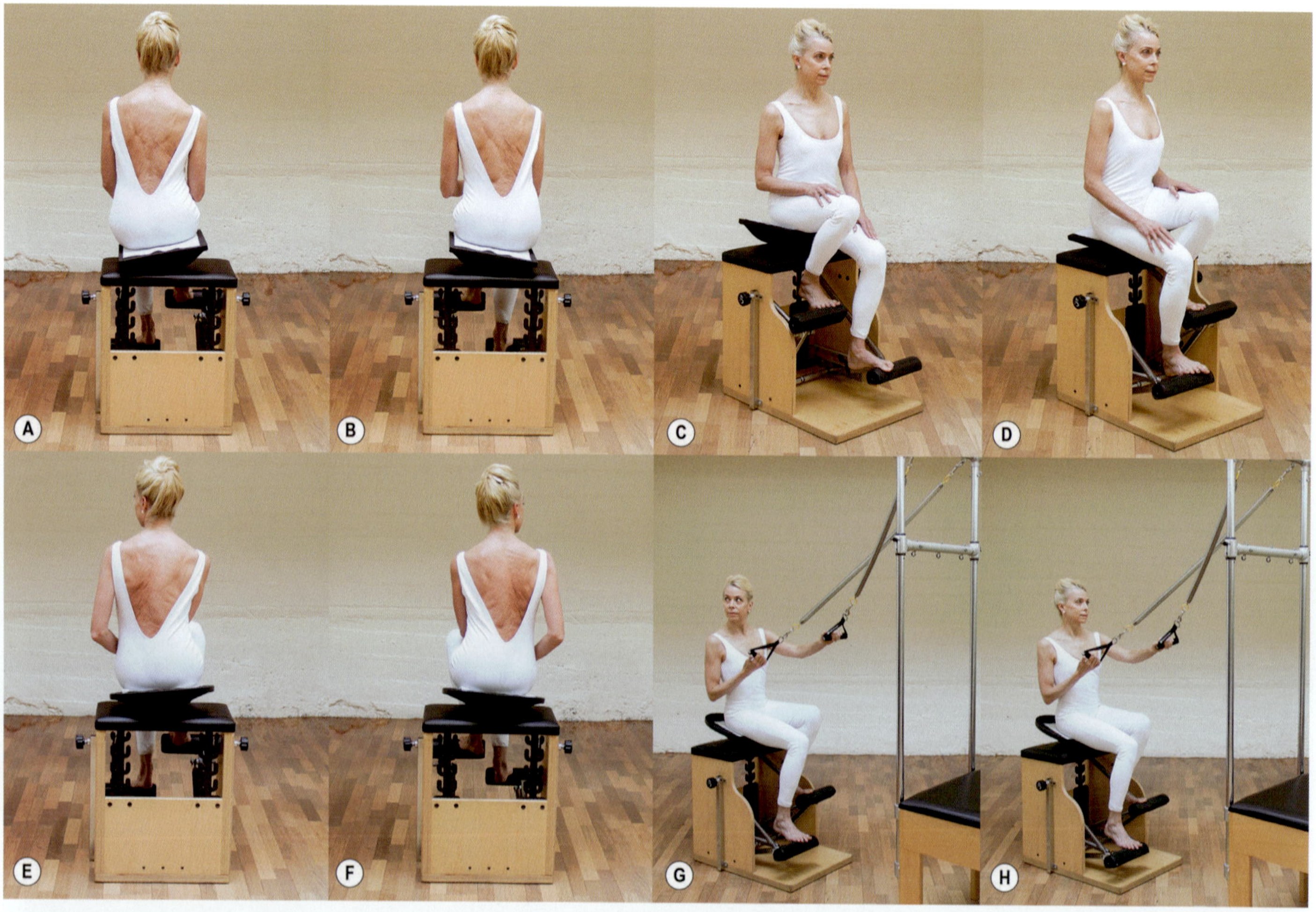

그림 14.1

A-D 체어 위에 락커 보드를 놓고 그 위에 앉는다. 교대적으로 발로 페달을 밟는데 밑으로 내려간 발에 무게중심을 싣고, 요추를 옆으로 굴곡시키면서 좌골 쪽으로 체중을 이동한다. 외측, 표면 후방, 심부 전방, 표면 전방 근막 연속성의 활성을 통합한다.

근막에 중점을 둔 동작 기준: 움직임 시작 – 근위부 구조물을 원위부 구조물에 연결하고, 원위부 구조물을 근위부 구조물에 연결한다.

참고: 먼저 발 뒤꿈치를 체어 페달에 닿게 하여 연습한다(사진 없음). 동작에 진전이 있으면, 발가락과 중족골의 골두 부분을 그림과 같이 페달에 닿게 하여 진행한다.

E&F 체어 위에 워블 보드를 놓고 그 위에 앉는다. 교대적으로 발로 페달을 밟는데 밑으로 내려간 발에 무게중심을 싣고, 골반과 몸통은 반대방향으로 회전한다. 밑으로 내린 발로부터 멀어지게 골반을 회전한 다음 내린 발 방향으로 몸통을 회전한다. 두 손을 다리나 무릎 위에 올려 몸통의 회전을 강화한다. 나선, 표면 후방, 심부 전방, 표면 전방 근막 연속성의 활성을 통합한다.

근막에 중점을 둔 동작 기준: 운동감각의 명민함 – 운동감각(동적 고유수용감각), 팔다리와 몸통의 움직임과 위치에 대한 적절한 감각.

G&H 체어 위에 워블 보드를 놓고 그 위에 앉는다. 트라페지 테이블에 달린 노란색 핸드 스프링 2개를 교차하듯이 잡는다. 내려간 발에 무게중심을 실으면서 페달을 교차해서 누른다. 이때 골반과 몸통은 반대방향으로 회전한다. 밑으로 내린 발로부터 멀어지도록 골반을 회전하면서, 내린 발쪽으로 몸통을 회전한다. 오른발로 페달을 누를 때 골반은 왼쪽 방향, 몸통은 오른쪽 방향으로 회전한다. 오른팔로 스트랩을 당기고 왼쪽 팔을 앞으로 뻗으면서 몸통회전을 강화한다. **G**에서는 머리, 목, 시선이 오른쪽으로 향하게 해서 몸통의 회전을 돕는다. **H**에서는 머리, 목, 시선이 정면을 향하게 한다. 나선, 표면 후방선, 심부 전방, 표면 전방과 상지 근막 연속성의 활성을 통합한다.

근막에 중점을 둔 동작 기준: 운동감각의 명민함 – 운동감각(동적 고유수용감각), 팔다리와 몸통의 움직임과 위치에 대한 적절한 감각.

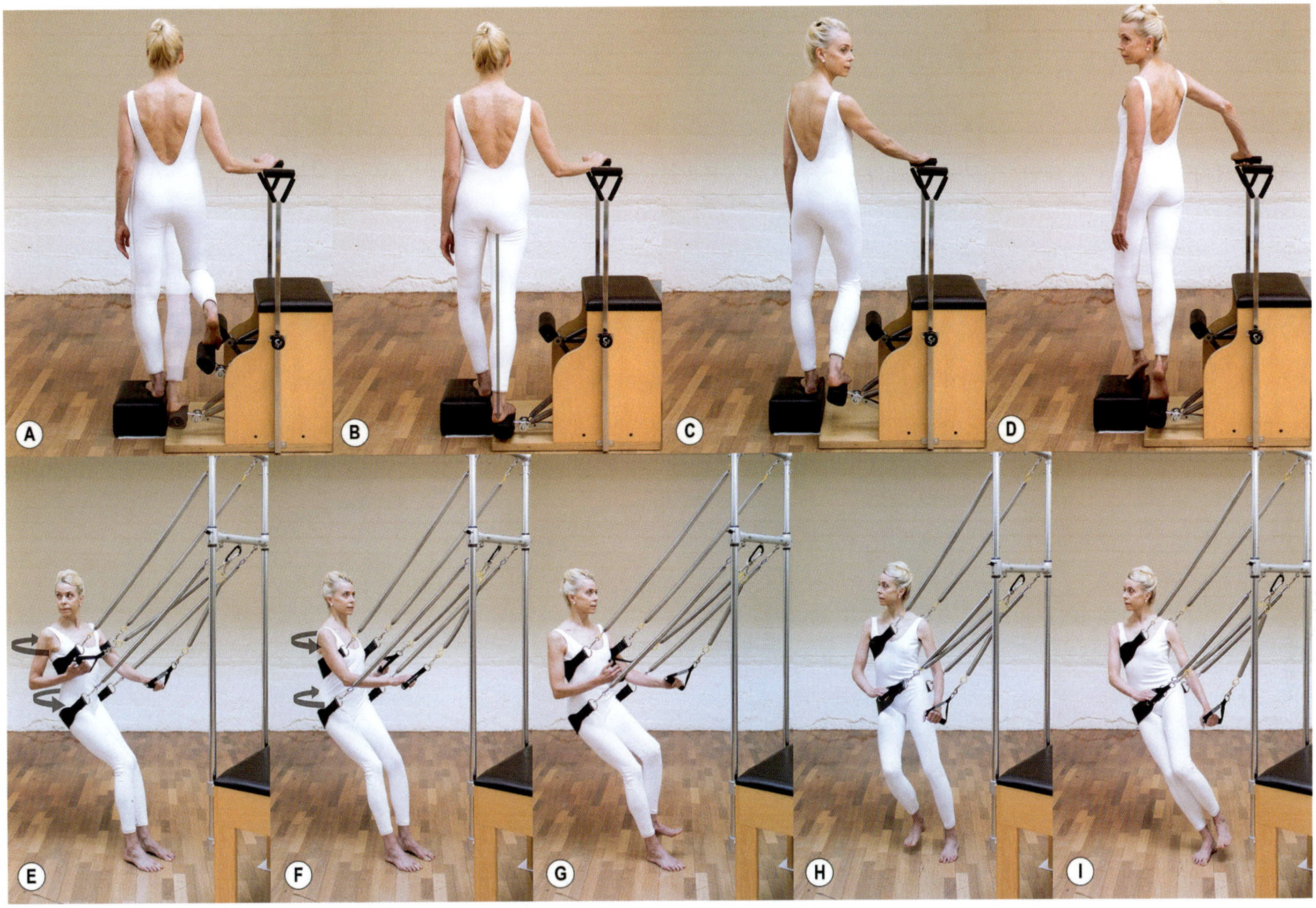

그림 14.2

A-D 체어를 옆쪽으로 두고 선 자세에서 페달을 누른다. 플랫폼 위에 놓여진 발이 페달에 놓여진 발보다 앞쪽에 위치하도록 한다. 오른쪽 무릎을 신전하면서 페달을 누른다. **B** 요추는 오른쪽 방향으로 구부려지면서 오른발로 페달을 눌러 왼발보다 더 낮게 위치하도록 한다. 발목의 배측굴곡, 무릎 신전, 고관절 신전 및 외전 등의 복합적인 동작을 통해 보행 중 발끝 밀기(**push-off**) 동작을 돕는 심부 전방 근막 연속성을 길게 만들어 준다(Earls, 2014). 심부 전방, 표면 후방, 그리고 외측 근막 연속성이 이러한 보행 동작을 연습하는 동안 통합된다.

근막에 중점을 둔 동작 기준: 움직임 시작 - 근위부 구조물을 원위부 구조물에 연결하고, 원위부 구조물을 근위부 구조물에 연결한다.

C 고관절 굴곡, 무릎 굴곡, 발목 저측굴곡을 하는 동안 몸통을 뒤쪽 다리 방향으로 회전한다. 심부 전방, 나선, 표면 후방, 외측 근막 연속성이 이러한 보행 동작을 연습하는 동안 통합된다.

근막에 중점을 둔 동작 기준: 흐르는 듯 이어지는 동작의 연결.

D 몸통을 앞쪽 다리 방향으로 회전할 때 뒷발로 페달을 누르면서 고관절 신전, 무릎 신전, 발목 저측굴곡을 한다. 심부 전방, 나선, 표면 후방, 외측 근막 연속성들이 이 보행 동작을 훈련하는 동안 통합된다.

근막에 중점을 둔 동작 기준: 준비를 위한 반대 움직임.

E-G 트라페지 테이블 끝을 바라보고 선다. 2개의 보라색 스프링으로 골반에 안정을 위한 슬링을 건다. 2개의 긴 노란색 스프링으로 흉,요추 접합부에 안정을 위한 슬링을 건다. 2개의 짧은 노란색 스프링에 핸들을 걸고 손으로 잡는다. 안전하게 지지되는 높이에 6개의 스프링을 트라페지 테이블에 건다.

E&F 골반과 몸통이 반대방향으로 회전한다. 팔 움직임을 통해 몸통의 회전을 강조한다. 나선, 상지, 심부 전방 근막 연속성의 활성을 통합한다.

근막에 중점을 둔 동작 기준: 전신의 연속성 - 심층에서 표층으로, 표층에서 심층으로 연결하면서 몸통에서 팔다리로, 팔다리에서 몸통으로 연결한다.

G 균형을 위해 한쪽 발에서 다른 발로 무게중심을 외측으로 이동한다. 외측, 상지, 전방 기능, 후방 기능 근막 연속성의 활성을 통합한다.

근막에 중점을 둔 동작 기준: 신체는 신경근막 시스템의 많은 부분을 포함하여 동시적으로 움직인다.

H&I 트라페지 테이블 옆에 선다. 2개의 긴 보라색 스프링으로 골반에 안정을 위한 슬링을 걸고 골반을 지지한다. 2개의 긴 노란색 스프링으로 몸통에 안정을 위한 슬링을 걸고 몸통을 지지한다. 2개의 짧은 노란색 스프링에 핸들을 걸어 손으로 잡는다. 균형을 유지하면서 한 발에서 다른 발로 체중을 이동한다. 외측, 심부 전방, 전방 기능, 후방 기능 근막 연속성의 활성을 통합한다.

근막에 중점을 둔 동작 기준: 신체는 신경근막 시스템의 많은 부분을 포함하여 동시적으로 움직인다.

표 14.3
보행을 위한 근막에 중점을 둔 기구 운동

이름과 근막 연속성	설명	
누운 자세에서 골반에 대한 몸통의 외측 이동 심부 전방, 외측, 상지와 기능 근막 연속성의 활성을 통합	리포머 박스를 캐리지에 수직방향으로 놓는다. 리포머 박스 위에 매트를 깔아 리포머와 캐리지의 높이가 같게 만든다. 캐리지에 스프링을 걸지 않는다. 박스 위에 골반과 발을 놓고 눕는다. 몸통, 견갑대, 머리는 캐리지 안에 놓이게 한다. 손가락 깍지 낀 상태로 검상돌기 앞쪽으로 팔을 뻗는다. 안정된 골반에 대해 몸통, 견갑대, 머리를 외측으로 이동시킨다. 숨을 들이쉬며, 오른발로 박스를 누르면서 몸통을 왼쪽으로 이동시킨다. 이때 왼쪽 손바닥으로 오른쪽 손바닥을 누른다. 숨을 내쉬며, 중앙으로 돌아온다. 다른 방향으로 반복한다	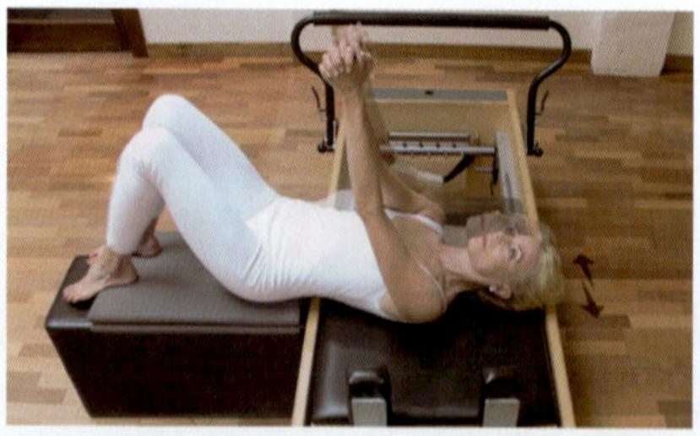 1
누운 자세에서 몸통에 대한 골반의 외측이동 외측, 심부 전방, 전방 기능과 후방 기능 근막 연속성의 활성을 통합	리포머 박스를 캐리지의 수직방향으로 놓는다. 리포머 박스 위에 매트를 깔아 리포머와 캐리지의 높이가 같게 만든다. 캐리지에 스프링을 걸지 않는다. 캐리지 위에 골반을 위치시킨다. 박스 위에 몸통, 견갑대, 머리를 위치시킨다. 손가락 깍지 낀 상태로 검상돌기 앞쪽으로 팔을 뻗는다. 안정된 몸통에 대해 골반을 외측으로 이동시킨다. 숨을 들이쉬며, 골반이 오른쪽으로 이동할 때 오른 손바닥으로 왼쪽 손바닥을 눌러준다. 숨을 내쉬며, 중앙으로 돌아온다. 다른 방향으로 반복한다. 이 동작은 발의 발바닥 부분이 떠있는 열린 운동 사슬이라는 점에서 상급 동작이다. 사진에는 없지만 추가 동작으로 양 발을 캐리지 안에 닿게 하거나 하나의 대퇴뼈를 다른 대퇴뼈 위에 꼬아서 진행할 수도 있다.	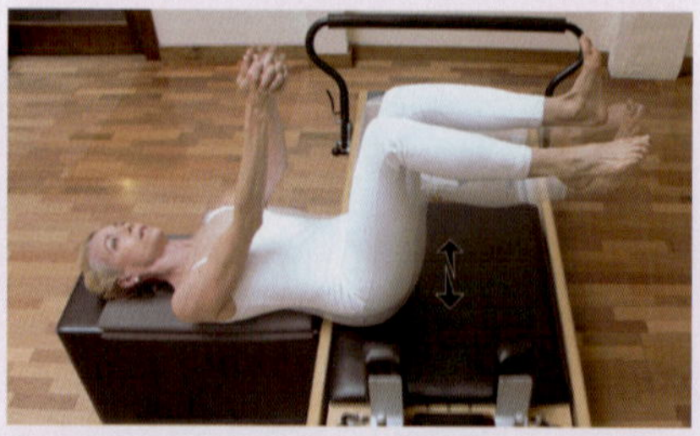 2

표 14.3 계속

이름과 근막 연속성	설명
리포머 타워 또는 리포머/트라페지의 콤비네이션에서 점프 (열린 운동 사슬) 표면 후방, 심부 전방 근막 연속성을 강조하면서, 전체 근막 연속성의 활성을 통합	골반 중립과 척추 중립 리포머 캐리지에 한 개의 빨간색 스프링을 건다. 타워 쪽 두 개의 긴 보라색 스프링을 무릎에 건다. 타워 쪽 두 개의 긴 노란색 스프링에 연결된 핸들을 손으로 잡는다. 리드미컬한 7개의 협응 패턴을 수행: 팔꿈치 신전을 동반한 고관절과 무릎의 굴곡 (**그림 13.3*A***); 팔꿈치를 캐리지 쪽으로 당기면서 고관절과 무릎의 신전 (**그림 13.3*B***); 이 두 자세에서 번갈아가며 반복한다. 오른쪽이 쉬는 동안 왼쪽 다리와 팔이 움직인다. (**그림 13.3*C***) 왼쪽이 쉬는 동안 오른쪽 다리와 팔이 움직인다. 왼쪽과 오른쪽을 리드미컬하게 교대운동 한다. 왼쪽 팔꿈치를 캐리지 쪽으로 당기면서 오른쪽 고관절과 무릎의 신전 (**그림 13.3*D***); 오른쪽만 리드미컬하게 움직인다. 오른쪽 팔꿈치를 캐리지 쪽으로 당기면서 왼쪽 고관절과 무릎의 신전; 왼쪽만 리디미컬하게 움직인다. 네발기기 패턴으로 리드미컬하게 교차하여 움직인다. 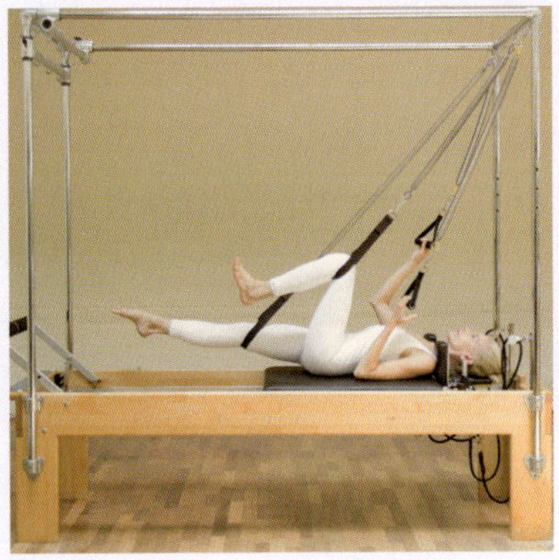 **3**
누운 자세에서 대퇴로 원 그리기 (골반과 척추 중립) 심부 전방, 표면 후방, 표면 전방 근막 연속성의 활성을 통합	빨간색 스프링 3개 사용 스트랩을 무릎 위쪽에 건다. 고관절 내회전, 내전 그리고 발목 배측굴곡 동작과 고관절 외회전, 외전, 발목 저측굴곡 동작을 교대로 시행한다. 숨을 내쉬며, 고관절 내회전과 신전 숨을 들이쉬며, 고관절 외회전과 굴곡 양쪽 방향으로 돌린다. 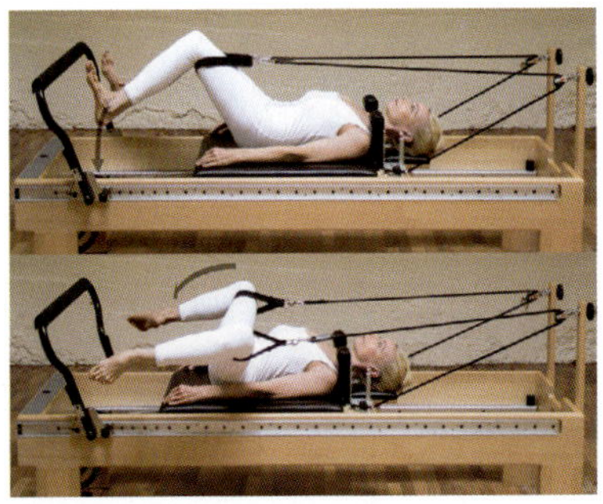 **4**
골반과 요추의 회전을 동반한 Bridge 하부 나선과 표면 후방 근막 연속성의 활성을 통합	빨간색 스프링 2개 적용 왼쪽 발꿈치를 왼쪽 엉덩이뼈와 정렬을 맞추어 풋바에 위치시킨다. 오른발을 왼발 뒤쪽에 교차하여 댄다. 날개뼈 주변은 안정된 상태에서 교차된 발쪽으로 몸통을 회전하면서 Bridge 한다. (골반 중립 유지) 무릎을 펴면서 캐리지를 앞뒤로 움직인다. 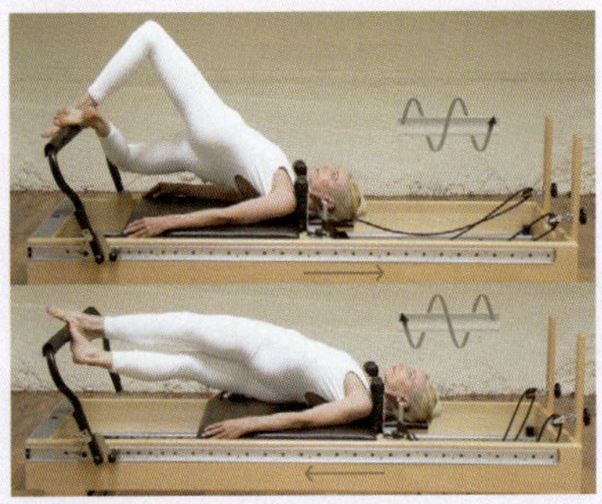 **5**

계속

표 14.3 계속

이름과 근막 연속성	설명	
네발기기 자세에서 양손은 숄더 레스트에 위치한 상태로 외측 이동을 동반한 흉추 회전 상부 나선, 외측, 상지 근막 연속성의 활성을 통합	캐리지에 스프링을 걸지 않고, 리포머 박스를 그 옆에 위치시킨다. 박스 위에 무릎을 꿇고, 캐리지의 스프링 쪽 가장자리에 왼쪽 무릎을 위치시킨다. 얼굴의 왼쪽 부분과 어깨 왼쪽 부분을 캐리지 가장자리와 정렬을 맞춘다. 척추를 캐리지와 수직방향으로 위치하도록 한다. 왼손은 무릎과 가까운 숄더레스트를 잡고, 오른손은 무릎으로부터 먼 숄더레스트를 잡는다. 숨을 들이쉬며, 흉추를 오른쪽으로 회전하면서 캐리지를 오른쪽으로 움직인다. 숨을 내쉬며, 흉추를 왼쪽으로 회전하면서 캐리지를 왼쪽으로 움직인다. 왼손은 숄더 레스트를 당기고 오른손은 숄더레스트를 밀어낸다. 반대 방향으로 반복할 때에는 오른쪽 어깨를 캐리지 위에 놓고 왼쪽 방향으로 흉추를 회전시킨다.	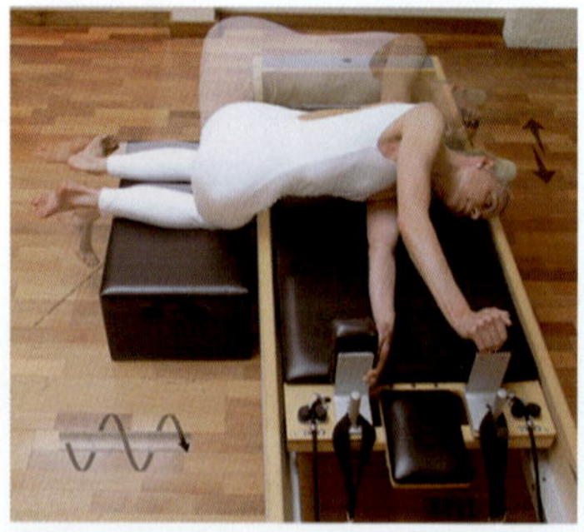 6
선 자세에서 흉추 회전을 동반한 고관절을 내회전/외회전을 만드는 런지 표면 후방, 나선과 표면 전방 근막 연속성의 활성을 통합	1개의 노란색 스프링 적용 왼발은 풋바 옆에 세워 두고 오른쪽 무릎을 구부려서 숄더 레스트에 위치한다. 오른쪽 팔꿈치는 구부려서 풋바 위에 둔다. 왼손으로 풋바의 측면을 잡는다. 숨을 내쉬며 캐리지를 뒤로 밀고, 왼쪽 고관절을 더 굴곡시킨다. 흉추를 왼쪽 방향으로 회전하고 오른쪽 고관절을 내회전시킨다. 숨을 들이쉬며 캐리지를 앞쪽으로 가져온다. 흉추를 오른쪽 방향으로 회전하고 오른쪽 고관절을 외회전시킨다.	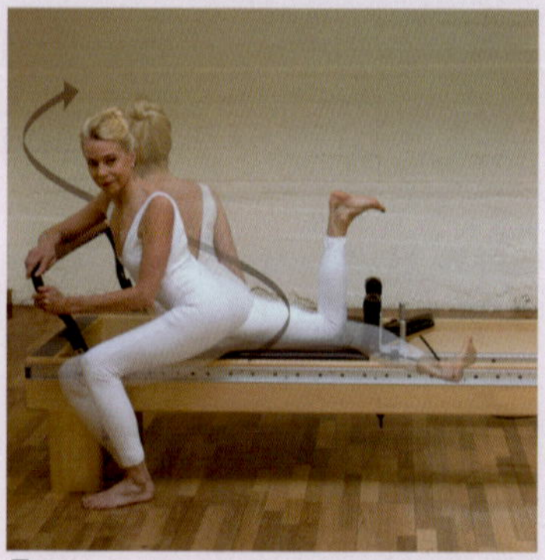 7
선 자세로 체어에서 발목의 저측굴곡과 배측굴곡 심부 전방, 표면 전방, 표면 후방, 외측 그리고 나선 근막 연속성의 활성을 통합	발목 가동범위 증진을 통해 고관절 및 무릎 안정성을 유지 고관절 중립 고관절 외회전 (왼쪽) 고관절 내회전 (오른쪽) 손은 체어의 핸들을 잡는다. **주의:** 고관절의 내회전, 내전, 굴곡 움직임은 고관절 전 치환술을 후방 접근방법으로 받은 고객에게는 금기 동작이다.	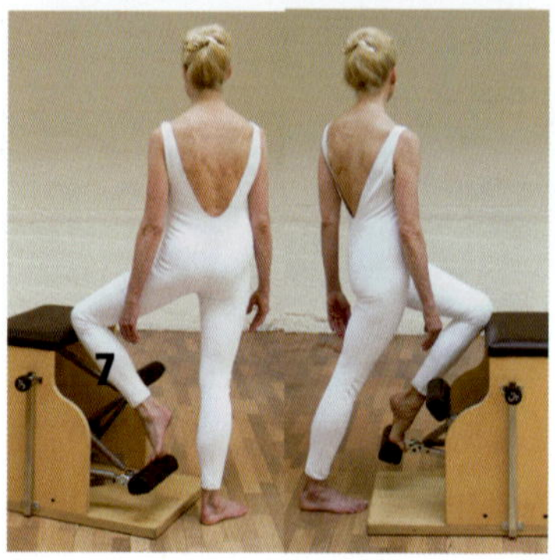 8

표 14.3 계속

이름과 근막 연속성	설명	
균형감각과 보행을 향상시키기 위한 몸통회전 촉진 나선, 상지 근막 연속성의 활성을 통합	회전 디스크 또는 워블 보드(Wobble Board)를 필라테스 체어 위에 놓고 앉는다. 머리, 목, 눈은 몸통과 골반의 반대쪽을 향하게 한다. 긴 노란색 스프링에 걸려있는 핸들은 잡는다. 고관절의 내측/외측 움직임을 촉진하기 위해 무릎을 고관절 앞쪽에 위치하도록 한다.	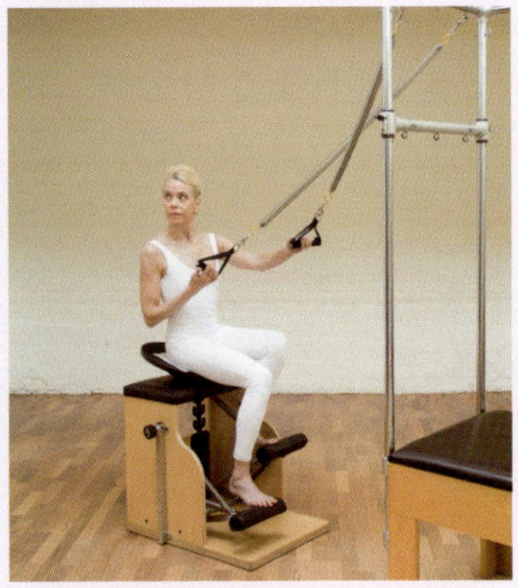 9
체어 옆에 선 자세로 다리 밀기 심부 전방, 나선, 표면 후방 그리고 외측 근막 연속성의 활성을 통합	6인치 플랫폼을 페달 앞에 두고 그 위에 왼쪽 발을 둔다. 오른쪽 다리는 고관절을 신전시킨 상태에서 뒤쪽 페달을 밟는다. 몸통은 뒷다리가 페달을 밟을 때 앞쪽에 놓여진 다리 방향으로 회전하고, 고관절과 무릎이 신전될 때 발목은 저측굴곡을 만든다. ***근막에 중점을 둔 운동 기준***: 준비를 위한 반대 움직임.	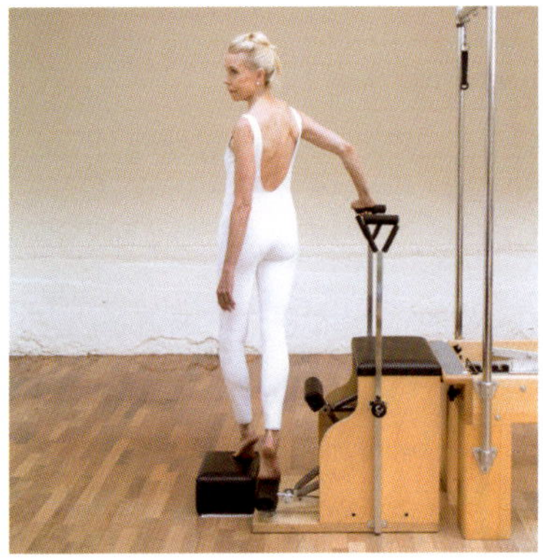 10
네발기기 자세에서의 한쪽 다리로 고관절, 무릎 굴곡과 신전 표면 후방 근막 연속성을 강조하면서 모든 근막 연속성의 활성을 통합	1개의 파란색 - 1개의 빨간색 스프링 3개의 면에서 척추, 골반은 중립을 유지한다. 8가지 팔 변형 동작 팔꿈치를 숏박스에 올린다. 손을 숄더 레스트 위에 올린다. 오른손은 숄더 레스트 위에 놓고 왼팔을 앞을 뻗는다. 왼손은 숄더 레스트 위에 놓고 오른팔을 앞으로 뻗는다. 양손을 오른쪽 숄더 레스트에 두고 흉추, 경추를 오른쪽으로 회전한다. 양손을 왼쪽 숄더 레스트에 두고 흉추, 경추를 왼쪽으로 회전한다. 오른손을 왼쪽 숄더 레스트에 두고 왼손을 앞으로 뻗는다. 왼손을 오른쪽 숄더 레스트에 두고 오른손을 앞으로 뻗는다.	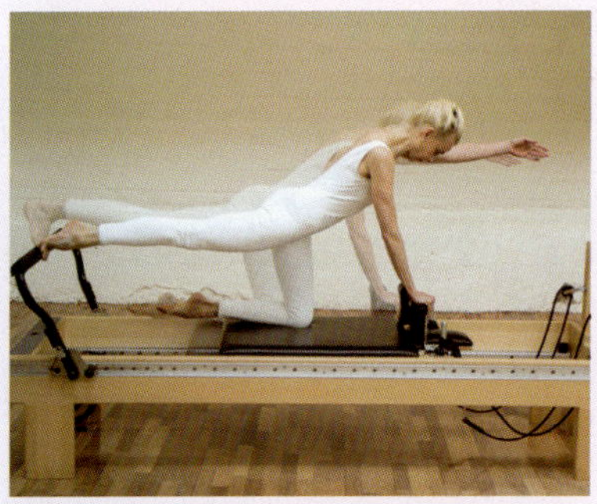 11

계속

표 14.3 계속

이름과 근막 연속성	설명
네발기기 자세에서 고관절 신전하며 한 다리로 점프 신체의 표면 후방 근막 연속성을 강조하면서 모든 근막 연속성의 활성을 통합	리포머 점프 보드를 이용한다. 파란색 스프링 1개를 걸어준다. 전완을 박스 위로 올린다. 숄더 레스트를 양손으로 잡는다. 고관절 중립 고관절 외회전 고관절 내회전 ***근막에 중점을 둔 동작 기준:*** 힘/부하의 이동 – 신경근막 시스템을 통해 힘/부하를 고르게 분포시키는 움직임.
스프링에 대해 대각선 방향으로 선 상태에서 보조된 스쿼트 나선 근막 연속성을 강조하면서 모든 근막 연속성의 활성을 통합	스프링에 대해 대각선으로 리포머 프레임 쪽에 선다. 1개의 노란색 스프링을 적용 손이 로프에 연결된 스트랩을 잡을 때 중심축이 바닥과 수직이 되도록 로프의 길이를 늘린다. 숨을 들이쉬며 고관절, 무릎, 팔꿈치를 구부리면서 스쿼트를 한다. 스쿼트하면서 내려가는 동안 왼쪽으로 흉추의 회전을 참여시킨다. 숨을 내쉬며 고관절, 무릎, 팔꿈치를 펴는 동안 흉추의 중립을 유지하면서 시작 자세로 돌아온다. 숨을 들이쉬며 발목을 저측굴곡하면서 뒤꿈치를 들어 올린다.
스프링에 대해 대각선 방향으로 캐리지에 선 자세에서 흉추와 경추를 회전하는 보조된 스쿼트 나선 근막 연속성을 강조하면서 모든 근막 연속성의 활성을 통합	풀리 쪽을 대각선으로 바라보고 캐리지 위에 선다. 1개의 파란색 스프링 손은 로프에 연결된 스트랩을 잡는다. 숨을 들이쉬며 고관절, 무릎, 팔꿈치를 구부리면서 스쿼트를 한다. 스쿼트하면서 내려가는 동안 왼쪽으로 흉추의 회전을 참여시킨다. 숨을 내쉬며 고관절, 무릎, 팔꿈치를 펴는 동안 흉추의 중립을 유지하면서 시작 자세로 돌아온다.

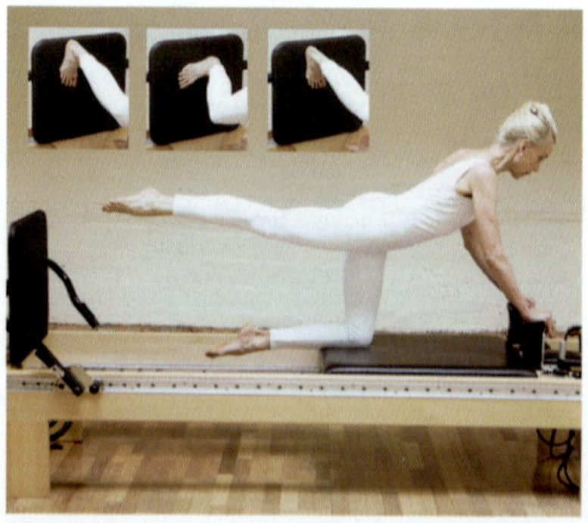
12

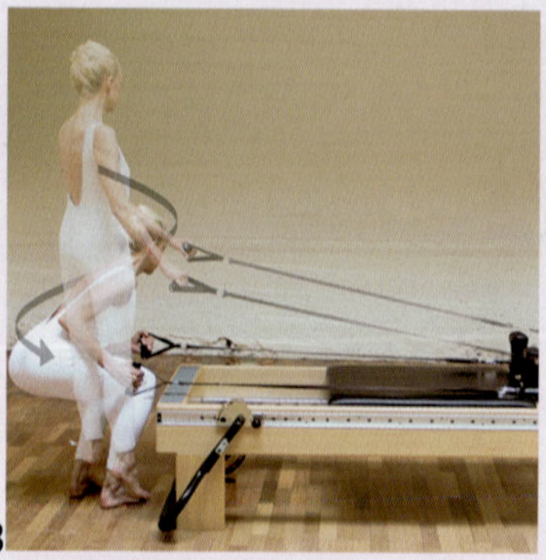
13

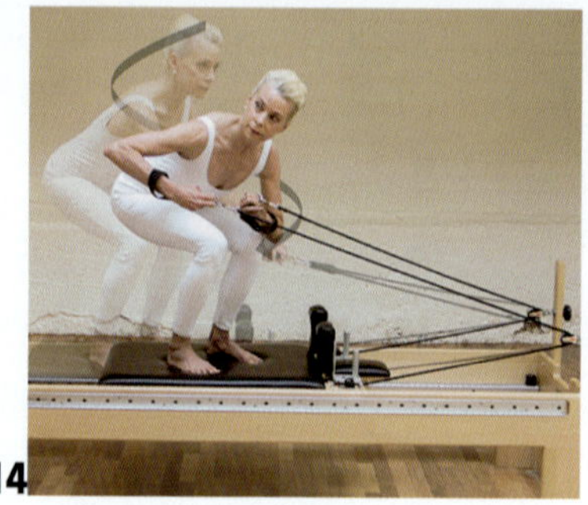
14

표 14.3 계속		
이름과 근막 연속성	**설명**	
트라페지 테이블을 바라보고 선 자세에서 지지된 체중 이동 나선, 상지 그리고 심부 전방 근막 연속성의 활성을 통합	트라페지 테이블을 바라보고 선다. 2개의 보라색 스프링을 이용해 안정성을 위한 슬링을 대퇴뼈의 대결절 위치에 건다. 2개의 긴 노란색 스프링을 이용해 안정성을 위한 슬링을 흉요추 접합부에 건다. 2개의 짧은 노란색 스프링에 손잡이를 걸어 손으로 잡는다. 최적의 위치에 총 6개의 스프링을 트라페지 테이블에 걸어준다. 골반과 몸통을 반대로 회전한다. 팔 움직임은 몸통 회전을 강조한다.	15 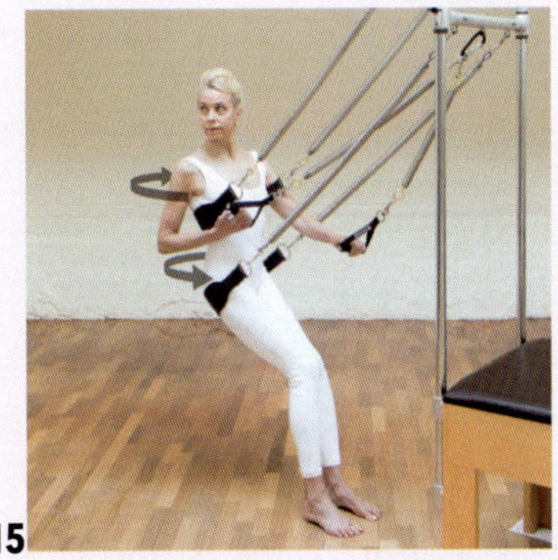
트라페지 테이블 측면에 선 자세에서 지지된 체중 이동 외측, 심부 전방, 전방 기능, 후방 기능 및 상지 근막 연속성의 활성을 통합	트라페지 테이블 옆에 선다. 2개의 보라색 스프링을 이용해 안정성을 위한 슬링을 대퇴뼈의 대결절 위치에 건다. 2개의 긴 노란색 스프링을 이용해 안정성을 위한 슬링을 오른쪽 흉요추 부위에 건다. 2개의 짧은 노란색 스프링에 손잡이를 걸어 손으로 잡는다. 한발로 균형을 잡으면서 옆으로 체중심을 옮긴다.	16 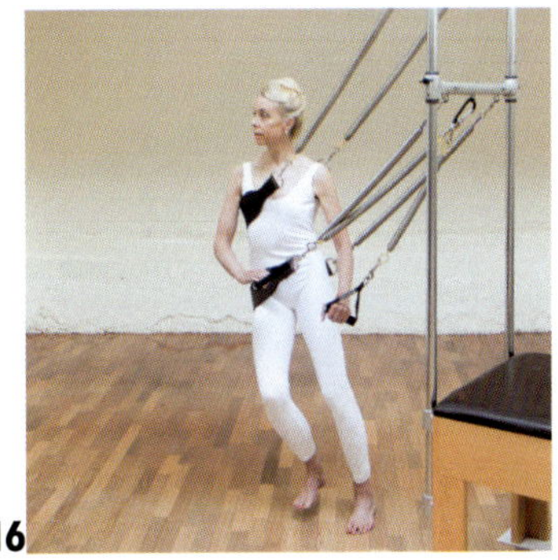

표 14.4
보행을 위한 근막에 중점을 둔 운동 계획서 - 고객 프로필

고객의 진단명 또는 의학적 상태: 허리통증, 척추 측만증 및 왼쪽 고관절 전 치환술 이후 왼쪽 다리의 약화가 있는 66세 남자. 허리통증, 다리통증 때문에 15분이상 걸을 수 없음. 요추디스크 수술, 경추디스크 수술을 받았음

단기 목표 (Short-term goals)	장기 목표 (Long-term goals)
1. 요추전만을 개선시킨다 2. 흉추후만을 개선시킨다. 3. 왼쪽 측면 골반 안정성을 활성화시킨다. 4. 왼쪽 다리로 균형을 유지하는 능력을 향상시킨다.	1. 고객이 지팡이를 사용하지 않고 걸어갈 수 있는 시간을 늘린다. 2. 통증 없이 걸을 수 있는 시간의 양을 늘린다. 3. 직장과 가정에서 독립적으로 활동할 수 있도록 근력과 기동성 및 지구력을 증진시킨다. 4. 가족과 함께 여행을 한다.

보행을 위한 근막에 중점을 둔 운동 계획 가이드	고객 프로필 - 고객 또는 담당 실무자가 작성
1. 근막 기능에 영향을 미치는 요인	가족의 어머니 쪽 척추 측만증
유전	진단된 질병상태 없음
질병 관련	비밀
투약	요추디스크 수술
수술	경추디스트 수술
● 흉터	왼쪽 고관절 전 치환술(즉, 후방으로 접근)
● 유착	차후에 낙상으로 인해 왼쪽 고관절 외상성 교정
전신 염증	
생활 관련	
● 영양	건강 관련 영양 프로그램 없음
● 보조제	건강 관련 보조제 프로그램 없음
● 흡연	성인이 되어서 전체 생활 동안
● 음주	사회 생활을 할 때 가끔 마심
● 앉아있는 시간	하루 8시간 이상
저 가동성	진단을 받지는 않았지만 대체로 가동성이 저하되었음
과 가동성	
온도 및 습도의 선호도	21-22℃의 온도와 낮은 습도를 선호함
2. 근막 기능을 향상시키기 위한 셀프케어 도구: 볼, 폼롤러, 막대, 손으로 사용하는 도구	
홈 프로그램	홈 트레이닝 없음
스튜디오 프로그램	스튜디오에서 운동을 할 때 스프링의 저항과 보조를 받을 수 있는 기구 운동에 초점을 둔다.
프로그램 적용시간	

표 14.4 계속

3. 근막 기능을 향상시키기 위한 치료: **침, 정골요법, 물리치료, 롤핑요법®, 구조통합치료 등**	고관절 전 치환술 후 병원 및 가정에서의 물리치료를 받음. 최근엔 근막에 중점을 둔 필라테스 운동을 선호한다. 도수치료를 선호하지 않는다.
예약 스케줄	
통합적 관리를 위한 소통	
4. 관절 가동 범위	
부분적	흉추 후만을 유지하기 위한 구조적 통합의 부족
전체	요추 전만을 유지하기 위한 구조적 통합의 부족
금지	왼쪽 고관절 굴곡, 내전 및 내회전의 조합을 피하고 90도보다 큰 고관절의 굴곡도 피한다.
5. 체중부하 비 체중부하 부분 체중부하 전체 체중부하	고객은 허리통증과 왼쪽 다리 통증으로 인해 전체 체중부하 운동과 부분 체중부하 운동을 선호한다. 고객은 스프링과 슬링으로 보조되는 전체 체중부하 운동을 선호한다. (**그림 14.2 E-I**)
6. 운동사슬 열린 운동 사슬 닫힌 운동 사슬	고유수용성 감각 자극을 위해 닫힌 운동 사슬을 선호한다.
7. 고객을 위한 최적의 보조 및 저항	
체중으로만 이용	
밴드	
스프링	스프링의 보조와 저항을 선호한다.
프리웨이트	
8. 최대 효과와 최소 손상을 위한 최적의 강도	중간 저항, 높은 반복수와 차분한 속도
9. 위험을 감소시키고 새로운 것을 통해 신경계의 흥미를 유발시킬 운동	고객은 정렬의 정확성에 집중하기 위해 새로운 것을 선호하지 않는다.
10. 고객에게 적용 가능한 필라테스 동작 선택 매트, 리포머, 체어, 트라페지 테이블, 바렐 추가 기구 불안정한 표면: 폼롤러, 우브, 로테이터 디스크, 발란스 보드, 락커 보드	고객은 스튜디오 안에 있는 모든 장비를 활용할 수 있다.
11. *Anatomy Train*에 묘사된 적절한 근막 연속성을 모두 활성화시킨다: 도수치료사와 운동치료사를 위한 근막경선(Myers, 2014)	보행 패턴에 있어서 표면 후방, 외측, 나선 그리고 심부 전방 근막 연속성의 활성을 통합하는데 초점을 맞춘다.

계속

표 14.4 계속

12. 근막의 탄성 반동 성질을 발달시키기 위한 훈련	누운 자세에서 스프링의 저항을 이용한 점핑 운동
기간: 하루에 20–30분	
빈도: 일주일에 2–3회	일주일에 1–2회
콜라겐 합성을 위한 회복 시간: 2일	
13. 탄성 반동에 중점을 두지 않는 근막에 중점을 둔 운동	
기간: 하루 30–60분	하루에 60분
빈도: 일주일에 2–6회	일주일에 2회
최소 3주마다 프로그램을 변경	
14. 고객이 선호하는 큐잉	
터치의 깊이	단단한 터치감을 선호함
외수용 또는 내수용 감각 큐	외수용 감각 큐를 선호함
15. 리듬감 있는 움직임과 집중을 촉진하기 위한 고객의 음악 선호도	고객은 재즈음악을 선호함
16. 다른 형태의 훈련과 상호작용	
다양한 강도의 인터벌트레이닝 (VIIT)	고객은 이러한 훈련에 관심이 없다.
유산소 운동: 15–45분, 일주일에 3–4회	가정에서 때때로 트레드밀 운동
근력운동: 15–30분, 일주일에 2회; 1–2일 휴식	현재 없음
의식적 운동(Mindful movement) : 요가, 태극권, 기공체조, 자이로키네시스®, 자이로토닉®	일주일에 1번, 변형된 자이로토닉 운동

© Elizabeth Larkam 2016, *Fascia in Motion: 근막에 중점을 둔 필라테스 운동*, Handspring 출간 2017.

표 14.5
보행을 위한 근막에 중점을 둔 운동 계획서 - 운동 선택

고객의 진단명 또는 의학적 상태: 허리통증, 척추 측만증 및 왼쪽 고관절 전 치환술 이후 왼쪽 다리의 약화가 있는 66세 남자. 허리통증, 다리통증 때문에 15분 이상 걸을 수 없음. 요추디스크 수술, 경추디스크 수술을 받았음.

운동은 강사에 의해 **표 14.3**에서 선택되었다.	근막에 중점을 둔 동작의 기준 움직임 요소: 움직임은 운동 조절의 개선과 콜라겐 리모델링을 지속가능하게 한다. 움직임은 바이오텐세그리티 모델*의 인식을 촉진한다. 고객의 상태에 적합한 모든 근막 연속성에 대해 최적의 시퀀스로 접근한다.	매트	리포머	체어	트라페지 테이블	필라테스 아크®	추가적인 기구	운동 결과 조직의 수화를 촉진	근막시스템의 활주 발달	조직의 재생 촉진	조직 탄력성 발달	규칙적인 격자 주름 발달	탄성 반동 발달
	내수용 감각(Interoception) - 근막내 사이질 신경은 고유수용성 감각 또는 통각 대신에 내수용 감각을 제공한다. 이러한 자유신경종말의 자극은 생리적 필요와 관련하여 항상성을 찾기 위해 신체 상태에 대한 정보를 제공한다. 내수용 감각 신호는 온감, 메스꺼움, 배고픔, 아픔, 노력, 무거움 또는 가벼움 같은 느낌과 관련이 있다. 내부 체성 감각에 대한 인식은 감정, 느낌과 관련이 있다(Schleip & Baker, 2015).												
누운 자세에서 골반에 대한 몸통의 외측 이동 **표 14.3 No. 1**	**고유수용성 감각의 개선** - 고유수용성 감각은 자세, 힘줄 및 근육의 감각과 연결된다.		●					●	●				
누운 자세에서 몸통에 대한 골반의 외측 이동 **표 14.3 No. 2**	**운동감각의 명민함** - 운동감각(동적 고유수용감각), 팔다리와 몸통의 움직임과 위치에 대한 적절한 감각		●					●	●				
리포머 타워 또는 리포머/트라페지의 콤비네이션™에서 점프(열린 운동 사슬) **표 14.3 No. 3**	준비를 위한 반대 움직임		●		●			●	●		●		

*"텐세그리티(Tensegrity) 구조는 국소적인 기계적 스트레스에 대해 전체적인 반응을 제공한다. 그 결과로 중력으로부터 어느 정도 독립된 형태를 갖게 된다. 텐세그리티 모델이 없다면, 우리의 원섬유성의 구조는 중력으로 인해 붕괴된다. 텐세그리티 모델로 인해 우리의 구조는 주변 구조를 포함한 전체적인 네트워크를 통해 하중을 펼쳐냄으로써 압력을 흡수하고 분산시킨다."
(Guimberteau & Armstrong, 2015)

계속

표 14.5 계속

고객의 진단명 또는 의학적 상태: 허리통증, 척추 측만증 및 왼쪽 고관절 전 치환술 이후 왼쪽 다리의 약화가 있는 66세 남자. 허리통증, 다리통증 때문에 15분 이상 걸을 수 없음. 요추디스크 수술, 경추디스크 수술을 받았음.

운동은 강사에 의해 **표 14.3**에서 선택되었다.	근막에 중점을 둔 동작의 기준 움직임 요소: 움직임은 운동 조절의 개선과 콜라겐 리모델링을 지속가능하게 한다. 움직임은 바이오텐세그리티 모델*의 인식을 촉진한다. 고객의 상태에 적합한 모든 근막 연속성에 대해 최적의 시퀀스로 접근한다.	매트	리포머	체어	트라페지 테이블	필라테스 아크®	추가적인 기구	운동 결과 조직의 수화를 촉진	근막시스템의 활주 발달	조직의 재생 촉진	조직 탄력성 발달	규칙적인 격자 주름 발달	탄성 반동 발달
*"텐세그리티(Tensegrity) 구조는 국소적인 기계적 스트레스에 대해 전체적인 반응을 제공한다. 그 결과로 중력으로부터 어느 정도 독립된 형태를 갖게 된다. 텐세그리티 모델이 없다면, 우리의 원섬유성의 구조는 중력으로 인해 붕괴된다. 텐세그리티 모델로 인해 우리의 구조는 주변 구조를 포함한 전체적인 네트워크를 통해 하중을 펼쳐냄으로써 압력을 흡수하고 분산시킨다." (Guimberteau & Armstrong, 2015)													
누운 자세에서 대퇴로 원 그리기 (골반과 척추 중립) **표 14.3 No. 4**	**운동감각의 명민함** - 운동감각 (동적 고유수용감각), 팔다리와 몸통의 움직임과 위치에 대한 적절한 감각		●					●	●	●	●		
골반과 요추의 회전을 동반한 Bridge **표 14.3 No. 5**	**동적 스트레칭** - 느리고 빠른 템포의 변화		●					●	●	●	●		
캐리지에 스텝을 뺀 필라테스 아크®를 올려놓고 그 위에 옆으로 누운 자세로 척추의 외측 굴곡을 동반한 다리 밀기 **표 10.5 No.10 그리고 그림 9.6 A, B**	**운동감각의 명민함** - 운동감각 (동적 고유수용감각), 팔다리와 몸통의 움직임과 위치에 대한 적절한 감각		●		●	●		●	●	●	●		
네발기기 자세에서 양손은 숄더 레스트에 위치한 상태로 외측 이동을 동반한 흉추 회전 **표 14.3 No. 6**	약간의 각도 변화를 통한 다양한 방향으로의 움직임		●					●	●		●		
선 자세에서 흉추 회전을 동반한 고관절을 내회전/외회전을 만드는 런지 **표 14.3 No. 7**	신체는 신경근막 시스템의 많은 부분을 포함하여 동시적으로 움직인다.		●					●	●		●		
네발기기 자세에서의 한쪽 다리로 고관절, 무릎 굴곡과 신전 **표 14.3 No. 11**	**운동감각의 명민함** - 운동감각 (동적 고유수용감각), 팔다리와 몸통의 움직임과 위치에 대한 적절한 감각		●					●	●	●	●		

표 14.5 계속

고객의 진단명 또는 의학적 상태: 허리통증, 척추 측만증 및 왼쪽 고관절 전 치환술 이후 왼쪽 다리의 약화가 있는 66세 남자. 허리통증, 다리통증 때문에 15분 이상 걸을 수 없음. 요추디스크 수술, 경추디스크 수술을 받았음.

								운동 결과					
운동은 강사에 의해 **표 14.3**에서 선택되었다.	근막에 중점을 둔 동작의 기준 움직임 요소: 움직임은 운동 조절의 개선과 콜라겐 리모델링을 지속가능하게 한다. 움직임은 바이오텐세그리티 모델*의 인식을 촉진한다. 고객의 상태에 적합한 모든 근막 연속성에 대해 최적의 시퀀스로 접근한다.	매트	리포머	체어	트라페지 테이블	필라테스 아크®	추가적인 기구	조직의 수화를 촉진	근막시스템의 활주 발달	조직의 재생 촉진	조직 탄력성 발달	규칙적인 격자 주름 발달	탄성 반동 발달
*"텐세그리티(Tensegrity) 구조는 국소적인 기계적 스트레스에 대해 전체적인 반응을 제공한다. 그 결과로 중력으로부터 어느 정도 독립된 형태를 갖게 된다. 텐세그리티 모델이 없다면, 우리의 원섬유성의 구조는 중력으로 인해 붕괴된다. 텐세그리티 모델로 인해 우리의 구조는 주변 구조를 포함한 전체적인 네트워크를 통해 하중을 펼쳐냄으로써 압력을 흡수하고 분산시킨다." (Guimberteau & Armstrong, 2015)													
선 자세로 체어에서 발목의 저측굴곡과 배측굴곡 **표 14.3 No. 8**	**움직임의 시작** – 근위부 구조물을 원위부 구조물에 연결하고, 원위부 구조물을 근위부 구조물에 연결한다.			•				•	•	•	•		
균형감각과 보행을 향상시키기 위한 몸통회전 촉진 **표 14.3 No. 9**	흐르는 듯 이어지는 동작의 연결			•	•			•	•	•	•		
체어 옆에 선 자세로 다리 밀기 **표 14.3 No. 10**	**움직임의 시작** – 근위부 구조물을 원위부 구조물에 연결하고, 원위부 구조물을 근위부 구조물에 연결한다.			•				•	•	•	•		
스프링에 대해 대각선 방향으로 선 자세에서 보조된 스쿼트 **표 14.3 No. 13**	**힘/부하의 이동** – 신경근막 시스템을 통해 힘/부하를 고르게 분포시키는 움직임		•					•	•	•	•		
트라페지 테이블을 바라보고 선 자세에서 지지된 체중이동 **표 14.3 No. 15**	**전신의 연속성** –심층에서 표층으로, 표층에서 심층으로 연결하면서 몸통에서 팔다리로, 팔다리에서 몸통으로 연결한다.				•		•				•		
트라페지 테이블 측면에 서서 지지된 체중 이동 **표 14.3 No. 16**	**전신의 연속성** –심층에서 표층으로, 표층에서 심층으로 연결하면서 몸통에서 팔다리로, 팔다리에서 몸통으로 연결한다.				•		•				•		

참고문헌 (References)

Publications

Earls, J. (2014). *Born to walk: Myofascial efficiency and the body in movement.* Chichester: Lotus Publishing.

Gallagher, S. P. & Kryzanowska, R. (2000). *The Joseph H. Pilates archive collection.* Philadelphia, PA: Trans-Atlantic Publications Inc.

Guimberteau, J. C. & Armstrong, C. (2015). *Architecture of human living fascia: The extracellular matrix and cells revealed through endoscopy.* Edinburgh: Handspring Publishing.

Myers, T. W. (2014). *Anatomy Trains®: Myofascial meridians for manual and movement therapists* (3rd ed.). Edinburgh: Churchill Livingstone.

Schleip, R. & Baker, A. (Eds.) (2015). *Fascia in sport and movement.* Edinburgh: Handspring Publishing.

Pilates Anytime Classes

www.pilatesanytime.com

Note: Clips from these classes are available to those who purchase the book. Video clips are available free of charge at: www.pilatesanytime.com/fascia. Use redemption code FASCIA.

제 14 장 보행, 근막에 중점을 둔 동작의 관점

그림 14.1

Wunda Chair Workout (2012)

http://www.pilatesanytime.com/u/fm107

표 14.1 Preparation for No.1

Mat Workout (2015)

http://www.pilatesanytime.com/u/fm113

그림 14.1

Wunda Chair Workout (2012)

http://www.pilatesanytime.com/u/fm108

표 14.1 Preparation for No.1

Mat Workout (2015)

http://www.pilatesanytime.com/u/fm114

표 14.3 No.9

Wunda Chair Workout (2012)

http://www.pilatesanytime.com/u/fm107

표 14.1 Preparation for No.2

Mat Workout (2015)

http://www.pilatesanytime.com/u/fm115

표 14.3 No.9

Wunda Chair Workout (2012)

http://www.pilatesanytime.com/u/fm108

표 14.1 No.2

Mat Workout (2015)

http://www.pilatesanytime.com/u/fm116

제 14 장 보행, 근막에 중점을 둔 동작의 관점 - 계속

표 14.1 No.3

Mat Workout (2015)

http://www.pilatesanytime.com/u/fm117

표 14.1 Preparation for Nos 12 and 13

Mat Workout (2015)

http://www.pilatesanytime.com/u/fm118

표 14.1 Preparation for No.16

Mat Workout (2015)

http://www.pilatesanytime.com/u/fm119

표 14.1 No.8

Mat Workout (2014)

http://www.pilatesanytime.com/u/fm120

표 14.1 Preparation for No.12

Mat Workout (2014)

http://www.pilatesanytime.com/u/fm121

표 14.1 Preparation for No.12

Mat Workout (2014)

http://www.pilatesanytime.com/u/fm122

표 14.1 No.15

Mat Workout (2014)

http://www.pilatesanytime.com/u/fm123

표 14.1 No.5

Mat Workout (2012)

http://www.pilatesanytime.com/u/fm33

표 14.1 No.6

Mat Workout (2012)

http://www.pilatesanytime.com/u/fm34

표 14.1 No.7

Mat Workout (2012)

http://www.pilatesanytime.com/u/fm10

표 14.1 No.9

Mat Workout (2012)

http://www.pilatesanytime.com/u/fm16

표 14.1 No.9

Mat Workout (2012)

http://www.pilatesanytime.com/u/fm17

제 14 장 보행, 근막에 중점을 둔 동작의 관점 - 계속

표 14.1 No.12

Mat Workout (2012)

http://www.pilatesanytime.com/u/fm41

표 14.1 No.13

Mat Workout (2012)

http://www.pilatesanytime.com/u/fm13

표 14.1 No.16

Mat Workout (2012)

http://www.pilatesanytime.com/u/fm7

표 14.3 No.7

Reformer Workout (2016)

http://www.pilatesanytime.com/u/fm55

표 14.3 No.13

Reformer Workout (2016)

http://www.pilatesanytime.com/u/fm67

표 14.3 No.14

Reformer Workout (2016)

http://www.pilatesanytime.com/u/fm68

표 14.3 No.4

Reformer Workout (2015)

http://www.pilatesanytime.com/u/fm52

표 14.3 No.5

Reformer Workout (2015)

http://www.pilatesanytime.com/u/fm57

표 14.3 No. 1 & 2

Reformer Workout (2013)

http://www.pilatesanytime.com/u/fm51

표 14.3 No.15

Cadillac Workout (2015)

http://www.pilatesanytime.com/u/fm124

표 14.3 No.3

Reformer/Tower Workout (2016)

http://www.pilatesanytime.com/u/fm110

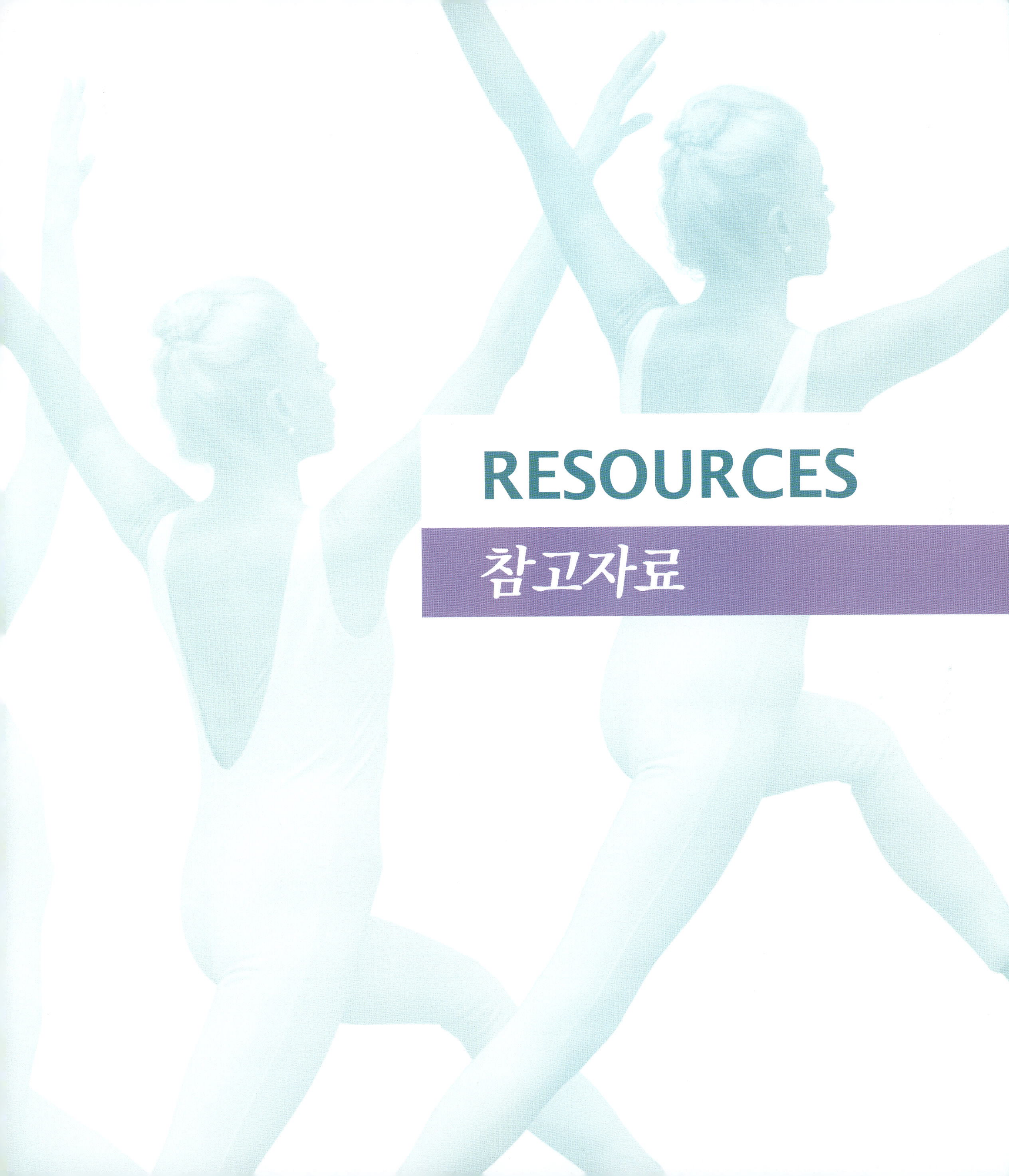

RESOURCES

참고자료

조셉 필라테스 운동 계획서 - 고객 프로필	
고객의 진단명 또는 의학적 상태:	
단기 목표 (Short-term goals)	장기 목표 (Long-term goals)
1.	1. ....
2.	2. ....
3.	3. ....
4.	4. ....

조셉 필라테스 운동 계획 가이드	고객 프로필 - 고객 또는 담당 실무자가 작성
1. 근막 기능에 영향을 미치는 요인	
유전	....
질병 관련	....
투약	....
수술	....
● 흉터	....
● 유착	....
전신 염증	....
생활 관련	....
● 영양	....
● 보조제	....
● 흡연	....
● 음주	....
● 앉아있는 시간	....
저 가동성	....
과 가동성	....
온도 및 습도의 선호도	....
2. 근막 기능을 향상시키기 위한 셀프케어 도구:	
볼, 폼롤러, 막대, 손으로 사용하는 도구	....
홈 프로그램	....
스튜디오 프로그램	....
프로그램 적용시간	....
3. 근막 기능을 향상시키기 위한 치료:	
침, 정골요법, 물리치료, 롤핑요법®, 구조통합치료 등	....
예약 스케줄	....
통합적 관리를 위한 소통	....
4. 관절 가동 범위	
부분적	....
전체	....
금지	....
5. 체중부하	
비 체중부하	....
부분 체중부하	....
전체 체중부하	....

6. **운동사슬**
열린 운동 사슬 ....
닫힌 운동 사슬 ....

7. **고객을 위한 최적의 보조 및 저항**
체중으로만 이용 ....
밴드 ....
스프링 ....
프리웨이트 ....

8. **최대 효과와 최소 손상을 위한 최적의 강도**

9. **위험하지 않으면서 새로운 것을 통해 신경계의 흥미를 유발시킬 운동**

10. **고객에게 적용 가능한 필라테스 동작 선택**
매트, 리포머, 체어, 트라페지 테이블, 바렐 ....
추가 기구 ....
불안정한 표면: ....
폼롤러, 우브, 로테이터 디스크, 발란스 보드, 락커 보드 ....

11. ***Anatomy Train*에 묘사된 적절한 근막 연속성을 모두 활성화시킨다: *도수치료사와 운동치료사를 위한 근막경선*(Myers, 2014)**

12. **근막의 탄성 반동 성질을 발달시키기 위한 훈련**
기간: 하루에 20–30분 ....
빈도: 일주일에 2–3회 ....
콜라겐 합성을 위한 회복 시간: 2일 ....

13. **탄성 반동에 중점을 두지 않는 근막에 중점을 둔 운동**
기간: 하루 30–60분 ....
빈도: 일주일에 2–6회 ....
최소 3주마다 프로그램 변경 ....

14. **고객이 선호하는 큐잉**
터치의 깊이 ....
외수용 또는 내수용 감각 큐 ....

15. **리듬감 있는 움직임과 집중을 촉진하기 위한 고객의 음악 선호도**

16. **다른 형태의 훈련과 상호작용**
다양한 강도의 인터벌트레이닝 (VIIT) ....
유산소 운동: ....
15–45분, 일주일에 3–4회
근력운동: ....
15–30분, 일주일에 2회; 1–2일 휴식
의식적 운동(Mindful movement) : ....
요가, 태극권, 기공체조, 자이로키네시스®, 자이로토닉®

조셉 필라테스 운동 계획서 - 운동 선택

고객의 진단명 또는 의학적 상태:

운동은 강사에 의해 선택된다.	근막에 중점을 둔 동작의 기준 움직임 요소: 움직임은 운동 조절의 개선과 콜라겐 리모델링을 지속가능하게 한다. 움직임은 바이오텐세그리티 모델*의 인식을 촉진한다. 고객의 상태에 적합한 모든 근막 연속성에 대해 최적의 시퀀스로 접근한다.	매트	리포머	체어	트라페지 테이블	필라테스 아크®	추가 도구	운동 결과: 조직의 수화를 촉진	근막시스템의 활주 발달	조직의 재생 촉진	조직 탄력성 발달	규칙적인 격자주름 발달	탄성 반동 발달

*"텐세그리티(Tensegrity) 구조는 국소적인 기계적 스트레스에 대해 전체적인 반응을 제공한다. 그 결과로 중력으로부터 어느 정도 독립된 형태를 갖게 된다. 텐세그리티 모델이 없다면, 우리의 원섬유성의 구조는 중력으로 인해 붕괴된다. 텐세그리티 모델로 인해 우리의 구조는 주변 구조를 포함한 전체적인 네트워크를 통해 하중을 펼쳐냄으로써 압력을 흡수하고 분산시킨다." (Guimberteau & Armstrong, 2015)

근막에 중점을 둔 동작의 기준

동작 목적

1. **내수용 감각**(Interoception) –
근막내 사이질 신경은 고유수용성 감각 또는 통각 대신에 내수용 감각을 제공한다. 이러한 자유신경종말의 자극은 생리적 필요와 관련하여 항상성을 찾기 위해 신체 상태에 대한 정보를 제공한다. 내수용 감각 신호는 온감, 메스꺼움, 배고픔, 아픔, 노력, 무거움 또는 가벼움 같은 느낌과 관련이 있다. 내부 체성 감각에 대한 인식은 감정, 느낌과 관련이 있다 (Schleip & Baker, 2015).
2. **고유수용감각의 개선** – 고유수용성 감각은 자세, 힘줄 및 근육의 감각과 연결된다.
3. **운동감각의 명민함** – 운동감각 (동적 고유수용감각), 팔다리와 몸통의 움직임과 위치에 대한 적절한 감각

움직임 특성

4. 신체는 신경근막 시스템의 많은 부분을 포함하여 동시적으로 움직인다.
5. **전신의 연속성**
   - 심층에서 표층으로, 표층에서 심층으로 연결하면서
   - 몸통에서 팔다리로, 팔다리에서 몸통으로 연결한다.
6. **움직임 시작**
   - 근위부 구조물을 원위부 구조물에 연결하고, 원위부 구조물을 근위부 구조물에 연결한다.
7. 흐르는 듯 이어지는 동작의 연결
8. 약간의 각도 변화를 통한 다양한 방향으로의 움직임
9. **힘/부하의 이동** – 신경근막 시스템을 통해 힘/부하를 고르게 분포시키는 움직임
10. 준비를 위한 반대 움직임
11. **동적 스트레칭** – 느리고 빠른 템포의 변화

http://handspringpublishing.com/pilates-download-2

근막에 중점을 둔 운동 계획서 - 고객 프로필	
고객의 진단명 또는 의학적 상태:	
단기 목표 (Short-term goals)	장기 목표 (Long-term goals)
1.	1. ....
2.	2. ....
3.	3. ....
4.	4. ....

근막에 중점을 둔 운동 계획 가이드	고객 프로필 - 고객 또는 담당 실무자가 작성
1. 근막 기능에 영향을 미치는 요인	
유전	
질병 관련	
투약	
수술	
● 흉터	
● 유착	
전신 염증	
생활 관련	
● 영양	
● 보조제	
● 흡연	
● 음주	
● 앉아있는 시간	
저 가동성	
과 가동성	
온도 및 습도의 선호도	
2. 근막 기능을 향상시키기 위한 셀프케어 도구:	
볼, 폼롤러, 막대, 손으로 사용하는 도구	
홈 프로그램	
스튜디오 프로그램	
프로그램 적용시간	
3. 근막 기능을 향상시키기 위한 치료:	
침, 정골요법, 물리치료, 롤핑요법®, 구조통합치료 등	
예약 스케줄	
통합적 관리를 위한 소통	
4. 관절 가동 범위	
부분적	
전체	
금지	
5. 체중부하	
비 체중부하	
부분 체중부하	
전체 체중부하	

6. 운동사슬
   열린 운동 사슬 ....
   닫힌 운동 사슬 ....

7. 고객을 위한 최적의 보조 및 저항
   체중으로만 이용 ....
   밴드 ....
   스프링 ....
   프리웨이트 ....

8. 최대 효과와 최소 손상을 위한 최적의 강도

9. 위험하지 않으면서 새로운 것을 통해 신경계의 흥미를 유발시킬 운동

10. 고객에게 적용 가능한 필라테스 동작 선택
   매트, 리포머, 체어, 트라페지 테이블, 바렐 ....
   추가 기구 ....
   불안정한 표면: ....
   폼롤러, 우브, 로테이터 디스크, 발란스 보드, 락커 보드 ....

11. *Anatomy Train*에 묘사된 적절한 근막 연속성을 모두 활성화시킨다:
   도수치료사와 운동치료사를 위한 근막경선(Myers, 2014)

12. 근막의 탄성 반동 성질을 발달시키기 위한 훈련
   기간: 하루에 20–30분 ....
   빈도: 일주일에 2–3회 ....
   콜라겐 합성을 위한 회복 시간: 2일 ....

13. 탄성 반동에 중점을 두지 않는 근막에 중점을 둔 운동
   기간: 하루 30–60분 ....
   빈도: 일주일에 2–6회 ....
   최소 3주마다 프로그램 변경 ....

14. 고객이 선호하는 큐잉
   터치의 깊이 ....
   외수용 또는 내수용 감각 큐 ....

15. 리듬감 있는 움직임과 집중을 촉진하기 위한
   고객의 음악 선호도

16. 다른 형태의 훈련과 상호작용
   다양한 강도의 인터벌트레이닝 (VIIT) ....
   유산소 운동: ....
   15–45분, 일주일에 3–4회
   근력운동: ....
   15–30분, 일주일에 2회; 1–2일 휴식
   의식적 운동(Mindful movement):
   요가, 태극권, 기공체조, 자이로키네시스®, 자이로토닉® ....

근막에 중점을 둔 운동 계획서 - 운동 선택

고객의 진단명 또는 의학적 상태:

운동은 강사에 의해 선택된다.	근막에 중점을 둔 동작의 기준 움직임 요소: 움직임은 운동 조절의 개선과 콜라겐 리모델링을 지속가능하게 한다. 움직임은 바이오텐세그리티 모델*의 인식을 촉진한다. 고객의 상태에 적합한 모든 근막 연속성에 대해 최적의 시퀀스로 접근한다.	매트	리포머	체어	트라페지 테이블	필라테스 아크®	추가 도구	운동 결과 조직의 수화를 촉진	근막시스템의 활주 발달	조직의 재생 촉진	조직 탄력성 발달	규칙적인 격자주름 발달	탄성 반동 발달

*"텐세그리티(Tensegrity) 구조는 국소적인 기계적 스트레스에 대해 전체적인 반응을 제공한다. 그 결과로 중력으로부터 어느 정도 독립된 형태를 갖게 된다. 텐세그리티 모델이 없다면, 우리의 원섬유성의 구조는 중력으로 인해 붕괴된다. 텐세그리티 모델로 인해 우리의 구조는 주변 구조를 포함한 전체적인 네트워크를 통해 하중을 펼쳐냄으로써 압력을 흡수하고 분산시킨다." (Guimberteau & Armstrong, 2015)

근막에 중점을 둔 동작의 기준

동작 목적

1. **내수용 감각**(Interoception) – 근막내 사이질 신경은 고유수용성 감각 또는 통각 대신에 내수용 감각을 제공한다. 이러한 자유신경종말의 자극은 생리적 필요와 관련하여 항상성을 찾기 위해 신체 상태에 대한 정보를 제공한다. 내수용 감각 신호는 온감, 메스꺼움, 배고픔, 아픔, 노력, 무거움 또는 가벼움 같은 느낌과 관련이 있다. 내부 체성 감각에 대한 인식은 감정, 느낌과 관련이 있다(Schleip & Baker, 2015).
2. **고유수용감각의 개선** – 고유수용성 감각은 자세, 힘줄 및 근육의 감각과 연결된다.
3. **운동감각의 명민함** – 운동감각 (동적 고유수용감각), 팔다리와 몸통의 움직임과 위치에 대한 적절한 감각

움직임 특성

4. 신체는 신경근막 시스템의 많은 부분을 포함하여 동시적으로 움직인다.
5. **전신의 연속성**
   - 심층에서 표층으로, 표층에서 심층으로 연결하면서
   - 몸통에서 팔다리로, 팔다리에서 몸통으로 연결한다.
6. **움직임 시작**
   - 근위부 구조물을 원위부 구조물에 연결하고, 원위부 구조물을 근위부 구조물에 연결한다.
7. 흐르는 듯 이어지는 동작의 연결
8. 약간의 각도 변화를 통한 다양한 방향으로의 움직임
9. **힘/부하의 이동** – 신경근막 시스템을 통해 힘/부하를 고르게 분포시키는 움직임
10. 준비를 위한 반대 움직임
11. **동적 스트레칭** – 느리고 빠른 템포의 변화

http://handspringpublishing.com/pilates-download-2

http://handspringpublishing.com/pilates-download-3

추가 기구에 대한 근막에 중점을 둔 운동 계획서 – 운동 선택 (9장)

고객의 진단명 또는 의학적 상태:

강사가 선택한 운동들을 살펴본다.	근막에 중점을 둔 동작의 기준 움직임 요소: 움직임은 운동 조절의 개선과 콜라겐 리모델링을 지속가능하게 한다. 움직임은 바이오텐세그리티 모델*의 인식을 촉진한다. 고객의 상태에 적합한 모든 근막 연속성에 대해 최적의 시퀀스로 접근한다.	풋 코렉터	Ped–o–Pull	필라테스 아크®	리포머 & 롤러	고유수용성 감각 T–Bar	인피니티 풋바®	리포머/트라페지 콤비네이션™	회전디스크	코어 얼라인®	운동 결과: 조직의 수화를 촉진	운동 결과: 근막시스템의 활주 발달	운동 결과: 조직 재생 촉진	운동 결과: 조직 탄력성 발달

*"텐세그리티(Tensegrity) 구조는 국소적인 기계적 스트레스에 대해 전체적인 반응을 제공한다. 그 결과로 중력으로부터 어느 정도 독립된 형태를 갖게 된다. 텐세그리티 모델이 없다면, 우리의 원섬유성의 구조는 중력으로 인해 붕괴된다. 텐세그리티 모델로 인해 우리의 구조는 주변 구조를 포함한 전체적인 네트워크를 통해 하중을 펼쳐냄으로써 압력을 흡수하고 분산시킨다." (Guimberteau & Armstrong, 2015)

근막에 중점을 둔 동작의 기준

동작 목적

1. **내수용 감각**(Interoception) – 근막내 사이질 신경은 고유수용성 감각 또는 통각 대신에 내수용 감각을 제공한다. 이러한 자유신경종말의 자극은 생리적 필요와 관련하여 항상성을 찾기 위해 신체 상태에 대한 정보를 제공한다. 내수용 감각 신호는 온감, 메스꺼움, 배고픔, 아픔, 노력, 무거움 또는 가벼움 같은 느낌과 관련이 있다. 내부 체성 감각에 대한 인식은 감정, 느낌과 관련이 있다(Schleip & Baker, 2015).
2. **고유수용감각의 개선** – 고유수용성 감각은 자세, 힘줄 및 근육의 감각과 연결된다.
3. **운동감각의 명민함** – 운동감각 (동적 고유수용감각), 팔다리와 몸통의 움직임과 위치에 대한 적절한 감각

움직임 특성

4. 신체는 신경근막 시스템의 많은 부분을 포함하여 동시적으로 움직인다.
5. **전신의 연속성**
   - 심층에서 표층으로, 표층에서 심층으로 연결하면서
   - 몸통에서 팔다리로, 팔다리에서 몸통으로 연결한다.
6. **움직임 시작**
   - 근위부 구조물을 원위부 구조물에 연결하고, 원위부 구조물을 근위부 구조물에 연결한다.
7. 흐르는 듯 이어지는 동작의 연결
8. 약간의 각도 변화를 통한 다양한 방향으로의 움직임
9. **힘/부하의 이동** – 신경근막 시스템을 통해 힘/부하를 고르게 분포시키는 움직임
10. 준비를 위한 반대 움직임
11. **동적 스트레칭** – 느리고 빠른 템포의 변화

근막에 중점을 둔 동작의 기준 및 조셉 필라테스 기구 예시

조셉 필라테스가 추가 디자인 한 (since 1985) 운동기구와 변경사항이 포함된 목록

근막에 중점을 둔 동작의 기준	리포머												체어		바렐		추가된 기구		
*"텐세그리티(Tensegrity) 구조는 국소적인 기계적 스트레스에 대해 전체적인 반응을 제공한다. 그 결과로 중력으로부터 어느 정도 독립된 형태를 갖게 된다. 텐세그리티 모델이 없다면, 우리의 원섬유성의 구조는 중력으로 인해 붕괴된다. 텐세그리티 모델로 인해 우리의 구조는 주변 구조를 포함한 전체적인 네트워크를 통해 하중을 펼쳐냄으로써 압력을 흡수하고 분산시킨다." (Guimberteau & Armstrong, 2015)	가죽스트랩/고정된 풀리	로프/회전 가능한 고정된 풀리	고정된 풀리	높이 조정 가능한 풀리	풋바만	점프 보드	풋바(2개의 조정 가능한 풋바)	인피니트 풋바®	타워가 없는 리포머	타워가 있는 리포머	리포머	리포머/트라페지 콤비네이션™	하나로 연결된 페달의 체어	분리된 페달의 체어	조셉 필라테스의 스파인 코렉터	필라테스 아크®	폼롤러	로테이터 디스크	4개의 카트가 있는 코어 얼라인®
동작의 요구사항																			
1. 동작은 운동조절의 개선과 콜라겐 재형성을 지속가능하게 한다.																			
2. 동작은 바이오텐세그리티 모델*의 인식과 구현을 촉진한다.																			
3. 적합한 모든 근막 연속성을 고객의 상태에 따라 최적의 순서로 접근한다.																			
동작 목적																			
4. 근막조직 사이의 신경은 고유수용성 또는 유해감수성의 기능보다, 내수용감각을 제공한다.																			
5. 고유수용성 감각의 개선																			
6. 운동감각의 명민함																			
움직임 특성																			
7. 신체는 신경근막 시스템의 많은 부분을 포함하여 동시적으로 움직인다.																			
8. 전신의 연속성																			
9. 움직임 시작																			
10. 흐르는 듯 이어지는 동작의 연결																			
11. 약간의 각도 변화를 통한 다양한 방향으로의 움직임																			
12. 힘/부하의 이동																			
13. 준비를 위한 반대 움직임																			
14. 동적 스트레칭 - 느리고 빠른 템포의 변화																			
운동 결과																			
15. 조직에 수분공급을 촉진시킨다.																			
16. 3차원적 신경근막 시스템 내에서 조직의 미끄러짐(Glide)을 발달시킨다.																			
17. 콜라겐 섬유의 주름을 발달시켜 규칙적인 격자 모양을 발달시킨다.																			
18. 탄성 반동을 발달시킨다.																			
19. 조직 재생을 촉진시킨다																			
20. 조직의 탄력성을 발달시킨다.																			

http://handspringpublishing.com/pilates-download-4

PMA PILATES METHOD ALLIANCE

PMA 회원 및 인증된 PMA 필라테스 전문가를 위한 필라테스 윤리 지침

PMA 회원 및 인증된 PMA 필라테스 전문가는 다음 윤리를 준수해야 합니다.

1. 해를 끼치지 마십시오.
2. 업무 범위 내에서 가르치십시오 (다음 페이지 참고).
3. 인증된 역량 및 업무 범위 내에서 전문적인 경계를 유지하십시오. 다음과 같은 부적절한 행동은 용인되지 않습니다.
   a. 부적절한 신체 접촉
   b. 금전적인 착취
   c. 성적 착취
4. 고객의 비밀을 유지하십시오.
5. 필요한 경우, 고객에게 의학적 치료를 받도록 권유하십시오.
6. 고객이나 동료를 차별하지 마십시오.
7. 다른 필라테스 전문가의 고객을 의도적으로 빼앗지 마십시오.
8. 고객과 동료를 존중하고, 진실되고, 공정하게 그리고 정직하게 대하십시오.
9. 적용 가능한 모든 비즈니스, 고용 및 지적 재산권 법률을 준수하십시오.
10. 전문적인 모습과 행동을 유지하십시오.
11. 기술, 훈련, 전문 자격 증명, 신원 등을 허위 진술하지 마십시오.
12. 공부를 계속하여 기술과 지식을 향상시켜 고객에게 최고 품질의 서비스를 제공하십시오.

Pilates Method Alliance, 1666 Kennedy Causeway, Suite 402, North Bay Village, FL 33141

Pilates Ethics and Scope of Practice Guidelines 03/15/2016

PMA
PILATES
METHOD
ALLIANCE

PMA 회원 및 인증된 PMA 필라테스 전문가를 위한 실무 가이드 범위

PMA 회원 및 인증된 PMA 필라테스 전문가는 다음 윤리를 준수해야 합니다.

할 수 있는 부분:

1. 개인의 필요에 따라 필라테스 운동 프로그램을 디자인하십시오.
2. 고객이 필라테스 운동 프로그램에 참여할 때 안전하지 않은 상황들을 인식합니다.
3. 고객에게 필요에 따라 의학적 치료를 받도록 요청하십시오.
4. 고객의 안전을 보장하기 위해 필요할 경우 의료 전문가로부터 운동 지침과 허가를 받을 수 있습니다.
5. 고객의 운동 진척 상황을 문서화하고 의사와 상의하십시오.
6. 건강을 전반적으로 개선하기 위해 운동을 촉진하십시오.
7. 일반적인 정보를 제공하거나 조언해주고 필요할 경우 고객을 자격을 갖춘 상담사 또는 치료사에게 의뢰하십시오.
8. 적절한 접촉을 통해 고객의 움직임을 촉진 시키고, 부상 또는 손상을 방지할 수 있습니다.
9. 필라테스 전문가는 신체 접촉을 위해 반드시 고객의 허가를 요청해야 하며 업무 범위 내에서 관련법을 준수해야 합니다.

할 수 없는 부분:

1. 운동 프로그램을 "처방" 한다고 주장하지 마십시오.
2. 고객의 의학적, 정신적 또는 신체적 상태를 "진단"하지 마십시오.
3. 의학적 승인 없이 지식의 범위를 넘어서 고객을 계속해서 운동시키지 마십시오.
4. 식이 요법을 "처방" 하거나 보충제를 추천하지 마십시오.
5. 부상 또는 질병을 "치료" 또는 "재활" 한다고 주장하지 마십시오.
6. 치료사 또는 의료 전문가로부터 의뢰를 받은 고객의 진행 상황을 모니터링하지 마십시오.
7. 전문적인 부분을 조언하지 마십시오.
8. 필라테스 교사는 업무 범위 또는 기술 수준을 넘어선 전문적인 교육을 제공할 수 있다고 주장하지 마십시오.
9. 필라테스 교사는 업무 범위 또는 기술 수준을 넘어선 전문적인 교육에 참여할 수 있다고 주장하지 마십시오.
10. 필라테스 교사는 부적절하게 또는 허락없이 신체 접촉을 하지 마십시오.
11. 고객에게 다음과 같은 비정상적인 증상이 나타날 경우 운동을 계속 가르치지 마십시오. 흉통, 계속되는 현기증, 빠른 심박수, 호흡 곤란, 현저한 협응력 감소, 의식 상실, 기절, 메스꺼움, 시력 저하, 시력 저하, 지속되거나 증가되는 통증.

Pilates Method Alliance, 1666 Kennedy Causeway, Suite 402, North Bay Village, FL 33141

Pilates Ethics and Scope of Practice Guidelines 03/15/2016

Further reading and resources

Publications

Bassuk, S. S., Church, T. S., Manson, J. E. (2015). Why exercise works magic. *Scientific American,* (24)1, 50–53.

Blakeslee, S. & Blakeslee, M. (2007). *The body has a mind of its own: how body maps in your brain help you do (almost) everything better.* New York: Random House.

Blom, M-J. (2012). Pilates and fascia: The art of 'working in'. *Fascia: The tensional network of the human body* (7.22, pp. 451–456). Edinburgh: Churchill Livingstone Elsevier.

Bø, K., Berghmans, B., Mørkved, S., Van Kampen, M. (2015). *Evidence-based physical therapy for the pelvic floor: Bridging science and clinical practice* (2nd ed.). Edinburgh: Churchill Livingstone.

Buhner, S. H. (2015). *Healing Lyme: Natural healing of Lyme borreliosis and the coinfections Chlamydia and spotted fever rickettsioses (2nd ed.). Silver City, NM: Raven Press.*

Butler, D. & Moseley, L. (2013). *Explain pain* (2nd ed.). Adelaide: Noigroup Publications.

Carlson, B. M., (2014). *Human embryology and developmental biology* (5th ed.). Philadelphia, PA: Saunders Elsevier Inc.

Coleman, T. J., Nygaard, I. E., Holder, D. N., Egger, M. J., Hitchcock, R. (2015). Intra-abdominal pressure during Pilates: unlikely to cause pelvic floor harm. *Int Urogynecol J, 8, 1123–1130.*

Collins, S. H., Wiggin, M. B., Sawicki, G. S. (2015). Reducing the energy cost of human walking using an unpowered exoskeleton. *Nature*, 552, 212–215.

DeLorme, T. L. & Watkins, A. L (1948). Technics of progressive resistance exercise. *Arch Phys Med Rehabil,* May *1948: 263–273.*

Desmond, A. (2011). *Vestibular function: Clinical and practice management* (2nd ed.). New York: Thieme.

Findley, T. W. (2014). The fascial organ. *Fascia research summer school 2014* (pp. 19–28). Ulm: University of Ulm.

Findley, T. W. (2016). The fascial organ. In Hutson, M. & Ward, A. (Eds.), *Oxford textbook of musculoskeletal medicine* (2nd ed.) (pp. 171–178). Oxford: Oxford University Press.

Fourie, W. (2014). Practical management of scars and adhesions. *Fascia research summer school 2014* (pp. 19–28). Ulm: University, Ulm.

Gifford, B. (2015). *Spring chicken: Stay young forever (or die trying).* Grand Central Publishing.

Hansraj, K. K. (2014). Assessment of stresses in the cervical spine caused by posture and position of the head. *Surg Technol Int,* 25, 277–279.

Hodges, P. W., Richardson, C. A. (1996). Inefficient muscular stabilization of the lumbar spine associated with low back pain. *Spine*, (21)22, 2640–2650.

Hirschi, G. (2000). *Mudras: Yoga in your hands*. York Beach: Samuel Weiser.

Kaplanek, B. A., Levine, B., Jaffe, W. L. (2011). *Pilates for hip and knee syndromes and arthroplasties.* Champaign: Human Kinetics.

Kwong, E. H. & Findley, T. W. (2014). Fascia–Current knowledge and future directions in physiatry: Narrative review. *J Rehabil Res Dev, (51)6, 875–884.*

Larkam, E. (2015). Fascia in motion. *PilatesStyle magazine*, September/October 2015, 56–63.

Leong, D. P. (2015). Prognostic value of grip strength: findings from the Prospective Urban Rural Epidemiology (PURE) study. *Lancet*, (386)9990, 266–273.

Levine, J. (2014). Killer chairs. *Scientific American*, (24)1, 54–55.

Linden, D. J. (2015). *Touch: The science of hand, heart, and mind.* New York: Viking Penguin.

McKeown, P. (2015). *The oxygen advantage*. New York: HarperCollins.

Moon, J., Hong, S., Kim, C., Shin, Y. (2015). Comparison of deep and superficial abdominal muscle activity between experienced Pilates and resistance exercise instructors and controls during stabilization exercise. *J Exerc Rehabil*, (11)3, 161–168.

Page, P., Frank, C., Lardner, R. (2010). *Assessment and treatment of muscle imbalance: the Janda approach*. Champaign: Human Kinetics.

Park, A. (2016). The war on sitting. In Editors of TIME (Ed.), *TIME: The secrets to a healthy heart* (pp. 47–49). Time Inc. Books.

Peters, M. A. (2012). *See to play: The eyes of elite athletes.* Minneapolis: Bascom Hill.

Rantanen, T., Guralnik, J. M., Foley, D., Masaki, K., Leveille, S., Curb, J. D., White, L. (1999). Midlife hand grip strength as a predictor of old age disability. *JAMA*, (281)6, 558–560.

Schleip, R. (2012). Fascia as an organ of communication. *Terra Rosa E-magazine,* 11, 12–14.

Sollier, P. (2005). *Listening for wellness: An introduction to the Tomatis Method.* Oaxaca: The Mozart Center Press.

St. John, N. (2013). *Pilates instructor training manual: Mat 1.* Sacramento: Balanced Body University.

St. John, N. (2013). *Pilates instructor training manual: Mat 2.* Sacramento: Balanced Body University.

St. John, N. (2013). *Pilates instructor training manual: Reformer 1.* Sacramento: Balanced Body University.

St. John, N. (2013). *Pilates instructor training manual: Reformer 2.* Sacramento: Balanced Body University.

St. John, N. (2013). *Pilates instructor training manual: Reformer 3.* Sacramento: Balanced Body University.

St. John, N. (2013). *Pilates instructor training manual: Pilates Chair.* Sacramento: Balanced Body University.

St. John, N. (2013). *Pilates instructor training manual: Trapeze Table.* Sacramento: Balanced Body University.

St. John, N. (2013). *Pilates instructor training manual: Barrels.* Sacramento: Balanced Body University.

Todd J. S., Shurley, J. P., Todd, T. C., Thomas, L. (2012). DeLorme and the science of progressive resistance exercise. *J Strength Cond Res*, (26)11, 2913–2923.

Toder, F. (2013). *The vintage years: Finding your inner artist (writer, musician, visual artist) after sixty.* Palo Alto: Aziri Books.

Turvey, M. T. & Fonseca, S. T. (2014). The medium of haptic perception: A tensegrity hypothesis. *J Mot Behav*, (46)3, 143–187.

Vos, T. (2015). Global, regional, and national incidence, prevalence, and years lived with disability for 301 acute and chronic diseases and injuries in 188 countries, 1990–2013: a systematic analysis for the Global Burden of Disease Study 2013. *Lancet*, (386)9995, 743–800.

Wearing, S. C., Schleip, R., Chaitow, L., Klingler, W., Findley, T. W. (2015). *Fascia research IV.* Munich: Kiener Press.

Websites and media

CONNECT Congress: Connective Tissues in Sports Medicine. University of Ulm. www.connect-ulm.com

Fascia Academy III (2014). The Ulm University Fascia Summer School. [DVD]. Available from http://fasciadvds.com/fascia-academy-iii

Fascia Research Summer School. www.fasciaresearch.de

Fascia & Sports Medicine (2013, April 12-14). CONNECT 2013 Conference. [DVD]. Available from http://fasciadvds.com/fascia-and-sports-medicine-dvd

Ferrari, A., Alderman, B., Chaudhry, H., Chang, V., Galvao, D., Onambele-Pearson, G., Sadeghi-Nejad, H., Findley, T. W. (2015, November 14). Resistance training for men with prostate cancer on androgen deprivation therapy [Poster Supplemental Material]. *22nd Annual Prostate Cancer Conference.* Available from: https://www.researchgate.net/publication/308416218_Resistance_Training_for_Men_with_Prostate_Cancer_on_Androgen_Deprivation_Therapy

Larkam, E. (2014). *Lateral flexion on the orbit* [Video]. Retrieved from http://fusionpilatesedu.com/courses/workshops/orbit/

Larkam, E. (2014). *Springs & slings* [Video]. Retrieved from http://fusionpilatesedu.com/courses/workshops/springs/

Larkam, E. (2014). *Vestibular system function & balance* [Video]. Retrieved from http://fusionpilatesedu.com/courses/workshops/vestibular/

Larkam, E. (2015). *Rotation in the Pilates studio* [Video]. Retrieved from http://fusionpilatesedu.com/courses/workshops/rotation/

Larkam, E. (2016). *Client progressions* [Video]. Retrieved from http://fusionpilatesedu.com/courses/workshops/client-progressions/

Larkam, E., Myers, T. (2015). *Fascia in Motion* [Pilates Anytime workshop #2258 115 min, 8 chapters] Available from http://www.pilatesanytime.com/class_view.cfm?class_id=2258

Pilates Anytime (2015–Present) *Teacher's Corner - Playlist 4: Focus on Fascia* https://www.pilatesanytime.com/program-playlist/88020/Pilates-Teachers-Corner-Playlist-4-Focus-on-Fascia.

Pilates, J. H. (1932–1945). *Joe and Clara historic video* [DVD]. Available from www.pilates-marybowen.com/videos/video.html

Pilates, J. H. (2005). *Archival footage of Joseph Pilates* [DVD]. Power Pilates Inc. Available from http://power-pilates-shop.myshopify.com/products/joseph-pilates-archival-footage

Reynolds, G. (2014, April 25). *Ask well: Do foam rollers aid workouts?* [Article] Retrieved from http://well.blogs.nytimes.com/2014/04/25/ask-well-do-foam-rollers-aid-workouts

Online resources

Fascialnet Online Shop. Fascia related books, DVDs, and other products. shop2.fascialnet.com/shop/en/

Fascia Research Society. FRS members receive reductions on books and Fascia Research Congress DVDs, plus a subscription to *Journal of Bodywork and Movement Therapies*. www.fasciaresearchsociety.org

ㅁ

ㅂ

ㅅ

ㅇ

ㅈ

ㅊ

ㅋ

ㅌ

ㅍ

ㅎ